神经系统疾病临床诊断思路索引

何志义　主编
王慕一　主审

北方联合出版传媒（集团）股份有限公司
辽宁科学技术出版社
·沈阳·

图书在版编目（CIP）数据

神经系统疾病临床诊断思路索引 / 何志义主编. —
沈阳：辽宁科学技术出版社，2024.2
ISBN 978-7-5591-3221-5

Ⅰ. ①神… Ⅱ. ①何… Ⅲ. ①神经系统疾病—诊断
Ⅳ. ①R741.04

中国国家版本馆 CIP 数据核字（2023）第 162565 号

出版发行：辽宁科学技术出版社
　　　　　（地址：沈阳市和平区十一纬路 25 号　邮编：110003）
印 刷 者：辽宁新华印务有限公司
经 销 者：各地新华书店
幅面尺寸：210mm×285mm
印　　张：41.5
字　　数：850 千字
出版时间：2024 年 2 月第 1 版
印刷时间：2024 年 2 月第 1 次印刷
责任编辑：唐丽萍
封面设计：刘　彬
版式设计：袁　舒
责任校对：于　芳　李　红

书　　号：ISBN 978-7-5591-3221-5
定　　价：158.00 元

编辑电话：024-23284363　13386835051
邮购热线：024-23284502
E-mail：1601145900@qq.com

编 委 会

前　言

经过五年多的收集、整理，《神经系统疾病临床诊断思路索引》一书终于与读者见面了。

作者在日常的临床工作中发现，神经内科的年轻医生在诊断神经系统疾病的时候，往往先去查阅教科书、专著以及杂志上的一些文献报道等相关资料，可是目前国内外尚没有一个完整、系统的神经系统疾病的分类和介绍，即使花费大量的精力和时间，也不一定能够给患者做出一个准确的临床诊断。

为了弥补这一空白，作者在参考了国内外教科书、专著以及大量文献的基础上，结合自身临床工作经验，按照神经系统相关疾病的病因和发病机制，全面而系统地对其进行分类和概述，切实地帮助神经病学工作者，特别是年轻医生，希望他们对理解和判断神经系统疾病的发生、发展以及诊断要点等有个清晰的认识，为他们提供一个实用且可行的临床诊断检索工具。

若将神经系统疾病比作一棵参天大树的话，其"主干"就是各章，"树枝"就是各章里的节，"叶"就是节里解释的疾病内容。以此层层递进的方式对其进行系统的归纳、整理和分类。全书共分为18章，每一章再分为若干节，每节下面对各种疾病进行简要说明。本书除了以章、节阐述疾病的概要外，还绘制了思维导图。通过该思维导图能够快速地查阅和查找各种疾病的病名，这样对理解某一疾病在章与章、节与节之间的相互关系以及疾病之间的内在联系上，能起到提纲挈领的作用，可以说这个思维导图是本书的亮点之一。本书共收集总结了与神经系统疾病相关的临床综合征623个。此外，本书还附有中英文对照和神经系统疾病常用量表评分标准，其中汉英词条3000条以上。使用上述这些检索工具，就能够使广大神经病学领域的相关工作者，特别是年轻医生，在面对错综复杂的神经系统疾病症状和体征时，能迅速地对疾病做出合理的判断及正确的诊断。

在此书出版之际，作者要特别感谢本书编写团队中的每一位成员，是他们的精心付出、相互协作、开拓进取，最后归纳汇总而成本书，本书是编写团队集体智慧的结晶。同时，作者还要感谢本书中所引用到的所有文献的作者，是他们的最新研究成果为本书的撰写提供了重要的参考和借鉴。

此书在编写过程中难免有错误、遗漏和不足之处，恳请广大读者给予批评指正。

2023 年 8 月于沈阳

目　录

第 1 章　脑血管疾病 ……………………………………………………………………………… 001

　第 1 节　动脉系统缺血性疾病 ………………………………………………………………… 001

　　1　短暂性脑缺血发作（transient ischemic attack，TIA）……………………………… 001

　　2　卒中预警综合征（stroke warning syndrome，SWS）/血管预警综合征/腔隙预警
　　　　综合征 ………………………………………………………………………………… 002

　　3　脑动脉盗血综合征（cerebral steal syndrome）………………………………………… 002

　　4　颈动脉残端综合征（carotid stump syndrome，CSS）………………………………… 003

　　5　颈内动脉肌纤维发育不良（fibromuscular dysplasia of internal carotid artery）…… 003

　　6　脑动脉肌纤维发育不良（fibromuscular dysplasia of cerebral artery）……………… 003

　　7　可逆性脑血管收缩综合征（reversible cerebral vasoconstriction syndrome，RCVS）/
　　　　Call-Fleming 综合征 ………………………………………………………………… 003

　　8　非致残性缺血性脑血管事件（non-disabling ischemic cerebrovascular events，
　　　　NICE）及高危非致残性缺血性脑血管事件（high-risk nondisabling ischemic cere-
　　　　brovascularevents，HR-NICE）…………………………………………………… 004

　　9　颈动脉窦综合征（carotid sinu syndrome）……………………………………………… 004

　　10　脑梗死（cerebral infarction，CI）……………………………………………………… 004

　　11　血管周围间隙（perivascular space，PVS）/Virchow-Robin 间隙 ………………… 021

　　12　脑微梗死（cerebral microinfarct，CMI）……………………………………………… 021

　第 2 节　颅内静脉窦及脑静脉血栓形成及其相关疾病 ……………………………………… 021

　　1　海绵窦血栓形成（cavernous sinus thrombosis，CST）/海绵窦综合征（cavernoussinus
　　　　syndrome）/Foix 综合征/垂体蝶骨综合征 ……………………………………… 021

　　2　上矢状窦血栓形成（superior sagittal sinus thrombosis，SSST）……………………… 021

　　3　横窦/乙状窦血栓形成（transverse sinus/sigmoid sinus thrombosis）………………… 021

　　4　直窦血栓形成（straight sinus thrombosis）…………………………………………… 022

　　5　颅内静脉血栓形成（cerebral venous thrombosis，CVT）…………………………… 022

　　6　遗传性蛋白 S 缺乏症（hereditary protein S deficiency）……………………………… 022

　　7　遗传性异常纤溶酶原缺陷症 ……………………………………………………………… 022

　　8　Lemierre 综合征（Lemierre syndrome，LS）/咽峡后脓毒症/坏死梭杆菌病 ……… 023

　第 3 节　中枢神经系统血管炎症相关的脑血管病 …………………………………………… 023

　　1　原发性中枢神经系统血管炎（primary angiitis of the central nervous system，PACNS）/
　　　　孤立性中枢神经系统血管炎 …………………………………………………………… 023

　　2　系统性血管炎累及中枢神经系统 ………………………………………………………… 023

　第 4 节　脑小血管病 …………………………………………………………………………… 029

　　1　小动脉硬化（arteriolosclerosis）………………………………………………………… 030

　　2　特发性和遗传性淀粉样脑血管病（sporadic and hereditary cerebral amyloid

angiopathy) ··· 030

　3　遗传性非淀粉样变性脑小血管病（inherited or genetic small vessel diseases distinct from cerebral amyloid angiopathy） ··· 033

　4　炎症和免疫介导性小血管病（inflammatory and immunologically mediated small vessel diseases） ·· 036

　5　静脉胶原病（venous collagenosis, VC） ·· 036

　6　其他小血管病（other small vessel diseases） ·· 037

第5节　出血性脑血管病 ··· 037

　1　脑出血（intracerebral hemorrhage, ICH） ·· 037

　2　蛛网膜下腔出血（subarachnoid hemorrhage, SAH） ································· 043

　3　其他颅内出血（other intracranial hemorrhage） ······································ 045

第6节　与脑血管病相关以及需要鉴别的疾病 ··· 046

　1　脑动脉硬化症（cerebral arteriosclerosis） ·· 046

　2　无症状颈动脉狭窄（asymptomatic carotid artery stenosis, aCAS） ·············· 046

　3　高血压脑病（hypertensive encephalopathy） ··· 046

　4　脑过度灌注综合征（cerebral hyperperfusion syndrome, CHS） ·················· 046

　5　脑皮质层状坏死（cortical laminar necrosis, CLN） ··································· 046

　6　妊娠及产后相关脑卒中（pregnancy and postpartum related stroke） ··········· 047

　7　儿童和青年卒中（stroke in children and youth） ····································· 047

　8　可逆性后部白质脑病综合征（reversible posterior leukoencephalopathy syndrome, RPLS） ··· 048

　9　类固醇激素反应性慢性淋巴细胞性炎症伴脑桥、小脑血管周围强化症（chronic lymphocytic inflammation with pontocerebellar perivascular enhancement responsive to steroids, CLIPPERS）/类固醇激素反应性脑桥和小脑淋巴细胞性血管周围炎 ······· 048

　10　脑心综合征（cerebral–cardiac syndrome） ·· 049

　11　心脑综合征（cardiac–cerebral syndrome） ·· 049

　12　沃勒变性/Wallerian 变性（Wallerian degeneration, WD） ························· 049

　13　肥大性下橄榄核变性/肥大性橄榄核变性（hypertrophic olivary degeneration, HOD） ··· 049

　14　特鲁索综合征（Trousseau syndrome） ··· 050

　15　多发性对称性脂肪过多症/马德龙病（Madelung's disease）/多发性对称性脂肪瘤病（multiple symmetric lipomatosis, MSL） ··· 050

　16　扣带回综合征（cingulate gyri syndrome）/Nielsen II型综合征/"失认—失用—失语"综合征 ·· 050

　17　里多克综合征（Riddoch's syndrome）/视觉定向障碍 I 型综合征/视定向力障碍综合征/视觉失定向 I 型综合征 ··· 050

　18　贝勒库兴综合征（Bailey–Cushing syndrome）/小脑中线综合征（midlinecerebellar syndrome）/蚓部综合征（vermis syndrome） ······································ 050

　19　布里斯托综合征（Bristowe syndrome）/胼胝体肿瘤综合征 ······················ 051

　20　Ehlers–Danlos 综合征（Ehlers–Danlos syndrome, EDS）/埃勒斯—当洛斯综合征 ··· 051

21　颅内肿瘤与肿瘤样病变 ··· 052

22　肺动静脉瘘（pulmonary arteriovenous fistula，PAVF）相关性脑梗死 ·············· 052

23　表现为脑干周围对称性颅脑 MRI 的 FLAIR/DWI 高信号的一类疾病 ·············· 052

24　中枢神经系统表面铁沉积症（superficial siderosis of the central nervous system,
　　SSCNS） ··· 052

25　岛盖综合征（opercular syndrome）/Foix-Chavany-Marie 综合征（Foix-Chavany-
　　Marie syndrome，FCMS） ··· 053

第 2 章　周围神经疾病 ··· 059

　第 1 节　脑神经疾病 ··· 059

　　1　嗅神经病（olfactory nerve disease） ·· 059

　　2　视神经病（optic neuropathy） ·· 059

　　3　眼球运动障碍和瞳孔功能障碍（eye movement disorders and pupil dysfunction） ··· 061

　　4　眼球震颤和其他自发性运动（nystagmus and other spontaneous movements） ······ 063

　　5　三叉神经痛（trigeminal neuralgia，TN） ··· 063

　　6　面神经损害（facial nerve damage） ·· 064

　　7　前庭蜗神经损害（vestibulocochlear nerve damage） ······································· 065

　　8　后组颅神经损害（posterior cranial nerve damage） ·· 067

　　9　多颅神经损害（multiple cranial nerve damage） ·· 068

　第 2 节　脊神经疾病 ··· 071

　　1　单神经病（mononeuropathy） ··· 071

　　2　神经卡压综合征（nerve entrapment syndrome） ·· 075

　　3　神经丛病（plexus disease） ··· 077

　　4　多数性单神经病（mononeuropathy multiplex） ·· 078

　　5　急性多发性神经病（acute multiple neuropathy） ·· 078

　　6　慢性多发性神经病（chronic polyneuropathy） ··· 080

　　7　其他多发性神经病（other polyneuropathy） ··· 081

第 3 章　脊髓疾病 ·· 087

　第 1 节　急性脊髓病 ··· 087

　　1　急性脊髓外伤（acute spinal cord trauma） ·· 087

　　2　脊髓炎（myelitis） ··· 087

　第 2 节　慢性脊髓病 ··· 091

　　1　糖尿病性脊髓病（diabetic myelopathy） ··· 091

　　2　肝性脊髓病（hepatic myelopathy） ·· 091

　　3　人类嗜 T 淋巴细胞白血病病毒 I 型（human T-lymphotropic virus type I，HTLV-I）
　　　感染伴发脊髓病/热带痉挛性轻截瘫 ··· 091

　　4　人类免疫缺陷病毒相关脊髓病（HIV-associated myelopathy） ·························· 092

　　5　脊髓梅毒（spinal syphilis） ··· 092

　　6　颈椎病（cervical spondylosis）/颈椎综合征 ··· 092

　　7　颈肋综合征（cervical rib syndrome）/颈神经根压迫综合征/过度内收综合征/鲁斯特

综合征（Rust syndrome）/颈部综合征（cervical syndrome）/颈臂综合征（cervical brachial syndrome）/颈椎炎 ······················· 092

第 3 节　脊髓压迫症 ····················· 093

 1　急性脊髓压迫症（acute spinal cord compression） ····················· 093

 2　慢性脊髓压迫症（chronic spinal cord compression） ····················· 093

 3　亚急性脊髓压迫症（subacute spinal cord compression） ····················· 093

 4　脊髓肿瘤（tumor of spinal cord）/椎管内肿瘤 ····················· 094

 5　脊柱退行性变（degeneration of joint disease） ····················· 094

 6　颈椎后纵韧带骨化症（cervicul ossification of posterior longitu-dinal ligment） ········ 094

 7　椎间盘突出症（protrusion of intervertebral disc） ····················· 094

 8　椎管狭窄症（spinal canal stenosis disease） ····················· 095

 9　椎体疾病（vertebral disease） ····················· 095

 10　炎性损害所致脊髓压迫症（compression of the spinal cord due to the inflammatory damage） ····················· 095

 11　出血造成的脊髓压迫症（compression of the spinal cord due to hemorrhage） ······ 095

 12　夏科—若夫鲁瓦综合征（Charcot-Joffroy syndrome）/硬膜外上升性脊髓麻痹综合征 ····················· 095

 13　其他少见的脊髓压迫症 ····················· 095

第 4 节　脊髓蛛网膜炎 ····················· 095

 1　结核性脊髓蛛网膜炎（tuberculous spinal arachnoiditis） ····················· 096

 2　隐球菌脑膜炎相关脊髓蛛网膜炎（cryptococcal meningitis related spinal arachnoiditis） ····················· 096

 3　药物相关性脊髓蛛网膜炎（drug related spinal arachnoiditis） ····················· 096

第 5 节　脊髓空洞症 ····················· 096

 1　交通性脊髓空洞症（communicative syringomyelia） ····················· 096

 2　非交通性脊髓空洞症（noncommunicative syringomyelia） ····················· 096

 3　脊髓实质空洞（spinal parenchymal cavity） ····················· 097

 4　萎缩性脊髓空洞症（syringomyelia atrophica） ····················· 097

 5　肿瘤性脊髓空洞症（neoplastic syringomyelia） ····················· 097

第 6 节　脊髓变性疾病 ····················· 097

 1　脊髓亚急性联合变性（subacute combined degeneration of the spinal cord，SCD） ····················· 097

 2　一氧化二氮相关脊髓亚急性联合变性（nitrous oxide related subacute combined degeneration of the spinal cord） ····················· 097

 3　铜缺乏相关脊髓亚急性联合变性（copper deficiency related subacute combined degeneration of the spinal cord）/非恶性贫血型联合系统变性（combined system disease of non-pernicious anemia type）/铜缺乏性脊髓病 ····················· 097

 4　维生素 B_{12} 正常的脊髓亚急性联合变性（subacute combined degeneration of the spinal cord with normal vitamin B_{12}） ····················· 097

第 7 节　脊髓血管病 ····················· 098

 1　缺血性脊髓血管病（ischemic spinal angiopathy） ····················· 098

　　2　脊髓静脉高压综合征（venous hypertensive myelopathy，VHM）／静脉高压性脊髓病 ································· 099

　　3　出血性脊髓血管病（hemorrhagic spinal vascular disease）················· 099

　　4　脊髓血管畸形（spinal vascular malformation）··············· 099

　　5　Cobb 综合征／皮肤—脊膜—脊椎血管瘤病（cutaneomeningospinal angiomatosis）／体节性椎管血管瘤病（metameric spinal arteriovenous malformation）··············· 100

　第8节　放射性脊髓病 ··············· 101

　　1　早期短暂型（early transient type）··············· 100

　　2　急性放射型（acute radiation type）··············· 100

　　3　慢性进展型（chronic progressive type）··············· 100

　　4　下运动神经元损伤型（lower motor neuron injury type）··············· 101

　第9节　其他脊髓病 ··············· 101

　　1　热带痉挛性轻截瘫（tropical spastic paraparesis）··············· 101

　　2　空泡性脊髓病（vacuolar myelopathy，VM）··············· 101

　　3　强直性脊柱炎（ankylosing spondylitis，AS）／Marie-strümpell 病／Von Bechterew 病／类风湿性脊柱炎／畸形性脊柱炎 ··············· 101

　　4　脊髓圆锥病变（conus medullaris syndrome）··············· 101

　　5　圆锥马尾综合征（conus and cauda equina syndrome）··············· 101

　　6　腰椎骨关节肥大性马尾病变（lumbar osteoarticular hypertrophic cauda equina lesion）／腰椎管狭窄综合征／马尾性间歇性跛行 ··············· 102

　　7　脊髓栓系（tethered cord）··············· 102

　　8　硬膜外脂肪增多症（spinal epidural lipomatosis，SEL）··············· 102

　　9　强直性瞳孔—节段性少汗综合征（stiff pupil-segmental hypobidrosis）··············· 102

　　10　海德—瑞杜克综合征（Head-Riddoch syndrome）／自主神经反射亢进综合征 ··············· 102

　　11　脊髓萎缩 ··············· 103

第4章　中枢神经系统感染性疾病 ··············· 105

　第1节　病毒感染 ··············· 105

　　1　疱疹病毒（herpes virus，HSV）··············· 105

　　2　肠道病毒（enteroviral encephalitis）··············· 106

　　3　呼吸道病毒（respiratory virus）··············· 106

　　4　副黏病毒（paramyxoviridae）··············· 107

　　5　虫媒病毒（arbovirus）··············· 108

　　6　沙粒病毒（arenaviruses）··············· 110

　　7　其他病毒感染（other virus infections）··············· 110

　第2节　细菌感染 ··············· 111

　　1　化脓性脑膜炎（purulent meningitis）··············· 111

　　2　结核所致的神经系统疾病 ··············· 112

　　3　硬脊膜外脓肿（epidural abscess）··············· 113

　　4　硬脊膜下脓肿和脊髓内脓肿（subdural and intraspinal abscesses）··············· 114

　　5　军团菌性脑炎（legionnaire's encephalitis）··············· 114

6 巴尔通体脑炎（Bartonella encephalitis）/猫抓病（cat-scratch disease） ········· 114

7 垂体脓肿（pituitary abscess） ·· 114

第3节 真菌感染 ·· 114

1 隐球菌性脑膜炎（cryptococcosis meningitis） ································· 114

2 中枢神经系统曲霉菌病（aspergillosis of the central nervous system） ········· 114

3 中枢神经系统毛霉菌病（trichomoniasis of the central nervous system） ······· 115

4 中枢神经系统念珠菌病（candidiasis of the central nervous system） ············ 115

5 芽生菌病（bacteriophage） ·· 115

6 球孢子菌病（coccidioidomycosis） ·· 115

7 荚膜组织胞浆菌病（histoplasmosis of podocytes） ····························· 115

8 鼻—眶—脑米根霉菌病（rhino-orbital-cerebral mycosis, ROCM） ········· 115

第4节 自身免疫性脑炎 ·· 115

1 抗细胞内相关抗原抗体（antibodies against intracellular-associated antigens） ······ 116

2 抗细胞表面抗原抗体（anti-cell surface antigen antibodies） ················ 117

3 其他自身免疫疾病相关脑炎（encephalitis associated with other autoimmune diseases）

·· 118

4 特殊类型自身免疫性脑炎（special type of autoimmune encephalitis） ········· 119

第5节 朊蛋白病 ·· 119

1 克—雅病（Creutzfeldt-Jakob disease, CJD）/克罗伊茨费尔特—雅各布病/亚急性

海绵状脑病/痉挛性假性硬化/Heidenbein 综合征/皮质纹状体脊髓变性综合征 ········· 119

2 格斯特曼综合征（Gerstmann-Straussler-Scheinker syndrome, GSS） ········ 120

3 致死性家族性失眠症（fatal familial insomnia, FFI） ··························· 120

4 库鲁病/Kuru 病 ·· 120

第6节 螺旋体感染性疾病 ·· 121

1 神经梅毒（neurosyphilis） ·· 121

2 神经莱姆病（Lyme neuroborreliosis） ··· 122

3 神经系统钩端螺旋体病（leptospirosis） ··· 122

第7节 神经系统寄生虫感染 ·· 123

1 脑囊虫病（cerebral cysticercosis） ·· 123

2 脑型血吸虫病（cerebral schistosomiasis） ·· 123

3 脑棘球蚴病（cerebral echinococcosis）/脑包虫病 ····························· 124

4 脑型肺吸虫病（cerebral paragonimiasis） ·· 124

5 脑型疟疾（cerebral malaria） ·· 124

6 弓形虫病（toxoplasmosis） ··· 124

7 阿米巴原虫感染（amoeba） ··· 124

8 微孢子虫脑炎（microsporidia） ·· 124

9 蛔虫病（roundworms） ··· 125

10 丝虫病（filaria） ··· 125

11 旋毛虫病（trichinelliasis） ·· 125

12 广州管圆线虫脑病（angiostrongylus cantonensis） ···························· 125

13 脑裂头蚴病（sparganosis） ··· 125

14　锥体虫病（trypanosomiasis）……………………………………………………… 125

15　原虫及蠕虫脑膜炎（protozoan and helminthic meningitis）…………………… 126

第8节　艾滋病所致神经系统障碍 ……………………………………………………… 126

1　HIV 原发性神经系统感染（HIV primary neurological infection）……………… 126

2　HIV 继发性神经系统感染（HIV secondary neurological infection）…………… 127

3　继发性中枢神经系统肿瘤（secondary central nervous system tumors）………… 127

4　HIV 相关脑卒中（HIV-associated stroke）……………………………………… 127

第9节　其他特殊感染及其需要鉴别的疾病 …………………………………………… 128

1　立克次体感染（rickettsia）………………………………………………………… 128

2　组织细胞坏死性淋巴结炎（histiocytic necrotic lymphadenitis, HNL）/Kikuchi-
Fujimoto 病（Kikuchi-Fujimoto disease, KFD）…………………………………… 128

3　脊髓灰质炎（poliomyelitis）/小儿麻痹症………………………………………… 128

4　Reye 综合征（Reye's syndrome）/脑病合并内脏脂肪变性 …………………… 128

5　Rasmussen 综合征/Rasmussen 脑炎 ……………………………………………… 128

6　硬膜病（dural disease）…………………………………………………………… 129

7　脑蛛网膜炎（cerebral arachnoiditis）/浆液性脑膜炎/局灶性粘连性蛛网膜炎 ………… 129

8　色素层炎（chromatophoresis）…………………………………………………… 129

9　无菌性脑膜炎综合征（aseptic meningitis syndrome）/良性淋巴细胞脑膜炎 ……… 129

10　神经系统肉芽肿（neurological sarcoidosis）…………………………………… 130

11　肺炎支原体感染致中枢神经系统损害（mycoplasma pneumoniae infection causing
central nervous system damage）…………………………………………………… 130

12　皮炎外瓶霉致中枢神经系统暗色丝孢霉病（dermatitis ex vase mold causing central
nervous system dark filamentous mycosis）……………………………………… 130

13　中枢神经系统类鼻疽病（central nervous system melioidosis）……………… 130

14　可逆性胼胝体压部病变综合征（reversible splenial lesion syndrome, RESLES）…… 130

15　儿童急性小脑性共济失调综合征（acute cerebellar ataxia of childhood）/Zappert
综合征 ………………………………………………………………………………… 130

16　杜普雷综合征（Dupre syndrome）/虚性（或假性）脑膜炎（meningison）……… 131

17　癌性脑膜炎/脑膜癌病（meningeal carcinomatosis, MC）……………………… 131

第5章　中枢神经系统脱髓鞘疾病 ……………………………………………………… 134

第1节　特发性炎性脱髓鞘疾病 ………………………………………………………… 134

1　临床孤立综合征（clinically isolated syndrome, CIS）………………………… 134

2　放射学孤立综合征（radiologicallyisolatedsyndrome, RIS）…………………… 134

3　多发性硬化（multiple sclerosis, MS）…………………………………………… 134

4　视神经脊髓炎谱系疾病（neuromyelitis optica spectrum disorders, NMOSD）……… 135

5　抗髓鞘少突胶质细胞糖蛋白免疫球蛋白 G 抗体相关疾病（anti-myelin oligodendrocyte
glycoprotein-IgG associated disorders, MOGAD）/MOG 抗体阳性的炎性脱髓鞘疾病
（inflammatory demyelinating disease with positive MOG antibody）…………… 136

6　自身免疫性胶质纤维酸性蛋白星型胶质细胞病（autoimmune glial fibrillary acidic
protein astrocytopathy, GFAP-A）………………………………………………… 136

7　瘤样脱髓鞘病变（tumefactive demyelinating lesions，TDLs）/瘤样炎性脱髓鞘病（tumor-like inflammatory demyelinating disease，TIDD）/脱髓鞘假瘤（demyelinating pseudotumor，DPT）……………………………………………………………………… 137

8　急性播散性脑脊髓炎（acute disseminated encephalomyelitis，ADEM）……………… 137

9　Schilder 病（Schilder disease）/希尔德病/弥漫性硬化/脱髓鞘性弥漫性硬化/弥漫性轴周脑炎 ……………………………………………………………………………… 138

10　同心圆性硬化（Concentric sclerosis）/Balo 病 ……………………………………… 138

第 2 节　遗传性脱髓鞘病 ……………………………………………………………………… 138

1　X 连锁肾上腺脑白质营养不良（X-linked adrenoleukodystrophy，X-ALD）………… 138

2　佩—梅病（Pelizaeus-Merzbacher disease，PMD）………………………………… 138

3　球形细胞脑白质营养不良（globoid cell leukodystrophy，GLD）/Krabbe 病（Krabbe disease，KD）/克拉伯病/婴儿家族性弥漫性硬化 …………………………………… 138

4　异染性脑白质营养不良（metachromatic leukodystrophy）/异染性白质脑病/硫脂沉积病/格林费尔德综合征（Greenfield syndrome）………………………………………… 139

5　正染性脑白质营养不良（actinic leukodystrophy）………………………………… 139

6　小儿脑白质海绵状变性综合征（Canavan 病）/卡纳万氏（Canavan）综合征/范—贝二氏（Van-Bogaert-Bertrand）综合征/神经系统海绵状退行性变性 ……………… 139

7　科凯因综合征（Cockayne syndrome，CS）/小头、纹状体小脑钙化和白质营养不良综合征（microcephaly，striatoccerebellar calcification and leukodystrophy syndrome）/侏儒症、视网膜萎缩和耳聋综合征（dwarfism retinal atrophy and deafness syndrome）/Neill-Ding-wall 综合征/染色体 20-三体综合征 ……………………………………… 140

8　Aicardi-Goutières 综合征（Aicardi-Goutières syndrome，AGS）………………… 140

9　亚历山大病（Alexander disease，AxD）/巨脑性婴儿白质营养不良/髓鞘发育不良性脑白质病…………………………………………………………………………………… 140

10　白质消融性白质脑病（leukoencephalopathy with vanishing white matter，VWM）/儿童共济失调伴中枢神经系统髓鞘化低下 ……………………………………………… 140

11　伴皮质下囊肿的巨脑性脑白质病（megalencephalic leukoencephalopathy with subcortical cysts，MLC）/Van der Knaap 病 ……………………………………… 141

12　遗传性弥漫性脑白质病变合并球状轴索（hereditary diffuse leukoencephalopathy with neuroaxonal spheroids，HDLS）…………………………………………… 141

13　多囊性脂膜样骨发育不良并硬化性白质脑病（polycystic lipomembranous osteodysplasia with sclerosing leukoencephalopathy，PLOSL）/Nasu-Hakola 病（Nasu-Hakola disease，NHD）………………………………………………………………………… 141

14　常染色体显性遗传成人型脑白质营养不良（adult-onset autosomal-dominant leukodystrophy，ADLD）……………………………………………………………… 142

15　成人起病的脑白质病伴轴索球样变和色素胶质细胞（adult-onset leukoencephalopathy with axonalspheroids and pigmented glia，ALSP）……………………………… 142

第 3 节　继发性脱髓鞘病及其他相关鉴别疾病 …………………………………………… 142

1　一氧化碳中毒后迟发性脑病（delayed encephalopathy after carbon monoxide poisoning）………………………………………………………………………………… 142

2　渗透性脱髓鞘综合征（osmotic demyelination syndrome，ODS）……………… 142

3 亚急性硬化性全脑炎（subacute sclerosing panencephalitis，SSPE） ················ 143

4 系统性红斑狼疮相关性脱髓鞘疾病 ·· 143

5 类风湿关节炎相关性脱髓鞘疾病 ·· 143

6 结节病相关性脱髓鞘疾病 ·· 143

7 移植物抗宿主病（graft-versus-host disease，GvHD）相关性脱髓鞘疾病 ·········· 143

8 原发性中枢神经系统淋巴瘤（primary central nervous system lymphoma，PCNSL）

··· 143

9 恶性组织细胞增生症（malignant histiocytosis，MH）/组织细胞性髓性网状细胞增生症

··· 144

10 淋巴瘤样肉芽肿病（lymphomatoid granulomatosis，LG/LYG） ················ 144

11 窦性组织细胞增生伴巨大淋巴结病（sinus histiocytosis with massive
lymphadenopathy，SHML）/Rosai-Dorfman 病 ······························· 145

12 海洛因海绵状白质脑病（heroin spongy leukoencephalopathy） ·············· 145

13 可逆性后部白质脑病综合征（reversible posterior leukoencephalopathy syndrome，
RPLS） ··· 145

14 联合中枢和外周脱髓鞘综合征（combined central and peripheral demyelination，
CCPD） ··· 145

15 咪唑类驱虫药性白质脑病（imidazole deworming leukoencephalopathy） ······ 145

16 大脑胶质瘤病（gliomatosis cerebri，GC）/弥漫性星形细胞瘤/胚细胞瘤型
弥漫性硬化/中枢性弥漫性神经鞘瘤/肥大性神经胶质瘤 ······························ 145

第 6 章 癫痫 ·· 150

第 1 节 癫痫发作分类 ··· 150

1 局灶性起源（focal onset） ··· 150

2 全面性起源 ··· 152

3 未知起源（unknown onset） ·· 153

4 特殊类型发作 ·· 153

第 2 节 癫痫综合征及其相关疾病分类 ·· 153

1 新生儿期（neonatal period） ·· 154

2 婴儿期（infancy） ·· 154

3 儿童期（childhood） ··· 155

4 青少年—成年期 ·· 156

5 结构性、遗传性、代谢性病因及其他 ·· 157

6 有癫痫样发作，但传统上不诊断为癫痫 ··· 158

7 2022 年 ILAE 癫痫综合征分类简介 ··· 158

第 3 节 癫痫持续状态 ··· 159

1 癫痫持续状态的分类 ··· 159

2 按照癫痫发作类型分类 ··· 159

3 按照癫痫发作的病因分类 ·· 159

4 其他类型的癫痫持续状态 ·· 160

第 4 节 药物难治性癫痫 ·· 160

1 成年人药物难治性癫痫 ·· 160

2 儿童药物难治性癫痫 ··· 160

3 药物难治性癫痫的早期识别 ·· 160

第 5 节 与癫痫相关的常见遗传性疾病 ··· 160

1 进行性肌阵挛癫痫（progressive myoclonic epilepsies） ···················· 160

2 神经皮肤综合征（neurocutaneous syndrome） ······························· 161

3 脑皮质发育不良（cortical dysplasia, CD） ······································ 161

4 大脑发育障碍（cerebral dysgenesis） ··· 162

5 染色体异常（chromosome abnormalities） ····································· 162

6 Rett 综合征（Rett syndrome, RTT） ··· 163

7 相邻基因综合征（contiguous gene syndrome） ····························· 163

8 遗传性代谢性疾病（inherited metabolic diseases） ························ 164

第 6 节 其他继发性癫痫 ·· 165

1 创伤性脑损伤（traumatic brain injury, TBI） ································· 165

2 脑血管病相关的癫痫 ··· 165

3 感染性疾病（infectious diseases） ·· 165

4 多发性硬化相关的癫痫 ·· 165

5 自身免疫性癫痫（autoimmune encephalitis, AE） ························· 165

6 歌舞伎综合征（Kabuki syndrome, KS）/新川—黑木综合征 ············· 165

7 Fahr 病（Fahr's disease） ··· 165

8 Dyke-Davidoff-Masson 综合征（Dyke-Davidoff-Masson syndrome） ···· 165

9 扣带回癫痫（cingulate epilepsy） ··· 165

10 家族性皮质肌阵挛震颤癫痫（familial cortical myoclonic tremor with epilepsy, FC-MTE）/良性成人家族性肌阵挛性癫痫（benign adult familial myoclonic epilepsy, BAFME） ··· 166

11 肢痛性癫痫 ·· 166

12 月经性癫痫（catamenial epilepsy） ··· 166

13 有腹部疾病的双侧枕叶钙化癫痫/CEC 综合征（Celiac disease, epilepsy and cerebralcalcification syndrome）/Gobbi 综合征 ··· 166

14 婴儿进行性脑灰质营养不良综合征（poliodystrophia cerebri progressive infantifism）/chrinstensen-krabbe syndrome/弥漫性进行性脑灰质变性综合征（diffuse progressive degeneration of cerebral gray matter syndrome）/家族性灰质营养不良（familial poliodystrophy）/阿尔珀斯综合征（Alpers 综合征） ··············· 166

15 Todd 瘫痪（Todd's paralysis）/癫痫后运动性瘫痪/癫痫后瘫痪综合征 ········· 166

16 习惯性痉挛综合征（habit spasm syndrome）/Brissaud 病/抽搐综合征（tic syndrome）/精神性抽搐综合征（psychogenictics syndrome）/痉挛性抽搐综合征（spasmodic syndrome）/无痛性抽搐综合征（tic analgesia syndrome）/局部性抽搐综合征（local tics syndrome）/习惯性痉挛/抽动症 ································· 166

17 Moore 综合征/腹型癫痫（abdominal epilepsy） ······························ 166

18 迪摩斯 II 型综合征（De Morsier II syndrome）/间脑性自发性癫痫综合征（posterior diencephalic autonomic epilepsy syndrome） ································· 167

19 爱丽丝漫游仙境综合征（Alice in wonderland syndrome） ························ 167

第 7 节　癫痫共患病 ·· 167

1 成人癫痫共患偏头痛 ··· 167

2 癫痫共患孤独症谱系障碍/孤独症谱系障碍（autism spectrum disorders，ASD） ······ 168

3 癫痫共患注意缺陷多动障碍 ·· 169

4 癫痫共患抑郁障碍 ·· 169

5 癫痫共患焦虑障碍 ·· 169

6 癫痫共患双相情感障碍 ·· 169

7 癫痫共患精神病性障碍 ·· 169

8 癫痫共患睡眠障碍 ·· 169

第 8 节　常见非癫痫性发作与癫痫发作的鉴别 ·· 170

1 晕厥（syncope） ··· 170

2 心因性非癫痫性发作（psychogenic nonepileptic seizures，PNES）/假性癫痫发作
（pseudoepileptic s eizures）/癔症样发作 ·· 170

3 发作性睡病 ··· 170

4 基底动脉型偏头痛 ·· 170

5 短暂性脑缺血发作 ·· 170

6 低血糖 ··· 170

7 高血压脑病 ··· 170

8 过度换气综合征 ··· 170

第 7 章　头痛、眩晕、晕厥 ··· 174

第 1 节　原发性头痛 ·· 174

1 偏头痛（migraine） ·· 174

2 紧张型头痛（tension-type headache，TTH） ··· 175

3 三叉自主神经头面痛（trigeminal autonomic cephalalgias，TACs） ·························· 176

4 其他原发性头痛（other primary headache disorders） ·· 176

第 2 节　继发性头痛 ·· 177

1 头颈部创伤（head and neck injury，HANI） ··· 177

2 头颈部血管性疾病 ·· 177

3 颅内非血管性疾病 ·· 180

4 某种物质的头痛或物质戒断性头痛 ··· 182

5 感染（infection） ··· 184

6 内环境紊乱（disorder of homoeostasis） ·· 186

7 头、颈、面部疾病导致的头痛或面痛 ·· 187

8 精神障碍的头痛（headache attributed to psychiatric disorder） ······························ 191

9 痛性颅神经病变和其他面痛 ·· 191

10 神经源性疼痛（neuropathic pain） ·· 194

11 眼睑及眼眶内疾病 ·· 197

12 其他（other） ·· 198

第 3 节　眩晕 ··· 199

　　1　按病变的解剖部位分类 ………………………………………………………………… 199
　　2　按临床疾病分类 ………………………………………………………………………… 200
　　3　晕动症（motion sickness）/运动病 ………………………………………………… 201
　　4　心因性头晕（psychogenic dizziness）………………………………………………… 201
　第4节　晕厥 ……………………………………………………………………………………… 201
　　1　晕厥（syncope）………………………………………………………………………… 201
　　2　痫性发作与晕厥的鉴别 ………………………………………………………………… 201

第8章　运动障碍性疾病 ………………………………………………………………………… 203
　第1节　帕金森病及其综合征 …………………………………………………………………… 203
　　1　帕金森病（Parkinson's disease, PD）/震颤麻痹（paralysis agitans）…………… 203
　　2　帕金森叠加综合征（Parkinsonism-plus syndrome, PPS）………………………… 203
　　3　遗传变性性帕金森综合征 ……………………………………………………………… 205
　　4　继发性帕金森综合征（secondary Parkinsonian syndrome）……………………… 206
　　5　帕金森综合征急症 ……………………………………………………………………… 207
　　6　可逆性帕金森综合征（reversible parkinsonism, RP）……………………………… 209
　第2节　舞蹈病 …………………………………………………………………………………… 209
　　1　小舞蹈病（chorea minor, syndenham's chorea, rheumatic choreast. vitus's
　　　　dance）/Sydenham 舞蹈病（Sydenham chorea, SC）………………………………… 209
　　2　亨廷顿病（Huntington's disease, HD）/Huntington 舞蹈病/慢性进行性舞蹈病
　　　　（chronic progressive chorea）/遗传性舞蹈病（hereditary chorea）……………… 209
　　3　类亨廷顿病（Huntington's disease-like）…………………………………………… 210
　　4　老年性舞蹈病（senile chorea）……………………………………………………… 210
　　5　偏身舞蹈病（hemichorea）…………………………………………………………… 210
　　6　其他遗传性舞蹈病 ……………………………………………………………………… 211
　　7　代谢性舞蹈病 …………………………………………………………………………… 211
　　8　免疫性舞蹈病 …………………………………………………………………………… 212
　　9　妊娠性舞蹈病（choreagravidarum）………………………………………………… 212
　　10　药物相关性舞蹈病 ……………………………………………………………………… 212
　　11　小脑半球切除后舞蹈样综合征（Dow-Van bogaert syndrome）…………………… 212
　　12　偏侧投掷症（hemiballismus）………………………………………………………… 212
　第3节　震颤 ……………………………………………………………………………………… 213
　　1　生理性震颤（physiological tremor）………………………………………………… 213
　　2　病理性震颤（pathological tremor）………………………………………………… 213
　第4节　肌张力障碍疾病 ………………………………………………………………………… 215
　　1　原发性肌张力障碍（primary dystonia）…………………………………………… 215
　　2　继发性肌张力障碍（secondary dystonia）………………………………………… 217
　　3　发作性运动障碍（paroxysmal dyskinesia, PD）…………………………………… 218
　　4　生物素反应性基底节病变（biotin responsive basal ganglia disease, BBGD）…… 218
　　5　偏侧肌张力障碍—偏侧萎缩综合征（hemidystonia-hemiatrophy syndrome）…… 218
　　6　常染色体显性肌张力障碍叠加大脑钙化（autosomal dominant dystonia-plus with

cerebral calcifications） ·· 219
  第 5 节 肌阵挛 ·· 219
   1 生理性肌阵挛（physiological myoclonus） ·· 219
   2 病理性肌阵挛（pathological myoclonus） ··· 219
  第 6 节 颤搐 ·· 221
   1 以四肢症状为主的颤搐 ··· 221
   2 以颜面部症状为主的颤搐 ··· 221
  第 7 节 抽动障碍疾病 ·· 221
   1 图雷特综合征（Tourette syndrome，TS）/抽动秽语综合征（multiple tics-coprola-
    lia syndrome）/Gilles De La Tourette syndrome（GTS） ································· 221
   2 链球菌感染相关的小儿自身免疫性神经精神障碍/PANDAS 综合征（pediatic auto-
    immune neuropsychiatric disorders associated with streptococcal infections，PAN-
    DAS） ·· 222
   3 一过性抽动障碍（transient tic disorder） ·· 222
   4 慢性复合性运动抽动 ··· 222
  第 8 节 手足徐动症 ·· 222
   1 先天性疾病（congenital diseases） ··· 222
   2 症状性手足徐动症 ··· 222

第 9 章 神经系统变性疾病 ·· 227
  第 1 节 运动神经元病及其相关疾病 ·· 227
   1 运动神经元病（motor neuron disease，MND） ·· 227
   2 遗传性运动神经元病（hereditary motor neuropathy，HMN） ·· 227
   3 少见类型运动神经元病 ··· 229
   4 与运动神经元病相关联的疾病 ··· 230
  第 2 节 痴呆及其相关疾病 ·· 231
   1 痴呆（dementia） ··· 231
   2 与痴呆相关的疾病 ··· 233
  第 3 节 以进行性耳聋为主的神经系统变性病 ··· 237
   1 遗传性耳聋伴视网膜病 ··· 237
   2 遗传性耳聋伴视神经萎缩 ··· 237
   3 进行性耳聋伴神经系统疾病 ·· 238
   4 遗传性进行性耳蜗和前庭萎缩（hereditary progressive cochleovestibular atrophies）
     ·· 239
   5 甲状腺肿—耳聋综合征（Goiter-deafness syndrome）/Pendred 综合征 ················· 240
  第 4 节 视网膜脉络膜伴神经系统变性疾病 ·· 241
   1 Stargardt 病（Stargardt disease） ··· 241
   2 原发性视网膜色素变性（retinitis pigmentosa，RP） ·· 241
   3 Weiss 综合征（Weiss syndrome） ·· 241
   4 Lindenov-Hallgren 综合征（Lindenov-Hallgren syndrome） ·· 241
   5 Cockayne-Neill-Dingwall 综合征（Cockayne-Neill-Dingwall syndrome） ················ 241

　　　　6　Laurence-Moon-Biedl 综合征（Laurence-Moon-Biedl syndrome）·················· 241

　　第 5 节　其他类型变性病 ··· 241

　　　　1　神经元核内包涵体病（neuronal intranuclear inclusion disease, NIID）············· 241

　　　　2　Fahr 病/特发性家族性脑血管亚铁钙沉着症/特发性基底节钙化（idiopathic basal
　　　　　　ganglia calcification，IBGC）/家族性特发性基底节钙化（familial idiopathic basal
　　　　　　ganglia calcification，FIBGC）··· 241

　　　　3　锥体束—锥体外束联合变性（lhermitte-cornil-quesnel syndrome）··············· 242

　　　　4　霍姆斯 I 型综合征（Holmes I syndrome）/小脑橄榄变性综合征/橄榄小脑萎缩········ 242

　　　　5　霍姆斯 II 型综合征（Holmes II syndrome）/视觉定向障碍综合征/空间认识障碍综
　　　　　　合征/空间认识变形综合征/空间感觉紊乱综合征···································· 242

　　　　6　霍姆斯 III 型综合征（Holmes III syndrome）/家族性小脑皮质萎缩················· 242

　　　　7　雷—库—里三氏综合征（Rebeitz-Kolodny-Richardson's syndrome）/脑皮层齿状
　　　　　　核黑质变性伴神经元色素缺乏症/脑皮层齿状核黑质变性神经细胞色素缺乏综合征 ····· 242

　　　　8　脑组织铁沉积神经变性病（neurodegeneration with brain iron accumulation，NBIA）
　　　　　　··· 243

第 10 章　神经系统遗传性疾病 ·· 248

　　第 1 节　遗传性共济失调及其相关疾病 ··· 248

　　　　1　常染色体显性遗传性共济失调（autosomal dominant cerebellar ataxia, ADCA）······ 248

　　　　2　常染色体隐性遗传性共济失调（autosomal recessive cerebellar ataxia , ARCA）······ 251

　　　　3　X 连锁小脑性共济失调（X-linked cerebellar ataxia）······························· 253

　　　　4　线粒体遗传小脑性共济失调（hereditary cerebellar ataxia）······················· 253

　　　　5　家族性早期小脑变性综合征（Jervis syndrome）/早发性家族小脑变性·············· 253

　　　　6　与遗传性小脑共济失调相鉴别的疾病·· 253

　　第 2 节　遗传性痉挛性截瘫 ·· 255

　　　　1　根据遗传方式分类··· 255

　　　　2　根据症状和体征分类（Harding 分类）··· 256

　　第 3 节　遗传性周围神经病及其相关疾病 ·· 258

　　　　1　遗传性运动感觉性周围神经病（hereditary motor and sensory neuropathy, HM-
　　　　　　SN）/CMT（Charcot-Marie-Tooth, CMT）病/腓骨肌萎缩症（peroneal muscular
　　　　　　atrophy）··· 258

　　　　2　以颅神经受累为主的遗传性周围神经病·· 258

　　　　3　Dejerine-Sottas 综合征/间质性肥大性神经炎（hyper lrophic inters titial neuritis）/
　　　　　　肥大性间质性神经根神经病/肥大性神经病/肥大性神经炎····························· 259

　　　　4　遗传性复发性局灶性神经病··· 259

　　　　5　家族遗传性淀粉样变性周围神经病（familial amyloid polyneuropathy, FAP）··········· 260

　　　　6　遗传性压迫易感性神经病（hereditary neuropathy with liability to pressure palsies,
　　　　　　HNPP）/遗传性压力敏感性周围神经病（hereditary pressure -sensitive peripheral
　　　　　　neuropathy）··· 260

　　　　7　其他类型的遗传性周围神经病（other types of hereditary peripheral neuropathy）····· 260

　　第 4 节　神经皮肤综合征 ··· 262

1　结节性硬化症（tuberous sclerosis complex，TSC）………………………………… 262

2　多发性神经纤维瘤病（mulitiple neurofibromatosis）…………………………………… 262

3　脑面血管瘤病（encephalotrigeminal angiomatosis）/Sturge-Weber 综合征/脑三叉
神经血管瘤病 ……………………………………………………………………………… 262

4　着色性干皮病（xeroderma pigmentosum，XP）……………………………………… 263

5　色素失禁症（incontinentia pigmenti，IP，Bloch-Sulzberger syndrome）………… 263

6　脱色素性色素失禁症（incontinentia pigmenti achromjans，IPA）………………… 263

7　鱼鳞癣—癫痫—智能发育障碍综合征（ichthyosis-epilepsy-oligophrenia syndrome）
/Rud 综合征（Rud's syndrome）……………………………………………………… 263

8　鱼鳞癣样红皮症—痉挛性截瘫—智力发育不全综合征（ichthyosis-spastic diplegia-
oligophrenia syndrome）/Sjögren-Larsson 综合征（Sjögren-Larsson Syndrome，
SLS）……………………………………………………………………………………… 263

9　Sneddon 综合征（Sneddon syndrome，SS）………………………………………… 263

10　神经皮肤黑变病（neuro cutaneous melanosis，NCM）……………………………… 264

11　弹性纤维性假黄瘤（pseudoxanthoma elasticum，PXE）…………………………… 264

12　罗思蒙德综合征（Rothmund syndrome）/罗思蒙德—汤姆逊（Thomson）综合征
………………………………………………………………………………………………… 264

13　伊藤黑色素减少症（hypomelanosis of Ito，HI）……………………………………… 264

14　表皮痣综合征（epidermal nevus syndrome）………………………………………… 264

15　史蒂文斯—约翰逊综合征/Stevens-Johnson 综合征（Stevens-Johnson
syndrome，SJS）/中毒性表皮坏死松解症（toxic epidermal necrolysis，TEN）…… 264

16　局灶性真皮发育不良 …………………………………………………………………… 265

17　基底细胞痣综合征（basal cell nevus syndrome）/下颌囊肿—基底细胞瘤—骨畸
形综合征/多发性囊性肿瘤病/Ward 综合征/Gorlin-Goltz 综合征/Hermans-
Horzberg 综合征/遗传性皮肤下颌多肿瘤病/基底细胞母斑综合征/多发性基底细胞
痣综合征（multiple basal cell nevus syndrome）/痣样基底细胞癌综合征（nevoid
basal cell carcinoma syndrome）/痣样基底细胞瘤综合征（nevoid basalioma syn-
drome）…………………………………………………………………………………… 265

18　心—面—皮肤（cardio-facio-cutaneous，CFC）综合征 ……………………………… 265

19　手足综合征 ……………………………………………………………………………… 265

第 5 节　遗传代谢病 …………………………………………………………………………… 266

1　氨基酸和有机酸代谢病…………………………………………………………………… 266

2　溶酶体病（lysosomal disease）/溶酶体贮积病（lysosomal storage disease）/先
天性溶酶体病（congenital lysosomal disease）……………………………………… 273

3　过氧化体病（peroxisomal disorder）…………………………………………………… 277

4　脂蛋白代谢病……………………………………………………………………………… 277

5　核酸与核蛋白代谢病……………………………………………………………………… 278

6　糖代谢病…………………………………………………………………………………… 279

7　其他糖代谢疾病…………………………………………………………………………… 279

8　脂肪酸代谢病……………………………………………………………………………… 279

9　重金属代谢病……………………………………………………………………………… 280

　　　10　其他类型的代谢病 ·· 280

第11章　神经—肌肉接头疾病和肌肉疾病 ····································· 285
　第1节　重症肌无力和其他类型的肌无力综合征 ··························· 285
　　　1　重症肌无力（myasthenia gravis，MG） ····························· 285
　　　2　先天性肌无力综合征（congenital myasthenic syndrome，CMS） ····· 287
　　　3　Lambert-Eaton 肌无力综合征（Lambert-Eaton myasthenic syndrome，LEMS）/肌
　　　　无力综合征 ·· 288
　　　4　家族性婴儿肌无力（familial infantile myasthenia） ················· 288
　　　5　肉毒杆菌中毒（botulismus） ··································· 288
　　　6　青霉胺导致的肌无力（myasthenic weakness due to penicillamine） ··· 288
　　　7　其他自然环境毒素所致的肌无力 ································· 288
　　　8　重症肌无力 Lambert-Eaton 叠加综合征（myasthenia gravis Lambert-Eaton over-
　　　　lap syndrome，MLOS） ·· 289
　　　9　免疫检查点抑制剂相关重症肌无力（immune checkpoint inhibitor related myasthe-
　　　　nia gravis，ICI-MG） ·· 289
　第2节　周期性瘫痪 ·· 289
　　　1　低血钾型周期性瘫痪（hypokalemic periodic paralysis）/家庭性周期性瘫痪 ··· 289
　　　2　高血钾型周期性瘫痪（hyperkalemic periodic paralysis）/遗传性发作性无力症
　　　　（adynamia episodica hereditaria） ································· 290
　　　3　正常血钾型周期性瘫痪（normal kalemic periodic paralysis） ········ 290
　　　4　Andersen-Tawil 综合征（Andersen-Tawil syndrome） ·············· 290
　　　5　继发性低钾型周期性瘫痪 ······································· 290
　第3节　获得性肌病 ·· 290
　　　1　炎性肌肉病 ··· 290
　　　2　内分泌性肌病（endocrine myopathy） ···························· 293
　　　3　药物性肌病 ··· 295
　　　4　激素性肌病（steroid myopathy）/类固醇肌病 ···················· 295
　　　5　危重病性神经肌肉异常（critical illness neuromyopathy，CIPNM）/ICU 获得性无力
　　　　（ICU-acquired weakness，ICU-AW） ······························ 295
　　　6　慢性疲劳综合征（chronic fatigue syndrome，CFS） ·············· 295
　　　7　痛性肌束震颤综合征（muscular pain-fasciculation syndrome） ······ 295
　　　8　进行性肌痉挛、脱毛、腹泻综合征（progressive muscular spasm，alopecia and di-
　　　　arrhea syndrome）/Satoyoshi 综合征/里吉氏病（Satoyoshi's disease）/全身痉挛
　　　　病 ··· 296
　　　9　癌性肌病（carcinomatous myopathy） ···························· 296
　第4节　进行性肌营养不良及其相关疾病 ·································· 296
　　　1　假肥大型肌营养不良症（pseudohypertrophy muscular dystrophy） ··· 296
　　　2　肢带型肌营养不良症（limb girdle muscular dystrophy，LGMD） ···· 297
　　　3　面肩肱型肌营养不良症（facioscapulohumeral muscular dystrophy，FSHD）/
　　　　Landouzy-Dejerine 型肌营养不良症 ································ 297

4　眼肌型肌营养不良症（ocular muscular dystrophy）/Kiloh-Nevin 型 …………… 297

5　先天性肌营养不良症（congenital muscular dystrophy, CMD）………………… 298

6　肩腓型肌营养不良（scapuloperoneal muscular dystrophy）………………… 299

7　远端性肌营养不良症（distal muscular dystrophy）…………………………… 300

8　肌原纤维肌病（myofibrillar myopathies, MFMs）/结蛋白病 ………………… 301

9　Anoctaminopathy ………………………………………………………………… 301

第 5 节　肌强直性肌病 …………………………………………………………………… 301

1　先天性肌强直症（myotonia congenital）……………………………………… 301

2　神经性肌强直（neuromyotonia）/艾萨克综合征（Isaacs syndrome）……… 302

3　钾加重性肌强直（potassium aggravated myotonia）………………………… 302

4　施瓦茨—杨佩尔综合征（Schwartz - Jampel syndrome）/软骨营养不良性肌强直
（chondrodystrophic myotonia）………………………………………………… 302

5　药源性肌强直（drug-induced myotonia）……………………………………… 302

6　强直性肌营养不良（myotonic muscular dystrophy）/萎缩性肌强直（myotonic dys-
trophy）/营养不良性肌强直 …………………………………………………… 302

7　肌强直—营养不良—构音困难综合征 ………………………………………… 303

第 6 节　代谢性肌病 ……………………………………………………………………… 303

1　线粒体病（mitochondrial disease）…………………………………………… 303

2　脂质沉积性肌病（lipid storage myopathy, LSM）…………………………… 307

3　糖原贮积病（glycogen storage disease）……………………………………… 307

第 7 节　先天性肌病 ……………………………………………………………………… 308

1　先天性肌肉阙如综合征（congenital absence of muscles）………………… 308

2　先天性肌纤维挛缩和关节畸形（congenital muscle fiber contracture and joint
deformity）………………………………………………………………………… 308

3　先天性多发性关节挛缩症（arthrogryposis multiplex congenita, AMC）…… 309

4　先天性肌张力不全综合征（congenital muscular hypotention）/Oppenheim 综合征/
良性先天性肌弛缓综合征（benign amyotonia congenita syndrome）/良性先天性肌
病综合征………………………………………………………………………… 309

5　多微轴空病（multi-microaxial hollow disease）……………………………… 310

6　帽病（cap myopathy）…………………………………………………………… 310

7　核内杆状肌病（intranuclear rod myopathy）………………………………… 310

8　Danon 病（Danon disease）…………………………………………………… 310

9　肌球蛋白贮积性肌病（myosin storage myopathy）/透明体肌病（hyaline body
myopathy）………………………………………………………………………… 310

10　还原体肌病（reducing body myopathy）……………………………………… 311

11　指纹体肌病（fingerprint body myopathy）…………………………………… 311

12　斑马体肌病（zebra body myopathy）………………………………………… 311

13　肌质管性疾病（sarcoplasmic tube disease）………………………………… 311

14　先天性肌纤维类型失调性疾病（congenital dysregulated muscle fiber type disease）
……………………………………………………………………………………… 311

15　三层肌病（trilaminar myopathy）……………………………………………… 311

16　肌纤维肌病（myofibromyopathy）……………………………………………… 311

17　股四头肌萎缩综合征（quadriceps muscular atrophy syndrome）……………… 311

18　进行性眼外肌麻痹综合征（progressive extraocular muscle palsy syndrome）……… 312

19　轴性肌病（axial myopathy）……………………………………………………… 312

20　先天性肌营养不良—抗肌萎缩相关糖蛋白病伴脑眼异常 A4 型（congenital muscular dystrophy amyotrophic associated glycoprotein disease with brain eye abnormality type A4）……………………………………………………………………… 312

21　伴乳酸酸中毒及铁粒幼红细胞贫血肌病（mitochondrial myopathy, lactic acidosis and sideroblastic anemia, MLASA）…………………………………………… 312

22　局限性先天性肌营养不良综合征（localized congenital muscular dystrophy）……… 312

第 12 章　神经系统副肿瘤综合征 …………………………………………………… 316

第 1 节　中枢神经系统副肿瘤综合征 ………………………………………………… 316

1　副肿瘤性脑脊髓炎（paraneoplastic encephalomyelitis, PEM）………………… 316

2　亚急性小脑变性（subacute cerebellar degeneration, SCD）/副肿瘤性小脑变性（paraneoplastic cerebellar degeneration, PCD）…………………………………… 316

3　斜视性眼阵挛—肌阵挛—共济失调综合征（opsoclonus–myoclonus–ataxia syndrome, OMAS）/眼阵挛肌阵挛综合征（opsoclonus–myoclonus syndrome, OMS）/Orzechowski 综合征 …………………………………………………………… 317

4　僵人综合征（stiff person syndrome, SPS）…………………………………… 317

5　副肿瘤性视觉障碍综合征（paraneoplastic visual syndromes）………………… 318

6　肿瘤相关的视网膜病（cancer–associated retinopathy）……………………… 318

7　黑色素瘤相关的视网膜病（melanoma–associated retinopathy）……………… 318

8　副肿瘤性视神经病（paraneoplastic optic neuropathy, PON）………………… 319

9　亚急性运动神经元病（subacute motor neuronopathy, SMN）………………… 319

10　亚急性坏死性脊髓病（subacute necrotizing myelopathy, SNM）…………… 319

11　孤立性脊髓病 ……………………………………………………………………… 319

第 2 节　周围神经系统副肿瘤综合征 ………………………………………………… 320

1　亚急性感觉神经元病（subacute sensory neuronopathy）/副肿瘤性感觉神经元病（paraneoplastic sensory neuropathy, PSN）……………………………………… 320

2　单克隆丙种球蛋白病（monoclonal gammopathies）………………………… 320

3　副肿瘤性血管炎性周围神经病（paraneoplastic vasculitic peripheral neuropathy）…… 320

4　周围神经肿瘤（tumors of peripheral nerves）………………………………… 320

5　副肿瘤性多发性神经根神经病 …………………………………………………… 320

第 3 节　神经—肌肉接头副肿瘤综合征 ……………………………………………… 320

1　Lambert–Eaton 肌无力综合征（Lambert–Eaton myasthenic syndrome）……… 320

2　神经性肌强直（neuromyotonia）………………………………………………… 320

第 4 节　其他副肿瘤综合征 …………………………………………………………… 320

1　黑棘皮病（acanthosis nigricans）……………………………………………… 321

2　获得性鱼鳞病（acquiredic ichthyosis）………………………………………… 321

3　副肿瘤性天疱疮（paraneoplastic pemphigus, PNP）………………………… 321

4 坏死松解游走性红斑 （necrolytic migratory eythema，NME） ·············· 321

5 神经 Sweet 病 （neuro sweet disease，NSD） ·· 321

6 坏疽性脓皮病 （pyoderma gangrenosum） ·· 321

7 渐进性坏死性黄色肉芽肿 （necrobiotic xanthogranulome） ·················· 322

8 硬化黏液性水肿 （scleromyxedema） /继发性苔藓样黏液水肿 ·············· 322

9 皮肤淀粉样变性 （cutaneous amyloidosis） ·· 322

10 Leser-Trelat 综合征 ··· 322

11 副肿瘤性肢端角化病 （acrokeratosis paraneoplastica） /Bazex 综合征 （Bazex syndrome） ··· 322

12 类癌综合征 （carcinoid syndrome，CS） /Biorck-Thorson 综合征/嗜银细胞癌/亲银细胞癌 （argeon-taffinoma） ·· 323

第 13 章 神经系统发育异常性疾病 ·· 325

第 1 节 颅骨及脊柱畸形 ·· 325

1 神经管闭合缺陷 （neural tube closure defects） ···································· 325

2 颅骨和脊柱畸形 ··· 325

3 Crouzon 综合征 ··· 327

第 2 节 神经组织发育缺陷 ·· 327

1 头颅增大 ··· 327

2 脑穿通畸形 （cerebral perforating malformation） ································ 328

3 无脑畸形 （anencephaly） ·· 329

4 胼胝体发育不全 （dysgenesis of corpus callosum） ····························· 329

5 脑皮质发育不良 （cortical dysplasia，CD） ··· 329

6 全脑畸形 ··· 329

7 小头、骨发育不良的先天性矮小症 （microcephalic osteodysplastic primordial dwarfism，MOPD） ··· 329

8 小脑发育不全综合征 （corebellum agenesis syndrome） /库姆贝特氏综合征 （Combettes syndrome） /Nonne 综合征/Nonne-Marie 综合征 ·············· 329

9 先天性双侧手足徐动症 （congenital double athetosis） /Vogt 综合征 ··· 329

10 鲁—泰二氏综合征 （Rubinstein-Taybi syndrome） ····························· 330

11 眼部先天性发育障碍/眼球后缩综合征 （eye retraction syndrome） /杜安氏综合征 （Duane's syndrome） ··· 330

12 Kallmann 综合征 （Kallmann syndrome） ·· 330

13 CHARGE 综合征 （CHARGE syndrome） /Hall-Hittner 综合征 ············ 330

14 Coffin-Siris 综合征 （Coffin-Siris syndrome，CSS） ·························· 330

15 Adams-Oliver 综合征 （Adams-Oliver syndrome，AOS） ···················· 331

16 Xia-Gibbs 综合征 （Xia-Gibbs syndrome，XGS） ································ 331

17 Goldenhar 综合征 （Goldenhar syndrome） ··· 331

第 3 节 脑性瘫痪 ··· 331

1 早产儿基质 （室管膜下） 出血 ［matrix （subependymal） hemorrhage in premature infants］ ·· 331

2　缺氧性脑病（hypoxic encephalopahy）································ 331

3　进展性运动异常·· 331

4　Little 病/Little 痉挛性两侧瘫痪/先天性痉挛性双瘫/先天性痉挛性肢体僵直（little diseases）··· 332

第 4 节　神经外胚层发育不全·· 332

1　结节性硬化症（tuberous sclerosis complex, TSC）··············· 332

2　多发性神经纤维瘤病（mulitple neurofibromatosis）·············· 332

3　脑面血管瘤病/脑三叉神经血管瘤病（Sturge-Weber syndrome, SWS）··· 332

4　视网膜小脑血管瘤病/von Hipple -Lindau 综合征（von Hipple -Lindau syndrome, VHL）··· 332

第 14 章　自主神经系统疾病·· 334

第 1 节　临床常见的自主神经病··· 334

1　雷诺病（Raynaud's Disease, RD）/肢端动脉痉挛病············· 334

2　红斑性肢痛症（erythromelalgia）····································· 334

3　面偏侧萎缩症（facial hemiatrophy）/Parry-Romberg 综合征··· 334

4　面偏侧肥大症（hemifacial hypertrophy）···························· 334

5　多汗症（hyperohidrosis）··· 334

6　无汗症（anhidrosis）··· 335

7　神经血管性水肿（angioneurotic edema）/急性神经血管性水肿（acute angioneurotic edema）/Quincke 水肿··· 335

8　进行性脂肪营养不良（progressive lipodystrophy）················ 335

第 2 节　自主性周围神经病··· 336

1　糖尿病性自主神经病（diabetic autonomic neuropathy）········· 336

2　急性全自主神经病（acute panautonomic neuropathy, APN）··· 336

3　淀粉样变神经病（amyloidotic neuropathy）/神经淀粉样变性Ⅰ型综合征（amyloidosis neuropathic type Ⅰ syndrome）/不列颠淀粉样变性神经病/葡萄牙淀粉样变性神经病/日本淀粉样变性神经病/瑞典淀粉样变性神经病············ 336

4　遗传性感觉和自主神经病（hereditary sensory and autonomic neuropathies, HSAN）··· 337

第 3 节　免疫介导的副肿瘤性自主神经病··································· 337

1　周围神经病起病的抗 CV2/CRMP5 抗体阳性副肿瘤综合征（Anti-CV2/CRMP5 antibody positive on the onset of peripheral neuropathy paraneoplastic syndrome）······ 337

2　自身免疫性自主神经节病（autoimmune auto-nomic ganglionopathy, AAG）··· 338

第 4 节　其他自主神经病·· 338

1　痛性肥胖症（adiposis dolorosa）/Dercum 病（Dercum's disease）··· 338

2　唇舌水肿及面瘫综合征··· 338

3　交感神经链综合征（sympathetic chain syndrome）··············· 338

4　间脑癫痫（diencephalic epilepsy）/自主神经性癫痫/内脏性癫痫/间脑自主性癫痫··· 338

5　急性自主神经危象（acute crisis of autonomic nervous system）/急性全自主神经失

　　　　调症（acute pandysautonomia）/交感发作 ·· 338
　　6　特发性直立性低血压（idiopathic orthostatic hypotension）/Shy-Drager 综合征/纯
　　　　自主神经功能衰竭（pure autonomic failure，PAF） ···································· 339
　　7　周围神经病伴继发性直立性低血压 ·· 339
　　8　老年人自主神经功能衰竭 ·· 339
　　9　部分自主神经综合征 ··· 339
　　10　全身自主神经功能不全（pandysautonumia） ·· 340
　　11　高尔斯综合征（Gower's syndrome）/血管抑制性晕厥/血管迷走性发作/血管迷走
　　　　神经综合征/单纯性晕厥/血管减压性晕厥 ··· 340

第 15 章　睡眠障碍 ·· 341
　第 1 节　失眠 ·· 341
　　1　慢性失眠障碍（chronic insomnia disorder） ·· 341
　　2　短期失眠障碍（acute insomnia disorder） ·· 341
　　3　其他失眠障碍（other insomnia disorder） ·· 341
　第 2 节　睡眠相关呼吸障碍 ·· 341
　　1　阻塞性睡眠呼吸暂停综合征（obstructive sleep apnea syndromes，OSAS） ··· 342
　　2　中枢性睡眠呼吸暂停综合征（central sleep apnea syndromed，CSAS） ········· 342
　　3　睡眠相关性肺泡低通气障碍（sleep related hypoventilation） ······················ 343
　　4　睡眠相关低氧血症（sleep related hypoxemia） ··· 344
　第 3 节　中枢性睡眠增多 ··· 344
　　1　发作性睡病（narcolepsy）/Westphal-Gelineausches 综合征/Gelineau-Redli-
　　　　chsches 综合征/narcolepsy 综合征 ·· 344
　　2　特发性过度睡眠（idiopathic hypersomnia，IH） ··· 345
　　3　周期性嗜睡贪食综合征/克莱恩—莱文综合征（Kleine-Levin syndrome） ······· 345
　　4　疾病引起的过度睡眠（hypersomnia caused by disease） ······························ 345
　　5　药物或物质引起的过度睡眠（hypersomnia caused by drugs or substabces） ··· 345
　　6　精神疾病相关的过度睡眠（hypersomnia related to mental illness） ·············· 345
　　7　睡眠不足综合征（insufficient sleep syndrome） ·· 345
　　8　快速起病的肥胖、通气不足、下丘脑功能障碍和自主神经功能障碍组成的综合征
　　　　（rapid-onset obesity，hypove intilation，hypothalamic andautonomic dysfuncti on，
　　　　ROHHAD） ··· 345
　第 4 节　昼夜节律睡眠觉醒障碍 ·· 346
　　1　睡眠—清醒时相延迟障碍（delayed sleep-wake phase disorder，DSWPD） ···· 346
　　2　睡眠—清醒时相前移障碍（advanced sleep-wake phase disorder，ASWPD） ··· 346
　　3　无规律型睡眠—清醒节律紊乱（irregular sleep-wake rhythm disorder，ISWRD） ··· 346
　　4　非 24h 睡眠—清醒节律障碍（non-24-hour sleep-wake disorder，N24SWD） ··· 346
　　5　倒班工作障碍（shift work disorder） ··· 346
　　6　时差障碍（jet lag disorder） ··· 346
　　7　未分类的睡眠—清醒昼夜节律障碍（uncategorized circadian rhythm sleep-wake
　　　　disorder） ·· 347

第 5 节　异态睡眠 ……………………………………………………………………… 347
　　1　非快速眼动期相关异态睡眠（NREM-related parasomnias） ………………… 347
　　2　快速眼动期相关异态睡眠（REM-related parasomnias） …………………… 347
　　3　其他异态睡眠（other parasomnias） ……………………………………………… 348
第 6 节　睡眠相关运动障碍 ……………………………………………………………… 349
　　1　不宁腿综合征（restless legs syndrome，RLS）/不安腿综合征 ……………… 349
　　2　痛性腿和活动趾综合征（painful legs and moving toes syndrome） …………… 349
　　3　纤维肌痛综合征（fibramyalgia syndrome，FMS） ……………………………… 349
　　4　周期性肢体运动障碍（periodic limb movements disorder，PLMD） …………… 349
　　5　睡眠相关腿部肌肉痉挛（sleep related leg cramps） …………………………… 349
　　6　睡眠相关磨牙症（sleep related bruxism） ……………………………………… 350
　　7　睡眠相关节律性运动障碍（rhythmic movement disorder，RMD） …………… 350
　　8　良性婴儿睡眠肌阵挛（benign sleep myoclonus of infancy，BSMI） ………… 350
　　9　夜间发作性肌张力障碍（nocturnal paroxysmal dystonia） …………………… 350
　　10　发作性醒样状态（paroxysmal arousals） ……………………………………… 350
　　11　睡眠急跳（hypnagogic jerks） ………………………………………………… 350
　　12　睡眠起始脊髓固有束肌阵挛（propriospinal myoclonus at sleep onset，PAM） …… 350
　　13　疾病引起的睡眠相关运动障碍（exercise related sleep disorders caused by medi-
　　　　cal diseases） ……………………………………………………………………… 350
　　14　药物或物质引起的睡眠相关运动障碍（exercise related sleep disorders caused by
　　　　drugs or substances） ……………………………………………………………… 351
　　15　未分类的睡眠相关运动障碍（uncategorized exercise related sleep disorders） …… 351
第 7 节　独立症候群，正常变异及尚未明确的问题 …………………………………… 351
　　1　卧床时间过多（excessive time in bed） ………………………………………… 351
　　2　短睡眠者（short sleeper） ………………………………………………………… 351
　　3　鼾症（snoring） …………………………………………………………………… 351
　　4　夜间呻吟（catathrenia） …………………………………………………………… 351
　　5　长睡眠者（long sleeper） ………………………………………………………… 351
　　6　睡眠呓语（somniloquy） …………………………………………………………… 351
　　7　多发片段肌阵挛（excessive fragmentary myoclonus，EFM） ………………… 351
　　8　睡前足震颤（hypnagogic foot tremor，HFT） ………………………………… 351
　　9　交替性腿部肌肉活动（alternating muscle acivation，ALMA） ……………… 352
　　10　睡眠惊跳（sleep starts） ………………………………………………………… 352
第 8 节　其他睡眠障碍 …………………………………………………………………… 352
　　1　致死性家族性失眠症（fatal familial insomnia，FFI） ………………………… 352
　　2　睡眠相关癫痫（sleep related epilepsy） ………………………………………… 352
　　3　睡眠相关头痛（sleep related headaches） ……………………………………… 352
　　4　睡眠相关喉痉挛（sleep related laryngopasm） ………………………………… 352
　　5　睡眠相关性胃食管反流（sleep related gastroesophageal reflux） …………… 352
　　6　睡眠相关性心肌缺血（sleep related myocardial ischemia） …………………… 352

第 16 章　神经系统疾病相关精神障碍 ··· 354

第 1 节　器质性精神障碍 ·· 354

　　1　阿尔茨海默病（Alzheimer's disease） ··· 354

　　2　脑血管病所致精神障碍（mental disorders due to vascular disease） ············ 354

　　3　脑变性病所致精神障碍（mental disorders due to brain degeneration） ········· 355

　　4　颅内感染所致精神障碍（mental disorders due to intracranialInfection） ······· 355

　　5　脱髓鞘脑病所致精神障碍（mental disorders due to demyelinating encephalopathy）
　　　 ·· 355

　　6　脑外伤所致精神障碍（mental disorders due to brain damage） ················· 355

　　7　脑瘤所致精神障碍（mental disorders due to brain tumor） ······················ 356

　　8　癫痫所致精神障碍（mental disorders due to epilepsy） ·························· 356

　　9　颞叶切除后行为综合征（Klüver–Bucy syndrome） ······························· 356

　　10　躯体疾病所致精神障碍（mental disorders due to physical diseases） ········· 356

第 2 节　精神活性物质所致精神障碍或非成瘾物质所致精神障碍 ·························· 357

　　1　精神活性物质所致精神障碍（mental disorders due to use of psychoactive sub-
　　　 stances） ·· 357

　　2　非成瘾物质所致精神障碍（mental disorders due to non–addictive substances） ······ 357

第 3 节　躯体形式障碍 ··· 358

　　1　躯体化障碍（somatization disorder） ··· 358

　　2　未分化躯体形式障碍（undifferetiated somatoform disorders） ·················· 358

　　3　疑病症（hypochondriasis） ·· 358

　　4　躯体形式自主神经紊乱（somatoform autonomic dysfunction） ················· 358

　　5　持续性躯体形式疼痛障碍（persistent somatoform pain disorder） ·············· 359

　　6　动物恐怖症（zoophobia） ··· 359

　　7　强笑症（forced laughter）/痉笑综合征（spasmodic laughter syndrome）/狂笑症
　　　 /假笑症/控制不能性痉笑综合征 ·· 359

第 4 节　抑郁和焦虑状态 ·· 359

　　1　抑郁状态（depression state） ··· 359

　　2　焦虑状态（anxiety state） ·· 360

第 17 章　内科系统疾病相关的神经系统并发症 ··· 361

第 1 节　肺性脑病 ·· 361

　　1　兴奋型 ·· 361

　　2　抑制型 ·· 361

　　3　不定型 ·· 361

第 2 节　心脏与血管疾病的神经系统并发症 ·· 361

　　1　先天性心血管疾病（cogenital cardiovascular diseases） ························ 361

　　2　主动脉狭窄（aortic stenosis，aorta angusta） ···································· 362

　　3　感染性心内膜炎（infective endocarditis） ··· 362

　　4　心肌梗死（myocardial infarction） ··· 362

　　5　阿–斯综合征（Adams–Stokes syndrome）/Morgagni–Adams–Stokes（MAS）综合

征/Adams-Stokes 病/Adams-Stokes 发作/急性心源性脑缺血综合征（acute cardiogenic anencephalemia syndrome） ………………………………………… 362

    6　充血性心力衰竭（congestive heart failure, CHF） ……………………… 363

    7　血栓闭塞性脉管炎（thromboangiitis obliterans） ……………………… 363

    8　心血管病手术 …………………………………………………………… 363

第 3 节　肝脏疾病的神经系统并发症 …………………………………………… 363

    1　肝性脑病（hepatic encephalopathy, HE）/肝性昏迷 ………………… 363

    2　肝性脊髓病（hepatic myelopathy）/门—腔分流性脊髓病 ………… 364

    3　肝移植（liver transplantation） ………………………………………… 364

第 4 节　肾脏疾病的神经系统并发症 …………………………………………… 365

    1　肾功能不全的中枢神经系统并发症 …………………………………… 365

    2　肾功能不全的周围神经系统并发症 …………………………………… 366

    3　肾移植（kidney Transplants） ………………………………………… 366

    4　肌红蛋白尿（myoglobinuria） ………………………………………… 366

    5　特发性系统性毛细血管渗漏综合征（idiopathic systemic capillary leak syndrome, ISCLS） ……………………………………………………… 366

第 5 节　内分泌疾病的神经系统并发症 ………………………………………… 367

    1　低血糖性脑病（hypoglycemic encephalopathy） …………………… 367

    2　糖尿病（diabetes） ……………………………………………………… 367

    3　垂体及下丘脑疾病 ……………………………………………………… 368

    4　甲状腺疾病（thyroid disease） ………………………………………… 370

    5　甲状旁腺疾病（parathyroid diseases） ……………………………… 371

    6　肾上腺疾病（adrenal diseases） ……………………………………… 372

    7　高钙性脑病（hypercalcemic encephalopathy） ……………………… 373

    8　钠、钾和体液失衡性脑病 ……………………………………………… 373

    9　少见的代谢性脑病 ……………………………………………………… 373

    10　胰性脑病（pancreatic encephalopathy, PE） ……………………… 373

第 6 节　血液病的神经系统并发症 ……………………………………………… 373

    1　白血病（leukemia） …………………………………………………… 373

    2　缺铁性贫血（iron-deficiency anemia, IDA） ………………………… 374

    3　巨幼细胞性贫血（megaloblastic anemia, MA） …………………… 374

    4　再生障碍性贫血（aplastic ania, AA） ……………………………… 374

    5　真性红细胞增多症（polycythemia vera, PV） ……………………… 374

    6　镰状细胞病（sickle cell disease, SCD） …………………………… 374

    7　阵发性睡眠性血红蛋白尿（paroxysmal nocturnal hemoglobinuria, PNH） ………… 375

    8　单克隆丙种球蛋白病（monoclonal gammopathies） ……………… 375

    9　血小板增多症（thrombocythemia） ………………………………… 377

    10　血小板减少症 5 型（thrombocytopenia type 5） ………………… 377

    11　血小板减少性紫癜（thrombocytopenic purpura） ………………… 377

    12　湿疹、血小板减少伴免疫缺陷综合征（Wiskott-Aldrich syndrome, WAS） ………… 377

    13　凝血因子缺乏（coagulation factor deficiency） …………………… 378

14　弥散性血管内凝血（disseminated intravascular coagulation, DIC）…………… 379

15　巨血小板综合征/Bernard-Soulier 综合征 A2 型（megaplatelet syndrome/bernard soulier syndrome type A2）………… 379

16　血小板异常型出血性疾病（platelet abnormal hemorrhagic disease）………… 379

17　血小板无力症（thromboasthenia）…………………………………………… 380

18　血小板激活因子乙酰水解酶缺乏症（platelet-activating factor acetylhydrolase deficiency, PAFAD）………………… 380

19　魁北克血小板异常症（Quebec platelet disorder, QPD）…………………… 380

20　遗传性抗凝血酶Ⅲ缺乏症（hereditary antithrombin Ⅲ deficiency）………… 380

21　噬血细胞综合征（hemophagocytic syndrome, HPS）/噬血细胞性淋巴组织细胞增生症………………… 380

22　浆细胞白血病（plasma cell leukemia, PCL）………………………………… 380

23　溶血性尿毒症综合征（hemolyticuremicsyndrome, HUS）………………… 380

24　易栓症（antithrombopathy）………………………………………………… 380

25　高黏滞综合征（hyperviscosity Syndrome, HS）…………………………… 381

26　嗜酸性粒细胞增多症（eosinophinophilia）………………………………… 381

27　血卟啉病（hematoporphyria）/血紫质病………………………………… 381

第 7 节　免疫相关神经系统并发症…………………………………………………… 381

1　神经精神性狼疮（neuropsychiatric systemic lupus erythematosus, NPSLE）… 381

2　结缔组织病相关性血管炎累及中枢神经系统（connective tissue disease associated vasculitis involving the central nervous system）………… 382

3　结缔组织病累及周围神经系统（connective tissue disease involving the peripheral nervous system）………… 383

4　高 IgE 综合征（high IgE syndrome, HIES）/Job 综合征/常染色体隐性遗传性原发免疫缺陷综合征………… 384

第 8 节　理化因素中毒导致神经系统并发症………………………………………… 384

1　酒精中毒（alcoholic intoxication）…………………………………………… 384

2　重金属中毒（heavy metal poisoning）……………………………………… 385

3　一氧化碳中毒（carbon monoxide poisoning）……………………………… 386

4　放射性损伤（radioactive damage）………………………………………… 387

5　工业毒物中毒………………………………………………………………… 387

6　食物中毒（food poisoning）………………………………………………… 389

7　动物咬蜇伤中毒……………………………………………………………… 390

8　感染性细菌毒素中毒………………………………………………………… 390

9　药物中毒（drug poisoning）………………………………………………… 391

10　农药中毒（pesticide poisoning）…………………………………………… 392

11　其他化合物中毒……………………………………………………………… 393

12　其他物理性损伤……………………………………………………………… 393

第 9 节　神经系统营养障碍疾病…………………………………………………… 394

1　维生素缺乏所致神经病……………………………………………………… 394

2　高营养支持综合征（hyperalimentation syndrome）………………………… 395

　　　3　不确定病因的营养综合征 ··· 395

　　　4　蛋白质—卡路里营养障碍（protein-calorie malnutrition，PCM）······ 396

　　　5　神经性厌食症（anorexia nervosa）··· 396

第 18 章　神经系统危重症 ··· 399

　　　1　颅内压增高（intracranial hypertension，ICH）····························· 399

　　　2　昏迷（coma）··· 399

　　　3　重症脑损伤（severe brain injury）·· 399

　　　4　脑死亡（death of brain）·· 399

　　　5　脑疝（brain herniation）·· 400

　　　6　去大脑强直（decerebrate rigidity）··· 400

　　　7　去皮层综合征（das appalische syndrerine）·································· 400

　　　8　无动性缄默症（akinetic mutism）／睁眼昏迷（coma vigil）············ 400

　　　9　植物状态（vegetative state）·· 400

　　　10　呼吸衰竭（respiratory failure）··· 400

　　　11　多器官功能障碍综合征（multiple organ dysfunction syndrome，MODS）······ 401

　　　12　全身炎症反应综合征（systemic inflammatory response syndrome，SIRS）······ 401

　　　13　神经系统疾病瞳孔异常改变的临床表现 ···································· 401

附录　神经系统疾病常用量表评分标准 ··· 403

中英文对照 ··· 431

思维导图

　　　1　脑血管疾病 ··· 494

　　　2　周围神经疾病 ·· 513

　　　3　脊髓疾病 ··· 522

　　　4　中枢神经系统感染性疾病 ·· 527

　　　5　中枢神经系统脱髓鞘疾病 ·· 536

　　　6　癫痫 ··· 539

　　　7　头痛、眩晕、晕厥 ··· 550

　　　8　运动障碍性疾病 ·· 564

　　　9　神经系统变性疾病 ··· 572

　　　10　神经系统遗传性疾病 ·· 579

　　　11　神经—肌肉接头疾病和肌肉疾病 ·· 593

　　　12　神经系统副肿瘤综合征 ··· 604

　　　13　神经系统发育异常性疾病 ·· 606

　　　14　自主神经系统疾病 ··· 610

　　　15　睡眠障碍 ·· 613

　　　16　神经系统疾病相关精神障碍 ·· 618

　　　17　内科系统疾病相关的神经系统并发症 ·· 621

　　　18　神经系统危重症 ·· 633

第 1 章　脑血管疾病

　　脑血管疾病病种繁多，分类也非常复杂，本章在参考目前国内外最新分类的基础上，结合临床工作实际需要，将该部分内容分为以下 6 节：第 1 节，动脉系统缺血性疾病；第 2 节，颅内静脉窦及脑静脉血栓形成及其相关疾病；第 3 节，中枢神经系统血管炎症相关的脑血管；第 4 节，脑小血管病；第 5 节，出血性脑血管病；第 6 节，与脑血管病相关以及需要鉴别的疾病。

第 1 节　动脉系统缺血性疾病

1　短暂性脑缺血发作（transient ischemic attack，TIA）

　　2009 年 6 月，美国卒中协会（ASA）在 Stroke 杂志上发布了 TIA 的新定义：脑、脊髓或视网膜局灶性缺血所致的、不伴急性梗死的短暂性神经功能障碍。这一定义认为有无梗死是鉴别诊断 TIA 或脑梗死的唯一依据，而不考虑症状持续时间。

1.1　颈内动脉系统 TIA（internal carotid artery system transient ischemic attack）

　　颈内动脉系统 TIA 主要与缺血的脑血管分布有关，最常见的症状是病变同侧出现黑蒙或失明，病变对侧偏瘫及感觉障碍（眼动脉交叉瘫）；病变同侧出现 Horner 征，病变对侧偏瘫（Horner 征交叉瘫）；病变对侧同向性偏盲（大脑中—后动脉皮质支分水岭区缺血，颞—枕交界区受累所致）；优势半球受累还可出现失语。此外，病变对侧肢体还可以出现单瘫、偏瘫、面舌瘫，可伴有偏身的感觉障碍和对侧同向性偏盲。

1.1.1　肢体抖动型 TIA（limb-shaking transcient ischemic attack，LS-TIA）

　　LS-TIA 为颈内动脉系统一种少见的 TIA 形式，通常表现为单侧肢体的不自主运动而不伴意识障碍，容易被误诊为局灶性癫痫发作或锥体外系疾病、糖尿病性中枢性神经系统病变，甚至是癔症。

1.2　椎—基底动脉系统 TIA（vertebrobasilarartery system transient ischemic attack）

　　本病最常见的症状是眩晕、恶心和呕吐，大多数不伴有耳鸣，为脑干前庭系统缺血的表现。少数伴有耳鸣，是内听动脉缺血的症状。脑干网状结构缺血可引起跌倒发作（drop attack），表现为突然出现双下肢无力而倒地，但随即自行站起，整个过程中意识清晰。脑干和小脑缺血也可引起下列症状，包括复视（眼外肌麻痹）、交叉性感觉障碍（延髓背外侧综合征，Wallenberg 综合征）、眼震、交叉性瘫痪、吞咽困难和构音障碍、共济失调及平衡障碍、意识障碍等。大脑后动脉缺血致枕叶视皮层受累可出现一侧或两侧视力障碍或视野缺损。

1.2.1　短暂性全面遗忘症（transient global amnesia，TGA）

　　TGA 是指以一过性顺行性遗忘为主的临床综合征。1956 年由 Bendre 首先描述，同年 Guyotat 等以"发作性遗忘"报告该综合征，至 1958 年 Fisher 将其正式命名为 TGA。多数研究者认为冷水浴、性交、严重疼痛、情绪紧张、体力劳动、血管造影、药物治疗等可以诱发 TGA。通常为突然起病，可在 30s 内达到高峰，主要症状、体征以及辅助检查为：①遗忘，对发病时的事件顺行性遗忘，而即刻记忆正常；②反复询问：92% 患者出现一过性获取新信息功能障碍；③意识水平和自我识别能力保持正常，可施行各种复杂工艺操作；④神经系统检查无局灶性定位体征，少数患者可伴有陈旧性疾病的体征；⑤EEG 检查中发现 33.3%患者有轻至中度非特异性异常，包括颞部慢波、拱形棘波和良性散发性睡眠棘波等；⑥颅脑 MRI 和颅脑 CT 扫描可发现陈旧性卒中的病灶，少数患者可有 DWI 高信号；⑦PET 及 SPECT 检查可发现 TGA 发作时脑代谢降低，双侧颞叶严重低灌注，而发作后此改变恢复正常；⑧神经心理学检查，当 TGA 发病时，患者智力、计算能力下降，发作后恢复正常。

2 卒中预警综合征（stroke warning syndrome，SWS）/血管预警综合征/腔隙预警综合征

SWS 临床表现为缺血症状反复，刻板样发作，持续时间短，症状逐渐加重，易出现相应解剖部位梗死。

2.1 内囊预警综合征（capsular warning syndrome，CWS）

CWS 是一组具有高危脑梗死转化特点的频发刻板样短暂性脑缺血发作亚型，颅内外大血管多无狭窄，主要发病机制为穿支动脉自身病变引起的供血区阵发性低灌注，梗死灶多位于内囊，亦可出现于脑桥，传统抗栓治疗效果不佳，联合抗血小板、溶栓、血管内介入、抗癫痫等治疗对部分患者可能有效。

2.1.1 内囊梗死

内囊连接大脑皮质、丘脑、脑干和脊髓，是各结构传入及传出纤维交汇之处。内囊梗死患者的神经功能损害严重，进展快，致残率高，预后差。内囊的血供来自颅内大动脉和其分支血管的中央支或深穿支，这些血管包括脉络膜前动脉、纹状动脉、Heubner 动脉等。内囊极易出现梗死，且在出现梗死灶之前可有反复短暂性脑缺血发作病史。

2.2 脑桥预警综合征（pontine warning syndrome，PWS）

2008 年，Saposnik 等将与即将发生基底动脉分支梗死和永久性神经功能缺损风险高度相关的运动或感觉功能障碍、构音障碍或眼肌瘫痪的反复刻板样发作称为 PWS。PWS 较为少见，与脑桥梗死关系密切，远期预后差，因此早期明确诊断、积极治疗并定期随访对预防脑梗死的发生具有重要意义。

2.3 胼胝体预警综合征（callosal warning syndrome）

本征临床表现为以胼胝体损害症状为主的一系列短暂性症状，最初因为胼胝体缺血引起连接中断，随后进展为症状性缺血而导致胼胝体梗死，并伴有持续神经系统损害的体征。

3 脑动脉盗血综合征（cerebral steal syndrome）

本征是由在各种原因引起的主动脉弓及其附近大动脉血管严重狭窄和闭塞情况下，狭窄的远端脑动脉内压力明显下降，因虹吸作用使邻近的其他脑动脉血流逆流供应，压力较低的动脉，以代偿其供血而引起的。被盗血的脑动脉供血显著减少，相应脑组织缺血而出现临床症状体征。

3.1 锁骨下动脉盗血综合征（subclavian steal syndrome，SSS）

当一侧锁骨下动脉或无名动脉狭窄或闭塞时，因虹吸作用盗取对侧椎动脉血流，经患侧椎动脉逆流进入锁骨下动脉，供应患侧上肢，在患侧上肢活动时出现椎—基底动脉供血不足症状，如发作性头晕、视物旋转、复视、共济失调、构音障碍、吞咽困难、晕厥等，严重时颈内动脉血液可经后交通动脉逆流，出现颈内动脉系统缺血症状，如偏瘫、偏身感觉障碍和失语等。以上为 SSS 的发病机制，动脉粥样硬化是引发 SSS 的最常见原因，其次原因为特异性和非特异性动脉炎。

3.2 颈动脉盗血综合征（carotid steal syndrome，CSS）

CSS 是由当一侧颈内动脉闭塞时，健侧颈内动脉血流通过前交通动脉流入患侧，出现健侧颈内动脉系统缺血表现，或椎—基底动脉血流经后交通动脉逆流入患侧颈内动脉，产生椎—基底动脉系统缺

血表现而引发的。如双侧颈内动脉闭塞，由椎—基底动脉和颈外动脉代偿供血，可同时有大脑及小脑受损症状体征，病因多为动脉粥样硬化斑块形成。

3.3　椎—基底动脉盗血综合征（vertebrobasilar steal syndrome）

当椎—基底动脉明显狭窄或闭塞时，可引起颈内动脉血流经后交通动脉逆流入椎—基底动脉进行代偿，出现的一侧颈内动脉系统缺血的表现，如偏瘫、偏身感觉障碍和失语等，称为椎—基底动脉盗血综合征，本征临床较少见。

4　颈动脉残端综合征（carotid stump syndrome，CSS）

有研究证实，一侧颈内动脉闭塞的患者卒中及死亡年发生率为 30%，其中同侧缺血性卒中的年发生率为 3%~5%，可由低灌注、栓塞导致。在排除其他栓子来源后，源于闭塞颈内动脉残端的栓子引起的同侧缺血性卒中被称为 CSS。CSS 最早由 Fields 和 Lemak 发现，认为其主要机制为：一侧颈内动脉闭塞后，残端作为栓子来源，经侧支循环导致同侧颅内血管闭塞，引起神经功能缺损症状。

5　颈内动脉肌纤维发育不良（fibromuscular dysplasia of internal carotid artery）

肌纤维发育不良（fibromuscular dysplasia，FMD）是一类非动脉粥样硬化性、非炎症性的血管疾病，伴血管内—中膜纤维素增生，导致动脉闭塞、串珠样狭窄、动脉瘤和夹层发生。FMD 主要侵及肾动脉（58%）、颈动脉颅外段和椎动脉（34%），病因不明，目前研究发现 FMD 可能与吸烟、雌激素水平增高和遗传相关。

颈内动脉 FMD 是 1964 年由 Palubinskas 和 Ripley 首次提出的。颈内动脉 FMD 多发生于无明显心脑血管危险因素的中年女性。主要临床表现为非偏头痛样的头痛（60%）、"嗖嗖"样搏动性耳鸣（27.5%）、颈部疼痛、短暂性脑缺血发作（transient ischemic attack，TIA）、脑梗死、一过性黑蒙和自发性颈动脉夹层等，部分可无症状。颈内动脉 FMD 是非炎症性血管病，故不伴贫血、发热等症状，查体在颈部可闻及颈动脉血管杂音。

颈内动脉 FMD 明确诊断必须依靠影像学检查，如数字减影血管造影（DSA）、计算机断层血管成像（CTA）、磁共振血管成像（MRA），显示血管狭窄与扩张交替出现的"串珠样"改变、平滑的管样结构、局限性狭窄等，平滑的管样结构可能是动脉瘤的早期表现。DSA 是诊断颈内动脉 FMD 的"金标准"，准确率可高于 97%，多普勒超声中的 B 型超声或灰阶图像可观测血管壁和血管腔，彩色多普勒超声（TCD）可直视血流变化。颈内动脉 FMD 表现为颈内动脉中远端的血流速度改变、血管"串珠样"改变和动脉远端明显弯曲折叠（S 形），并可见彩色湍流，而动脉粥样硬化性损伤一般在颈动脉分叉处见斑块形成，血流速度改变和彩色湍流出现在颈内动脉近端或邻近斑块处，TCD 检查无创便捷，可用于诊断和随访。

6　脑动脉肌纤维发育不良（fibromuscular dysplasia of cerebral artery）

脑动脉 FMD 是中青年脑卒中的一种少见病因，目前对脑动脉 FMD 的研究及报告相对较少。脑动脉 FMD 最严重的情况为出现短暂性脑缺血发作、脑卒中、颈动脉夹层等并发症，相应地可表现为一系列神经功能缺损症状。

7　可逆性脑血管收缩综合征（reversible cerebral vasoconstriction syndrome，RCVS）/ Call-Fleming 综合征

RCVS 是相对少见的临床—影像综合征，主要临床特点为突发雷击样头痛，伴或不伴局灶神经功能缺损及癫痫发作，典型血管改变为颅内前、后循环中等程度大小的血管节段性、多灶性狭窄，类似串珠样改变，通常于发病后 1~3 个月内自行恢复正常。

8 非致残性缺血性脑血管事件（non-disabling ischemic cerebrovascular events，NICE）及高危非致残性缺血性脑血管事件（high-risk nondisabling ischemic cerebrovascular events，HR-NICE）

《HR-NICE诊疗指南》认为，NICE指发病后未遗留显著残疾的缺血性脑血管事件，包括有以下3类情况发生的人群：①短暂性脑缺血发作（transient ischemic attack，TIA）；②轻型缺血性卒中（minor ischemic stroke）（以下简称为轻型卒中）；③症状迅速缓解，未遗留残疾的缺血性脑血管事件的患者。

存在下列情况之一者，视为HR-NICE：①发病时间小于24h的高危TIA（ABCD2≥4分）和轻型卒中；②急性多发性脑梗死；③颅内或颅外大动脉粥样硬化性狭窄≥50%。

鉴于HR-NICE早期卒中复发风险高，该指南建议将HR-NICE早期防治作为国家卒中防控的重要窗口。

9 颈动脉窦综合征（carotid sinu syndrome）

1866年，Czermak首先注意到压迫颈动脉会引起心率和脉搏减慢，随后Hering证明这种反射是由颈动脉窦内神经末梢受压而不是迷走神经直接压迫所致。颈动脉窦综合征是由于颈动脉窦部位的血管受体受到刺激后，会导致颈动脉窦的敏感性增加，引起颈动脉窦调节反射弧的反射失调，从而引起血压突然降低，同时还会伴有头晕、黑蒙、乏力等症状。

10 脑梗死（cerebral infarction，CI）

脑梗死TOAST分型（the Trial of Org 10172 in Acute Stroke Treatment，TOAST）是1993年Adams等在应用类肝素治疗急性缺血性脑卒中的多中心临床试验中，以美国国家神经疾病及语言障碍和卒中研究所（National Institute of Neurological Disorders and Stroke，NINCDS）卒中分型为基础制订的分型方法，是目前国际上公认的缺血性脑卒中的病因学分类标准。包括：①大动脉粥样硬化型（large artery atherosclerosis，LAA型）；②心源性栓塞型（cardioembolism，CE型）；③小动脉闭塞型（small artery occlusion，SAO型）；④其他原因型（other determined cause，ODC型）；⑤不明原因型（undetermined cause，UND型）。

本文在参考TOAST分型的基础上，将脑梗死分类如下。

10.1 大动脉粥样硬化型脑梗死（large artery atherosclerosis，LAA）

10.1.1 前循环梗死（precyclic infarctions）/颈内动脉缺血综合征

10.1.1.1 眼缺血综合征（ocular ischemia syndrome，OIS）

OIS表现为由颈内动脉阻塞或狭窄等原因所导致的脑和眼供血不足的症状。

10.1.1.2 大脑前动脉缺血综合征（Anterior cerebral artery ischemia syndrome）

10.1.1.2.1 主干闭塞

10.1.1.2.2 皮质支闭塞

10.1.1.2.3 深穿支闭塞

10.1.1.2.3.1 Heubner回返动脉供血区梗死

Heubner回返动脉主要分支有嗅支、额支、前穿质穿支以及外侧裂支动脉，供应区域为眶内侧皮质、纹状体前腹侧部（尾状核头部、壳核前部、苍白球外侧尖端）和内囊前肢等。闭塞后典型症状为对侧中枢性面肌、腭肌、舌肌瘫痪，以上肢为主的上运动神经元瘫，额叶共济失调、认知障碍、人格改变等，如优势半球侧损害，还可引起失语。

10.1.1.2.4 穹窿柱梗死

穹窿起自双侧海马伞，在胼胝体压部的下方双侧海马伞的白质与海马分离，形成双侧穹窿脚，沿胼胝体下方向前向上行走，有交叉纤维与穹窿脚相连，这些纤维称为穹窿连合（也称海马连合），双侧穹窿脚在透明隔缘下方合并成穹窿体，向前下方行走，在室间孔处再分为双侧穹窿柱，小部分纤维在前连合前方终止于隔区和基底前脑，大部分纤维从第三脑室侧壁向下、向后穿过，最后终止于下丘脑的乳头体。穹窿是海马的主要输出纤维，也包含部分至海马的传入纤维和连合纤维，在参与有效编码和正常回忆新的情节信息时起到重要作用。

目前大多数学者认为胼胝体下动脉是穹窿柱的主要供血动脉，胼胝体下动脉是起源于前交通动脉的单一动脉，从前交通动脉后方或后上方发出，往后沿终板走行，随后上行并发出，终支供应基底前脑的部分区域，包括前连合、嗅旁回、胼胝体下区、终板旁回、穹窿柱、扣带回前部以及胼胝体膝部和嘴部，呈"S"形弯曲，是前交通动脉 3 组穿支动脉中最粗的一支，平均直径约 0.5 mm，少数人没有胼胝体下动脉，取而代之的是胼胝体正中动脉，也是 3 组穿支动脉中最粗的一支，与胼胝体下动脉具有相似的走行和供血区域。临床上孤立性穹窿梗死罕见，常累及双侧穹窿，可能与双侧穹窿柱通常接受单支胼胝体下动脉供血有关。

10.1.1.2.5 胼胝体梗死

胼胝体是中枢神经系统最大的横向连合的白质纤维束，位于大脑纵裂底，解剖上分为嘴、膝、体、压四部，起到连接、联系两侧大脑半球的作用。胼胝体纤维越过中线后，进入大脑半球，连接双侧额叶和顶叶、颞叶及枕叶。胼胝体梗死的经典的症状是：①胼胝体离断综合征，表现为失用、失写、触觉命名不能、异己手综合征等；②额叶型步态障碍，症状为额叶性运动困难、步基宽、小步移动、无上肢摆动等。大脑前动脉夹层是胼胝体梗死的原因之一。

10.1.1.3 大脑中动脉缺血综合征（middle cerebral artery ischemia syndrome）

10.1.1.3.1 恶性大脑中动脉梗死综合征（malignant middle cerebral artery infarction，mMCAI）

本征是由大脑中动脉起始部或颈内动脉远段闭塞所致，可引起大面积脑梗死、脑水肿，重者中线移位、脑疝，早期病死率高。

10.1.1.3.2 主干闭塞

10.1.1.3.3 皮质支闭塞

10.1.1.3.4 深穿支闭塞

10.1.1.4 脉络膜前动脉缺血综合征（anterior choroidal artery ischemia syndrome）／莫纳科夫综合征（Monakow's syndrome）

Monakow 于 1905 年在他的《脑的病理学》一书中提及脉络膜前动脉供血区域，这可能为 Monakow 综合征命名之来由。常见病因为脉络膜前动脉破裂或血栓形成、动脉瘤或肿瘤，临床主要表现为病变对侧的偏瘫（内囊后肢和大脑脚）、偏身感觉丧失（内囊后肢后部）、偏盲（外侧膝状体和视辐射），称之为"三偏"综合征。治疗上对症处理，若有指征可手术治疗。

10.1.2 后循环梗死（posterior-circulation infarction）

10.1.2.1 大脑后动脉缺血综合征

10.1.2.1.1 大脑脚综合征／Weber 综合征／中脑腹侧部综合征／动眼神经与锥体束交叉综合征

本征是由供应中脑的大脑后动脉的脚间支闭塞所致，临床表现为：病侧动眼神经麻痹，对侧上下肢瘫痪。

10.1.2.1.2 双侧大脑脚梗死（bilateral cerebral peduncle infarction，BCPI）

BCPI 是由供应大脑脚的穿支动脉缺血所致，颅脑 MRI 检查的 DWI 影像为双侧大脑脚呈"米老鼠耳征"表现，临床表现为闭锁综合征及植物状态。

10.1.2.1.3 丘脑下外侧梗死/丘脑综合征/**Dejerine-Roussy** 综合征

本病是以丘脑病灶对侧偏瘫、偏身感觉障碍、偏身共济失调和形体觉障碍为主要特征的，可伴自发性剧烈疼痛（右丘脑病变时，即丘脑痛）及不自主运动的综合征，是由 Dejerine 和 Roussy 于 1906 年首先报道，病因均为脑血管性疾病（出血或梗死），多发生于丘脑膝状体动脉或丘脑穿通动脉或乳头体前动脉，使丘脑腹外侧核、丘脑枕、内囊后肢、乳头体及丘脑下部受损，并可累及红核等组织而产生临床症状。临床表现为轻偏瘫，偏身浅、深感觉障碍或感觉过度，偏身共济失调，可有自发性疼痛及不自主运动。有时还可伴有偏盲、体象障碍、定向障碍、混合性失语、眼球注视内下位等症状。丘脑损害，在优势半球则可伴失语，非优势半球可伴自发性疼痛。Walker 于 1959 年将本综合征分为三型：①丘脑后外侧综合征，即丘脑膝状体动脉支配区的丘脑腹外侧核及邻近组织受损，具有一过性不全或完全性偏瘫、浅感觉障碍、明显的深感觉障碍，也可有自发性疼痛、共济障碍、血管运动神经障碍；②丘脑前外侧综合征，即丘脑穿通动脉支配区，外侧核前半部梗死，常侵及基底核、红核，表现有不随意运动（震颤、舞蹈、手足徐动症），感觉正常；③丘脑内侧综合征，即多由穿通动脉血栓形成，使丘脑两侧内侧核和乳头体受损，表现为自主神经症状（体温、呼吸改变，胃肠出血或易饥饿，瞳孔及睡眠等障碍）以及精神症状（性格改变、妄想、痴呆等）。

在急性丘脑病变后，即使只有一侧病变，患者在肌力检查正常状态下，仍可能出现短暂地不能站立或不能坐，将之称为丘脑性起立不能。

10.1.2.1.4 丘脑后部梗死（**posterior thalamic infarction**）

本病是由脉络膜后动脉缺血所致，临床表现为同向性象限盲/同向性水平性扇形盲。

10.1.2.1.5 丘脑下十字路综合征/**Guillain-Alajouanine** 综合征

本征最早由 Guillain-Alajouanine 于 1924 年首次提出。本征病变损害的是自丘脑后下方至红核前上方一长方形病灶区，包括红核头端、丘脑枕、丘脑中央核、内囊最后部、丘脑下核等部位，病变范围广泛，波及中脑被盖部，使小脑上脚的纤维受累，此时可出现明显的小脑症状。由于丘脑中间腹核与小脑有联系，因此可出现深感觉障碍性共济失调。基于上述解剖结构的损害，故本征的临床特点是病灶对侧出现偏身感觉障碍及偏瘫，对侧同向偏盲，不自主的舞蹈样指痉症，共济失调和肌张力障碍，也可伴有自发性疼痛。

10.1.2.1.6 丘脑前部梗死

本病由丘脑结节动脉或极动脉缺血所致，临床表现为：意识水平改变、人格改变、情感障碍、记忆障碍等神经心理缺陷症状。

10.1.2.1.7 双侧旁正中动脉梗死/**Percheron** 动脉梗死

Percheron 动脉是 1973 年由法国神经病学家 Percheron 首次提出并命名的，是指双侧丘脑穿通动脉起源于同一侧大脑后动脉，是非常少见的解剖变异型，基于这种解剖变异，Percheron 动脉闭塞后会导致双侧丘脑旁正中对称性梗死，累及或不累及中脑，也称 Percheron 动脉梗死。临床表现可出现昏迷或木僵、记忆障碍、情绪改变、垂直凝视麻痹。根据累及部位，可分为：双侧丘脑旁正中区合并中脑梗死；双侧丘脑旁正中区梗死，无中脑受累；双侧丘脑旁正中区合并丘脑前部及中脑梗死；双侧丘脑旁正中区合并丘脑前部梗死，无中脑受累等。颅脑 MRI 检查可见双侧丘脑旁正中 DWI 对称性高信号和/或中脑高信号呈"V"字征。

10.1.2.1.8 红核丘脑综合征/红核上部综合征（**Marie-Guillain upper syndrome**）

本征是由丘脑穿动脉闭塞，累及丘脑腹外侧核引起，病灶侧临床表现为意向性震颤、舞蹈样动作、手足徐动症，对侧面部感觉障碍。

10. 1. 2. 1. 9 中脑中央及下丘脑综合征（**midbrain central and hythalamic syndrome**）

本征是由大脑后动脉起始段脚间支闭塞所致，临床表现为垂直凝视麻痹、昏睡甚至昏迷。

10. 1. 2. 1. 10 婴儿间脑综合征（**diencephalic syndrome of early infancy**）／ **Russell** 综合征

本征多见于 3 个月至两岁的婴幼儿，是由于丘脑下部的前部病变引起。临床表现为进行性极度消瘦，但食欲正常，甚至亢进，生长发育不受影响，精神发育正常，甚至显得活泼欣快。1951 年，Russell 首先报告 5 例，故称 Russell 综合征，1957 年，Dods 又报告 5 例，并命名为婴儿间脑综合征。本征为丘脑下部、第三脑室底或邻近结构的肿瘤对丘脑下部的前部构成压迫所致，如低度恶性的星形细胞瘤、视神经胶质瘤。由于这一区域的肿瘤难以做根治手术，故一般应用放射治疗，或可延长生命，否则多数病例存活不超过 1 年。

10. 1. 2. 1. 11 安东—巴宾斯基综合征（**Anton-Babinski syndrome**）／安东盲目症（**Anton's blindness**）／否认视觉—否认偏瘫综合征（**denial visual-denial hemiparalysis syndrome**）

Anton 综合征是指皮质盲或皮质聋及其相应的疾病感缺失（anosognosie），即否认失明或失聪。Babinski 综合征则是指患者偏瘫以及患者对其自身偏瘫的感知缺失，即否认偏瘫。Anton-Babinski 综合征为皮质盲或皮质聋和偏瘫等感知的机能丧失，即同时出现否认这些机能丧失的状态。Anton-Babinski 综合征的病态或机能丧失的否认有两种，一种是以明确的言语否认病态或机能丧失，称为疾病感缺失或言语性疾病感缺失；另一种是对这种病态的不关心态度，称为疾病失注症或疾病缺失性行为障碍。Anton 和 Babinski 分别于 1899 年和 1914 年对这两种状态做了详细描述，故本征又称否认视觉—否认偏瘫综合征（denial visual-denial hemiparalysis syndrome）。现分述如下。

Anton 综合征又称否认视觉缺失综合征，由双侧枕叶性或顶枕叶性脑部损害所致，主要见于脑血管病，尤其是双侧大脑后动脉的闭塞，也可见于肿瘤、外伤或脑部手术后、距状裂或丘脑联合的病变等。本征多见于老年人，表现为皮质盲，视觉完全丧失，唯有患者自认为视力良好，否认失明，并有虚构和闪光幻觉等，另外，还可有智力减退和表情淡漠等症状。

Babinski 综合征主要由右侧大脑半球顶叶病变，如急性脑血管病障碍所致的巨大病灶而引起，也与顶叶皮质下白质、丘脑的病灶有关。主要表现为对于偏瘫的疾病感缺失和疾病失注症，而且大部分发生在右侧半球病灶所致的左侧偏瘫时，患者对偏瘫部分或完全不注意，不理会或者忘却、不认识或否认患肢，可以有偏瘫侧感觉性错觉或幻觉。除左侧偏瘫外，本征还可合并有左侧偏身感觉障碍和左侧同向偏盲。

10. 1. 2. 1. 12 巴林特氏综合征（**Balint's syndrome**）

本征由 Balint 于 1909 年首先报道，本综合征多见于血管性疾病或肿瘤。双侧顶枕部病变多见，临床上可出现以下四种特征：①精神性凝视麻痹，不能自主地注视周围视野；②视神经性共济失调，当指向视觉目标时空间错误定位；③视觉注意障碍，受累视野动态的向心性缩窄；④同时辨识不能，识别部分图画的能力保留，但不能识别整个图画。此外，可伴有失读、失写、失用、全身姿势异常或运动不协调，以及走路常碰撞一侧的障碍物。

10. 1. 2. 1. 13 胚胎型大脑后动脉（**fetal-type posterior cerebral artery，fPCA**）

fPCA 是先天性脑血管畸形，大脑后动脉的血液供应完全或大部分来自同侧颈内动脉。

10. 1. 2. 1. 13. 1 同时累及同侧颈内动脉及大脑后动脉的脑梗死

同时累及同侧颈内动脉及大脑后动脉供血区的脑梗死在临床上较为罕见，病因多为同侧颈内动脉狭窄伴胚胎型大脑后动脉变异，这类患者病情重、预后差。对于同侧颈内动脉狭窄伴胚胎型大脑后动脉变异的患者，颈动脉内膜剥脱术可能降低其脑卒中的发病风险。该病的颅脑 MRI 检查提示为：一侧大脑半球梗死区 DWI 呈高信号，显影呈白色，另一侧正常大脑半球 DWI 显影正常，呈黑色，作者将这种颅脑 MRI 的影像学表现称之为"白+黑"征。

10.1.2.2 椎—基底动脉缺血综合征（vertebral-basal artery ischemia syndrome）

10.1.2.2.1 闭锁综合征/locked-in 综合征/去传出状态

本征是由基底动脉脑桥分支双侧闭塞所致的脑桥基底部双侧梗死，临床表现为四肢瘫、吞咽困难、不能讲话，但意识清楚，可感知疼痛，能通过睁闭眼、眼球垂直运动示意。

10.1.2.2.2 中脑红核综合征/Benedikt 综合征/动眼麻痹—不自主运动综合征/中脑被盖麻痹综合征/中脑被盖综合征

本征最先由 Benedikt 于 1874 年报告，其后被 Charcot 于 1893 年命名为 Benedikt 综合征。本征病因以血管病多见（基底动脉脚间支或大脑后动脉阻塞），其次为肿瘤、炎症、外伤等。临床主要表现为：病灶同侧动眼神经麻痹，眼睑下垂，眼球外斜固定，复视，瞳孔散大；病灶对侧锥体外系症状，轻度肌张力增高，下肢僵硬，上肢呈固定姿势，步态摇晃或偏身舞蹈症，手足徐动症，震颤等。红核性不自主运动的特征为粗大的，持续的和非节律性不规则震颤运动，当活动或情绪紧张及保持姿势时增强，这一特点在临床上具有诊断和与 Parkinson 综合征进行鉴别的价值。

10.1.2.2.3 红核幻觉症（hallucinosis-red nucleus）/Lhermitte-Delthil-Garnier 综合征

本病首先于 1931 年由 Lhermitte 等描述。本征是大脑脚上部和丘脑底部损害所致，多见于老年人发生卒中之后。主要临床表现为舞蹈样不自主运动，同时伴有视幻觉和听幻觉。

10.1.2.2.4 动眼神经及锥体束综合征

本征病灶累及双侧大脑脚及动眼神经，临床表现为四肢上运动神经元瘫及双侧动眼神经瘫。

10.1.2.2.5 眼肌麻痹—小脑共济失调综合征/Nothnagel 综合征/诺特纳格尔综合征/中脑四叠体综合征/四叠体中心综合征/动眼神经麻痹—小脑共济失调综合征（ophthalmoplegia-cerebellar ataxia syndrome）

本征损伤位于中脑顶盖区，可延伸至动眼神经及小脑上脚，松果体区病变累及小脑蚓部及中脑四叠体，临床表现为同侧或双侧动眼神经瘫，多向上注视麻痹，向上垂直性眼球震颤，听觉异常，对侧肢体震颤或舞蹈徐动样动作或小脑性共济失调。累及大脑脚时可出现对侧偏瘫，若累及双侧，则为双侧 Nothnagel 综合征。同时，根据受累部位，病人可有上视麻痹及记忆障碍等表现。本综合征多见于肿瘤，如松果体瘤，也可见于脑血管病。

10.1.2.2.6 红核下部综合征/红核—动眼综合征/Claude 综合征

本征常由局部炎症、肿瘤、外伤所引起，而因脑血管病引发的病例临床报道较少。其发病原因是供应红核前部的旁中央动脉终末支闭塞，导致中脑内侧被盖部（大脑脚）病变，其临床表现为病灶侧动眼神经麻痹及病灶对侧小脑性共济失调。

10.1.2.2.7 背侧中脑综合征/四叠体综合征/Parinaud 综合征/垂直性凝视麻痹综合征/丘脑底部综合征

本征病因为颅内肿瘤或血管病变损害皮质顶盖束，临床表现为两眼同向上视不能、瞳孔光反射消失但调节反射存在，会聚功能异常以及 Collier 征（双侧或单侧眼睑回缩）。

10.1.2.2.8 垂直性一个半综合征（vertical one-and-a-half syndrome）

本征是指双眼向上出现垂直性凝视麻痹，同时，病变侧或病变对侧的单眼向下凝视麻痹。另一种垂直性一个半综合征是指双眼垂直向下不能，伴病变侧或病变对侧的单眼向上麻痹，即一侧眼存在上下凝视麻痹，对侧眼存在向上或向下的凝视麻痹。其形成机制是由于各种原因导致核或核上性通路的损伤。

10.1.2.2.9　假性眼肌麻痹综合征（**pseudo-ophthalmoplegia syndrome**）/**Roth-Bielschowsky** 综合征

本征于 1901 年和 1903 年分别由 Roth 和 Bielschowsky 报道，故又称 Roth-Bielschowsky 综合征。本综合征主要病因是大脑大面积损伤而阻滞自大脑向下传导的一切兴奋及抑制信号，造成的双侧全眼肌麻痹。临床表现为不以命令或自己意志做随意的眼球运动，有时合并失读症，一般仍保留视线平行，无复视。

10.1.2.2.10　脑桥外侧综合征/**Marie-Foix** 综合征/玛丽—福克伊斯综合征/小脑性偏瘫综合征

本征是由基底动脉和小脑前下动脉穿支闭塞导致的脑桥外侧部和小脑中脚梗死。皮质脊髓束、脊髓丘脑束和小脑束、面部和前庭蜗神经也受到影响，临床表现包括对侧偏瘫或轻偏瘫、同侧痛温觉受损、肢体共济失调、面瘫、听力丧失、眩晕和眼球震颤等症状。

10.1.2.2.11　脑桥腹外侧综合征/**Millard-Gubler** 综合征

本征主要累及展神经、面神经、锥体束、脊髓丘脑束和内侧丘系，其主要临床表现为：复视，病变侧内斜视，眼外展障碍，额纹消失，眼睑闭合不全，鼻唇沟变浅，口角歪向外侧，对侧上、下肢瘫痪。最多见于脑桥肿瘤，其次为脑桥出血，脑桥梗死较少见。肿瘤压迫或旁正中动脉闭塞，影响脑桥的皮质脊髓束、内侧丘系、内侧纵束、脑桥小脑束、外展神经核等引起。

10.1.2.2.12　脑桥腹内侧综合征/**Foville** 综合征

本征为基底动脉旁中央支闭塞，临床表现为病变同侧周围性面瘫、病变对侧偏瘫、双眼向病变同侧同向运动不能。

10.1.2.2.13　脑桥上部外侧综合征/脑桥综合征/**Raymond-Cestan** 综合征/侧向注视分离综合征/**Foville** 上型综合征/脑桥被盖下部综合征/小脑上动脉综合征

本征由法国人 Raymond（雷蒙）和 Cestan（塞斯唐）于 1903 年首先描述，主要累及前庭神经核、展神经核、面神经核、内侧纵束、小脑中脚、小脑下脚、脊髓丘脑侧束和内侧丘系，因常见于小脑上动脉或小脑前下动脉阻塞，又称为小脑上动脉综合征。临床表现为：①眩晕、恶心、呕吐、眼球震颤（前庭神经核损害）；②病灶侧眼球不能外展（展神经核损害）；③病灶侧面肌麻痹（面神经核损害）；④双眼不能向病灶侧凝视（脑桥侧视中枢及内侧纵束损害）；⑤交叉性感觉障碍，即病灶侧面部痛、温觉缺失（三叉神经脊束损害），病灶对侧偏身痛、温觉减退或丧失（脊髓丘脑侧束损害）；⑥病灶对侧偏身触觉、位置觉、振动觉减退或丧失（内侧丘系损害）；⑦病灶侧 Horner 征（交感神经下行纤维损害）；⑧病灶侧偏身共济失调（小脑中脚、小脑下脚和脊髓小脑前束损害）。

10.1.2.2.13.1　急性对称性小脑中脚梗死

小脑中脚（MCP）又称为脑桥臂，是连接小脑和脑桥的重要结构，血液供应主要来自小脑前下动脉（AICA），部分来自小脑上动脉。因此，MCP 属于 AICA 与小脑上动脉分水岭区。AICA 常起于基底动脉远端，大约 75% 的患者起于基底动脉的下 1/3 处，之后又分出近端支和侧支，近端支供应脑桥外侧部，它又分成两个分支，一支沿小脑半球中部的表面走行并与小脑后下动脉吻合，供应包括绒球及其邻近组织在内的小脑半球前下部；另一支小动脉供应 MCP 及脑桥前下部。因此，AICA 的供血范围为 MCP、脑桥外侧及小脑前下侧。MCP 梗死多数是由基底动脉粥样硬化或在动脉粥样硬化的基础上血栓形成所引起。引起双侧 MCP 梗死的机制可能有：①一侧椎动脉闭塞伴另一侧椎动脉严重狭窄、双侧椎动脉阻塞或严重狭窄使分水岭区低灌注，从而导致 MCP 梗死的产生；②动脉源性栓子同时进入双侧 AI-CA，导致双侧 MCP 梗死。

10. 1. 2. 2. 14　脑桥中部外侧综合征（**lateral midpontine syndrome**）

本征是由中段基底动脉的旁中线支的闭塞导致的，同侧的三叉神经感觉和运动功能受损，脑桥中部外侧综合征的特征性临床表现是肢体共济失调。

10. 1. 2. 2. 15　脑桥下部外侧综合征（**lateral inferior pontine syndrome**）

本征的主要特征性临床表现为同侧的面神经麻痹、面部的感觉受损、向病变侧共轭性凝视麻痹、耳聋、耳鸣，以及步态和肢体共济失调。

10. 1. 2. 2. 16　双侧脑桥梗死

本病非常少见，1934 年，Lhermitte 与 Trelles 首次报道了 1 例双侧脑桥梗死。脑桥心形梗死是一种罕见的双侧脑桥梗死类型，由脑桥特定的血管解剖学基础决定，具有典型的影像学特征。迄今为止，国外明确报道的仅有 3 例，而国内鲜见报道。Davison 在 1937 年首次报告 1 例尸体解剖确诊的双侧延髓内侧梗死患者，Maeda 等 2004 年明确提出双侧延髓内侧梗死在颅脑磁共振 DWI 上可显示特征性 "心形" 改变。类似的 "心形" 梗死形态也可出现在双侧脑桥梗死患者中，即脑桥 "心形" 梗死，主要由脑桥旁正中动脉与短旋动脉共同受累所致。

10. 1. 2. 2. 17　内侧丘系、锥体束和内侧纵束综合征

本征在病灶对侧肢体可伴有深感觉障碍，其余同 Foville 综合征。

10. 1. 2. 2. 18　基底动脉尖综合征（**top of the basilar artery syndrome**，**TOBS**）

本征由小脑上动脉、大脑后动脉闭塞引起，双侧丘脑、颞枕叶和中脑可出现多发病灶，临床表现为眼球运动障碍，瞳孔异常，觉醒和行为障碍，伴记忆力丧失，对侧偏盲或皮质盲，少数出现大脑脚幻觉，颅脑 CT 检查或颅脑 MRI 检查可出现双侧丘脑梗死病灶。

10. 1. 2. 2. 19　上行疝综合征（**upward herniation syndrome**）

本征是小脑半球的上部通过小脑幕切迹的游离缘向上移位，导致中脑受压所致。临床表现包括嗜睡、昏迷、上视麻痹、瞳孔中间位和无反应，以及异常的伸肌姿势。这种组合的延髓背外侧与小脑梗死综合征可能是由于椎动脉闭塞或内侧的 PICA 闭塞所致。

10. 1. 2. 2. 20　中脑动脉综合征（**mesencephalic artery syndrome**）

中脑动脉是指自基底动脉顶端（大脑后动脉起始部）至后交通动脉连接处的这一段大脑后动脉。本征是由该动脉发出的深穿支动脉闭塞，而使其供血区产生两侧局限性梗死导致的，临床表现为中脑—间脑型运动不能性缄默，一般起病较急，开始意识障碍较重，后可逐渐恢复而表现为嗜睡，面无表情，主动言语和动作均减少，但可注视周围人或物，对疼痛刺激有逃避反应，吞咽、咀嚼反射活动存在，大小便失禁。单侧或双侧动眼神经麻痹，眼球垂直注视障碍，还可出现记忆障碍和痴呆，颅脑 CT 检查可发现双侧丘脑梗死。治疗方面应按原发病因，积极治疗脑血栓或栓塞，但预后不良。

10. 1. 2. 2. 21　交叉性麻痹综合征（**intersectional paralysis syndrome**）/贝尔交叉麻痹综合征（**Cruciate paralytic syndrome of Bell**）

本征是脊髓前动脉小分支闭塞所致，贝尔交叉麻痹综合征损伤累及延、脊髓交界处的锥体交叉。症状为交叉性上运动神经元麻痹，累及同侧上肢和对侧下肢。由于此束中主导上、下肢运动的纤维是分开的，且不在同一平面交叉，上肢的运动纤维居内侧，交叉在先，在相当于延髓的下端水平就已交叉完毕，下肢的运动纤维居外侧，在 $C_1 \sim C_2$ 段交界处才交叉完毕。在环枕部或寰枢椎间有损伤时可引起这一特殊综合征，其特征性表现为四肢有不同程度的选择性瘫痪。往往上肢的瘫痪较重，两侧的瘫痪程度亦不同，病灶侧重于病灶对侧，而下肢的瘫痪恰与上肢相反，病灶对侧重于病灶侧，即临床上表现为病灶侧上肢瘫痪重，而病灶对侧下肢瘫痪重，形成所谓的 "交叉性瘫痪"。

10. 1. 2. 2. 22　Wallenberg 综合征/延髓背外侧综合征/小脑后下动脉闭塞综合征

本征病灶位于延髓背外侧，临床表现为：①三叉神经脊束核和脊髓丘脑束受累，表现为交叉性感觉障碍（病侧面部和对侧躯体痛温觉障碍）；②疑核受累，表现为病侧软腭麻痹、构音障碍、吞咽困难以及咽反射减弱或消失；③前庭神经下核受累，表现为眩晕、恶心、呕吐及眼球震颤；④交感神经下行纤维受累，表现为病侧 Horner 征；⑤脊髓小脑束和绳状体受累，表现为病侧肢体和躯干共济失调。

10. 1. 2. 2. 23　小脑前下动脉闭塞综合征

本征病灶位于单、双侧桥臂和/或小脑半球前下部，累及：①前庭神经核、小脑半球、绳状体，可出现眩晕、耳聋耳鸣、恶心呕吐、眼球震颤、病灶同侧小脑共济失调；②面神经，出现病侧周围性面瘫；③三叉神经脊束核和脊髓丘脑束，出现病侧面部和对侧躯体痛温觉障碍；④交感神经下行纤维，出现病侧 Horner 征。

10. 1. 2. 2. 24　小脑中、下脚综合征/Guillain-Alajouanine-Bertraud-Garcin 综合征

本征是由于小脑血管病变引起的小脑中、下脚完全损害，造成小脑中、下脚的联系纤维完全中断，并引起继发性小脑变性所致的一组症状，其常见病因为脑血管病。Guillain 等于 1929 年首先报道，临床表现：早期可有患侧上肢共济失调、腱反射减弱、外展及面神经麻痹，后期则完全不能行走，易向病侧倾倒，对侧可有轻度感觉障碍。诊断主要依靠颅脑 CT 检查、颅脑 MRI 检查、脑血管造影等影像学检查。治疗主要是对因治疗即脑血管病的一般治疗，预后因病变轻重而不同，一般预后不佳。

10. 1. 2. 2. 25　延髓外侧部综合征/Cestan-Chenais 综合征

本征是延髓外侧部受累所致，Cestan-Chenais 综合征其实就是缺少了共济失调的 Babinski- Nageotte 综合征。临床表现：①疑核受累，表现为病灶同侧软腭和声带麻痹，吞咽和构音困难；②Horner 氏综合征；③锥体束征；④三叉神经脊束核损害，表现为同侧面部痛、温觉缺失；⑤脊髓丘脑侧束损害，表现为对侧偏身痛、温觉减退或丧失。

10. 1. 2. 2. 26　Opalski 综合征

本征病因为脊髓后动脉、脊髓前动脉、椎动脉远端的延髓穿支动脉闭塞，病灶位于延髓背外侧中下部，有时累及延髓背外侧上端和小脑，临床表现为：①Wallenberg 综合征；②累及锥体交叉后的皮质脊髓束，出现病灶侧肢体偏瘫；③也可累及脊髓丘脑侧束，出现病侧痛温觉障碍。

10. 1. 2. 2. 27　Wernekink 联合综合征（Wernekink's commissure syndrome）/中脑联合综合征

本征为基底动脉旁正中支闭塞，病灶位于小脑上脚交叉（Wernekink 联合），主要表现为双侧小脑性共济失调，包括肢体共济失调、躯干共济失调以及构音障碍，偶可伴有眼球运动障碍、腭肌痉挛。

10. 1. 2. 2. 28　核性眼肌麻痹（nuclear ocular muscle palsy）

眼球运动神经核包括：动眼、滑车、外展神经核，眼运动神经核病变常累及邻近结构，如外展神经核损害常累及面神经；动眼神经亚核多而分散，病变早期仅累及部分核团使部分眼肌受累，或眼外肌与缩瞳肌损害分离，也可累及双侧，常见于脑干血管病、炎症和肿瘤病变。

10. 1. 2. 2. 29　内侧纵束综合征/核间性眼肌麻痹（internuclear ophthalmoplegia，INO）/分离性麻痹/Bielschowsky-lutz-cogan（比—路—科）三氏综合征

核间性眼肌麻痹（internuclear ophthalmoplegia），又称内侧纵束综合征，因病变位于连接动眼神经内直肌核与外展神经核之间的内侧纵束而得名，是内侧纵束受损引起的眼球水平同向运动麻痹，常见于脑血管病及多发性硬化。

10. 1. 2. 2. 29. 1　前核间性眼肌麻痹（preterior uclecular cular cular palsy）

本症病变位于脑桥侧视中枢与动眼神经核之间的内侧纵束上行纤维，双眼向病灶对侧注视时，患侧眼球不能内收，对侧眼球外展正常或伴有震颤。

10.1.2.2.29.2 后核间性眼肌麻痹（postnuclear intramuscular ocular muscle palsy）

本症病变位于脑桥侧视中枢与展神经核之间的内侧纵束下行纤维，双眼向病灶侧注视时，患侧眼球不能外展，对侧眼球内收正常或伴眼震。

10.1.2.2.29.3 一个半综合征（one and a half syndrome）

脑桥被盖部病变损害脑桥旁中线网状结构和内侧纵束，患侧眼球既不能内收也不能外展，对侧眼球不能内收，可外展但伴有水平眼震。

10.1.2.2.29.4 外斜性双侧核间性眼肌麻痹综合征（wall-eyed bilateral internuclear ophthalmoplegia syndrome，WEBINO syndrome）

本征病变部位位于双侧内侧纵束和内直肌亚核，基底动脉穿支动脉是其供血血管，主要临床表现为双眼外斜，双侧内收障碍伴眼球震颤。

10.1.2.2.30 八个半综合征（eight-and-a-half syndrome）

一个半综合征+同侧面神经（Ⅶ）麻痹，称为八个半综合征。

10.1.2.2.31 九个综合征（nine syndrome）

一个半综合征+同侧面神经（Ⅶ）麻痹+对侧皮质脊髓束和内侧丘系受累所形成的半个综合征，称为九个综合征。

10.1.2.2.32 十三个半综合征（thirteen-and-a-half syndrome）

八个半综合征+同侧三叉神经损害，称为十三个半综合征。

10.1.2.2.33 十五个半综合征（fifteen-and-a-half syndrome）

一个半综合征+双侧面神经（Ⅶ）麻痹，称为十五个半综合征。

10.1.2.2.34 十六个半综合征（sixteen-and-a-half syn drome）

一个半综合征+第Ⅶ对脑神经和第Ⅷ对脑神经麻痹，称为十六个半综合征。

10.1.2.2.35 核上性眼肌麻痹（supranuclear ophthalmoplegia）

本病为大脑皮质眼球同向运动中枢、脑桥侧视中枢及其传导束损害，临床表现为双眼同向注视运动障碍。

10.1.2.2.36 面丘综合征（facial colliculus syndrome）

本征是由于面丘（第四脑室菱形窝的上部内侧的圆形隆起，内有展神经核和面神经膝纤维）损伤引起，并导致内侧纵束、外展神经和面神经膝纤维受损。表现为同侧周围性面瘫，并因此导致舌前三分之二味觉丧失、听觉亢进、眼球外展受限、复视和水平共轭凝视麻痹（邻近的内侧纵束受损，对侧内直肌麻痹）。

10.1.2.2.37 赫—马氏综合征（Hertwig-Magendie syndrome）/偏斜视综合征/眼球反侧偏斜/垂直性复视

赫—马氏综合征即偏斜视综合征，又称眼球反侧偏斜、垂直性复视等。最早由 Hertwig 于1885 年首次报道，其病因为各种脑部外伤、脑血管病变、肿瘤、脱髓鞘病变等引起，其病变累及小脑中脚或双侧内侧纵束、小脑或四叠体等。临床表现除有不同病因及病变范围所致的相应的神经系统症状和体征外，还出现双眼球呈反向运动，表现为一眼向内下运动时，另一眼不与之协同，反而向上外呈反向运动，可伴有垂直性复视。诊断主要根据典型的临床表现，可结合原发病因协助诊断。治疗主要是针对病因，采取相应的措施，预后取决于病因。

10.1.2.2.38 延髓后部综合征/Avellis 综合征/脊髓丘脑束—疑核综合征

本征为一侧软腭和咽肌麻痹（Ⅸ、Ⅹ 颅神经麻痹）为主的综合征，由 Avellis 于 1891 年首先报道。其病因为血管性（椎动脉延髓支闭塞）、炎症性、肿瘤性或颅脑外伤、酒精中毒等，病变侵犯疑核、迷走神经和副神经，以及脊髓丘脑束，典型病灶部位呈现自延髓中外侧表面向背内侧延髓实质内延伸的条带状病灶。临床主要症状为软腭、咽喉肌瘫痪和感觉障碍，表现为声音嘶哑，鼻音重，吞咽困难，咽喉感觉丧失，舌后 1/3 味觉障碍，对侧躯干和肢体的痛、温觉消失，可合并 Horner 综合征。

10. 1. 2. 2. 39　Schmidt 综合征/施密特综合征/疑核副神经核性麻痹/迷走—副神经综合征

本征为一侧迷走神经及副神经核性或核下性受损，临床特点表现为同侧软腭、声带和胸锁乳突肌麻痹、斜方肌不全麻痹、斜颈及头部旋转不能等症状。Schmidt 于 1892 年首先在一侧脊髓空洞症患者中发现此征，为脑神经在延髓内或出颅处受累所致，以血管性病变最常见，肿瘤和感染少见。迷走神经的纯运动纤维起自副神经内支，完全损害时临床表现为喉麻痹、咽肌麻痹，也可由心支受损引起脉搏增快，副神经损害时引起胸锁乳突肌麻痹，而斜方肌因其锁骨部接受颈丛支配，故不出现明显麻痹。

10. 1. 2. 2. 40　塔皮阿氏综合征（Tapia's syndrome）/迷走—舌下神经综合征/疑核—舌下神经综合征（nucleus ambiguus–hypoglossal syndrome）/软腭—咽—喉麻痹（palato-pharyngeal laryngeal paralysis）

本征是由于一侧迷走神经和舌下神经损害导致的综合征。由 Tapia 于 1906 年首先提出，常见病因为外伤，偶可由肿瘤引起。因舌下神经损害，临床表现为患侧舌肌无力伴萎缩，迷走神经损害致发音、吞咽困难，可合并同侧 Horner 综合征。

10. 1. 2. 2. 41　延髓被盖部麻痹综合征/Babinski–Nageotte 综合征

本征为椎动脉近端至小脑后下动脉以及脊髓前动脉分支闭塞所致，病变累及延髓腹内侧和背外侧结构，临床表现为同侧咽喉麻痹，舌后 1/3 味觉消失，面部痛温觉障碍，小脑性共济失调，同侧 Horner 征，对侧肢体瘫痪及痛温觉障碍。

10. 1. 2. 2. 42　延髓前部梗死综合征/Jackson 综合征

本征病因为脊髓前动脉闭塞致延髓上部前方近中线处梗死，临床表现为同侧周围性舌下神经瘫、对侧偏瘫。

10. 1. 2. 2. 43　延髓内侧综合征/Dejerine 综合征

本征病因为脊髓前动脉/椎动脉旁正中支闭塞致延髓中腹侧梗死，临床表现为同侧周围性舌下神经瘫、对侧偏瘫及深感觉障碍。若双侧延髓前内侧梗死，头 MRI 检查显示为"心形"，这种现象与提示双侧脑桥梗死的"心形"MRI 检查所见相类似。

10. 1. 2. 2. 44　延髓半切综合征/Reinhold 综合征/莱茵霍尔德综合征

本征为椎动脉分支多支血管同时闭塞导致延髓内侧及背外侧区同时梗死所致，临床表现为"Wallenberg 综合征"的症状加上同侧舌下神经瘫、对侧深感觉障碍和锥体束征。其中，同侧舌下神经瘫被认为是 Reinhold 综合征必备的临床表现，是区别于 Babinski–Nageotte 综合征的重要特征。

10. 1. 2. 2. 45　旋转性椎动脉闭塞综合征（rotational vertebral artery occlusion syndrome）/猎人弓综合征（bow hunter's syndrome，BHS）

本征是指在头颈旋转或伸展过程中导致的椎动脉机械性闭塞或狭窄，为一种罕见的椎—基底动脉系统缺血或梗死的临床综合征。最早于 1978 年由 Sorensen 报道 1 例，是由小脑后下动脉综合征引发的急性发作病例。临床上患者多在头部旋转时出现后循环缺血表现，并在中立位时迅速改善，其缺血机制被认为与某些病理因素下转颈对椎动脉压迫闭塞造成血流动力学改变有关。少数情况下，本征可能会因对椎动脉反复挤压而引起内膜撕裂致夹层样损害，从而继发血栓形成导致远端栓塞性梗死。

10.2 脑栓塞（brain embolization）

10.2.1 心源性栓塞性脑梗死（cardio-embolic cerebral infarction，CECI）

本病病因包括：①心房颤动（atrial fibrillation，AF）；②卵圆孔未闭（patent foramen ovale，PFO）；③房间隔瘤（atrial Septal Aneurysm，ASA）、房间隔膨胀瘤；④急性冠脉综合征（acute coronary syndrome，ACS）；⑤细菌性心内膜、感染性心内膜炎（infective endocarditis，IE）；⑥非细菌性血栓性心内膜炎所致脑栓塞（non-bacterial thrombotic endocarditis，NBTE）、消耗性心内膜炎、恶病质性心内膜炎；⑦肥厚性心脏病（hypertrophic heart disease，HHD）；⑧心脏黏液瘤（heart diac omyoma，HDO）；⑨心内膜下纤维弹性增生症（endocardial fibroelastosis，EFE）、心内膜硬化症；⑩胶原纤维和弹性纤维增生造成的心内膜弥漫性增厚；⑪旋毛虫病心肌损害（myt-ritriinjury tritriinjury，MT）等。

10.2.2 非心源性栓塞性脑梗死

本病病因包括：①动脉源性栓塞（arteryrogenic embolism）；②肺静脉血栓栓塞（pulmonary venous thromboembolism）；③造影、手术相关栓塞（shadow / surgical-related embolization）；④脂肪栓塞（fat embolism）；⑤气性栓塞（gas embolism）；⑥肿瘤细胞栓塞（tumor cell embol-ism）；⑦寄生虫栓塞（parasite embolism）；⑧羊水栓塞（amniotic fluid embolism，AFE）；⑨细菌性栓塞（肺、肢体感染，败血症）等。

10.2.2.1 脂肪栓塞综合征（fat embolism syndrome，FES）

FES 是长骨干骨折的严重并发症。外伤性脑脂肪栓塞是 FES 的一种类型，其发生率为 86%。目前多数学者认为，脑脂肪栓塞的发病机制是骨折后局部骨髓腔内脂肪进入血液循环或广泛软组织挤压伤后，游离脂肪经静脉或淋巴管进入血液循环，机体应激反应引起的血液流变学和理化性质改变，在脂肪栓子形成过程中起协同作用。根据 Gurd 归纳的 FES 临床诊断标准，对长骨干和多发性骨折患者，如突然出现无法解释的脑部症状、肺部症状、贫血、皮肤瘀斑以及高热，结合视网膜栓塞性改变和尿脂滴阳性，即可诊断为脑脂肪栓塞。颅脑 CT 和颅脑 MRI 检查扫描可发现脑梗死，尤其是在颅脑 MRI 检查的 DWI 上，超早期即可发现颅内多发散在性梗死灶，作者曾发现 1 例由于脂肪栓塞所致的脑梗死病例。

10.2.3 隐源性栓塞（cryptogenic embolism）

临床上有很多卒中患者没有高血压病、糖尿病、心脏病、高脂血症等病史，或者即使有类似的危险因素，但是临床症状和影像学提示本次发病与患者这些现存的危险因素没有任何关系，这些患者均可能属于不明原因的卒中（例如隐源性栓塞）。全部缺血性卒中的患者中有 1/4 的患者属隐源性卒中，这些患者的大多数病灶为栓塞性病灶（非腔隙性梗死），故诊断出栓塞的病因至关重要，常见的栓塞的病因包括卵圆孔未闭的心源性栓塞、主动脉弓斑块的栓塞和颈动脉斑块的栓塞。一般认为，这些以栓塞为特点的隐源性卒中大多数源于没有查明的心脏病因，因此治疗应该按照心源性卒中给予抗凝治疗。

10.3 小动脉闭塞型（small artery occlusion，SAO）/腔隙性脑梗死（lacunar infarc-tion，LI）

腔隙（lacunae）一词由 Durand Fardel 于 1843 年首先提出，当时是指血管周围间隙；20 世纪初 Marie，Ferrand 及 Cutola 都对腔隙性病变做了深入的病理学研究。自 1965 年，在当代著名神经病理学家 Fisher 对腔隙性梗死的病因、病理和临床表现做了全面系统的对照性深入研究，提出了 21 种腔隙梗死综合征后，才确立了腔隙性病变的概念。Fisher 认为腔隙性梗死是高血压性脑血管病在病理解剖时最常见的病变，其主要病因是高血压所致的微小动脉透明变性（hyalinosis）。

大脑半球或脑干深部的小穿通动脉闭塞形成梗死灶，病变血管多为深穿支动脉，腔隙性梗死灶呈不规则椭圆形或狭长形，直径多为 3~4mm，小者 0.2mm，大者可达 15~20mm。病因主要为高血压、动脉粥样硬化、糖尿病和吸烟等，临床表现多样，与脑梗死部位相关，颅脑 MRI 检查较颅脑 CT 检查更容易明确诊断。

Fisher 将腔梗定义为"小的深部脑梗死"，将病理上发现的腔梗灶解释为由穿支动脉闭塞急性坏死所致，将病理发现与临床诊断"腔隙性脑梗死"相互联系到一起。1993 年，急性卒中治疗低分子肝素试验（TOAST）分型引入了一个新名词——"小动脉闭塞"。

小动脉闭塞型诊断标准，如下三项标准具备其一便可：①具有代表性的腔隙性梗死的临床表现，并且影像学检查可见相应病灶，与神经功能缺失相符合的病灶最大直径<1.5cm，边界清楚；②非典型腔梗临床表现，检查发现直径<1.5cm 病灶；③有腔隙性梗死的症状，但影像学没有检查出相符的病灶，相关检查可能还需要进一步完善。若病史中有高血压、糖尿病可作为支持条件。排除标准：①心源性卒中或颅内外大动脉病变所致的腔隙性梗死；②皮质及皮质以下≥1.5cm 的梗死灶。

10.3.1　纯运动性轻偏瘫（pure motor hemiparesis，PMH）

10.3.2　变异型 PMH

包括：①PMH 伴 Broca 失语（PMH with Broca aphasia）；②PMH 不累及面部（PMH sparing the face）；③PMH 伴水平凝视麻痹（PMH with horizontal gaze palsy）；④PMH 伴动眼神经交叉瘫（PMH with crossed third-nerve palsy）；⑤PMH 伴外展神经交叉瘫（PMH with crossed sixth-nerve palsy）；⑥PMH 伴意识模糊（PMH with confusion）；⑦闭锁综合征（locked-in syndrome）。

10.3.3　纯感觉性卒中（pure sensory stroke，PSS）

10.3.4　感觉运动性卒中（sensorimotor stroke，SMS）

10.3.5　共济失调性轻偏瘫（ataxic-hemiparesis，AH）

10.3.6　感觉减退—共济失调轻偏瘫（feeling sensory sensation-Ataxia paresis）

10.3.7　构音障碍—手笨拙综合征（dysarthric-clumsy hand syndrome，DCHS）

10.3.8　构音障碍—面轻瘫综合征（dysarthric-facial paresis syndrome，DFPS）

10.3.9　纯构音障碍（pure dysarthria，PD）

10.3.10　手口综合征（cheiro-oral syndrome，COS）

本征临床表现为以口周为中心的半侧面部和上肢远端（特别是手或手掌）独特分布的感觉障碍，包括麻木、过敏，常有自发性疼痛，多为丘脑膝状体动脉梗死所致；有的是大脑皮质手、口感觉区域的损害，也可见于脑桥出血；偶见结核瘤。

10.3.11　面舌综合征/内囊膝部综合征（face-tongue Syndrome）

本征病灶位于丘脑腹后核，并累及内囊后肢，其临床表现为病灶对侧轻度中枢性面舌瘫、肢体轻偏瘫，伴有不同程度的构音障碍。

10.3.12　中脑丘脑综合征（mesencephalothalamic Syndrome）

本征病因为大脑后动脉的穿通支动脉、丘脑旁正中动脉、中脑旁正中上动脉和下动脉中的 1 支或 1 支以上阻塞，累及双侧中脑旁正中区、丘脑底部和丘脑，临床表现为一侧或双侧动眼神经麻痹，Parinaud 综合征，或垂直性凝视麻痹伴昏睡，意识丧失和记忆障碍。

10.3.13　丘脑性痴呆（thalamic dementia，TD）

TD 是由于单纯丘脑的局灶性病变引起的一系列精神症状，如淡漠、抑郁、躁狂、冲动、幻觉、妄想、记忆减退等。高血压脑出血引起丘脑性痴呆临床比较常见。

10.3.14　丘脑性遗忘（thalamic amnesia）

一般认为参与丘脑性遗忘的部位有丘脑前核、背内侧核、内髓板及乳头丘脑束等。丘脑病变既可以引起顺行性遗忘也可以引起逆行性遗忘，两者均可恢复，但恢复不全。病变越靠近丘脑的前方或内侧，记忆障碍程度越重，而病变大小与障碍程度无直接关系。优势侧丘脑损害主要引起言语性记忆障碍，而非优势半球主要引起视觉性记忆障碍。

10.3.15 基底动脉下部分支综合征（lower basilar branch syndrome）

本征为基底动脉下段或椎动脉上段的小分支闭塞引起，致下丘脑、脑干被盖部梗死，表现为眩晕、眼球震颤、复视、侧视麻痹、核间性眼肌麻痹、吞咽困难、小脑性共济失调、面肌无力、眼部烧灼感及三叉神经分布区麻木感。

10.3.16 腔隙状态（lacunar state）

腔隙状态是指脑深部小穿支动脉发生梗死而引起小缺血灶，继而在巨噬细胞吞噬后形成小腔隙（cavity）或小洞（hole），随着腔隙的增多，患者就逐渐出现以痴呆为主的临床表现，如 Binswanger 脑病等。

10.4 其他原因脑梗死

10.4.1 分水岭梗死（watershed infarction）/边缘带缺血综合征

10.4.1.1 皮层分水岭梗死（常为楔形）

10.4.1.1.1 前型：大脑前动脉（anterior cerebral artery，ACA）与大脑中动脉（middle cerebral artery，MCA）的交界区梗死

10.4.1.1.2 后型：MCA 与大脑后动脉（posterior cerebral artery，PCA）的交界区/大脑前动脉、MCA 与 PCA 的交界区梗死

10.4.1.1.2.1 古茨曼综合征（Gerstmann syndrome）/左侧角回综合征/半球优势综合征

本征是由于左侧顶枕叶与颞叶角回病变所致，主要表现为失认症、失左右定向、失写和失算征，由 Gerstmann 于 1924 年首先发现。常见病因是脑血管疾病、脑肿瘤和脑外伤，亦可见于脑萎缩、酒精中毒、一氧化碳中毒、铅中毒、电休克、过敏性休克、各种精神病、催眠状态等。临床表现：①手指认识不能，表现为患者尽管能认识自己的手和指，但对两手各指的名称和识别能力丧失，对别人的手和指亦然。多数患者对拇指和小指尚能称呼和识别，但对食指、中指和无名指不能称呼和识别，患者不能模仿检查者手指的动作。②左右定向障碍，表现为患者不仅不能辨别自身的左右，对空间方位同样不能辨别；③计算不能（失计算），表现为患者不能用指算，不能读出数字和书写数字，不能心算加、减、乘、除，对时间、距离、容积、重量等单位搞不清楚；④书写不能（失写），表现为自写和听写产生错误，文字的纵横笔画搞乱，不能控制写字的大小和位置，写错字，写不存在的字、类似的字，作文中有漏字、文法错误、同字连续、无意义字等，但对文字概念仍保存。

10.4.1.1.2.2 视觉失认综合征（Charcot-Wilbrand syndrome）

本征是优势半球或两侧半球的枕叶皮质视觉认识区发生病变时，患者不盲，但不能认出所看到的是什么，也不能对该刺激物命名或说明其用途。但当刺激物一旦以听觉或触觉的方式出现时，便立即可以识别，并正确地命名和说明用途，称为视觉失认综合征，是由 Charcot 于 1887 年首先描述，一般认为本征多为大脑后动脉阻塞所致。由于常见病因为病变部位血管闭塞，故多按血管病治疗。

10.4.1.2 皮层下分水岭梗死（subcortical underwatershed Terrier，SUT）

SUT 可分为以下几型。①前型（部位：内囊前肢附近侧脑室，前角外侧/尾状核头部，动脉：大脑前动脉回返支—豆纹动脉交界区）；②后型（部位：内囊后肢附近，动脉：脉络膜前动脉—豆纹动脉交界区）；③上型（部位：侧脑室体旁，动脉：大脑中动脉皮层支—深穿支交界区）；④外型（部位：壳核附近、壳核外侧部，动脉：豆纹动脉—岛叶动脉交界区）；⑤下型

（部位：基底节区下方）。

10.4.1.3　小脑分水岭梗死（cerebellum watershed Infarction，CWI）

CWI 可分为以下几型：①小脑上动脉（Superior Cerebellar Artery，SCA）与小脑后下动脉（posterior inferior cerebellar artery，PICA）交界区（常为线型，自皮质延伸至皮质下白质）；②小脑前下动脉（anteriorinferior cerebellar artery，AICA）各个深部分支交界区、PICA内侧支及 SCA 内侧支及外侧支之间的交界区（小圆形病灶，位于小脑半球深部白质）；③两侧SCA 交界区（小脑蚓部或小脑半球之间）；④小脑半球背侧的线形梗死灶；⑤AICA 与 PICA 交界区（小脑前外侧缘和后外侧缘的交界区，即小脑外侧角）。

10.4.2　无症状性脑卒中（asymptomatic cerebral stroke）/静止性卒中

本病有两个含义：一是指无临床症状或临床症状轻微，不足以引起患者及医生的注意；二是指未揭示的或未被认定的脑卒中，无症状性脑卒中包括无症状性脑梗死和无症状性脑出血，病因多为高血压、脑动脉硬化及慢性房颤等。研究资料表明无症状性脑梗死组糖尿病的发生率高，其原因可能是异常的糖代谢促进了小血管的粥样硬化形成，后者常引起微小的、深在部位的脑梗死，故多无临床表现。慢性房颤引起的无症状性脑梗死病灶多较大，且常位于大脑皮质枕区或额顶区（静区），因而一般不易出现明显的临床症状或症状轻微。无症状性脑出血可分为原发性和继发性，原发性病因多为高血压脑动脉硬化，部位以壳核尾状核及外囊多见。继发性出血多为皮质下、丘脑、脑桥区的动静脉畸形或血管瘤所致。本病影像特点分三类：第一类是腔隙性脑梗死，病变部位较深，病灶较小，直径小于 1.5cm。第二类是病变多累及大脑皮质，通常病灶较大，多由慢性房颤、心脏微梗死或其他心律失常引起的心源性异常栓子引起。第三类是静止性梗死，为交界区梗死。无症状性脑出血急性期，无论大灶或小灶出血，颅脑 CT 检查均可显示出高密度影像。反复多发性静止性卒中可表现为所谓的"多灶性脑梗死"，临床表现为血管性痴呆或假性延髓麻痹症状。

10.4.2.1　无症状脑梗死（asymptomatic cerebral infarction，ACI）

ACI 是指患者不存在明确的脑卒中或者短暂性脑缺血发作（TIA）的病史，在颅脑 CT 或颅脑MRI 检查上发现急性、亚急性或陈旧的脑梗死病灶，但没有明显的脑血管病临床表现或者阳性定位体征。但无症状脑梗死并非完全没有临床症状，而是表现不典型或隐匿，如头晕、轻微头痛、肢体麻木等。

随着颅脑 CT 和颅脑 MRI 检查的普及和广泛应用，在影像报告上常出现"腔隙性梗死"或"多发、散在梗死灶"等描述，不少老年患者因其他疾病或症状进行影像检查时，也常常在无意中发现颅脑 MRI 检查有"梗死灶"提示。然而这些患者并没有出现肢体瘫痪、麻木或口齿不清楚等脑卒中的症状和体征，这种情况称为无症状或静止性或隐匿性脑梗死（silent brain infarction，SBI）。

10.4.2.2　无症状腔隙梗死（silent lacunar infarction，SLI）

SLI 是指患者颅脑 CT 或颅脑 MRI 扫描提示腔隙性脑梗死，但临床上无明显定位性体征和症状。

10.4.3　外伤性脑梗死

本病由头部外伤引起，多见于青少年，患者均有头部外伤史，主要表现为外伤后 1 天~1 周出现的迟发性进行性的偏瘫、失语、偏盲、意识障碍等神经功能受损症状。

10.4.4　夹层动脉病（interinated arterial disease，IAD）

IAD 是指动脉腔内的血液从动脉内膜撕裂处进入动脉中膜，使中膜分离，沿动脉长轴方向扩展形成动脉壁的真假两腔分离状态，血管壁上形成血肿而造成正常血管腔狭窄进而引起脑血流减少或中断，并可能导致局部血栓形成并脱落至远端，从而引发脑卒中。

10.4.4.1 颈内动脉夹层

颈内动脉颅外段夹层好发于35~45岁患者，其典型表现为三联征：①一侧面部、头部或颈部疼痛；②部分Horner征；③数小时或数天后发生的脑或视网膜缺血发作。但仅有不到1/3的患者具有三联征。

颈内动脉颅内段夹层特点：好发于20~30岁，易诱发大面积脑梗死，病死率达75%，壁内血肿易穿透外膜引起蛛网膜下腔出血（SAH）。受累动脉易发生动脉瘤型扩张，压迫毗邻的脑神经和脑组织，出现局部症状。

10.4.4.1.1 颅内动脉夹层（intracranial aortic dissection）

颅内动脉夹层是指颅内动脉的内膜破裂后造成血液进入血管壁内，形成血管内膜—中膜或中膜—外膜间血肿，造成血管狭窄或夹层动脉瘤，部位主要在颅内动脉主干、颈内动脉颅内段、大脑中动脉、椎动脉颅内段及基底动脉。颅内动脉夹层的临床表现无特异性，病变可以表现为头痛、缺血性或出血性症状。

10.4.4.2 椎动脉夹层

椎动脉夹层的特征性表现：①疼痛症状，包括颈、枕和肩部的突发疼痛，由于脊神经受到压迫，故疼痛可向上肢放射；②椎—基底动脉系统缺血症状，包括短暂性眩晕、复视、走路不稳或构音障碍等，也可发生小脑、脑干甚至颈髓上段梗死。

10.4.5 Moyamoya病（Moyamoya disease）/烟雾病/脑底异常血管网病/Moyamoya综合征

本病最早由日本学者在20世纪60年代提出，Moyamoya在日语中表示一缕烟之意，因脑血管造影（DSA）提示患者的脑血管形似"烟雾"而得名。本病以双侧颈内动脉末端及大脑前、大脑中动脉起始部内膜缓慢增厚，动脉管腔逐渐狭窄以致闭塞，脑底穿通动脉代偿性扩张为特征，形成以侧支异常的小血管网为特点的脑血管病。患者多可进展为短暂性脑缺血发作、缺血性脑卒中，侧支血管破裂导致颅内出血。

10.4.5.1 烟雾病2型

本型为RNF213（ring finger protein 213）基因突变，主要表现同上。

10.4.5.2 烟雾病4型

本型由X染色体上MTCP1（Mature T Cell Proliferation 1）基因或BRCC3（BRCA1/BRCA2 –Containing Complex Subunit 3）基因大片段的缺失导致，以烟雾血管病、身材矮小、高激素性性腺功能减退和面部畸形为特征性表现，其伴随病症可有扩张型心肌病、头发过早变灰和早发性白内障。烟雾病是一种进行性脑血管障碍，患者可能由于脑卒中样发作而发展为急性神经系统事件。

10.4.5.3 烟雾病5型

本型为ACTA2（Actin Alpha 2，Smooth Muscle）基因突变，患者于5~46岁出现脑卒中症状，部分患者伴有胸主动脉瘤。

10.4.5.4 烟雾病6型

本型为GUCY1A3（guanylate cyclase 1 soluble subunit alpha 3）基因突变，主要表现为在婴儿期或儿童早期出现的严重贲门失弛缓症，大多数患者可发展为缺血性脑卒中，影像学证实此脑卒中与烟雾病、颅内血管病变相关。

10.4.6 抗磷脂抗体综合征（antiphospholipid syndrome，APS）

APS为一种以反复动脉或者静脉血栓、病态妊娠和抗磷脂抗体持续阳性为特点的疾患。APS可继发于系统性红斑狼疮或者其他自身免疫病，但也可单独出现（原发APS），女性发病率明显高于男性。

10.4.7　颈动脉过长综合征（dolichocarotic syndrome）

本征是指颈动脉长度增加，当颈部扭转、屈曲时，引起间歇性脑供血不足。临床表现主要是脑血管供血不足的神经系统症状，通常是间歇性发作的，最常见的症状是严重头晕，然后依次为步态不平衡，晕厥，视觉模糊，两侧肢体感觉异常或肌无力，突然倒地，构音障碍，意识迟钝，还伴随大脑半球症状，主要是一侧单肢轻瘫，轻偏瘫，感觉异常和其他各种外周性运动或感觉障碍，单盲或黑蒙、失语。症状发生的诱因是颈部旋转、前屈或过度后伸，特别是突然做动作时，一旦这种不当的运动停止，症状便立即消失，诊断的主要依据是头颈全脑动脉造影术检查。

10.4.7.1　颅内动脉延长扩张症（intracranial arterial dolichoectasia，IADE）/扩张性脑动脉病

本病表现为至少一支颅内动脉在长度和直径上增大，受累的颅内动脉扩张延长，有时甚至会蜿蜒迂曲，高达 12% 的 IADE 患者有卒中史。IADE 的主要临床表现为缺血性卒中，患者可出现严重的神经功能缺失症状，甚至死亡。

10.4.8　椎—基底动脉延长扩张症/椎—基底动脉迂曲扩张症（vertebrobasilar dolichoectasia，VBD）

VBD 是指椎基底动脉的异常迂曲、扩张和延长。VBD 的病因学研究尚无定论，相关研究的结果甚至互相冲突，目前认为，VBD 与先天性发育异常和后天获得性因素有关。研究显示，基底动脉延长扩张程度、高血压、抗血小板药或抗凝药的应用与脑出血发病相关。

有症状的 VBD 患者中基底动脉受累占 40%，双侧椎动脉受累占 20%，基底动脉和双侧椎动脉均累及占 16%，基底动脉伴单侧椎动脉受累最不常见，仅占 4%。VBD 的临床表现主要与患者年龄、病变血管以及并发症相关，该病虽有较低的发生率，但病死率较高。

10.4.9　血液疾病

详见第 17 章第 6 节。

10.4.10　颈动脉蹼

颈动脉蹼是指从颈动脉后壁突出，并延伸至动脉腔内的薄膜样片状物，通常位于颈内动脉起始部，易误诊为动脉粥样硬化斑块或者夹层，颈动脉蹼的病理基础是不典型内膜型肌纤维发育不良，未发现动脉粥样硬化样改变。因为血管腔内"蹼"的存在，血流在局部形成涡流，容易形成血栓，最后多导致缺血性卒中。

10.4.11　高同型半胱氨酸血症（hyperhomocysteinemia）

血浆高同型半胱氨酸与脑卒中发生率之间有密切联系，研究显示，血浆同型半胱氨酸水平每增加 5μmol/L，发生脑卒中等脑血管疾病的风险会提高 50%~59%，而血浆同型半胱氨酸水平每减少 3μmol/L，发生脑卒中等脑血管疾病的风险会降低 24% 左右。脑卒中患者的血浆同型半胱氨酸水平要远远高于非脑卒中患者，且血浆高同型半胱氨酸者发生脑卒中的风险要比血浆同型半胱氨酸水平正常者高 87%。

10.4.12　出血性脑梗死（hemorrhagic infarction）

本病是指脑梗死期间血液再灌注，使梗死区内出现继发性出血，患者会出现偏瘫、意识障碍和头痛眩晕等症状。

10.4.13　多发性脑梗死（multiple cerebral infarction）

本病是指两个或两个以上不同供血系统的脑血管闭塞引起的脑梗死。

10.4.14　完全性卒中（complete stroke，CS）

CS 发病后，症状数分钟至数小时到达高峰，最迟不超过 6h。

10.4.15　进展性卒中（progressive stroke，PS）

PS 的脑缺血症状逐渐发展加重，超过 6h 才到达高峰，脑内出现梗死灶，多见于椎—基底动脉

系统。

10.4.16 可逆性缺血性神经功能缺损 (reversible ischemic neurology deficit, RIND) /小卒中

本病发病后神经缺失症状较轻，持续 24h 以上，但可于 3 周内恢复。

10.4.17 DWI 阴性脑梗死 (DWI-negative stroke)

2017 年，Edlow 等研究者的一项 Meta 分析得出结论，急性缺血性脑卒中发病时，颅脑 MRI 检查显示 DWI 的阴性率为 6.8%，DWI 对诊断后循环梗死的敏感性仅为 88%，提示 DWI 具有一定的假阴性率，虽然 DWI 被认为是诊断急性缺血性脑卒中最敏感的成像方式，但不能因为 DWI 为阴性而排除急性脑梗死的诊断。

对于脑梗死患者 DWI 为阴性的原因，研究分析可能机制包括：①脑组织缺血程度与时间，当人脑血流量小于每分钟每 100 克 35mL 时，可能出现神经系统临床症状，小于每分钟每 100 克 20～25mL 时，可能出现 DWI 高信号；②MRI 的层厚，研究认为与常规的 5mm 层厚 DWI 相比，3mm 薄层 DWI 对后循环梗死的敏感性更高，因此在扫描层厚较厚的情况下，体积小的病灶容易被漏检；③梗死灶的大小及位置，DWI 阴性大多发生于轻型卒中的脑干梗死或腔隙综合征，脑干的小卒中由于靠近颅底，颅骨伪影可能使得后颅窝病灶更容易出现 DWI 假阴性；④脑组织缺血后再灌注，脑组织经历长时间的缺血，增强对缺血的耐受性，或者建立良好的侧支循环，从而延缓细胞毒性水肿的发生，使 DWI 阴性，但是当代偿不足难以继续维持患处供血时，最终失代偿导致 DWI 出现高信号。

10.4.18 脑梗死所致失语症的各种类型

10.4.18.1 运动性失语/Broca 失语

病变影响优势半球额下回后部 Broca 区，出现口语表达障碍。

10.4.18.2 感觉性失语/Wernicke 失语

病变影响优势半球颞上回后部 Wernicke 区，出现听力理解障碍。

10.4.18.3 传导性失语/中央型失语

病变影响左侧缘上回，能听懂，但不能复述。

10.4.18.4 经皮质失语

根据病变位于优势半球的不同部位，临床上分为经皮质运动性失语 (TCMA)、经皮质感觉性失语 (TCSA) 和经皮质混合性失语 (MTA)，复述能力较好。

10.4.18.5 命名性失语

病变影响优势半球颞中回后部/颞枕结合区，命名不能，但常可接受选词提示。

10.4.18.6 完全性失语

病变影响大脑中动脉分布区的广泛区域，所有言语功能出现明显障碍。

10.4.19 子宫腺肌症引起的脑梗死

子宫腺肌症是子宫内膜异位症的一种特殊分型，浅肌层中夹杂大量的子宫内膜及其间质，影响子宫螺旋动脉的收缩，加大出血量，延长月经期，导致严重贫血。贫血引起脑梗死可能是由于血红蛋白含量减少，进而使血液中氧含量减少，导致输送到脑组织的氧减少，从而造成脑处于缺氧状态，致使脑组织死亡。贫血并发急性脑梗死病变多位于脑前循环分布区，分水岭区多见，病灶以多发性小梗死灶为主，且多累及放射冠及半卵圆中心，治疗应以扩容及纠正贫血为主。

10.4.20 垂体卒中 (pituitary-stroke)

本病是垂体突发出血、缺血、梗死、坏死，并引起以突发性鞍旁压迫和颅内高压症或脑膜刺激为特征的急性综合征，机械性压迫和血管痉挛是垂体卒中所致脑梗死的主要机制。

10.5 不明原因脑梗死 (undetermined cause, UDC)

根据 TOAST 分型进行临床病因分类，其中，UDC 是指除外大动脉粥样硬化性脑卒中、脑栓塞

（包括心源性或非心源性脑栓塞）、小动脉闭塞性卒中、腔隙性卒中以及其他有明确病因所致的缺血性卒中的基础上，经临床各项检查均未找到致病病因，无法进行最后诊断的缺血性脑梗死。

11 血管周围间隙（perivascular space，PVS）／Virchow-Robin 间隙

PVS 是脑部小血管（不包括毛细血管）周围介于两层软脑膜之间的充满液体的间隔，该管道用于脑脊液（cerebro-spinal fluid，CSF）和间质液交换以及清除脑内废物，常见于基底节（basal ganglia，BG）、半卵圆中心（centrum semiovale，CSO）、中脑和皮质下白质等区域。正常的 PVS 直径一般小于 2 mm，若大于 2 mm，则称为扩张的 PVS（enlarged perivascular space，EPVS），目前 EPVS 被认为是代谢、遗传、血管疾病以及神经退行性疾病等的特征。

12 脑微梗死（cerebral microinfarct，CMI）

CMI 是由缺血引起的组织稀疏或空化的区域，神经病理学检查可见神经胶质或囊性病变，有时伴有神经元丢失。高场强 MRI 成像检查可检测到的较小的缺血性损害，并可发生在所有大脑区域，尤其是大脑皮层。CMI 是老年痴呆患者常见的病理学特征，临床表现为知觉速度、语义记忆和情景记忆缺失，常规颅脑 MRI 检查的分辨率以及血管疾病的无创检测方法对 CMI 的检出率相对较低。

第 2 节 颅内静脉窦及脑静脉血栓形成及其相关疾病

1 海绵窦血栓形成（cavernous sinus thrombosis，CST）／海绵窦综合征（cavernous sinus syndrome）／Foix 综合征／垂体蝶骨综合征

本病是由 Foix 于 1921 年首先报道，临床表现以痛性眼肌麻痹表现为主，为海绵窦区由于多种原因而受侵犯，造成其邻近多根（组）颅神经受累的临床症候群。本病是由海绵窦区病变所致，多为眶周、鼻部及面部的化脓性感染或全身性感染引起。病变累及一侧或两侧海绵窦，致动眼神经、滑车神经、外展神经和三叉神经眼支或上颌支分布区痛觉减退、角膜反射消失等。

2 上矢状窦血栓形成（superior sagittal sinus thrombosis，SSST）

SSST 病因有炎性和非炎性两种，大多数为静脉窦血栓蔓延所致，多为非炎症性血栓，与妊娠、消耗和恶病质等因素有关，多见于幼儿、老年人及产妇。主要临床表现有颅内压增高、额顶上部皮质受损及头皮静脉怒张。

3 横窦／乙状窦血栓形成（transverse sinus/sigmoid sinus thrombosis）

横窦和乙状窦统称为侧窦，以耳或乳突的急慢性感染最为常见，其感染途径分两种：直接途径和间接途径。一侧横窦闭塞时可无症状，当对侧横窦或窦汇先天异常时，颅内静脉仅依赖一侧横窦回流易导致颅内压增高。症状取决于血栓的大小和累及的结构，血栓扩展到上矢状窦时，会产生严重的颅内压增高、昏迷、癫痫、偏瘫或截瘫；左侧横窦血栓累及到皮层时，可出现失语。

3.1 乙状窦血栓性静脉炎（thrombophlebitis of sigmoid sinus）

本病是伴有血栓形成的乙状窦静脉炎，为常见的耳源性颅内并发症，多由中耳乳突化脓性病变引起。典型者先有畏寒、寒战，继之高热，体温可达 40℃ 以上，数小时后大量出汗，体温骤降至正常，体温下降后症状缓解。上述症状每日发作 1~2 次，须与疟疾、伤寒等疾病相鉴别。寒战及高热时，抽血做细菌培养可为阳性，脑脊液常规检查多属正常。病因多为慢性化脓性中耳炎急性发作或急性中耳

炎的并发症，应及早使用足量抗生素控制感染。

4 直窦血栓形成（straight sinus thrombosis）

直窦起始于大脑大静脉与下矢状窦汇合处，直行向后与上矢状窦相连。单纯直窦血栓少见，常合并其他部位血栓，如累及到大脑大静脉时，导致急骤颅压增高，昏迷。

5 颅内静脉血栓形成（cerebral venous thrombosis，CVT）

CVT 是由多种原因所致的脑静脉回流受阻的一组血管疾病，包括颅内静脉窦和静脉血栓形成。CVT 的临床表现复杂而不典型，取决于其受累范围、部位以及血栓活性等因素。头痛是最常见的症状，约 80% 的患者有头痛，其他常见症状体征包括眼底视盘水肿、局灶神经体征、癫痫及意识改变等。

5.1 皮质静脉的浅部血栓形成

本病临床较少见，多数由静脉窦血栓扩展所致。皮质静脉血栓形成主要发生自皮质静脉与上矢状窦连接处，导致相应静脉引流区水肿、出血或梗死。临床表现为抽搐、肢体瘫痪、偏身感觉障碍、头痛、不完全性偏盲和失语等，伴或不伴颅内高压症状。

5.1.1 单纯皮质静脉血栓形成（isolated cortical vein thrombosis，ICoVT）/ 孤立性皮质静脉血栓

ICoVT 是无静脉窦参与的皮质静脉血栓形成，多为急性或亚急性起病，临床表现主要为癫痫发作、局灶性神经功能缺损症状、头痛，多数不伴有意识障碍和颅内高压症状。影像学检查直接征象为高密度束带征、绳索征；间接征象表现为局限性脑沟内蛛网膜下腔出血，皮层及皮层下的出血性梗死以及局限性皮层内出血。

5.2 脑深静脉血栓形成

5.2.1 大脑内静脉血栓形成

5.2.2 基底静脉血栓形成

5.2.3 大脑大静脉（Galen 静脉）血栓形成

Galen 静脉血栓形成后使静脉回流受阻和脑脊液循环障碍，导致引流区静脉充血，对应的脑实质水肿、出血及静脉闭塞引起脑梗死，引起相应临床症状，如头痛、恶心、呕吐、反应迟钝、进行性意识障碍、复视、视力下降、肢体瘫痪、无症状性高热、精神症状、癫痫、去大脑强直和去皮层状态、小脑症状等。颅脑 MRI 检查表现：双侧丘脑显示长 T_1、长 T_2 信号。

6 遗传性蛋白 S 缺乏症（hereditary protein S deficiency）

本病是一种常染色体显性遗传疾病，属于遗传性易栓症中的一种。该病最常见的临床表现是全身反复发作的严重的静脉血栓形成，脑静脉受累时可表现为脑静脉窦血栓形成，部分患者还可表现为腹部疾病症状，而蛋白 S 缺乏症与动脉血栓性疾病的关系目前尚不明确。

7 遗传性异常纤溶酶原缺陷症

遗传性异常纤溶酶原缺陷症是一种罕见的常染色体不完全显性遗传性疾病，研究发现该病的临床表现特异性并不明显，可以表现为无症状或者血栓形成。Ⅰ型纤溶酶原缺陷症发病率较高，最常见的表现为结膜炎和牙龈炎，而与血栓形成的关系相对较弱；Ⅱ型纤溶酶原缺陷症与血栓形成相关性较高，Aoki等于 1978 年报道了首例Ⅱ型纤溶酶原缺陷症导致血栓形成的病例。有研究报道遗传性异常纤溶酶原缺陷症与深静脉血栓形成有关，另外，Nagayama 等通过对 77 例脑梗死患者进行研究，发现年轻脑梗死患者的病因谱中，蛋白 S 缺乏和异常纤溶酶原较为常见，可能是导致年轻患者脑梗死的关键原因，这些均需

要与颅内静脉窦或脑静脉血栓形成相鉴别。

8　Lemierre 综合征（Lemierre syndrome，LS）/咽峡后脓毒症/坏死梭杆菌病

Lemierre 综合征是一种罕见的，而且还是具有潜在死亡威胁的疾病，又被称为咽峡后脓毒症。因为常见的致病菌为坏死梭杆菌，因此又称坏死梭杆菌病。以口咽感染、颈内静脉脓毒性血栓性静脉炎以及继发于急性咽部感染的转移性脓毒性栓子为典型表现。LS 首个病例是由 Schottmuller 在 1918 年报道，但是 Lemierre 在 1936 年首次总结本病的特点，因此这类疾病被命名为 Lemierre 综合征。

第 3 节　中枢神经系统血管炎症相关的脑血管病

1　原发性中枢神经系统血管炎（primary angiitis of the central nervous system，PACNS）/孤立性中枢神经系统血管炎

PACNS 是主要局限于脑实质、脊髓和软脑膜的中小血管的、罕见的、病因尚不明确的重度免疫炎性血管炎，无其他系统性炎症性疾病。临床上主要表现为头痛、精神混乱、认知功能障碍以及癫痫等。1922 年 Harbitz 首次报道了一种原因不明的血管炎，1959 年 Cravioto 和 Feigin 将其称为孤立性中枢神经系统血管炎，并作为一种独立疾病首次提出，1988 年 Calabrese 和 Mallek 系统报道了 8 例该类疾病病例，并将其统一命名为 PACNS，并系统地提出初步临床诊断标准：①患者病史或临床检查提示有神经功能缺损，通过多方面评价后仍不能用其他病变解释；②由影像和（或）病理证实的中枢神经系统血管炎性病变；③无任何证据显示有系统性血管炎或无证据显示血管炎为继发性血管炎。2009 年 Birnbaum 和 Hellmann 对既往报道进行综述，提出补充诊断标准：①确诊的 PACNS 指组织病理活检确诊的 PACNS（金标准）；②很可能的 PACNS 指缺乏组织病理活检资料；血管、MRI、造影、CSF 表现符合 PACNS 表现。随着研究的不断进展，2015 年美国梅奥诊所回顾性分析了 163 例 PACNS 患者，将 PACNS 患者的临床、影像、病理特点相结合，提出了五大分型，分别为快速进展型、颅内出血及脊髓型、脑膜强化型、肉芽肿性血管炎伴淀粉样血管病、伴有血管周围淀粉样血管病。PACNS 目前仍属于罕见病，全世界报道总数迄今 500 余例，而且其中有部分患者属于可逆性脑血管收缩综合征（reversible cerebral vasoconstriction syndromes，RCVS）。

2　系统性血管炎累及中枢神经系统

2.1　原发性血管炎

2.1.1　累及大血管

2.1.1.1　Takayasu 动脉炎/多发性大动脉炎/无脉症/主动脉弓综合征
本病是主要侵犯大动脉及其分支的慢性进行性炎症性闭塞性疾病。

2.1.1.2　巨细胞动脉炎（giant cell arteritis，GCA）/颞动脉炎（temporal arteritis）
本病属于肉芽肿性动脉炎的特殊型，临床表现多由血管闭塞性变化引起，为泛发性动脉炎，中等和大动脉常受累，以颈动脉分支常见。

2.1.1.3　Cogan 综合征（Cogan syndrome，CS）/间质角膜炎—眩晕—神经性耳聋综合征
本征是一种累及眼、听觉—前庭系统的综合征，主要表现为基质性角膜炎、前庭功能障碍、突发听力下降以及系统性血管炎等。1934 年 Morgan 和 Baumgartner 首先报道本病，1945 年美国眼科学家 David 详细描述了 4 例听觉—前庭障碍伴发非梅毒性基质性角膜炎的病例，此后命名为 Cogan 综合征。本病发病年龄为 5~63 岁，平均年龄 22 岁，以青壮年最为多见，无性别差异，

本病相当罕见。

2.1.2 累及中等血管

2.1.2.1 结节性多动脉炎（polyarteritis nodosa，PAN）/多动脉炎（polyarteritis）/结节性动脉周围炎（periarteritis nodosa）

本病是一种累及中、小动脉的坏死性血管炎性疾病，可累及人体的任何器官，以皮肤、关节、外周神经、胃肠道和肾脏受累最为常见。

2.1.2.2 血栓闭塞性脉管炎（thromboangiitis obliterans）/Buerger 病/Winiwarter-Manteuffel-Buerger 病

本病最先是由美国 Leo Buerger 发现，亦称为 Buerger 病，为血管的炎性、节段性和反复发作的闭塞性疾病，好发于四肢中、小动脉，常常累及其伴行静脉及浅表静脉，以下肢多见，男性青壮年的发病率在所有人群中最高，它是临床常见的外周血管疾病之一。Buerger 病患者部分可出现神经系统症状，表现为短暂发作的神经症状，最常见症状如偏瘫、失语、感觉异常及一过性失明等，其他还可出现神经衰弱、癫痫、痴呆等症状。

2.1.2.3 皮肤黏膜淋巴结综合征/川崎病/Kawasaki 病

日本川崎病研究委员会在 1970 年第 1 次制定了川崎病的诊断标准，之后进行了多次修订，到 2002 年日本已做了 5 次修订，较之前的诊断标准更加规范和全面。2004 年美国多学科委员会修订了关于川崎病诊断、治疗和长期管理的建议，2006 年我国的专家也提出了中国川崎病的诊断建议，相比日本标准没有大的变动。因此，第 5 版的日本标准成为目前临床上比较公认的诊断标准。

当发热超过 5 天，同时具备以下 5 项主要表现中的 4 项，即可确诊川崎病：①肢端的改变，包括急性期、手掌脚掌红斑、肢端硬肿，亚急性期指（趾）端膜状脱皮；②多形性皮疹；③双侧球结膜充血；④口腔、舌头的改变，包括口唇红肿，皲裂，杨梅舌，口腔及咽喉部充血；⑤颈部淋巴结肿大（≥1.5 cm）。

2.1.3 主要累及小血管

2.1.3.1 ANCA 相关血管炎

2.1.3.1.1 韦格纳肉芽肿/Wegener 肉芽肿（Wegener's granulomatosis，WG）/肉芽肿性多血管炎（granulomatosis with polyangiitis，GPA）

韦格纳肉芽肿最初是由德国病理科医生弗里德里克·韦格纳（Friedrich Wegener）首次详细描述，并以其姓氏进行命名。2011 年初，美国风湿病学会、美国肾脏病学会及欧洲风湿病学会联合提出将"韦格纳肉芽肿"这一以人名命名的疾病名称更新为"肉芽肿性多血管炎"，更名原因主要是基于近 20 年来人们对本病病因、发病机制及病理学特点认识的提高。

韦格纳肉芽肿是一种病因尚未明确的自身免疫病，主要侵犯上呼吸道、肺及肾脏，还可累及耳、眼、关节肌肉、皮肤、心脏、神经系统等，临床表现多样，诊断主要是依据临床症状和组织病理学证实存在坏死性肉芽肿性血管炎。目前，临床上仍广泛采用 1990 年美国风湿病学会制定的定义作为诊断依据：①鼻或口腔炎性反应，表现为有痛性或无痛性溃疡，脓性或血性鼻腔分泌物；②胸部 X 线检查示肺内结节、固定性浸润灶或空洞形成；③尿沉渣异常，镜下血尿红细胞>5 个/高倍视野，或出现红细胞管型；④病理性肉芽肿性炎性病变，表现为动脉壁或动脉周围，或血管旁区域有中性粒细胞浸润形成肉芽肿性炎性病变。符合以上 2 条或 2 条以上时可诊断为本病。

2.1.3.1.2 变应性肉芽肿血管炎（allergic granulomatous angiitis）/嗜酸性肉芽肿性血管炎（eosinophilic granulomatosis with polyangiities，EGPA）/Churg-Strauss 综合征

本病是由 Churg J 和 Strauss L 于 1951 年首先描述而得名。本病是以过敏性哮喘、嗜酸性

粒细胞增多、发热和全身性肉芽肿血管炎为特征的疾病，既属于嗜酸性粒细胞增多症范畴，又属中性粒细胞胞浆抗体（ANCA）相关性血管炎范畴。

2.1.3.1.3　显微镜下多血管炎（microscopic polyangiitis，MPA）/显微镜下多动脉炎

本病是在结节性多动脉炎中存在的一种以节段性坏死性肾小球肾炎为特征的亚型，主要累及包括静脉在内的小血管。

2.1.3.2　免疫复合体介导

2.1.3.2.1　过敏性紫癜（anaphylactoid purpura）/Henoch-Schonlein 紫癜（Henoch-Schonlein purpura，HSP）

本病是一种血管变态反应性疾病，根据累及器官不同，分为单纯型、关节型、肾型、腹型及混合型。腹型过敏性紫癜最主要症状为腹痛、腹泻、便血，在皮肤紫癜出现前缺乏特异性临床表现，易误诊。

2.1.3.2.2　原发性冷球蛋白血症血管炎

本病是由冷球蛋白免疫复合物沉积在毛细血管、小动静脉的血管壁上所导致的皮肤、肾小球和周围神经的损害性疾病，血清中存在冷球蛋白为其区别于其他血管炎的主要特征。临床表现以紫癜皮损、关节痛、贫血、肾损害和高 γ-球蛋白血症为特征。

2.1.3.2.3　皮肤白细胞破碎性血管炎（primary cryoglobulinemia vasculitis）

本病是一种由多种原因引起的仅累及皮肤的血管炎症病变，病理表现为中性粒细胞浸润和核碎裂，以青壮年多发，可有不规则发热、肌痛和关节痛等表现，皮肤损害多分布于下肢。

2.1.3.2.4　肺出血—肾炎综合征/Goodpasture 综合征

本征是一种影响肾和肺毛细血管床的小血管血管炎，它是针对肾小球和肺泡基底膜的自身抗体介导的自身免疫疾病，与快速进行性肾小球肾炎和肺泡出血有关。自 1919 年 Ernest Goodpasture 首次报道了 1 例患者在流感后咯血、贫血而死亡的病例之后，陆续有相关病例报道。本病是由抗基底膜抗体导致的肾小球和肺泡壁基底膜的严重损伤，临床表现为肺出血、急进性肾小球肾炎和血清抗肾小球基底膜（GBM）抗体阳性三联征，病情进展迅速，预后凶险。

2.1.3.2.5　其他

2.1.3.2.5.1　神经 Sweet 病（neuro Sweet disease，NSD）

Sweet 病是 1964 年英国人 Sweet 首先报告的疾病，本病有时伴有 Behcet 病的主要症状，如口腔内口疮、结节性红斑、阴部溃疡及眼症状等，另一方面，Behcet 病有时可出现 Sweet 病的典型皮疹，在多发 Behcet 病的日本，本病与 Behcet 病的鉴别诊断很重要。

Sweet 综合征是一种急性多系统疾病，以发热、疼痛的红色皮损和真皮出现中性粒细胞为特征，累及神经系统则称为神经 Sweet 病，表现为无菌性脑膜炎、脑炎、脑干病变、脑脊液改变和精神症状，因此，本病应与神经白塞病相鉴别。

2.1.3.2.5.2　白塞病（Behcet's disease，BD）/丝绸之路病/贝赫切特病

白塞病（Behcet's disease，BD）又名"丝绸之路病"，1937 年由土耳其 Behcet 教授首先描述的一种以口腔和外阴溃疡、眼炎及皮肤损害为临床特征，并累及多个系统的慢性全身性血管炎症性疾病，病因不明。根据受累内脏系统的不同分为血管型、神经型、胃肠型。之所以称为"丝绸之路病"，是因为白塞病有较强的地区性分布，多见于希腊等地中海沿岸国家、土耳其等中东国家以及中国、朝鲜、日本等东亚国家，与古代丝绸之路的路线大致吻合。主要表现为反复口腔和会阴部溃疡、皮疹、下肢结节红斑、眼部虹膜炎、食管溃疡、小肠或结肠溃疡及关节肿痛。针刺反应阳性为其特点，针刺反应是指皮肤在针刺后 12~48h 开始出现米粒大小的红色斑丘疹，继而发展为水疱、脓疱和结痂，约 1~2 周消退。

2.1.3.2.5.2.1 神经白塞病（neuro-Behcet's disease，NBD）/神经白塞综合征（neuro-Behcet's syndrome）

NBD 是指兼有神经系统损害的白塞病，又称为神经白塞综合征。其临床特点除口腔黏膜阿弗他口腔炎、眼葡萄膜炎和外阴部痛性溃疡三大特征外，常间隔一定时间后出现瘫痪、脑膜刺激征、性格改变等神经系统损害症状，是感染后的自身免疫性疾病，常见于早年发病的男性患者。颅脑 MRI 检查敏感性较高，急性期患者在 T_2 加权图像上表现为高信号区，而在 T_1 加权图像上表现为等信号或低信号区，多呈圆形、线形、新月形或不规则形，主要分布于脑干，特别是中脑的大脑脚和脑桥周围。此外，在丘脑、基底核、大脑半球、脊髓及小脑等部位也可发现类似的异常信号影，病情严重时，还可见到水肿带和占位效应。反复发作的慢性 NBD 患者，晚期可见到脑干萎缩，NBD 的中枢神经系统受累较周围神经系统为多，目前，根据其受累的部位分为以下几型。

2.1.3.2.5.2.1.1 脑膜脑炎型

本型多呈急性或亚急性发病，主要表现为头痛、发热、颈项强直、恶心、呕吐、复视、意识障碍、人格改变、记忆力减退等，数天后可出现偏瘫、失语、构音障碍和吞咽困难。

2.1.3.2.5.2.1.2 脑干型

本型常表现为脑干病变综合征或称之为类多发性硬化综合征，可表现为典型的交叉性瘫痪，小脑性共济失调症状等。

2.1.3.2.5.2.1.3 脊髓型

NBD 合并脊髓损害并不多见，文献报道称可出现截瘫或四肢瘫痪，尿便功能障碍等脊髓损害的表现。

2.1.3.2.5.2.1.4 周围神经型

本型较少见，可有单神经病和神经根损害。

2.1.3.2.5.2.1.5 小脑病变型

本型常表现为小脑性共济失调。

2.1.3.2.5.2.1.6 脑神经瘫痪型

本型以展神经和面神经受累为多见。

2.1.3.2.5.3 伏格特—小柳—原田综合征（Vogt-Koyanagi-Harada syndrome，VKHS）/葡萄膜大脑炎综合征

1906 年 Vogt（伏格特）第一次描述了这种疾病，患者表现为双侧自发性葡萄膜炎、白发和脱发。1926 年 Harada（原田）报道了 5 例发生于脑膜炎之后的双侧后葡萄膜炎和视网膜剥离的病例，研究表明其脑脊液中蛋白质和淋巴细胞增多。3 年后 Koyanagi（小柳）在研究了 16 例发生头痛、听力减退、白斑、白发症、脱发、双侧前或后葡萄膜炎偶伴渗透性视网膜剥离的患者后对该综合征给出了更恰当的定义。考虑到伏格特-小柳综合征与原田综合征在临床表现上有诸多相似之处，Babel 于 1932 年将此病统一称为伏格特—小柳—原田综合征。

本病为伴有特异性全身症状的急性弥漫性葡萄膜炎，是选择性侵犯全身黑色素细胞的系统性疾病，双眼肉芽肿性葡萄膜炎为其特征性改变，由于本病的早期常有明显的脑膜刺激症状（脑炎症状），如头痛、嗜睡、意识不清、人格改变、急性精神症状及锥体束症状，故又名葡萄膜大脑炎综合征，可同时伴有视力模糊、畏光、流泪、眶部疼痛、听力减退、脱发、毛发变白及白癜风等症状，影像学可表现为全脑脑膜增厚强化，以软脑膜改变最为明显。

2.1.3.2.5.4 成人 Still 病（adult onset Still's disease，AOSD）

1897 年 George Frederick Still 首先描述了 22 例全身型幼年特发性关节炎的症状，Still 病由此得名。目前成人 Still 病诊断标准包括：①长期反复发作的弛张型或稽留型高热，但患者一般情况较好，中毒症状不明显；②反复发生一过性、多形性皮疹；③关节炎、关节痛伴肌肉酸痛；④肝、脾、淋巴结肿大及肺、心、脑、肾、浆膜等多器官损害，治疗后可恢复正常；⑤血白细胞总数增高，中性粒细胞核左移，血沉增快，感染性骨髓象，血液、骨髓细菌培养阴性，肝功能、抗核抗体（ANA）、类风湿因子（RF）多阴性，血清铁蛋白（SF）增高，糖化铁蛋白减低；⑥多种抗生素治疗无效，而对糖皮质激素或其他免疫抑制剂反应良好；⑦除外感染性疾病、L 型败血症及其他疾病。鉴别诊断：注意与败血症、传染性单核细胞增多症、风湿热、系统性红斑狼疮、药疹、肺炎、淋巴瘤、伤寒、恶性组织细胞增多症等相鉴别。

2.2 继发性血管炎

2.2.1 主要累及小血管的结缔组织炎

2.2.1.1 系统性红斑狼疮（systemic lupus erythematosus，SLE）

SLE 是一种系统性自身免疫病，以全身多系统多脏器受累、反复复发与缓解、体内存在大量自身抗体为主要临床特点。如不及时治疗，会造成受累脏器的不可逆损害，最终导致患者死亡。SLE 的病因复杂，与遗传、性激素、环境（如病毒与细菌感染）等多种因素有关。临床上常存在多系统受累表现，可引起狼疮性脑病，出现中枢神经系统症状，如癫痫、运动障碍、瘫痪、认知障碍等，还可出现精神症状。

2.2.1.2 类风湿关节炎（rheumatoid arthritis，RA）

RA 是一种异质性疾病，一部分患者类风湿因子（rheumatoid factor，RF）和（或）抗环瓜氨酸肽抗体（anticyclic citrullinated peptide antibody，抗 CCP 抗体）阳性（简称血清学阳性），另一部分患者 RF 和抗 CCP 抗体均阴性（简称血清学阴性）。有临床观察发现，RF 和抗 CCP 抗体不仅可以作为 RA 诊断的重要依据，也与 RA 患者的临床表现、疾病活动性、疾病进程和预后密切相关。另外，有基础研究表明，血清学阴性与阳性患者体内的免疫系统紊乱存在差异，以上现象均提示血清学阴性与血清学阳性 RA 可能为 2 组不同亚型的 RA，他们可能由不同的发病机制所驱动。

临床表现以关节慢性炎症性病变为主要表现的全身性自身免疫性疾病，主要侵犯外周关节、肺、心、神经系统、血液、眼等其他器官或组织，也可引起脑卒中发生。

2.2.1.3 原发性干燥综合征（primary Sjögren's syndrome，pSS）/Gougerot-Sjögren 综合征/戈一史综合征

pSS 是一种以唾液和泪腺功能低下并可累及全身性多器官为特征的多系统自身免疫性疾病，病理提示 pSS 患者病变组织存在 T 细胞及 B 细胞浸润，同时，pSS 还可出现全身性淋巴增生性疾病，表现为多器官受累，最终可能发展为淋巴瘤。主要表现为干燥性角结膜炎和口腔干燥症，还可累及内脏器官，会引起患者动脉硬化程度增加，从而导致卒中发生。

2.2.1.4 系统性硬化症（systemic sclerosis，SSc）/进行性系统性硬化/硬皮病（scleroderma）

SSc 是一种罕见的慢性自身免疫性结缔组织病，具有独特的病理特点、复杂的发病机制，多器官受累，可见微血管病变、免疫系统活化、组织纤维化和异质性的临床表现。SSc 的临床亚型可分为局限性皮肤型 SSc（limited cutaneous SSc，lc SSc）和弥漫性皮肤型 SSc（diffuse cutaneous SSc，dc SSc）。其中 lc SSc 又叫局灶性硬皮病（localized scleroderma，LS），LS 是一种局限性皮肤肿胀，逐渐发生硬化萎缩的皮肤病，也称为硬斑病（morphea），其包括局限型硬

斑病（limited morphea）、泛发型硬斑病（generalized morphea）、线状硬斑病（linear morphea）、深部硬斑病（deep morphea）和混合型硬斑病（mixed morphea）等。

2.2.1.4.1　刀砍状硬皮病（scleroderma en coup de sabre）

LS 是一种以皮肤及各系统胶原纤维硬化为特征的结缔组织疾病，好发于儿童和青年人，男女患病率之比约为 1∶3。

刀砍状硬皮病是 LS 的一个亚型，因前额及头皮部特征性皮损而得名，临床特点为局限于一侧前额部、头皮的线状质硬斑块，常位于眉弓之上，双侧受累罕见，伴色素脱失或色素沉着，形成犹如"刀疤样"皮损，故又称为刀砍状硬皮病，它一般为单侧，从前额延伸到额部头皮的偏侧硬化萎缩凹陷，无毛发生长，主要累及真皮和皮下脂肪，也可能累及其下方的肌肉和骨结构，内脏器官一般不累及。

2.2.1.5　混合性结缔组织病（mixed connective tissue disease，MCTD）

MCTD 由 Sharp 于 1972 年首次提出，是指具有系统性红斑狼疮、系统性硬化症、干燥综合征、类风湿关节炎、肌炎/皮肌炎等多种疾病的临床特征，又不满足于任何一种以上疾病的分类标准，同时伴有血清学上抗核糖核蛋白抗体高滴度阳性的一类结缔组织病（connective tissue disease，CTD）。尽管研究发现，部分 MCTD 患者最终可能会转变为系统性红斑狼疮、系统性硬化症等，但来自基因、血清学和临床方面相关研究已经从多个角度阐明 MCTD 可能是一类独立的疾病。

2.2.2　感染性血管炎

2.2.2.1　病毒性血管炎（水痘—带状疱疹病毒、巨细胞病毒、肝炎病毒、反转录病毒等）

2.2.2.2　梅毒性血管炎（syphilitic vasculitis）

梅毒性血管炎是间质性梅毒的一种类型，是由于梅毒螺旋体侵犯到脑膜或动脉而继发引起的神经系统功能障碍，多在梅毒初期感染 1 年后出现，是症状性神经梅毒的主要类型。梅毒性血管炎主要引起脑梗死，也有引起脑出血的报道，梗死或出血的范围一般不大，好发于颞叶、海马等部位，亦可侵犯丘脑、脑干等。梅毒性血管炎任何年龄均可发病，多无高血压、糖尿病、动脉硬化等基础病变。

2.2.2.3　细菌性血管炎

2.2.2.4　真菌性血管炎

2.2.2.5　中枢神经系统 Whipple 病

Whipple 病（Whipple disease，WD）是一种少见的由 T Whipple 菌引起的慢性复发性多系统感染性疾病，1907 年由 Johns Hopkins 大学的 George Whipple 医生首次描述。本病临床表现变化多样，主要累及胃肠道、关节、心脏、肠系膜等，累及中枢神经系统者称为中枢神经系统Whipple 病（central nervous system Whipple disease，CNS WD）。

2.2.3　药物中毒

详见第 17 章第 8 节 9。

2.2.4　其他

2.2.4.1　Susac 综合征（Susac syndrome，SS）

SS 是以脑病、视网膜分支动脉闭塞（branch retinal artery occlusion，BRAO）和感觉神经性耳聋三联征为主要临床表现的罕见疾病，由 Susac 等于 1979 年首次报道。SS 发病人群主要是欧洲和北美洲 20~40 岁白人女性，男女比例为 1∶2.2，发病年龄为 9~72 岁，平均发病年龄为30.5 岁。目前 SS 流行病学数据尚不充分，欧洲 Susac 协会针对欧洲中部 19 岁以上人群进行流行病学调查，发现 SS 发病率为 0.148/10 万。SS 早期诊断极其重要，延迟诊断和治疗会导致耳聋、失明、痴呆和相关神经系统损害等严重后果。

头痛可作为该病的前驱症状，典型影像学表现是胼胝体受累和内囊的串珠样的腔隙性梗死，胼胝体病灶呈冰锥样、轮辐样或雪球样，病灶在颅脑 MRI 检查影像的 T_2、Flair 及 DWI 上最为明显。

2.2.4.2　急性后部多灶性鳞状色素上皮病变（acute multifocal posterior placoid pigment epitheliopathy，AMPPPE）/急性多灶性缺血性脉络膜病变

本病自 Gagg 于 1968 年首次报道以来，国内外已有不少报道。本病是主要发生于视网膜色素上皮和脉络膜毛细血管的炎症性疾病，临床表现为视力突然下降，轻重程度不等，也可有视物变形或暗点（中心相对暗点），双眼后极部出现多发性的黄白色扁平的鳞状病变。炎症具有自限性，视力恢复亦快，多数视力预后良好。

2.2.4.3　恶性萎缩性丘疹病（malignant atrophic papulosis）/Kohlmeier-Degos 病/致死性皮肤和胃肠道细动脉血栓形成（lethal cutaneous and gastrointestinal arteriolar thrombosis）/Degos 病

本病是一种罕见的不明原因的血管性疾病，在 1941 年 Kohlmeier 曾报道 1 例患者，当时认为是血栓闭塞性脉管炎，该病在 1942 年由 Degos 第一次命名，所以也叫 Degos 病，Degos 病特征性的病理改变为深部小血管血栓闭塞形成的真皮楔形坏死，关于此病文献中有描述的不到 200 例。

皮肤临床表现：病变早期出现小的红色丘疹或红斑，数天后开始表现出特征性形态，中央有萎缩的 0.5~1 cm 大小瓷白色丘疹，丘疹周围常有毛细血管扩张。

中枢神经系统受累临床表现有脑梗死、脑膜炎、脑炎、脊髓炎、神经源性膀胱、面部和肢端感觉异常、偏瘫、截瘫、癫痫和非特异性神经症状等。

2.2.4.4　结节病（sarcoidosis）/肉样瘤病

详见第 17 章第 7 节 2.3。

2.2.4.5　补体因子 I 缺乏所致的复发性中枢神经系统血管炎

补体系统是机体重要的免疫效应及放大系统，在维持机体免疫自稳方面发挥重要作用。补体因子 I（complement factor I, CFI）是补体系统中重要的调控蛋白，主要参与旁路途径的活化。该病的发病机制为：CFI 缺乏会导致血清中补体 C3 过度被降解，导致补体旁路途径被过度激活，从而增加膜攻击复合物（membrane attack complex, MAC）形成，引起细胞损伤，导致机体容易复发感染。由于 CFI 缺乏所导致的临床表现复杂多样，其实验室检查均提示血清补体 C3 减少或其功能下降，因此，测定血清补体 C3、CFI 水平以及 CFI 功能对诊断 CFI 缺乏所伴有的颅内炎症具有重要的提示作用。CFI 缺乏尚无有效根治方法，应用大剂量激素及血浆置换治疗可能有效，部分患者可能合并有其他免疫性疾病，如 SLE 患者，则需要使用免疫抑制剂治疗。

第 4 节　脑小血管病

脑小血管病（cerebral small-vessel disease，CSVD）是指各种病因影响脑内小动脉（100~400μm）及其远端分支（<200μm）、微动脉（<100μm）、毛细血管、微静脉和小静脉所导致的一系列临床、影像、病理综合征。目前对于脑小血管的定义更为宽泛，不仅包括上述小血管，还包括这些小血管周围 2~5mm 的脑实质和蛛网膜下腔内的血管结构。脑小血管病可根据病因和病理、影像学特征以及临床特点进行分类。

Pantoni 等根据脑小血管病的病因和病理将 CSVD 分为以下类型：①小动脉硬化；②特发性和遗传性

淀粉样脑血管病；③遗传性非淀粉样变性脑小血管病；④炎症和免疫介导性小血管病；⑤静脉胶原病；⑥其他小血管病，如放疗后血管病、阿尔茨海默病患者非淀粉样微血管变性等。

另外，根据 2013 年国际血管改变神经影像标准报告小组（STRIVE）制定的 CSVD 的国际影像标准，脑小血管病的主要影像学特征包括：①近期皮质下小梗死（recent small subcortical infarct，RSSI）；②血管源性的腔隙；③血管源性的脑白质高信号（white matter hyperintensity，WMH）；④血管周围间隙（perivascular space，PVS）；⑤脑微出血（cerebral microbleed，CMB）；⑥脑萎缩等。其他影像学特征还包括单个穿支动脉病变所致的脑出血、皮层表面铁沉积和皮层微梗死等。

1 小动脉硬化（arteriolosclerosis）

本病主要病理学改变包括：①微小粥样硬化斑块；②脂质玻璃样变；③纤维素样坏死；④微动脉瘤。

1.1 腔隙性脑梗死（lacunar infarction，LI）

详见第 1 章第 1 节 10.3。

1.2 宾斯万格病（Binswanger disease）/皮质下动脉硬化性脑病（subcortical arteriosele-rotic encephalopathy，SAE）/血管性认知障碍

宾斯万格病是一种较常见的脑小血管病，1894 年，瑞士神经病理学家 Otto Binswanger（奥特·宾斯万格）首次报道了一例女性患者，表现为进行性智力障碍、语言障碍、双下肢无力伴双手震颤等，病理检查发现脑动脉硬化、双侧脑室明显增大、脑白质萎缩和多处室管膜增厚等改变。1902 年，Alois Alzheimer（爱罗斯·阿尔茨海默）研究了宾斯万格的病例并做了病理检验，证实了这一发现并命名为 Binswanger 病，直到 1962 年 Jerzy Olszewski（杰吉·奥尔谢夫斯基）确定 Binswanger 病是脑动脉硬化症的一个亚型。1974 年，Vladimir Hachinski（弗拉基米尔·哈金斯基）提出多发梗死性痴呆（multi-infarct dementia）的概念，它的含义比较广泛，包含了多种小血管病变所致的脑病，以及血管性痴呆，包括 Binswanger 病等。1975 年，Hachinski 再次提出了血管性认知障碍的新标准，该新标准是采用缺血指数量表（HIS）来作为判断血管性痴呆与老年性痴呆的鉴别方法，与此同时，他建议不再使用 Binswanger 病的名称，目前将其称为血管性认知障碍。

2 特发性和遗传性淀粉样脑血管病（sporadic and hereditary cerebral amyloid angiopathy）

淀粉样脑血管病（cerebral amyloid angiopathy，CAA）是老年人一种独立的脑血管病，常与老年人原发性、非外伤性、非高血压性脑出血相关，1907 年首次报道了 β-淀粉样蛋白在软脑膜和皮质动脉内沉积导致的复发性脑叶出血的病例。

CAA 的发作性症状，即短暂性局灶性神经发作（transient focal neurological episodes，TFNE），也称淀粉样发作，是 CAA 的一个特征性临床表现，约 14.5% 的 CAA 患者会出现 TFNE。目前认为 TFNE 与含铁血黄素沉积（cortical superficial siderosis，cSS）、大脑凸面蛛网膜下腔出血（convexity subarach-noid hemorrhage，cSAH）相关，cSAH 后血液成分的刺激或含铁血黄素在脑表面沉积后对大脑皮质的压力或局部血管痉挛均可能导致 TFNE。TFNE 经典的临床表现是短暂的、反复发作的一系列感觉异常、麻木或感觉减退，在数秒至数分钟内快速蔓延（最常见为从手指向上肢近端蔓延），又在数秒至十分钟内迅速消失，可持续数分钟至数小时后完全缓解（通常小于 30min），此外可表现为发作性无力、语言障碍等，需要与 TIA、先兆性偏头痛、癫痫等其他发作性症状相鉴别。

CAA 相关脑出血病变包括：①脑叶出血（intracerebral hemorrhage，ICH）；②皮质微出血（cere-bral microbleeds，CMBs）；③皮质表面 cSS；④cSAH。此外 CAA 还可有脑缺血的临床表现：①TFNE；②缺血性脑血管病；③认知障碍和痴呆；④CAA 相关炎性反应引起的亚急性白质脑病等。

CAA 最常见于老年人和阿尔茨海默病（AD）患者，与老年人原发性脑叶出血和认知功能减退密切

相关，近年来也被认为是血管性认知障碍和痴呆的重要危险因素。其病理特征是 β-淀粉样蛋白（amyloid β-protein，Aβ）在大脑皮质的中小型动脉血管壁及软脑膜毛细血管中沉积所致，严重程度会随着年龄的增长而增加。Aβ 的沉积会导致脑血管的退行性改变，出现血管壁增厚、平滑肌破坏、内皮功能障碍、微动脉瘤、血管破裂、血脑屏障破坏以及持续的炎性反应等。

近年来发现，个别 CAA 患者临床表现为快速进展的痴呆及癫痫，影像学表现为浸润性白质病变，通常对类固醇治疗反应良好，其病因考虑与软脑膜和皮质动脉中 Aβ 的沉积导致的免疫炎症反应相关，目前将上述现象称之为脑淀粉样血管病相关炎症（cerebral amyloid angiopathy-related inlammation，CAA-ri），CAA-ri 作为 CAA 的特殊亚型，近年来已经逐渐被临床医师所认识并报道。

详见第 1 章第 4 节 2.3。

CAA 的具体分类如下。

2.1　散发型

本型多见于老年人，随年龄增长，脑出血发生率增高。本病与阿尔茨海默病相关，老年阿尔茨海默病伴本病者脑出血率为 5%。

2.2　遗传性

CAA 多为散发，少数有家族遗传史，且发病较早，具有明显的遗传异质性，多为淀粉样前体（APP）基因及 CST3 基因突变，其中 APP 基因突变改变了 APP 蛋白的裂解位点，形成非正常的 β-APP 片段，易沉积于血管壁内，常表现为多系统受累。

2.2.1　冰岛型（HCHWA-I）/遗传性胱抑素 C 淀粉样血管病（HCCAA）

早在 1930 年就已经发现 CAA 所致的遗传性脑出血，但在 1970 年才提出遗传性脑出血合并淀粉样变性—冰岛型（HCHWA-I）的概念。与老年 CAA 和 AD 相关的 CAA 相比，HCHWA-I 发病年龄较轻，20~30 岁起病，脑出血常累及皮质灰质和白质交界处以及基底节，脑梗死罕见，部分患者可发展为血管性痴呆，病程可稳定数年之久。

2.2.2　遗传性脑出血性淀粉样病（Hereditary cerebral hemorrhage with amyloidosis）

2.2.2.1　荷兰型（HCHWA-D）

HCHWA-D 见于荷兰 Katwijk 地区 Scheveningen 海边两个相邻小村的 4 个大家系，谱系可追溯至 17 世纪末期。HCHWA-D 呈常染色体显性遗传，是由 21 号染色体长臂上的 APP 基因 693 密码子发生 G 到 C 的单碱基突变所致，导致 Aβ 的 22 位点发生氨基酸替换（谷氨酰胺替代谷氨酸）。临床表现为 40~60 岁反复脑出血，最后为血管性痴呆，通常伴偏头痛、癫痫、短暂偏瘫等。

2.2.2.2　Flemish 型

本型许多患者呈早发型阿尔茨海默病，但也有 40 岁左右出现脑出血的患者，其病因为 APP 基因密码子 693 突变。

2.2.2.3　Italian 型

本型临床表现为皮质性脑叶出血，以后成为血管性痴呆，其病因为 APP 基因密码子 693 突变。

2.2.2.4　Iowa 型

本型在 60~70 岁发病，表现为进行性失语，以后痴呆。颅脑 MRI 检查提示枕叶皮质钙化，多灶性脑梗死，白质病，无脑出血，其病因为 APP 基因密码子 694 突变。

2.2.2.5　另有 APP 基因突变的家族性 CAA

本病为 APP 基因（L705V）突变的遗传性小血管病，临床表现为反复脑出血，病理表现中无老年斑和神经纤维缠结。

2.2.3　家族性阿尔茨海默病伴淀粉样脑血管病

本病为进行性痴呆/痴呆和脑出血同时发病，其病因为常染色体 14PS1/1PS2 基因突变。

2.2.4 家族性淀粉样病 Finnish 型/大脑淀粉样血管病（GSN 相关型）/芬兰型淀粉样变性/家族性淀粉样多神经病

芬兰型淀粉样变性最早由 Meretoja 描述，Meretoja 在 1969 年报道了来自芬兰南部 Häme 省 3 个家庭的 10 个病例，并于 1973 年发现了该病的常染色体显性遗传特征。本病是常染色体显性遗传，由 GSN 基因缺陷所致。该病多于成年早期发病，病变累及角膜、皮肤和颅神经，以视觉病变为主，出现视敏感度下降、角膜处发现基质晶格线及沉淀的 II 型角膜晶格萎缩。临床常出现干眼综合征，主要表现为眼部不适、神经系统疾病和皮肤改变。

2.2.5 家族性眼软脑膜淀粉样变

本病表现为偏头痛、偏瘫、抽搐、卒中、视力减退和痴呆，也可有蛛网膜下腔出血，其病因为 Transthyretin 基因密码子（Gly 53 GLU）突变。

2.2.6 转甲状腺素相关遗传性淀粉样变性（transthyretin-associated hereditary amyloidosis）

本病为 TTR（Transthyretin）基因突变，常染色体显性遗传。该病病理改变为在细胞外基质有大量非可溶性蛋白质纤维的异常沉积，此类患者表现为多神经病变、腕管综合征、自主神经功能紊乱、心肌病及胃肠功能紊乱，偶尔伴有脑卒中、玻璃体混浊和肾功能不全。

2.2.7 朊蛋白淀粉样脑血管病

本病与家族性遗传有关，其临床表现与阿尔茨海默病（AD）的进行性痴呆相似，其病因为 PrP 基因 145 密码子突变。

2.2.8 大脑淀粉样血管病（PRNP 相关型）

本病为朊病毒蛋白基因 PRNP 杂合突变，常染色体显性遗传，临床表现为小脑共济失调、肢体共济失调、淀粉样斑块、痴呆、帕金森综合征。PRNP 基因突变还与克雅氏病（CJD）、致死性家族性失眠症、Gerstmann-Straussler 病和库鲁病相关。

2.2.9 CST3 相关脑淀粉样血管病

本病为 CST3 基因突变所致，其临床表现可有脑叶出血（额、颞叶和枕叶均可受累）、进行性痴呆、白质脑病、缺血性卒中、脑动脉粥样硬化等。

2.2.10 原发性轻链型淀粉样变（primary systemic amyloidosis）

本病是一种由具有反向 β 折叠结构的单克隆免疫球蛋白轻链沉积在器官组织内，并造成相应器官组织功能异常的系统性疾病，累及周围神经时可有对称性下肢感觉、运动神经病变；累及自主神经时可有胃排空紊乱、假性梗阻、排泄失调等改变。

2.2.11 生化机制不清的淀粉样脑血管病

2.2.11.1 British 型/家族性英国型痴呆/大脑淀粉样血管病（ITM2B 相关型 1）

本型为常染色体显性遗传，发病年龄介于 40~60 岁，早期表现为深反射亢进、肌张力增高，在疾病后期出现肌肉强直，并有躯干性共济失调和 Romberg 征，但是无视神经受损、震颤及自主运动或感觉改变。智力减退逐渐进展，起初表现为冷漠和近记忆力减退，随后进展为完全定向障碍、单音节陈述。

2.2.11.2 Danish 型

本型表现为白内障、耳聋、进行性共济失调和痴呆。

2.3 CAA-ri

CAA-ri 是 CAA 中的一种少见亚型，其 Aβ 不仅在血管内沉积，还可在血管壁和血管周围引起炎症反应，它是一种主要以精神症状、癫痫、认知功能减退等表现为主的中枢神经系统罕见血管炎，而累及脊髓的 CAA-ri 则更为罕见，目前国内尚未见文献报告。

3　遗传性非淀粉样变性脑小血管病（inherited or genetic small vessel diseases distinct from cerebral amyloid angiopathy）

遗传性非淀粉样变性脑小血管病是指有明确遗传学机制的家族性脑小血管病，根据遗传形式可分为 3 类：显性型、隐性型和 X 连锁型，如伴皮质下梗死和白质脑病的常染色体显性遗传性脑动脉病（CADASIL）、HTRA 1 相关脑小血管病、伴卒中和白质脑病的组织蛋白酶 A 相关性动脉病（CARASAL）、弥漫性躯体血管角质瘤（Fabry 病）、视网膜血管病变伴有大脑白质脑病（retinal vasculopathy with cerebralleukodystrophy，RVCL）等，其中 RVCL 包括以下 4 种疾病：①伴有视网膜病—肾病—卒中的遗传性内皮细胞病（hereditary endotheliopathy with retinopathy, nephropathy and stroke, HERNS）；②遗传性血管性视网膜病（hereditary vascular retinal disease, HVR）；③大脑视网膜血管病（cerebral retinavascular disease, CRV）；④遗传性系统性脑血管病（hereditary systemic angiopathy, HSA）。此外，还包括以下各种类型的疾病。

3.1　伴有皮质下梗死及白质脑病的常染色体显性遗传性脑动脉病（cerebral autosomal dominant arteriopathy with subcortical infarct and leukoencephalopathy，CADASIL）

CADASIL 是一种中年期发病的罕见常染色体显性遗传病，1994 年，Bousser 等正式把该病命名为 CADASIL，其致病基因是 NOTCH3（Notch Receptor 3）基因。典型的临床表现是偏头痛发作、频发性皮质下短暂性脑缺血发作或缺血性脑卒中、认知能力下降及精神疾病。颅脑 MRI 检查显示双侧大脑半球白质内多发的、大小不等的斑片状长 T_1、长 T_2 信号病灶，常位于双侧颞叶、顶叶、额叶皮质下及脑室周围基底节区，脑干也受累。

3.2　HTRA 1 相关脑小血管病

HTRA1 基因突变与多种疾病及病理生理有关，例如年龄相关性黄斑变性、关节炎、伴有皮质下梗死及白质脑病的常染色体隐性遗传性脑动脉病（cerebral autosomal recessive arteriopathy with subcortical infarcts and leukoencephalopathy，CARASIL）、HTRA1 相关显性遗传性脑小血管病/CADASIL2 型、Loeys−Dietz 综合征和遗传性出血性毛细血管扩张等。

3.2.1　伴有皮质下梗死及白质脑病的常染色体隐性遗传性脑动脉病（CARASIL）

CARASIL 是一种以脱发、反复缺血性卒中、认知障碍及腰痛为特征的常染色体隐性遗传性脑动脉病。该病最早在 1965 年由日本学者 Maeda 等首先报道，1995 年，福武敏夫等将其正式命名为 CARASIL。患者一般在 10~30 岁时出现多种表型，如腰痛、脱发甚至白质脑病。年龄超过 30 岁的患者可能会出现其他症状，如步态障碍、缺血性卒中、假性延髓麻痹、锥体系或锥体外系症状、巴宾斯基征和进行性认知障碍，严重的会导致严重痴呆。2009 年 Hara 等通过基因连锁分析及候选基因序列分析将其致病基因定位于 10 号染色体上的 HTRA1 的双等位基因纯合突变，为 CARASIL 的诊断提供了线索。迄今为止，全球已报道了 19 个 CARASIL 家系涉及 19 个不同的突变位点，大部分来自日本，此外，还可见于欧洲、北美洲、土耳其、新加坡及中国等国家和地区。

3.2.2　HTRA1 相关显性遗传性脑小血管病/CADASIL2 型

CADASIL2 型不同于 CARASIL，CARASIL 是由 HTRA1 的双等位基因纯合突变所引起的，近年来，新发现的 HTRA1 基因杂合突变所致的 CADASIL2 型病例约占家族性 CSVD 的 5%，这些疾病呈现显性遗传模式、发病较晚、程度较轻，而且缺乏非神经系统特征。

CADASIL2 型是 HTRA1 基因杂合突变所致的一种非常罕见的脑血管病。自 2015 年 Verdura 等发现杂合子 HTRA1 基因突变与 CADASIL 有关以来，目前大约有 50 例患者被报告。研究表明 HTRA1 突变导致的 CADASIL2 型较 HTRA1 突变导致的 CARASIL 更常见。

CADASIL2 型的主要临床表现包括神经系统症状和神经系统外症状。神经系统症状包括反复卒中发作（腔隙性脑梗死、短暂性脑缺血发作、脑出血）、步态异常、认知功能障碍、情绪改变以及延髓麻痹等。神经系统外表现有腰痛、脊椎病、秃头或者头发稀疏。这些症状与 CARASIL 症状也存在较高的相似性，但两者之间存在一些可以鉴别的特点，主要表现在以下几个方面：①CADASIL2 型男性多见，而 CARASIL 男女比例均衡；②CADASIL2 型患者神经系统症状平均发病年龄较 CAR-ASIL 晚，两者平均发病年龄分别为 54.1 岁和 29.5 岁；③CADASIL2 型患者神经系统以外的症状较 CARASIL 少见，文献报告约 13.2% 的 CADASIL2 型患者出现秃头，而在 CARASIL 患者中达 85.7%，CADASIL2 型中有 62% 的患者出现脊椎病或腰痛，而几乎所有的 CARASIL 都存在脊柱病变。

3.2.3　Loeys-Dietz 综合征（Loeys-Dietz syndrome，LDS）

LDS 是一种罕见的常染色体显性遗传性结缔组织病，典型的临床表现包括主动脉瘤形成、眼距过宽以及悬雍垂裂/腭裂。与马方综合征（Marfan syndrome，MFS）相比，LDS 患者主动脉瘤或夹层的临床进展更为迅猛，常以猝死为首发症状，因此早期诊断具有重要的临床意义。

3.2.4　遗传性出血性毛细血管扩张症（hereditary hemorrhagic telangiectasia，HHT）

详见第 1 章第 5 节 1.1.4.2.1。

3.3　伴卒中和白质脑病的组织蛋白酶 A 相关性动脉病（cathepsin A-related arteriopathy with strokes and leukoencephalopathy，CARASAL）

来自荷兰阿姆斯特丹自由大学的 Bugiani 等学者对 2 个 CARASAL 家系进行了报道，总结了一类显性遗传、成年起病的脑小血管病。CARASAL 多于 30~50 岁起病，首发症状有较大异质性，包括头痛、偏头痛、步态异常和脑卒中等。病史多提示血管疾病，如顽固性高血压、脑卒中和短暂性脑缺血发作等，另外，多数患者诉有轻微的认知功能下降。此外，CARASAL 患者中非神经系统主诉也较常见，包括口干伴吞咽困难、眼干和肌肉痉挛。颅脑 MRI 检查显示 T_2 或 FLARI 序列上多表现为脑室旁和深部白质的信号改变，主要位于额顶叶，年轻患者病变呈局灶分布，此外，基底节、丘脑、内囊、外囊和脑干（特别是脑桥和中脑红核）可见小的多灶性信号异常，DWI 上部分病灶可见弥散受限，随着年龄的增长，脑梗死和脑微出血更容易发生。

3.4　Fabry 病/法布里病/弥漫性躯体性血管角化瘤病（angiokeratoma corporis diffusum，ACD）/神经酰胺三己糖苷脂贮积病（ceramide trihexosidosis）/Anderson-Fabry 病

法布里病（Fabry disease，FD）是英国医生 William Anderson 和德国医生 Johannes Fabry 于 1898 年首先报告的，由此得名 Fabry 病或者 Anderson-Fabry 病。FD 是一种 X 连锁遗传性疾病，随着基因检测技术的发展和普及，目前 FD 已经可以进行早期诊断，酶替代疗法的出现使 FD 患者有望得到有效的治疗。

FD 是一种 X 连锁遗传性溶酶体脂质贮积病，因位于 X 染色体长臂上编码 α 半乳糖苷酶 A（α-Gal A）的基因（GLA）突变，导致该基因编码的蛋白多肽因错误的折叠和修饰导致 α-Gal A 活力全部或部分缺失，结果该酶的代谢底物三己糖酰基鞘脂醇（GL3 或 Gb3）和相关的鞘糖脂不能被及时降解，而贮积在人体的血管、神经、肾脏、心脏等组织器官，引起相应组织器官的结构和功能异常。

临床表现主要包括：①肢端感觉异常，表现为"法布里危象"，有强烈的、极端疼痛的、烧灼感，这种感觉首先出现在手脚，逐步蔓延到身体的其他部位；②汗液分泌异常，表现为少汗或无汗，但有少数患者存在多汗症；③皮肤血管角质瘤，是 FD 最早出现、最具有特异性的临床特征，多见于男性。表现为皮肤浅层成片的点状病变，扁平或略微凸起于皮肤，压之不变色，严重时可出现轻度角质化。通常分布于肚脐和膝盖之间，多见于臀部、背部、大腿、阴茎及阴囊；④眼部受累，表现为"法布里白内障"；⑤肾脏受累，早期可出现蛋白尿或微量白蛋白尿；⑥心脏受累，晚期症状为高血压、心绞痛、心肌缺血和梗死；⑦脑血管受累，多发于小血管，以眩晕、头痛及卒中症状为主要表现；⑧其他

系统受累，包括胃肠道症状，腹泻、恶心、呕吐等。

3.5　视网膜血管病变伴有大脑白质脑病（retinal vasculopathy with cerebralleukodystrophy，RVCL）

RVCL 为常染色体显性遗传的视网膜血管病，由 TREX1 基因突变引起，表现为视网膜病变、肾病和反复中风，包括以下 4 种类型。

3.5.1　伴有视网膜病—肾病—卒中的遗传性内皮细胞病（hereditary endotheliopathy with retinopathy，nephropathy and stroke，HERNS）

HERNS 是一种非常少见的遗传性脑小血管病，通常累及直径<300μm 的动脉血管，由 Jen 等在 1997 年首次报道了一个家系。

主要临床表现为视野缺损、反复卒中发作、肾功能不全和蛋白尿以及不同程度的精神症状。

3.5.2　遗传性血管性视网膜病（HVR）

HVR 早期表现为集中在黄斑周围的视网膜微血管病变，微动脉瘤和毛细血管扩张，晚期出现视网膜动脉分支闭塞并出现视力减退或消失的症状。

3.5.3　大脑视网膜血管病（CRV）

CRV 临床表现为视网膜毛细血管变性和脑血管病变，神经系统表现为偏头痛、卒中和痴呆。

3.5.4　遗传性系统性脑血管病（HSA）

HSA 临床表现为渐进性发展的缺血性卒中，颅脑 CT 检查显示颅内多发性钙化灶伴低密度灶，荧光造影可发现视网膜血管闭塞。

3.6　遗传性胶原蛋白病（hereditary collagen disease，HCD）/COL4A1 卒中综合征

研究表明，COL4A1 基因的突变与遗传性脑小血管病相关，除部分患者有孔洞脑症外，HCD 临床症状还包括脑白质病变、脑梗死和脑出血，有些脑出血症状轻微，颅脑 MRI 检查很难发现病灶，除家族性病例外，还发现有散发病例的存在。

COL4A1 基因的突变最早发现于孔洞脑症患者，孔洞脑症是一种罕见的常染色体显性遗传病，大脑内部产生空洞，出现脑白质病变，临床症状严重，可造成婴儿偏瘫和卒中。某些未出现症状的家庭成员中，有可能会在成年期出现自发性颅内出血和脑白质病变，表明大脑有潜在的小血管病变。因此，Gould 提出，COL4A1 基因的突变在孔洞脑畸形家族中，即使不引起孔洞脑症，也可能引起脑出血，其携带者因血管基底膜不稳定，使脑部小血管十分脆弱，应提早预防。

3.7　遗传性血管病、肾病、动脉瘤和肌肉痉挛综合征（hereditary angiopathy，nephropathy，aneurysms and muscle cramps syndrome，HANAC syndrome）

本征是一种常染色体显性遗传病，主要临床表现为脑白质病变、动脉瘤、视网膜动脉迂曲、多囊肾、镜下血尿、肌肉痉挛等，通常由 COL4A1 基因变异所致。2005 年，Plaisier 等首次报告了 1 个家系的病例，其中部分成员表现为血尿、视网膜动脉迂曲、肌肉痛性痉挛，部分成员兼具前述二者或三者。该家系中所有表现为肉眼血尿的成员，均有视网膜动脉迂曲和肌肉痉挛等表现，且部分成员存在脑白质病变、雷诺现象等表现，故该学者认为其可能为一种影响小血管的综合征。该研究团队在 2007 年又发现了 2 个类似的家系，家系中多名成员也有相同临床表现，之后，该研究团队在以上 3 个家系中均检测到 COL4A1 基因变异，并将相应的疾病命名为 HANAC 综合征。此外，除 HANAC 综合征外，其他学者研究发现 COL4A1 基因变异还可引起脑小血管病伴出血、孔洞脑症及穿通脑、脑裂畸形、先天性白内障和青光眼等疾病，均表现为常染色体显性遗传，且临床异质性较大。

3.8 脑视网膜微血管病伴钙化、囊变（cerebroretinal microangiopathy with calcifications and cysts，CRMCC）/伴钙化与囊变的脑白质病（leukoencephalopathy with brain calcifications and cysts，LCC）/Labrune 综合征（labrune syndrome）/ Coats plus 综合征（coats plus syndrome）

伴钙化与囊变的脑白质病又称为 Labrune 综合征。1996 年，Labrune 等发现有 3 例患者的基底节区、小脑核团和白质出现广泛钙化，同时有进展性脑内囊肿，但不伴有视网膜病变，病理活检发现囊肿周围组织的微血管出现血管瘤样改变，因此将此类病变命名为 LCC。然而在随后的研究中，有学者发现 Coats plus 综合征和 LCC 具有类似的病理改变，而且部分病例同时伴有视网膜病变和脑内囊肿，Linnankivi 等认为 Coats plus 综合征和 LCC 属于同一类疾病，因此将之命名为 CRMCC（cerebroretinal microangiopathy with calcifications and cysts，CRMCC）。但是，由于此类疾病的发病机制尚未完全明确，因此，在诊断及分型上一直存在争议，截至目前，全世界已经报道 60 例此类疾病。

Coats 病是一种单侧渗出性视网膜炎，患者多为男性儿童，不伴有全身症状。1988 年，Tolmie 等首次发现 2 例累及双侧视网膜的 Coats 病患者，且伴有宫内发育迟缓（intrauterine growth retardation，IUGR）和全身症状。此后，相继有类似病例报道，这些病例的共同特点是除了双侧视网膜病变外，还伴有广泛的脑白质变性和钙化以及其他系统的受累，由于此类患者不同于以往的 Coats 病例，因此被称为 Coats plus 综合征。

3.9 线粒体脑肌病伴高乳酸血症和卒中样发作（MELAS）

详见第 11 章第 6 节 1. 3. 1。

3.10 腺苷脱氨酶 2 缺乏症（deficiency of adenosine deaminase 2，DADA2）

DADA2 于 2014 年首次在类似结节性多动脉炎的中小型脉管炎患者中报道，ADA2 是一种主要由髓细胞分泌的细胞外酶，参与内皮功能、造血细胞发育，ADA2 蛋白缺乏会引发自身炎症过程。DADA2 临床特征是血管病变和炎症，血液学异常和免疫缺陷三方面，其主要临床表现为间歇性发热、炎症标志物升高、皮肤血管病（网状青斑、溃疡）和腔隙性缺血性卒中和/或出血引起的神经系统受累症状，胃肠道、肝脏和肾脏也可能受累。

3.11 脑桥常染色体显性遗传性微血管病和白质脑病（pontine autosomal dominant microangiopathy and leukoencephalopathy，PADMAL）

PADMAL 是一种罕见的脑小血管疾病的单基因病因，为 COL4A1 3' UTR 内 mir-29 microRNA 结合位点上的 COL4A1 基因突变，Ⅳ型胶原表达上调，导致一种独特的缺血性遗传性脑小血管病，如在成年人中发作，颅脑 MRI 检查可见脑桥多发腔隙性梗死灶，可累及颞叶及外囊白质，T_2 高信号。

4 炎症和免疫介导性小血管病（inflammatory and immunologically mediated small vessel diseases）

详见第 1 章第 3 节。

5 静脉胶原病（venous collagenosis，VC）

1995 年，Moody 等在人脑病理研究中发现，在侧脑室旁静脉血管壁上存在静脉胶原病（VC）的特征性病理变化，被描述为一种在其静脉壁上存在一种非炎症性胶原增厚样病理改变，由于缺乏特异性标志物及染色方法，故其病理改变特征和发生机制还不清楚，但目前已有的研究结果表明，VC 与脑小血管病（CSVD）、阿尔茨海默病（AD）等疾病密切相关。

6　其他小血管病（other small vessel diseases）

6.1　放疗后脑病

随着肿瘤患者脑部放疗的增多，虽然其生存期延长，但是，放射性脑病的发生率也明显增高，其 CSVD 的主要病理改变为脑损伤和脑水肿，从而引起神经功能障碍，临床表现为记忆力下降、智力减退、头晕、头痛、走路不稳、肢体偏瘫等症状，严重影响患者的生活质量，甚至导致死亡。目前放射性脑病临床诊断的主要手段是颅脑 CT 检查和颅脑 MRI 检查，但多数患者往往在损伤晚期出现脑萎缩和脑软化等形态变化后才能被发现。

第 5 节　出血性脑血管病

1　脑出血（intracerebral hemorrhage，ICH）

1.1　按病因分类

1.1.1　高血压性脑出血（hypertensive intracerebral hemorrhage）

高血压性脑出血是自发性脑出血最重要的亚型，有起病急、病情凶险、预后差等特点，高血压性脑出血患者的病死率超过 1/3，病残率超过 90%，目前尚无明确有效的治疗方式。一些早期预后预测因素，如年龄、性别、烟酒史、神经功能损伤程度、血肿量、脑室内出血和幕下出血等在预测高血压性脑出血的预后判断上仍存在一些争议。

1.1.2　颅内动脉瘤（intracranial aneurysm）

颅内动脉瘤是由于颅内动脉先天发育异常和/或后天损伤等因素所致的局部血管壁损害，在血流动力学负荷和其他因素作用下，血管壁逐渐扩张形成的异常膨出。国际未破裂颅内动脉瘤研究（international study of unruptured intracranial aneurysms，ISUIA）、国际蛛网膜下腔出血动脉瘤试验（international subarachnoid aneurysm trial，ISAT）、未破裂脑动脉瘤研究（unruptured cerebral aneurysm study，UCAS）3 项动脉瘤研究中，均未对囊性动脉瘤进行明确的定义或提出诊断标准，MRA 检查、CTA 检查和 DSA 检查均可作为颅内动脉瘤的诊断工具，同时 DSA 检查是诊断颅内动脉瘤的"金标准"，但对膨出的程度、形态等达到何等标准可作为动脉瘤的定义，现尚无定论。

依据是否破裂，可将颅内动脉瘤分为未破裂及破裂动脉瘤；依据病因，可将其分为先天性、感染性、外伤性、动脉硬化性动脉瘤等。临床常用的标准是依据动脉瘤最大径，将其分为小型动脉瘤（最大径<5 mm）、中型动脉瘤（5 mm≤最大径<15 mm）、大型动脉瘤（15 mm≤最大径<25 mm）以及巨大型动脉瘤（最大径≥25 mm）。

1.1.3　破裂孔综合征（foramen lacerum syndrome）/颈内动脉瘤综合征

本征是破裂孔处的外伤、炎症及该处颈内动脉因动脉瘤、先天性动脉中层缺损及硬化等病变侵犯了邻近的颅神经而引起的一组临床症状。当半月神经节受压时，病变侧额部、眼眶及面部可出现局限性头痛，有时则呈偏头痛，也可扩散到整个头部。动眼神经受压可出现复视、眼睑下垂、瞳孔散大、对光或调节反射消失，某些病人患侧眼球轻度突出，甚至出现视盘水肿或视神经萎缩。根据颅脑平片及脑血管造影，一旦确诊为颈内动脉瘤时，多行外科手术治疗。

1.1.4　颅内血管畸形

1.1.4.1　脑静脉性血管畸形（cerebral venous malformation，CVM）/静脉血管瘤（cerebral venous angioma）/发育性静脉异常（developmental venous anomaly）

CVM 被认为是一种临床少见病，Saito 等认为胚胎在髓静脉和侧支形成时期，子宫内的缺血事件诱导了病理性静脉引流的形成，组织学上则是完全由静脉成分构成的先天性脑血管畸形。它在脑血管畸形各型中所占的比例由于研究年代不同而报道不一，约为 15%～63%。国内报道则较少，赵继宗等报告其占各类脑血管畸形的 1.7%～3.3%。

1.1.4.2　毛细血管扩张症（telangiectasis）

本病是一簇形似毛细血管的薄壁、扩张血管构成的畸形，常无临床症状，少数病人出现头痛、耳鸣、眩晕、听力下降、共济失调、偏瘫、抽搐及局限性神经功能障碍等，颅脑 CT 检查、颅脑 MRI 检查上 T_1WI、T_2WI 一般难以发现病变，SWI 对本病敏感，呈局限性低信号，增强扫描可见边缘模糊的特征性的刷状及筛孔状高信号病灶，有时可为点状、线状、丛状强化。

1.1.4.2.1　遗传性出血性毛细血管扩张症（hereditary hemorrhagic telangiectasia，HHT）／Rendu-Osler-Weber 病

HHT 于 1864 年由 Sutton 首次报道，是由于血管系统发育异常导致毛细血管扩张和动静脉畸形的一种罕见的常染色体显性遗传病。HHT 世界范围内的发病率在 1.5/10000～1/5000，存在地域及种族差异，但无性别差异。欧洲发病率最高，特别是丹麦和法国，库拉索岛和博内尔岛的加勒比海人也有较高的发病率，我国尚无 HHT 流行病学调查资料。

HHT 常见致病基因包括 ENG、ACVRL1/ALK1、MADH4/SMAD4 等。HHT 目前主要分为以下 5 种亚型：①HHT1 型致病基因 ENG，定位于染色体 9q34；②HHT2 型致病基因 AVCVRL1，定位于染色体 12q3；③HHT3 型是在染色体 5q31 发现了 HHT 相关的基因；④HHT4 型是在染色体 7q14 上发现了 HHT 相关的基因；⑤HHT5 型是由 BMPq/GDF2 基因突变导致。另外 MADH4 基因突变会引起幼年性息肉病和遗传性毛细血管扩张症综合征（JPHT）。

HHT 临床表现以皮肤、黏膜多部位的毛细血管扩张性损害，引起鼻出血和其他部位出血为特征，经常可能并发动静脉畸形，多见于脑、肺、胃肠道和肝脏。

1.1.4.2.1.1　幼年性息肉病和遗传性毛细血管扩张症综合征（juvenile polyposis and hereditary haemorrhagic telangiectasia，JPHT）

JPHT 是常染色体显性遗传，由 MADH4 基因突变所致，临床表现为皮肤毛细血管扩张，口腔、鼻腔黏膜出血，肺、肝、脑、胃肠道动静脉畸形。该病多于儿童期起病，脑动静脉畸形可导致蛛网膜下腔出血。

1.1.4.2.2　稀毛症—淋巴水肿—毛细血管扩张综合征（hypotrichosis-lymphedema-telangiectasia syndrome，HLTS）

HLTS 是常染色体隐性遗传病，最早由 Irrthum 等人于 2003 年报道，Irrthum 等人报道了 5 例伴有隐性或显性 SOX18（SRY-box transcription factor 18）基因突变的患者。HLTS 多在出生或婴儿早期发病，常常同时存在稀毛症、淋巴水肿和毛细血管扩张 3 个临床特点。

1.1.4.3　脑海绵状血管畸形（cerebral cavernous malformation，CCM）

CCM 为呈散发性或具有不完全外显率的常染色体显性遗传的脑血管畸形。家族性颅内多发性海绵状血管瘤（familial intracranial cavernous angioma，FICA）目前被认为是一种常染色体不完全显性遗传疾病，其致病基因位于人类染色体 7q11.2-2，称为脑海绵状血管畸形 1 基因（cerebral cavernous malformation-1 gene，CCM-1）。

CCM 病变主要发生于脑，也可见于视网膜、脊髓和皮肤。皮肤病变呈深红色、形态不规则的角化过度型皮肤毛细血管—静脉畸形（hyperkeratotic cutaneous capillary-venous malformations，HCCVMs）。CCM 的临床表现包括头痛、癫痫和脑出血等，但有些患者不出现临床症状，因此临床工作中难以发现。颅脑 CT 检查一般表现为边界清楚的圆形或类圆形等稍高密度影，可合并斑点状钙化。颅脑 MRI 检查的典型表现类似"桑葚"或"爆米花"样改变，表现为病灶边

界清楚，中间为散片状，SWI 序列对检测颅内海绵状血管瘤具有高度的特异性。

1.1.4.4 脑—视网膜动静脉瘤综合征/Wyburn-Mason 综合征/ Bonnet-Dechaume-Blanc 综合征

视网膜动静脉畸形最早由 Magnus 于 1874 年描述，1932 年 Yates 和 Payne 描述了一例同时出现了视网膜和脑的动静脉畸形的病例，1937 年 Bonnet、Dechaume 和 Blanc 于里昂报道了 2 例病例，并首次将视网膜和脑的动静脉畸形联系到一起，1943 年 Wyburn Mason 回顾了之前所有的病例并补充 9 例病例后又进行了系统性研究，此后本病在欧洲大陆被称为 Bonnet-Dechaume-Blanc 综合征，在英语国家又被称为 Wyburn-Mason 综合征。

脑—视网膜动静脉瘤综合征，是全身性错构瘤病（母斑病）之一，是一种以中脑的一侧或两侧动静脉瘤、同侧的视网膜动静脉瘤，以及面部多发性皮肤血管或色素痣为特征的常染色体显性遗传性疾病，男性常见，多在 20~30 岁时出现症状，起病缓慢或急剧。眼部视网膜非进行性动静脉瘤通常为单侧性，表现为视盘水肿，常伴眼球突出、眼睑下垂、斜视、眼球震颤、复视、瞳孔对光及调节反射消失，甚至失明，在患眼同侧三叉神经分布区出现血管性或色素性皮肤痣。神经系统异常可有精神症状、耳鸣、耳聋、失语、头痛、偏瘫、膝反射异常，如脑部出血严重可危及生命。

1.1.4.5 脑动静脉畸形（cerebral arteriovenous malformation）

IL-6 基因启动子多态性与脑动静脉畸形颅内出血易感性有关，该基因编码的细胞因子在炎症和 B 细胞成熟中起重要作用，其编码的蛋白质已被证明是能够引发自身免疫性疾病或引起发热的内源性致热原，该基因的功能涉及各种炎症相关疾病状态。

1.1.4.5.1 毛细血管—动静脉畸形综合征（capillary malformation-arteriovenous malformation syndrome，CM-AVM）

CM-AVM 是与 RASA1 基因变异相关的常染色体显性遗传疾病，于 2003 年由 Eerola 等首次报道。毛细血管—动静脉畸形是一种常见的皮肤血管异常，出生时即可存在，倾向于与个体一起生长，不会自发退化。毛细血管—动静脉畸形与毛细血管瘤不同，毛细血管瘤是出生后不久出现，快速生长、缓慢回缩和内皮细胞过多的高度增殖性病变，而毛细血管—动静脉畸形可于皮肤出现数量、大小不等的红斑、黄斑。

1.1.4.6 脑动静脉瘘（cerebral artenovenous fistula）

脑动静脉瘘是一组脑内动静脉有异常通道的先天性脑血管病变，它由增粗的供血动脉、动静脉之间异常瘘道（腔壁型或管道型）、瘘道后静脉瘤样扩张以及增粗的引流静脉组成。与脑动静脉畸形不同，脑动静脉瘘缺乏巢样结构的异常血管团，具有与前者不同的临床表现，多在出生后即有临床症状，影响患儿的生理、智力发育，甚而夭折。早期发现、及时治疗可提高患儿的生存率，改善患儿的生存质量。

脑动静脉瘘病理改变主要为动静脉之间存在瘘道，动脉内高流量、高流率血流通过瘘道，直接冲击瘘道后静脉致使静脉扩张。依据其累及 Galen 静脉与否分为 Galen 型动静脉瘘和非 Galen 型动静脉瘘；据其瘘道部位、伴发引流静脉窦变异与否，又可分为诸多亚型。

1.1.4.6.1 Galen 型动静脉瘘

1.1.4.6.1.1 Galen 静脉瘤样畸形（vein of Galen aneurysmal malformations，VGAM）/大脑大静脉畸形（vein of Galen malformation，VOGM）/盖伦静脉瘤（Galen's phlebangioma）

本病是一种较少见的脑动静脉畸形，其主要病理改变是脑动脉与脑静脉之间的短路，使大脑大静脉极度扩张，呈圆形，静脉壁灰白、增厚、坚韧，直径常超过 3cm。主要供血来自一侧或双侧大脑后动脉及其分支，大脑中动脉的分支也常参与供血。Galen 静脉瘤的分型为：①真性 Galen 静脉瘤，为先天性，在胚胎第 3 个月期间形成，瘤囊不是 Galen 静脉瘤本身，而是前脑中长静脉有一支或多支供应动脉直接与大脑大静脉壁相通；②假性 Galen 静脉瘤，脑动静脉畸形伴有 Galen 静脉瘤样扩张，静脉扩张是继发性的或后天性输出静脉栓塞所致。本病多发生在新生儿及幼儿，心脏叩诊心界明显扩大，有明显的心力衰竭临床症状，此外，头围也有迅速增大的征象，在患者的额头部可闻及颅内杂音。有的患者突发蛛网膜下腔出血，脑血管造影可见大脑大静脉如球形扩大，供血动脉来自大脑前、中、后动脉的分支。颅脑 CT 扫描显示对称性脑积水，第三脑室被推移向前，第三脑室后部有一圆形可增强阴影，另外本病也可分为脉络膜型 VGAM 和腔壁型 VGAM。

1. 1. 4. 6. 1. 2　Galen 静脉瘤样扩张（vein of Galen aneurysmal dilatation，VGAD）

本病包括实质型 VGAD、硬膜型 VGAD 和曲张型 VGAD。

1. 1. 4. 6. 2　非 Galen 型动静脉瘘

1. 1. 4. 7　颈动脉海绵窦瘘（carotid cavernous fistulas，CCF）

CCF 最早由 Baron 在 1835 年报道，是指由颈内动脉海绵窦段或其分支破裂，导致颈内动脉与海绵窦之间形成异常动静脉交通的一组临床综合征，是一种少见的脑血管疾病。按发病原因，可分为外伤性和自发性，其中外伤性约占 75%~85%，约占颅脑外伤的 0. 2%~0. 3%。

1. 1. 4. 8　硬脑膜动静脉瘘（dural arteriovenous fistulas，DAVF）

DAVF 是指脑膜动脉与硬脑膜静脉窦和/或蛛网膜下腔静脉之间的异常交通，其病因尚不清楚，最初被认为是先天性疾病，然而，近 30 年来的研究证据表明，DAVF 是由于静脉流出受损而导致的后天性病变。静脉窦血栓形成、创伤史、开颅手术、脑梗死均为 DAVF 形成的诱因，静脉窦血栓形成可以升高静脉压使组织缺氧，创伤可以促进血管内皮生长因子表达，进而促进毛细血管增生，最终形成 DAVF。DAVF 患者可表现为无症状，也可表现为搏动性耳鸣（主要是指血管性耳鸣，耳内某些部位如乙状窦前面骨质缺损、颈内动脉瘤以及耳内血管病变等导致血管的搏动传到内耳而引起的耳鸣）、突眼、球结膜水肿、癫痫，病变侵袭程度与皮质静脉回流有关，伴有皮质静脉回流的患者发生颅内出血或非出血性神经功能缺损的可能性更高。

1. 1. 4. 9　颅内隐匿性血管畸形（angiographically occult vascular malformations，AOVM）

AOVM 指脑血管造影检查不显影，经病理或手术证实的颅内血管畸形。本病在影像学上没有典型的血管畸形征象，但有些病例在颅脑 MRI 检查中可以表现为病灶中心有网状混杂信号，周围有一圈低信号环（含铁血黄素环），或有小的血管流空影。CTA 检查和 DSA 检查提示：①丛状小血管；②出现消失延迟的毛细血管；③出现伸展扭曲的小动脉；④出现早期充盈的扩张静脉或水母头状的髓质静脉等。

1. 1. 4. 10　弥漫性脑膜脑血管瘤病和白质脑病/Divry-Van Bogaert 综合征/迪瑞—范勃基尔特综合征

迪瑞—范勃基尔特综合征是常染色体隐性遗传性疾病，临床特征为痉挛性双侧瘫痪，皮肤呈大理石样纹理，手足发绀。由 Divry 和 Van Bogaert 于 1946 年首次报道，是一种无钙化的大脑皮层弥漫性血管瘤病，后称为 Divry-Van Bogaert 综合征。病理改变为大脑皮层和脑膜均有弥漫性血管瘤及弥漫性硬化改变，但无钙化现象。选择性侵犯男性，呈散发或家族性发病，临床特点为童年出现硬皮病，20 岁左右以癫痫、多灶性脑缺血发病，可出现痴呆、腔隙状态、假性延髓麻痹等，平均 20 年死亡，病程晚期脑血管造影在大脑中动脉和大脑后动脉末梢区可见弥漫性血管瘤样循环。

1. 1. 4. 11　脑增生性血管病/脑增生性血管畸形（cerebral proliferative angiopathy，CPA）/脑增殖性血管病/脑弥漫性病灶/全半球巨大脑动静脉畸形

脑增生性血管病又称脑增殖性血管病或脑增生性血管畸形，以前被称为"脑弥漫性病灶"或

"全半球巨大脑动静脉畸形"，形态学上被认为是一种低发生率的先天性血管异常。CPA 是一种发病原因不明的非典型慢性缺血性脑血管疾病，它不同于 Moyamoya 病与脑动静脉畸形（AVM），CPA 表现为弥漫性血管巢，临床表现为头痛、癫痫、局灶性神经功能缺失，是一种发病原因不明的非典型慢性缺血性脑血管疾病。

1.1.5　淀粉样脑血管病（cerebral amyloid angiopathy，CAA）

详见第 1 章第 4 节 2。

1.1.6　药物性脑出血（溶栓药、抗栓药等）

抗栓药物是临床上常用的药物，出血是其最常见的并发症，少量出血或非重要部位出血通过对症治疗通常预后良好，但颅内出血作为重要部位出血，常会致残甚至致命。可通过患者的意识障碍、瞳孔改变、颅神经症状、局灶性神经功能损害症状、病理征及颅脑 CT 检查进行评估。

1.1.7　脑血管炎脑出血

脑血管炎，亦称中枢神经系统血管炎，是一种在大脑中发生的血管炎，有时也出现在脊髓中。罹患脑血管炎可能导致包括头痛、行动困难在内的多种神经性症状，部分患者其临床表现类似多发性硬化、肌纤维发育不良、血栓性血小板减少性紫癜等，10%的脑血管炎患者都会出现脑出血。

1.1.8　血液系统疾病所致脑出血

详见第 17 章第 6 节。

1.1.9　外伤性脑出血（traumatic hemorrhage）

外伤性脑出血是头部受到外力作用引起的颅内出血，按出血部位不同，可分为硬脑膜外出血、硬脑膜下出血、蛛网膜下腔出血和脑实质出血等 4 种。颅内出血的症状，随出血量的增多，而逐渐加重，具体表现为头痛、不安、呕吐、谵妄、血压上升、脉搏缓慢、瞳孔缩小，严重时出现意识消失、呼吸不整、脉搏微弱、瞳孔放大、大小便失禁等症状，甚至死亡。

1.1.10　瘤卒中（垂体腺瘤、胶质瘤、转移瘤、颅咽管瘤、脑膜瘤等）

1.2　按部位分类

1.2.1　壳核出血

本病可有凝视、偏瘫、偏盲、偏身感觉障碍等症状，重症患者可出现意识障碍，根据出血部位具体可分为以下类型：①前型；②中间型；③后内侧型；④后外侧型；⑤外侧型；⑥巨大型。

1.2.2　丘脑出血

本病可有偏瘫、偏身感觉障碍等，也可有丘脑性失语、精神障碍、认知障碍等改变。根据出血部位具体分为以下类型：①前型；②后内侧型；③后外侧型；④背侧型；⑤完全型。

1.2.3　脑叶出血

1.2.3.1　顶叶出血

本病可有颞顶部头痛，病灶对侧偏身感觉障碍，以皮质感觉障碍为主。严重时有对侧轻偏瘫，以下肢为重，少数有象限盲，主侧半球出血时有表达性失语。

1.2.3.2　颞叶出血

本病可有颞部头痛，主侧颞叶出血时有感觉性失语或多语，可有精神症状，如兴奋、记忆力下降等，有象限盲等视野缺失，少数有对侧肢体无力和感觉障碍，也可无明显症状。

1.2.3.3　额叶出血

本病前额叶出血时无偏瘫，仅表现为表情呆板、反应迟钝、记忆力减退、情感改变等轻微精神症状，极少数患者有摸索和强握现象。出血在运动区附近时，有前额头痛，出血对侧单肢无力或轻偏瘫，两眼向病灶侧凝视，优势侧半球受累时有运动性失语，少数有癫痫发作。

1.2.3.4   枕叶出血

枕叶出血症状有后枕部头痛，视力模糊、同向偏盲或象限盲，巨大血肿时可有脑干和小脑体征。

1.2.4   小脑出血

小脑出血与高血压病有直接关系，是由小脑齿状核动脉破裂所致。吸烟、酗酒、摄入盐过多、体力和脑力劳动过度，都会发生小脑出血。小脑出血多数表现为突然起病的眩晕、频繁呕吐，枕部头痛，可有眼球震颤，可通过颅脑 CT 检查确诊。

1.2.5   脑桥出血

脑桥出血若为小量出血（出血灶直径在 1.0cm 以下），常常为非致死性，意识可部分保留（如嗜睡等），有交叉性偏瘫或四肢瘫，有展神经等颅神经麻痹，瞳孔缩小。如果出血量较大，可出现深昏迷、去脑强直、双瞳孔针尖状和光反射消失、四肢瘫、中枢性高热、娃娃眼现象消失，常在数天后死亡。原发性脑桥出血曾被分为以下 3 种临床类型。

1.2.5.1   经典型

本型脑桥病损严重，患者昏迷，四肢瘫，极高热，心动过速，常导致死亡。

1.2.5.2   偏侧脑桥综合征

本征血肿累及两侧脑桥基底与一侧被盖部，临床表现为轻偏瘫、意识保留、眼球反向倾斜、一侧角膜反射消失、构音障碍、面神经麻痹、对侧肢体与同侧面部感觉缺失，功能多可恢复。

1.2.5.3   被盖背外侧综合征/盖斯匹尼综合征（Gasperini syndrome）

本征为脑桥被盖外侧出血，意识保留，运动正常，偶有肢体共济失调，双眼向病灶侧凝视麻痹或病灶侧展神经麻痹、眼球反向倾斜、角膜反射消失以及面瘫，病灶对侧肢体与病灶侧面部感觉缺失，大部分功能多可恢复。

1.2.6   中脑出血

中脑出血临床少见，轻症患者表现为突然出现复视、眼睑下垂、一侧或两侧瞳孔扩大、眼球不同轴、水平或垂直眼震、同侧肢体共济失调，也可表现为 Weber 综合征或 Benedikt 综合征，严重者很快出现意识障碍、四肢瘫痪、去大脑强直，常迅速死亡。

1.2.7   尾状核出血

尾状核出血较少见，一般出血量不大，多经侧脑室前角破入脑室。临床表现为头痛、呕吐、对侧中枢性面舌瘫、轻度颈强直；也可无明显的肢体瘫痪，仅有脑膜刺激征，与蛛网膜下腔出血的表现相似。

1.2.8   屏状核出血

屏状核（claustrum）是位于大脑的外囊和极外囊之间的一块厚为 1~2mm 的扁平形灰质，外囊分隔屏状核和豆状核（壳核部分），极外囊分隔屏状核和岛叶。屏状核出血在出血量较少、临床症状不典型时易被误诊或漏诊，往往难以与壳核出血相鉴别。屏状核出血也可出现锥体束损害的症状和体征，但其容易破入外侧裂，若确定诊断需行剖检检查。

1.2.9   内囊出血

基底节内囊区是最常见的高血压颅内出血部位，该区域由众多动脉供血，但基底节内囊区的出血长期被当作单一实体而被共同称作为基底节或壳核出血。到目前为止，仍没有一个针对基底节内囊区出血的统一分类。

基底节内囊区由不同动脉供血，Heubner 回返动脉发自大脑前动脉深支，供应尾状核头部、壳核前部、丘脑前部、苍白球外侧核、内囊前肢等；豆纹动脉发自大脑中动脉，其分支供应豆状核、尾状核和内囊膝部及后肢；脉络膜前动脉发自颈内动脉，其分支分布于尾状核尾部、苍白球内侧、内囊膝部及后肢下半部。

总之，由于基底节内囊区出血血管的不同，其血肿的形状、累及区域不同，预后也不同。

1.2.10　延髓出血

本病极少见，临床表现为突然猝倒、意识障碍、血压下降、呼吸节律不规则、心律失常，继而死亡，轻症患者可表现为不典型的 Wallenberg 综合征。

1.2.11　胼胝体出血

胼胝体是有髓纤维且质地致密，故原发性出血少见，出血多为动脉瘤或动静脉畸形，其中以动静脉畸形常见。典型的胼胝体出血可出现持续性精神症状，尤其是出现失用症和定向力、计算力障碍。不典型出血者多以蛛网膜下腔出血或原发性脑室出血起病，患者突然出现头痛、呕吐、脑膜刺激征、精神症状、视力障碍及失语、失用等。诊断主要依据影像学检查，颅脑 CT 检查是明确诊断的较好方法。

1.2.12　脑室出血

脑室出血常见的临床表现为头痛、呕吐，严重者出现各种意识障碍，甚至昏迷、针尖样瞳孔、眼球分离性斜视或浮动，有四肢瘫或呈去脑强直发作，有脑膜刺激征，表现为高热、呼吸不规则，脉搏和血压可不稳定。颅脑 CT 检查或 MRI 检查可显示脑室内积血，但不能区别原发性还是继发性脑室出血。

1.2.12.1　原发性脑室出血

本病多由脉络丛血管或室管膜下动脉出血所致。

1.2.12.2　继发性脑室出血

本病多指脑实质出血破入脑室。

1.3　脑微出血（cerebral microbleeds，CMB）

CMB 是指以脑微小血管出血为主要特征的脑实质亚临床损害。由 Offenbacher 等于 1996 年首次提出，起名为"micro-hemorrhages"，在颅脑 MRI 检查的 T_2 梯度回波序列成像（T_2 gradient-echo magnetic resonance imaging，T_2-GRE MRI）上表现为直径为 2~5mm 的低信号区域，需排除苍白球钙化、血管畸形、小血管的流空信号、气体及铁沉积所致的低信号影，2008 年在美国芝加哥会议上被正式命名为脑微出血。CMB 不仅出现在脑卒中、认知功能障碍相关性疾病中，健康老年人及退行性疾病的患者也可发病。近年来研究表明，CMB 对多种中枢神经系统疾病的发生、发展及预后有着不可忽略的影响。

2　蛛网膜下腔出血（subarachnoid hemorrhage，SAH）

SAH 是指脑底部或脑表面血管破裂后，血液流入蛛网膜下腔引起相应临床症状的一种脑卒中。其常见并发症包括：①再出血（recurrence of hemorrhage）；②脑血管痉挛（cerebrovascular spasm，CVS）；③急性或亚急性脑积水（hydrocephalus）；④其他并发症包括 5%~10% 的患者发生癫痫发作，许多患者发生低钠血症。

2.1　颅内动脉瘤（intracranial aneurysm）

2.1.1　病因分类

颅内动脉瘤可分为：①先天性动脉瘤（congential aneurysm）；②动脉粥样硬化性动脉瘤（arsclerotic aneurysm）；③细菌性动脉瘤（bacterial aneurysm）；④外伤性动脉瘤/假性动脉瘤（traumatic aneurysm）。

2.1.2　部位分类

2.1.2.1　颈内动脉（ICA）动脉瘤

本病可分为：①床突下动脉瘤（颈动脉管内动脉瘤和海绵窦内动脉瘤）；②眼动脉段动脉瘤

(视交叉下型、视交叉上型、视交叉旁型和海绵窦型)；③前交通动脉瘤；④后交通动脉瘤；⑤前脉络膜动脉段动脉瘤；⑥ICA 末端分叉处动脉瘤。

2.1.2.2 大脑中动脉（MCA）动脉瘤

2.1.2.3 大脑前动脉（ACA）动脉瘤

本病可分为：①ACA 与前交通动脉交界处动脉瘤；②ACA 近段动脉动脉瘤；③ACA 远段动脉动脉瘤。

2.1.2.4 大脑后动脉（PCA）动脉瘤

本病可分为：①PCA 的 P1 段动脉瘤；②PCA 的 P2 段动脉瘤；③后脉络膜动脉的动脉瘤。

2.1.2.5 椎基底动脉动脉瘤

本病可分为：①基底动脉（BA）上动脉瘤；②BA 下段动脉瘤；③小脑上动脉动脉瘤；④小脑前下动脉动脉瘤；⑤小脑后下动脉动脉瘤；⑥椎动脉动脉瘤。

2.1.3 特殊的颅内动脉瘤

本病包括：①巨大动脉瘤；②真菌性动脉瘤。

2.2 烟雾病/Moyamoya 病/脑底异常血管网病

详见第 1 章第 1 节 10.4.5。

2.3 中脑周围非动脉瘤性 SAH（perimesencephalic nonaneurysmal subarachnoid hemorrhage，PNSAH）

自发性 SAH 是临床常见疾病，主要病因是颅内动脉瘤、血管畸形等，但临床上仍有 5%~28% 的患者行全脑血管造影后不能明确出血原因。PNSAH 是自发性 SAH 中较特殊的一种类型，由 Van Gijn 等首先发现并报道，该疾病的出血部位主要局限于中脑周围，占全脑血管造影阴性 SAH 的 21%~68%，与其他原因导致的自发性 SAH 相比，其临床特征、治疗及预后具有一定的特异性。

PNSAH 是一个影像学的概念，其诊断标准由 Rinkel 等于 1991 年提出：出血中心紧靠中脑的前方，并可蔓延到脑桥的前部，环池的前部及外侧裂基底部可被累及，但不扩展至外侧裂的外侧端，出血未充满纵裂池前部，且无明显的脑室内积血。近年，PNSAH 已逐渐被临床医师认同为一种独立的疾病。

PNSAH 的起病方式与其他原因导致的自发性 SAH 无显著差异，常为突发头痛，并有恶心、呕吐及脑膜刺激征等症状。但是，与动脉瘤性 SAH 相比，上述临床症状往往较轻，且很少出现意识障碍或局灶性神经功能障碍。

2.4 凸面蛛网膜下腔出血（convexity subarachnoid hemorrhage，cSAH）/皮质 SAH/自发性局限性 SAH

cSAH 出血局限于大脑半球表面皮质沟回的小范围内，波及 1 个或多个大脑凸面皮质沟回，不累及邻近的脑实质、脑池或脑室等部位。按照出血病因，分为创伤性和非创伤性 cSAH。常见临床表现为头痛、局灶性神经功能障碍、癫痫等。

2.5 低颅压所致 SAH

2.6 外伤性 SAH

2.7 药物性 SAH

2.8 脑血管炎 SAH

2.9 血液病所致 SAH

2.10 肿瘤所致 SAH（髓母细胞瘤、转移瘤、脑膜瘤、胶质细胞瘤等）

2.11　Castleman 病所致 SAH

Castleman 病（Castleman disease，CD）最早由 Benjamin Castleman 发现并描述，是一种病因与发病机制未明的淋巴组织增生性疾病，CD 临床分型包括单中心型（unicentric Castleman disease，UCD）和多中心型（multicentric Castleman disease，MCD）。有文献报道 CD 可以与淋巴瘤同时或先后诊断，其中 UCD 患者伴发淋巴瘤的风险低，而 MCD 具有恶变潜能，常伴发霍奇金淋巴瘤、非霍奇金淋巴瘤等淋巴瘤。临床上以深部或浅表淋巴结显著肿大为特点，部分病例可伴全身症状和多系统损害，也可引起 SAH。

国内曾有报道颈动脉夹层导致反复卒中合并 CD 的病例，作者曾发现 1 例 CD 合并 SAH 的病例，该患者预后良好。

2.12　颅内静脉系统血栓所致 SAH

2.13　假性 SAH

1986 年，Spiegel 等首次描述过脑水肿病例，颅脑 CT 检查显示脑池、脑沟及蛛网膜下间隙呈现高密度的征象。Avrahami 等于 1998 年发现这种类似于蛛网膜下腔出血的影像学改变，经过腰穿和尸检证实，该征象并非是 SAH，因此将这种征象称为假性 SAH。

假性 SAH 常见病因包括：缺血缺氧性脑病、化脓性脑膜炎、静脉窦血栓形成、鞘内或血管内造影剂注射、特发性颅内压增高、自发性颅内低压等。其机制尚无定论，可能与造影剂使用、手术时间、颅内压升高以及脑水肿等有关。

3　其他颅内出血（other intracranial hemorrhage）

3.1　硬膜下出血/血肿（subdural hematoma，SDH）

SDH 是指颅内出血，血液积聚在硬脑膜下腔，在颅内血肿中发生率最高。根据伤后血肿发生的时间，分为急性硬膜下血肿（伤后 3 天以内）、亚急性硬膜下血肿（伤后 3 天至 3 周内发生）和慢性硬膜下血肿（伤后 3 周以上）。颅脑 CT 检查可显示为新月形高密度影。

3.2　硬膜外出血/血肿（epidural hematoma）

硬膜外血肿是位于颅骨内板与硬脑膜之间的血肿，好发于幕上半球凸面，约占外伤性颅内血肿的30%，其中大部分属于急性血肿，次为亚急性，慢性较少。硬膜外血肿的形成与颅骨损伤有密切关系，骨折或颅骨的短暂变形，撕破位于骨沟的硬脑膜动脉或静脉窦，引起出血或骨折的板障出血，90% 的硬脑膜外血肿与颅骨线形骨折有关。典型的急性硬膜外血肿常见于青壮年男性颅骨线形骨折的病人，以额颞部和顶颞部最多。急性硬膜外血肿颅脑 CT 检查提示，在颅骨内板下方有双凸形或硬膜外血肿梭形边缘清楚的高密度影，原则上一经诊断应立即施行手术，排除血肿，以缓解颅内高压。

3.3　慢性扩展性脑内血肿（chronic expanding intracerebral hematoma，CEICH）

CEICH 是自发性脑叶出血的一种类型，亦为脑内血肿的一种特殊类型，临床少见，因为认识上的不足，最初多数归类于慢性脑内血肿。1980 年，Reid 等首次提出了 CEICH 的概念，1981 年，Hirsh 等首次报道了 CEICH 病例，临床上具有慢性、进行性加重的特性，多数以进行性颅内压增高为主要表现。有学者认为 CEICH 的实际发病率应该高于目前临床的发现率，其临床主要表现为缓慢进展的颅内压增高症状和/或临床体征，因其缓慢的临床病程和不典型的临床及影像表现而常被误诊为胶质瘤、转移瘤卒中或脑脓肿等。

CEICH 是自发性脑叶出血的一种特殊类型，由于临床医生对本病的认识提高以及颅脑 CT、MRI 检查在临床上的广泛应用，所以有关 CEICH 的报道近年来也明显增多。在病理上，大多数的 CEICH 中心为不同时期的出血，少部分为单纯的液化性出血，边缘为厚薄不均的完整包膜，据此，Pozzati 等把 CEICH 分为液化血肿型和包裹性扩展型，包膜分 3 层，外层为薄层的纤维组织，中层为疏松的结缔组织，内层为含有小血管的肉芽组织。

虽然依据颅脑 CT 影像表现难以确诊 CEICH，但当颅脑 CT 扫描显示脑实质内混合密度、高密度、低密度或等密度的环形强化类似有占位性病变时，应考虑到 CEICH 的可能，颅脑 MRI 常规检查以及 SWI 序列进一步检查是必要的选择。

3.4　外伤性硬膜下积液演变为慢性硬膜下血肿

某些有外伤性硬膜下积液的患者，其硬膜下积液长期不吸收并伴随一些慢性渗血，逐渐形成慢性的硬脑膜下血肿。血肿量不多的情况下，可以采取保守治疗。若硬脑膜下血肿量非常多，在中线结构明显偏移、颅内压很高的情况下，可以采取钻孔引流手术等方式治疗。

3.5　迟发性外伤性颅内血肿（delayed traumatic intracerebral hematoma，DTIC）

DTIC 是指外伤后首次颅脑 CT 检查时无血肿，而在以后的颅脑 CT 检查中发现了血肿，或在原无血肿的部位发现了新发血肿，此种现象可见于各种外伤性颅内血肿，DTIC 的诊断主要依靠反复的颅脑 CT 扫描检查，方可确诊。

3.6　自愈性脑室出血

3.7　急性出血性白质脑炎（acute hemorrhagic leukoencephalitis，AHLE）/急性坏死性出血性脑炎

详见第 5 章第 1 节 8.1。

第 6 节　与脑血管病相关以及需要鉴别的疾病

1　脑动脉硬化症（cerebral arteriosclerosis）

脑动脉硬化后出现脑部多发性梗死、软化、坏死和萎缩，从而引起神经衰弱综合征、动脉硬化性痴呆、假性延髓麻痹等慢性脑病，亦可引起短暂性脑缺血发作、脑卒中等急性脑循环障碍以及慢性脑缺血症状。

2　无症状颈动脉狭窄（asymptomatic carotid artery stenosis，aCAS）

aCAS 是指发生在颈动脉颅外段的动脉粥样硬化性狭窄，且既往无缺血性卒中、短暂性脑缺血发作或其他神经体征或症状，在年龄>65 岁的人群中更为常见。

3　高血压脑病（hypertensive encephalopathy）

本病多见于高血压患者，是由于动脉压急骤升高，导致脑小动脉痉挛或脑血管调节功能失控，产生严重脑水肿的一种急性脑血管疾病。发病时常先有血压突然升高、头痛、恶心、烦躁不安等症状，然后发生剧烈头痛、呕吐、心动过缓（个别亦可心动过快）、脉搏有力、呼吸困难、视力障碍、黑蒙、抽搐、意识模糊甚至昏迷，也可有暂时性偏瘫、半身感觉障碍、失语等症状。

4　脑过度灌注综合征（cerebral hyperperfusion syndrome，CHS）

CHS 多是由颈动脉内膜切除术（CEA）或颈动脉支架置入术后脑血流灌注大幅度增加所致的一系列临床症状的总称，颅内出血者预后差。

5　脑皮质层状坏死（cortical laminar necrosis，CLN）

CLN 在神经病理学上的定义为脑皮质局灶性或弥漫性坏死，在组织病理学上被认为是一种广泛坏

死，包括受累区域的神经元、神经胶质和血管等全部坏死。早在 1990 年，Sawada 等报道 1 例缺氧性脑病患者的大脑皮质出现随时间改变而变化的特征性颅脑 MRI 表现：即脑梗死后皮质层状坏死在亚急性期显示皮质线样分布的 T_1 加权成像高信号改变，它可以与出血性脑梗死相鉴别，由此可见 CLN 不再是一个组织病理学名词，CLN 是由多种原因造成的中枢神经系统氧和（或）糖摄取障碍及脑能量代谢异常，CLN 的发展与多种疾病有关，如脑梗死、癫痫持续状态、偏头痛、烟雾病、中毒、低血糖、代谢紊乱等多种缺血、缺氧、能量代谢障碍性脑病等。

Siskas 等以及 Komiyama 等在对多例脑梗死患者的连续颅脑 MRI 检查结果的研究中发现，在颅脑 MRI 的 T_1 加权成像上可观察到皮质高信号病变，组织学检查证明其为"皮质层状坏死"，无出血或钙化，这种 T_1 加权成像的皮质高信号病变约在脑梗死后 2 周开始出现，在 1~2 个月时最明显，然后逐渐消退，但偶尔会持续长达 1.5 年。

CLN 颅脑 MRI 成像特点：颅脑 T_1 加权成像（T_1 weighted imaging，T_1WI）脑回样高信号（短 T_1）、液体衰减反转恢复序列（fluid-attenuated inversion-recovery sequence，FLAIR）高信号（持续较长时间）以及磁敏感加权成像（susceptibility weighted imaging，SWI）显示皮质高信号，作者认为上述 CLN 颅脑 MRI 改变的特征可称为"三高现象"，这种影像学改变，可以与出血性脑梗死相鉴别，有利于指导临床治疗。

6　妊娠及产后相关脑卒中（pregnancy and postpartum related stroke）

妊娠及产后相关脑卒中是指妊娠期或产褥期女性发生的脑卒中。妊娠及产后相关脑卒中发生率为 13.4/10 万，其中，出血性卒中占所有妊娠及产后相关脑卒中的 60%，缺血性卒中占 40%。妊娠及产后相关脑卒中致死亡数量占妊娠期或产褥期女性死亡数量的 17%。

7　儿童和青年卒中（stroke in children and youth）

儿童和青年卒中虽少见，一旦发病则均较为严重。临床实践中应区别是在系统性疾病基础上发生的，还是只涉及颅内循环的疾病。在区分有无颅内出血之后，可更进一步缩小鉴别诊断范围，并决定该不该立即做血管造影。治疗取决于基础情况、是否癫痫发作、有没有颅内压增高或蛛网膜下腔出血等。预后情况难以估计，很大程度上根据个体情况而定。

7.1　卵圆孔未闭（patent foramen ovale，PFO）

卵圆孔一般在生后第 1 年闭合，若大于 3 岁的幼儿卵圆孔仍不闭合则称卵圆孔未闭（PFO），成年人中有 20%~25% 的卵圆孔不完全闭合。PFO 是成人中最为常见的先天性心脏异常，在正常人群中，约 4 人中即可检出 1 人患有此病。近年来许多研究表明，PFO 与不明原因脑卒中患者之间存在着密切的联系，主要靠心脏超声检查来明确诊断。

7.2　偏头痛与脑缺血（migraine and cerebral ischemia）

偏头痛诱发缺血性卒中，偏头痛性脑梗死是由偏头痛直接诱发的缺血性卒中，即神经影像学检查证实在偏头痛先兆症状相关的脑区域出现了梗死病灶，且不能用其他病因解释，还需要除外以突出的头痛症状以及局灶性神经功能障碍体征为临床表现的其他疾病。临床表现与梗死部位相关，视觉先兆为最常见的早期表现，还可出现言语障碍、偏瘫、偏身感觉障碍等症状，卒中引起的偏头痛样头痛与典型性偏头痛的神经体征和症状相似。

7.3　线粒体脑病（mitochondrial encephalopathy，ME）

详见第 11 章第 6 节 1.1。

7.4　口服避孕药、雌激素与脑梗死（oral contraceptives，estrogen and cerebral infarction）

口服避孕药会影响许多参与体内平衡的凝血因子蛋白，例如，其能降低蛋白 S（protein S）和抗凝血酶含量。口服避孕药还能通过诱发血压升高、引起脂质代谢紊乱、诱导某些遗传易感基因等机制导致脑卒中。但雌激素和孕激素的不同组合对动脉血栓形成有什么具体影响还不是十分清楚。

8　可逆性后部白质脑病综合征（reversible posterior leukoencephalopathy syndrome，RPLS）

1996 年，Hinchey 等人首次提出了一种临床影像综合征—RPLS，其典型表现为大脑半球皮质及皮质下白质的血管源性水肿，以顶枕叶为主，多见于恶性高血压或妊娠子痫、严重肾脏疾病、恶性肿瘤化疗后以及各种器官组织移植后接受免疫抑制治疗的患者。临床表现以迅速发展的颅高压症状、癫痫发作、视觉障碍、意识障碍、精神异常表现为特征。神经影像学上具有鲜明的特征性，显示为双侧大脑后部白质为主的水肿区，即主要累及大脑半球枕叶、后顶颞叶的皮质下白质以及小脑、脑干等部位，颅脑 CT 检查显示为低信号，颅脑 MRI 检查提示长 T_1、长 T_2 信号。影像学检查中，大多数患者影像学所显示的病灶与临床表现相一致，经及时治疗后临床表现和神经影像学改变可以完全恢复正常，一般不留有神经系统后遗症，预后较好。

8.1　中央变异型 PRES（posterior reversible encephalopathy syndrome，PRES）/高血压脑干脑病/可逆性脑桥水肿/可逆性脑干高血压脑病

2007 年 McKinney 等人提出了中央变异型 PRES 这一概念，中央变异型 PRES 主要累及脑干和/或基底核，可伴有丘脑、小脑、脑室旁白质或内囊后肢受累。

8.2　脊髓受累的可逆性后部脑病综合征（posterior reversible encephalopathy syndrome with spinal cord involvement，PRES-SCI）

PRES-SCI 是一种特殊的累及脊髓的综合征，虽然与 PRES 有相似的临床及影像学表现，但两者并不完全一致，PRES 中位发病年龄为 34 岁，女性多发；而 PRES-SCI 多见于青年男性。此外，两者常见临床表现不同，PRES 常见的临床表现依次为脑病、癫痫、头痛、视觉障碍、局灶性神经功能障碍，而 PRES-SCI 常见的临床症状依次为头痛、视力障碍、呕吐、脑病、肢体无力、癫痫。PRES-SCI 脊髓病变部位大多起源于延髓颈髓交界处，多为连续性的长节段病变，累及至少 4 个脊髓节段，横断面可见病灶主要集中在中央灰质。

9　类固醇激素反应性慢性淋巴细胞性炎症伴脑桥、小脑血管周围强化症（chronic lymphocytic inflammation with pontocerebellar perivascular enhancement responsive to steroids，CLIPPERS）/类固醇激素反应性脑桥和小脑淋巴细胞性血管周围炎

本病由 Pittock 等人于 2010 年首次报道，是一种原因未明的中枢神经系统慢性血管炎性疾病。CLIPPERS 病属中枢神经系统血管炎性病变，多为亚急性或慢性起病，病程逐渐进展。主要临床表现有共济失调、构音障碍、复视、面部感觉异常，或伴有脑干其他症状及体征，病变可以累及脊髓。影像学特点为：颅脑 MRI 检查提示以脑桥和小脑为中心的、散在的、多发性、对称性长 T_2 等或长 T_1 信号，增强扫描呈"撒胡椒粉"样斑点状强化病灶，也可以累及延髓、小脑中脚、中脑、基底节、丘脑、大脑白质和脊髓。通常距离脑桥越远，病灶的数目越少，体积也越小。

本病病理特点为：白质内血管周围炎症，小动脉或小静脉周围均可受累，可伴有脑实质性炎性浸润。以 $CD3^+$ 和/或 $CD4^+T$ 淋巴细胞浸润为主，可合并 $CD68^+$ 细胞浸润。

本病对皮质类固醇激素治疗反应良好。早期采用静脉滴注甲泼尼龙冲击治疗，多于接受治疗后 1 周内其症状明显改善，影像学改变也明显好转。但是，激素过早减量或停药会导致临床症状及影像学病灶的复发，因此，需要长期激素维持治疗。

10　脑心综合征（cerebral-cardiac syndrome）

本征是指患者既往无心脏疾患，因病变波及丘脑、脑干及中枢神经系统导致急性脑病而引起的继发性心脏损害，进而出现一系列心肌缺血、心律失常、心功能下降表现的综合征。根据心、脑发病时间将脑心综合征分为两种类型，即心脏损伤发生在颅脑病变之后的脑—心脑卒中、心脏损伤及颅脑病变几乎同时出现的脑—心同时脑卒中。

11　心脑综合征（cardiac-cerebral syndrome）

本征为由各类心脏病引起的排出量减少，系统血压的下降，而导致的一系列突发性晕厥、抽搐、昏迷、精神智力障碍或神经系统局灶征等脑症状的综合征。常见病因为急性心肌梗死、各类心律失常、风湿性心脏病、心导管检查、人工瓣膜置换等心脏手术等，而老年人则以前两者为常见。

12　沃勒变性/Wallerian 变性（Wallerian degeneration，WD）

WD 是指神经细胞胞体或近端轴突受损后，远端轴突逐渐解体并伴有脱髓鞘的病理改变，由 Waller 等在 1850 年首次于青蛙喉咙水平单侧切除舌咽神经，观察到损伤远端轴突的变化后描述。WD 最常见于缺血性脑卒中后，也可见于多种疾病过程，如肿瘤、出血、手术、癫痫和白质疾病也会导致 WD，发生部位通常见于皮质脊髓束（corticospinal tract，CST），其他一些不太常见的神经束也可以观察到相关变化，包括脑桥小脑束、齿状核—红核—下橄榄核通路、胼胝体和边缘回路。

脑损害后会出现与原发灶同侧的锥体束 WD，临床表现需与脑梗死所致的肢体无力相鉴别。颅脑 MRI 是诊断锥体束 WD 的首选检查方法，对于有反复脑梗死病史的患者应注意鉴别新发梗死灶和锥体束 WD。

作者曾发现 1 例脑桥梗死引起双侧桥臂 WD 的病例，其颅脑 MRI 检查的成像特点是在冠状位 T_1 加权像提示脑桥梗死病灶与双侧桥臂之间出现了连续的较低信号影，说明二者之间的神经纤维损伤是由脑桥病灶所致的 WD。

12.1　脑桥梗死后脊髓沃勒变性

双侧脑桥梗死后数月中缓慢起病的痉挛性截瘫应考虑脊髓 WD 的诊断。以下几点可为临床诊断该病提供参考：①"双向"病程，即首次脑梗死表现为双侧肢体无力，常规治疗后症状减轻，数月后（半年左右）再次出现缓慢起病的双下肢痉挛性瘫痪；②特征性的影像学表现，即常规 MRI 检查显示脑桥病灶以下延髓、颈髓乃至胸髓连续的双侧锥体束 T_2 加权异常高信号；③排他性诊断，即诊断尚需排除遗传代谢、运动神经元病、炎性脱髓鞘等疾病。脑梗死后脊髓 WD 往往提示预后不良，故临床医师应加强对该病的认识，早诊断、早治疗，以期改善患者预后，降低致残率。

13　肥大性下橄榄核变性/肥大性橄榄核变性（hypertrophic olivary degeneration，HOD）

HOD 是当中脑、脑桥或小脑原发病灶累及 Guillain-Mollaret 三角中齿状核—红核—下橄榄核神经通路时，延髓下橄榄核失去上游神经元经突触传入的神经冲动，引起的一种继发性跨突触变性，多继发于脑桥、中脑或小脑的出血、梗死、肿瘤或创伤性病变，颅脑 MRI 检查显示延髓腹外侧下橄榄核区局限性 T_2WI 高信号，伴或不伴橄榄核体积增大。HOD 在临床上较少见，HOD 患者除了原发性病变所导致的症状外，还出现一些特征性症状，如腭肌阵挛、眼震、复视、共济失调、肢体阵挛，严重时可有颈部肌肉及膈肌阵挛。当颅脑 MRI 检查发现下橄榄核部位异常改变，同时合并有齿状核—红核—下橄榄核通路病变时，则支持 HOD 诊断。另外，作者发现，在基底节部位梗死时也可出现肥大性下橄榄核变性的临床症状及影像学改变。

14 特鲁索综合征（Trousseau syndrome）

1865 年，法国医生 Armand Trousseau 提出了特鲁索综合征的概念，指出特鲁索综合征为肿瘤患者因凝血和纤溶机制异常而导致的各种血栓栓塞事件的统称，临床表现包括静脉血栓栓塞、动脉血栓栓塞和弥散性血管内凝血。颅脑 MRI 检查表现为 3 区域征（three territory sign），被认为是特鲁索综合征的特征性表现，也就是前后循环、左右两侧 3 个部位有病灶。类似的影像学表现还见于嗜酸性粒细胞增多症、脑梗死、Moyamoya 病脑梗死、严重贫血性脑梗死等，而真正典型的心源性栓塞则无这种影像学改变。颅脑血管成像无责任动脉狭窄改变，外周血 D-二聚体水平明显增高。

15 多发性对称性脂肪过多症/马德龙病（Madelung's disease）/多发性对称性脂肪瘤病（multiple symmetric lipomatosis，MSL）

MSL 又称马德龙病，病因不清楚，可能与酒精摄入过量有关，可以合并脑梗死，是一种罕见的脂肪代谢障碍引起的脂肪组织弥漫性、对称性沉积于皮下浅筋膜间隙和/或深筋膜间隙的疾病。马德龙病的神经系统受累以周围神经病多见，常表现为轴索性感觉运动多发性周围神经病，肢体远端对称受累，有时自主神经也受累，也可表现为面颈部、躯干及四肢上端皮下脂肪组织的弥漫性、对称性沉积，可呈现诸如"马颈""驼峰背"等典型外观。85% 的马德龙病有周围神经受累，其中部分患者有运动功能障碍。作者曾发现 1 例由马德龙病所引起的丘脑梗死的病例。

16 扣带回综合征（cingulate gyri syndrome）/Nielsen Ⅱ型综合征/"失认—失用—失语"综合征

本征是大脑半球扣带回损害引起的以"失认—失用—失语"为主要表现的综合征，1946 年首先由 Nielsen 描述。扣带回位于大脑内侧面，为边缘系统的一部分，本综合征是由双侧扣带回损害引起。

临床表现常为睁眼凝视，表情淡漠，有视、听、嗅、味及触觉的识别不能，对疼痛刺激无反应。患者对语言文字及事物的表达能力丧失，故常缄默不语。无瘫痪，但无法做有意识、有目的的运动。大小便失禁，双侧巴宾斯基征阳性，但肌张力正常。本征病情多危重，无特殊治疗方法，预后不良，患者最终进入深昏迷而死亡。

17 里多克综合征（Riddoch's syndrome）/视觉定向障碍Ⅰ型综合征/视定向力障碍综合征/视觉失定向Ⅰ型综合征

本征由 Riddoch 于 1917 年首先描述，是以象限性偏盲和视觉定向障碍为主的一组临床综合征。主要是位于单侧顶叶或顶叶的角回及缘上回附近的各种占位性病变、外伤及感染性病变所致。临床主要表现为象限性同侧偏盲，并于偏盲侧视野有视觉定向障碍。患者虽能看清物体，却不能循正确方向拿取物体，同时只能固视病变对侧物体，而病变侧物体则不可能看到。如病变波及大脑中央后回时，可导致病变对侧肢体刺痛与麻木，并可产生皮层性感觉障碍。患者中心视力、立体视觉、瞳孔对光反应和辐辏反应良好，多数患者不能发觉自己有视觉定向障碍。

18 贝勒库兴综合征（Bailey-Cushing syndrome）/小脑中线综合征（midlinecerebellar syndrome）/蚓部综合征（vermis syndrome）

本征的病变区主要限于小脑蚓部，多见于患小脑蚓部髓母细胞瘤的儿童，其他肿瘤和血管病有时也可见到，而原发小脑蚓部萎缩则罕见，头与躯干的平衡障碍为其特征。该病病程进展迅速，患者早期出现颅内压增高，数月或 2~3 年死亡，由 Bailey 和 Cushing 二人于 1925 年首先报道描述。本综合征常见于儿童期发病，男女之比为 2：1，如为蚓部髓母细胞瘤则病程进展迅速，早期常出现颅内压增高、站立不稳、闭目直立试验向后倾倒，半数左右患者有眼球震颤，脑脊液中淋巴细胞、蛋白均可增高。罕见的血管疾病与原发小脑萎缩主要表现为头与躯干共济失调，站立或行走时最为明显，不能维持直立，易向前或后摔倒，步态蹒跚，尤其是转身时显著，常有眩晕、恶心、呕吐等症状。治疗主要针对病因，有颅内压增高时应立即解除，力争切除肿瘤或行分流术，术后对肿瘤区可进行放射治疗，以防发生转移。

19　布里斯托综合征（Bristowe syndrome）/胼胝体肿瘤综合征

本征由 Bristowe 于 1884 年首先报道，临床特点是性格改变、进行性偏瘫、特殊的精神障碍，包括失眠、迟钝、困惑表情以及吞咽困难、寡言、无欲等，但无颅神经麻痹。因本病颅内压增高常阙如或轻微，故头痛、呕吐轻微。Ironside 和 Guttmacher 等于 1929 年报告 14 例，其特点为：偏瘫和对侧锥体束征；特征性精神症状往往早期出现，以无欲、失眠、记忆力障碍为主，并有抑郁状态；屡见癫痫样发作，或有震颤、舞蹈样不自主运动；脑脊液黄变症。Schüpfer 于 1899 年认为胼胝体膝部受损的早期会出现精神症状、面肌麻痹，偏瘫肢体上肢比下肢重；胼胝体体部受损可出现双侧瘫；胼胝体尾部受损则先有下肢瘫痪，面肌麻痹阙如，常有共济失调性步态。Ironside 和 Guttmacher 于 1929 年等认为早期出现精神症状者多见于胼胝体前部肿瘤，早期出现偏瘫者多见于胼胝体体部向后部扩展的肿瘤。

20　Ehlers-Danlos 综合征（Ehlers-Danlos syndrome，EDS）/埃勒斯—当洛斯综合征

EDS 是一类少见的先天性结缔组织疾病，最早由 Tschernogobow 于 1892 年报道，并总结其临床表现主要为皮肤弹性增高、关节过度活动及骨关节假瘤样突起。随后 Ehlers 及 Danlos 分别于 1901 年及 1908 年对此病进行了报道，发现其为结缔组织异常所导致，后为纪念其对疾病的发现，将其命名为 Ehlers-Danlos 综合征。EDS 发病率为 1/5000，男性发病率高于女性；常有家族遗传史，遗传方式多样，多为常染色体显性遗传，多数已知遗传原因的 EDS 类型都是由于编码 I 型、Ⅲ型和 V 型胶原的基因突变，导致体内缺乏必要酶和黏多糖代谢异常，使结缔组织中胶原分子有明显的缺陷。本综合征典型的临床三联征为：皮肤伸展过度、关节活动过度及组织脆性增加。关于其分型，主要为 2017 年基于临床及分子遗传学的 Ehlers-Danlos 综合征分型，分别为：①经典型（classical EDS，cEDS；cEDS I 型和 II 型）；②经典样 EDS（classical-like EDS，clEDS；腱糖蛋白 X 缺乏）；③心脏—瓣膜型（cardiac-valvular EDS，cvEDS）；④hEDS（关节过度活动 EDS，EDS Ⅲ型）最常见；⑤血管型（vascular EDS，vEDS；EDS Ⅳ型）；⑥脊柱侧后凸型（kyphoscoliotic EDS，kEDS；EDS Ⅵ型）；⑦关节松弛型（arthrochalasia EDS，aEDS；EDS Ⅶ A 和 B 型）；⑧皮肤脆裂型（dermatosparaxis EDS，dEDS；EDS Ⅶ C 型）；⑨脆性角膜综合征（brittle cornea syndrome，BCS）；⑩脊椎变异型（spondylodysplastic EDS，spEDS）；⑪肌肉挛缩型（musculocontractural EDS，mcEDS）；⑫肌病型 EDS（myopathic EDS，mEDS）；⑬牙周病型（periodontal EDS，pEDS；EDS Ⅸ型）。

其中血管型（vEDS）为本病最严重的亚型，严重者可危及生命，该型是由Ⅲ型前胶原基因突变而导致的常染色体显性遗传性疾病，约 50% 的 COL3A1 突变源自父母，另 50% 突变为新生儿自发突变。多数突变位于 COL3A1 基因，引起编码Ⅲ型胶原前 α 链改变，临床可表现为薄而透明的皮肤，皮下静脉清晰可见，创伤后可形成萎缩性瘢痕。皮肤过度伸展仅为轻度，小创伤可导致广泛瘀斑。此外，部分患儿有特征性面容，包括突眼、瘦削的脸及鼻子、凹陷的双颊、缺乏分叶的耳朵及薄唇。vEDS 可能危及生命，与经典型和关节活动过度型最大的差异在于患者的血管或内脏出现自发破裂的风险较高，且无大关节伸展过度。但小关节（较远端）可能呈轻度活动过度，80% 的患者可在 40 岁之前出现严重的血管性事件或内部器官破裂。患者预期寿命缩短，中位死亡年龄为 48 岁，需要引起高度警惕。

关于本病，暂无特效药物治疗，主要是针对血管破裂的预防和治疗。

21 颅内肿瘤与肿瘤样病变

颅内肿瘤与肿瘤样病变包括以下疾病：①低级别星形细胞瘤；②间变性星形细胞瘤；③多形性胶质母细胞瘤；④毛细胞星形细胞瘤；⑤多形性黄色星形细胞瘤；⑥室管膜下巨细胞星形细胞瘤；⑦少突胶质细胞瘤；⑧室管膜瘤；⑨室管膜下瘤；⑩脉络丛乳头状瘤；⑪大脑胶质瘤病；⑫节细胞胶质瘤；⑬发育不良性小脑神经节细胞瘤；⑭胚胎发育不良性神经上皮瘤；⑮中枢神经细胞瘤；⑯髓母细胞瘤；⑰脑膜瘤；⑱血管网状细胞瘤；⑲血管外皮细胞瘤；⑳生殖细胞瘤；㉑颅咽管瘤；㉒听神经鞘瘤；㉓三叉神经鞘瘤；㉔原发性中枢神经系统淋巴瘤；㉕脑转移瘤；㉖脑膜转移瘤；㉗垂体腺瘤；㉘Rathke 裂囊肿；㉙皮样囊肿；㉚表皮样囊肿；㉛蛛网膜囊肿；㉜脉络膜裂囊肿；㉝基底节生殖细胞瘤。

22 肺动静脉瘘 （pulmonary arteriovenous fistula，PAVF） 相关性脑梗死

PAVF 是一种异常的血管结构，指肺动脉绕过毛细血管与肺静脉直接相通，形成瘘道或瘤样病变，使得肺动脉血液未经毛细血管滤过而直接进入肺静脉，提供了右向左分流 （right-to-left shunt，RLS） 的异常通道。该病为一种少见的血管畸形，发病率大约 （2~3） /10 万，多数为先天性，左下肺为好发部位。47%~80% 的 PAVF 患者合并遗传性出血性毛细血管扩张症，有皮肤黏膜毛细血管扩张、出血和肺、脑、肝等多处内脏血管畸形。

PAVF 临床症状多样，分流导致的缺氧症状和中枢神经系统并发症较为常见，如脑脓肿、TIA、脑梗死、偏头痛等，并可为首发表现，其中 TIA 和脑梗死发生率为 10%~19%。目前认为，RLS 引起的肺栓塞是导致脑梗死的主要机制，其栓子可能来源于静脉系统，如下肢深静脉、盆腔深静脉等。

23 表现为脑干周围对称性颅脑 MRI 的 FLAIR/DWI 高信号的一类疾病

脑干周围高信号为颅脑 MRI 的 Flair 显示脑干周围环状/半环状的高信号，DWI 呈高信号 （白色环形），可强化或不强化。各种原因均可引起脑干周围对称性 FLAIR/DWI 高信号。这类疾病最常见于肺癌，其可能的发病机制为：①肿瘤所致的自身免疫性脑炎及边缘叶脑炎；②脑膜癌转移；③脑脊液在中脑周围池流动缓慢，一些成分沉积形成软脊膜炎症；④脑的极后区、正中隆起和松果体等处完全缺乏血脑屏障，血液中药物可渗入脑脊液中，导致局部软脑膜微血管损伤、水肿。

24 中枢神经系统表面铁沉积症 （superficial siderosis of the central nervous system，SS-CNS）

1908 年，Hamill 通过尸检发现并首次报道了 SSCNS。该病以神经感觉性听力障碍、小脑性共济失调、锥体束征为主要临床表现，被 Tomlinson 和 Walton 定义为 SSCNS 三联征。Levy 等总结了 1908~2006 年的 270 个 SSCNS 病例，认为患者出现听力减退和小脑性共济失调的发生率各占 81%，锥体束征的发生率占 53%，膀胱功能障碍的发生率占 14%，头痛的发生率占 14%，嗅觉丧失的发生率占 14%。少见症状包括复视、排便困难、味觉丧失及颅神经麻痹症状等，存在典型 SSCNS 三联征的患者仅占 39%。

SSCNS 是由于过多的含铁血黄素在脑干、小脑、脊髓及部分脑神经等表面沉积引起的神经系统损害，表现为逐渐进展的神经功能异常，目前认为是因长期反复的蛛网膜下腔出血等病因导致血液进入脑脊液所造成的。较常见的受累部位包括：小脑上蚓部、额叶基底部、颞叶皮质、脑干、脊髓、神经根、第Ⅰ和第Ⅷ对颅神经，颅脑 MRI 横轴面 T_2WI 可显示外侧裂池、基底池、四叠体池、周围脑表面及中脑、脑桥、小脑蚓部等表面连续细线状低信号影环绕 （黑色环形）。

25　岛盖综合征（opercular syndrome）/Foix-Chavany-Marie 综合征（Foix-Chavany-Marie syndrome，FCMS）

FCMS 是一种少见的皮质型假性延髓麻痹，表现为面部、舌、咽喉和咀嚼肌的随意运动麻痹，而自主、反射运动保留，称为"自主—随意运动分离"，1926 年由法国医生 Foix 等首次提出。岛盖是指覆盖于岛叶、额叶下部、中央前回、中央后回、缘上回、角回和颞上回的大脑皮质，包括下运动区在内的岛盖前部，是 FCMS 最常受累部分，所以常被称为前岛盖综合征（anterior opercular syndrome）。成人 FCMS 最常见的病因是缺血性脑卒中，这是因为前岛盖区域由大脑中动脉外侧裂支供血，对缺血非常敏感。此外，FCMS 还可见于脑外伤、肿瘤、感染、多发性硬化、血管炎、癫痫、外侧裂发育不良和神经退行性疾病等。

参考文献

［1］曹凡，代大伟，王勋. 脑干梗死综合征的研究进展［J］. 中国临床神经科学，2017，25（1）：68-76.

［2］Ruchalski K，Hathout GM. A Medley of midbrain maladies：a brief review of midbrain anatomy and ayndromology for radiologists［J］. Radiol Res Pract，2012.

［3］Wu YT，Cafiero-Chin M，Marques C. Wall-eyed bilateral internuclear opthalmoplegia：review of pathogenesis，diagnosis，prognosis and management［J］. Clin Exp Optom，2015，98：25-30.

［4］Dai AI，Wasay M. Wernekink commissure syndrome：a rare midbrain syndrome secondary to stroke［J］. J Pak Med Assoc，2006，56：289-290.

［5］Mangla R，Kolar B，Almast J，et al. Border zone infarcts：pathophysiologic and imaging characteristics. Radiographics［J］. 2011，31（5）：1201-1214.

［6］Amarenco P，Carlos S，Rosengart A，et al. Very small（border zone）cerebellar infarcts，Distribution，causes，mechanisms and clinical features［J］. Brain，1993，116（Pt 1）：161-186.

［7］巫顺秀，庄伟端，蒋雨平. Eales 病并发中枢神经系统损害的临床特点及文献复习［J］. 中国临床神经科学，2009，17（2）：171-175.

［8］Christophe Meune，Emmanuel Touze. High risk of clinical cardiovascular events in rheumatoid arthritis：Levels of associations of myocardial infarction and stroke through a systematic review and meta-analysis［J］. Arch Cardiovasc Dis，2010，103（4）：253-261.

［9］Yong WC，Sanguankeo A. Association between primary Sjogren's syndrome，cardiovascular and cerebrovascular disease：a systematic review and meta-analysis［J］. Clin Exp Rheumatol，2018，112（3）：190-197.

［10］S Kumar，R P Goddeau Jr. Atraumatic convexal subarachnoid hemorrhage：clinical presentation，imaging patterns，and etiologies［J］. Neurology，2010，74（11）：893-899.

［11］Tsakadze N，Katzin L W，Krishnan S，et al. Cerebral Infarction in Duchenne Muscular Dystrophy［J］. Journal of Stroke & Cerebrovascular Diseases，2011，20（3）：264-265.

［12］吴江. 神经病学［M］. 3 版. 北京：人民卫生出版社，2015，167-214.

［13］蒋雨平. 新编神经疾病学［M］. 上海：上海科学普及出版社，2014，86-153.

［14］何志义. 脑血管病诊断与鉴别诊断——临床实例图示［M］. 辽宁：辽宁科学技术出版社，2015，3-93，172-201.

［15］何志义. 神经内科疾病病例精解［M］. 北京：科学技术文献出版社，2019，82-86，140-147.

［16］王拥军. 遗传性脑血管病诊断手册［M］. 北京：科学出版社，2017.

［17］中华医学会神经病学分会，中华医学会神经病学分会脑血管病学组. 中国脑血管疾病分类. 2015

[J]. 中华神经科杂志, 2017, 50 (003): 168-171.

[18] 刘鸣, 刘峻峰, 吴波. 脑血管病分类分型进展与解读 [J]. 中华神经科杂志, 2017, 50 (3): 163-167.

[19] 吕鹤, 张巍, 袁云. 中枢神经系统血管炎的研究进展 [J]. 中国脑血管病杂志, 2005, 2 (3): 137-140.

[20] 董为伟. 神经系统与全身性疾病 [M]. 北京: 科学出版社, 2015, 302-349.

[21] 秦浩民. 磁共振成像诊断出血性脑梗死的临床价值 [J]. 医疗装备, 2021, 34 (06): 13-14.

[22] 高修明, 邵真, 项洁, 等. 经颅直流电刺激结合康复治疗异己手综合征八例并文献复习 [J]. 中国脑血管病杂志, 2020, 17 (02): 76-82.

[23] 刘志敏, 刘素巧, 周淑艳, 等. 子宫腺肌病内膜-肌层界面MMP-7的表达及其与痛经、贫血的关系 [J]. 中国妇幼健康研究, 2017, 28 (8): 929-931.

[24] 杨舟, 马琳. 表皮痣综合征并发病态窦房结综合征1例并文献复习 [J]. 临床皮肤科杂志, 2019, 48 (02): 84-87.

[25] 何伋. 神经精神病学辞典 [M]. 北京: 中国中医药出版社, 1998.

[26] 王楠, 王妍, 赵扬玉. 蛋白S缺乏症与产科并发症研究现状 [J]. 中国妇产科临床杂志, 2018, 19 (03): 280-281.

[27] 刘辉, 苏冠方, 魏世辉, 等. Eales病与人类白细胞抗原-DRB、DQB基因位点的关联 [J]. 中华眼底病杂志, 2006, (02): 90-93.

[28] 夏禹. 脑增生性血管病的研究进展 [J]. 中华脑科疾病与康复杂志(电子版), 2019, 9 (06): 368-370.

[29] 常玉, 李文生, 孙瑞芳. Castleman病与淋巴瘤相关性研究进展 [J]. 现代肿瘤医学, 2022, 30 (10): 1883-1886.

[30] 郑仕钰, 郑在勇, 廖艳, 等. 复发性多软骨炎1例 [J]. 四川医学, 2020, 41 (12): 1312-1314.

[31] 高子龙, 吕娟, 刘苗, 等. 窦组织细胞增生伴巨大淋巴结病1例并文献复习 [J]. 现代口腔医学杂志, 2012, 26 (04): 248-250, 257.

[32] 李时飞, 翟志芳. Erdheim-Chester病研究进展 [J]. 皮肤科学通报, 2020, 37 (01): 136-140, 13.

[33] 樊黎明. 血浆高同型半胱氨酸与脑卒中的关系与干预进展 [J]. 中国误诊学杂志, 2021, 16 (04): 383-384.

[34] 蔡宝云, 张金福. 成人Still病的诊治进展 [J]. 中国临床医生, 2013, 41 (04): 10-13.

[35] 张江, 麻春玲, 王大力. 急性脑梗死TOAST分型、MRI分型与短期预后的关系 [J]. 实用医学杂志, 2015, 31 (01): 72-75.

[36] 朱凯, 陈关福. 海绵窦综合征1例分析并文献复习 [J]. 浙江中西医结合杂志, 2015, 25 (03): 295-298, 321-322.

[37] 中国免疫学会神经免疫学分会, 中华医学会神经病学分会神经免疫学组, 中国医师协会神经内科医师分会神经免疫专委会. 原发性中枢神经系统血管炎诊断和治疗中国专家共识 [J]. 中国神经免疫学和神经病学杂志, 2017, 24 (04): 229-239.

[38] 王轶, 段晓明, 曹克利. Cogan综合征 [J]. 听力学及言语疾病杂志, 2005, (04): 294-295.

[39] 张丽. 川崎病的诊断要点 [J]. 中国实用儿科杂志, 2017, 32 (08): 569-572.

[40] 朱洪江. 血栓闭塞性脉管炎的治疗进展 [J]. 医学理论与实践, 2019, 32 (06): 806-807, 813.

[41] 乔琳, 王迁, 冷晓梅, 等. "韦格纳肉芽肿"重新命名 [J]. 中华临床免疫和变态反应杂志, 2013, 7 (02): 99-102.

[42] 李树奇，薛青，焦维克，等. Churg-Strauss 综合征 4 例误诊的临床分析 [J]. 中华肺部疾病杂志（电子版），2014，7（02）：237-238.

[43] 武红英，蔡少华. Churg-Strauss 综合征肺损害 1 例并文献复习 [J]. 临床肺科杂志，2012，17（03）：457-459.

[44] 孙传涛，童强，杨帆，等. 结肠镜检查早期诊断腹型过敏性紫癜 1 例并文献复习 [J]. 临床消化病杂志，2020，32（02）：122-123.

[45] 卢彦冰. 血管炎的分类及 ICD-10 编码探讨 [J]. 现代医院，2022，22（06）：884-886，889.

[46] 中华医学会风湿病学分会，国家皮肤与免疫疾病临床医学研究中心，中国系统性红斑狼疮研究协作组. 2020 中国系统性红斑狼疮诊疗指南 [J]. 中华内科杂志，2020，（03）：172-185.

[47] 张文瑞，杨爽，谢明明，等. Castleman 病合并干燥综合征 1 例并文献复习 [J]. 风湿病与关节炎，2022，11（02）：33-36.

[48] 万伟国，刘佳滟，郑洪. 2019 年美国风湿病学会系统性硬化症/局灶性硬皮病进展 [J]. 内科理论与实践，2020，15（04）：211-215.

[49] 严志，陈柳青，张良. 自体脂肪和真皮组织移植治疗刀砍状硬皮病 2 例报道 [J]. 中国美容医学，2016，25（06）：70-72.

[50] 谢文慧，张卓莉. 混合性结缔组织病相关间质性肺病的临床特点 [J]. 临床肺科杂志，2019，24（06）：1128-1132.

[51] 钱海蓉，戚晓昆. 中枢神经系统 Whipple 病 [J]. 中国神经免疫学和神经病学杂志，2011，18（02）：132-136.

[52] 王娟红，黄高昇，杨国嵘，等. 恶性组织细胞增生症临床病理及免疫表型研究 [J]. 中国肿瘤临床，2004，（09）：26-29.

[53] 鲁昌立，李甘地. 恶性组织细胞增生症的研究进展 [J]. 实用肿瘤杂志，2003，（01）：8-12.

[54] 林煌斌，吴涛. Susac 综合征的临床研究进展 [J]. 第二军医大学学报，2020，41（11）：1255-1259.

[55] 李鑫，李季. 急性后极部多灶性鳞状色素上皮病变合并视网膜脱离 1 例 [J]. 实用诊断与治疗杂志，2006，（02）：146-147.

[56] 于敏，栗玉珍. 恶性萎缩性丘疹病的研究进展 [J]. 疑难病杂志，2016，15（09）：986-989.

[57] 曾非，刘艳，谢宝君. 中枢神经系统结节病 1 例报道并文献复习 [J]. 卒中与神经疾病，2012，19（05）：314-315.

[58] 邹璇，赵文娟，孔孟丹，等. 脑淀粉样血管病相关炎症文献综述 [J]. 中风与神经疾病杂志，2021，38（07）：658-661.

[59] 杨林肖，原梦，王建秀. 脑淀粉样血管病相关疾病的临床特征研究进展 [J]. 疑难病杂志，2021，20（03）：294-298.

[60] 曹苑，朱以诚. 脑静脉胶原病的研究进展 [J]. 中华神经科杂志，2022，55（02）：169-174.

[61] 陈宇，张伟丽，惠汝太. COL4A1 基因突变与脑血管病 [J]. 中国分子心脏病学杂志，2010，10（06）：382-384.

[62] 程岗，张剑宁. 伴钙化与囊变的脑白质病研究进展 [J]. 立体定向和功能性神经外科杂志，2013，26（02）：121-124.

[63] 杨曦，米悦，谢院生. 法布里病（Fabry 病）的诊断与治疗 [J]. 中国中西医结合肾病杂志，2019，20（04）：360-362.

[64] 王蓓蓓，石正洪. 常染色体显性遗传性脑动脉病伴皮质下梗死和白质脑病诊断的研究进展 [J]. 中国全科医学，2015，18（30）：3736-3740，3744.

[65] 李改，赵静，王华园，等．伴皮质下梗死和白质脑病的常染色体隐性遗传性脑动脉病的研究进展 [J]．中国实用神经疾病杂志，2020，23（15）：1354-1358.

[66] 俞英欣，姚生，戚晓昆，等．伴有视网膜病—肾病—卒中的遗传性内皮细胞病一例 [J]．中国神经免疫学和神经病学杂志，2018，25（06）：452-455.

[67] 张尊胜，胡珍珠，李可，等．多系统萎缩合并继发性 Ondine's curse 综合征的临床及影像学特点（附 5 例报告）[J]．临床神经病学杂志，2015，28（06）：460-462.

[68] 王晔．淀粉样脑血管病的临床和神经病理学研究 [D]．上海：第二军医大学，2002.

[69] 王婷婷，马亮，陈建平．肝脏遗传性出血性毛细血管扩张症 1 例报告 [J]．临床肝胆病杂志，2022，38（02）：423-425.

[70] 胡健，王剑，许敏，等．遗传性出血性毛细血管扩张症 8 例及相关文献复习 [J]．临床耳鼻咽喉头颈外科杂志，2021，35（11）：1031-1034.

[71] 王宁，焦德让，只达石，等．脑静脉性血管畸形 [J]．中华神经外科杂志，2003，（02）：43-45.

[72] 吉喆，耿介文，翟晓东，等．颅内动脉瘤影像学判读专家共识 [J]．中国脑血管病杂志，2021，18（07）：492-504.

[73] 陈忠容，秦家骏，沈照立，等．高血压脑出血预后不良风险预测模型的构建与验证 [J]．同济大学学报（医学版），2022，43（02）：181-187.

[74] Valenzuela I, Fernández-Alvarez P, Plaja A, et al. Further delineation of the SOX18-related Hypotrichosis, Lymphedema, Telangiectasia syndrome (HTLS) [J/OL]. European Journal of Medical Genetics, 2018, 61 (5)：269-272.

[75] 宋子豪，马永杰，叶明，等．硬脑膜动静脉瘘影像学诊断研究进展 [J]．中国脑血管病杂志，2021，18（04）：267-270，282.

[76] 李明华．脑动静脉瘘 [J]．介入放射学杂志，1999，（01）：61-63.

[77] 崔旭波．颈动脉海绵窦瘘临床症状与引流静脉的关系及其致外展神经麻痹的影响因素分析 [D]．广州：南方医科大学，2014.

[78] 贾济，孙红梅，谢文娟，等．基底节内囊区出血的分型与预后的临床观察 [J]．中国煤炭工业医学杂志，2014，17（01）：81-82.

[79] 牛松涛，张在强，张星虎，等．基底节内囊区出血的分型及预后的研究 [J]．中华医学杂志，2003，（06）：31-34.

[80] 李斐，陈谦学．中脑周围非动脉瘤性蛛网膜下腔出血的临床特点 [J]．国际神经病学神经外科学杂志，2018，45（01）：10-13.

[81] 谭子琨，严荣凯，周炳，等．慢性扩展性脑内血肿的影像学诊断 [J]．中国全科医学，2013，16（13）：1131-1133.

[82] 刘娜，徐加平，王引明，等．脊髓血管病的临床特点及预后分析 [J]．临床神经病学杂志，2021，34（03）：199-203.

[83] 陈莉，刘欢，邢晓娜，等．HTRA1 相关常染色体显性遗传脑小血管病 1 例 [J]．中国神经精神疾病杂志，2021，47（05）：289-292.

[84] 姜永生，张小鸽．TGFBR2 基因突变致 Loeys-Dietz 综合征 1 例报告 [J]．临床儿科杂志，2019，37（07）：538-540.

[85] 郭昱，袁云．HTRA 丝氨酸肽酶 1 相关脑小血管病 [J]．中华神经科杂志，2022，55（08）：903-908.

[86] 单丽丹，彭镜，肖慧，等．1 例遗传性血管病、肾病、动脉瘤和肌肉痉挛综合征幼儿的临床特征及

COL4A1 基因型研究 [J]. 中国当代儿科杂志, 2019, 21 (08): 754-760.

[87] 张玥, 刘思文, 张丽花, 等. 新生儿毛细血管畸形—动静脉畸形综合征表现为颅内血管畸形一例并文献复习 [J]. 中国脑血管病杂志, 2021, 18 (10): 724-727.

[88] 张忠胜, 石喆. 脑梗死后皮质层状坏死二例并文献复习 [J]. 中国脑血管病杂志, 2021, 18 (01): 61-64.

[89] 李兆勇, 梁俊生, 王青云, 等. 多模态 MRI 联合 CT 评估大面积脑梗死相关脑皮质层状坏死的影像学特征及其临床意义 [J]. 中国中西医结合影像学杂志, 2021, 19 (04): 338-342.

[90] 聂红霞, 周芳, 曾庆宏, 等. 不明原因性脑梗死患者预后影响因素的研究 [J]. 中国实用神经疾病杂志, 2017, 20 (18): 14-16.

[91] 周洁, 朱辉, 何晶, 等. 无症状脑梗死临床研究进展 [J]. 中国老年学杂志, 2022, 42 (07): 1770-1773.

[92] 郭述苏. 腔隙状态及其临床诊断的进展 [J]. 山东医药, 1983, (09): 40-42.

[93] 陈兰兰, 徐耀, 马灿灿, 等. 不同类型腔隙性脑梗死发病机制的探讨 [J]. 中华老年心脑血管病杂志, 2016, 18 (09): 961-965.

[94] 杨棠, 吴波. 急性腔隙性脑梗死的诊断进展 [J]. 临床内科杂志, 2020, 37 (06): 394-396.

[95] 王维治, 孙威, 王化冰. 腔隙性梗死综合征的临床特点 [J]. 中华神经医学杂志, 2002, (01): 73-75.

[96] 王伊龙, 赵性泉, 刘新峰, 等. 高危非致残性缺血性脑血管事件诊疗指南 [J]. 中国卒中杂志, 2016, 11 (06): 481-491.

[97] 刘荧, 刘欣, 王红霞, 等. 磁共振弥散加权像阴性的急性后循环脑梗死九例 [J]. 脑与神经疾病杂志, 2018, 26 (12): 739-743.

[98] 王君昕, 崔羽楠, 邴雨, 等. 中枢神经系统华勒氏变性的扩散磁共振成像研究进展 [J]. 磁共振成像, 2021, 12 (12): 115-117.

[99] 武小杰, 谢俊刚. Lemierre 综合征 1 例并文献复习 [J]. 内科急危重症杂志, 2021, 27 (05): 428-430.

[100] 傅裕, 石超, 常建民. 伏格特—小柳—原田综合征 [J]. 中国麻风皮肤病杂志, 2008, (03): 206-208.

[101] 王璐, 秦姝竹, 张佩瑶, 等. 特鲁索综合征致急性多发性脑梗死 4 例（附文献复习） [J]. 中日友好医院学报, 2021, 35 (06): 332-335, 320.

[102] 熊国星, 关骅. 脊髓损伤后跨神经元变性与功能重组的研究进展 [J]. 中国脊柱脊髓杂志, 2007, (10): 791-793.

[103] 何仮. 神经精神病学辞典 [M]. 北京: 中国中医药出版社, 1998.

[104] 王东晨, 高源勋, 孟昭阳. 中西医治疗脑心综合征的研究进展 [J]. 中西医结合心脑血管杂志, 2021, 19 (04): 611-614.

[105] 饶明俐. 脑血管疾病影像诊断 [M]. 北京: 人民卫生出版社, 2018.

[106] 李建章. 神经系统疾病疑难病例分析 [M]. 北京: 人民卫生出版社, 2008.

[107] 王维治, 王化冰. 临床神经病学定位 [M]. 北京: 人民卫生出版社, 2018.

[108] 陆珍辉, 曹云鹏. 丘脑性遗忘 [J]. 国际神经病学神经外科学杂志, 2010, 37 (01): 80-83.

[109] 陈炫妤, 林晶晶, 周如意, 等. 遗传性异常性纤溶酶原血症导致脑梗死分析 [J]. 中华神经科杂志, 2022, 55 (10): 1111-1117.

[110] 李宇, 何志义, 李培麒, 等. 家族性颅内多发性海绵状血管瘤 3 例报告 [J]. 中国医科大学学报, 2006, 01: 100-101.

［111］夏禹．脑微梗死与认知障碍相关性的研究进展［J］．中华脑血管病杂志，2020，14（06）：363-365.

［112］中华医学会神经病学分会，中华医学会神经病学分会脑血管病学组．中国脑小血管病诊治指南 2020［J］．中华神经科杂志，2022，55（8）：807-818.

［113］Byers PH, Belmont J, Black J, et al. Diagnosis, natural history, and management in vascular Ehlers-Danlos syndrome［J］. Am J Med Genet C Semin Med Genet. 2017, 175：40-47.

［114］杨锦珊，陈梨花，饶照增，等．肺动静脉瘘相关性脑梗死的临床特点［J］．中华神经科杂志，2021，54（5）：455-462.

［115］葛晓燕，贾国勇，刘颖，等．脑桥梗死后脊髓华勒变性致痉挛性截瘫二例临床分析［J］．中华神经科杂志，2021，54（5）：463-469.

［116］李向南，郭蓉，陈新，等．旋转性椎动脉闭塞综合征并颅内段椎动脉夹层致双侧小脑梗死一例［J］．中华神经科杂志，2020，53（9）：706-710.

［117］范立新，陈旺强，全冠民．表现为脑干周围对称性 FLAIR/DWI 高信号灶肺腺癌脑膜转移特殊影像特点及分析［J］．航空军医，2017，45（11）：5-7.

［118］张博刚，张新江，唐铁钰，等．假性蛛网膜下腔出血一例［J］．中华神经科杂志，2014，47（8）：589-590.

［119］高哲，张栩，张勇．颈动脉残端综合征一例［J］．中华神经科杂志，2014，47（11）：810-812.

［120］董立羚，周祥琴．岛盖综合征的临床分析［J］．中华神经科杂志，2016，49（7）：560-563.

［121］赵璐，宋波，曹爽，等．脊髓受累的可逆性后部脑病综合征的临床特征及预后［J］．中华神经科杂志，2023，56（4）：427-433.

［122］中华医学会神经病学分会，中华医学会神经病学分会脑血管病学组．中国无症状脑梗死诊治共识［J］．中华神经科杂志，2018，51（9）：692-698.

［123］王蕾，张海宁，鞠维娜，等．青年反复卒中合并 Castleman 病一例［J］．中华神经科杂志，2017，50（12）：931-932.

［124］姜春黎，曹勇军，石际俊，等．脑动脉肌纤维发育不良五例报告并文献复习［J］．中华神经医学杂志，2015，14（3）：292-295.

［125］Pinto B, Deo P, Sharma S, et al. Expanding spectrum of DADA2：a review of phenotypes, genetics, pathogenesis and treatment［J］. Clin Rheumatol, 2021, Oct；40（10）：3883-3896.

［126］张明义，孙峰，戴志华．骨折后并发脑脂肪栓塞综合征两例报告［J］．中华骨科杂志，2002，12（12）：750.

［127］Gurd AR. Fat embolism an aidtodiagnosis［J］. J Bone Joint Surg, 1970, 52：732-737.

［128］Malfait F, Benrashid E, Byers PH, et al. The Ehlers-Danlos syndromes［J］. Nat Rev Dis Primers. 2020, Jul 30；6（1）：64.

［129］王晴晴，戚晓昆．原发性中枢神经系统血管炎［J］．中华神经科杂志，2021，54（4）：392-398.

第 2 章　周围神经疾病

　　周围神经系统疾病是指周围运动、感觉和自主神经的结构和功能障碍。本章将周围神经系统疾病分为两节，即第 1 节脑神经疾病和第 2 节脊神经疾病。脑神经疾病部分按十二对颅神经顺序展开描述，脊神经疾病部分将进一步分为：①单神经病；②神经卡压综合征；③神经丛病；④多发性单神经病；⑤急性多发性神经病；⑥慢性多发性神经病；⑦其他多发性神经病，如感染、代谢及内分泌障碍、营养缺乏性多发性神经病、化学因素（药物及工业毒物）导致疾病、感染后及变态反应、结缔组织疾病、副蛋白血症性神经病以及其他原因不明的肿瘤性、动脉粥样硬化性疾病。遗传性周围神经病将在第 10 章神经系统遗传性疾病章节里表述。

第 1 节　脑神经疾病

1　嗅神经病（olfactory nerve disease）

　　原发性嗅神经病迄今尚无报告，嗅神经损害常与其他颅神经疾病合并存在或继发于其他疾病，主要症状为嗅觉障碍。嗅神经损害的主要表现为嗅觉减退、缺失、嗅幻觉与嗅觉过敏等。

1.1　福斯特肯尼迪综合征（Foster-Kennedy's syndrome）/额叶基底部综合征/Gowers-Paton-Kennedy 综合征

　　本征为 Foster-Kennedy 二人于 1911 年提出，在此之前 Patton 和 Gowers 于 1909 年曾报道此征。临床特点是颅内肿瘤同侧有原发性视神经萎缩和对侧视盘水肿，偶见同侧嗅觉缺失和中心性色盲。本综合征主要见于颅前窝占位性病变，特别是嗅沟脑膜瘤，其他如额叶胶质瘤、额叶脑脓肿、鞍结节脑膜瘤或蝶骨翼脑膜瘤，偶见于颈内动脉瘤。这些部位肿瘤可使同侧视神经和嗅神经受压，引起视神经萎缩和嗅觉缺失，对侧视盘水肿是继发颅内压增高的结果。根据病情可行病灶切除术，或单纯减压术可部分地缓解症状。

1.2　卡尔曼综合征（Kallmann Syndrome，KS）

　　KS 是伴有嗅觉缺失或减退的低促性腺激素性性腺功能减退症，是一种具有临床及遗传异质性的疾病，KS 可呈家族性或散发性，其遗传方式有 3 种：X 连锁隐性遗传、常染色体显性遗传以及常染色体隐性遗传。

　　1856 年，西班牙病理学家 Maestre de San Juan 在世界上首次报道了脑内嗅球缺失和睾丸发育异常（小睾丸）的病例；1944 年，美国医学遗传学家 Kallmann 对性腺功能减退症伴嗅觉丧失的 3 个家系进行了研究，发现在所有受累的患者中，嗅觉丧失与性腺功能减退同时存在；20 世纪 50 年代，瑞士解剖学家 de Morsier 报道了男性性腺功能减退症患者伴有嗅球和嗅束发育不全或缺失的病例，他认为这种性腺功能减退症是由于促性腺激素分泌减少所致。

2　视神经病（optic neuropathy）

　　视神经是第二对颅神经，由视网膜视神经节细胞的轴索（axon）即视神经纤维汇集而成。视神经疾病的常见病因有三：炎症、血管性疾病和肿瘤。中老年患者首先考虑血管性疾病，青年则应先考虑炎症、脱髓鞘疾病。

2.1 视神经盘水肿（papilledema）

本病是由占位病变、炎症、外伤或先天畸形等各种疾病引起的血液、淋巴回流障碍所致。早期视力正常，病程持久，视力逐渐减退，眼底检查可见视盘充血，边缘模糊，向前隆起，一般多超过3个屈光度，扩张迂曲的血管爬行于视盘上，其附近视网膜可见出血、渗出，至晚期视盘水肿消退，继发视神经萎缩。

2.2 急性和亚急性视神经炎与球后视神经炎（acute and subacute optic neuritis and retro-bulbar optic neuritis）

球后视神经炎一般分为急性和慢性两类，以后者较多见。由于视神经受侵犯的部位不同，球后视神经炎可分为许多不同类型：病变最常侵犯视盘黄斑束纤维，因该束纤维在球后眶内段视神经中央部分，故又名轴性神经炎；当病变由神经鞘膜侵犯视神经的周围纤维束时，则称为神经周围基质炎，这仅为病理改变，临床上不易确诊；如果视神经纤维整个横断而受累时则无光感，呈黑蒙，称横断性视神经炎。

2.3 视神经萎缩（optic nerve atrophy）

本病指任何疾病引起视网膜神经节细胞及其轴突发生病变（视网膜至外侧膝状体之间）产生的轴突变性。临床上，主要分为原发性和继发性两大类。该病为视神经疾病或外伤引起神经纤维变性，使轴突和髓鞘丧失而致病，主要表现为中心或周边视力丧失。若无视盘水肿或炎症，称为原发性视神经萎缩；若曾有视盘水肿或炎症，则为继发性视神经萎缩。

2.4 视网膜病和眼底血管病（retinopathy and fundus vascular disease）

视网膜疾病是一种眼部疾病，视网膜疾病常见的有以下5种：①血管和血管系统病变，如视网膜血管阻塞，动脉硬化性、高血压性、血液病性以及糖尿病性眼底病变等；②视网膜炎症，与脉络膜炎和视神经炎相互影响，密切相关；③视网膜脱离，指视网膜神经层与色素上皮层的分离；④视网膜变性及营养不良，具有遗传因素；⑤视网膜肿瘤，其中以视网膜母细胞瘤多见。

眼底血管病变，顾名思义就是眼底发生了病变，它不是一个眼病的名称，而是很多眼底病的综合。引起眼底病变的原因也很多，例如糖尿病、肾炎、贫血、流感、结核等都可能引起眼底病变。

2.5 前部缺血性视神经病变（anterior ischemic optic neuropathy）

本病多见于老年患者，表现为突然视力下降，无痛感。眼底可见视神经盘色浅、肿胀、视网膜神经纤维层出血。患者多患高血压、动脉粥样硬化、糖尿病、结缔组织病、巨细胞动脉炎等疾病。

2.6 中毒性视神经病变（toxic optic neuropathy）/中毒性弱视

本病较少见，多因药物如甲醇、有机磷杀虫剂等中毒引起，多为双侧且对称。患者视力中等或严重减退，色觉明显减退，视野显示中心暗点与生理盲点相连，有时呈哑铃状，视力难恢复，有时视力虽正常，但视野明显缩小。

2.7 黄斑回避（macular sparing）

视辐射完全损害时引起两眼对侧视野同向偏盲，但偏盲侧对光反射仍存在，同时视野的中心部常保存，称黄斑回避，多见于枕叶肿瘤或血管病，其原理尚未阐明。有人认为可能由于黄斑部视野受双侧支配，也有可能与枕叶上中心视野投射区范围广泛、血供重叠（大脑中动脉和大脑后动脉）、注视功能的变化或个体差异有关。

2.8 视网膜黄斑营养不良—聋哑综合征（Amalric syndrome）/Diallinas-Amalric 综合征

本征由 Diallinas 于 1959 年报道，之后 Amalric 于 1960 年再次报道，因此又称 Diallinas-Amalric 综合征。本征是以双眼视网膜黄斑部变性、轻度视力障碍及耳聋等表现为主的症状群。病因不明，可能是先天发育异常或遗传性疾病，呈常染色体隐性遗传，男女均可发病。先天性者出生时即有变化，遗传型者多在 5 岁左右开始患病，患儿有轻度视力障碍，但有正常的视野、色觉和暗适应。眼部检查可见双侧视网膜黄斑部变性，中心凹呈红色，眼底为深灰色，有时见色素沉着呈浅线条状，由中心周围扩展，还可见双侧角膜、虹膜变色，单侧白内障等。50%～60%的患儿因迷路改变、耳蜗受累而出现耳聋。因早年发病，故多发展成为聋哑人，本病无有效治疗方法。

2.9　雅各综合征（Jacod syndrome）/岩蝶间隙综合征/岩蝶交叉综合征/ Nogri-Jacod 综合征

本征是中颅窝的颞骨岩部与蝶骨间隙病变，造成同侧颅神经麻痹症候群，由 Jacod 于 1921 年首先报道。其病因多为中颅窝底部原发性或转移性肿瘤，以及局限性颅底脑膜炎等，其中以鼻咽癌和耳咽管周围肉瘤较常见。临床表现为 Ⅱ～Ⅵ 颅神经单侧麻痹症状：病侧全眼肌麻痹（Ⅲ、Ⅳ、Ⅵ受损）及三叉神经痛（Ⅴ受损），病侧眼失明，视神经萎缩，同向偏盲（Ⅱ受损），另外，尚有原发病的症状。诊断根据上述临床特征可确诊。

2.10　Ollier 综合征/奥利矣综合征/多发性内生软骨瘤综合征

1900 年 Ollier 报告本病，主要特征为内生软骨瘤、骨骼变形及身体多部位的畸形。视神经受压，出现继发视神经萎缩，也有视网膜色素变性。早期视神经萎缩者，可施行视神经减压手术，身体其他部位的畸形可行畸形矫正手术。

3　眼球运动障碍和瞳孔功能障碍（eye movement disorders and pupil dysfunction）

3.1　眼运动的核性或核下性损害（nuclear or subnuclear damage to eye movement）

3.1.1　核性眼肌麻痹（Nuclear ocular muscle palsy）

详见第 1 章第 1 节 10.1.2.2.28。

3.1.2　周围性眼肌麻痹（peripheralophthalmoplegia）

本病是眼运动神经损害所致，常见于脑动脉瘤和颅底蛛网膜炎，可导致动脉瘤扩张，并可伴严重疼痛。糖尿病可造成动眼、滑车或外展神经麻痹，以动眼神经麻痹多见，且常为不完全性，动眼神经中央部梗死而周围缩瞳纤维未受累（瞳孔回避，即瞳孔不散大）。

3.1.2.1　斜视（squint）

斜视是指两眼不能同时注视目标，属眼外肌疾病，可分为共同性斜视和麻痹性斜视两大类。共同性斜视以眼球无运动障碍、第一眼位和第二眼位斜视度相等为主要临床特征；麻痹性斜视则有眼球运动受限，复视，可为先天性，也可因外伤或全身性疾病导致。

3.1.2.2　单根动眼神经、滑车神经或展神经损害（damage to a single oculomotor nerve, trochlear nerve, or abducens nerve）

3.1.2.2.1　单根动眼神经损害/动眼神经麻痹（ocular nerve palsy）

动眼神经核位于中脑四叠体上丘水平的导水管周围腹侧灰质中，由核发出的纤维向腹侧穿过，在大脑脚的内侧方，小脑上动脉与大脑后动脉之间离开脑干，行走于海绵窦外上角，经眶上裂分为两支进入眼眶，上支供应提上睑肌和上直肌，下支供应内直肌、下直肌、下斜肌、瞳孔括约肌和睫状肌。所以动眼神经麻痹时可出现：眼睑下垂、眼球外斜、瞳孔扩大、对光反应及调节反应消失。因眼睑下垂，故复视被掩盖。患眼外斜是因内直肌瘫痪、外直肌失去拮抗，患者不能使眼球向上、向下、向内运动。瞳孔扩大是因缩瞳纤维麻痹所致，病因包括动脉瘤，尤其是大脑后动脉、小脑上动脉、后交通动脉等的颅底动脉瘤为最常见病因，其他如肿瘤压迫、外伤、感染、糖尿病、中脑病变、动静脉畸形、鼻咽癌、天幕裂孔疝、酒精中毒、痛性眼肌麻痹等均可引起这类症状。

3.1.2.2.2 周期性动眼神经麻痹综合征（Axenfeld Schürenberg syndrome）/周期性动眼神经痉挛与瘫痪（cyclic oculomotor spasm and paralysis）

本病由 Axenfeld Schürenberg 于 1907 年报道，表现为动眼神经呈间歇性、发作性、反复性的周期性麻痹与痉挛，病因未明。常单眼罹患，有先天或后天发病之分，多为两岁以前发病，也有在青年期发病者。麻痹期表现为眼睑下垂、眼动障碍、眼外斜，但垂直运动能力常保留，瞳孔散大而对光反应迟钝。痉挛期则麻痹症状消失，眼睑抽搐继而睁大，眼内缩，瞳孔缩小，对光反应消失。两期的交替相连接，历时数秒至数分钟不等，一般麻痹期（1~3min）长于痉挛期（10~30s）。痉挛与瘫痪的交替于睡眠时及眼球表面麻醉后仍然存在，全身麻醉后消失，绝大多数患者的症状终身存在。

3.1.2.2.3 动眼危象（oculomotor crises）

本症是一种发作性两眼向上窜动的不自主眼肌痉挛，持续数秒至数小时，少数可出现调节辐辏障碍，垂直性（向上向下）凝视麻痹，有时也伴有瞳孔的扩大和固定、颈后屈、强迫性奔跑、幻觉和其他精神紊乱等。多见于脑炎后震颤麻痹的晚期、药物中毒，也可独自发生或发生于肿瘤或脊髓痨的病程中。

3.1.2.2.4 上斜肌腱鞘综合征（superior oblique tendon sheath syndrome）/Brown 综合征

本征是指由于先天性解剖异常或后天继发于外伤或手术所致的上斜肌肌腱和鞘膜过分增厚或粘连，限制了下斜肌的上转运动，致使眼球固定于向下注视的状态。Brown 于 1950 年首先描述了本病的特征，并认为此种病人有先天性上斜肌肌腱的腱鞘缩短，从而使眼球在内转位时不能上转，内转时被动牵拉眼球向上有抗力，当手术分离了腱鞘后，张力随即消失。

3.1.2.2.5 滑车神经损害

滑车神经损害时眼球向下与外展时运动减弱，眼球向下运动时复视加重。滑车神经单独损害罕见。如何判断滑车神经损害，临床上常常采用 Bielschowsky 征，即滑车神经损害的判断方法来判定：患者头部向病灶侧偏斜视时，复视加重；向病灶对侧偏斜视时，复视减轻。

3.1.2.2.6 外展神经损害

外展神经损害时出现眼球内斜视、眼球不能外展、向外侧注视时出现复视，外展神经受损见于脑桥病变、颅底转移肿瘤、颅内压增高等病症。

3.1.3 多数眼运动神经麻痹（major ocular motor nerve palsy）

3.1.3.1 海绵窦血栓形成（cavernous sinus thrombosis，CST）/海绵窦综合征（cavernous sinus syndrome）/Foix 综合征/垂体蝶骨综合征

详见第 1 章第 2 节 1。

3.1.3.2 非疼痛性多数眼运动神经麻痹综合征（non-painful majority ocular motor nerve palsy syndrome）

3.1.3.3 疼痛性多数眼运动神经麻痹综合征（painful majority ocular motor nerve palsy syndrome）

3.2 核间性眼肌麻痹（internuclear ophthalmoplegia）

详见第 1 章第 1 节 10.1.2.2.29。

3.3 核上性眼肌麻痹（supranuclear ophthalmoplegia）

详见第 1 章第 1 节 10.1.2.2.35。

3.4 瞳孔的功能障碍（pupil dysfunction）

瞳孔与身体各部位有着广泛的联系，它的开大和缩小受各种各样因素的影响，其变化在临床上有重要意义。瞳孔直径大于 5mm，且散大呈持续性时称瞳孔散大，瞳孔直径小于 2mm 时称瞳孔缩小。

有时通过瞳孔的变化，可反映出躯体内的某些病变，而神经系统的一些病变也可根据瞳孔的变化做出定位诊断。

3.4.1　传入性瞳孔反应障碍（afferent pupillary response disorder）

瞳孔对光反射是神经眼科重要的一项观察指标，反映了视觉系统神经元的信息输入和传出反射弧的完整性。视觉输入系统任何一个部位病变都可能导致瞳孔对光反应下降，表现为瞳孔传入障碍。

3.4.1.1　Marcus Gunn 瞳孔

Marcus Gunn 瞳孔由苏格兰眼科医生 Robert Marcus Gunn（1850~1909）首次发现并报道。当使用瞳孔笔交替照射双侧眼，光线从正常眼移到病变眼时，病变眼瞳孔的收缩程度较正常眼小，因而显得其瞳孔相对散大，被称为 Marcus Gunn 瞳孔。Marcus Gunn 瞳孔最常见的病因是视神经病变（视网膜和视交叉之间）或严重的视网膜疾病，这种体征特点有助于诊断单眼的黄斑病变或视神经炎等疾病。

3.4.2　副交感传出性瞳孔反应障碍（parasympathetic efferent pupillary response disorder）

3.4.3　交感传出性瞳孔反应障碍（sympathetic efferent pupillary response disorder）

3.4.4　脑病的瞳孔异常（abnormal pupils in encephalopathy）

3.4.5　阿—罗瞳孔（Argyll-Robertson pupil）

阿—罗瞳孔主要表现为瞳孔缩小，约 1~2mm，瞳孔形态异常（不正圆和边缘不规则）和不对称，多呈双侧性，偶为一侧性。阿—罗瞳孔多见于神经梅毒，损伤部位可能在中脑的光反射通路，处于顶盖前核和动眼神经副核之间，因而引起瞳孔光反射消失，而近反射（调节反射）正常，又称为光—近反射分离。

4　眼球震颤和其他自发性运动（nystagmus and other spontaneous movements）

4.1　视网膜疾病造成的眼震（nystagmus caused by retinal disease）

4.2　前庭中枢性眼震和其他眼震（central vestibular nystagmus and other nystagmus）

前庭中枢性眼震可为双侧性，纯水平性、垂直或旋转性，眩晕很轻。位置性眼震是由改变头位引起，可为周围性或中枢性前庭病变所致。周围性病变可伴听力丧失或耳鸣，中枢性病变可伴锥体束征或颅神经异常，可资鉴别。

4.3　凝视诱发性眼震（gaze-evoked nystagmus）

向单一方向凝视诱发眼震是早期或残留眼肌麻痹的常见体征；多方向凝视诱发眼震常为抗癫痫药或镇静药的副作用，以及小脑或中枢性前庭功能障碍所致。

5　三叉神经痛（trigeminal neuralgia，TN）

5.1　原发性三叉神经痛/三叉神经痛（trigeminal neuralgia）/福瑟吉尔病（Fothergill disease）

三叉神经痛是原发性三叉神经痛的简称，表现为三叉神经分布区内短暂的反复发作性剧痛，不伴有三叉神经功能破坏的症状。以反复、单侧、短暂性、电击样疼痛为特点，突发突止。

5.2　继发性三叉神经痛（secondary trigeminal neuralgia）

继发性三叉神经痛疼痛为持续性，伴患侧面部感觉减退、角膜反射迟钝等，常合并其他颅神经损害症状。常见于多发性硬化、延髓空洞症、原发性或转移性颅底肿瘤等。

5.2.1　颊部麻木综合征（numb cheek syndrome）

位于眶下孔的病变可能引起颊部麻木综合征，其麻木累及眶下神经分布区的一侧颊部和上唇，也可能累及内侧、外侧的上切牙、尖牙以及邻近的牙龈，但较后部的牙齿与牙龈不受累（例如磨牙、前磨牙以及齿龈是由后上齿槽和中上齿槽神经支配）。

5.3 类三叉神经痛综合征（Raeder syndrome）/三叉神经交感神经麻痹综合征/三叉神经旁综合征/三叉神经旁交感综合征/副三叉神经综合征

本征于 1918 年首先由 Raeder 加以描述。主要病因有肿瘤、血管性病变、感染及外伤等。临床表现：多见于 40 岁以上男性，左侧多见，早期为发作性三叉神经痛，呈跳痛或剧痛，持续时间不等，可持续数小时至数周，以后逐渐发生三叉神经麻痹或疼痛刺激，常伴有部分的或完全 Horner 综合征，额部、眼睑部和角膜感觉迟钝，有头痛及三叉神经分布区疼痛，下颌肌疲劳、单侧突眼、瞳孔缩小、眼球陷凹、眼压降低、眼睑下垂、溢泪、眼痛，同时面部无汗，可有累及 Ⅱ、Ⅲ、Ⅳ 颅神经的症状和体征。

6 面神经损害（facial nerve damage）

6.1 特发性面神经麻痹（idiopathic facial palsy）/面神经炎（facial neuritis）/贝尔麻痹（Bell palsy）

特发性面神经麻痹（idiopathic facial palsy）亦称为面神经炎（facial neuritis）或贝尔麻痹（Bell palsy），是因茎乳孔内面神经非特异性炎症所致的周围性面瘫。

6.2 伴周围性面瘫的其他疾病

6.2.1 先天性疾病

6.2.1.1 唇舌水肿及面瘫综合征/梅罗综合征（Melkersson–Rosenthal syndrome）/Melkersson 综合征

本病首先由 Melkersson 于 1928 年报道，之后由 Rosenthal 于 1931 年再次报道。目前认为本病可能与感染后变态反应有关。临床表现为：①面部无痛、非凹陷性肿胀，以下唇部明显，反复发作而成为持续性；②反复发作的周围性面瘫，可能因面部水肿压迫所致，常伴有舌前 2/3 的味觉障碍；③皱裂舌或阴囊舌，伴有偏头痛、肉芽肿性口唇炎、舌炎、腮腺炎、感觉过敏及腺体分泌现象等。可给予激素、抗风湿及抗炎治疗。

6.2.1.2 Mobius 综合征（Mobius syndrome）/先天性外展神经和面神经麻痹（congenital abducens and facial nerves paralysis）

1888 年，Mobius 记叙了伴有外展神经麻痹的先天性两侧面瘫的病例，故将此征称为 Mobius 综合征。目前多数人认为本综合征属先天性疾病，可能为颅神经核发育不全引起，但家族性者极为少见。临床表现以哭笑时面无表情、不能皱眉、眼球外展运动受限、双眼不能闭合、双侧鼻唇沟消失、吸吮困难等症状为特点，常合并其他颅神经的异常，可同时伴有颜面部畸形、外耳畸形、耳聋、胸部畸形，还有四肢骨骼畸形、肌病及智力发育迟缓等。

6.2.2 感染性疾病

6.2.2.1 神经莱姆病（Lyme Disease）

详见第 4 章第 6 节 2。

6.2.2.2 Ramsay–Hunt 综合征/亨特综合征（Hunt syndrome）/膝状神经节综合征（gangllion geniculatum syndrome）/耳带状疱疹（herpes zoster oticus）

Ramsay–Hunt 于 1907 年以"膝状神经节疱疹性炎症"报告了一组外耳道疱疹—耳痛—面瘫为特征的三联症，称之为 Ramsay–Hunt 综合征。病原体是水痘—带状疱疹病毒，病毒以一种潜伏形式长期存在于颅神经的神经节等细胞中，若被某些因素激活，如步入老年、局部创伤、系统性红斑狼疮、免疫抑制剂及放射治疗等，病毒即从神经节沿相应的周围神经到达皮肤而发病。膝状神经节受累时，除有周围性面瘫，舌前 2/3 味觉消失及听觉过敏外，患者还可有乳突部疼痛，耳郭、外耳道感觉减退和外耳道、鼓膜疱疹。

6.2.3　其他

6.2.3.1　川崎病（Kawasaki disease，KD）

详见第 1 章第 3 节 2.1.2.3。

6.2.3.2　重症肌无力（Myasthenia gravis，MG）

详见第 11 章第 1 节 1。

6.3　面肌痉挛（facial spasm）/面肌抽搐

面肌痉挛是指一侧面部肌肉出现间断性不自主阵挛性抽动或无痛性强直。

6.3.1　布里索西卡尔综合征（Brissaud-Sicard syndrome）/ Brissaud 型综合征/脑桥性面肌痉挛综合征

本征分别于 1880 年和 Sicard 于 1908 年由 Brissaud 报道，为 Millard-Gubler 综合征的一种特殊形式，即损害部位相同却表现为刺激性症状。病因常为脑桥下部髓内、外肿瘤或炎性病灶刺激面神经核，以及同侧皮质脊髓束受损。临床表现为病灶同侧面肌痉挛，病灶对侧肢体偏瘫。

6.4　鳄鱼泪综合征/Bogorad 氏综合征/阵发性流泪综合征/食欲流泪综合征

本病较罕见，1908 年 Oppenheim 做过描述，1928 年 Bogorad 正式将本征命名为鳄鱼泪综合征。临床主要特征为进食或饮水时流泪，甚至咀嚼食物、想吃东西有食欲时也引起患侧流泪。该综合征病为颅底骨折、面神经病变、岩浅大神经切除、面神经炎和面神经麻痹等的后遗症。由于损害累及面神经膝状节，在恢复期，唾液腺神经纤维部分发生侧芽，长入泪腺神经，致使某种因素刺激时引起流泪反应。

7　前庭蜗神经损害（vestibulocochlear nerve damage）

7.1　前庭神经损伤的疾病（diseases of vestibular nerve damage）

7.1.1　前庭神经元炎（vestibular neuronitis）

本病是一种良性疾病，其特征为感染后出现的突然发作的严重眩晕，最初是持续性的，而后为阵发性的。

7.1.2　良性阵发性位置性眩晕（benign paroxysmal positional vertigo，BPPV）/耳石症

BPPV 表现为头位变化所诱发的反复发作的短暂性眩晕（持续时间通常不超过 30~60s），其和特征性眼球震颤的外周性前庭疾病，是导致眩晕最常见的病因，有自限性，易于复发。临床上最常见的病因是椭圆囊斑上耳石颗粒脱落进入半规管内，称为"管石症"，如果黏附在壶腹嵴则称为"嵴顶结石症"。

7.1.3　持续性姿势—知觉性头晕（persistent postural-perceptual dizziness，PPPD）

PPPD 是常见的慢性功能性头晕，既往有多种名称，包括恐惧性姿势性眩晕（phobic postural vertigo，PPV）、空间运动不适（spacemotion discomfort，SMD）、视觉性眩晕（visual vertigo，VV）和慢性主观性头晕（chronic subjective dizzi-ness，CSD）。2015 年被《世界卫生组织国际疾病分类第十一次 beta 草案》收录，正式将其命名为 PPPD，并于 2017 年由 Bárány 协会颁布诊断标准。临床表现为持续 3 个月以上的头晕、不稳或非旋转性眩晕，并且在直立姿势、主动/被动运动、视觉刺激下加重，部分患者可伴有焦虑或抑郁的临床表现。

7.1.4　致残性位置性眩晕（disabling positional vertigo）/前庭性发作（vestibular paroxysmia）

本病是一种罕见的偶然发生的周围性前庭功能障碍，导致眩晕或平衡失调的短暂发作（常因转

头或转身引发），伴或不伴听觉症状，归因于神经元间突触的去极化，后者继发于前庭神经血管交叉性压迫，常见于小脑前下动脉（AICA）。

7.2 发作性前庭综合征

7.2.1 前庭阵发症（vastibular paroxysmia，VP）

VP 以反复发作的短暂性旋转性或非旋转性眩晕为特征，持续时间通常小于 1min。

7.2.2 上半规管裂综合征（superior canal dehiscence syndrome，SCDS）

SCDS 是由于上半规管弓状隆起存在骨裂，形成内耳第三窗，当颅内压、中耳压力改变以及强声刺激时引起内淋巴流动，导致眩晕、平衡障碍等前庭症状。

7.2.3 外淋巴瘘（perilymphatic fistula）

本病是指内耳外淋巴液所在腔隙与中耳、乳突或颅腔内空气腔隙之间的异常交通，临床表现为眩晕、听力下降和耳鸣。

7.2.4 中枢性阵发性位置性眩晕（central paroxysmal positional vertigo，CPPV）/恶性阵发性位置性眩晕

本病临床罕见。病变部位以脑干、小脑为主，如第四脑室背外侧、脑桥、延髓、小脑蚓部、绒球和小结病变。

7.3 急性前庭综合征（acute vestibular syndrome，AVS）

AVS 是由前庭神经炎、后循环梗死、脱髓鞘等所致的急性前庭系统功能障碍，以持续性眩晕（头晕）或不稳感为主要症状。

7.3.1 外周性 AVS（P-AVS）

本征累及外周性前庭结构，如内耳及前庭神经。

7.3.2 中枢性 AVS（C-AVS）

本征累及中枢性前庭结构，如脑干、小脑等。

7.3.3 突发性耳聋（sudden hearing loss，SHL）

本病是指在 72h 内发生的、原因不明的感音神经性听力损失，至少在相邻两个频率下降 ≥ 20dBHL。

7.3.4 家族性前庭病（familial vestibulopathy）

本病患者有明显的双侧前庭功能缺失，尽管听觉正常，有时合并脊髓小脑性共济失调。

7.4 慢性前庭综合征（chronic vestibular syndrome，CVS）

7.4.1 双侧前庭病（bilateral vestibulopathy，BVP）/双侧前庭功能丧失

本病是以空间记忆和定向障碍为主要临床特征的慢性前庭疾病，在头部运动时出现振动幻视，行走时出现步态不稳，在黑暗环境中或地面不平坦时可加重。

7.4.2 老年人头晕（眩晕）及平衡障碍

老年性眩晕通常表现为眩晕感、平衡紊乱及失衡感。患者睁眼时感觉自身旋转、晃动，犹如坐车船一般。发作时不能站立，伴有恶心、呕吐、耳鸣、出汗、心动过缓及血压下降等迷走神经张力增高症状，一般持续数分钟至数小时，有时达数天，老年人突发的眩晕首先应考虑脑血管疾病。

7.5 前庭性偏头痛（vestibular migraine，VM）/偏头痛相关性眩晕/良性复发性眩晕

本病是指既往或现在有偏头痛病史的患者出现反复发作的眩晕，曾经也被称为偏头痛相关性眩晕（头晕）、良性复发性眩晕等，2012 年 Bárány 协会和国际头痛协会将 VM 定义为一种独立疾病。

7.6 梅尼埃病（Ménière's Disease）

本病作为一种常见的以膜迷路积水为主要病理表现的耳源性眩晕疾病，发病机制尚未明确，临床

主要分为发作期与间歇期，发作期症状较典型，主要表现为反复发作性眩晕，波动性听力下降、耳鸣和耳闷胀感。

7.6.1　耳蜗性梅尼埃病（cochlear Ménière）

本病不出现眩晕和平衡失调。

7.6.2　前庭性梅尼埃病（vestibular Ménière）

眩晕是本病突出的表现，但在最初的阶段没有听力丧失、耳鸣以及耳胀感或耳压迫感。

7.6.3　Tumarkin 耳石灾祸（Tumarkin otolithic catastrophe）/耳石危象（otolithic crisis）

本病是在肌张力和肌力丧失、不伴有意识丧失的期间，急性突发的眩晕现象。

7.7　麻痹性眩晕（gerlier syndrome）

本病是一类在夏季以流行形式发病的眩晕综合征，曾流行于瑞士和日本，确切病因不明，可能是感染引起的脑干损害，常发生于接触乳牛（在瑞士）或马（在日本）的成年男性。发作性眩晕为主要症状，并伴有身体各种部位的疼痛及上睑提肌、项背肌、面肌、咀嚼肌、咽喉肌、舌肌和四肢肌肉一过性麻痹，出现睑下垂、复视、不能抬头、吞咽困难和肢体无力或弛缓性瘫痪。每次发作持续 10min 左右，间隔短时间后可再次发作，当脱离了污染的畜厩或进入秋冬季后，症状消失。

7.8　听神经瘤（acoustic neurinoma）

听神经瘤一般起源于第Ⅷ颅神经的前庭分支，患者数量大约占颅内肿瘤的 7%。随着肿瘤的扩展，肿瘤可从内听道延伸至脑桥小脑角，并且压迫第Ⅶ与第Ⅷ颅神经。随着肿瘤进一步增大，小脑、脑干与邻近脑神经（第Ⅴ和第Ⅸ至第Ⅻ颅神经）也会受到压迫。

7.9　瓦登伯格综合征（Waardenburg syndrome）

本征是一种以感觉神经性听力丧失、毛发和虹膜色素障碍，以及其他发育缺陷为特征的疾病，同一家系不同患者间表现差异很大。临床表现可出现蓝眼珠或两眼一蓝一正常，称为虹膜异色症，部分患者眼珠颜色可以正常。此外，还可出现单耳或双耳听力障碍，毛发发白，少数有皮肤脱色斑以及先天性心脏病或肌肉、骨骼异常等症状。

8　后组颅神经损害（posterior cranial nerve damage）

8.1　舌咽神经损害（glossopharyngeal nerve damage）

舌咽神经为混合神经，是舌咽部重要的感觉传入神经，其运动支主司提软腭功能，副交感纤维司腮腺分泌。舌咽神经属后组颅神经，外伤受损多因骨折线波及颈静脉孔所致，但颅后窝颈静脉孔区病变极易引起舌咽神经损害。舌咽神经的损害及损伤常与后组颅神经同时受累，单独的舌咽神经损伤临床极为少见。其表现为患侧舌后 1/3 的味觉减退或消失，咽上部一般感觉减退或丧失，软腭下垂。

8.2　迷走神经痛（vagus neuralgia）和舌咽神经痛（glosspharyngeal neuralgia）

迷走神经痛是指受到刺激性损害时，在其感觉分布区内所产生的疼痛，迷走和舌咽神经在解剖结构上关系密切，两者往往同时受累。腭部、咽部和喉部的肌肉运动障碍，分为一侧或两侧损害。本病病因不明，可能为脱髓鞘引起舌咽神经的传入冲动与迷走神经之间发生"短路"的结果。临床表现为突发疼痛，其性质与三叉神经痛相似，位于扁桃体、舌根、咽、耳道深部，呈间歇性发作，每次持续数秒至 1~2min，可因吞咽、讲话、咳嗽、呵欠等诱发，在咽后壁、舌根、扁桃体窝处可有疼痛触发点。

8.2.1　阿诺德神经源性咳嗽综合征（Arnold neurogenic cough syndrome）/迷走神经耳支神经痛综合征/Arnold 神经痛

本病为迷走神经耳支受刺激而致反射性咳嗽和耳后发作性疼痛的综合征，通常为炎症或肿瘤刺激、压迫所致。反射性咳嗽乃为外耳道机械刺激或温度改变等引起，耳后、外耳道疼痛，呈针刺样或烧灼样发作性疼痛，可波及颈部、枕下部和肩部，疼痛缓解时可有外耳道皮肤感觉减退或感觉异常，耳后有压痛。本病的治疗以去除病因为主。

8.3 副神经损害（accessory nerve damage）

副神经为纯运动神经，分为颅神经和脊神经根两部分，分别起自延髓和上颈髓。其延髓部较小，从疑核下段发生，神经纤维在迷走神经之下穿出延髓侧面，向外走向颈静脉孔时与脊髓根合并。穿颈静脉孔出颅后，又与脊髓部分分开而加入迷走神经，支配咽肌和迷走神经的喉返支，供应软腭和喉的固有肌群。

当一侧副神经脊髓支的单独损伤或其脊髓核损害时，同侧胸锁乳突肌及斜方肌瘫痪，并有萎缩。因对侧胸锁乳突肌占优势，故平静时下颌可转向患侧，而在用力时向对侧转头无力，患侧肩下垂，不能耸肩，肩胛骨位置偏斜，以及其所支配的肌肉萎缩。因肩胛骨移位，使臂丛神经受到慢性牵拉，使患侧上肢上举和外展受限制。晚期由于瘢痕刺激可发生痉挛性挛缩（斜颈）畸形。双侧损害时，患者头颈后仰及前屈无力。颅底骨折或枪弹伤引起的副神经损伤、颈静脉孔区病变、枕骨大孔区病变、脑桥小脑角巨大病变及颅底广泛性病变引起的副神经损害及延髓核性瘫痪，常与后组颅神经及其他颅神经损害同时出现。脑干核性麻痹时，颅神经的损害常为多组及双侧性。

8.4 舌下神经损害（hypoglossal nerve damage）

舌下神经是十二对颅神经的最后一对，其损伤在临床上很常见，往往发生在与延髓相关的病变和后组颅神经相关病变中，有时也以单一的损伤形式出现。下颌后间隙、颌下区、口腔或下颌骨水平支的火器伤、骨折和手术误伤，可以发生舌下神经的单独损伤。神经周围的挫伤、出血，局麻浸润引起的神经瘫痪，一般是暂时性的，或只遗留轻微残迹。神经的严重挫伤或断裂则表现为患侧舌肌瘫痪，伸舌时舌尖向患侧偏斜，可出现萎缩。

8.4.1 舌下神经—椎动脉嵌压综合征（hypoglos salvertebral entrapment syndrome）

本征是由于扭结的椎动脉压迫引起孤立的舌下神经麻痹。另外，颅骨斜坡肿瘤的转移可能引起双侧的舌下神经麻痹，而孤立的一侧舌下神经病可能由颅底旁中线硬脑膜动静脉瘘或细菌性脑膜炎引起。

9 多颅神经损害（multiple cranial nerve damage）

9.1 多颅神经损害综合征（multiple cranial nerve damage syndrome）

9.1.1 眶上裂综合征（superior orbital fissure syndrome）/眶综合征（orbital apex syndrome）/Rochon-Duvigneaud 综合征

本征由 Hirschfeld 于 1858 年首先描述，Rochon 和 Duvigneaud 二人于 1896 年明确此综合征为眶上裂附近病变引起。临床主要表现为Ⅱ～Ⅵ颅神经麻痹、眼底损害，可导致暴露性角膜炎、全身感染等并发症，常见病因为肿瘤、血管内皮功能障碍、感染和外伤。Ⅱ～Ⅵ颅神经相互靠近的部位有后交通动脉周围、海绵窦内，视神经管—眶上裂附近。Ⅲ颅神经从小脑上动脉和大脑后动脉起始部位之间穿出髓外，与后交通动脉平行走行于脚间池中，在该颅神经外侧依次为Ⅳ、Ⅵ、V_1颅神经，因而，后交通动脉有关的病变首先损害Ⅲ颅神经，很少伴有V_2、V_3颅神经的损害，前部病变易合并Ⅱ颅神经的损害。Ⅲ颅神经在海绵窦内与交感纤维混合，故早期出现 Horner 综合征和Ⅲ颅神经麻痹，要考虑两者并行的末梢部位病变。通过眶上裂进入眼窝内的颅神经有Ⅲ、Ⅳ、V_1、Ⅵ，该部Ⅲ颅神经已分成上支和下支，V_1已分成额神经、鼻睫神经、泪腺神经，分别支配有关的效应器。故临床上遇到Ⅲ、Ⅳ、V_1、Ⅵ颅神经完全性麻痹时，病变不可能在眶上裂的远端部位。

9.1.2　眶尖综合征（rollet syndrome）

本征为Ⅲ、Ⅳ、Ⅵ颅神经受损出现的眼球活动受限综合征，表现为复视，上睑下垂；三叉神经支配区域感觉过敏、减退；视神经受损致视力下降，视神经萎缩，周边视野缺损。

9.1.3　挤压性眶尖综合征（crush orbital apex syndrome）/外伤性眶尖综合征

本征是头部挤压伤时，出现眼球突出固定、结膜充血水肿、上睑下垂、瞳孔强直、视力丧失、眼底呈明显缺血状态的一组病征。由 Hollenhorf 于 1954 年报道了在全麻手术中，由于麻醉面罩压迫眼部引起睫状动脉缺血所致的本征病例。此后，Jampol 于 1957 年也有类似报道，并称之为"外伤性眶尖综合征"。1976 年国内唐山地震，发生大批由于头部挤压伤而产生本征的病例，并命名为"挤压性眶尖综合征"。临床表现有头部外伤史，受伤时为俯卧或卧位。多为承受暴力的对侧眼发病，故以单眼受损居多，这可能与冲击力的传递方向有关。早期具有眶尖综合征（rollet syndrome）的全部症状，即由于有Ⅱ、Ⅲ、Ⅳ、Ⅴ、Ⅵ颅神经损害，出现眼球运动受限、眼球突出、复视、上睑下垂、支配区感觉障碍、眶后部或额、颞、顶区疼痛，并有严重的视力障碍，以致完全失明。眼底检查，早期呈缺血状态，乳头色淡或苍白，视盘及周围视网膜混浊水肿，视网膜动、静脉均变细、缺血，后期血管旁出现银丝状白鞘。由于水肿消退，可逐渐显示污秽斑点与色素紊乱。晚期出现严重视神经萎缩，伴视网膜和脉络膜变性、萎缩，网膜血管呈白色条状。少数病例于数周后，出现眼球变软，甚至眼球塌陷。

9.1.4　岩尖综合征（Gradenigo syndrome）/格拉代尼果综合征（Gradenigo's syndrome）/三叉神经痛—外展神经麻痹—急性中耳炎综合征/Gradenigo—Lannois 综合征

本征是指颞骨岩部尖端病变，损害外展神经和三叉神经而引起的一系列症状，由 Gradenigo 于 1904 年首次报道。其病因有中耳炎、乳突炎、外伤骨折和出血、原发颞骨岩部炎症、颞骨岩尖肿瘤等，其中以急性化脓性中耳炎最常见。临床表现：①三叉神经受损症状，表现为病变侧眼部和面部疼痛，多呈刀割样、撕裂样，夜间重白天轻，可有面部感觉障碍。如三叉神经运动支受损则出现同侧嚼肌、颞肌、翼内、外肌肌力减弱，下颌偏向患侧；②外展神经受损症状，表现为同侧眼球内斜、复视；③常有中耳炎或乳突炎等疾病的症状和体征；④乳突 X 线摄片可见颞骨岩尖骨质破坏。诊断根据中耳炎或乳突炎、颞骨岩尖肿瘤、外伤骨折等病史及上述三叉神经、外展神经受损症状及体征可基本诊断此征，如 X 线摄片或颅脑 CT 检查及颅脑 MRI 检查发现岩骨岩尖病灶可确诊。

9.1.5　脑桥小脑角综合征（Cushing Ⅱ syndrome）

本征表现为同侧进行性神经性耳聋伴前庭功能受损；面部感觉减退、疼痛，角膜反射减退或消失；同侧眼内斜，轻度周围性面瘫；同侧小脑性共济失调；可有颅高压表现；后组颅神经麻痹症状。

9.1.6　迷走—副—舌下神经综合征（Jackson syndrome）

本征是由迷走神经损害致发音、吞咽困难引起，可出现心动过速，副神经损害致患侧胸锁乳突肌和斜方肌全部或部分瘫痪，舌下神经损害致患侧舌肌无力伴萎缩等症状。

9.1.7　一侧颅底综合征（Halbbasis syndrome）/个尔森综合征（Garcin syndrome）/Guillain–Garcin 综合征（Guillain–Garcin syndrome）/Bertolotti–Garcin 综合征/脑神经半侧麻痹综合征/单侧性全部颅神经受损综合征

本征是 Guillain 和 Garcin 于 1926 年分别报道，同年 Garcin 等又规定 3 项诊断标准，翌年 Garcin 等又增加了第 4 个诊断条件：①一侧性颅神经全部受损；②缺乏脑实质性损害症状，即无运动系统、感觉系统及其他脑损害的症状和体征；③缺乏颅内压增高征，即无视盘水肿和脑脊液改变；④颅平片可见颅底病变引起的骨破坏。本综合征由广泛性单侧颅底病变所引起，如肿瘤、鼻咽癌晚期、颅底梅毒性骨膜炎、海绵窦血栓形成、侧窦动脉瘤、多发性颅神经炎等。临床表现为单侧全部颅神经麻痹，Ⅲ、Ⅳ、Ⅴ、Ⅵ颅神经麻痹可较早出现，而其他颅神经受侵害较晚。单侧嗅神经与视神经障碍引起嗅觉与视觉缺失。单侧动眼、滑车、外展神经麻痹引起上睑下垂、复视、内斜视或眼球固定、瞳孔散大，单侧三叉神经麻痹引起颜面部半侧的知觉障碍和咀嚼肌瘫痪，面神经、听神经麻痹引起单侧耳聋、周围性面瘫与平衡感觉障碍，吞咽、迷走神经麻痹引起同侧软腭低垂，发音时软腭不能上升，悬雍垂偏向健侧，副神经麻痹引起同侧肩下垂和斜颈，舌下神经麻痹引起伸舌时舌尖偏向病侧。

9.1.8 枕髁—颈静脉孔综合征/科雷—西卡尔综合征（Collet-Sicard syndrome）/腮腺后窝综合征/半侧舌喉肩咽瘫综合征/第 9~12 对颅神经瘫痪综合征/髁后破裂孔综合征

本征特点为颅外疾患引起一侧性舌咽、迷走、副、舌下神经周围性瘫痪。由 Collet 于 1915 年和 Sicard 于 1917 年分别报道，常见病因为肿瘤、外伤、血管病变和感染。临床表现为：①吞咽困难（Ⅸ、Ⅹ）；②声音嘶哑（Ⅹ）；③一侧舌后 1/3 味觉缺失（Ⅸ）；④一侧上咽缩肌麻痹（Ⅸ）引起幕布征，即咽部于静止时不见任何异常，当发音"啊"或"欧"时，咽后壁向健侧上方牵引，发音中止时又回复至原位；⑤一侧软腭、咽、喉部的运动和感觉障碍（Ⅸ、Ⅹ）；⑥一侧胸锁乳突肌及斜方肌麻痹和萎缩（Ⅸ）；⑦一侧舌肌麻痹和萎缩（Ⅻ）；⑧其他表现为可见痉挛性咳嗽、喘、急性呼吸困难、唾液过多（Ⅹ）。

9.1.9 后咽间隙综合征/腮腺后间隙综合征/维拉雷综合征（Villaret syndrome）

本征是指后组颅神经（Ⅸ~Ⅺ）麻痹症状加上颈交感神经麻痹引起的 Horner 综合征，由 Villaret 于 1916 年首先报道。最早发现的病因是外伤，其次是肿瘤（腮腺瘤、上咽部和鼻腔肿瘤，颅底及淋巴结原发性或转移肿瘤）和感染（咽部脓肿、颅底蜂窝织炎以及结核性淋巴腺炎等），偶由颅底动脉瘤引起。临床表现为：颅外病变引起病变同侧软腭、咽部、喉部诸肌麻痹和感觉障碍（Ⅸ、Ⅹ、Ⅺ之内侧支），同侧舌后 1/3 味觉障碍（Ⅸ），同侧胸锁乳突肌和斜方肌麻痹（Ⅺ外侧支），同侧舌肌麻痹和萎缩（Ⅻ），产生吞咽困难、声音嘶哑以及构音障碍等症状，此外还表现为同侧睑裂狭小，瞳孔缩小，眼球内陷。有时胸锁乳突肌无麻痹，即Ⅺ外侧不受损，病变范围广泛时可伴有面神经麻痹。

9.1.10 颈静脉孔综合征（jugular foramen syndrome）/ Vernet 综合征

本征是一侧颈静脉孔附近的病变导致的舌咽、迷走、副神经麻痹症状，最早由 Vernet 于 1916 年报道。其病因多为颅底骨折、颈静脉孔附近的原发和转移性肿瘤等。临床表现以舌咽、迷走、副神经麻痹为主要特征。舌咽、迷走神经损伤可出现患侧咽部感觉缺失、咽反射消失、声带及软腭麻痹，舌后 1/3 味觉缺失；副神经损伤出现患侧胸锁乳突肌及斜方肌麻痹。多数病例还可出现耳聋、耳鸣及面神经麻痹。诊断根据舌咽、迷走、副神经联合麻痹症状可诊断本征。应通过颅脑 CT 检查、脑血管造影、MRI 检查、颅骨拍片等检查明确病变的性质和部位。

9.1.11 红耳综合征（red ear syndrome）

本征表现为单侧和/或双侧耳部的不适感，灼痛感和颜色改变。常与上颈段疾病，颞下颌关节功能紊乱，三叉神经—自主神经性头痛，偏头痛等疾病相关。其发病机制可能涉及三叉神经血管系统的激活，第三颈神经根逆行放电，局部轴索反射等改变。

9.1.12 枕骨大孔综合征（foramen magnum syndrome）

本征常由于枕骨大孔区附近的肿瘤、寰枕部先天性畸形引起，主要症状有：①颈神经根及脑膜刺激征；②延髓和颈髓损害的症状，包括锥体束征、肢体瘫痪、括约肌功能障碍、呼吸肌功能障碍等；③后组颅神经损害症状，有舌咽、迷走、副神经及舌下神经麻痹，有时可累及到三叉神经；④小脑损害症状。怀疑此综合征时，可做 X 线开口相、颅脑 MRI 检查，以了解有无颅底寰枕部先天性畸形，腰椎穿刺须慎做，以免引起脑疝，要避免头颈部剧烈运动。

9.1.13　翼腭窝综合征（fossa pterygopalatina syndrome）

本征是指翼腭窝的病变侵及翼腭窝内及其邻近组织而出现一系列的症候群，常为鼻咽腔侧壁深部的内皮瘤，多见翼腭窝原发或转移的肿瘤，也有感染引起本综合征的情况。由于解剖关系可出现以下症状：①持续性顽固性上颌神经痛；②颊部与眶下孔附近麻木；③同侧耳鸣、传导性听力障碍；④晚期颞凹部外观膨隆，病侧视力下降、视神经萎缩、眼球运动障碍等。该病患者有单侧或双侧颈深淋巴结肿大，后鼻镜检查可见鼻咽腔侧壁膨隆。此时应做颅脑 CT 及 MRI 的检查有助于诊断，另外还可抽吸深部翼腭窝组织送检，必要时行上颌窦探查手术，预后取决于病因。

9.1.14　松果体—神经病—眼病综合征（Frankl-Hochwart syndrome）

本征为松果体区肿瘤所引起的一系列临床症状，主要见于儿童及青年，临床可出现两眼上视不能、阿—罗瞳孔、听觉障碍、小脑征、颅内压增高和内分泌症状（性早熟、垂体功能不全、尿崩症），颅脑 CT 检查或 MRI 检查可明确诊断。松果体直接手术危险性大，死亡率较高。现多主张行侧脑室枕大池引流术缓解颅内高压，然后给予放射治疗。少数病例经治疗可获得长期缓解，但多数均在 2~3 年内复发死亡。

9.1.15　吹哨样面容综合征（freeman-sheldon syndrome）

本征病因不明，呈常染色体显性遗传，临床特征为颅面骨发育不良，颜面骨扁平，眶距过宽，睑裂狭窄，眼球内陷，内眦赘皮，口唇前突呈吹哨样，有短颈、小口、小舌、小鼻、长人中、高腭弓等先天性畸形。肢体则表现为双手、双足杵状指（趾）或挛缩状，指（趾）掌骨背面皮肤及皮下组织肿胀增厚，亦可出现尺骨偏斜和马蹄内翻足等畸形。由于发育不良，在出生后几年中可发生呼吸功能障碍而威胁生命。随着年龄增长，手足畸形可得到改善，当具有手术指征时可施行矫形术。

9.1.16　耳颞综合征（Frey syndrome）

本征是指腮腺感染、外伤，尤其是腮腺手术后，经过数月至 1 年以上，出现进食时同侧耳前颊部皮肤一过性出汗、潮红或异常感觉等症状。轻症者可不做治疗或仅局部涂抹 3% 东莨菪碱软膏有一定效果，重症者可手术治疗。大多数患者经过数年后症状逐渐自行缓解，较重者则长年迁延不愈。

9.1.17　双侧喉内收肌麻痹（Gerhardt syndrome）/双侧喉内收肌麻痹综合征

本病是脑干病变或双侧喉内神经损害而致的双侧喉内收肌麻痹症状，由 Gerhardt 于 1863 年首次报告。其病因为脑干部位的出血、肿瘤、外伤、炎症等，使双侧迷走神经受损，导致双侧喉内收肌麻痹。临床表现为双侧声带固定、声门不能闭合、声音嘶哑，甚至有呼吸困难、窒息等症状。诊断主要依据脑干病变史及双侧喉内收肌麻痹症状。

第 2 节　脊神经疾病

1　单神经病（mononeuropathy）

1.1　胸长神经损害（long thoracic nerve damage）

本病为胸长神经受损引起的神经功能障碍，表现为前锯肌瘫痪、肩胛骨脊柱缘翘起，出现"翼状肩"体征。

1.2　胸前神经损伤综合征（anterior thoracic nerve injury syndrome）

本征的特点是胸大肌锁骨部正常，而胸骨部和胸小肌萎缩，无并指及其他骨质畸形，无遗传倾向，可有外伤史。1979 年，沈定国首次报告，经尸体上所做胸前神经局部解剖，证明该神经处易损位置，且肌肉萎缩的特征分布形式与神经支配有关，因而命名为胸前神经损伤综合征。本征男性多见，发病年龄 2~30 岁，但多见于 7 岁以上。患者常无主观不适，多于无意中发现胸廓不对称而就诊。检查发现胸大肌胸骨部和胸小肌萎缩，胸大肌锁骨部正常，无其他部位的肌萎缩，也无肌无力和肌痛，一般情况并不影响上肢功能，一旦肌肉萎缩，病情也不进展。无短指、缺乳等先天畸形，X 线检查未见骨质畸形，无睾丸下降不全，少数病例上肢较对侧略小和胸软骨有隆起。神经系统检查无明显异常。本征无须特殊处理。若因胸廓畸形影响呼吸、通气功能时，可做外科矫形手术。

1.3　肩胛上神经损害（suprascapular nerve damage）

本病由反复磨损、过度牵拉、囊肿压迫等原因导致肩胛上神经在肩胛骨切迹或肩峰根部受损而出现的冈上肌和冈下肌萎缩，或由于损伤部位较低而单独出现冈下肌萎缩。

1.4　腋神经损伤（axillary nerve injury）

本病为腋神经受损引起的神经功能障碍，临床表现为三角肌瘫痪，臂不能外展，肩部、臂外侧上部感觉障碍，由于三角肌萎缩，肩部失去圆隆的外形。

1.5　肌皮神经损伤（musculocutaneous nerve injury）

肌皮神经损伤会出现前臂屈曲无力，肌皮神经起自臂丛的外侧束，穿入喙肱肌后下行在肱二头肌与肱肌之间，分支分布于喙肱肌、肱二头肌以及肱肌。

1.6　尺神经麻痹（ulnar palsy）

尺神经麻痹运动障碍典型表现为手部小肌肉萎缩、无力，手指精细动作减退或不能；尺侧腕屈肌麻痹，桡侧腕屈肌拮抗致手偏向桡侧；拇收肌麻痹、拇展肌拮抗致拇指维持外展位；屈肌减退、伸肌过度收缩使掌指关节过伸，末指节屈曲呈"爪形手"，伴小鱼际肌及骨间肌萎缩。前臂尺神经中 1/3 和下 1/3 受损伤时仅见手部小肌肉麻痹。感觉障碍主要表现为手背尺侧、小鱼际肌、小指和无名指尺侧半感觉减退或消失。

1.6.1　掌短肌痉挛综合征（palmaris brevis spasm syndrome）

本征是一种局部的肌肉活动过度的罕见的良性情况，表现为掌短肌的自发性、非规律性、强直性收缩。这一综合征曾被描述出现于长时间使用计算机鼠标和键盘之后，电生理检查提示为远端的尺神经运动支病变。此综合征可能类似于其他的局部肌肉过度活动综合征，包括拇短屈肌痉挛综合征（flexor hallucis brevis spasm syndrome）、局部性肌张力障碍，如眼睑痉挛和偏侧面肌痉挛等。

1.6.2　收银员麻痹（pricer palsy）/尺神经背侧皮支损伤

尺神经背侧皮支起自腕部以上，并向内绕过尺骨，深入到尺侧腕屈肌腱。它支配手和第五指背侧的皮肤。这一分支的损伤可能由钝挫伤、撕裂伤、手铐性神经病、腕部手术、成瘾者静脉注射引起，常见于使用代码传感机的收银员。

1.7　正中神经损害（median paralysis）

正中神经麻痹运动障碍主要表现为握力及前臂旋前功能受损。上臂受损致完全性正中神经麻痹，表现为前臂旋前不能，腕外展屈曲不能，拇、示、中指不能屈曲，握拳无力，拇指不能对掌、外展及屈曲；肌肉萎缩尤以大鱼际肌明显，手掌扁平；拇指内收呈"猿手"畸形。前臂中 1/3 或下 1/3 损伤时，运动障碍仅限于拇指外展、屈曲及对掌等。感觉障碍表现为手掌桡侧半，拇指、中指及示指掌面，无名指桡侧半掌面，示、中指末节和无名指末节桡侧半背面感觉减退或消失，常合并灼性神经痛。正中神经损伤常见于腕管综合征（carpal tunnel syndrome，CTS）。

详见于第 2 章第 2 节 2.1。

1.8　桡神经损害（radial paralysis）

桡神经麻痹主要表现为腕下垂，这是由于伸肌瘫痪，不能伸腕和伸指所致，前臂不能旋后。

1.8.1　风车式投掷手桡神经病（windmill pitcher radial neuropathy）

臂丛后束的病变或高位腋窝的损伤（如由于肩脱位、弹伤）累及桡神经的感觉和运动支，这一部位的桡神经病变曾被描述为由于竞技垒球的"风车"样投掷动作导致神经损伤，临床上可观察到以下的症状：①手的异常外观，表现为手部特征呈屈曲悬挂样"垂腕"（wrist drop），上臂背侧（肱三头肌）废用以及在前臂后面的肿块；②运动丧失，出现肘部伸展、腕部伸展、前臂旋后、所有 5 个掌指关节伸展以及拇指指间关节伸展和外展的轻瘫和瘫痪，屈肘倾向于无力，手指的外展力弱，由于背侧骨间肌需要屈腕才能使其适当活动，由于这种表现可能被错误地推测为尺神经受累；③反射体征，表现为肱三头肌（$C_6 \sim C_8$）和桡反射（$C_5 \sim C_6$）反射减弱或消失；④感觉缺失，表现为上臂和前臂的整个伸肌表面以及手背和前四指的背侧有感觉异常或感觉缺失。

1.8.2　周末夜间麻痹/星期六麻痹/星期六夜麻痹（saturday night palsy）/度蜜月者麻痹

周末夜间麻痹是指桡神经在桡神经沟处受到压迫后，发生了损害，导致上肢负责"伸"的肌肉无法发挥正常作用，引起的垂腕和垂指，称为压迫性桡神经麻痹，又叫"星期六麻痹"，起源于西方国家的一个习俗，人们每到周末就喜欢到外面喝酒玩乐，喝醉后睡姿不当，把上臂压在长椅或硬板床上数小时，甚至更长时间，睡醒后就可能会出现上肢麻木、疼痛，甚至活动受限等症状。这种现象最常发生在星期六晚上，因此也被称为"星期六夜麻痹"。这个病还有一个有意思的别称叫"度蜜月者麻痹"，是指夫妻睡着后，一人的手臂压在另一人头下较长时间，醒后出现了手指或手腕无法抬起的现象。另外，有学生趴桌子上午休，醒来后突然发现手指抬不起来了，以及士兵在军事射击训练后由于持久的跪位射击姿势，也可以发生肱骨外侧缘的桡神经麻痹。

1.8.3　旋后肌管综合征（supinator channel syndrome）

后骨间神经（posterior interosseous nerve）是桡神经的深部运动支，在肘部可能被损伤或嵌压，因发生在旋后肌的实质内，故称为旋后肌管综合征。

1.8.4　手铐神经病（handcuff neuropathy）

桡神经浅皮支可能被手铐将神经压向远端的桡骨而受损伤，也可被腕表带、手镯、绳索捆绑的手或石膏铸型压迫，由于直接的神经创伤或前臂撕裂、神经肿瘤引起损伤，也可由 De Quervain 腱鞘切开术（tenosynovectomy）的一种并发症引起损伤，该类损伤产生的病症称为手铐神经病。

1.8.5　背侧指神经损伤（dorsal digital neuropathies）

背侧指神经是由桡浅神经和尺神经的背侧皮支形成，背侧指神经起自桡神经浅支的第四或第五终末支，支配拇指的背侧面（通过两个分支）以及第二、三指和第四指内侧的背侧面。感觉体征和症状出现在受累分支的分布区，例如，局限于拇指桡侧的感觉异常和感觉缺失可能出现于远端的背侧指神经损伤（在拇指）。

1.9　肋间神经痛（intercostal neuralgia）

本病的疼痛位于一个或几个肋间，呈持续性，可阵发性加剧，呼吸、咳嗽和喷嚏时疼痛加剧。

1.10　股外侧皮神经炎（lateral femoral cutaneous neuropathy）/感觉异常性股痛

股外侧皮神经炎也称为感觉异常性股痛（meralgia paresthetica），是临床最常见的皮神经炎，是由于股外侧皮神经损伤所致。股外侧皮神经是纯感觉神经，发自腰丛，由 L_2、L_3 神经根前支组成，穿过腹股沟韧带下方，分布于股前外侧皮肤。

1.11　闭孔神经损害（obturator nerve damage）

闭孔神经损害少见，主要由于闭孔疝、腰部脊柱病变、盆腔肿瘤、糖尿病等诱发，闭孔疝是主要原因之一。主要见于年老、消瘦体型、多胎妇女，因闭孔管的筋膜、脂肪退化，管口增大，弹性降低，腹腔内容物易通过闭孔管而形成闭孔疝。本病由于临床少见而易被误诊。

1.12　生殖股神经损害（genital femoral nerve damage）

生殖股神经是由第一和第二腰神经根组成的神经干，分为两支：①生殖支又称精索外神经，支配提睾肌和阴囊/阴唇皮肤。②股支支配股三角的皮肤，临床表现为神经支配区域内感觉异常，烧灼样疼痛和偶发的下腹部麻木感。

1.13 股神经痛（femoral neuralgia）/Wassermann 征

股神经痛也称为 Wassermann 征，股神经损伤主要表现为下肢无力，尽量避免屈膝的特殊步态，行走时步伐细小，先伸出健脚，再病脚拖曳前行，奔跑跳跃不能；皮支损伤有分布区剧烈神经痛及痛觉过敏，大腿前内侧和小腿内侧痛觉减退或消失；膝反射减弱或消失；可伴水肿、青紫等营养性改变。

1.13.1 悬吊腿综合征（hanging leg syndrome）

本征相应的受压部位是在臀沟附近，其临床表现与局限于腹股沟韧带严重的双侧股神经病合并严重的双侧近端的坐骨神经病的表现是一致的，股神经损伤可能的机制是腹股沟神经节段在其通过上耻骨支的支点时受到牵拉和压迫。

1.14 隐神经损害（saphenous nerve damage）

隐神经起源于下肢股神经，是股神经最长的皮支，也是股神经的终支。它在膝关节内穿行，分布于髌骨下方、小腿内侧及足内侧缘的皮肤。当外伤、骨折等原因使它受损时，患者可以出现同侧大腿前面及小腿的内侧面的感觉障碍，可伴有同侧的膝反射消失、股四头肌萎缩、行走困难、髌骨突出等症状，并且患者坐位时不能伸小腿，屈大腿困难。

1.15 隐神经痛综合征（saphenous neuralgia syndrome）

隐神经为纯感觉神经，是股神经的分支，起始部位在腹股沟皱襞处，由内收肌管前壁穿出后，沿大隐静脉下行，分布于股内侧下 2/3 区域及小腿、足的内侧。隐神经痛的症状表现为股下段及小腿内侧的弥散性持续疼痛，常于疲劳、站立或步行后加重，亦可因大腿过伸而诱发。压迫内收肌管的神经出口处，常使疼痛加剧，局部封闭则可立即缓解疼痛。小腿的隐神经损害除分布区疼痛外，可有腓肠肌压痛，压迫胫骨内缘也可激发疼痛，局部封闭有效。本综合征的病因包括腰椎间盘病变、股神经炎、股神经外伤、内收肌管内隐神经受压，以及大隐静脉血栓性静脉炎等。治疗以痛点封闭为主，无效则可施行内收肌管筋膜切开及神经游离术，由静脉炎引起者可行大隐静脉剥离手术。

1.16 髂腹股沟综合征（ilioinguinal syndrome）

本征是由髂腹股沟神经损伤所引起的，临床表现为腹股沟区的疼痛和感觉缺失，其运动症状表现很轻微。

1.17 坐骨神经痛（sciatica）

坐骨神经痛是指沿坐骨神经通路及其分支区内的疼痛综合征，坐骨神经发自骶丛，由 $L_4 \sim S_3$ 神经根组成，是全身最长、最粗的神经，经梨状肌下孔出骨盆后分布于整个下肢。

1.17.1 贝图劳蒂综合征（Bertolotti syndrome）/腰椎骶化—脊柱侧弯—坐骨神经痛综合征

本征为具有腰椎骶化、脊柱 X 线典型改变和坐骨神经痛的一组综合征，其病因为腰椎骶化。患者在临床上有沿坐骨神经走行部位感到麻木，过敏或疼痛，背下部痛、僵直，脊柱侧弯等表现，脊柱 X 线片显示第五腰椎骶化。

1.17.2 梨状肌综合征（piriformis syndrome）

本征是当坐骨神经在经过坐骨大切迹时出现的一种嵌压综合征，臀部触痛、屈曲的下肢内旋使小腿疼痛加重、跛行以及用手指深触诊时诱发坐骨神经痛是这一综合征的主要临床表现，它常由骨盆或臀部创伤、骨盆手术、占位病变、纤维束带，以及梨状肌异常等引起。其他的病因包括被钱夹压迫所致的信用卡皮夹坐骨神经痛（credit-card-wallet sciatica）、被裤子后部口袋中硬币压迫所致的汽车收费神经病（car toll neuropathy）、练瑜伽后股部受压引起的莲花垂足（lotus foot drop），甚至由于马桶坐垫圈嵌压损伤引起的马桶坐垫圈坐骨神经病（toilet seat sciatic neuropathy）。

1.18　腓总神经麻痹（common peroneal nerve palsy）

腓总神经麻痹表现为足、足趾背屈不能，足下垂，走路呈跨阈步态，小腿前外侧及足背部感觉障碍。

1.19　胫神经损伤（tibial nerve injury）

胫神经受损临床表现包括，足、足趾跖屈不能，屈膝及足内收受限，跟腱反射减弱或消失；足外翻外展，骨间肌瘫痪致足趾爪形姿势，行走时足跟着地；小腿后面、足底、足外侧缘感觉障碍，偶有足趾、足心疼痛、烧灼感等感觉异常。

1.19.1　胫前神经综合征（anterior tibial nerve syndrome）

胫前神经在腓骨头或小腿较远端可能被单独损伤，该神经损伤导致运动功能缺失（足趾和足背屈轻瘫或瘫痪），感觉缺失局限于第一与第二趾之间的皮蹼。近端神经损伤的病因包括压迫性肿块（如腱鞘囊肿、骨软骨瘤、动脉瘤）、直接创伤（如腓骨骨折或手术）、小腿静脉血栓形成，以及胫前动脉闭塞等。

1.19.2　前跗管综合征（anterior tarsal tunnel syndrome）

本征常由踝部骨折、脱位、扭伤、鞋子不合脚或过度踝内翻引起，以及由于腓深神经远端在小腿的十字韧带下方受压所致。

1.19.3　腓浅神经综合征（superficial peroneal nerve syndrome）

本征是由腓骨头损伤或小腿远端损伤所导致的单一的腓浅神经受损，临床表现为腓部的轻瘫和萎缩（足外翻）以及影响小腿外侧的远端和足背皮肤的感觉障碍。

2　神经卡压综合征（nerve entrapment syndrome）

2.1　腕管综合征（carpal tunnel syndrome）

本征是正中神经在腕管受压而表现出的一组症状和体征，属于周围神经卡压综合征中最常见的一种。患者表现为手掌桡侧及桡侧三个半手指刺痛、麻木、无力或疼痛，部分患者自觉手部和肘部之间的手臂疼痛。

2.2　旋前圆肌综合征（musculus pronator teres syndrome）

本征是正中神经在前臂的旋前圆肌处受损所致，旋前圆肌的功能为使前臂旋前和屈曲，该肌肉上端有两头，深头起于尺骨冠突，浅头起自肱骨内上髁，两头之间有正中神经通过，两头会合后斜向外下方，止于桡骨的旋前圆肌粗隆。本综合征多见于使用前臂强力劳动的男性，且多见于经常用力侧的上肢。症状表现为前臂近侧端疼痛，旋前圆肌压痛，且于用力时明显。肌力减退并不显著，仅可有拇长屈肌（屈腕和屈拇指）和拇短展肌（拇指外展）轻度无力。同时，正中神经分布区可有轻度感觉障碍，Tinel 征可以阳性，但不如腕管综合征明显。电生理检查可见前臂正中神经运动传导速度减慢，而远端运动和感觉潜伏期正常。

2.3　肢端感觉异常（acroparesthesia syndrome）

本病病因不明，多见于中年妇女，或于绝经期后发生，临床呈慢性或间歇性病程，表现为四肢（主要是双上肢）远端的麻木、刺痛、蚁走感等感觉异常，同时有肢端皮肤发凉、苍白。运动并无受累，或仅有手指精细动作发笨，症状通常于夜间或晨起时明显，摩擦或按压双手可减轻不适。检查虽可见感觉异常区有轻度感觉迟钝，但无肌肉萎缩及腱反射改变。一般认为本综合征可能与血管舒缩功能障碍有关，血管呈痉挛状态。鉴别诊断需谨慎排除胸廓出口综合征、腕管综合征及颈椎病等。

2.4　肘管综合征（cubital tunnel syndrome）/迟发性尺神经炎

肘管综合征又称迟发性尺神经炎，是尺神经在肘部走行于尺神经沟处受周围结构卡压继而发生的神经病变，以尺神经支配区域的感觉障碍、骨间肌及拇收肌萎缩、小指屈曲及外展功能障碍为主要表现的临床症候群，多见于体力劳动者。

2.5　桡管综合征（radial duct syndrome）

早在 1883 年，就有人认为桡神经或桡神经分支的卡压可能是引起网球肘的原因之一。多年来，网球肘一直是前臂近端外侧疼痛的主要诊断。1956 年，Michele 和 Krueger 描述了桡侧旋前肌综合征的临床症状和体征。1960 年，他们进一步报道了近端旋后肌松解治疗顽固性网球肘的临床疗效。1972 年，Roles 和 Maudsley 提出了桡管综合征的概念，并对解剖区域、结构特点、可能卡压的神经以及引起网球肘的原因进行了分析。1979 年，Werner 和 Lister 首次通过详尽的资料，证实了桡管神经卡压与肘外侧、前臂近端外侧疼痛的关系，并提出与肱骨外上髁炎的鉴别要点以及与网球肘的联系。

2.6　腕尺管综合征（carpal tunnel syndrome）

本征是指尺神经在腕部尺侧骨性纤维管道中由于某些因素导致卡压而引起的感觉、运动功能障碍的症状和体征。腕尺管又名 Guyon 管，位于腕前区尺侧，由腕横韧带和腕掌侧韧带远侧部共同构成。管内有尺动脉、尺静脉和尺神经通过，在管内尺神经分为深支和浅支，即运动支和感觉支。腕尺管上口由豌豆骨近侧缘、腕掌侧韧带和腕横韧带围成；腕尺管下口由腕掌侧韧带、掌短肌及腱膜、豆钩韧带、尺侧腕屈肌腱和手内侧肌群的肌腱围成。

腕尺管分为 3 个区（Gross 法）：①第 1 区指尺神经分出深、浅两支之前的部分，神经受压后表现为尺神经主干损伤，既有运动障碍，又有感觉障碍；②第 2 区指尺神经深支在管内走行的部分，神经受压后表现为单纯运动障碍；③第 3 区指尺神经浅支在管内走行的部分，神经受压后主要表现为感觉障碍。检查可发现尺侧 1 个半手指掌侧感觉减退，或小指中远节掌侧感觉减退或消失。

2.7　四边孔综合征（foramen quadrilaterum syndrome）

四边孔位于盂肱关节的下方，内含腋神经以及旋肱后动脉，四边孔上缘为小圆肌，下缘为大圆肌，内侧壁为三头肌肌腱，外侧壁为肱骨。该综合征主要发生在优势肢体，也可以发生于双侧肢体，开始是上肢的间歇性疼痛和麻木播散到上臂、前臂和手，在肩关节前屈、外展、外旋时症状加重，一些病例有夜间疼痛史，大多数病例的症状在不知不觉中加重，外伤是常见原因。三角肌可能有萎缩，其他肌肉均正常，肩外展可能受限，或外展力量下降，肩外侧和臂外侧感觉迟钝或消失。从后方按压四边孔有一明显的局限性压痛区，压痛区可能偏向该孔的外侧，将患肢置于外展外旋位 1min，可诱发出现症状。

2.8　瓦滕伯格游走性感觉性神经炎（migrant sensory neuritis of Wartenberg）/感觉异常性手痛（paresthetic painful hand）/移行性感觉性神经炎

本病表现为上肢阵发性感觉异常和疼痛，多见于手臂尺侧，呈短暂性酸痛、麻木和感觉异常，疲劳后于卧位或夜间休息时容易出现，有时晨起感觉手僵硬。检查少有客观体征。此综合征多见于中年妇女，尤其是有慢性疾病者。症状多见于右上肢，可能为神经受压迫性刺激引起。临床诊断需注意鉴别各种原因的神经压迫性病变，如颈椎病、胸廓出口综合征、腕管综合征等。此外，还需注意心脏病引起的放射性疼痛，必要时应做相关辅助检查。

2.9　肩胛肋骨综合征（scapulocostal syndrome）

本征多见于中年人，系由于提肩胛肌在肩胛骨附着处的肌筋膜劳损引起，见于长期姿势不良，尤其是需要使肩胛骨紧靠胸廓的肌肉过度紧张的职业。临床起病缓慢，最初仅限于肩胛区内上角处间歇性疼痛，以后出现肩胛带和上肢深部的放射性疼痛，肩胛带肌肉活动时加重，疼痛可向枕、肩、颈、上臂及胸廓侧面放射。检查可发现在提肩胛肌附着处有压痛点（扳机点），肩胛运动时于内上角区可闻响声，局部应用普鲁卡因封闭可减轻症状。治疗需要纠正不良姿势，并可采取局部封闭及理疗、按摩等措施。

2.10　臀上皮神经卡压综合征（gluteal epithelial nerve entrapment syndrome）

臀上皮神经由 $T_{12} \sim L_1$ 脊神经后外侧支组成，大部分行走在软组织中，本征是由于在出孔点、横突点、入臀点、髂嵴骨纤维管处造成卡压、嵌顿损伤引起的疼痛、麻木综合征，病因主要是慢性损伤及受凉。主要症状：腰臀部弥漫性疼痛，呈钝痛、酸痛、刺痛。急性疼痛较剧烈，可向大腿后侧放射，不超过膝关节。多数可以检查到固定压痛点，直腿抬高实验多为阴性，仅 10% 患者可出现阳性。

3　神经丛病（plexus disease）

3.1　臂丛病

3.1.1　臂丛神经痛（branchial neuralgia）

臂丛神经痛是指组成臂丛神经的各部受损时，在其支配范围内产生的疼痛，其临床特点是肩部及上肢不同程度的疼痛。通常将臂丛神经痛分为原发性和继发性两类，以继发性常见。治疗本病以止痛药、B 族维生素、激素、血管扩张剂等药物治疗为主，保守治疗无效时可考虑手术治疗。

3.1.1.1　特发性臂丛神经痛/臂丛神经炎/Parsonage-Turner 综合征/神经痛性肌萎缩（neuralgic amyotrophy，NA）

本病首先由 Feinberg 于 1897 年报道，之后 Parsonage 和 Turner 于 1948 年再次报道，本病是一种少见的临床综合征。其特征性表现为一侧肩背部及上肢严重疼痛，随后出现肩胛带或上肢肌肉无力、萎缩及感觉缺失，可发生于臂丛神经分布的任何部位，也可波及颅神经或下肢神经，临床表现多样。本病临床少见，容易误诊为脑血管病或颈椎病等。

3.1.1.2　外伤性臂丛神经痛

3.1.2　胸廓出口综合征（thoracic outlet syndrome）/颈肋综合征/斜角肌综合征/肋锁综合征/胸小肌下综合征/过度外展综合征

本征是指锁骨下动、静脉和臂丛神经在胸廓上口受压迫而产生的一系列症状。因压迫机制存在争论，曾有前斜角肌、肋锁、颈肋、上外展及肩臂等综合征之称，常见病变为颈肋、第一肋骨畸形、第一肋骨与第二肋骨融合、锁骨畸形以及胸廓成形术后；其次为前或中斜角肌病变、锁骨下动脉病变、颈胸区之间占位性病变及外伤等。临床主要表现：①不同程度的臂丛受压症状，肩臂疼痛，一般影响颈、肩、臂内侧及手掌，部分患者疼痛可放射至前胸、肩胛骨各区，锁骨上窝处有压痛。因臂丛下部受压，可发生尺神经支配区为主的感觉麻木、异常或减退，肌力减弱，后期可发生手部骨间肌和鱼际肌萎缩；②动脉受压症状，患者循环障碍，表现为缺血性弥漫性疼痛、麻木，常伴有苍白、发冷、疲乏、间歇性上肢乏力，后期明显动脉受累，可出现溃疡和坏死，偶伴有雷诺现象；③静脉受压症状，患肢引起间隙性水肿、静脉怒张、变色等，后期腋静脉血栓形成，也可出现持续性水肿。症状常在臂部位置上抬或着重肩胛带活动时加重，前斜角肌试验、上肢外展试验阳性。放射线检查可证实骨的异常。

3.1.2.1　垂肩综合征（droopyshoulder syndrome）

本征由以下的症状和体征组成：①低位肩下垂以及长天鹅颈，伴水平的或向下倾斜的锁骨；②颈、肩、胸部、上臂或手部疼痛或感觉异常；③向下牵拉症状加重，向上抬举上臂缓解；④主要发生在女性；⑤电生理检查无异常。

3.1.3　分娩性臂丛神经损伤

3.1.4　放疗后臂丛神经病

放射性治疗是乳腺癌、颈部肿瘤、睾丸肿瘤和淋巴瘤的最佳治疗选择，同时也最容易造成放射后的臂丛神经和腰骶丛损伤。放射性周围神经病常有一定时间的潜伏期，多为数月至 2 年，也可长达 10 年以上。本病多缓慢起病，少数病例可在接受放疗后数天或数月突然起病，放射性臂丛神经病患者多数首先表现为手指感觉减退或感觉异常，部分可同时有手和指无力。随病情进展可逐渐出现受累肢体疼痛，少数患者以突发的运动障碍起病。

3.1.5　遗传性家族性臂丛神经病

本病是一种常染色体显性遗传的臂丛神经病，临床特点为上肢发作性疼痛、无力、肌肉萎缩，伴同区域内感觉障碍。患病无性别差异，症状常复发，本病在急性期与痛性臂丛神经炎很难鉴别。患者有家族史，其遗传特点是单基因常染色体显性遗传，发病年龄较早。有时可并发颅神经受损（如失声），以及腰骶丛神经和自主神经受损。

3.1.6　过度外展综合征（hyperabduction syndrome）/胸小肌综合征

本征多由于上肢较长时间的过度外展引起胸小肌痉挛，进而造成臂丛神经和腋动、静脉受压所致。胸小肌起于第 3、4、5 肋骨，止于肩胛骨喙突，臂丛神经和腋动、静脉在腋窝处被胸小肌覆盖。当上肢较长时间过度外展，如熟睡时姿势不当，麻醉时上肢过久外展的姿位，以及持续举臂的手操作等，均可引起胸小肌痉挛，进而压迫臂丛神经和腋动、静脉，产生胸小肌附着区疼痛，并向肩、臂、手放射，同时还可出现上肢感觉异常和手无力、肿胀等症状。检查时令患者上肢高举、外展并向后侧牵伸，若出现患侧桡动脉搏动明显减弱或消失，即为胸小肌试验阳性，有助于临床诊断。

3.1.7　臂丛上部综合征/杜—欧综合征（Duchene-Erb syndrome）

本征为 Duchene 于 1872 年首先报道，Erb 于 1875 年又通过电刺激检查本病，发现本病为臂丛上部即神经根受损，引起三角肌、肱二头肌及肱桡肌麻痹。一般以交通事故引起牵引伤为最多见，其他如全身麻醉、分娩、睡眠中取异常体位等，均是由中等强度的外力缓慢而长期牵引臂丛神经所致。临床表现：①运动障碍，因三角肌、肱二头肌、肱桡肌受损，有时累及冈上肌、冈下肌、肩胛下肌、前锯肌、菱形肌、胸大肌、胸小肌等，引起上肢内收、前臂伸直和旋前的特殊姿势，造成臂外展、前臂屈曲和旋后等动作障碍；②肌萎缩，主要为肩部和臂部肌萎缩；③浅感觉障碍，感觉障碍多为轻微，与相邻感觉神经重叠支配有关，主要部位为三角肌区以及前臂的桡侧面，有时累及手的桡侧面，呈节段性支配；④二头肌反射和桡反射减退或消失。

3.1.8　代热林—克隆普克综合征（Dejerine-Klumpke syndrome）/臂丛下部综合征/臂丛下部麻痹/前臂型臂丛麻痹/低位神经根综合征

本征为 Dejerine、Klumke 二人于 1908 年首先报道，是累及臂丛（$C_8 \sim T_1$）内侧索和交感神经纤维的病变，病因中感染和肿瘤占 50%，创伤占 50%。临床表现为臂内侧感觉过敏或感觉缺失，手无力，然后瘫痪，骨间肌、鱼际肌、小鱼际肌、尺侧腕屈肌和指屈肌萎缩，轻度眼球内陷，眼裂变窄，瞳孔缩小，对光反射存在，半边面部无汗（Horner 综合征）。

3.2　腰骶丛神经病（lumbosacral plexopathy）

腰骶丛神经病是由腰骶丛神经病变引起，如外伤、手术、肿瘤压迫、糖尿病及结节病等所致。

4　多数性单神经病（mononeuropathy multiplex）

本病是指同时或先后 2 个以上单独的非邻近的神经干受损，病变为多灶性，其病因主要有糖尿病、结节性多动脉炎及其他结缔组织病的血管炎、混合性冷球蛋白血症、类肉瘤病、Lyme 病、Sjögren-Sicca 综合征等。多亚急性起病，感觉、运动均可受累，为非对称性神经病。

5　急性多发性神经病（acute multiple neuropathy）

5.1　吉兰—巴雷综合征（Guillain-Barres syndrome，GBS）

吉兰—巴雷综合征是一种自身免疫介导的周围神经病，主要损害多数脊神经根和周围神经，也常累及脑神经。临床特点为急性起病，症状多在 2 周左右达到高峰，表现为多发神经根及周围神经损害，常有脑脊液蛋白—细胞分离现象，多呈单时相自限性病程，静脉注射免疫球蛋白（intravenous immunoglobulin，IVIG）和血浆置换（plasma exchange，PE）治疗有效。GBS 发病率为（0.4~2.5）/10 万，其中急性炎性脱髓鞘性多发性神经根神经病和急性运动轴索性神经病是 GBS 中最为常见的两个亚型。另外，较少见的 GBS 亚型包括急性运动感觉轴索性神经病、Miller-Fisher 综合征、急性全自主神经病和急性感觉神经病等。

5.1.1　急性炎性脱髓鞘性多发性神经根神经病（acute inflammatory demelinating polyneuropathies，AIDP）

AIDP 是 GBS 中最常见的类型，也称经典型 GBS，主要病变为多发神经根和周围神经节段性脱髓鞘。弛缓性肢体肌肉无力是 AIDP 的核心症状。多数患者肌无力从下肢向上肢发展，数日内逐渐加重，少数患者病初呈非对称性；肌张力正常或降低，腱反射减低或消失，而且经常在肌力仍保留较好的情况下，腱反射已明显减低或消失，无病理反射。部分患者有不同程度的颅神经运动功能障碍，以面部或延髓部肌肉无力常见，且可能作为首发症状就诊；少数有张口困难，伸舌不充分和力弱以及眼外肌麻痹。严重者出现颈肌和呼吸肌无力，导致呼吸困难，部分患者有四肢远端感觉障碍，下肢疼痛或酸痛，神经干压痛和牵拉痛，部分患者有自主神经功能障碍，少数患者可出现复发。

5.1.2　急性运动轴索性神经病（acute motor axonal neuropathy，AMAN）

AMAN 临床表现为对称性肢体无力，部分患者有颅神经运动功能受损，重症者可出现呼吸肌无力，腱反射减低或消失，与肌力减退程度较一致。无明显感觉异常，无或仅有轻微自主神经功能障碍。

5.1.3　急性运动感觉轴索性神经病（acute motor-sensory axonal neuropathy，AMSAN）

AMSAN 临床表现为：①急性起病，通常在 2 周内达到高峰，少数在 24~48h 内达到高峰；②对称性肢体无力，多数伴有颅神经受累，重症者可有呼吸肌无力，呼吸衰竭。患者同时有感觉障碍，部分甚至出现感觉性共济失调；③常有自主神经功能障碍。

5.1.4　Miller Fisher 综合征（Miller Fisher syndrome，MFS）

MFS 多以复视起病，也可以肌痛、四肢麻木、眩晕和共济失调起病。相继出现对称或不对称性眼外肌麻痹，部分患者有眼睑下垂，少数出现瞳孔散大，但瞳孔对光反应多数正常。可有躯干或肢体共济失调，腱反射减低或消失，肌力正常或轻度减退，部分有延髓部肌肉和面部肌肉无力。部分患者可有四肢远端和面部麻木和感觉减退，膀胱功能障碍。

GQ1b 抗体相关疾病除了 MFS 以外，还有中枢受累为主的 Bickerstaff 脑干脑炎，临床表现为眼肌麻痹、共济失调、肢体无力，还可伴有锥体束征和意识障碍，也有单纯眼肌麻痹受累为主者，以及共济失调受累为主者。

详见第 2 章第 2 节 7.8。

5.1.5　急性全自主神经病（acute panautonomic neuropathy，APN）

APN 临床表现为：①前驱事件表现为患者多有上呼吸道感染或消化道症状；②急性发病，快速进展，多在 1~2 周内达高峰，少数呈亚急性发病；③临床表现有视物模糊、畏光、瞳孔散大、对光反应减弱或消失、头晕、直立性低血压、恶心呕吐、腹泻、腹胀，重者肠麻痹、便秘、尿潴留、阳痿、热不耐受、出汗少、眼干和口干等；④肌力一般正常，部分患者有远端感觉减退和腱反射消失。

5.1.6　急性感觉神经病（acute sensory neuropathy，ASN）

ASN 临床表现为：①急性起病，在数天至数周内达到高峰；②广泛对称性的四肢疼痛和麻木，感觉性共济失调，四肢和躯干深浅感觉障碍。绝大多数患者腱反射减低或消失；③自主神经受累轻，肌力正常或有轻度无力；④病程有自限性。

6 慢性多发性神经病（chronic polyneuropathy）

6.1 慢性炎性脱髓鞘性多发性神经根神经病（chronic inflammatory demyelinating polyradiculoneuropathy，CIDP）

CIDP 是一种累及运动和感觉，可不对称或对称，近端及远端均可受累的病情进展超过 2 个月的脱髓鞘性多发性神经病。CIDP 的临床表现与急性炎症性脱髓鞘性多神经根神经病（AIDP、GBS）相似，研究认为该病有免疫介导的发病机制，与周围神经抗原的细胞免疫反应及体液免疫反应相关，临床上免疫治疗有效。

6.1.1 经典型 CIDP

经典型 CIDP 分为慢性进展型和缓解复发型，主要表现为：①脑神经异常；②肌无力；③感觉障碍；④腱反射减弱或消失；⑤自主神经功能异常。

6.1.2 变异型 CIDP

6.1.2.1 纯运动型

本型仅表现为肢体无力，无感觉障碍。

6.1.2.2 纯感觉型

本型表现为感觉性共济失调、麻木、疼痛等，可出现运动受累。

6.1.2.3 远端获得性脱髓鞘性对称性神经病（distal acquired demyelinating symmetric neuropathy，DADS）

DADS 的肢体无力或感觉障碍局限于肢体远端。

6.1.2.4 多灶性获得性脱髓鞘性感觉运动神经病（multifocal acquired demyelinating sensory and motor neuropathy，MADSAM）/Lewis-Sumner 综合征

本病主要表现为四肢不对称的感觉运动周围神经病。

6.1.2.5 局灶型

本型多累及单侧臂丛或其分支，如若以疼痛起病，临床上与臂丛神经炎很相似。

6.1.2.6 自身免疫性郎飞结病（autoimmune Nodopathy，AN）

在过去对 CIDP 的探索中，研究者从部分患者血清或脑脊液中发现了一系列抗郎飞结区、结旁区蛋白抗体，例如神经束蛋白（neurofascin，NF）155、186，接触蛋白 I（contactin-1，CNTN1），接触蛋白相关蛋白 1（contactin-associatedprotein1，Caspr1）。这一部分患者在免疫病理学机制、临床特征以及对传统一线治疗的反应上与典型的 CIDP 患者明显不同。因此，在 2021 年 7 月欧洲神经病学学会（European Academy of Neurology，EAN）联合周围神经学会（peripheral Nerve Society，PNS）新发布的 CIDP 的诊疗指南中，将这类抗郎飞结区、结旁区蛋白抗体阳性的、符合 2010 年欧洲 CIDP 诊断标准的一类自身免疫性疾病命名为自身免疫性郎飞结病。

由于致病抗体的多样性，AN 的临床表现存在很强的异质性。NF155 存在于郎飞结结旁区，与 CNTN1 及 Caspr1 蛋白共同构成规则间隔的异源三聚体复合物，维持结旁区的结构与功能稳定。抗 NF155 抗体作为最常见于 AN 的抗体，对其临床表现的研究相对完善，包括起病年龄小，主要以四肢远端运动障碍起病，伴有明显的运动性或者意向性震颤，部分患者可伴随感觉性共济失调。

6.1.2.7 慢性免疫性感觉性多发性神经根病（chronic immune sensory polyradiculopathy，CISP）

CISP 最初在 2004 年由 Dyck 团队提出，它是一种病变部位局限于脊神经后根的自身免疫病，主要临床表现为亚急性或慢性起病的感觉性共济失调。基于病理学研究，CISP 目前被认为是 CI-

DP 的亚型。2021 年有学者提出了急性免疫性感觉性多发性神经根病（acute immune sensory polyradiculopathy，AISP）的概念，认为其是吉兰-巴雷综合征（GBS）的变异型，但目前仅有 2 例个案报道。AISP 和 CISP 均为感觉神经根的自身免疫性疾病，目前已报道的 2 例 AISP 患者均表现出 CISP 的某些特点，因此，AISP 本质上可能是急性起病的 CISP。

7　其他多发性神经病（other polyneuropathy）

7.1　感染

7.1.1　周围神经的直接感染

这类感染包括，如麻风、带状疱疹等。

7.1.1.1　麻风性周围神经病（leprosy peripheral neuropathy）

麻风杆菌可以侵犯周围神经引起周围神经病，在过敏型麻风和结核型麻风中常见。病变的周围神经束膜结缔组织增生，施万细胞中可找到麻风杆菌。受累神经可先有轴突变性，继有髓鞘变性，后根神经节、半月节、交感神经节、脊髓前角细胞均可能受损。

起病缓慢，在斑片状感觉缺失中，感觉缺失与皮肤病变有关，亦可有多发性单神经炎而无皮肤病变。受损神经所支配的区域出现疼痛、感觉过敏、感觉异常、严重痛痒，继而感觉消失，有的呈手套袜套样型分布，有的按节段分布。肢体远端有肌无力、肌萎缩、腱反射减退或消失，常有"爪形手"及垂足。肢体自主神经功能紊乱和营养障碍较为明显。周围神经粗大，肘部滑车管中的尺神经及颈部胸锁乳突肌后的颈神经浅支最易摸到，质坚硬。

麻风性神经病须与肥大性神经病、脊髓空洞症及雷诺病相区别。鼻黏膜上找到抗酸杆菌可以确定麻风。必要时可对疑有病变的周围神经进行活体组织检查以助诊断，如诊断确定应予砜类药物进行治疗。

7.1.1.2　带状疱疹性神经丛炎、神经炎和神经节炎（herpes zoster plexitis, neuritis and ganglitis）

带状疱疹是潜伏在感觉神经节的水痘—带状疱疹病毒再活化所造成的感染。水痘是儿童期多见的原发感染。带状疱疹则是早期患水痘后，一旦人体抵抗力明显减低，潜伏在脊髓和颅神经的神经根及神经节中的病毒再活化，在感觉神经的神经节中增殖播散，并沿神经节的周围支顺行下行到达其支配区的皮肤，造成其皮节区的水疱皮疹。严重的病例，原始感染的神经节上下背根神经节也受累，导致疱疹性神经丛炎、神经炎和神经节炎等，产生剧烈的顽固性疱疹性神经痛。

7.1.2　伴发或继发于各种急性和慢性感染

本类感染包括流行性感冒、麻疹、水痘、腮腺炎、猩红热、传染性单核细胞增多症、钩端螺旋体病、疟疾、布氏菌病、AIDS 病等病症引发的感染。

7.1.2.1　艾滋病性多发性神经病（HIV-associated polyneuropathy）

本病是人类免疫缺陷病毒（HIV）感染所致的多发性神经病。

7.1.3　细菌分泌的毒素对周围神经的损害

这类损害包括，例如白喉、破伤风、菌痢等。

7.1.3.1　白喉性神经病（diphtheria neuropathy）

白喉是由白喉棒状杆菌引起的急性感染性疾病，此病的咽型是最常见的临床类型，特点是在喉和气管形成一种炎性渗出物，细菌在此处繁殖并生成外毒素，有 20% 的患者心脏和神经系统受累。白喉性周围神经病，传染源为患者及带菌者，主要经呼吸道传播，亦可通过间接接触传播。

7.2　代谢及内分泌障碍

本类疾病包括糖尿病、尿毒症、血卟啉病、甲状腺功能减退、肢端肥大症，各种原因引起的恶病质均可引起周围神经病。

7.2.1 甲状腺功能减退（hypothyroidism）

甲状腺功能减退是一种常见内分泌疾病，简称"甲减"，其临床患病率为 1%，且随着年龄增长而增加。甲减患者因甲状腺激素合成、分泌或生物效应不足造成机体代谢的异常，可导致神经系统发生损害，约 10%~70% 的甲减患者可并发甲状腺功能减退性周围神经病。临床上甲减性周围神经病起病相对隐匿，病情进展缓慢，临床表现主要为手足麻木、冰凉、烧灼样或刀割样疼痛等感觉异常，以及肢体乏力等症状。甲减引发周围神经损害的机制尚不明确，可能的解释是施万细胞病理改变引起髓鞘脱失，造成神经传导速度减慢，临床上可出现单神经病和多发周围神经病，其中单神经病主要为正中神经损害，而多发周围神经病多是以感觉神经损害为主的周围神经病。甲减性周围神经病的发生与甲减病情的轻重及病程存在相关性。

7.2.2 尿毒症

尿毒症是肾脏疾病发展至晚期终末阶段的综合征，尿毒症患者常见的并发症是周围神经病变，患者肢体感觉神经、运动神经功能障碍。本病的周围神经病变的发病机制尚不十分清楚，可能与尿毒症患者体内毒素难以有效清除，所引起的患者体内电解质代谢紊乱、营养物质缺乏等有关。

7.3 营养缺乏性多发性神经病（nutritional deficiency polyneuropathy）

多种营养因素缺乏均可导致周围神经病变，如维生素 B_1（硫胺素）、维生素 B_3（烟酸）、维生素 B_6（吡哆醇）、维生素 B_{12}（钴胺素）、维生素 E、铜缺乏等，也可由慢性酒精中毒、妊娠、胃肠道的慢性疾病及手术后等情况引发。

7.4 化学因素

详见第 17 章第 8 节。

7.5 感染后或变态反应

本病可由包括吉兰—巴雷（Guillain-Barre）综合征、血清注射或疫苗接种后、注射神经节苷脂等情况引发。

7.6 缺血性周围神经病（ischemic neuropathy）

缺血性周围神经病是多发性神经病中的常见类型，其病因以动脉硬化、血管炎等最为常见。糖尿病的细小血管病变伴有的缺血性多发性神经病是近年非常重视的疾病之一，早期发现、及时治疗，对减少致残率、恢复劳动力至关重要。

7.7 周围神经系统副肿瘤综合征

详见第 12 章第 2 节。

7.8 Bickerstaff 脑干脑炎（Bickerstaff brainstem encephalitis，BBE）

BBE 是指发生于脑干的炎性反应，其病因和发病机制目前尚不明确，可能与病毒感染或自身免疫反应导致的炎性脱髓鞘有关。临床特点包括：常有前驱感染史，急性或亚急性起病，主要表现为共济失调、意识障碍、眼肌麻痹和锥体束征。BBE 多为良性单相病程，但因病变部位特殊，有时预后凶险。BBE 的临床表现有时与吉兰—巴雷综合征（Guillain-Barre syndrome，GBS）或 Miller-Fisher 综合征（Miller-Fisher syndrome，MFS）有重叠，给临床诊断造成一定的困扰。

参考文献

[1] 贾建平，陈生弟. 神经病学 [M]. 7 版. 北京：人民卫生出版社，2014.

[2] 韦企平，赵树东. 小儿视神经萎缩 [J]. 国际眼科杂志，2005，5（4）：628-631.

[3] 韦企平. 视神经炎 [J]. 中国中医眼科杂志，2003，13（3）：165-169.

[4] 秦曼，胡敏. 非共同性斜视遗传学机制研究 [J]. 医学信息，2021，34（4）：49-51，56.

［5］ 朱凯，陈关福. 海绵窦综合征 1 例分析并文献复习 ［J］. 浙江中西医结合杂志，2015，25 （03）：295-298，321-322.

［6］ 侯迪，连亚军，蒋朋钦，等. 以前核间性眼肌麻痹为孤立表现的脑桥梗死一例 ［J］. 郑州大学学报（医学版），2017，52 （1）：101-103.

［7］ 郑永慧，周海纯，王和平. 头穴丛刺长留针间断行针法治疗核上性眼肌麻痹疗效观察 ［J］. 中医药信息，2012，29 （3）：90-91.

［8］ 李惠玲，江冰. 相对性瞳孔传入障碍检查在神经眼科中的应用 ［J］. 中国眼耳鼻喉科杂志，2014，14 （02）：131-133.

［9］ 李婷，刘潺潺. 凝视诱发双向性眼球震颤的临床意义分析 ［J］. 神经损伤与功能重建，2019，14 （10）：533-534.

［10］ 刘海燕，陈峰光，赵景深. 完全型梅-罗综合征 1 例临床治疗分析 ［J］. 中国地方病防治杂志，2014，29 （06）：475-476.

［11］ 吴晓璐，陈仁吉. Goldenhar 综合征 1 例 ［J］. 北京口腔医学，2018，26 （02）：108-109.

［12］ 杨培丽，张云鹤，祝鑫瑜. Mobius 综合征 1 例 ［J］. 武警医学，2018，29 （10）：974-976.

［13］ 李洵桦，庄甲军，谢秋幼，等. 脊髓延髓肌肉萎缩症 5 例临床分析及分子遗传学诊断 ［J］. 中华医学杂志，2007，87 （23）：1611-1615.

［14］ 卜碧涛，李悦. 强直性肌营养不良 ［J］. 中华神经科杂志，2019，（08）：654-658.

［15］ 李进景，刘宏雨，朱书惠. 瞬目反射在糖尿病合并急性周围性面瘫患者中的评估价值研究 ［J］. 河北医药，2015，（6）：861-863.

［16］ 王雪，李聪颖，杨伟民. 良性复发性眩晕的研究现状及进展 ［J］. 中国实用神经疾病杂志，2018，21 （5）：576-580.

［17］ 洪天祥，白忠. 良性阵发性位置性眩晕的研究进展 ［J］. 中国保健营养，2021，31 （12）：281.

［18］ 曹振汤，鞠奕，赵性泉. 持续性姿势-知觉性头晕治疗进展 ［J］. 中国医学前沿杂志，2021，13 （4）：6-11.

［19］ 姜海波，李双英，刘巍. 舌咽、迷走、副神经及舌下神经损害的定位诊断 ［J］. 中外健康文摘，2011，8 （40）：184-185.

［20］ 李吉胜，程俊伟，高峰，等. 温针灸治疗腕管综合征的疗效与超声评估 ［J］. 浙江临床医学，2021，23 （6）：830-831.

［21］ 郭瑞鹏，常文凯. 肘管综合征诊治研究进展 ［J］. 国际骨科学杂志，2021，42 （2）：71-75.

［22］ 王斌，张志刚，李康华，等. 腕尺管综合征 39 例回顾分析 ［J］. 中国修复重建外科杂志，2005，19 （9）：737-739.

［23］ 刘美玲. 针刀治疗臀上皮神经卡压综合征的临床观察 ［J］. 中国民间疗法，2020，28 （5）：27-29.

［24］ 邱晶晶，倪雅凤，曾琼. 胸廓出口综合征的电生理及临床分析 ［J］. 浙江临床医学，2020，22 （3）：381-382，385.

［25］ 武化云，吴士文，纪慧茹，等. 神经痛性肌萎缩的临床观察与护理 ［J］. 中国康复理论与实践，2007，（02）：191-192.

［26］ 熊铁根，项薇，武肖娜，等. 急性泛自主神经病的临床分析及文献复习 ［J］. 神经损伤与功能重建，2020，15 （12）：718-721.

［27］ 文文. 被人遗忘的昏睡病 ［J］. 科学大观园，2009，（20）：80.

［28］ 郭玉璞，何毅，王建明，等. 麻风性神经炎附 11 例临床分析和 2 例神经活检病理观察 ［J］. 中国医学科学院学报，1990，（01）：12.

[29] 孔勇, 吴红然, 吴东霞, 等. 血管炎性周围神经病一例 [J]. 脑与神经疾病杂志, 2011, 19 (01): 71, 74.

[30] 张会丽, 张雯雯, 赵莘瑜. 干燥综合征伴周围神经病的临床研究 [J]. 中国实用神经疾病杂志, 2014, 17 (23): 21-22.

[31] 李靖, 路爱军, 胡怀强. 非系统性血管炎性神经病 1 例报告 [J]. 山东大学学报 (医学版), 2020, 58 (09): 106-109.

[32] 弓削孟文, 曲成业. 灼性神经痛 [J]. 日本医学介绍, 2001, (09): 402-404.

[33] 黄靖, 陈卫银, 王悦. 异染性脑白质营养不良研究概况 [J]. 医学信息, 2020, 33 (18): 18-21.

[34] 郑纪鹏, 盛慧英, 黄永兰, 等. 球形细胞脑白质营养不良的临床特点及基因突变分析 [J]. 中国实用儿科杂志, 2014, 29 (05): 367-372.

[35] 陆松, 程楠, 胡纪源, 等. 肾上腺脑白质营养不良脊髓-周围神经病型 1 例 [J]. 安徽医学, 2003, (01): 67-68.

[36] 刘宇, 李洪. 无 β 脂蛋白血症研究进展 [J]. 现代中西医结合杂志, 2010, 19 (07): 902-903.

[37] 王轩冕, 姜榴, 丁德云. 线粒体细胞病 [J]. 国外医学 (儿科学分册), 1991, (02): 60-64.

[38] 崔玉环, 张朝东, 魏玉磊. Refsum 病研究进展 [J]. 实用医学杂志, 2010, 26 (01): 4-6.

[39] 谷学英, 刘玲, 刘志强, 等. Chediak-Higashi 综合征诊断与治疗新进展 [J]. 临床儿科杂志, 2009, 27 (02): 193-195.

[40] 鄂美慧, 褚佳欢, 范宇洋, 等. 3 例马德龙病报告 [J]. 沈阳医学院学报, 2019, 21 (02): 154-156.

[41] 赵丹华, 洪道俊, 郑日亮, 等. 轻型巨轴索神经病一例 [J]. 中华神经科杂志, 2011, (08): 583-584.

[42] 周小平, 栾丽芹, 蒋雨平. 副蛋白血症性神经病 [J]. 中国临床神经科学, 2008, 16 (5): 520-525.

[43] 杨磊, 徐依成, 于玲, 等. POEMS 综合征五例诊治剖析 [J]. 临床误诊误治, 2016, 29 (03): 21-24.

[44] 张桐, 汤继宏. 腓骨肌萎缩症一家系报告并文献复习 [J]. 临床儿科杂志, 2021, 39 (1): 69-73.

[45] 刘黔云, 王毅. 遗传性压力敏感性周围神经病 [J]. 中国临床神经科学, 2009, 17 (4): 431-435.

[46] 王英杰, 刘静静, 于乐成. 先天性无痛无汗症研究进展 [J]. 转化医学杂志, 2015, 4 (04): 250-252, 256.

[47] 杨期东, 龙小艳, 彭隆祥, 等. 感觉神经束膜炎 (附 1 例报告) [J]. 临床神经病学杂志, 2003, 16 (3): 163-164.

[48] 贾树红, 崔蕾, 董明睿, 等. 甲硝唑致感觉性周围神经病 [J]. 药物不良反应杂志, 2016, 18 (6): 453-454.

[49] 张铁英, 李嫚, 常明则, 等. 4 例异烟肼致周围神经病患者的电生理特点及文献复习 [J]. 临床医学研究与实践, 2020, 5 (02): 3-4.

[50] 孟军, 国丽, 姜峰杰, 等. 职业性慢性氯丙烯中毒三例 [J]. 中华劳动卫生职业病杂志, 2005, 23 (3): 226.

[51] 陈鹭伟. 一例慢性重度正己烷中毒的调查报告 [J]. 职业与健康, 2006, 22 (3): 202.

[52] 邱玲玲, 宋治, 陈茹. 急性铊中毒研究进展 [J]. 国际病理科学与临床杂志, 2013, 33 (1): 87-92.

[53] 毛丽君, 赵金垣, 徐希娴, 等. 急性丙烯酰胺中毒的临床特点 [J]. 工业卫生与职业病, 2017, 43 (1): 58-60.

[54] 孙素梅, 王凡, 蔡洁. 砷中毒性周围神经病的研究进展 [J]. 中国工业医学杂志, 2007, 20 (4): 244-246.

[55] 王丽君, 黎治平, 郑智, 等. 奥沙利铂神经毒性的治疗研究进展 [J]. 肿瘤药学, 2013, 3 (06):

409-415.

[56] 苏家勇，杨荷．氨苯砜综合征 1 例 [J]．皮肤病与性病，2014，36 (05)：306，310.

[57] 毛晓华．慢性乙醇中毒性神经病 48 例临床分析 [J]．现代中西医结合杂志，2007，16 (14)：1959.

[58] 董建光，万坤，赵菁，等．汞中毒致周围神经病变误诊报告并文献复习 [J]．临床误诊误治，2016，29 (8)：45-47.

[59] 张和，沈鼎烈，董为伟，等．苯妥英钠引起的周围神经病（摘要）[J]．中华神经精神科杂志，1988，21 (6)：371.

[60] 刘晨晨，吴立强，邱建清．有机磷杀虫剂中毒迟发性周围神经病 5 例早期治疗临床分析 [J]．滨州医学院学报，2018，41 (2)：155-156.

[61] 许满秀．周围神经病患者脑脊液免疫反应性髓磷脂碱性蛋白 [J]．国外医学．神经病学神经外科学分册，1987，(04)：222-223.

[62] 王冰，王泉，李进峰，等．胺碘酮致周围神经病 [J]．药物不良反应杂志，2020，22 (10)：593-594.

[63] 韩静茵，胡祖应．职业性铅中毒周围神经病 1 例 [J]．浙江中西医结合杂志，2009，19 (3)：171-172.

[64] 伍江．黑寡妇蜘蛛咬伤中毒治疗 [J]．医疗装备，2015，(10)：125-125，126.

[65] 孙维源．糖尿病性周围神经病的发病机制探讨 [J]．实用中医内科杂志，2010，24 (7)：65-66.

[66] 金枫，唐菱，李蕾，等．垂体腺瘤合并肢端肥大症引起周围神经病一例 [J]．中华神经科杂志，2015，48 (02)：130-131.

[67] 俞莞尔．急性全自主神经病的临床特点与护理 [J]．护士进修杂志，2007，22 (5)：437-438.

[68] 刘晶瑶，江新梅．家族性淀粉样变性周围神经病的发病机制研究进展 [J]．中华神经医学杂志，2012，11 (1)：98-101.

[69] 冯庭怡，赵永波．遗传性感觉神经病 [J]．临床神经病学杂志，2006，(03)：231-233.

[70] 董敏睿，陈立杰，杨贺成．以周围神经病起病的抗 CV2/CRMP5 抗体阳性副肿瘤综合征 1 例报告 [J]．临床神经病学杂志，2020，33 (02)：116-117.

[71] 李海峰．Guillain-Barre 综合征和 Miller Fisher 综合征的新诊断分类和标准 [J]．中国神经免疫学和神经病学杂志，2014，21 (06)：441-443.

[72] 吴海燕，王素菊，高志强，等．中枢性阵发性位置性眩晕的初步分析 [J]．中华耳鼻咽喉头颈外科杂志，2020，55 (08)：754-759.

[73] 宋马莉，姚晓东．前庭性偏头痛的临床表现和治疗及其与其他疾病的关系 [J]．当代医学，2022，28 (02)：191-194.

[74] 孙志超，叶放蕾，孙麦青，等．梅尼埃病中西医治疗进展 [J]．辽宁中医药大学学报，2020，22 (11)：216-220.

[75] 中华医学会神经病学分会，中华医学会神经病学分会周围神经病协作组，中华医学会神经病学分会肌电图与临床神经电生理学组，等．中国 POEMS 综合征周围神经病变诊治专家共识 [J]．中华神经科杂志，2019，(11).

[76] 李勇，胡望平，朱忠勇．副蛋白血症的实验室研究状况 [J]．国外医学．临床生物化学与检验学分册，2001，(03)：158-159.

[77] 方玮，章殷希，丁美萍．周围神经淋巴瘤病的研究进展 [J]．中华医学杂志，2019，(27)：2158-2160.

[78] 杜鹃，傅卫军，侯健．多发性骨髓瘤周围神经病变诊疗中国专家共识（2015 年）[J]．中华内科杂

志，2015，54（09）：821-824.

[79] 李转丽，王莹，白海．华氏巨球蛋白血症的治疗进展［J］．西北国防医学杂志，2021，42（07）：711-715.

[80] Rochels R，Gross M.［Diallinas-amalric syndrome（author's transl）］［J/OL］．Klinische Monatsblatter Fur Augenheilkunde，1981，179（6）：531-532.

[81] 刘金虎，庄公训，栗建华．面神经麻痹致 Bogorad 氏综合征 1 例［J］．中国实用眼科杂志，2004，（04）：254.

[82] 张爽，何志义．慢性炎性脱髓鞘性多发性神经根神经病的临床特征、诊断及治疗［J］．辽宁医学杂志，2011，25（03）：139-141.

[83] 韩璞，罗宇．疱疹性周围神经炎的磁共振神经成像 2 例报道［J］．重庆医科大学学报，2014，39（04）：487-488.

[84] 吕安坤，孙红艳．甲状腺功能减退性周围神经病的临床与肌电图研究［J］．医学信息，2011，24（09）：4286-4287.

[85] 张久霞．血液透析联合左卡尼汀治疗尿毒症周围神经病变的临床疗效［J］．黑龙江医药，2022，35（02）：357-359.

[86] 曹轲，童武松，李宗正．特发性 Holmes-Adie 综合征一例［J］．中国医学科学院学报，2016，38（05）：623-626.

[87] 中华医学会神经病学分会周围神经病协作组，中华医学会神经病学分会肌电图与临床神经电生理学组，中华医学会神经病学分会神经肌肉病学组．慢性炎性脱髓鞘性多发性神经根神经病诊治中国专家共识 2022［J］．中华神经科杂志，2023，56（2）：125-132.

[88] 门祎．中低剂量利妥昔单抗治疗自身免疫性郎飞结病：临床观察与疗效分析［D］．济南：山东大学，2022.

[89] 王娟，畅雪丽，庞效敏，等．抗神经束蛋白 186 抗体介导的急性免疫性感觉性多发性神经根病的临床特点及文献复习［J］．中华神经科杂志，2023，56（3）：278-285.

[90] 中华医学会神经病学分会，中华医学会神经病学分会周围神经病协作组，中华医学会神经病学分会肌电图与临床神经电生理学组，等．中国吉兰—巴雷综合征诊治指南 2019［J］．中华神经科杂志，2019，52（11）：877-882.

[91] 中华医学会神经病学分会，中华医学会神经病学分会周围神经病协作组，中华医学会神经病学分会肌电图与临床神经电生理学组，等．中国慢性炎性脱髓鞘性多发性神经根神经病诊治指南 2019［J］．中华神经科杂志，2019，（11）：883-888.

第 3 章　脊髓疾病

脊髓是中枢神经系统的重要组成部分，其上端与延髓相接，下端止于脊髓圆锥。脊髓损伤主要临床表现为运动、感觉、括约肌及其他自主神经功能障碍。本章分为 9 节：第 1 节，急性脊髓病；第 2 节，慢性脊髓病；第 3 节，脊髓压迫症；第 4 节，脊髓蛛网膜炎；第 5 节，脊髓空洞症；第 6 节，脊髓变性疾病；第 7 节，脊髓血管病；第 8 节，放射性脊髓病；第 9 节，其他脊髓病。

第 1 节　急性脊髓病

1　急性脊髓外伤（acute spinal cord trauma）

本病为脊髓外伤后出现的神经功能的丧失，如果比较短暂，是由脊髓震荡引起；持续时间较长的，则是由挫伤或出血对脊髓产生压迫所致；永久性的功能丧失，则是由脊髓裂伤或横断伤所造成。例如颈部外伤综合征（traumatic cervical syndrome），也称甩鞭伤（Whiplash injury），是颈部受外力作用引起颈部软组织、脊柱及脊髓损伤的临床综合征。

1.1　甩鞭伤（whiplash injury）/颈椎过伸性损伤症候群/颈部外伤综合征（traumatic cervical syndrome）

本病是一种特殊类型的脊髓损伤，常常由在坐位时头部急剧向后导致，例如司机停车后，头颈部被后面突然撞击。临床上主要表现为颈枕部疼痛及高颈段脊髓损伤体征，常规 X 线摄片检查一般正常，或可发现寰枢椎脱位征，功能影像学检查可见齿状韧带撕脱。该综合征经颈部固定等保守治疗预后较好，个别需要手术治疗。

2　脊髓炎（myelitis）

脊髓炎是由病毒、细菌、螺旋体、立克次体、寄生虫、原虫、支原体等病原体感染引起，或由感染所致的脊髓灰质和/或白质的炎性病变引起，以肢体瘫痪、感觉障碍和自主神经功能障碍为其临床特征。

2.1　急性横贯性脊髓炎（acute transverse myelitis）

本病是指各种原因所致，以累及数个节段的脊髓横贯性损害为主的急性脊髓病。病前 4 周可有发热、上呼吸道感染、腹泻或发疹疾病，本病突然起病，初起常有背痛、腹痛、肢痛及无力，约 1/3 患者有颈抵抗，运动及感觉障碍多在 3 天内达高峰，迅速发生进行性截瘫，也可同时累及或呈上升性四肢瘫痪，早期可呈弛缓性麻痹，表现为肌张力低、腱反射消失、病理反射阴性、病变水平以下各种感觉丧失、尿潴留，以上表现称为脊髓休克现象。1~2 周后，多见休克期解除，逐渐出现上运动神经元受累的痉挛性瘫痪、肌张力增高、腱反射亢进、病理反射阳性，排尿功能障碍逐渐恢复正常。

2.2　感染后脑脊髓炎（postinfectious encephalomyelitis）

本病是指继发于麻疹、风疹、水痘、天花等急性出疹性疾病，或预防接种后，因免疫机能障碍引起中枢神经系统内的脱髓鞘疾病。病毒感染或免疫接种通常作为本病直接病因或诱发因素，临床表现为高热、意识障碍、痫性发作、烦躁不安、肢体瘫痪及进行性加深的昏迷，病死率高，是急性播散性脑脊髓炎（acute disseminated encephalomyelitis，ADEM）中的最常见类型。

2.3   疫苗接种后脑脊髓炎 （postvaccinal encephalomyelitis）

本病是一种少见的疫苗反应，它的发生除了与个体敏感性有关外，还与疫苗的成分有很大关系，特别是含有脑组织的疫苗，如羊脑培养的狂犬病疫苗、鼠脑培养的乙型脑炎疫苗；有嗜神经倾向的病毒减毒株，如痘苗、风疹疫苗和含特殊抗原的疫苗，如百日咳菌苗，均可引起本病。患者可有低热、厌食、头痛、肌痛或关节痛，并出现神经精神症状，重者有意识模糊、记忆障碍，脊髓受累最常见表现为截瘫，部分可有下肢不对称性反射减退，膀胱和直肠括约肌功能轻度障碍。

2.4   脱髓鞘性脊髓炎 （demyelinating myelitis）

本病的临床表现与感染后脊髓炎相似，多发性硬化脊髓型多见，但进展较缓慢，多为儿童和青壮年发病，病情常在 1~3 周内达到高峰，前驱感染可不明显，呈不完全横贯性损害，表现单或双侧下肢无力或瘫痪，伴麻木感，感觉障碍不明显或有两个感觉障碍平面，并出现尿便障碍。

2.5   亚急性坏死性脊髓炎 （subacute necrotic myelitis）/Foix-Alajouanine 综合征

本病临床以脊髓血供障碍造成的进行性脊髓损伤为特点，是一种特殊类型的慢性脊髓脊神经根炎，硬膜内动静脉畸形可能为最常见原因。本病极易与亚急性坏死性脊髓病 （subacute necrotizing myelopathy，SNM） 相混淆，亚急性坏死性脊髓病是神经系统副肿瘤综合征 （paraneoplastic neurological syndromes，PNS） 中罕见的一种，被认为是原发肿瘤继发的某种免疫反应导致脊髓非炎症性严重坏死的远隔效应，而非直接侵犯、转移，而亚急性坏死性脊髓炎是一种非副肿瘤性质的，由于脊髓血供障碍导致脊髓缺血坏死的特殊类型的慢性脊髓脊神经根炎。

本病是临床上罕见的脊髓病，好发于老年人，特别是有慢性肺源性心脏病的患者。临床上通常为隐匿起病，有缓慢进展的双下肢无力或四肢瘫痪，病变水平以下深、浅感觉减退或消失及括约肌功能障碍等脊髓横贯损害的表现，神经系统检查可见上、下运动神经元同时受累的体征。腰穿脑脊液检查可见蛋白含量增加，脊髓造影可见脊髓表面有扩张的血管。临床上需与各种原因引起的脊髓压迫症、急性脊髓炎、脊髓空洞症及脊髓血管畸形等相鉴别。本病的生前诊断十分困难，确切病因及发病机制尚不清楚，有人认为本病是一种脊髓血栓性静脉炎，脊髓病理可见静脉弥漫性扩张、血栓形成和坏死，目前尚无特殊治疗。

2.6   颈胸神经根炎 （cervical and thoracic radiculitis）

本病是脊神经根炎最常见的一种类型。其发病原因很多，膜内、膜外段型的病因亦不相同。膜内段型，多因炎症、中毒营养障碍、椎间孔处骨质增生等对脊神经根压迫产生。膜外段型，多由于局部受凉、受潮、外伤等引起。膜内段型病变较广泛，多为双侧性；膜外段型病变较局限，多为单侧性。临床起病可急可缓，表现为一侧或双侧肩部疼痛、麻木，常伴有无力，受冷、劳累后加重，温热和休息后减轻。检查时可见受累神经支配区感觉过敏、减退或消失，上肢腱反射减弱或消失，肌肉可有萎缩。对于中老年人，颈椎病是本病最常见的发病因素。本病治疗主要是病因治疗，并改善神经营养，促进神经功能恢复。

2.7   传染性单核细胞增多症 （infectious mononucleosis）

本病主要是由 EB 病毒感染引起的急性自限性传染病。典型临床三联征为发热、咽峡炎和淋巴结肿大，可合并肝脾肿大，外周淋巴细胞及异型淋巴细胞增高。神经系统损害可引起脑炎、吉兰—巴雷综合征以及颅神经瘫痪等症状和体征。病程常呈自限性，多数预后良好，少数可出现噬血细胞综合征等严重并发症。经口密切接触是本病的主要的传播途径，如亲吻、共用餐具或咀嚼食物喂食婴儿，飞沫传播也有可能。

2.8   非感染性炎症性脊髓炎 （non-infectious inflammatory myelitis）

本病是脊髓脱髓鞘或脊髓坏死引起的炎症状态，常发生在对感染或接种疫苗的免疫反应之后，病理改变包括炎性细胞浸润、灰质内神经元肿胀、尼氏体溶解、白质脱髓鞘和轴突变性。

2.9　带状疱疹性脊髓炎（zoster myelitis）

本病的典型临床表现为受累脊髓节段的感觉障碍、轻截瘫、四肢轻瘫、括约肌障碍，常以皮疹症状为首发，数月内出现脊髓损害症状，少数无典型皮疹，不对称性脊髓损害症状是带状疱疹性脊髓炎的主要特征之一。

2.10　单纯疱疹病毒性脊髓炎（herpes simplex myelitis，HSM）

HSM 主要由于单纯疱疹病毒 1 型和 2 型感染引起，病理机制为脊髓灰质和白质的广泛坏死。主要临床表现可有肢体感觉、运动障碍、尿便障碍、脊髓横向病变逐渐上升至颈胸段脊髓水平等，可出现截瘫等严重后遗症。

2.11　急性淋巴细胞性白血病伴发脊髓炎（acute lymphoblastic leukemia with myelitis）

本病起病急，多数临床表现类似急性脊髓炎，少数患者表现为马尾圆锥综合征，患者可出现高热、贫血、显著出血倾向、全身酸痛、下肢麻木无力、大小便潴留、痛觉减退等表现。

2.12　狂犬病毒脊髓炎（rabies virus myelitis）

狂犬病，又名恐水症，是由狂犬病病毒感染引起的，人狂犬病通常由病兽以咬伤的方式传给人，没有接受疫苗免疫的感染者发病后死亡率为 100%，通常死亡原因为脑脊髓被病毒破坏，最终由于自主神经受损而死于脏器衰竭。狂犬病病毒进入人体后首先侵染肌细胞或者皮肤细胞，并在其中度过潜伏期，而后通过肌细胞、皮肤细胞和神经细胞之间的乙酰胆碱受体进入神经细胞，沿神经细胞的轴突缓慢上行，上行到脊髓，进而入脑。病毒在脑内感染海马区、小脑、脑干乃至整个中枢神经系统，并在灰质中大量复制，沿周围神经下行到达唾液腺、角膜、鼻黏膜、肺、皮肤等部位。根据主要临床特征分为躁狂型和麻痹型，部分患者以肢体进行性弛缓性瘫痪、尿便功能障碍等脊髓横贯性损害为早期表现，无兴奋、恐水等兴奋性症状，称为麻痹型或哑型。

2.13　血吸虫性脊髓病（schistosomiasis myelopathy）

本病多见于曼氏和埃及血吸虫病，日本血吸虫病较少。血吸虫的脊髓损害有 3 种情况：血吸虫性脊髓肉芽肿、血吸虫性脊髓炎、血吸虫性神经炎。某些血吸虫性脊髓病可因血管原因所致，因为异位的虫卵或成虫固然可以通过痔静脉、体静脉及盆腔静脉和椎静脉丛静脉瓣间的吻合支而进入脊髓静脉，使虫卵在脊髓沉积，产生肉芽肿而压迫脊髓，但亦可以是迟发型变态反应的形成而致脊髓炎的改变。脊髓型临床表现无特异性，可不伴有皮肤、肝脏及胃肠道症状，最常见为腰背部疼痛、双下肢麻木无力及大小便障碍，严重者可出现脊髓横贯性损害，血检嗜酸性粒细胞可增多或正常，脑脊液检查多为轻至中度蛋白增高。磁共振检查提示：T_2 异常高信号灶、脊髓肿胀、受累神经根增粗、不同形式的强化等。目前诊断主要依靠血清学证据（虫卵抗体阳性）及从粪便中直接找到虫卵，必要时可考虑肠黏膜活检、脊髓活检明确诊断。

2.14　结节病（sarcoidosis）/肉样瘤病

详见第 17 章第 7 节 2.3。

2.15　慢性白血病的脊髓损害（spinal cord damage in chronic leukemia）

慢性白血病是一组起病较隐匿、病程进展缓慢、外周血和/或骨髓出现幼稚细胞增多，但分化相对较好的血液系统恶性疾病。其造成的脊髓损害包括结节状或片状浸润压迫脊髓而引起的截瘫，大小便失禁，少数患者出现上行性麻痹或马尾综合征。

2.16　骨髓瘤所致脊髓损害（spinal cord damage due to myeloma）

骨髓瘤是起源于骨髓中浆细胞的恶性肿瘤，是一种较常见的恶性肿瘤，较多见于脊柱，占脊柱原发肿瘤的 10%，以腰椎部多见。患者可出现持续的脊柱疼痛，呈进行性加重，多发者其疼痛范围很广，约 40%~50% 的患者伴有病理性骨折，易出现截瘫和神经根受压症状。

详见第 17 章第 6 节 8。

2.17 淋巴瘤性脊髓病 (lymphoma myelopathy)

本病患者通常表现为进展性脊髓病变，肢体无力和感觉障碍的类型取决于病灶的部位以及范围，大部分原发性脊髓淋巴瘤累及的为下颈段和上胸段脊髓，同时，大约超过一半的患者会有脊髓圆锥和/或马尾受累。许多患者中可见脊髓扩展性病灶，并且几乎所有的患者均以进展性脊髓病变的表现为主。

2.18 脊髓电击伤 (myelopathy caused by lightning stroke)

本病是电击损害引起，除直接导致局部烧伤、内脏损伤、心跳骤停外，在神经系统可引起大脑、脊髓及周围神经损害，也可引起神经功能性障碍。电击伤所致脊髓病多见于接触高压电流时，少数则由于误触家庭用电电源导致脊髓损伤。

2.19 硬脊膜外脓肿 (spinal epidural abscess)

本病是一种发生于中枢神经系统的感染性疾病，大多数病例呈现急性进程，少数以炎性肉芽组织为主要病理特点，可表现为亚急性或慢性进程。急性硬脊膜外脓肿起病时有高热、寒战、全身倦怠、精神不振、头痛、血白细胞计数及中性粒细胞数增高，以及全身感染征象，部分病例有脑膜刺激征，脊髓症状出现后常在 1 至数天内迅速出现横贯性损害，表现为肢体弛缓性瘫痪、感觉障碍合并明显的括约肌功能障碍。

2.20 脊髓脓肿 (Spinal abscess) /脊髓内脓肿 (intraspinal abscesses)

详见第 4 章第 2 节 4。

2.21 结缔组织病伴发的脊髓病

本类病在临床上较常见的疾病包括：红斑狼疮性脊髓病、干燥综合征脊髓病、风湿病性脊髓病、白塞病性脊髓病、结节病性脊髓病、结节性多动脉炎性脊髓病、混合性结缔组织病性脊髓病等。

2.22 抗 CV2 /CRMP5 相关自身免疫边缘系统脑炎合并脊髓炎

抗 CV2/CRMP5 抗体为抗细胞内抗原抗体，抗细胞内抗原抗体通常可引起副肿瘤综合征，对免疫治疗一般效果较差，临床主要表现为脑脊髓炎、舞蹈症、副肿瘤性小脑变性等，抗 CV2/CRMP5 抗体阳性通常见于 60 岁左右、女性、有吸烟史、出现共济失调及眼球运动障碍患者。脊髓炎很少单独出现，临床表现为肌无力、肌萎缩、肌束颤动、自主神经功能失调等，患者临床表现虽多种多样，但影像学一般无阳性表现。抗 CV2/CRMP5 抗体阳性患者最常合并的肿瘤为小细胞肺癌，也可见于胸腺瘤、子宫肉瘤等。

2.23 癌性脊髓病 (carcinomatous myelopathy)

Mamcall 于 1964 年首先报告了本病，多继发于肺癌，其次是胃癌，前列腺癌、甲状腺癌和乳腺癌等，发病率无性别差异，大多中年以上发病，起病急、进展快，首发症状常为双下肢麻木、无力，病情多呈急剧加重，很快发展为双下肢弛缓性瘫痪伴大小便失禁，少数患者酷似上升性脊髓炎一样上升至躯干及双下肢，运动障碍重于感觉障碍，病程几天至数周，多在 2~3 个月内死亡。主要病理变化为炎症及变性，脊髓病变一般以胸髓为重，呈对称性坏死性软化，灰质、白质、后根及后索均可受累，血管改变多继发于坏死性软化，神经节细胞呈较轻的退行性改变，病变可累及几个髓节，也可累及整个脊髓。

第 2 节　慢性脊髓病

1　糖尿病性脊髓病（diabetic myelopathy）

糖尿病的神经系统并发症可累及神经系统的各个部位，其中主要表现为脊髓损害者称为糖尿病性脊髓病。Althaus 于 1885 年发现糖尿病性神经病和脊髓痨十分相似，Leval 和 Piequeche 于 1890 年引用了糖尿病假性脊髓痨这一术语。之后，更多的学者对脊髓痨和后外侧索硬化的临床表现及病理学特征进行了研究，Sand Meyer 于 1892 年通过对一个糖尿病患者的尸检首先从组织学上发现了 Goll 束的变性，Leichtentriti 于 1893 年亦有类似报告。Woltmann 和 Wilder 于 1929 年研究了 42 例糖尿病患者的脊髓检测结果，其中 16 例为后索变性，4 例为后根变性，8 例为前角变性，余为正常。20 世纪后期更多的临床和神经病理研究发现，糖尿病患者可出现脊髓损害，Dazzi 于 1955 年报告了累及前角和背根的损害。Ellenberg 和 Krainer 于 1959 年描述了 1 例糖尿病性神经病的病理改变，发现其周围神经有慢性病灶，较多的新病灶在神经根和后索，同时伴有后索的"不完全软化"。Rizzel 于 1965 年对 35 例糖尿病没有神经受累临床体征的患者的脊髓进行病理研究发现，13 例后索或侧索有局灶性损害。Olsson 等于 1968 年详细地研究了 9 例糖尿病患者中枢神经病理，全部患者均有脊髓长束变性或小片状脱髓鞘变化。Slager 和 Webb 于 1973 年在 200 例因突发意外事件的尸检中发现，脊髓变性是最常见的损害，其次为脊髓的微梗死，其中在 20 例显示以上损害的一种或两种病理改变中有 13 例合并有糖尿病，且研究后指出，在无明显临床症状的脊髓尸检者中，有超过 14.5% 脊髓出现隐匿性病灶，且其中 40% 的患者有糖尿病，可见糖尿病的脊髓损害十分常见。国内这方面的研究较少，且多集中于临床，有报道在 150 例糖尿病患者中发现 90% 有神经病变，而脊髓损害仅占 1.5%。

糖尿病性脊髓病按损害的部位不同，临床可分 4 个类型：①糖尿病性假性脊髓痨（diabetic pseudomyelanalosis），又称糖尿病感觉性共济失调，病变主要在脊髓的后索，大多伴有末梢神经病变，又称末梢神经—脊髓病变。患者走路时步态不稳，有踩棉花感，举足高、落地重，闭目及走夜路困难，肌张力和腱反射减弱，振动觉和位置觉减退或消失，闭目难立，当骶段脊髓损害时可出现阳痿和排尿障碍；②后侧索硬化型，主要病变在脊髓后索及侧索，侧索损害时出现双下肢无力或瘫痪、肌张力增高、腱反射亢进和锥体束征阳性，同时有后索损害出现的深感觉障碍及感觉性共济失调；③横贯性脊髓病型，表现为完全或不完全性脊髓横贯性损害，起病急，受损平面以下各种感觉、运动功能丧失及膀胱、直肠和性功能障碍；④脊髓前角损害或肌萎缩型（diabetic amyotrophy），病变累及前角细胞至肌肉运动终板途中一个或几个环节，临床上出现进行性四肢近端肌肉萎缩，1995 年 Garland 将其命名为糖尿病性肌萎缩。

2　肝性脊髓病（hepatic myelopathy）

详见第 17 章第 3 节 2。

3　人类嗜 T 淋巴细胞白血病病毒I型（human T-lymphotropic virus type I，HTLV-I）感染伴发脊髓病/热带痉挛性轻截瘫

1980 年人们从急性 T 细胞白血病患者体内分离出 HTLV-1，此病毒会造成侵害性白血症。该病是一种有独特的地理分布性的疾病，在患者的血液中可发现一种少见的分叶核细胞，即成人 T 细胞类白血病细胞（adult T-cell leukemia like cells，ATL-L Cells）。本病的发病原理可能有以下 4 种情况：①慢病毒感染，HTLV-I 可直接侵犯神经系统；②神经系统内的一种细胞介导反应，伴有脑脊液中出现 ATL-L 细

胞；③借助于免疫球蛋白，通过抗体介导免疫反应而使神经系统受损害；④病毒感染后容易引起继发性感染，特别是中枢神经系统更易发生。诊断标准：患者多在中年隐袭发病，呈缓慢、渐进性、对称性锥体束受损症状，其血液及脑脊液 HTLV-I 抗体阳性，且能排除其他疾患，表现为上、下肢肌腱反射亢进、Babinski 征阳性、下颌反射正常等痉挛性脊髓麻痹症状。

4　人类免疫缺陷病毒相关脊髓病（HIV-associated myelopathy）

本病是由人类免疫缺陷病毒感染引起的脊髓病变，病理显示脊髓全长的脱髓鞘及锥体束和后柱的空泡变性，形态学上类似脊髓亚急性联合变性。临床表现为隐匿起病的双下肢进行性远端感觉异常，痉挛性和/或共济失调性截瘫。

详见第 4 章第 8 节。

5　脊髓梅毒（spinal syphilis）

本病是中枢神经梅毒的重要类型，包括脊髓痨、脊髓膜血管性梅毒和梅毒性脊髓炎。梅毒性脊髓炎因病变常累及脊膜，也被称为梅毒性脊膜脊髓炎。脊髓痨通常在梅毒感染后 15~20 年发病，男性多见，主要症状为闪电样痛、感觉性共济失调和尿失禁。

详见第 4 章第 6 节 1。

6　颈椎病（cervical spondylosis）/颈椎综合征

本病是颈椎骨关节炎、增生性颈椎炎、颈神经根综合征、颈椎间盘脱出症的总称，是一种以退行性病理改变为基础的疾患。患者可出现颈背疼痛、上肢无力、手指发麻、下肢乏力、行走困难、头晕、恶心、呕吐，甚至视物模糊、心动过速及吞咽困难等症状。

6.1　神经根型颈椎病

本型在此类病中发病率最高，由于突出的椎间盘、增生的钩椎关节压迫相应的神经根，可引起神经根性刺激症状。

6.2　脊髓型颈椎病

本型是由于颈椎退变结构压迫脊髓或压迫供应脊髓的血管而出现一系列包括四肢感觉、运动、反射以及尿便功能障碍症状的综合征，为颈椎病最严重的类型。

6.3　椎动脉型颈椎病

本型是由于颈椎退变机械性压迫因素或颈椎退变所致，颈椎节段性不稳定致使椎动脉遭受压迫或刺激，椎动脉狭窄、迂曲或痉挛造成椎—基底动脉供血不全，出现头晕、恶心、耳鸣、偏头痛等症状，或转动颈椎时突发眩晕而猝倒。

6.4　交感型颈椎病

本型被认为是由退变因素，如椎间盘突出、小关节增生等，尤其是颈椎不稳刺激或压迫颈部交感神经纤维而引起的一系列反射性交感神经症状。

7　颈肋综合征（cervical rib syndrome）/颈神经根压迫综合征/过度内收综合征/鲁斯特综合征（Rust syndrome）/ 颈部综合征（cervical syndrome）/颈臂综合征（cervical brachial syndrome）/颈椎炎

本病于 1834 年由 Rust 最早加以描述，是因颈肋压迫邻近的臂丛神经和锁骨下动脉所致，常见病因为损伤（90%）、炎症、肿瘤。表现为患侧上肢的神经和血运障碍性综合征，临床症状为：①多见于中年以上劳动妇女，右上肢多发；②肩胛、颈部以及上肢疼痛与异样感，以手及前臂的尺侧为重，或还伴有该处的感觉障碍；③疼痛于垂臂握物时加重，耸肩时减轻，或仅于夜间仰卧（斜角肌间隙紧张）时出现疼痛放散，曾有"静止性感觉异常性臂痛"之称；④晚期可有手部诸小肌萎缩，伴有腱反射减低或消失。偶可累及胸长神经而有前锯肌萎缩；⑤手部皮肤苍白发凉或青紫，偶见雷诺氏综合征；⑥或有患侧 Horner 征或反 Horner 征。X 线和 CT 检查见颈肋及颈部脊柱曲线改变，骨刺，退行性变，椎间隙狭窄或加宽。两臂血压不同。仰头转颈试验：端坐位，吸气仰头并左右转颈，其间可见患侧桡动脉搏动减弱而健侧正常，是为颈肋征阳性。伴上述患侧桡动脉搏动减弱的同时于右侧锁骨上窝可听及血管性杂音。颈部或可扪及骨性肿物（颈肋，起于 C1 椎横突，止于第一肋骨的斜角肌结节后方）。

7.1　肋锁综合征（costo-clavicular syndrome）/Falconer-Weddell 综合征

本征由臂丛与锁骨下动脉在锁骨与第一肋骨间的狭窄间隙中受压引起，表现为上肢伸展与外展时疼痛加重，内收及屈曲时减轻。患侧上肢的运动、感觉及反射障碍与颈肋综合征相同，亦可出现手部血运障碍及 Horner 征。掌肩试验阳性：端坐，双肩放松后胸部前挺（肋锁间隙变窄）即见患侧桡动脉搏动减弱。

7.2　第一肋骨综合征（first thoracic rib syndrome）

本征是因第一肋骨先天性变形，从而导致臂丛神经与锁骨下动脉受压的综合征，表现为同侧上肢疼痛、异感、力弱与手肌萎缩。同侧上肢脉搏减弱，手部苍白发凉或发绀。

第 3 节　脊髓压迫症

脊髓压迫症（compressive myelopathy）是一组椎管内或椎骨占位性病变所引起的脊髓受压综合征。脊髓受压后的变化与受压迫的部位、外界压迫的性质及发生速度有关。随着病因的发展和扩大，脊髓、脊神经根及其供应血管受压并日趋严重，一旦超过代偿能力，最终会造成脊髓水肿、变性、坏死等病理变化，出现脊髓半切或横贯性损害及椎管阻塞，引起受压平面以下的肢体运动、感觉、反射、括约肌功能以及皮肤营养功能障碍，严重影响患者的生活和劳动能力。

1　急性脊髓压迫症（acute spinal cord compression）

本病急性发病，进展迅速，数小时至数日内脊髓功能完全丧失。多出现脊髓横贯性损害、脊髓休克，临床表现为病变平面以下弛缓性截瘫或四肢瘫，同时伴有各种感觉消失、反射消失、尿潴留等症状。

2　慢性脊髓压迫症（chronic spinal cord compression）

本病病情缓慢进展，临床上髓外与髓内病变表现不同，髓外压迫病变通常表现为：根痛期，出现神经根痛及脊膜刺激症状；脊髓部分受压期，表现为脊髓半切综合征；脊髓完全受压期，出现脊髓完全横贯性损害。三期症状体征常相互叠加。髓内压迫病变神经根刺激不明显，可早期出现尿便障碍和受损节段以下分离性感觉障碍。

2.1　布朗塞卡尔综合征（Brown-Sequard's syndrome）/脊髓半侧损害综合征

Brown 和 Sequard 于 1849 年至 1850 年曾对动物脊髓半横贯症状进行了详细的研究，以后 Dejerine 研究了人的脊髓半横贯症状。最常见的病因是脊髓外伤、脊髓血管障碍、脊髓压迫症、脊髓炎等。临床表现为病变水平以下同侧随意运动瘫痪、深感觉障碍和血管舒缩运动障碍（早期皮肤潮红、温度增高，后期皮肤发绀、温度降低）；病变对侧痛、温觉障碍；病变侧肌张力增高，深反射亢进，Babinski 征阳性。

3　亚急性脊髓压迫症（subacute spinal cord compression）

本病介于急性与慢性之间，出现持续性神经根痛，侧索受压出现锥体束征、感觉障碍及括约肌功能障碍。

4　脊髓肿瘤（tumor of spinal cord）/椎管内肿瘤

本病是指生长于脊髓及与脊髓相近组织的原发、继发肿瘤，临床表现可分为三期：①刺激期，表现为疾病早期可出现神经根性刺激症状，表现为电灼、针刺、刀割或牵拉样疼痛，咳嗽、喷嚏和腹压增大时可诱发或加重疼痛，夜间痛及平卧痛是脊髓肿瘤特殊的症状；②脊髓部分受压期，表现为受压平面以下同侧肢体运动障碍、对侧肢体感觉障碍，脊髓内肿瘤感觉平面是从上向下发展，髓外肿瘤则由下向上发展；③脊髓完全受压期，表现为受压平面以下运动、感觉、括约肌功能完全丧失，并且不可恢复。

脊髓肿瘤可分为：①脊髓神经鞘肿瘤，包括神经鞘瘤（neurinoma），也称为施万细胞瘤（schwannoma）和神经纤维瘤（neurofibroma）；②脊膜瘤（meningioma）；③脊髓室管膜瘤（ependymoma）；④脊髓星形细胞瘤（astrocytoma）；⑤脊髓血管畸形和血管瘤（spinal malformation and angioma）；⑥脊髓脂肪瘤（spinal lipoma）；⑦脊髓先天性肿瘤（spinal congenital tumours），包括表皮样囊肿、皮样囊肿、畸胎瘤和脊索瘤等；⑧脊髓硬膜外囊肿（epidural cyst）；⑨脊髓转移瘤（spinal metastatic neoplasm）；⑩脊髓血管网状细胞瘤（spinal cord hemangioblastoma）；⑪脊柱淋巴瘤（spinal lymphoma）；⑫硬脊膜动、静脉畸形（spinal dural arteriovenous fistulae）。

5　脊柱退行性变（degeneration of joint disease）

脊柱结构的病变是产生脊柱退化的主要原因，不正常脊柱结构的发生始于婴幼儿，基本成形于少年，加重于中青年，老年时更甚。主要特征为骨质增生、椎间盘变薄，临床症状表现为脊椎僵硬、酸痛，活动范围缩小，有时会伴随着头晕、头痛、手臂、腿脚麻木及脊椎相关性疾病。

6　颈椎后纵韧带骨化症（cervicul ossification of posterior longitu-dinal ligament）

本病是指因颈椎的后纵韧带发生骨化，从而压迫脊髓和神经根，产生肢体的感觉和运动障碍以及内脏自主神经功能紊乱的一种疾病。患者早期可不出现任何症状，多在中年以后出现症状，颈部逐渐出现酸痛、不适以及脊髓压迫症状等。

7　椎间盘突出症（protrusion of intervertebral disc）

7.1　颈椎间盘突出（cervical disc herniation）

本病是椎间盘退变的一种病理过程，疾病初期可因轻微劳损，甚至睡醒时伸懒腰而发病，以后的复发可以是急性的，也可以是慢性的。其首发症状有以下4种：①单侧上肢或手部剧烈疼痛或麻木，或无力麻木；②跨步无力、步态不稳，经常打软腿；③颈部不适，疼痛伴肩部酸痛疲劳；④双手麻木无力和步态不稳，容易跌倒。

7.2　胸椎间盘突出（thoracic disc herniation）

本病的病因病理：椎间盘是由纤维环、髓核和软骨板3部分构成，外伤、椎间盘退变、脊柱畸形等是导致椎间盘突出的主要原因。疼痛是最为常见的首发症状，根据突出的类型和节段，疼痛可为腰痛、胸壁痛或一侧、两侧下肢痛，咳嗽、打喷嚏或活动增加均可致使疼痛症状加重，休息后上述症状可减轻，此外还可出现感觉障碍、肌力减退等临床表现。

7.3　腰椎间盘突出（lumbar disc herniation）

本病是较为常见的疾患之一，主要是因为腰椎间盘各部分（髓核、纤维环及软骨板），尤其是髓核，有不同程度的退行性改变后，在外力因素的作用下，椎间盘的纤维环破裂，髓核组织从破裂之处突出（或脱出）于后方或椎管内，导致相邻脊神经根遭受刺激或压迫，从而产生腰部疼痛，一侧下肢或双下肢麻木、疼痛等一系列临床症状。

8　椎管狭窄症（spinal canal stenosis disease）

本病是指各种形式的椎管、神经根管以及椎间孔的狭窄，包括软组织（如黄韧带肥厚、后韧带钙化等）引起的椎管容积改变及硬膜囊本身的狭窄。患者早期可有头晕、手麻等症状，当压迫刺激脊髓后逐渐出现双下肢麻木、无力、发软（踩棉花感）、皮肤感觉减退、走路不稳，甚至瘫痪、大小便失禁。例如腰椎管狭窄症（lumbar spinal stenosis，LSS），是腰椎管先天性骨性狭窄或后天性继发性狭窄导致马尾神经及神经根慢性受压综合征。

9　椎体疾病（vertebral disease）

临床上累及椎体的疾病很多，如椎体转移瘤、原发椎体肿瘤、椎体结核、老年性骨质疏松、外伤性压缩骨折等。

10　炎性损害所致脊髓压迫症（compression of the spinal cord due to the inflammatory damage）

本病是周身其他部位的细菌性感染病灶经血行传播、脊柱邻近组织的化脓性病灶的直接蔓延以及直接种植等途径，造成椎管内急性脓肿或慢性真性肉芽肿而压迫脊髓造成的疾病。非细菌感染性脊髓蛛网膜炎，以及损伤、出血，化学性因素，如药物鞘内注射等和某些不明原因所致的蛛网膜炎，可引起脊髓与炎性蛛网膜粘连，甚至使蛛网膜形成囊肿而压迫脊髓。此外，某些特异性炎症，如结核、寄生虫性肉芽肿等亦可造成脊髓压迫。

11　出血造成的脊髓压迫症（compression of the spinal cord due to hemorrhage）

本病病因包括脊柱外伤或者穿刺造成的脊髓内血管破裂，白血病、血友病、再生障碍性贫血等血液性疾病造成的脊髓内出血，以及脊髓的血管畸形造成的出血，脊髓的髓内肿瘤卒中造成的出血，以及因为抗凝治疗等造成的脊髓出血等，因出血而造成脊髓压迫。

12　夏科—若夫鲁瓦综合征（Charcot-Joffroy syndrome）/硬膜外上升性脊髓麻痹综合征

本征为一种慢性肥厚性粘连性硬脊膜炎，进展缓慢，常持续数年之久，是由 Charcot 和 Joffroy 1869 年首先报告。本病常无特殊病因，部分病例由梅毒引起。本病早期常因颈段脊神经背根受压，出现颈部疼痛、颈项强直，疼痛向颈枕和肩胛、上肢等处放射，伴有异常感觉。若病变在胸段或腰段，则根痛出现在胸部或下肢。几周至几个月后，受累的相应节段肌群发生萎缩性麻痹和腱反射改变，最后，由于脊髓受压而出现脊髓横贯性损害，通常为下肢痉挛性瘫痪，受压以下节段有感觉障碍和膀胱直肠功能障碍。脊髓蛛网膜下腔可能通畅，也可完全梗阻，脑脊液细胞数和蛋白含量轻度增高。

13　其他少见的脊髓压迫症

其他少见的脊髓压迫症包括脊髓硬膜外脓肿（spinal epidural abscess，SEA）、椎管内寄生虫病（intraspinal parasitosis）、脊髓真菌病（spinal mycosis）、脊髓肉芽肿、椎体骨软骨瘤和外生骨疣等。

第 4 节　脊髓蛛网膜炎

脊髓蛛网膜炎（spinal arachnoiditis）是因浆液性炎症导致脊髓蛛网膜发生增厚粘连和囊肿形成，导致对神经阻滞的压迫和血运障碍。本病慢性起病，也有急性或亚急性起病，临床表现呈多样性，可有单发或多发的神经根痛，感觉障碍多呈神经根型、节段型或斑块状不规则分布，两侧不对称。运动障碍为不对称的截瘫、单瘫或四肢瘫。局限型症状较轻，弥漫型则较重。脊髓蛛网膜炎受累的部位一般以胸段为最多，部分患者有括约肌功能障碍。

1　结核性脊髓蛛网膜炎（tuberculous spinal arachnoiditis）

本病是结核性脑膜炎的严重并发症之一，表现为截瘫或四肢瘫、尿便潴留和感觉障碍，治疗困难，发病可呈急性、亚急性或慢性。

2　隐球菌脑膜炎相关脊髓蛛网膜炎（cryptococcal meningitis related spinal arachnoiditis）

本病通常在免疫功能低下时发生，除脑膜炎引起的认知变化和步态障碍外，患者可有下运动神经元受损的表现，可有不对称无力和尿潴留。MRI 可显示腰椎神经根强化和聚集，真菌培养可呈阴性，但脑脊液炎性生物标志物 sCD27 和 sCD21，以及神经元损伤生物标志物神经丝轻链（NFL）有升高表现。

3　药物相关性脊髓蛛网膜炎（drug related spinal arachnoiditis）

本病患者均有明显硬膜外注射药物或鞘内注射药物病史，药物的使用和神经系统症状的出现在时间上密切相关，急性起病，临床以双下肢麻木、乏力、二便障碍为主要表现，脑脊液常规表现为蛋白升高明显，白细胞正常或轻度升高。药物相关性脊髓蛛网膜炎一旦发生，对各种药物治疗均不敏感，预后差。

第 5 节　脊髓空洞症

脊髓空洞症（syringomyelia）是一种慢性、进行性脊髓疾病，病变位置多见于颈髓，也可累及延髓，称为延髓空洞症。延髓空洞症可单独发生或与脊髓空洞症并存，目前病因尚不明确，典型的临床表现是以脊髓内充满异常液体的管状囊性空腔为特征，主要表现为感觉（节段性分离性感觉障碍）、运动障碍及神经营养性障碍。夏科关节（Charcot 关节）属于神经营养性障碍，又称神经营养性关节，上肢关节受累相对较多，多表现为无痛性关节肿胀变形，症状与体征不相符。脊髓空洞症常合并夏科关节，但目前报道较少。

夏科氏关节病（Charcot's arthropathy）由 1868 年法国医生 Charcot 首次描述，是由于脊髓结核患者的一种感觉神经病变引起的关节病变，该病变关节破坏严重，活动无明显受限，无明显疼痛。后来临床上将各种感觉神经系统病变引起的关节病统称为 Charcot 关节病，也称为神经营养障碍性关节病。糖尿病最常导致 Charcot 关节病，其他原发病因包括脊髓空洞症、脊椎损伤、神经梅毒、脊髓脊膜膨出、类固醇激素注射、酗酒、麻风病、莱姆病、SLE 等，特发性患病罕见。该病常见于 40～60 岁成年人，男：女 = 3：1，可发生于任何脊椎和关节，常为单侧受累，发病多与原发疾病相关。

因此，诊断脊髓空洞症合并夏科关节需排除糖尿病、脊髓痨、炎性关节病、肿瘤等疾病。

1　交通性脊髓空洞症（communicative syringomyelia）

本病病理是由于第四脑室出口阻塞导致脑脊液循环障碍所造成的局部脊髓中央管扩大，且扩大的中央管与第四脑室相通。其各脑室均可扩大，空洞内壁为室管膜。空洞很少破溃入脊髓实质，因而空洞本身造成的临床症状轻微，有的终生无症状。

2　非交通性脊髓空洞症（noncommunicative syringomyelia）

本病病理是由于枕骨大孔及以下部位蛛网膜下腔脑脊液循环障碍造成的局部脊髓中央管扩大，但扩大的中央管与第四脑室不相交通。空洞内壁为室管膜。空洞易破溃入脊髓，造成脊髓实质损伤，因而空洞本身常引起神经系统症状、体征。

3　脊髓实质空洞（spinal parenchymal cavity）

本病是指脊髓损伤后发生在脊髓实质内的空洞（非中央管扩大），空洞不与第四脑室交通。空洞好发于脊髓中央管背外侧分水岭区，内壁为胶质或纤维胶质组织。

4　萎缩性脊髓空洞症（syringomyelia atrophica）

由于脊髓萎缩在脊髓实质内所形成的小的腔隙或裂隙使局部中央管扩大，该病症称为萎缩性脊髓空洞症，好发于颈胸段或胸腰段脊髓交界处。本症随着脊髓萎缩的加重，其空洞逐渐扩大，但始终无脑脊液进入，本症可无临床症状。

5　肿瘤性脊髓空洞症（neoplastic syringomyelia）

本病由脊髓髓内肿瘤囊性变所形成，常见肿瘤有星形细胞瘤和室管膜瘤。空洞常向肿瘤的上方或下方扩展，空洞内壁为肿瘤组织或含有壁结节的胶质组织，内容物为不同于脑脊液的高蛋白液体。

第 6 节　脊髓变性疾病

1　脊髓亚急性联合变性（subacute combined degeneration of the spinal cord，SCD）

SCD 是由于维生素 B_{12} 的摄入、吸收、结合、转运或代谢障碍导致体内含量不足而引起的中枢和周围神经系统变性的疾病。病变主要累及脊髓后索、侧索及周围神经等，临床表现为双下肢深感觉缺失、感觉性共济失调、痉挛性瘫痪及周围性神经病变等，常伴有贫血的临床征象。其脊髓 MRI 平扫大致可以出现以下 4 种影像学表现：圆点征、小字征、三角征、八字征。

2　一氧化二氮相关脊髓亚急性联合变性（nitrous oxide related subacute combined degeneration of the spinal cord）

一氧化二氮（N_2O）为惰性气体，有轻微麻醉作用，并能致人发笑，又称"笑气"。长期大量吸入"笑气"会干扰维生素 B_{12} 的代谢，导致维生素 B_{12} 失活，同时可能继发高同型半胱氨酸血症，临床可出现四肢麻木、双手不能持物、下肢不能站立行走、精神萎靡等症状，其临床表现类似于脊髓亚急性联合变性。

3　铜缺乏相关脊髓亚急性联合变性（copper deficiency related subacute combined degeneration of the spinal cord）／非恶性贫血型联合系统变性（combined system disease of non-pernicious anemia type）／铜缺乏性脊髓病

本病是低铜性营养性脊髓病，多见于胃肠疾病或大量摄取锌的患者，与维生素 B_{12} 或叶酸缺乏无关，因主要累及脊髓后索和侧索，故称为联合系统性变性。神经系统病变的临床表现为脊髓后索和侧索的神经髓鞘变性、周围神经功能障碍以及脑功能障碍等。

4　维生素 B_{12} 正常的脊髓亚急性联合变性（subacute combined degeneration of the spinal cord with normal vitamin B_{12}）

近年来，国内外研究显示，血清维生素 B_{12} 水平下降和巨细胞贫血仅是脊髓亚急性联合变性临床表现中的一部分，两者虽为该病常见的临床表现，但两者阙如不能否认脊髓亚急性联合变性的存在。此类患者血清维生素 B_{12} 正常的原因可能的解释为：一方面，体内血清维生素 B_{12} 水平降低在某些疾病状态（如急、慢性肝病，各种肿瘤，恶性血液病以及肾衰等）下或其他因素影响下未能显现出来；另一方面，目前临床检测的是总体血清维生素 B_{12} 水平，当体内出现代谢性维生素 B_{12} 缺乏时，部分患者的总体血清维生素 B_{12} 水平仍可在正常范围内，其发生机制尚不清楚。

维生素 B_{12} 水平正常的脊髓亚急性联合变性患者的临床特点主要是脊髓的后、侧索受累，也可累及周围神经和脑神经，其体内血浆同型半胱氨酸（homocysteine，Hcy）和平均红细胞体积（MCV）等生化指标也可能存在异常，当补充维生素 B_{12} 治疗后，临床症状将有所改善。

第 7 节　脊髓血管病

脊髓血管病（vascular diseases of the spinal cord）主要是由各种原因导致的急性脊髓血液供应障碍引起，局部脊髓组织发生缺血、缺氧性坏死，导致其脊髓出现横贯性损伤。本病好发于动脉粥样硬化、糖尿病患者以及长期大量吸烟的男性。病因包括：①血管病变，这是由于脊髓血管本身的病变所致脊髓梗死，常见的有脊髓动脉粥样硬化和血栓形成，使动脉管腔狭窄、闭塞等；②血管压迫，包括颈椎脱位、椎间盘突出、外伤性脊髓损伤、结核性脊椎炎、脊髓硬膜外脓肿、肿瘤等；③脊髓血管栓塞，大多由心脏疾病所致，尤其多见于二尖瓣狭窄和细菌性心内膜炎。此外，气栓子、脂肪栓、转移性癌组织、寄生虫、动脉粥样硬化斑块的脱落也可引起脊髓血管栓塞；④静脉系闭塞，偶尔可因静脉瘤或血栓性静脉炎导致脊髓梗死；⑤有时造影剂可引起脊髓血管痉挛，也可造成脊髓血栓形成，从而引发脊髓梗死。另外，举重、弯腰、外伤等可使脊柱轴向压力增加，导致椎间盘纤维软骨栓塞脊髓动脉造成急性脊髓梗死，表现为突发背部疼痛、进展性的四肢瘫痪、尿便障碍等。

1　缺血性脊髓血管病（ischemic spinal angiopathy）

1.1　脊髓短暂性缺血发作（transient spinal ischemic attack）

突然发作的间歇性跛行是本病的典型表现，可持续数分钟至数小时，也可完全恢复，不遗留任何后遗症，另外，也可表现为自发性下肢远端发作性无力，反复发作，可自行缓解，休息或使用血管扩张剂可缓解，间歇期症状消失。

1.2　脊髓梗死（spinal cord infarction）

本病呈卒中样起病，脊髓症状常在数分钟或数小时达到高峰，因发生闭塞的供血动脉不同而出现不同的脊髓缺血综合征。

1.2.1　脊髓前动脉综合征（anterior spinal artery syndrome）

脊髓前动脉供应脊髓前 2/3 区域，易发生缺血性病变，以中胸段或下胸段多见，首发症状常突发病变水平相应部位根性痛或弥漫性疼痛，短时间内发生弛缓性瘫痪，脊髓休克期过后转变为痉挛性瘫痪；传导束型分离性感觉障碍，痛温觉缺失而深感觉保留，尿便障碍较明显。脊髓 MRI 轴位前角细胞处可见有"猫头鹰眼征"的特殊的影像学表现。

1.2.2　脊髓后部损伤综合征（posterior spinal cord injury syndrome）

脊髓后动脉极少闭塞，因有良好侧支循环，即使发生症状也较轻且恢复较快。本病临床表现为病变水平以下深感觉缺失和感觉性共济失调，痛温觉和肌力保存，括约肌功能常不受影响。

1.2.3　中央动脉综合征（central artery syndrome）

本病临床表现为病变水平相应节段的下运动神经元性瘫痪、肌张力降低、肌萎缩，多为锥体束损害和感觉障碍。

1.3　脊髓血管栓塞 （spinal vascular embolism）

本病少见，与脑栓塞病因相同，临床表现为神经根痛、下肢单瘫或截瘫、尿便潴留等。转移瘤所致的脊髓血管栓塞，由于伴发脊髓和椎管内的广泛转移，病程进展较迅速。

1.3.1　纤维软骨性栓塞 （fibrocartilaginous embolism）

本病是指脊髓多数血管被椎间盘髓核突然堵塞造成脊髓卒中的病症，临床表现为健康人突然出现颈背部疼痛，数分钟内出现急性脊髓横贯性损伤，全部的运动、感觉及括约肌功能丧失，发病时少数患者有外伤史或在进行体育活动、搬运等活动。

2　脊髓静脉高压综合征 （venous hypertensive myelopathy，VHM）/静脉高压性脊髓病

本病是指由多种脊髓、脊柱及其周围结构的血管性病变引发的，导致脊髓引流静脉回流受阻或椎管外静脉血逆流入椎管静脉系统使脊髓静脉系统压力增高，循环减慢而产生的缺血性脊髓功能受损的一组综合征。

3　出血性脊髓血管病 （hemorrhagic spinal vascular disease）

脊髓出血最常见病因是脊髓外伤、动静脉畸形、动静脉瘘出血，其次为动脉瘤，其他少见原因有血液病、肿瘤和抗凝治疗。血液流入颅内时，多在蛛网膜下腔及脑池积血。本病可分为硬膜下出血、硬膜外出血、蛛网膜下腔出血或髓内出血，均可突然出现剧烈的背痛，截瘫，尿便障碍，病变水平以下感觉缺失等急性横贯性脊髓损伤。脊髓蛛网膜下腔出血表现为突然背痛、脑膜刺激征和截瘫等，而脊髓表面血管破裂可能只有背痛而无脊髓受压的表现。

4　脊髓血管畸形 （spinal vascular malformation）

本病是指脊髓血管先天发育异常形成的血管病变，它不包括脊髓血管网状细胞瘤等血管性肿瘤。脊髓血管畸形占脊髓肿瘤的少部分，其临床表现可有神经根性疼痛、进行性神经根和脊髓功能障碍、急性出血、合并其他畸形等。

4.1　硬脊膜动静脉瘘 （dural arteriovenous fistula）

本病是一种最常见的脊髓血管畸形，约占其同类病症总数的70%。大多数患者为自发起病，发病原因不明，可能与硬脊膜外静脉丛或静脉窦循环障碍有关。可出现步态异常、肌力减退、感觉异常、括约肌功能障碍及性功能障碍等，其中，下肢肌力减退和感觉异常是最常见的首发症状。

4.2　髓内动静脉畸形 （intramedullary arteriovenous malformation）

本病临床可有脊髓蛛网膜下腔出血表现，同时伴有瘫痪或根性疼痛的患者约占总患者数的50%，44%的髓内动静脉畸形中伴有动脉或静脉性血管瘤，是导致出血的主要原因，此外还可有进行性运动和感觉障碍的表现。

4.3　髓周动静脉瘘 （perimedullary arteriovenous fistula）

髓周动静脉瘘由来源于脊髓前动脉或脊髓后动脉的分支与脊髓前或后静脉直接交通而成，两者之间缺少毛细血管网。Ⅰ型：单根动脉供血，病灶小，瘘口流量低，供血动脉及引流静脉口径正常或略迂曲扩张；Ⅱ型：病灶中等大小，有1~2根增粗的供血动脉及瘘口处有一扩张迂曲的引流静脉，瘘口流量高，瘘口处常有动脉化静脉瘤；Ⅲ型：巨大的动静脉瘘，有多根明显增粗的动脉供血，引流静脉明显扩张，瘘口流量高，流速快，常伴有巨大动脉化静脉瘤。

4.4　血管扩张性肢体肥大症 （klippel-trenaunay-weber syndrome）

本病特点是偏侧肢体的骨和软组织肥大，伴有该部位的血管痣和静脉瘤，部分病例可合并椎管内

血管瘤。其发病可能与遗传有关，有人认为本征是母斑病的一个类型，因为本征常合并其他母斑病，尤其是脑三叉神经血管瘤病。有动静脉瘘者可手术治疗，并发脊髓或蛛网膜下腔出血时，应做相应处理。

5 Cobb 综合征/皮肤—脊膜—脊椎血管瘤病（cutaneomeningospinal angiomatosis）/体节性椎管血管瘤病（metameric spinal arteriovenous malformation）

本病是指一种病因未明的可累及同一脊椎节段的皮肤、脊椎、脊髓甚至内脏的先天性血管畸形。该病最早于 1895 年被描述，Stanley Cobb 在 1915 年报道了世界上第 1 例临床病例，并将其命名为 Cobb 综合征，之后数例成人和儿童 Cobb 综合征患者被相继报道。该综合征在遗传学上仍然没有明确定义，大多数文献认为该综合征是一种先天性非遗传性疾病，但也有文献报道有皮肤血管瘤家族史的患者，从而认为该病是一种遗传性血管瘤病。椎骨和脊髓的血液供应在胚胎学上来源于节段性背动脉，被认为与 Cobb 综合征中动静脉畸形血管的起源相关。其发生机制可能为在神经板迁移之前，神经嵴或相邻头皮中胚层区域发生体细胞突变。Cobb 综合征可以发生在任何年龄的人身上，但最常见于儿童。Cobb 综合征典型可能从单瘫发展至四肢瘫痪，常伴突发某一椎体节段皮肤平面以下的后背部及腰腹部疼痛。其症状产生的原因包括：①椎体血管瘤及髓内畸形血管团压迫脊髓；②髓内畸形血管团破裂出血；③血管畸形引起血液盗流，脊髓静脉高压导致脊髓缺血；④动静脉畸形通过椎管内静脉引流，增加椎管内静脉压力，导致脊髓静脉回流受阻，脊髓瘀血。

第 8 节 放射性脊髓病

放射性脊髓病（radiation myelopathy）是由电离辐射超过脊髓承受范围而造成的损伤，通常由工业事故和医疗上放射治疗引起，损伤程度与辐射强度、持续时间、照射部位以及个体耐受有关。发病率 0.6%~12.5%，潜伏期 1~3 年，通常有两个高峰，为放疗后 12~14 个月和 24~28 个月，75% 的病人发生在放疗后 2.5 年内。病理上表现为脊髓梗死、坏死、出血和脱髓鞘等。高放射量可引起脊髓白质坏死，是早期脊髓病的病理基础。低放射量可引起血管损伤，是迟发性脊髓受损表现的病理基础。

临床通常为亚急性起病，首发症状以感觉异常最多见，可有手足麻木、针刺或蚁走感，颈部屈伸时可出现 Lhermitte 征。临床主要表现为相应部位的疼痛和功能障碍，包括肢体的运动、感觉及尿便障碍，逐渐出现肢体无力、步态异常和尿便功能障碍。体格检查提示脊髓半切、完全性截瘫或四肢瘫，脑脊液可有蛋白中度增高，脊髓 MRI 检查结果可表现为正常、脊髓肿胀或萎缩。诊断主要依据病史，须排除髓内外肿瘤、转移瘤及其他原因引起的脊髓压迫症等。本病目前尚无特效治疗，肾上腺糖皮质激素可使症状有短暂的改善，本病预后较差，肿瘤复发或截瘫并发症是大多数病人死亡的主要原因。

1 早期短暂型（early transient type）

本型表现为感觉异常以及典型的 Lhermitte 征，一般发生于放射治疗后 1~6 月，经休息和药物治疗后可完全消失，个别严重者也可发展为慢性、进行性、放射性脊髓炎。

2 急性放射型（acute radiation type）

本型急性起病，在数小时或数天内发展为截瘫或四肢瘫，为放射诱导的脊髓梗死所致，临床表现为肌张力增高、腱反射亢进、病理反射阳性，伴损害平面以下的深、浅感觉障碍。

3 慢性进展型（chronic progressive type）

本型最常见，起病隐匿，常出现一侧或双侧下肢感觉障碍，如肢体麻木、刺痛、触电感、烧灼感、乏力等,以后逐渐进展出现运动障碍,常伴有脊髓半切损害或完全性横贯性损害。

4 下运动神经元损伤型 (lower motor neuron injury type)

本型较少见,主要因脊髓前角细胞损伤所致,临床表现为双下肢弛缓性瘫痪。

第 9 节 其他脊髓病

1 热带痉挛性轻截瘫 (tropical spastic paraparesis)

详见第 3 章第 2 节 3。

2 空泡性脊髓病 (vacuolar myelopathy, VM)

VM 是慢性脊髓病最常见的病因之一,最常见于艾滋病病毒感染患者,是人类免疫缺陷病毒 (HIV-1) 直接侵犯脊髓引起的脊髓病,但也可出现于非艾滋病免疫受损的患者。病理上表现为脊髓萎缩,脊髓白质可见空泡形成。临床表现为痉挛性轻截瘫、感觉性共济失调、膀胱及直肠功能障碍,临床上很少有可识别的感觉障碍平面。

3 强直性脊柱炎 (ankylosing spondylitis, AS) /Marie-strümpell 病/Von Bechterew 病/类风湿性脊柱炎/畸形性脊柱炎

本病是一种慢性炎症性疾病,主要侵犯骶髂关节、脊柱、脊柱旁软组织及外周关节,可伴发关节外表现,严重者可发生脊柱畸形和强直。AS 的临床特征性标志和早期表现之一为骶髂关节炎,病理特征性改变为附着点炎,脊柱受累晚期的典型表现为"竹节样改变"。

AS 起病隐袭,患者逐渐出现腰背部或骶髂部疼痛和/或僵硬,可有半夜痛醒、翻身困难,晨起或久坐后起立时下腰部僵硬明显,但活动后减轻。部分患者有臀部钝痛或腰骶部剧痛,偶尔向周边放射,咳嗽、打喷嚏、突然扭动腰部时疼痛可加重。AS 早期臀部疼痛呈一侧间断性疼痛或左右侧交替性疼痛,多数 AS 患者的病情由腰椎向胸、颈椎发展,出现相应部位疼痛、活动受限或脊柱畸形。

4 脊髓圆锥病变 (conus medullaris syndrome)

单纯脊髓圆锥损伤是比较特殊的一种类型,本病的临床特点为:虽有膀胱过度膨胀与麻痹性尿失禁、尿便失禁、性功能障碍、会阴部感觉障碍等,但其肢体的运动、感觉功能均正常。

5 圆锥马尾综合征 (conus and cauda equina syndrome)

Elsberg 于 1925 年提出马尾和圆锥肿瘤可根据临床特点进行诊断,从而确立了圆锥马尾综合征的概念,即各种原因所致圆锥和马尾部位的病变引起的临床症状和体征。临床表现为背部、肛门周围疼痛及肛门和会阴部鞍状分布的感觉障碍;性功能障碍,包括阳痿和射精不能;大小便失禁或潴留 (低张力膀胱)。病变累及马尾时可有下肢疼痛和无力,易误诊为坐骨神经痛。神经系统检查可发现下肢肌肉迟缓性瘫、小腿肌肉明显萎缩,并可见肌束震颤,膝反射、跟腱反射及肛门反射减弱或消失,小腿部可有根性分布的感觉障碍。常见的原因包括肿瘤、炎症、血管畸形和外伤等。诊断主要依据病史、临床症状和体征、脑脊液常规、生化测定及压颈试验、脊髓造影以及脊髓 CT 和 MRI 检查等,后者可提供清晰的局部解剖图像和显示病变的范围,增强后效果更明显。该综合征的治疗主要是病因治疗,辅以对症和物理康复治疗等。

6 腰椎骨关节肥大性马尾病变（lumbar osteoarticular hypertrophic cauda equina lesion）／腰椎管狭窄综合征/马尾性间歇性跛行

本病是由于腰骶段椎管的先天狭小，加上腰椎骨关节的肥大性改变，使马尾神经根受压及血供障碍所致。本病病程较隐袭，发展缓慢，多数病人有下背部、腰部、大腿后部的疼痛史，起初有肌肉的疲劳感，后发展为间歇性跛行，痛的部位可逐渐下移至两小腿的前外侧，可伴有麻木及感觉异常。其跛行分两类：①位置性跛行，发生于行走或长时间站立不动时，发病后只要改变体位，疼痛可以减轻或消失；②缺血性跛行，发生于行走或下肢活动时，疼痛呈痉挛性，停止行走或下肢活动，疼痛即消失。

7 脊髓栓系（tethered cord）

本病是指脊髓末端因各种原因受制于椎管内异常结构不能正常上升，致使圆锥固定在正常椎骨节段以下，脊髓、马尾神经及终丝受到牵拉，从而引起一系列神经功能障碍的综合征。

8 硬膜外脂肪增多症（spinal epidural lipomatosis，SEL）

SEL 是因椎管内硬膜外间隙中正常脂肪组织过度沉积导致的一种疾病，SEL 的患病率为 2.5%～25%，好发于中老年人，男性多于女性，腰椎水平最易受累，其次为胸椎水平，累及颈椎水平的 SEL 罕见。SEL 的发病机制尚未明确，目前认为 SEL 是代谢综合征的一种表现形式。SEL 的病因包括外源性类固醇激素的使用、内源性类固醇激素增多的疾病，以及肥胖和手术等。此外，还有一些为无明显诱因的特发性 SEL。有症状的 SEL 患者常表现为腰背疼痛，四肢疼痛或麻木，间歇性跛行，马尾综合征甚至截瘫，通常认为这些症状是由于硬膜外过多的脂肪组织压迫脊髓、神经所致。

9 强直性瞳孔—节段性少汗综合征（stiff pupil-segmental hypobidrosis）

已知强直性瞳孔综合征（Holmes-Adie 综合征）是以强直性瞳孔和腱反射消失的二联征为特点，其中有少数病例伴有节段性少汗，1959 年 Ross 又将强直性瞳孔、腱反射消失、节段性少汗称为三联征，后人简称为 Ross 综合征。患者临床表现为一侧或双侧瞳孔中度散大，直接和间接光反应消失或迟钝，调节反应慢，对散瞳药及缩瞳药反应良好。同时可见对称性双下肢或四肢腱反射消失，局部皮肤（节段性或半身性）进行性出汗减少，直至无汗。汗闭范围广泛者可因散热障碍而使体温升高，汗闭区域可有血管运动障碍（皮肤划纹无反应）及皮肤营养障碍。本综合征病因不明，有人认为系自主神经元和脊髓中间神经元的共同损害，因二者同起源于神经管的基底层，可能存在发育障碍。本综合征可见于男女任何年龄，但以 20~40 岁女性多见，无特效治疗方法。

9.1 Ross 综合征（Ross syndrome，RS）

RS 表现为节段性出汗异常、腱反射减弱和强直瞳孔（又称 Adie 瞳孔），部分患者仅出现节段性出汗异常、腱反射减弱，少数患者可检测到抗 ANA、抗 SSA 抗体等。

10 海德—瑞杜克综合征（Head-Riddoch syndrome）／自主神经反射亢进综合征

本征是高位脊髓严重损害时出现的自主神经功能紊乱症状，其发病机理为因缺乏高级神经中枢的调节，使病变水平以下自主神经反射亢进。由 Head 和 Riddoch 于 1917 年首先描述，其临床表现为脊髓病变水平以下过度出汗、皮肤发红和竖毛、血压升高、心动过缓、瞳孔扩大、视物模糊、鼻塞、自动性神经源性膀胱等，常由尿道感染、褥疮、便秘而诱发。诊断主要根据有高位脊髓损害史，结合临床有高位截瘫、四肢瘫及自主神经功能亢进表现可确诊。治疗上首先治疗原发病，对症治疗可减少诱发因素，可用神经节阻滞剂治疗，预后欠佳。

11 脊髓萎缩

本病以颈髓及胸髓多见，病变范围除先天性发育异常外，多呈局限性。萎缩的病因尚不清楚，可能与下列因素有关：①先天性脊髓发育障碍，多为少年发病，病变范围较广；②脊髓炎后遗症，可能是炎症期脊髓缺血、缺氧、水肿，后发生退行性变而萎缩，或是引起了脊髓静脉内膜炎，而致静脉扩张瘀血，久之引起脊髓缺血缺氧而退变萎缩；③局部压迫，如椎管狭窄症及蛛网膜囊肿等造成长期脊髓受压，引起脊髓局部损伤、水肿、血供障碍，使脊髓退变萎缩；④脊髓供血障碍，各种原因所致的脊髓局部供血不足，可使脊髓变性、萎缩，脊髓静脉回流障碍时，也可引起脊髓萎缩；⑤外伤，由于外力对脊髓的作用，引起部分脊髓挫伤、水肿，使局部脊髓血供障碍，继发萎缩；⑥其他因素包括，如神经系统变性病和脱髓鞘病均可引起，如多发性硬化可合并颈、胸髓萎缩、Triedrich 共济失调可见于脊髓后索萎缩，亚急性联合变性晚期及脊髓性肌萎缩也可引起脊髓萎缩；⑦无任何原因者可能是特发性脊髓退行性变。临床表现无特异性，除原发病症状外，多为慢性起病，逐渐加重，表现为相应脊髓水平的运动、感觉障碍，可有膀胱直肠功能障碍，多无根性疼痛。影像学提示：胸段脊髓在最窄处前后径为 0.6cm，左右径为 0.8cm，若小于 0.5cm×0.6cm，或胸髓前后径小于硬膜囊前后径 1/2 即提示脊髓萎缩。目前无特殊治疗，主要是病因治疗，给予神经营养药、扩血管药。

参考文献

［1］李玉荣，李小燕，付学锋. 急性播散性脑脊髓炎 1 例并文献复习［J］. 内科急危重症杂志，2021，27（03）：254-257.

［2］杜娟，周晨光，李谦，等. 以急性脊髓炎为首发表现的视神经脊髓炎谱系疾病与多发性硬化的脊髓影像特点比较［J］. 河南医学研究，2021，30（16）：2886-2889.

［3］Bakal D R，Kasitinon D，Kussman A L，et al. Splenomegaly from Recurrent Infectious Mononucleosis in an NCAA Division I Athlete［J］. Current Sports Medicine Reports，2021，20（10）：511-513.

［4］邹丽芬，黄漫，马晓晶，等. 流感疫苗接种后急性播散性脑脊髓炎 2 例分析［J］. 中国误诊学杂志，2011，11（09）：2250-2251.

［5］Vali Betts E，Gandour-Edwards R. Infectious mononucleosis affecting sinonasal mucosa［J］. Blood，2019，134（22）：1996.

［6］Zhou H，Zhang X，Bian L，et al. An analysis of cervical non-infectious inflammatory myelitis risk factors［J］. Neurol Res，2014，36（2）：126-131.

［7］Devinsky O，Cho ES，Petito CK，et al. Herpes zoster myelitis［J］. Brain. 1991，114（Pt 3）：1181-1196.

［8］Abhinav K，Al-Chalabi A，Hortobagyi T，et al. Electrical injury and amyotrophic lateral sclerosis：a systematic review of the literature［J］. J Neurol Neurosurg Psychiatry. 2007，78（5）：450-453.

［9］Voortman M，Drent M，Baughman R P. Management of neurosarcoidosis：a clinical challenge［J］. Curr Opin Neurol，2019，32（3）：475-483.

［10］Orimo K，Sasaki T，Kakuta Y，et al. Intravascular Lymphoma Presenting as Myelopathy and Intracranial Hemorrhages［J］. Intern Med，2020，59（24）：3249.

［11］Schwab J H，Shah A A. Spinal Epidural Abscess：Diagnosis，Management，and Outcomes［J］. J Am Acad Orthop Surg，2020，28（21）：929-938.

［12］Ayele B A，Amogne W，Gemechu L. HIV-associated neurocognitive disorder and HIV-associated myelopathy in a patient with a preserved CD4，but high viral load-a rarely reported phenomenon：a case report and literature review［J］. BMC Infect Dis，2020，20（1）：574.

［13］ Zhou H J, Zhan R Y, Chen M T, et al. Solitary spinal dural syphilis granuloma mimicking a spinal men-ingioma ［J］. Turk Neurosurg, 2014, 24 （2）：288-291.

［14］ Fehlings M G, Chua S Y. Editorial：Spinal cord tumor research ［J］. J Neurosurg Spine, 2010, 12 （2）：115-116.

［15］ Kim R C. Necrotizing myelopathy ［J］. AJNR Am J Neuroradiol, 1991, 12 （6）：1084-1086.

［16］ Ma X L. A new pathological classification of lumbar disc protrusion and its clinical significance ［J］. Or-thop Surg, 2015, 7 （1）：1-12.

［17］ Jahja E, Sansur C, Gorman P H. Spinal arachnoiditis leading to recurrent reversible myelopathy：A case report ［J］. J Spinal Cord Med, 2020, 9：1-4.

［18］ Vandertop W P. Syringomyelia ［J］. Neuropediatrics. 2014, 45 （1）：3-9.

［19］ Lan SY, Kuo C Y, Chou C C, et al. Recreational nitrous oxide abuse related subacute combined degener-ation of the spinal cord in adolescents-A case series and literature review ［J］. Brain Dev, 2019, 41 （5）：428-435.

［20］ Jaiser S R, Winston G P. Copper deficiency myelopathy ［J］. J Neurol, 2010, 257 （6）：869-881.

［21］ Yadav N, Pendharkar H, Kulkarni GB. Spinal Cord Infarction：Clinical and Radiological Features ［J］. J Stroke Cerebrovasc Dis, 2018, 27 （10）：2810-2821.

［22］ Okada S, Okeda R. Pathology of radiation myelopathy ［J］. Neuropathology, 2001, 21 （4）：247-65.

［23］ 王维治. 神经病学（第三版）［M］. 北京：人民卫生出版社, 2021.

［24］ 周毅强, 张建新, 黄慧. 硬膜外脂肪增多症研究进展 ［J］. 颈腰痛杂志, 2014, 35 （03）：220-223.

［25］ 蒋豪威, 王雍立, 蒋雪生. 脊柱硬膜外脂肪增多症研究进展 ［J］. 国际骨科学杂志, 2020, 41 （05）：298-302.

［26］ 李凤有, 温秀莲, 段建钢, 等. 糖尿病性脊髓病 ［J］. 卒中与神经疾病, 2004, （01）：39-41.

［27］ 田志松, 孟庆波, 张俊梅. 狂犬病脑脊髓炎1例 ［J］. 中国煤炭工业医学杂志, 2013, 16 （03）：447-448.

［28］ 曲惠敬, 岳彤华. 血吸虫性脊髓病1例报告 ［J］. 江西医药, 1986, （02）：166-167.

［29］ 邓竣, 夏志伟, 仇东旭, 等. 非洲输入性曼氏血吸虫脊髓病1例 ［J］. 中国现代医学杂志, 2019, 29 （06）：125-126.

［30］ 王莉, 许文花, 余少华, 等. 抗CV2/CRMP5抗体阳性副肿瘤综合征脑脊髓炎型1例报道 ［J］. 卒中与神经疾病, 2018, 25 （06）：728-732.

［31］ 韩仲岩. 人类嗜T淋巴细胞Ⅰ型病毒合并慢性进行性脊髓病（HAM）［J］. 国外医学：神经病学神经外科学分册, 1988, （03）：131-132.

［32］ 董文瑞, 池上真人. 人类T细胞白血病病毒Ⅰ型相关脊髓病四例报告 ［J］. 中华神经精神科杂志, 1994, （05）：280-282.

［33］ 苟静, 杨雪霞. 脊髓空洞症伴夏科关节1例报道及文献复习 ［J］. 神经损伤与功能重建, 2020, 15 （12）：742-744.

［34］ 王霞, 王绍武, 伍建林, 等. MRI对良恶性椎体疾病的鉴别诊断 ［J］. 中国医学计算机成像杂志, 1996, （02）：113-116.

［35］ 张蕊蕊, 李秀云, 储照虎. Cobb综合征一例 ［J］. 中华神经科杂志, 2021, 54 （4）：388-391.

［36］ 李楠, 王璐, 王苏平. 血清维生素B_{12}水平正常的脊髓亚急性联合变性患者临床特点 ［J］. 山东医药, 2018, 58 （04）：74-76.

第 4 章　中枢神经系统感染性疾病

中枢神经系统感染性疾病是指病原微生物侵犯中枢神经系统的实质、被膜及血管等引起的急性或慢性炎症性（或非炎症性）疾病。本章分为 9 节：第 1 节，病毒感染；第 2 节，细菌感染；第 3 节，真菌感染；第 4 节，自身免疫性脑炎；第 5 节，朊蛋白病；第 6 节，螺旋体感染性疾病；第 7 节，神经系统寄生虫感染；第 8 节，艾滋病所致神经系统障碍；第 9 节，其他特殊感染及其需要鉴别的疾病。

第 1 节　病毒感染

中枢神经系统（CNS）病毒感染可引起无菌性脑膜炎和脑炎，前者常表现发热、头痛等症状而大脑功能正常，而后者则通常存在意识改变、行为异常、癫痫和局灶神经缺损症状等。部分病毒感染（如 HSV-1）主要引起脑膜炎症状，而另外一些病毒（如 HSV-2、肠道病毒等）则主要引起脑炎症状。本章将常见 CNS 感染相关病毒介绍如下。

1　疱疹病毒（herpes virus，HSV）

HSV 是有包膜的双联 DNA 病毒。疱疹病毒科目前已知包含超过 100 种病毒种类，其中感染人类的主要有 8 种：单纯疱疹病毒 1 和 2（herpes simplex virus types 1 and 2，HSV1/2）、水痘—带状疱疹病毒（varicella-zoster virus，VZV）、EB 病毒（Epstein-Barr virus，EBV）、巨细胞病毒（cytomegalovirus，CMV）、人疱疹病毒 6（human herpesvirus 6，HHV6）、人疱疹病毒 7（human herpesvirus 7，HHV7）、人疱疹病毒 8（human herpesvirus 8，HHV）或卡波西肉瘤病毒。

1.1　HSV-1

HSV-1 感染可引起单纯疱疹病毒脑炎，是最常见的非传染性病毒性脑炎类型。HSV-1 型脑炎一般单侧起病，主要侵犯颞叶、额叶和边缘系统，引起脑组织出血性坏死和/或变态反应性脑损害。临床常见表现包括发热、头痛、癫痫、意识障碍和行为改变等。大多数患者颅脑 MRI 检查常提示颞叶内侧、额叶眶回、岛叶和扣带回出现局灶性水肿。HSV-1 也可造成脑干脑炎，但较少见。

1.2　HSV-2

80% 的新生儿脑炎是由 HSV-2 引起，多数通过患有活动性生殖器疱疹感染的母亲在生产时传播给患儿。患儿常表现为发热、易激惹、呕吐、癫痫、呼吸窘迫，甚至昏迷等，通常预后不良，成人感染通常引起脑膜炎。

1.3　水痘—带状疱疹病毒（varicella zoster virus，VZV）

VZV 是常见引起病毒性脑炎的病原体之一。儿童 VZV 脑炎常常为 VZV 原发感染所致，多在水痘出疹 1 周后出现脑炎症状，常表现为小脑共济失调症状，也可有弥漫性脑炎改变。成人 VZV 脑炎则多见于老年患者或免疫功能低下的患者，多为 VZV 再激活所致，约 2/3 患者伴有带状疱疹。急性期脑脊液中疱疹病毒 DNA 检测及抗体检测有助于诊断，多数影像学无明显异常。

1.4　EB 病毒（Epstein-Barr virus，EBV）

EBV 易感染大多数的儿童及青少年，大约有 90% 的成人为隐性 EB 病毒感染，是自限性疾病。临床表现各异，在颅脑 MRI 检查时可见正常或弥漫性水肿或炎症性改变。EB 病毒脑炎有脑炎样的症状，同时，颅脑 MRI 检查可有出血表现。由于 EB 病毒易侵犯深层髓质，在影像学上可见多发的半球皮质、脑干、丘脑及基底节 T_2 加权及 FLAIR 的高信号影，慢性 EB 病毒感染导致的神经系统病变复发时很少发生广泛性大脑白质的损伤。

1.5　巨细胞病毒（cytomegalovirus，CMV）

CMV 性脑炎是由 CMV 引起的急性中枢神经系统感染，好发于免疫功能低下者，最常见于 HIV 患者。免疫功能正常者原发感染或潜伏病毒活化感染多呈亚临床症状，临床症状轻微，可出现发热、头痛等，艾滋病患者 CMV 性感染可表现为小胶质细胞结节脑炎和脑室脑炎。颅脑 CT/MRI 检查可显示脑室扩大，弥漫性或局限性脑内病灶，也可表现正常，增强 MRI 检查所见侧脑室周边强化具有一定特征性。

1.6　人疱疹病毒-6（human herpes virus-6，HHV-6）

HHV-6 型是幼儿急疹的主要病原体，超过 95% 的成人在儿童某一阶段均感染过该病毒。HHV-6 感染较少引起脑炎，多报道于免疫缺陷的如移植术后的患者，并表现为边缘叶脑炎症状，累及颞叶和海马，其次是杏仁核或海马回，表现为意识混乱，行为异常，睡眠障碍和短期丧失记忆等。颅脑 MRI 检查可发现双侧颞叶（边缘区域）异常高强度的信号。

1.7　人疱疹病毒-7（human herpesvirus-7，HHV-7）

与 HHV-6 感染相似，原发性的 HHV-7 感染也多见于婴幼儿患者，表现为幼儿急疹和一系列神经系统症状。虽然较少见，但 HHV-7 感染或再激活也可能是某些免疫正常成人脑炎的病因。脑脊液若检测到 HHV-7 DNA 和抗体有助于诊断。

1.8　人疱疹病毒-8（HHV-8）／卡波西肉瘤病毒

HHV-8 感染和卡波西肉瘤相关，也被称为卡波西肉瘤病毒。和其他 HHV 不同，HHV-8 感染并非在人群中普遍存在，HHV-8 相关脑炎仅个案报道于 HIV 阳性患者。

2　肠道病毒（enteroviral encephalitis）

肠道病毒属于小 RNA 病毒种，包括脊髓灰质炎病毒、柯萨奇病毒、埃可病毒、肠道病毒（68~71、73~91、100 和 101）等。夏季为其高发季节，患者感染肠道病毒后的常见表现为腹泻、呕吐、疱疹性咽峡炎、手足口病等。肠道病毒是引起无菌性（病毒性）脑膜炎的首要病原体，也是继疱疹病毒后引起病毒性脑炎的第 2 位病因，且许多患者同时出现脑膜和脑实质受累即脑膜脑炎，多数患者预后良好。

2.1　埃柯病毒脑膜炎（ECHO virus meningitis）

埃柯病毒（ECHO virus）即肠道致细胞病变人孤儿病毒（enteric cytopathic human orphan virus），只对人类有感染性，多发于夏、秋季，绝大多数是隐性感染。ECHO1~9、11、12、14~19、21、22、25、30、31、33 等类型均可引发无菌性脑膜炎或脑膜脑炎。ECHO 病毒感染的临床表现与顿挫型脊髓炎相似，儿童较成人易患病。患者开始时有发热、咽喉痛、呕吐、腹泻、颈项强直等症状，重型病例周身疼痛不适，短暂肌肉无力。儿童可有短暂性共济失调，深反射减低。ECHO9 感染患者常伴有麻疹样皮疹。脑脊液细胞数增高，多为多核细胞。大便、唾液、痰液和脑脊液中可分离出 ECHO 病毒。发病后 5 天，血清中中和抗体增高，可持续数月之久。本病治疗以抗病毒感染和对症处理为主。

3　呼吸道病毒（respiratory virus）

3.1　流感病毒（influenza virus）

流感病毒所致的神经系统并发症较少见，部分患者在流感的前驱症状后可出现脑炎或脑病表现，一些患者甚至表现为严重的急性坏死性脑病——双侧丘脑的出血性病灶，部分患者也可表现为可逆性胼胝体压部病变综合征，但患者脑脊液中通常难以检测到流感病毒（PCR 核酸或病毒分离）。

3.1.1　急性坏死性脑病（acute necrotizing encephalopathy，ANE）

ANE 于 1995 年由 Mizuguchi 等首次报告，最早被认为是一组病因不明的具有相似影像学表现的临床综合征，病因主要涉及免疫、代谢、遗传等方面，与病毒感染（如流感病毒、人类疱疹病毒 6 型、轮状病毒等）或疫苗所诱发的免疫反应有关，细胞因子如肿瘤坏死因子-α、白细胞介素-1b、白细胞介素-2、白细胞介素-6 等在 ANE 中起到主要作用，此外能量代谢障碍、血脑屏障损害、RANBP2 基因突变、CPT2 基因多态性及 anti-EphB2 抗体等也参与其中。ANE 呈现暴发性病程，异质性大，在前驱感染之后迅速出现脑病症状，常伴有肝脏损害，并进展为休克、多器官功能衰竭和弥散性血管内凝血。目前 ANE 可分为散发型、家族型以及复发型。目前 ANE 诊断标准为：病毒性发热疾病 1~3 天后出现意识水平恶化，颅脑影像学显示丘脑及其他部位对称性多发性病灶，转氨酶增高而血浆氨正常，腰椎穿刺脑脊液蛋白增高并合理排除其他疾病。相对于 ANE 的症状及转氨酶、腰穿检查，其影像学改变具有较高特异性。在弥散序列 ADC 图上，ANE 患者双侧丘脑呈"同心圆样"改变，病变的中心 ADC 为高信号，反映血管周围出血、神经元坏死和神经胶质细胞增生，在中心的外围 ADC 低信号为动脉、静脉及毛细血管瘀血和少突胶质细胞毒性水肿，最外层的 ADC 高信号为病变的渗出，反映血管源性水肿。综上所述，ANE 是一种较少见的神经科危急重症，成人更加罕见，临床上对于前驱感染后出现脑病表现，影像学上若见到有丘脑"同心圆样"特异性改变的病灶时，应及时识别并予以免疫治疗，可能改善预后。

3.2　人呼吸道合胞病毒（human respiratory syncytial virus，hRSV）

hRSV 是造成婴幼儿呼吸道感染（支气管炎、肺炎）的主要病原体，hRSV 感染可引起一系列脑炎或脑病症状，最常见的是中枢性呼吸暂停和痫性发作，多见于 2 岁以下的患儿，脑脊液中检测到病毒 RNA 或抗体有助于诊断。

3.3　冠状病毒（human coronavirus）

冠状病毒是有包膜的非节段性单链 RNA 病毒。一系列冠状病毒包括 SARS 冠状病毒、中东呼吸综合征（middle east respiratory syndrome，MERS）冠状病毒等。2019 新型冠状病毒（COVID-19）等可造成人类感染和传播，并引起呼吸道、消化道等症状，有研究发现该冠状病毒也有嗜神经和入侵神经的属性，并引起脑炎等中枢神经系统感染等症状。

3.4　人偏肺病毒（human metapneumovirus，hPMV）

hPMV 是 2001 年首次在荷兰报道的新型病毒。目前已有一些研究报告了儿童和成人 hPMV 相关脑炎或脑病病例，症状包括癫痫持续状态、行为异常等。

4　副黏病毒（paramyxoviridae）

4.1　腮腺炎病毒脑膜炎（mumps virus meningitis，MuVM）

腮腺炎病毒（MuV）主要影响儿童和青少年，出现特征性的系统症状，如发热、乏力、腮腺炎、睾丸炎、卵巢炎等。MuV 感染后约 10% 的患者发生脑膜炎，约 0.1% 发生脑炎且多数为轻度。

4.2　麻疹病毒（measles virus，MeV）

MeV 是造成麻疹的病原体，人类是 MeV 的唯一宿主。MeV 感染后可出现 3 种类型脑炎：急性麻疹脑炎（acute measles encephalitis，AME），麻疹包涵体脑炎（measles inclusion-body encephalitis，MIBE）和亚急性硬化性全脑炎（subacute sclerosing panencephalitis，SSPE）。

4.3　亨尼帕病毒（henipaviruses）

亨德拉病毒和尼帕病毒为人畜共患病毒，宿主均为蝙蝠，可分别通过接触被感染的马和猪排泄物或分泌物造成人类感染，流行地区主要为马来西亚、孟加拉国等。尼帕病毒感染后可无症状或出现发烧、头痛、肌痛、呕吐等非特异症状，也可出现致命性脑炎，表现为癫痫、凝视麻痹、肢体瘫痪，反射消失、意识混乱甚至昏迷等。大多数脑炎患者可康复，但约 20% 会遗留长期后遗症。

5 虫媒病毒（arbovirus）

虫媒病毒是指由节肢动物（蚊、蜱）传播的一组病毒，包括黄病毒科、披膜病毒科、布尼亚病毒科的某些成员。

5.1 黄病毒科

5.1.1 蚊传黄病毒（mosquito-borne flaviviruses）

5.1.1.1 日本脑炎病毒（Japanese encephalitis virus，JEV）

JEV 是引起日本脑炎（也称乙脑）的病原体，通过蚊虫（三带喙库蚊）叮咬传播。日本脑炎流行区主要为东亚和南亚，包括日本、朝鲜、中国、越南等，一般在每年的 7、8、9 月份流行，主要侵犯儿童和年轻患者。临床上以高热、抽搐、意识障碍、运动障碍等为特征。乙脑特异性 IgM 抗体是新近感染的标志，在发病后 3~4 天即可出现，可作为早期诊断指标，颅脑 MRI 检查表现可出现双侧丘脑及中脑等部位的长 T_1、长 T_2 信号，病情严重者可出现急性坏死性脑病（ANE）。

详见第 4 章第 1 节 3.1.1。

5.1.1.2 西尼罗病毒（west nilevirus，WNV）

首例 WNV 感染病例报道于 1999 年的美国纽约，目前 WNV 是美国最常见的地方性病毒性脑炎的病原体，同时常见于欧洲和北非等美国以外区域，其中老年、男性、糖尿病和免疫缺陷等是神经系统损害的高危因素。与 JEV 类似，WNV 脑炎常见侵袭部位为脑干、基底节、丘脑、小脑等，因此昏迷常为首发表现，运动障碍症状亦常见，死亡率可达 15%。

5.1.1.3 圣路易斯脑炎病毒（St. Louis encephalitis virus，SLEV）

圣路易斯脑炎是由 SLEV 引起的、由蚊传播的急性虫媒病毒性脑炎。大多数 SLEV 感染者并不表现出临床症状，一旦出现症状就很危险。其临床症状与其他病毒性脑炎相似，以发热、头痛和中枢神经系统症状为主要症状。SLEV 流行于整个美洲大陆，其流行与气温及雨量有关，主要发生于夏季，每 10 年左右发生 1 次流行。目前尚无有效疫苗预防，主要靠防蚊灭蚊等预防措施。

5.1.1.4 墨累谷脑炎病毒（Mumy valley encephalitis virus，MVEV）

MVEV 是 1917~1918 年首次发生在澳大利亚南部流行的蚊媒传播性疾病的病原体。墨累谷脑炎在临床上很严重，但是发病率很低，库蚊是主要的传播媒介，尤其是环喙库蚊，通过蚊叮咬将病毒传染给人。流行时大多为隐性感染，约 1/700 感染者中出现脑炎症状，表现为发热、头痛、眩晕、肌痛、全身不适、恶心、呕吐，随后出现神经精神症状，表现为共济失调、震颤、吐词不清、精神错乱、颈项强直、全身抽搐、痉挛、反射亢进等。但也可表现为弛缓性麻痹、肌张力反射低下，部分患者出现锥体束征。婴儿病情发展迅猛，往往因昏迷而就诊。

5.1.2 蜱传黄病毒（tick-borne flaviviruses）

5.1.2.1 蜱传脑炎病毒（tick-borne encephalitis virus，TBEV）/森林脑炎/苏联春夏脑炎/中欧脑炎/远东脑炎

TBEV 为黄病毒科黄病毒属，是引起蜱传脑炎（tick-borne encephalitis，TBE）的病原体。人类是 TBEV 的偶然宿主，其感染通常是由蜱叮咬或摄入未经巴氏消毒的牛奶和奶制品引起。TBE 也曾称为森林脑炎、苏联春夏脑炎、中欧脑炎，远东脑炎等，是流行于欧洲和亚洲温和气候林区的一种虫媒病毒感染，在我国主要见于东北、西北等原始森林地区。TBE 临床表现为急性发

热性疾病伴中枢神经系统症状。

5.1.2.2　玻瓦桑病毒（Powassan virus，POWV）

POWV 经肩突硬蜱和其他蜱类传播，首次报道于加拿大安大略省的 1 个 5 岁脑炎患儿，其病例也主要分布于北美和俄罗斯。人感染 POWV 可引起坏死性脑炎，表现为发热，头痛，并在 1~3 天内出现意识障碍，其他脑炎症状如癫痫、震颤、肢体无力等也较常见，死亡率可达 25%。

5.1.2.3　羊跳跃病病毒（louping ill virus，LIV）

LIV 及其几种亚型主要分布于西欧，特别是在苏格兰、英格兰北部、爱尔兰等地，其主要引起该地区绵羊和山羊的脑脊髓炎，表现为羊的共济失调，并呈现特征性的跳跃步态（louping），大多数已知人感染病例都是通过职业接触受感染的家畜而发生的。这种疾病在人类身上有多种表现形式，大多数感染者是无症状的，偶有流感样症状，伴有发烧、头痛和一些肌肉僵硬，少数可致命。

5.1.2.4　科萨努尔森林病毒（Kyasanur forest disease virus，KFDV）

KFDV 主要发现于印度，在 KFDV 感染的第一阶段出现类似 TBEV 感染的发热和流感样症状，以及口、鼻、消化道等出血症状，第二阶段约 1%~20% 的患者出现头痛、神志改变、震颤等中枢神经系统受累症状。

5.2　披膜病毒科

5.2.1　甲病毒属

5.2.1.1　委内瑞拉马脑炎病毒（Venezuelan equine encephalitis virus，VEEV）

委内瑞拉马脑炎是一种由蚊媒传播的人兽共患病毒性传染病，病原体为 VEEV，属披膜病毒科甲病毒属，流行区域主要在美洲地区。VEEV 可引起人、马和其他动物的单纯发热性疾病或脑炎，但人的致死率和致残率较动物低。

5.2.1.2　西方马脑炎病毒（western equine encephalitis virus，WEEV）

WEEV 同属于披膜病毒科甲病毒属，传播媒介为蚊子，流行区域主要为北美、中美和南美北部。人类感染 WEEV 后通常无症状或轻度非特异症状，如发热、头痛等，少见情况下可引起脑炎或脑膜脑炎，症状包括颈项强直、癫痫、昏迷，甚至死亡。

5.2.1.3　东方马脑炎病毒（eastern equine encephalitis virus，EEEV）

EEEV 和 VEEV、WEEV 等关系密切，同属于披膜病毒科甲病毒属，经蚊子叮咬传播，其感染可引起人和马的东方马脑炎，症状包括急性发热、头痛、呕吐、癫痫、行为异常、昏迷等，死亡率可达 33%，流行区域主要在北美。

5.2.1.4　基孔肯亚病毒（Chikungunya virus，CHIKV）

CHIKV 属于披膜病毒科的甲病毒属，为蚊传病毒，1952 年在坦桑尼亚首次被发现。CHIKV 感染常引起发热、关节痛、肌痛、皮疹等，"Chikungunya" 的意思是 "变成歪扭的"，描述患者因关节疼痛而弯腰的样子。CHIKV 并非嗜神经病毒，但在一些患者可表现为脑膜炎或脑炎症状，一般在发病后的 0~13 天出现，多数脑炎患者颅脑 MRI 检查表现无异常或呈非特异性改变。

5.2.2　风疹病毒属

5.2.2.1　风疹病毒（rubella virus）

风疹病毒属于披膜病毒科风疹病毒属，为风疹的病原体。风疹病毒可通过胎盘传染给胎儿，称为先天性风疹，孕初的 2 个月感染风疹病毒与胎儿白内障和心脏发育异常有关。约 10%~20% 的患儿在出生时出现急性脑膜脑炎症状，与运动和精神发育迟滞相关。此外，先天性风疹也可引起慢性进行性风疹性全脑炎，类似于 SSPE 的临床特征，但发病年龄要大得多，临床病程更短。

5.3　布尼亚病毒科

5.3.1　拉克罗斯病毒（La Crosse virus，LCV）

　　LCV 是引起加利福尼亚脑炎（拉克罗斯脑炎）的最主要病原体，主要流行于美国中西部和大西洋沿岸中部各州，属于布尼亚病毒科，经蚊虫（三列伊蚊）叮咬传播。LCV 主要感染儿童，是美国儿童虫媒脑炎的常见病原体，感染后可无症状或轻症，可引发脑炎，以发热、头痛、癫痫为常见表现，临床症状和单纯疱疹脑炎（herpes simplex encephalitis，HSE）有相似之处。

6　沙粒病毒（arenaviruses）

6.1　淋巴细胞脉络丛脑膜炎病毒（lymphocytic choroid plexus meningitis virus，LCMV）

　　LCMV 隶属于沙粒病毒科家族，淋巴细胞性脉络丛脑膜炎病毒可以通过多种途径实现动物与人的传播，包括直接接触被感染的动物、接触到被感染动物排泄物污染的物品、黏膜直接暴露于含淋巴细胞性脉络丛脑膜炎病毒粒子的气溶胶中和被感染动物抓咬等。人类感染淋巴细胞性脉络丛脑膜炎病毒通常无明显症状，仅少数感染者在感染后 1~3 周出现寒战、发热、头晕、头痛、呕吐、肌肉痛等非特异症状。

6.2　拉沙热病毒（Lassa fever virus）

　　拉沙热（Lassa fever）是拉沙热病毒引起的急性病毒性疾病，其临床表现差异很大，可能是不发病的无症状感染，也可能是致命的发病。约 1/3 的患者会出现神经症状，大约 20% 的患者在全身性临床改善时患有急性暂时性神经性耳聋，并发症包括脑膜炎、脑炎、癫痫发作和暂时性或永久性神经性耳聋等。

6.3　胡宁病毒（Junin virus）

　　胡宁病毒（JUNV）属于沙粒病毒科（arenaviridae）沙粒病毒属（arenavirus），新世界组 B 类病毒，是阿根廷出血热的病原体。胡宁病毒可以在啮齿类动物中慢性长期感染，而这些啮齿类动物在它们的自然栖息地中广泛存在。人类通过黏膜暴露、飞沫或是破损皮肤与感染物质的直接接触而感染疾病，发病时患者通常会因恶心、呕吐、头晕而卧床不起，可出现舌头和手颤抖，被认为是小脑功能障碍的表现。

6.4　马秋博病毒（Machupo virus）

　　本病毒属于沙粒病毒属，可引起玻利维亚出血热（Bolivian hemorrhagic fever，BHF），经啮齿类动物传播。BHF 于 1959 年发现于南美洲玻利维亚，主要分布在玻利维亚贝尼（Beni），以 5~9 月旱季流行为主，啮齿类动物为传染源，人与野鼠宿主及其排泄物接触而感染。BHF 病患者在大多数临床表现上与急性心力衰竭患者相似。

7　其他病毒感染（other virus infections）

7.1　埃博拉病毒（Ebola virus）

　　埃博拉病毒属丝状病毒科，含单股负链 RNA，通过野生动物传染给人，并在人际间通过直接接触传播，其感染通常造成严重的危及生命的出血热。埃博拉病毒感染者会出现一系列神经系统症状，包括神志改变、行为异常、头痛、癫痫等，但关于埃博拉病毒相关脑炎的报道较少，也未达成共识，一些同时存在神经系统症状及脑脊液病毒核酸阳性的患者提示埃博拉病毒脑炎的可能。

7.2　狂犬病毒（rabies virus）

　　狂犬病毒属弹状病毒科丽沙病毒属（Lyssavirus），外形呈子弹状，表面具有包膜，内含有单链 RNA。狂犬病毒为嗜神经病毒，通常经患病动物咬伤或抓伤后通过轴突逆行感染至中枢神经系统，并引起致命的进行性脑和脊髓炎症。狂犬病通常包括狂躁型和麻痹型两种形式，特征性的症状通常包括激越、恐水、恐高、意识混乱，随病情发展逐步瘫痪并昏迷。

7.3 伪狂犬病毒脑炎（pseudorabies encephalitis）

本病是由伪狂犬病毒（pseudorabies virus，PRV）引起的脑炎，伪狂犬病毒又称猪疱疹病毒 I 型，是一种人兽共患病毒。

7.4 JC 病毒（John Cunningham virus，JCV）

JCV 是人多瘤病毒的一种，JCV 感染在正常人为无症状，而在免疫缺陷或接受免疫抑制剂的患者中，JCV 则可引起致死性中枢神经系统脱髓鞘病变——进行性多灶性白质脑病（progressive multifocal leucoencephalopathy，PML）。PML 早期以智能障碍和/或人格改变较为常见，后期表现为皮层及传导通路功能障碍、脑神经损害等。典型患者颅脑 CT 检查可见皮质下白质内有多个不规则低密度区，无占位效应，无强化，颅脑 MRI 检查显示皮质下白质的病灶更为清楚。

7.5 昏睡性脑炎（encephalitis lethargica）/嗜睡—眼肌麻痹型脑炎/流行性甲型脑炎（epidemic encephalitis type A）/ Von Economo 综合征

本病是原因不明的急性流行性脑炎，于 1917 年首先由 Von Economo 报道，故又称 Von Economo 综合征。本病是一种病毒性脑炎，1915 年起从欧洲开始曾有多次流行，几乎世界各国均有发病，但在我国尚无本病流行的报告。临床以急性形式起病，除一般发热、感染症状之外，在弥漫性脑损害症状中，以精神异常或嗜睡及锥体外系和脑干损害的症状为突出表现，可见震颤麻痹样表现，以及眼球运动麻痹和复视，也可见凝视和会聚麻痹，还常有眩晕、眼震等前庭受累的症状和体征。本病可见于任何年龄，可以流行或散发，重者可于急性期死亡，轻者痊愈或遗留震颤麻痹等后遗症。

第 2 节 细菌感染

1 化脓性脑膜炎（purulent meningitis）

本病是由中枢神经系统常见的化脓性细菌感染引起的急性脑和脊髓的软脑膜、软脊膜、蛛网膜及脑脊液的炎症，常合并化脓性脑炎或脑脓肿，是一种极为严重的颅内感染性疾病，多呈暴发性或急性起病，出现感染症状、脑膜刺激征、颅内压增高、局灶症状等，表现头痛、颈强、畏光和四肢关节疼痛。部分患者有比较特殊的临床特征，如有脑膜炎双球菌所致菌血症时出现的出血性皮疹，开始为弥散性红色斑丘疹，迅速转变成皮肤瘀点、瘀斑，主要见于躯干、下肢、黏膜以及结膜，偶见于手掌及足底。MRI 增强扫描 T_1 加权像可见幕上钩回表面蛛网膜弥漫性明显强化，强化的脑膜可以增厚，并可深入到脑沟内，呈条索状或线状。

1.1 流行性脑脊髓膜炎（epidemic encephalomyelitis）/流脑

本病是由革兰阴性脑膜炎奈瑟菌通过呼吸道传播所致的一种化脓性脑膜炎传染性疾病，严重者可出现脑膜脑炎型、败血症休克型和混合型，病死率较高。流行性脑脊髓膜炎全年均可发病，但以冬春季多发，2~4 月为高峰期。

1.2 肺炎球菌脑膜炎（pneumococcal meningitis，PM）

肺炎链球菌是儿童细菌性脑膜炎的最主要病原，病死率高，幸存者也可遗留长期神经系统后遗症。

1.3 流感嗜血杆菌脑膜炎（meningitis of influenza bacilli）

流感嗜血杆菌（haemophilus influenza，Hi）是一种短小的革兰阴性杆菌，分布在咽部、鼻部及鼻咽部，是条件致病菌，也是引起社区性肺炎的主要致病菌。流感嗜血杆菌脑膜炎主要影响 2 岁以下儿童，呈散发性。临床表现与其他化脓性脑膜炎相似，常见的症状为发热和中枢神经系统受累的临床表现，通常无颈项强直。

1.4 金黄色葡萄球菌脑膜炎（staphylococcus aureus meningitis）

金黄色葡萄球菌广泛分布于自然界，同时也存在于人和动物的体表、鼻腔、消化道等部位，是一类条件性致病菌。金黄色葡萄球菌可引起人和动物各种急、慢性感染，包括尿道炎、脊髓炎、心肌炎、肺炎、脑膜炎、肠炎、乳腺炎、败血症等。

1.5 肠杆菌脑膜炎（enterobacter meningitis）

本病患儿多数发病年龄<3个月，发病时低热，抽搐的发生率高。

1.6 绿脓杆菌脑膜炎（pseudomonas aeruginosa meningitis）

本病临床表现与其他细菌性中枢神经感染相似，当伴有败血症时，患者出现高热、畏寒、寒战，伴有头痛、食欲减退及神志淡漠等毒性症状，精神症状常见。皮肤出现坏疽性深脓包为其特征性表现，周围环以红斑，皮疹出现后48~72h，中心呈灰黑色坏疽或有溃疡，小血管内有菌栓，将渗液涂片革兰染色或培养易找到细菌。

1.7 李斯特菌脑膜炎（Listeria monocytogenes meningitis）

李斯特菌为条件致病菌，主要通过粪口传播。李斯特菌具有嗜神经性，中枢神经系统感染是其常见的临床表现之一。治疗首选青霉素和氨苄西林。

1.8 链球菌脑膜炎（streptococcal meningitis）

本病临床表现多为发热、寒战、头痛、食欲下降等一般细菌感染症状，重症患者可合并中毒性休克综合征和链球菌脑膜炎综合征，合并中毒性休克综合征者死亡率高。

1.8.1 猪链球菌病（swine streptococcsis）

本病是由多种致病性猪链球菌感染引起的一种人畜共患病。猪链球菌是猪的一种常见和重要病原体，也是人类动物源性脑膜炎的常见病因，可引起脑膜炎、败血症、心内膜炎、关节炎和肺炎，主要表现为发热和严重的毒血症状。少部分患者发生链球菌中毒性休克综合征，严重病例病情进展非常快，如果诊断、治疗不及时，预后较差，病死率极高。

1.9 布鲁菌脑膜炎（Brucella meningitis）

布鲁氏菌可引起神经系统损害，以脑膜炎、脑炎、脑脊髓膜炎和颅神经损伤最为常见，神经系统损伤的临床表现为脑膜炎、脑炎和脊膜脊髓炎，出现头痛、颅神经损伤、颈项强直、上运动神经元综合征及多发性神经根神经病等复杂症状。

2 结核所致的神经系统疾病

2.1 结核性脑膜炎（tuberculous meningitis，TBM）

TBM是由结核杆菌引起的脑膜非化脓性炎性疾病，在肺外结核中大约有5%~15%的患者累及神经系统，其中又以TBM最为常见，约占神经系统结核的70%左右。其自然病程发展一般表现如下：结核菌毒血症状、颅内压增高、脑膜刺激征、脑神经受损、结核性闭塞性动脉炎、脑实质损害。颅脑CT平扫发现脑积水造成的脑室扩张和脑室旁低密度，增强CT扫描可显示颅底基底池、外侧裂及脑干周围脑膜强化。非干酪样结核球往往在颅脑MRI的T_1呈低信号、T_2呈高信号，T_1增强扫描病灶呈均一强化，干酪样坏死结节T_1呈低或等信号，边缘强化。

2.2 结核性脑脓肿（tuberculous brain abscess）

本病是中枢神经系统结核病的特殊表现，大多为亚急性或慢性起病，临床表现常缺乏特异性，常为头痛、呕吐、局部感觉障碍、运动障碍、癫痫等。结核性脑脓肿与细菌性脑脓肿具有相似的临床和常规 MRI 表现，均表现为环状强化的囊性占位性病变，需借助临床表现、活检病理等进一步鉴别诊断。本病颅脑 MRI 检查主要表现为 T_1WI 脓肿呈低信号，周围水肿中度低信号，两者之间等信号环状间隔为脓肿壁；T_2WI 脓肿呈中度高信号，周围水肿区明显高信号，两者之间脓肿壁为环状中或低信号；增强 MRI 图像显示，环壁明显强化，脓肿中心不强化，形成不同时期多发性脓肿时，颅脑 MRI 检查表现则不完全相同。

2.3　结核性脊髓病（tuberculous myelopathy）

本病好发年龄为 20~30 岁，可发生于脊髓的任何节段，尤以颈髓和胸髓更易受累。临床上除一般结核中毒症状外，还主要表现为进行性加重的脊髓横断性损害，即脊髓受累平面以下出现疼痛，双下肢麻木等感觉功能异常，肌力减退等运动功能障碍及尿便失禁等括约肌功能障碍。

2.4　结核性脊膜脊髓炎（tuberculous meningomyelitis）

2.5　中枢神经系统结核瘤（tuberculoma of the central nervous system）

结核瘤是一种肿瘤样的占位性病变，好发于幕上，在影像学上具有囊性、纤维钙化性特征。

2.5.1　颅脑结核瘤（craniocerebral tuberculoma）

结核分枝杆菌进入脑实质引起肉芽肿性变，病灶直径大于 5mm 者称为颅脑结核瘤，包括伴有脑膜炎的脑结核瘤（tuberculoma of the brain with meningitis）和不伴有脑膜炎的颅脑结核瘤（tuberculoma of the brain without meningitis）。

2.5.2　椎管内结核瘤（intravertebral tuberculoma）

本病初期表现为结核性脊髓炎及结核性肉芽肿，MRI 图像呈片状或结节状强化，后期病灶中央干酪样坏死，形成成熟的结核瘤，表现为环形强化，可见"靶征"，长轴与脊髓长轴一致，与周围界限清楚。

2.6　颅骨结核（tuberculosis of skull）

本病较少见，多由身体其他部位的结核灶经血行播散至颅骨引发。颅骨结核早期为头部形成包状，局部疼痛，以后形成冷脓肿，不红不痛，穿刺可抽得稀薄脓液，破溃后瘘管经久不愈。X 线检查可见界限清楚的穿凿样骨破坏，周边可见带状致密区，可有死骨形成。感染局限者可行病灶清除并加强全身结核治疗。

2.7　脊柱结核（tuberculosis of spine）

本病是结核杆菌所引起的椎骨损害，由于骨质塌陷，结核性脓液积聚于椎管，肉芽肿形成，可形成脊髓压迫或损害。临床表现为发病初期可出现低热、盗汗、食欲减退、精神萎靡等结核病共有的症状，神经系统的表现取决于病理变化。①急性脊髓压迫症状：常由急性椎体塌陷引起，可出现背部剧烈疼痛，往往为神经根性疼痛，可出现截瘫及尿潴留，病变以下深浅感觉减退或消失，肌张力减低，深反射消失，病理反射阳性，病变脊柱棘突常明显突起或出现向后成角畸形，压痛明显；②慢性脊髓压迫症状：首先出现根痛，以后出现病变水平以下深浅感觉丧失，肌力减退或瘫痪，肌张力增高，腱反射亢进，并出现病理反射，亦可出现脊髓半切综合征。典型的脊柱结核 X 线片可见椎体破坏，椎间隙狭窄，侧位片见椎体呈楔状塌陷并有脊柱后凸。脊柱结核多发于儿童及青少年，诊断主要依据脊髓压迫症状，结合结核感染的全身症状，更重要的是根据典型的脊柱 X 线检查征象来确诊。治疗主要是抗结核药物系统治疗，另外可对症处理，如保守治疗无效，可手术清除病灶。

3　硬脊膜外脓肿（epidural abscess）

详见第 3 章第 1 节 2.19。

4 硬脊膜下脓肿和脊髓内脓肿 （subdural and intraspinal abscesses）

硬脊膜下脓肿比较罕见，其感染途径为血源性感染和并发先天性皮毛窦感染。硬脊膜下脓肿好发部位多在脊髓的外侧，故脊髓呈现半切病损的症状多见。临床诊断主要依靠典型的临床症状、体征及脊髓MRI等检查。

脊髓内脓肿是由少见的腔隙性、化脓性中枢神经系统感染引发，脊髓内脓肿早期诊断困难，治疗不当致残率高。脊髓内脓肿的致病菌大多为金黄色葡萄球菌，少数为链球菌、肺炎球菌、大肠杆菌、真菌（如放线菌）等。感染原因和途径包括：①远处感染灶的血源性播散可经动脉或静脉进入脊髓；②邻近感染灶的蔓延；③创伤后感染多见于开放性脊髓外伤、腰穿等；④隐源性感染指感染来源不明；⑤其他来源，例如少部分脊髓内脓肿是由于患者感染了HIV。临床表现因脓肿的部位、大小、单发或多发及病程的长短不同而不同，临床可表现为发热、神经根疼痛、神经功能异常等症状，临床诊断需做脊髓MRI等检查。

5 军团菌性脑炎 （legionnaire's encephalitis）

军团菌性脑炎是一种由污染人工淡水系统的革兰阴性军团菌引起的脑炎。临床上常表现为意识障碍或精神状态的改变，脑干和小脑症状如共济失调或构音障碍也可发生。大多数患者的脑脊液中检测不到军团菌，如果患者伴有肺炎、存在脾脏病变或接触了被污染的人工淡水系统时应考虑该病的可能性。

6 巴尔通体脑炎 （Bartonella encephalitis）／猫抓病 （cat-scratch disease）

本病传染源主要是猫及其他猫科动物，故又名猫抓病（cat-scratch disease），主要临床表现为皮肤病损和局部淋巴结肿大，从猫抓伤到出现皮疹约3~10天，出现局部淋巴结肿大约为2周。本病可能会刺激神经系统，从而导致癫痫发作，患者出现短时间的意识丧失，可自行恢复。

7 垂体脓肿 （pituitary abscess）

本病可继发于垂体腺瘤、颅咽管瘤等疾病的感染，正常垂体也可能受到各种病菌的感染而形成脓肿。

第 3 节　真菌感染

1 隐球菌性脑膜炎 （cryptococcosis meningitis）

本病是由新型隐球菌感染脑膜和脑实质所致的中枢神经系统的亚急性或慢性炎性疾病，是中枢神经系统最常见的真菌感染疾病。可有全身症状、高颅压症状、脑膜刺激征、脑神经损害表现，约有1/3患者有颅神经损害，以视神经损害最多见，其他颅神经，如展神经、面神经及听神经也可受累。颅脑CT检查可见脑水肿、脑积水，脑实质可见散在低密度灶，常见于基底节、丘脑和大脑皮质。颅脑MRI检查比颅脑CT检查敏感，增强的颅脑MRI检查可显示明显脑膜强化。

2 中枢神经系统曲霉菌病 （aspergillosis of the central nervous system）

曲霉菌病是由曲霉菌引起的表浅和深部慢性真菌病。脑曲霉菌病是由曲霉菌感染中枢神经系统引起的深部真菌感染性疾病，一般表现为头痛、恶心、呕吐，但发热不明显，随病情发展可出现脑膜、脑实质受累的症状和体征，侵及动脉可出现曲霉菌菌丝性动脉炎，导致脑梗死，亦可形成菌丝性动脉瘤，导致脑出血或蛛网膜下腔出血。颅脑MRI检查较颅脑CT检查更为敏感，可发现颅内多发病灶。

3　中枢神经系统毛霉菌病（trichomoniasis of the central nervous system）

中枢神经系统毛霉菌病是由毛霉菌感染所致的急性或慢性中枢神经系统疾病，是一种严重的真菌感染性疾病。常始于上鼻甲和鼻旁窦，起病急，发展快，病情凶险，最先累及海绵窦并出现相应的症候群。原发病灶表现为鼻腔、鼻窦黑色血性黏稠分泌物，眼眶周围剧烈疼痛，眼球突出，眼睑下垂等。MRI 检查较 CT 检查更为敏感，可发现原发病灶、海绵窦、脑膜和脑实质多发影像学改变，头颅血管影像可显示颈内动脉系统狭窄或闭塞。

4　中枢神经系统念珠菌病（candidiasis of the central nervous system）

本病病程多迁延，精神反应相对较好，感染中毒症状不严重，颅内压增高症状不明显，脑脊液（CSF）改变与化脓性脑膜炎相似，但容易反复，表现为白细胞轻至中度升高，分类以多核为主，糖降低显著，蛋白显著升高，炎症指标无显著升高，外周血白细胞正常或轻度升高，C 反应蛋白和红细胞沉降率无明显升高，抗生素治疗无效。

5　芽生菌病（bacteriophage）

本病是一种由暗色孢科真菌引起的累及皮肤以及皮下组织的慢性感染性肉芽肿性皮肤疾病，当中枢神经系统受累时可表现为脑脓肿、硬膜外脓肿或脑膜炎等。本病多是由外伤后真菌孢子植入皮肤引起，病原菌复杂，包括疣状瓶霉、裴氏着色菌、卡氏枝孢霉等，病程进展较缓慢，有逐渐演变为鳞状细胞癌可能，临床易误诊。

6　球孢子菌病（coccidioidomycosis）

本病是由球孢子菌感染所致的一种真菌性疾病，属地方流行病，主要见于美国、墨西哥等美洲国家。球孢子菌病一般为良性，多局限为原发性肺或皮肤感染，症状轻、病程短，有自愈性，但部分患者感染可播散至脑膜、脑、骨骼、关节及全身淋巴结等器官和组织，严重者可致死。

7　荚膜组织胞浆菌病（histoplasmosis of podocytes）

荚膜组织胞浆菌（histoplasma capsulatum）是一种嗜潮湿环境的双相真菌，具有一定的侵袭性，引起荚膜组织胞浆菌病（histoplasmosis）。临床常见局灶性感染和播散性感染，荚膜组织胞浆菌感染机体后临床表现无明显特异性，极易漏诊、误诊。

8　鼻—眶—脑米根霉菌病（rhino-orbital-cerebral mycosis，ROCM）

鼻窦部真菌感染是颅内真菌感染不可忽视的病因之一，往往预后较差，其中，米根霉是一种来源于鼻窦部感染的罕见真菌，由于其亲血管性而易导致快速进展的严重缺血性脑梗死。其症状难以与普通脑梗死相鉴别，而由于病因的罕见性易被忽视从而影响及时诊疗。1969 年 Champion 等提出将此类霉菌同时侵袭鼻窦、眼部及颅内的感染单独命名为 ROCM，以突出其高致死率及致残率。

第 4 节　自身免疫性脑炎

自身免疫性脑炎（autoimmune encephalitis，AE）是一类由自身免疫机制介导的针对中枢神经系统抗原产生免疫反应所导致的脑炎，临床主要表现为精神行为异常、认知功能障碍和急性或亚急性发作的癫痫等。脑脊液有核细胞可以正常或增多，血清和脑脊液自身免疫性脑炎相关抗体检测阳性。影像学检查：颅脑 MRI T_2 或者 FLAIR 可见边缘系统有异常信号。经典的副肿瘤性边缘性脑炎的自身抗体针对细胞内抗原，主要介导细胞免疫反应，引起不可逆的神经元损害，如 Hu、Ma2、Ri、GAD、两性蛋白、CV2 等抗原。抗神经元表面或者突触蛋白相关的 AE 主要包括抗 NMDAR、LGI1、γ-氨基丁酸 B 型受体 (GABABR) 脑炎等。对于 AE 的诊断，先根据患者的临床表现、CSF 检查、影像学和脑电图等相关实验室检查结果，确定其脑炎的诊断，再进一步行 AE 相关的抗体检测，明确 AE 的类型。AE 的鉴别诊断包括：感染性疾病、代谢性与中毒性脑病、桥本脑病、中枢神经系统 (CNS) 肿瘤、遗传性疾病以及神经系统变性病等。

早期干预治疗会改善患者预后，故对于与肿瘤相关的 AE 治疗首要是尽早、尽可能地切除肿瘤，再接受一线免疫治疗，以改善患者预后及降低 AE 的复发率。一线免疫治疗包括糖皮质激素、免疫球蛋白 (IVIG)、免疫吸附和血浆置换及以上方法的联合应用。

AE 的鉴别诊断包括以下几种：①感染性疾病，如病毒性脑炎、神经梅毒、细菌、真菌和寄生虫所致的 CNS 感染，克一雅病等，以及免疫抑制剂或者抗肿瘤药物相关的机会性感染性疾病。病毒性脑炎急性期脑脊液抗 NMDAR 抗体阴性，对抗神经元抗体阴性的边缘性脑炎，可试用阿昔洛韦抗病毒治疗。少数单纯疱疹病毒性脑炎患者在恢复期重新出现脑炎症状，此时脑脊液病毒核酸转阴而抗 NMDAR 抗体呈阳性，属于感染后 AE，病毒感染可能是 AE 的诱因之一；②代谢性与中毒性脑病，如韦尼克脑病、肝性脑病和肺性脑病，青霉素类或者喹诺酮类等抗生素、化疗药物或者免疫抑制剂等引起的中毒性脑病，放射性脑病等；③桥本脑病，如果同时存在抗神经元表面蛋白抗体，则可视为确诊的 AE，如果其抗神经元表面蛋白抗体阴性，则可视为可能的 AE；④CNS 肿瘤，尤其是弥漫性或者多灶性的脑肿瘤，例如大脑胶质瘤病、原发 CNS 淋巴瘤、多发转移瘤等；⑤遗传性疾病：如线粒体脑病、甲基丙二酸血症、肾上腺脑白质营养不良等；⑥神经系统变性病：如路易体痴呆、额颞叶痴呆、多系统萎缩和遗传性小脑变性等。

1 抗细胞内相关抗原抗体 (antibodies against intracellular-associated antigens)

1.1 抗 Hu (ANNA-1) 抗体 [anti-Hu (ANNA-1) antibody]

抗 Hu 抗体相关副肿瘤神经病患者可出现自主神经、感觉纤维及运动纤维受累的症状体征，可合并不同程度的多系统损害，可引发包括亚急性小脑变性、脊髓炎、周围神经病和边缘叶脑炎等病症。

1.2 抗 Ri (ANNA-2) 抗体 [anti-Ri (ANNA-2) antibody]

抗 Ri 抗体又称为抗神经元核抗体 2 型，Ri 抗原局限于中枢神经系统的神经元，主要见于大脑、脑干、脊髓。抗 Ri 抗体脑炎主要表现为亚急性小脑变性、共济失调、脑炎。

1.3 抗 Yo (PCA-1) 抗体 [anti-Yo (PCA-1) antibody]

抗 Yo 抗体脑炎患者通常有副肿瘤性小脑变性症状，患者女性居多，超过 90% 合并乳腺癌或卵巢癌。

1.4 抗 Ma2 (PMNA-2) 抗体 [anti-Ma2 (PMNA-2) antibody]

抗 Ma2 抗体脑炎多见于男性，患者最常发生睾丸生殖细胞肿瘤，也可见于肺癌、乳腺癌、卵巢癌、结肠癌等。神经系统症状包括脑炎、小脑变性，还可出现边缘叶或脑干症状。

1.5 抗 CV2／CRMP-5 抗体 (anti-CV2／CRMP-5 antibody)

本型临床表现包括边缘叶脑炎、舞蹈症、感觉运动神经病、小脑共济失调、葡萄膜炎和视神经炎等症状。

1.6 抗 GAD65 抗体 (anti-GAD65 antibody)

本型可累及边缘叶、脑干、小脑，临床表现为癫痫、精神行为异常、记忆力减退、认知障碍、共济失调、眼球运动障碍、不自主运动、脊髓病、僵人综合征等。

1.7　抗 Amphiphysin 抗体（anti-Amphiphysin antibody）

抗 Amphiphysin 抗体见于乳腺癌、卵巢癌及霍奇金淋巴瘤。临床症状多表现为僵人综合征（SPS）、脑脊髓炎、Lambert-Eaton 综合征以及亚急性感觉神经病等。

2　抗细胞表面抗原抗体（anti-cell surface antigen antibodies）

2.1　抗神经元表面突触蛋白受体抗体

2.1.1　抗 NMDAR 抗体（anti-NMDAR antibody）

本型是 AE 最常见的类型，儿童和青年多发，女性多见，可合并畸胎瘤。主要表现为精神行为异常、癫痫发作、认知障碍等。

2.1.2　抗 AMPAR 抗体（anti-AMPAR antibody）

本型典型症状为短期记忆缺陷、精神异常和癫痫发作，多发于中年女性，半数病例伴发肿瘤，如小细胞肺癌、乳腺癌、胸腺癌等。

2.1.3　抗 GABAR 抗体（anti-GABAR antibody）

2.1.3.1　抗 GABAaR 抗体

本型临床表现为急性脑病和进行性难治性癫痫发作，病情进展快，患者常需药物镇静、监护治疗。

2.1.3.2　抗 GABAbR 抗体

本型临床症状表现为癫痫、记忆损害和精神错乱、共济失调和眼阵挛—肌阵挛综合征等，约一半患者有小细胞肺癌、其他类型肺癌或神经内分泌等肿瘤。

2.1.4　抗 mGlu-R5 抗体（anti-mGlu-R5 antibody）

本型临床表现为边缘系统受损症状，如记忆减退、情绪变化、行为异常和幻觉等，常伴随霍奇金淋巴瘤。

2.1.5　抗 Dopamine2R 抗体（anti-Dopamine2R antibody）

本型多见于儿童，临床表现为基底节脑炎，包括帕金森病、肌张力障碍和舞蹈病。此外，患者可患有精神疾病，包括情绪不稳、注意力缺陷等。

2.2　神经元表面离子通道蛋白受体

2.2.1　电压门控钾通道（VGKC）抗体

2.2.1.1　抗 LGI1 抗体（anti-LGI1 antibody）

本型有边缘叶脑炎症状，如癫痫发作、记忆力、定向力障碍、精神行为异常。LGI1 脑炎可表现为特异性面臂肌张力性癫痫发作，但仅在一半的患者中出现，60% 的患者可伴有低钠血症，极少伴有肿瘤。

2.2.1.2　抗 Caspr2 抗体（anti-Caspr2 antibody）

本型多见于老年男性，常见的中枢神经系统症状是认知能力下降和癫痫发作，周围神经过度兴奋症状有神经性肌强直、肌束震颤、肌肉抽搐等，还可表现为 Morvan 综合征。

2.2.2　抗 GlyR 抗体（anti-glycine receptor antibody）

本型最典型的表现是伴有肌强直和肌阵挛的进展性脑脊髓炎（progressive encephalomyelitis with rigidity and myoclonus, PERM），其他表现包括僵人综合征（stiff person syndrome, SPS）、脑干脑炎、脱髓鞘性视神经病等。

2.2.3　抗 DPPX（二肽基肽酶样蛋白-6）抗体（anti-DPPX antibody）

本型神经系统常见表现包括中枢神经系统过度兴奋和自主神经障碍，如癫痫发作、进行性脑脊髓炎、僵直和肌阵挛、躁动不安和腹泻、体重减轻等。

2.3 胶质细胞表面抗原相关抗体

2.3.1 抗 MOG 抗体（anti-MOG antibody）

详见第 5 章第 1 节 5。

2.3.2 抗 AQP4 抗体（anti-AQP4 antibody）

抗 AQP4 抗体被认为是 NMOSD 的特异性标志物，中枢神经系统特发性炎性脱髓鞘病是一组免疫相关或存在遗传易患性的特发于脑（包括视神经）和/或脊髓的炎性脱髓鞘疾病。

详见第 5 章第 1 节 4。

2.3.3 抗 GFAP 抗体（anti-GFAP antibody）

自身免疫性 GFAP 星形细胞病最常见的临床表现为亚急性发作，包括记忆力减退、精神错乱以及脑膜症状（头痛、畏光、颈部僵硬）、脑炎和脊髓病症状（四肢无力或麻木）。

详见第 5 章第 1 节 6。

3 其他自身免疫疾病相关脑炎（encephalitis associated with other autoimmune diseases）

3.1 抗 GQ1b 抗体（anti-GQ1b antibody）

抗 GQ1b 抗体可见于 Bickerstaff 脑干脑炎（BBE）、吉兰—巴雷综合征（GBS）、Miller-Fisher 综合征（MFS）等。Bickerstaff 脑干脑炎常有前驱感染史，主要临床表现为共济失调、意识障碍、眼肌麻痹和长束征。

3.2 抗 IgLon5 抗体（anti-IgLon5 antibody）

抗 IgLon5 抗体综合征以睡眠障碍和运动障碍为主，有行走不稳、共济失调、构音障碍、吞咽障碍、中枢性低通气、舞蹈样动作、口面部不自主运动等表现。

3.3 抗 KLHL11 抗体（anti-KLHL11 antibody）

本型临床表现为眩晕、耳鸣、听力下降和共济失调，患者多在肿瘤被发现之前先出现神经系统症状。

3.4 抗 NCDN 抗体（anti-NCDN antibody）

本型可发生于儿童与成年，以小脑共济失调为突出表现，部分患者免疫治疗有效，但长期预后尚不明确。

3.5 抗突触蛋白-3α 抗体相关脑炎

突触蛋白-3α 是 2016 年发现的一种可导致自身免疫性脑炎的新型抗体。该病临床及辅助检查特点为：中青年发病，中位发病年龄 44 岁，急性起病，前驱症状包括发热、头痛、恶心、腹泻，逐渐进展出现认知功能下降，精神行为异常、癫痫发作、自主神经功能障碍（心率及呼吸频率加快），严重者有中枢性低通气，也可伴有口周不自主运动、肌阵挛发作、肌张力障碍，整体类似抗 NMDAR 脑炎临床表现，目前未见合并肿瘤报道。神经影像学检查显示，部分患者有颞叶内侧、海马以及岛叶受累，脑脊液白细胞轻度升高。

3.6 抗两性蛋白抗体相关脑炎

本病临床特点为：老年患者居多，女性略多于男性。主要表现为癫痫发作、近事记忆障碍和精神行为异常等边缘系统受累症状，也可出现僵人综合征、小脑性共济失调、脊髓病以及多发性神经根神经病。主要合并小细胞肺癌和乳腺癌，血清抗两性蛋白抗体阳性具有确诊意义。

3.7 抗 AK5 抗体相关脑炎

本病临床及辅助检查特点为：①主要累及中老年患者，男性居多；②主要表现为快速进展性情景遗忘、抑郁、焦虑、行为异常以及精神症状。近半数患者出现体重下降及厌食，不足 1/5 患者病程晚期合并癫痫，部分患者合并头痛及味觉障碍，目前没有本病合并肿瘤的报道。绝大部分患者出现颞叶 T_2、FLAIR 高信号，上述病灶会进展为脑萎缩，早期病灶可能会出现强化。多数患者脑脊液白细胞计数增高并伴有特异性寡克隆区带阳性。脑电图通常无癫痫样放电，神经病理学检查提示血管周围及脑实质内大量 CD_8^+T 细胞浸润，而 B 细胞除在血管周围聚集外，在脑实质内仅散在零星分布。仅约 1/5 的患者对一线及二线免疫治疗有效。

3.8 抗 Kelch 样蛋白 11 （Kelch-like protein 11） 抗体相关脑炎

本病报道病例均为男性，临床主要表现为脑炎，对应脑干和/或小脑受累症状体征，也有少数表现为边缘性脑炎，有相当比例病例存在听力下降或耳鸣等前驱症状，本病与睾丸、纵隔或后腹膜等部位精原细胞瘤密切相关。

4 特殊类型自身免疫性脑炎 （special type of autoimmune encephalitis）

4.1 莫旺综合征/Morvan 综合征

本征是一种由电压门控钾通道 （VGKC） 相关蛋白抗体所介导的自身免疫性疾病，以中枢神经系统功能受累、周围神经兴奋性增高以及自主神经系统功能障碍为主要临床特点，包括癫痫、睡眠障碍、肌颤搐、多汗和血压波动等症状。

第 5 节　朊蛋白病

朊蛋白病 （prion disease），又称 "朊病毒病"，是一类由具有传染性的朊蛋白 （prion protein，PrP） 所致的中枢神经系统变性疾病，由于这类疾病的特征性病理学改变是脑的海绵状变性，故又称为传播性海绵状脑病 （transmissible spongiform encephalopathy，TSE），它是一种人畜共患、中枢神经系统慢性非炎症性致死性疾病。人类朊蛋白病病因有两个方面：一方面为外源性朊蛋白的感染，另一方面为遗传的朊蛋白基因突变。目前已知的人类朊蛋白病主要有克-雅病 （Creutzfeldt-Jakob disease，CJD）、格斯特曼综合征 （Gerstmann-Straussler-Scheinker syndrome，GSS）、致死性家族性失眠症 （fatal familial insomnia，FFI）、库鲁病 （Kuru 病）。其中 CJD 分为遗传型、散发型、医源型 （获得型） 和变异型 4 种类型。

1 克—雅病 （Creutzfeldt-Jakob disease，CJD） /克罗伊茨费尔特—雅各布病/亚急性海绵状脑病/痉挛性假性硬化/Heidenbein 综合征/皮质纹状体脊髓变性综合征

本病为 Creutzfeldt 于 1920 年、Jakob 于 1921 年报道，病因尚未完全明确，病理特点为大脑皮质、丘脑、纹状体以及脑干、脊髓的运动神经细胞呈弥漫性变性，原浆型星形细胞增生。Heindenhein 于 1929 年尸检本病 2 例，发现枕叶病变严重，呈海绵状改变，Nevin 于 1960 年将其命名为亚急性海绵状脑病。本病见于两性，40~60 岁发病，早期症状以精神症状、视觉症状以及运动症状等三种症状之一种开始，约 50% 患者早期症状为精神症状，一般数月或数周后出现精神症状，表现为记忆力减退，定向力丧失，理解力、判断力、计算力下降以及情绪不稳等器质性精神病症状。痴呆进展极快，最后多变成去皮质综合征以至昏迷。视觉症状以皮质性异常为特征，表现为视觉失认、远近感异常、视物显小症等。运动症状多以步行障碍和不自主运动开始，肌强直，可有显著的其他额叶症状。本病目前无特效疗法，病程进展迅速，12~16 个月内死亡。

1.1 遗传型 Creutzfeldt-Jakob 病 （genetic CJD，gCJD）

5%~15% 的 CJD 为基因突变的 gCJD，此病的基因突变位点有 T188K、E196K、E200K、E196A、

G114V、V203I 等。其中在中国以 T188K 最为常见，其临床表现与散发性 CJD 较为相似。

1.2　散发型 Creutzfeldt-Jakob 病（sporadic CJD，sCJD）

sCJD85%~95% 为散发性，主要病理特征是弥漫性的海绵状变性。在 sCJD 及其他的朊蛋白疾病的病灶中常见神经胶质增生，但没有炎性反应，患者的脑组织中很容易检测到致病性朊蛋白，快速进展性痴呆伴神经损伤症状是其基本特征。临床早期常见精神混乱和进行性的记忆减退，很快进展为合并共济失调的皮质性痴呆、肌阵挛等，也常见其他多种神经系统症状和体征，如全身或局部的肌无力、痛性周围神经病、舞蹈样动作、幻觉、皮质盲、原发性语言障碍、核上性眼外肌麻痹、手部失认综合征等。

1.3　医源型（获得型）Creutzfeldt-Jakob 病

本病是外源性朊蛋白感染，途径主要是通过患者破损的皮肤或黏膜侵入人体，消化道也是朊蛋白的感染途径之一。

1.4　新型变异型克—雅病（new variant Creutzfeldt-Jakob disease，nvCJD）/新变异型克罗伊茨费尔特-雅各布病

本病为 1990 年发现的克罗伊茨费尔特—雅各布病的新类型。可能与食用疯牛病牛肉及其制品有关。脑神经病理学符合克罗伊茨费尔特—雅各布病的诊断标准，即海绵状变性和蛋白感染粒淀粉样斑沉积，大部分蛋白感染粒淀粉样斑的特征类似于库鲁型蛋白感染粒淀粉样斑，即在嗜酸性蛋白感染粒淀粉样斑的周围围绕白色的海绵状变性区。患者多较年轻，共济失调症状出现较早，痴呆及锥体外系症状出现较晚，部分患者的脑电图没有三相波改变。

2　格斯特曼综合征（Gerstmann-Straussler-Scheinker syndrome，GSS）

本病是一种罕见的遗传性亚急性海绵状脑病，由德国人 Gerstmann、Straussler 和 Scheinker 于 1936 年首次描述，是一种常染色体显性遗传朊蛋白病，以慢性进行性小脑共济失调、锥体束征、构音障碍和眼震为主要临床表现，常伴有痴呆，但程度较轻，常见步态不稳、失明、耳聋、肌阵挛、下肢肌肉无力萎缩和远端感觉减退、腱反射减低、记忆力下降等症状。脑电图检查具有重要意义，在疾病晚期出现与 CJD 相似的特征性改变。在疾病晚期，颅脑 CT 检查和颅脑 MRI 检查可见小脑、脑桥和延髓萎缩。

3　致死性家族性失眠症（fatal familial insomnia，FFI）

FFI 是一种常染色体显性遗传朊蛋白病，于 1986 年由 Lugaresi 等首次描述，2004 年我国报道了首例 FFI 患者，该病极为罕见，为进行性、致死性的中枢神经系统变性疾病。临床表现为顽固性失眠、自主神经功能及随意运动障碍，可伴有痴呆。脑电图检查可有特殊改变：睡眠期间脑电图表现为梭形波，快速眼动识相异常；觉醒期间表现为进行性扁平背景活动，不能用药物诱导出睡眠活动。

4　库鲁病/Kuru 病

Kuru 病是 1957 年，在新几内亚东部高原土著人中发现的一种因食用 Kuru 病患者的脑组织而在人与人之间传播的朊蛋白病。Kuru 病是一种亚急性、进行性小脑和脑干退行性病，潜伏期为 4~30 年或更长，通常较少累及大脑皮质，最早期临床表现为小脑性运动失调，一般为进行性，伴随细微的躯干、肢端和头部震颤。在病程第 2~3 个月，震颤粗大且程度加剧，并出现进行性共济失调和运动障碍，早期智力常正常，后期则出现痴呆，常在 6~9 个月内死亡。在 Kuru 病标本中有含碘酸希夫反应阳性的淀粉样斑块，称为 Kuru 斑，脑脊液检查正常，脑电图可见无特异性的慢波。

第 6 节　螺旋体感染性疾病

1　神经梅毒（neurosyphilis）

本病是由苍白密螺旋体（treponema pallidum）感染人体后出现的脑脊膜、血管或脑脊髓实质损害的一组临床综合征。

1.1　无症状型神经梅毒（asymptomatic neurosyphilis）

无症状型神经梅毒的瞳孔异常是唯一提示本病的体征，根据血清学试验脑脊液和检查白细胞数超过 $5 \times 10^6/L$ 可诊断，MRI 可发现脑膜有增强信号。

1.2　脑膜神经梅毒（meningeal neurosyphilis）

本病常发生于原发性梅毒感染后 1 年内，主要为青年男性，发热、头痛和颈强等症状颇似急性病毒性脑膜炎。亚急性或慢性起病者以颅底脑膜炎多见，若影响脑脊液通路可致高颅压、阻塞性或交通性脑积水。

1.2.1　急性梅毒性脑膜炎（acute syphilitic meningitis）

1.2.2　慢性梅毒性脑膜炎（chronic syphilitic meningitis）

1.3　脑膜、脊髓膜血管梅毒（meningeal and spinal membrane vascular syphilis）

脑脊膜与血管的联合病变出现于原发感染后 5~30 年，神经症状缓慢出现或突然发生，体征取决于闭塞的血管。脑内囊基底核区 Heubner 动脉、豆纹动脉等最常受累，出现偏瘫、偏身感觉障碍、偏盲和失语等，颇似脑梗死的症状体征，发病前可有持续数周的头痛、人格改变等前驱症状。脊髓膜血管梅毒可表现横贯性（脊膜）脊髓炎，运动、感觉及排尿异常，需与脊髓病鉴别。

1.4　脊髓痨（tabes dorsalis）

脊髓痨是神经梅毒症状之一，病理上为脊神经后根和脊髓后索退行性变，以腰段为主；软脑膜和脊髓内有单核细胞浸润，脊神经前根和视神经也可受累。临床症状一般出现在梅毒螺旋体原发感染 10~30 年后，男性较女性多见，表现为肢体闪电样疼痛、进行性感觉性共济失调、括约肌功能障碍及男性阳痿等。主要体征为关节位置觉障碍、膝腱和跟腱反射消失及瞳孔改变等。94% 患者瞳孔不规则、不等大和光反应迟钝，48% 患者可有典型的阿—罗瞳孔（Argyll-Robertson pupil），还可有视神经萎缩等其他颅神经受累的体征及夏科氏关节等。部分患者可因脊髓后根内脏感觉纤维受刺激出现急腹症样剧烈腹痛、呕吐，称为脊髓痨胃肠危象。脊髓痨的诊断依据为冶游史、典型的神经系统症状和阿—罗瞳孔等体征及脑脊液和梅毒血清学试验阳性。病因治疗可选用大剂量青霉素类药物，疼痛可用卡马西平，对夏科氏关节理疗和体疗可预防骨折。

1.5　麻痹性神经梅毒（paralytic neurosyphilis）/麻痹性痴呆/梅毒性脑膜脑炎

本病多见于初期感染后的 10~30 年，发病年龄通常在 40~50 岁，以进行性痴呆合并神经损害为主，常见记忆力丧失、精神行为改变，后期出现严重痴呆、四肢瘫，可出现癫痫发作。

1.5.1　先天性梅毒性麻痹综合征（congenital paralysis syphilitic syndrome）/丹尼—马弗安综合征（Dennie-Marfan syndrome）/幼儿麻痹性痴呆

本病是由先天性梅毒感染导致的幼儿大脑、小脑和脊髓的弥漫性损害，由 Dennie 于 1929 年首先报告，又称幼儿麻痹性痴呆。本病起病急慢不一，呈潜隐性缓慢进展，常先出现梅毒性脑膜炎，如发热、剧烈头痛、喷射性呕吐、前囟隆起、颈部强直、角弓反张、抽搐和昏迷等中枢神经系统症状，以后逐渐发展为四肢痉挛性或弛缓性瘫痪，并有智能发育障碍。男女均可发病，大多数在婴儿期，血清康氏反应阳性，华氏反应阳性，CSF 常有压力、白细胞以及蛋白定量增高。

1.6　先天性神经梅毒（congenital neurosyphilis）

梅毒螺旋体在妊娠期 4~7 个月时由母体传播给胎儿，可表现为除脊髓痨以外的其他所有临床类型，临床上多表现为脑积水及哈德森三联症（间质性角膜炎、畸形齿、听力丧失）等症状。

1.7　梅毒性树胶样肿（syphilitic dendritic swelling）

树胶样肿性神经梅毒的病理主要为中央凝固性坏死，形态类似干酪样坏死，周围伴有单核细胞、淋巴细胞、浆细胞和成纤维细胞等浸润。

1.7.1　颅内梅毒性树胶样肿（intracranial syphilitic dendritic swelling）

树胶样肿性神经梅毒是神经梅毒的罕见表现，是梅毒螺旋体在硬脑膜或软脑膜等处动脉及动脉周围引起局限性炎症反应所形成的肉芽肿样改变，因此其组织病理表现具有肉芽肿性炎症的典型特征，包括坏死、纤维化、大量淋巴细胞和浆细胞浸润。临床上颅内梅毒性树胶样肿累及神经系统表现多样，如颅内高压、认知功能障碍、运动或感觉缺陷、颅神经麻痹等，为树胶肿对邻近组织挤压及侵犯所致，颅内梅毒性树胶样肿的诊断主要依据脑脊液和病理检查。

1.7.2　肺梅毒性树胶样肿（pulmonary syphilitic dendritic swelling）

三期梅毒主要累及皮肤黏膜、心血管及神经系统，以肺梅毒性树胶样肿为表现的三期梅毒临床罕见。肺梅毒性树胶样肿临床表现无特异性，可没有呼吸道相关症状，呼吸道症状可表现为咳嗽、胸痛及呼吸困难等。胸部影像学可表现为孤立性、多发结节或大片渗出性病变或空洞样变。

1.7.3　脊髓梅毒性树胶样肿（syphilitic dendritic swelling of the spinal cord）

梅毒性树胶样肿发病率仅占神经梅毒的 2.17%，累及脊髓者罕见。脊髓梅毒性树胶样肿临床可表现为感觉障碍、肢体瘫痪、大小便失禁、神经根痛等症状，体格检查可见肌力下降、肌张力增高和深反射亢进等，不完全性脊髓损伤较多见，后期可出现痉挛性截瘫、病理征阳性，髓外病变压迫脊髓还可出现脊髓半切综合征。

1.8　梅毒性视神经萎缩（syphilitic optic nerve atrophy）

本病开始于单眼的进行性视力减退，而后波及另一只眼睛，通常可以发现视野缩小，但较少出现暗点，偶尔合并其他形式的神经性梅毒症状，尤其是脊髓痨。

1.9　梅毒性肌萎缩（syphilitic myasthenia gravis）

本病多见于上肢远端、肩和胸部的肌肉。

2　神经莱姆病（Lyme neuroborreliosis）

本病为伯氏疏螺旋体所致的自然疫源性疾病，主要为皮肤、心脏、神经和关节等多系统、多脏器损害。神经莱姆病临床表现为单侧或双侧面神经麻痹，常伴发热、皮肤游走性红斑，常可累及其他脑神经。

3　神经系统钩端螺旋体病（leptospirosis）

钩端螺旋体病是由各种不同型的致病螺旋体引起的自然疫源性人畜共患急性传染病。目前钩端螺旋体属有 21 个基因种，包括致病性的、介于致病与非致病的中间性的和非致病性的，神经系统钩端螺旋体病是由钩端螺旋体引起的以神经系统损害为突出表现的临床综合征。钩体感染人体引起的神经系统损害一般分为两种类型：①急性期神经系统损害，主要表现为脑膜炎、脑炎、癫痫、精神异常等；②隐性或轻型感染，无典型的急性期症状，神经系统症状成为唯一的临床表现，包括有脑血管炎、单神经炎、多发性神经炎或神经根炎、颅神经损害和脊髓损害等。

第 7 节　神经系统寄生虫感染

1　脑囊虫病（cerebral cysticercosis）

本病是由猪绦虫幼虫寄生于人体各组织器官所致的较常见的人畜共患病，该病临床表现多样且无特异性，不易识别，易误诊。颅脑 MRI 或颅脑 CT 检查显示脑实质蛛网膜下腔或脑室中带头节的特异性囊性病变，则可以确诊。

1.1　脑实质型（brain parenchymal type）

本型最为常见，囊虫多位于皮层或灰白质交界处，大的囊虫病灶可表现出占位效应。

1.2　蛛网膜型（arachnoid type）

囊虫寄生于蛛网膜下腔，脑底池，由于脑池空间大、阻力小，故囊虫常体积较大或多发成串，类似葡萄。

1.3　脑室型（ventricular type）

囊虫黏附于脑室壁上或悬浮于脑脊液中，引起局部室管膜炎，在第三和第四脑室内的包囊可阻断循环，导致阻塞性脑积水。包囊可在脑室腔内移动，并产生一种球状活瓣作用，可突然阻塞第四脑室正中孔，导致颅内压突然急骤增高，引起眩晕、呕吐、意识障碍和跌倒，甚至死亡，即布伦斯征（Bruns sign）发作，少数患者可在没有任何前驱症状的情况下突然死亡。

1.3.1　布伦斯征（Bruns sign）

本征是由 Bruns 于 1902 年首先描述，其临床特征为：当头位改变时，出现严重的眩晕、呕吐、剧烈头痛、视力障碍，甚或意识障碍等症状，发作时可伴有小脑性共济失调及眼球震颤，间歇期无上述症状体征。此综合征的发生是由于第三、第四或侧脑室内的肿物，特别是带蒂的肿瘤或囊肿以及脑室系统的囊虫，在头位变化时阻塞了室间孔或第四脑室的正中孔及外侧孔，引起急性颅内压增高的症状和体征。

1.4　混合型（hybrid type）

1.5　脊髓型（spinal cord type）

脑囊虫病极少数累及脊髓，若囊虫侵犯脊髓则称为脊髓型，罕见，可在颈胸段出现硬膜外的损害。

2　脑型血吸虫病（cerebral schistosomiasis）

本病是由于血吸虫虫卵异位于脑而引起的损害，患者中枢神经系统受累，多发于青壮年，男性多于女性，主要流行于长江中下游流域及南方十三省。

2.1　急性型（acute type）

本型较少见，常暴发起病，在感染后 4~6 周出现症状，以脑膜脑炎为主要表现，如发热、头痛、意识模糊、嗜睡、昏迷、偏瘫、部分性及全身性痫性发作等，亦可表现为急性脊髓炎型，与常见的急性脊髓炎表现相同。急性脑型血吸虫病患者的外周血嗜酸性粒细胞、淋巴细胞数均增多，便检可以直接查到血吸虫的虫卵。

2.2　慢性型（chronic type）

本型一般发生于感染后 3~6 个月，长者可达 1~2 年，主要表现为慢性血吸虫脑病虫卵所致肉芽肿形成。临床表现可为：①肿瘤型，出现颅内压升高症状，如头痛、呕吐、视盘水肿，以及局灶性神经系统损害体征；②癫痫型，出现部分性及全身性痫性发作也很常见；③脊髓压迫型，肉芽肿形成可引起急性不完全性横贯性脊髓损害的症状和体征。

3 脑棘球蚴病（cerebral echinococcosis）／脑包虫病

本病是一种由细粒棘球绦虫的幼虫（棘球蚴）侵入颅内，形成包虫囊肿所致的疾病。临床常见头痛、癫痫发作、呕吐、视盘水肿等颅内压增高的症状，颇似脑肿瘤。病情缓慢进展，并随着脑内囊肿的增大病情逐渐加重。颅脑 CT 和颅脑 MRI 检查通常可发现单一的非增强的、与脑脊液密度相当的类圆形囊肿，60%～90%患者包虫补体结合试验阳性。

4 脑型肺吸虫病（cerebral paragonimiasis）

本病是由卫氏并殖吸虫或墨西哥并殖吸虫侵入人体，移行入脑导致的中枢神经系统损害所引起的疾病。10%～15%的肺吸虫病患者可累及中枢神经系统，临床类型包括：①脑膜型；②转移瘤型；③脑囊肿型；④混合型。临床表现为发热、头痛、呕吐、部分性及全身性癫痫发作、偏瘫、失语、共济失调、视觉障碍、视盘水肿、精神症状和痴呆等症状和体征。颅脑 CT 检查可见脑室扩大和钙化的肿块，痰液和粪便中查到虫卵、肺吸虫补体结合试验和皮肤试验阳性有助于诊断。

5 脑型疟疾（cerebral malaria）

本病的临床特点是可有不同程度的意识障碍，其发病机制尚未完全明确，除与受感染的红细胞堵塞微血管有关外，还有可能与低血糖、细胞因子等有关。

6 弓形虫病（toxoplasmosis）

人类感染弓形虫后可造成急性感染和慢性感染，急性感染常表现为眼病、脑炎、淋巴结炎或淋巴结病及心肌炎等。免疫功能正常的患者一般不出现临床症状或症状轻微，免疫功能低下的患者则发展成慢性感染，机体会长期或终身带虫。慢性感染形成的包囊不仅分布在肌肉中，还能穿过血脑屏障进入中枢神经系统，引发神经系统疾病。本病治疗可用磺胺嘧啶。

7 阿米巴原虫感染（amoeba）

7.1 自由生活阿米巴（free-living amoebae）

自由生活阿米巴广泛存在于自然界的淤泥、水体和腐败植物中，某些致病棘阿米巴虫种可引起慢性、进行性、致盲的角膜炎，因各种原因造成免疫功能不全时也可引起中枢神经系统感染，如肉芽肿性阿米巴性脑炎。该病起病隐袭，呈亚急性或慢性病程，主要为头痛、精神人格改变和轻微发热，数周到数月进展到昏迷和死亡，其确诊只有依赖在病变脑组织中找到包囊和滋养体。

7.2 溶组织阿米巴（entamoeba，histolytica）

溶组织内阿米巴是一种致病性肠道原虫，该虫主要寄生在人体结肠，引起阿米巴痢疾，在一定条件下可随血液播散引起肠外阿米巴病，如阿米巴肝脓肿、脑脓肿、阿米巴心包炎以及皮肤阿米巴病。脑阿米巴病主要有脑膜脑炎和脑脓肿两种类型，较为罕见，主要靠病理检查发现阿米巴滋养体而确诊。

8 微孢子虫脑炎（microsporidia）

微孢子虫病起病缓慢，潜伏期大约 4～7 个月。临床症状依感染部位不同而异，脑炎微孢子虫属能引起多系统感染，脑部感染者有头痛、嗜睡、意识不清、呕吐、躯体强直及四肢痉挛性抽搐等症状。

9 蛔虫病 (roundworms)

似蚓蛔线虫,简称蛔虫,是人体内常见寄生虫之一。蛔虫病导致中毒性脑病的发病机制可能由于虫体代谢产物或崩解物被吸收,引起低热和精神萎靡,或兴奋不安、头痛、易怒、睡眠障碍、磨牙、易惊甚至反复呕吐,个别感染较重的小儿,在某些应激因素下可突然发生惊厥、昏迷,易误诊为癫痫和中枢神经系统感染。

10 丝虫病 (filaria)

本病是由丝虫的成虫寄生于人体淋巴系统引起的一种广泛传播的寄生虫病,早期表现为离心性淋巴管炎(急性期发炎的淋巴管呈一条自上而下蔓延的红线)、精索炎、附睾炎、丝虫热及丹毒样皮炎。晚期症状多为淋巴管阻塞导致的淋巴水肿和象皮肿,好发于下肢、外生殖器和乳房。当神经系统受累时,患者可表现为头痛、发热、癫痫发作以及感觉异常等。

11 旋毛虫病 (trichinelliasis)

本病是因生食含旋毛虫幼虫囊包的猪肉而感染,本病临床表现为眼球斜视及复视、舌肌麻痹和构音障碍等,严重感染常因为心肌和膈肌受累导致死亡。患者外周血嗜酸粒细胞明显增高,大多数病人无须治疗,严重肌无力时可使用噻苯达唑治疗。

12 广州管圆线虫脑病 (angiostrongylus cantonensis)

本病是以急性脑膜炎为主要表现的寄生虫感染性疾病,其特点是外周血及脑脊液中嗜酸性粒细胞显著升高。通常以持续性头痛、全身酸痛或某一肢体疼痛、精神异常为主要临床表现,头痛剧烈而脑膜刺激征缺乏或较轻,部分患者可出现发热、呕吐、皮疹、局部皮肤痛觉过敏、胸痛、病理反射等。影像学检查,部分患者胸部 X 线或 CT 检查可提示炎性改变,部分颅脑 CT 或颅脑 MRI 可发现脑组织中有斑片状改变,大小约 0.5~1.0cm^2,边界模糊。

13 脑裂头蚴病 (sparganosis)

本病是一种罕见的中枢神经系统寄生虫病,裂头蚴可寄生于体内多个脏器,在脑内亦可长期存活,因损害不同位置的脑功能而产生多种多样的临床症状。本病的影像学表现特点较为明显,颅脑 CT 和颅脑 MRI 的共同特点为脑白质的变性和水肿。颅脑 CT 可见散在或"针尖样"的钙化点,部分脑组织的萎缩提示虫体之前的寄生区,颅脑 CT 和颅脑 MRI 增强扫描可见新鲜病灶呈异常强化影,主要呈"串珠样"改变,由多个小环构成,有的占位效应明显,周围水肿带较为广泛,相应脑组织及脑室系统受压移位,另一个特征性表现为"隧道征",表现为柱形或梭形的异常强化影,长度平均为 4cm,宽度约 0.8cm,表示虫体活动后的轨迹,在颅脑 MRI 矢状位、冠状位观察上述特征最为清楚。

14 锥体虫病 (trypanosomiasis)

14.1 Chagas 病 (Chagas disease) / Chagas 巨食管症

Chagas 病又称 Chagas 巨食管症,是由锥虫(trypanosome cruzi)感染所致的以食管无张力性扩张为主要病变的疾病,本病男性发病的危险性要高于女性。Chagas 病的病理改变主要为锥虫使壁间神经丛遭受破坏,以致形成与原发性贲门失弛症无法区别的食管无张力性扩张,病变为全身性,可累及心脏、结肠、腮腺及其他器官,约有 30% 慢性 Chagas 病患者的上述器官受累。由于 Chagas 病的基本病理改变是发生于肠道自主神经系统不可逆的损害,所以不论采用何种方法进行治疗,也仅为对症处理。

14.2 昏睡病（kifussa）/苍蝇病

本病是由一种叫作锥虫的寄生虫感染造成的疾病，流行于非洲中部。14 世纪，马里国王 Mari Jata 就染上了这种疾病，昏睡大约 2 年后死亡，这是较早的昏睡病例。几个世纪后，西方殖民者把贸易拓展到非洲西部时，发现了这种怪病。人们对病因解释也是千奇百怪：有人认为是喝酒太多造成的，也有人认为是吸大麻过量、吃了变质食物，或是精神创伤造成的。后来，探险者们发现当地一种名为采采蝇（Tsetse fly）的虫子和这种疾病之间有密切的联系，因此，把它也叫作"苍蝇病"。

15 原虫及蠕虫脑膜炎（protozoan and helminthic meningitis）

寄生虫可寄生在脑组织的任何部位，例如疟原虫、阿米巴等导致脑炎及脑膜脑炎，蠕虫幼虫可导致嗜酸性粒细胞性脑膜脑炎等。虫体寄生于脑底时，可有发热、畏寒、恶心、呕吐、颈强、克氏征阳性、颅压增高等症状及体征。

第 8 节 艾滋病所致神经系统障碍

本病是由人类免疫缺陷病毒-1（human immunodeficiency virus type 1，HIV-1）感染所致。10%～27%的艾滋病患者出现各种神经系统损害的临床综合征。

1 HIV 原发性神经系统感染（HIV primary neurological infection）

1.1 HIV 急性原发性神经系统感染（HIV acute primary neurological infection）

本病初期可无症状，但神经系统表现可为 HIV 感染的首发症状。包括：①急性可逆性脑病（acute reversible encephalopathy）；②急性化脓性脑膜炎（acute pyogenic meningitis）；③单发脑神经炎（solitary cerebral neuritis）；④急性上升性或横贯性脊髓炎（acute ascending or transverse myelitis）；⑤炎症性神经病（inflammatory neuropathy）。

1.2 HIV 慢性原发性神经系统感染（HIV chronic primary neurological infection）

1.2.1 AIDS 痴呆综合征（AIDS dementia syndrome）

本征是一种隐匿进展的皮质下痴呆，约见于 20% 的 AIDS 患者。早期出现淡漠、回避社交、性欲降低、思维减慢、注意力不集中和健忘等，可见抑郁或躁狂、运动迟缓、下肢无力、共济失调，也可出现帕金森综合征等；晚期出现严重痴呆、无动性缄默、运动不能、截瘫和尿失禁等。颅脑 CT 或 MRI 检查显示皮质萎缩、脑室扩大和白质改变等。

1.2.2 复发性或慢性脑膜炎（recurrent or chronic meningitis）

本病表现为慢性头痛和脑膜刺激征，可伴有脑神经损害，以三叉、面和听神经受累最多，脑脊液呈慢性炎性改变，HIV 培养阳性。

1.2.3 慢性进展性脊髓病（chronic progressive myelopathy）

本病在胸髓后索及侧索病变明显，可见脊髓白质空泡样变性（空泡样脊髓病），表现为进行性痉挛性截瘫，伴深感觉障碍、感觉性共济失调和痴呆，原位杂交或 HIV 分离培养可证实。

1.2.4 周围神经病（peripheral neuropathy）

本病可表现为远端对称性多发性神经病、进行性多发性神经根神经病和神经节神经炎等，其中以多发性神经病最常见。

1.2.5 肌病（myopathy）

HIV 性肌病以炎性肌病最为常见，表现为亚急性起病的近端肢体肌无力，肌酸磷酸激酶或乳酸脱氢酶增高。

2　HIV 继发性神经系统感染（HIV secondary neurological infection）

2.1　寄生虫感染（parasitic infections）

寄生虫感染一般很少见，但近来有脑卡氏肺囊虫感染的报道。

2.2　真菌感染（fungal infections）

在真菌感染的病症中，以新型隐球菌感染引起脑膜炎最常见。

2.3　病毒感染（viral infections）

单纯疱疹病毒、巨细胞病毒、带状疱疹病毒等可引起脑膜炎、脑炎和脊髓炎，乳头多瘤空泡病毒可引起进行性多灶性白质脑病。

2.4　细菌感染（bacterial Infections）

分枝杆菌、李斯特菌、金黄色葡萄球菌等可引起各种脑膜炎，以结核性脑膜炎较多见。

2.5　脑弓形体病（toxoplasmosis cerebri）

本病是由鼠弓形体原虫感染所致的局灶性或弥漫性脑膜脑炎，多发生在免疫抑制或 T 细胞缺陷的人身上，如长期应用免疫抑制剂治疗及艾滋病病人。通常为亚急性起病，病初有头痛、发热，病程中出现局灶神经体征、精神障碍、癫痫发作、脑膜刺激征等，CSF 单核细胞轻度增多，蛋白可升高。颅脑 CT 检查示分布于皮层下灰白质之间或基底节区的单个或多发的团块状病灶，呈环形或同质性增强，可有占位效应，颅脑 MRI 检查发现病灶较颅脑 CT 检查优越。脑活检在炎性坏死灶周围或脓肿囊壁可找到弓形体包囊或滋养体。血及脑脊液弓形体 IgM 或 IgG 抗体可呈阳性，也可从 CSF 中直接查找滋养体。应用乙胺嘧啶与磺胺嘧啶联合治疗有效，疗程 1 个月，但免疫缺陷患者一旦终止治疗常有复发，治疗期间需注意血象改变，可同时加服甲酰四氢叶酸。

3　继发性中枢神经系统肿瘤（secondary central nervous system tumors）

AIDS 患者细胞免疫功能被破坏，对某些肿瘤的易感性增加。

3.1　原发性中枢神经系统淋巴瘤（primary central nervous system lymphoma）

详见第 5 章第 3 节 8。

3.2　Kaposi 肉瘤（Kaposi's sarcoma，KS）/多发性、特发性出血性肉瘤

本病是一种少见的软组织恶性多发性色素性血管肉瘤，普通人群 KS 的发病率为 1/10 万，而在艾滋病患者中其发病率高达 20%～30%。目前临床上 KS 分为 4 型：经典型 KS、艾滋病相关型 KS（AIDS-KS）、非洲型 KS、免疫抑制型 KS，各个亚型的临床表现非常相似，最初患者身上出现蓝红色斑片或斑块，常多发，逐渐增大发展成结节状及肿瘤状。非洲型多发生在非洲中部，有地方性特点；免疫抑制型多发生在接受免疫抑制治疗，特别是器官移植后；经典型的特征为初发及好发部位均为双下肢末端，并出现皮损；艾滋病相关型多发生于免疫缺陷明显的 CD4$^+$T 细胞数量<500/μL 的中青年人 HIV 感染者，皮损形态与经典型类似，但好发部位不固定，多发生于面部、躯干，常累及黏膜，该类患者就诊时表现为面部、鼻部、上肢肿物，呈紫红色结节和斑块。本病如果得不到及时有效的治疗，还可能会导致神经系统受到损害，容易出现头晕、头痛以及嗜睡等症状，甚至会导致肢体麻木。

4　HIV 相关脑卒中（HIV-associated stroke）

本病常见于：肉芽肿性脑血管炎引起的多发性脑血管闭塞；非细菌性血栓性心内膜炎继发脑栓塞；血小板减少导致脑出血或蛛网膜下腔出血。

第9节 其他特殊感染及其需要鉴别的疾病

1 立克次体感染 (rickettsia)

立克次体是细胞内生长的革兰阴性菌，通过节肢动物如虱子、跳蚤、蜱及螨传播给人类，引起地方性的斑疹伤寒或斑疹热，是导致不明原因发热的原因之一。典型的感染后症状是突然出现的高热、寒战、头痛及躁动不安，伴有分布于躯干的斑疹或斑丘疹及皮肤焦痂。

2 组织细胞坏死性淋巴结炎 (histiocytic necrotic lymphadenitis, HNL) /Kikuchi-Fujimoto 病 (Kikuchi-Fujimoto disease, KFD)

本病是一种全身性疾病，累及中枢和周围神经系统者少见，可表现为无菌性脑膜炎、脑脊髓炎、多发性周围神经病、小脑性共济失调和震颤等症状。

3 脊髓灰质炎 (poliomyelitis) /小儿麻痹症

本病是由脊髓灰质炎病毒引起的一种急性传染病，主要通过粪—口途径传播，大多数感染者无明显症状，约 1/4 感染者临床症状为发热、恶心、呕吐和肢体疼痛等，极少数感染者可出现肢体弛缓性麻痹，并留下终身残疾。在一些罕见的病例中，脊髓灰质炎病毒可破坏延髓细胞，导致患者呼吸麻痹甚至呼吸骤停，乃至死亡。

4 Reye 综合征 (Reye's syndrome) /脑病合并内脏脂肪变性

本病是由脏器脂肪浸润所引起的以脑水肿和肝功能障碍为特征的一组症候群，Reye 于 1963 年首先报道并命名。本病多发生在 6 个月~15 岁的婴幼儿或儿童，平均年龄 6 岁，罕见于成年人，我国以婴幼儿发病为主。

临床特点是在前驱的病毒感染后，出现呕吐、意识障碍和惊厥等脑损害症状以及肝功能异常和代谢紊乱。病因不明，多认为与病毒感染有关，也可能与黄曲霉素、水杨酸制剂或环境、遗传因素有关。尤其应该注意的是，如果孩子在患病毒感染性疾病发热时服用了水杨酸制剂，如阿司匹林，患本综合征的可能性更高。

本病的病理特点是急性脑水肿和肝、肾、胰、心肌等器官的脂肪变性，主要的超微结构改变是线粒体异常。本综合征的发病率相对较颅内感染性疾病低，但来势凶猛，死亡率高，治疗不及时或严重者可在数日内甚至 24h 内死亡，但轻症或治疗及时者可在疾病的早期停止进展而逐渐康复，因此，及早诊断、及时治疗很重要。

5 Rasmussen 综合征/Rasmussen 脑炎

本病是由 Rasmussen 于 1958 年首次报道，此病临床少见，但症状严重，是由免疫介导的脑功能障碍导致的单侧脑半球萎缩，同时合并进行性神经系统功能障碍以及难治性癫痫。至今本病病因不明，有人认为本病与病毒感染有关。

本病特征性的临床表现为各种发作形式的癫痫、进行性的偏瘫以及智力减退。几乎所有的抗癫痫药物对于 Rasmussen 综合征均无满意的疗效，抗病毒药物治疗在临床上也未见确切的疗效。多数研究认为免疫球蛋白治疗可能有效，但远期疗效欠佳，而且还不能阻断病程的进展，目前越来越多的证据表明病灶侧半球切除术较部分性切除术对于控制癫痫发作疗效明显，可以减少 60%~80% 的癫痫发作，病程越短，年龄越小，手术效果越好。

6　硬膜病（dural disease）

6.1　特发性肥厚性硬脑膜炎（idiopathic hypertrophic duralgia）

本病以慢性头痛、多组脑神经损害、脑局灶损害为主要临床表现，颅脑 MRI 检查可见增厚及强化的硬脑膜，出现"双轨征"。病理特点为硬脑膜间质的纤维化及以淋巴细胞为主的炎症细胞浸润，该病具体发病原因不明，故称之为"特发性"，该病可继发颅内静脉窦血栓形成。

6.1.1　IgG4 相关特发性肥厚性硬脑膜炎（IgG4-associated idiopathic hypertrophic dural meningitis）/IgG4 阳性多器官淋巴细胞增生综合征

本病于近年来才被发现，以血清 IgG4 升高、受累组织 IgG4 阳性浆细胞浸润及受累组织纤维化、阻塞性静脉炎为特征。若病变引起硬脑膜增厚，则可诊断为 IgG4 相关性肥厚性硬脑膜炎。

6.2　继发性肥厚性硬脑膜炎（secondary hypertrophic duralgia）

继发性肥厚性硬脑膜炎病因多样，包括感染、自身免疫性疾病、肿瘤、外伤等。

6.3　MOG 抗体相关的肥厚性硬脑膜病

本病临床少见，国外仅有个案报道。

7　脑蛛网膜炎（cerebral arachnoiditis）/浆液性脑膜炎/局灶性粘连性蛛网膜炎

本病是由于感染、外伤、异物刺激等因素导致蛛网膜出现炎症、粘连或形成囊肿。多见于青壮年，常隐袭起病，缓慢进行性发展，可有多次缓解与加重，也有急性或亚急性起病者。是以颅内压增高和局限性定位征为临床表现的脑部炎性疾病。

详见第 3 章第 4 节。

8　色素层炎（chromatophoresis）

8.1　急性视网膜坏死综合征（acute retinal necrosis syndrome）

本征以重度全葡萄膜炎伴有视网膜动脉炎，周边大量渗出，视网膜坏死，玻璃体高度混浊，后期出现裂孔及视网膜脱离为特征。病因多为疱疹病毒，包括单纯疱疹病毒和水痘—带状疱疹病毒。本病起病急，进展快，预后差，是一种严重的致盲性疾病，常单眼发病，也有双眼前后发病或单眼多次反复发病。

8.2　嗜人 1 型 T 淋巴细胞病毒（human type 1 T-lymphotropic virus，HTLV-1）感染

嗜人 1 型 T 淋巴细胞病毒感染所致的葡萄膜炎是由 HTLV-1 引起，主要通过性接触、输血、母婴垂直及母婴哺乳等方式进行传播的眼部疾病。

9　无菌性脑膜炎综合征（aseptic meningitis syndrome）/良性淋巴细胞脑膜炎

本病是一种病因众多的综合征，其临床特征是头痛、发热、恶心，伴有脑膜刺激征，脑脊液细胞数增多，以淋巴细胞为主。病程约为一周并能自愈，Wallgren 首先描述本综合征并命名。

9.1　非病毒性无菌性脑膜炎（non-viral aseptic meningitis）

9.2　非感染因素的无菌性脑膜炎（aseptic meningitis of non-infectious origin）

本病包括：①药物性无菌性脑膜炎（drug-induced aseptic meningitis）；②良性复发性无菌性脑膜炎（benign recurrent aseptic meningitis）等。

10 神经系统肉芽肿 （neurological sarcoidosis）

神经系统肉芽肿最常见的是结核，其他病变包括结节病、霉菌感染、弓形体病和血管炎（经常合并胶原血管病）等。

11 肺炎支原体感染致中枢神经系统损害 （mycoplasma pneumoniae infection causing central nervous system damage）

肺炎支原体是小儿呼吸系统疾病中常见病原体之一，它是一种无细胞壁的原核细胞的微生物，可通过除菌滤器，以呼吸道飞沫传播。好发于学龄前、学龄儿童。由于肺炎支原体与人体的心、肝、肾、脑等组织器官存在着部分共同抗原，因此，肺炎支原体感染后可产生相应组织的自身抗体，并形成复合物，引起肺外脏器病变，出现相应的临床症状，如神经、心血管、血液等多系统损害，其中以中枢神经系统损害最为严重。中枢神经系统损害主要包括无菌性脑膜炎、脑膜脑炎、横断性脊髓炎、脑干功能障碍、脑干炎、吉兰-巴雷综合征等，以脑炎最为常见。临床上主要表现为头痛、呕吐、意识障碍、抽搐、高热、精神改变等症状。

12 皮炎外瓶霉致中枢神经系统暗色丝孢霉病 （dermatitis ex vase mold causing central nervous system dark filamentous mycosis）

皮炎外瓶霉是暗色丝孢霉病的主要致病菌之一，具有亲神经性，主要侵犯中枢神经系统。本病影像学表现形式多样，症状不典型，缺乏特异性。

13 中枢神经系统类鼻疽病 （central nervous system melioidosis）

类鼻疽病（melioidosis，MD）是一种人畜共患病，中枢神经系统 MD 感染途径主要为血行感染，临床表现与常见细菌引起的中枢神经系统感染无特征性差别，均有高热、全身中毒症状、颅内压增高及神经功能损害等表现。类鼻疽脑脓肿影像学表现为病变范围广泛，病灶内多发小囊坏死灶，极易与高级别胶质瘤或转移瘤混淆。

14 可逆性胼胝体压部病变综合征 （reversible splenial lesion syndrome，RESLES）

2011 年，Garcia、Monco 等人将存在胼胝体压部短暂性病变的临床综合征命名为可逆性胼胝体压部病变综合征（RESLES）。RESLES 被定义为可逆的胼胝体压部病变，有时也累及脑室周围白质、皮层下白质和基底神经节。RESLES 病例中儿童较多，成人少见，且主要发生在日本等亚洲国家，本质是可逆的细胞毒性水肿，致病原因不清楚。

RESLES 已经被报道继发于各种疾病，包括感染、伴胼胝体压部（SCC）可逆性病变的轻度脑炎/脑病、癫痫及抗癫痫药（AEDs）戒断、高原脑水肿、自身免疫疾病、低血糖或高钠血症、继发于神经性厌食的营养不良及维生素 B_{12} 缺乏症、神经精神性狼疮以及酒精中毒等。

胼胝体联络纤维可以将皮层活动转移到对侧，并连接两个大脑半球协调双侧运动、感觉和视觉功能，对书写、物体、面部和视觉信息的传递和整合起着重要的作用。所以，RESLES 患者意识障碍、视觉、精神行为症状较常见，其中意识障碍是最常见的中枢神经系统症状，但出现发烧、恶心、呕吐、头痛、腹泻和腹痛等内科症状时，也应警惕 RESLES 可能。

15 儿童急性小脑性共济失调综合征 （acute cerebellar ataxia of childhood）/Zappert 综合征

本征首先由 Zappert 于 1909 年报道，故又称为 Zappert 综合征。实际上多种原因会引起婴幼儿及儿童期的急性小脑性共济失调，如急性传染病或感染中毒性疾病后继发的小脑损害，以小脑为主要受累部位的急性局限性脑炎（急性小脑炎），以及中毒、缺氧、低血糖等因素导致的小脑损害。多发于 1~12 岁，健康状态下急性起病，或有某种前驱疾患，如麻疹、水痘、猩红热等传染性疾病。临床表现为典型的小脑性共济失调，但严重病例因脑病变范围较广，会出现意识障碍、呕吐、抽搐、昏迷等。儿童急性小脑性共济失调多数预后良好，部分病例遗留小脑萎缩。严重病例因弥漫性脑损害可发生危险，或遗留弥漫性脑萎缩改变及智能缺陷。

16 杜普雷综合征（Dupre syndrome）／虚性（或假性）脑膜炎（meningison）

本病是指在急性发热疾病过程中，出现脑膜刺激征，临床上常称虚性（或假性）脑膜炎，由 Dupre 于 1895 年最先描述。此征出现在败血症、伤寒、斑疹伤寒、中毒性菌痢、肺炎、流感、急性疟疾、钩端螺旋体病、恙虫病等急性感染过程中，主要见于婴儿和儿童。一般认为在发生急性感染性发热时，血液被稀释，形成相对的低渗性，液体迅速经脉络膜丛滤入脑脊液中，导致脑压增高。临床表现为在急性发热性疾病的早期或中期，突然出现头痛、呕吐、颈项强直、Kernig 阳性等脑膜刺激症状，严重病例可发生抽搐和昏迷，CSF 压力增高，细胞数一般正常，蛋白定量轻度增高，糖和氯化物含量正常。

17 癌性脑膜炎/脑膜癌病（meningeal carcinomatosis，MC）

本病是指由于恶性肿瘤细胞转移，导致弥漫或局灶浸润软脑膜及蛛网膜下腔的病症，是中枢神经系统转移癌的一种特殊类型，原发病灶常来源于肺癌、乳腺癌等，实体肿瘤患者中的发病率约 4%~15%。50%患者以颅压升高导致的脑病为首发症状，如头痛呕吐、癫痫发作、智能减退、意识障碍等，12 对脑神经均可受损，以Ⅱ~Ⅷ对颅神经受损为多，其中以外展神经最常受累，其次是动眼和滑车神经，表现为复视、眼肌麻痹、听力和前庭功能障碍。脊神经受损可出现腰背疼痛、阶段性感觉障碍、尿便失禁等症状。

参考文献

［1］Gilden D H, Mahalingam R, Cohrs R J, et al. Herpesvirus infections of the nervous system ［J］. Nature Clinical Practice Neurology, 2007, 3（2）: 82-94.

［2］Zamora M. DNA Viruses（CMV, EBV, and the Herpesviruses）［J］. Seminars in Respiratory and Critical Care Medicine, 2011, 32（04）: 454-470.

［3］Ongrádi J, Ablashi D V, Yoshikawa T, et al. Roseolovirus-associated encephalitis in immunocompetent and immunocompromised individuals ［J］. Journal of NeuroVirology, 2017, 23（1）: 1-19.

［4］Ablashi D V, Chatlynne L G, Whitman J J, et al. Spectrum of Kaposi's sarcoma-associated herpesvirus, or human herpesvirus 8, diseases ［J］. Clin Microbiol Rev, 2002, 15（3）: 439-464.

［5］Jubelt B, Lipton H L. Enterovirus/picornavirus infections ［J］. Handbook of clinical neurology, 2014, 123: 379.

［6］Costa B K D, Sato D K. Viral encephalitis: a practical review on diagnostic approach and treatment ［J］. Jornal de Pediatria, 2020, 96: 12-19.

［7］Koyuncu O O, Hogue I B, Enquist L W. Virus Infections in the Nervous System ［J］. Cell Host & Microbe, 2013, 13（4）: 379-393.

［8］Bohmwald K, Espinoza J A, González P A, et al. Central nervous system alterations caused by infection with the human respiratory syncytial virus ［J］. Rev Med Virol, 2014, 24（6）: 407-419.

［9］Bohmwald K, Gálvez N M S, Ríos M, et al. Neurologic Alterations Due to Respiratory Virus Infections

［J］. Frontiers in cellular neuroscience, 2018, 12: 386.

［10］ Fox A, Hung T M, Wertheim H, et al. Acute measles encephalitis in partially vaccinated adults ［J］. PloS One 2013, 8 (8): e71671.

［11］ Ferren M, Horvat B, Mathieu C. Measles Encephalitis: Towards New Therapeutics ［J］. Viruses, 2019, 11 (11): 1017.

［12］ Aditi, Shariff M. Nipah virus infection: A review ［J］. Epidemiol Infect, 2019, 147: 95.

［13］ Weaver S C, Reisen W K. Present and future arboviral threats ［J］. Antiviral Research, 2010, 85 (2): 328-345.

［14］ Gould E A, Solomon T. Pathogenic flaviviruses ［J］. Lancet, 2008, 371 (9611): 500-509.

［15］ Lindqvist R, Upadhyay A, överby A. Tick-Borne Flaviviruses and the Type I Interferon Response ［J］. Viruses, 2018, 10 (7): 340.

［16］ Aguilar PV, Estrada-Franco JG, Navarro-Lopez R, et al. Endemic Venezuelan equine encephalitis in the Americas: hidden under the dengue umbrella ［J］. Future Virol, 2011, 6 (6): 721-740.

［17］ Mehta R, Gerardin P, de Brito C A A, et al. The neurological complications of chikungunya virus: A systematic review ［J］. Reviews in Medical Virology, 2018, 28 (3): e1978.

［18］ Chaari A, Berrajah L, Bahloul M, et al. Rubella encephalitis ［J］. Neurol India, 2011, 59 (5): 766-767.

［19］ Mcjunkin J E, Khan R R, Tsai T F. California-La Crosse encephalitis ［J］. Infect Dis Clin North Am, 1998, 12 (1): 83-93.

［20］ de Greslan T, Billhot M, Rousseau C, et al. Ebola Virus-Related Encephalitis ［J］. Clin Infect Dis, 2016, 63 (8): 1076-1078.

［21］ Davis B M, Rall G F, Schnell M J. Everything You Always Wanted to Know About Rabies Virus (But Were Afraid to Ask) ［J］. Annu Rev Virol, 2015, 2 (1): 451-471.

［22］ Khalili A, Craigie M, Donadoni M, et al. Host-Immune Interactions in JC Virus Reactivation and Development of Progressive Multifocal Leukoencephalopathy (PML) ［J］. J Neuroimmune Pharmacol, 2019, 14 (4): 649-660.

［23］ Imran M, Mahmood S. An overview of human prion diseases ［J］. Virology journal, 2011, 8: 559.

［24］ Geschwind M D. Prion Diseases ［J］. Continuum (Minneapolis, Minn.), 2015, 21 (6 Neuroinfectious Disease): 1612-1638.

［25］ Will R G. Acquired prion disease: iatrogenic CJD, variant CJD, kuru ［J］. Br Med Bull, 2003, 66: 255-265.

［26］ 王维治. 神经病学 ［M］. 3 版. 北京: 人民卫生出版社, 2021.

［27］ 周海云, 原佳铭, 陈锦荣. 变异性克雅氏病与输血传播研究进展 ［J］. 中国生物制品学杂志, 2007, 20 (11): 869-872.

［28］ 刘凯, 西尔艾力·斯马依, 阿里木江·阿不来提, 等. Charcot 关节病 4 例报告 ［J］. 新疆医学, 2021, 51 (11): 1294-1296+1309.

［29］ 王翠英, 陈丽萍, 邢华禹, 等. 瞳孔检查及常见瞳孔异常 ［J］. 中国眼镜科技杂志, 2019, (05): 99-102.

［30］ Grün D, Unger MM, et al. Legionnaire's-disease-associated meningoencephalitis: A case report ［J］. Pulmonology, 2019, 25 (2): 128-130.

［31］ 孙梦娇, 马莉花, 陈莉, 等. 自身免疫性脑炎诊断及治疗研究新进展 ［J］. 中国全科医学, 2018, 21 (11): 1368-1371.

［32］肖焱炜，朱慧琴．树胶肿性神经梅毒 1 例［J］．中国皮肤性病学杂志，2019，33（10）：1161-1163．

［33］王兆峰，董丽，苏欣，等．肺梅毒树胶样肿一例及文献复习［J］．中华肺部疾病杂志，2017，10（06）：749-751．

［34］王武华，刘旭东．脊髓梅毒性树胶样肿合并脊髓半切综合征 1 例报告［J］．中国脊柱脊髓杂志，2017，27（11）：1053-1054．

［35］许雪静，柳月红，刘彬彬．神经梅毒合并视神经萎缩患者的眼底特征［J］．中华实验和临床感染病杂志，2021，15（04）：223-228．

［36］李奇成．急性无菌性脑膜炎综合征［J］．江西医药，1963，（04）：29-30+33．

［37］邵式汾．中枢神经系统肉芽肿性病的 CT 所见［J］．国外医学（临床放射学分册），1985，（05）：298．

［38］章礼真．肺炎支原体肺炎伴中枢神经系统损害 45 例临床特点分析［J］．中国中西医结合儿科学，2013，5（02）：155-157．

［39］尹占东，丁立娣，孙春雷，等．艾滋病相关性 kaposi 肉瘤合并带状疱疹 1 例［J］．中国实验诊断学，2020，24（11）：1895-1896．

［40］谈琦琪，吴德．克雅氏病的研究进展［J］．华南预防医学，2016，42（05）：495-497，500．

［41］冯萍．猪链球菌病．寄生虫病与感染性疾病［J］．2006，4（1）：34-37．

［42］中华医学会神经病学分会神经感染性疾病与脑脊液细胞学学组．克-雅病中国诊断指南 2021［J］．中华神经科杂志，2022，55（11）：1215-1224．

［43］中华医学会神经病学分会神经感染性疾病与脑脊液细胞学学组，中华医学会神经病学分会睡眠障碍学组．致死性家族性失眠症中国诊断标准共识 2021［J］．中华神经科杂志，2022，55（11）：1236-1244．

［44］中华医学会神经病学分会神经感染性疾病与脑脊液细胞学学组．中国自身免疫性脑炎诊治专家共识（2022 年版）［J］．中华神经科杂志，2022，55（9）：931-949．

［45］Ueno T，Kon T，kaneko K，et al．Contrast enhancement of hypertrophic duramater in MOG antibody-associated disease［J］．Neurology，2019，Aug 6，93（6）：271-272．

第5章 中枢神经系统脱髓鞘疾病

中枢神经系统脱髓鞘疾病（central nervous system demyelinating diseases）是一组以脑和脊髓髓鞘破坏或髓鞘脱失为主要特征的疾病，包括获得性和遗传性两大类，其中，获得性中枢神经系统脱髓鞘疾病又分为原发性免疫介导的炎性脱髓鞘病和继发于其他疾病的脱髓鞘病。前者是临床上通常所指的中枢神经系统脱髓鞘疾病，主要包括中枢神经系统特发性炎性脱髓鞘疾病（central nervous system idiopathic inflammatory demyelinating diseases，CNS IIDDs），如临床孤立综合征（clinically isolated syndrome，CIS）、放射学孤立综合征（radiologicallyisolatedsyndrome，RIS）、多发性硬化（multiple sclerosis，MS）、视神经脊髓炎谱系疾病（neuromyelitis optica spectrum diseases，NMOSDs）、同心圆硬化（Balo病）、急性播散性脑脊髓炎（acute disseminated encephalomyelitis，ADEM）等；后者包括一氧化碳中毒后迟发型白质脑病、脑桥中央髓鞘溶解症（central pons myelinolysis，CPM）、脑桥外髓鞘溶解症（extrapontine Myelinolysis，EPM）、亚急性硬化性全脑炎（subacute sclerosing panencephalitis，SSPE）等。根据临床实际需要，本章分为以下3节：第1节，特发性炎性脱髓鞘疾病；第2节，遗传性脱髓鞘病；第3节，继发性脱髓鞘病及其他相关鉴别疾病。

第1节 特发性炎性脱髓鞘疾病

1 临床孤立综合征（clinically isolated syndrome，CIS）

CIS属于特发性炎性脱髓鞘疾病（idiopathic inflammatory demyelinating diseases，IIDDs）的一种类型，是指患者首次出现中枢神经系统（central nervous system，CNS）炎性脱髓鞘事件，引起的相关症状和客观体征至少持续24h，且为单相临床病程，类似于多发性硬化（multiple sclerosis，MS）的一次典型临床发作，但尚不能诊断为MS。如果患者随后被诊断为MS（符合空间和时间多发性，并排除其他诊断），CIS就是该患者的第一次发作，临床上典型的CIS可表现为幕上、幕下（脑干或小脑）、脊髓或视神经受累所引起的临床症候，可以是单部位或多部位受累，这些症候有典型和非典型之分，典型者高度提示可能向临床确诊MS（clinically definite MS，CDMS）转归，而非典型者，则需要与其他脱髓鞘疾病相鉴别。

2 放射学孤立综合征（radiologicallyisolatedsyndrome，RIS）

2009年，Okuda等提出了RIS这个新概念。该概念是指，在为患者进行影像学检查时高度怀疑其发生MS，但其既往病史或进行神经病学检查的结果不能证实其发生脱髓鞘疾病，或其他以中枢神经系统信号异常为主要表现的疾病。临床实践证实，此病可能是MS的早期表现，有进展为CIS或MS的风险。

3 多发性硬化（multiple sclerosis，MS）

MS是一种以中枢神经系统（CNS）炎性脱髓鞘病变为主要特点的免疫介导性疾病，病变主要累及白质。其病因尚不明确，可能与遗传、环境、病毒感染等多种因素相关。MS病理上表现为CNS多发髓鞘脱失，可伴有神经细胞及其轴索损伤，MRI检查显示病灶分布、形态及信号表现具有一定特征性。MS病变具有时间多发（DIT）和空间多发（DIS）的特点。

MS 好发于青壮年，多见于 20~40 岁，女性更为多见，男女患病比例为 1∶1.5~1∶2。CNS 各个部位均可受累，临床表现多样，其常见症状包括视力下降、复视、肢体感觉障碍、肢体运动障碍、共济失调、膀胱或直肠功能障碍等，临床分型如下。

3.1　复发缓解型 MS（relapsing remitting multiple sclerosis，RRMS）

RRMS 此型疾病表现为明显的复发和缓解过程，每次发作后均基本恢复，不留或仅留下轻微后遗症，MS 患者 80%~85% 最初病程中表现为本类型。

3.2　继发进展型 MS（secondary progressive multiple sclerosis，SPMS）

SPMS 此型表现为大约 50% 的 RRMS 患者在患病 10~15 年后，疾病不再有复发缓解，呈缓慢进行性加重过程。

3.3　原发进展型 MS（primary progressive multiple sclerosis，PPMS）

PPMS 此型病程大于 1 年，疾病呈缓慢进行性加重，无缓解复发过程，约 10% 的 MS 患者表现为本类型。

3.4　其他类型

根据 MS 的发病及预后情况，有以下 2 种少见临床类型作为补充，其与前面国际通用临床病程分型存在一定交叉。

3.4.1　良性型 MS（benign MS）

少部分 MS 患者在发病 15 年内几乎不留任何神经系统残留症状及体征，日常生活和工作无明显影响，目前对良性型 MS 无法做出早期预测。

3.4.2　恶性型 MS（malignant MS）/爆发型 MS（fulminant MS）/Marburg 变异型 MS（Marburg variant MS）

本病呈爆发起病，短时间内迅速达到高峰，神经功能严重受损甚至死亡。

3.5　儿童多发性硬化（multiple sclerosis in children）

儿童型 MS，发病年龄最早为 1.5 岁，平均发病年龄为 13.7±2.4 岁，女孩多见，大部分患者为散发起病，仅 13.5% 患者有家族史。首发症状以孤立综合征多见，大部分患儿为病情加重到缓解型（exacerbating-remitting），极少一部分为进行性加重恶化。

4　视神经脊髓炎谱系疾病（neuromyelitis optica spectrum disorders，NMOSD）

NMOSD 是一组自身免疫介导的以视神经和脊髓受累为主的中枢神经系统（CNS）炎性脱髓鞘疾病。NMOSD 的发病机制主要与水通道蛋白 4（aquaporin-4，AQP4）抗体相关，是不同于 MS 的独立疾病实体。NMOSD 好发于青壮年，女性居多，临床上多以严重的视神经炎（optic neuritis，ON）和纵向延伸的长节段横贯性脊髓炎（longitudinally extensive transverse myelitis，LETM）为主要临床特征，复发率及致残率高。

早在 19 世纪，由 Devic 描述了一组视神经和脊髓相继严重受累的病例，最终命名 Devic disease（德维克病），又名视神经脊髓炎（neuromyelitis optica，NMO）。NMO 曾被归属于 MS 的特殊亚型，2004 年，Lennon 等研究并证实 AQP4-IgG 高度聚集于脊髓灰质、中脑导水管脑室周围的星形胶质细胞足突中，直接参与了 NMOSD 的发病。2006 年，Wingerchuk 将 AQP4-IgG 纳入 NMO 诊断标准，对 AQP4-IgG 的深入研究发现，某些局限形式的脱髓鞘疾病，如单发或复发性 ON、单发或复发性 LETM、伴有风湿免疫疾病或相关自身免疫抗体阳性的 ON 或 LETM 等，与 NMO 具有相同或类似的发病机制。Wingerchuk 等 2007 年把上述临床表型命名为 NMOSD。2015 年，国际 NMO 诊断小组（international panel for neuromyelitis optica diagnosis，IPND）将经典的 NMO 及局限形式的 NMOSD 整合为广义概念的 NMOSD，并以 AQP4-IgG 作为分层，制定了诊断标准。

另外，NMOSD 患者表现为单发或复发性视神经炎、纵向广泛的横向脊髓炎和脑部病变，可导致严重残疾甚至死亡。有 60%~90% 符合 NMOSD 诊断标准的患者可以检测到 AQP4-IgG，甚至有专家学者提出 AQP4-IgG 阴性也不能否定 NMOSD 的存在。一些 NMOSD 患者在急性期使用高敏感的细胞分析法（CBA）进行重复检验，AQP4-IgG 仍然阴性，同时，AQP4-IgG 阴性 NMOSD 患者在临床发病特点上不同于 AQP4-IgG 阳性患者，具体机制目前尚不清楚。

NMOSD 有 6 组核心临床症候。

①视神经炎：急性起病，迅速达峰，多为双眼同时或相继发病，伴有眼痛，视功能受损，程度多严重，视野缺损，视力明显下降，严重者仅留光感甚至失明。

②急性脊髓炎：急性起病，多出现明显感觉、运动及尿便障碍，多有根性疼痛，颈髓后索受累可出现 Lhermitte 征，严重者可表现为截瘫或四肢瘫，甚至呼吸肌麻痹，恢复期易残留较长时期痛性或非痛性痉挛、瘙痒、尿便障碍等。

③极后区综合征：不能用其他原因解释的顽固性呃逆、恶心、呕吐，临床以首发或早期孤立症状出现时易被漏诊，或误诊为消化系统等非神经系统疾病。

④急性脑干综合征：头晕、复视、面部感觉障碍、共济失调，亦可无临床症候。

⑤急性间脑综合征：嗜睡、发作性睡病、体温调节异常、低钠血症等，亦可无临床症候。

⑥大脑综合征：意识水平下降、高级皮层功能减退、头痛等，亦可无临床症候。

5 抗髓鞘少突胶质细胞糖蛋白免疫球蛋白 G 抗体相关疾病（anti-myelin oligodendrocyte glycoprotein-IgG associated disorders，MOGAD）/MOG 抗体阳性的炎性脱髓鞘疾病（inflammatory demyelinating disease with positive MOG antibody）

近些年来，研究者在 CNS 炎性脱髓鞘疾病患者血清中发现了抗髓鞘少突胶质细胞糖蛋白免疫球蛋白 G（MOG）抗体，由于 MOG 抗体阳性患者的发病机制、临床表现、疗效及预后与经典的 MS 和 AQP4 抗体阳性的 NMOSD 均不同，MOGAD 逐渐成为一种独立的疾病，其发病机制为 MOG 抗体介导的少突胶质细胞受损、继发性髓鞘脱失及轴索损伤。该病病理特点为常累及视神经及脊髓、脑桥及丘脑，小静脉周围出现 T 细胞及巨噬细胞浸润，并伴免疫复合物沉积。

20 世纪 80 年代在 MS 的动物模型——实验性自身免疫性脑脊髓炎里发现了 MOG 抗体，自 2006 年后采用微球免疫分析系统 CBA（cytometric bead array）检测 MOG 抗体后，发现 MOG 抗体存在于一部分中枢神经系统炎性脱髓鞘疾病患者体内。MOGAD 目前被认为是不同于 MS 及 NMOSD 的独立疾病谱。在获得性脱髓鞘疾病中，MOGAD 的发病率为 0.16/10 万~1.40/10 万，与 NMOSD 的发病率相当，低于 MS 的发病率（约为 5/10 万），在儿童多见，性别差异不明显，男女比例为 1:1~1:2。MOGAD 的临床表型多样，可广泛累及中枢神经系统，表现为视神经炎、脑膜脑炎、脑干脑炎、脊髓炎等，可表现为单一症状，也可表现为多种症状的组合形式存在，可为单病程，也可反复发作。MOGAD 临床表型随着年龄而变化，儿童患者多为急性散播性脊髓灰质炎（ADEM）样表现，成人患者多表现为视神经炎、脊髓炎。

6 自身免疫性胶质纤维酸性蛋白星型胶质细胞病（autoimmune glial fibrillary acidic protein astrocytopathy，GFAP-A）

2016 年 Lennon 教授团队首次报道了 16 例 GFAP-A 患者的临床症状和影像学表现，包括炎性脑膜炎、脑炎和脊髓炎，并指出抗 GFAP 抗体是该病特异的生物学标志物。

目前关于 GFAP-A 的诊断尚无统一标准。国内学者参考相关文献归纳出如下诊断要点：①急性或亚急性发病，临床表现为脑膜、脑实质、脊髓、视神经受累或上述各症状的组合；②颅脑 MRI 可见脑室旁线样放射状强化和/或脊髓长节段受累伴中央管强化；③脑脊液 GFAP-IgG 阳性［基于细胞的检测（CBA）或基于组织的检测（TBA）］；④脑组织活检提示颅内小血管周围炎症伴小胶细胞活化；⑤糖皮质激素治疗有效；⑥排除其他可能疾病。目前国际较公认的诊断标准为 GFAP-IgG 阳性，故国内外相关研究纳入标准均为血清或脑脊液 GFAP-IgG 阳性，并推荐 CBA 法和 TBA 法是检测 GFAP-IgG 的有效方法。国外研究显示，脑脊液 GFAP-IgG 阳性预测值高于血清。

GFAP-A 的临床表现无特异性，应注意与其他发生于中枢神经系统的自身免疫性疾病、颅内炎症性和肿瘤性病变相鉴别，如各种病原体（单纯疱疹病毒、梅毒螺旋体、结核分枝杆菌等）导致的中枢神经系统感染、脑胶质瘤、中枢神经系统炎性脱髓鞘疾病、中枢神经系统淋巴瘤、脑转移瘤、中枢神经系统血管炎等，血清和/或脑脊液 GFAP-IgG 阳性可进行鉴别。该病易与肿瘤（尤其是畸胎瘤）及其他自身免疫性疾病（如抗 NMDAR 脑炎、NMOSD）共存，临床应警惕共病的可能，其中，抗 NMDAR 脑炎多以精神行为异常发病，常伴口面部不自主运动，血液和脑脊液检查 NMDAR-IgG 阳性，而视神经脊髓炎谱系疾病则以视神经和脊髓损害为主要表现，多伴视物模糊、视力下降等，血液和脑脊液 AQP4-IgG 阳性，故必要时应完善胸部、腹部 CT 以及脑脊液抗体检查以排除上述疾病。

7 瘤样脱髓鞘病变（tumefactive demylinating lesions，TDLs）/瘤样炎性脱髓鞘病（tumor-like inflammatory demyelinating disease，TIDD）/脱髓鞘假瘤（demyelinating pseudotumor，DPT）

TDLs 既往也称 TIDD 或 DPT，是中枢神经系统（CNS）一种相对特殊类型的免疫介导的炎性脱髓鞘病变，绝大多数为脑内病变，脊髓 TDLs 鲜有报道。影像所见病变体积较大，多伴周边水肿，且具有占位效应，和/或 MRI 增强影像改变，易与脑肿瘤相混淆，因此得名。

尽管脑活检是诊断 TDLs 的金标准，但有其局限性：①因患者恐惧心理或医院条件所限，脑活检难以广泛开展；②当 TDLs 病理不典型时，如伴有胶质细胞过度增殖表现或假性异型性，易与脑胶质瘤相混淆；③活检术前使用糖皮质激素（以下简称"激素"）可导致原发性中枢神经系统淋巴瘤（primary central nervous system lymphomas，PCNSL）病变组织失去典型淋巴瘤病理结构，且病变边缘常伴反应性 T 细胞增多，易被误诊为 TDLs；④当脑活检取材少或定位不够精确时，缺乏典型病理改变，难以确诊，需再次活检。

8 急性播散性脑脊髓炎（acute disseminated encephalomyelitis，ADEM）

ADEM 是一种以急性或亚急性起病的大范围累及大脑白质的急性炎症脱髓鞘性疾病，该疾病是由免疫反应介导的，典型的 ADEM 具有单相病程、多发病灶、病程发展快速等特点，好发于儿童和青年人，临床症状复杂多变，且轻重程度不一，与病变侵害的部位和严重程度有关。临床表现包括多灶性神经功能障碍、局灶性病变表现、脑膜及锥体外系侵害症状、脊髓受累症状等，脑脊液细胞计数为以单核细胞为主的轻度增加，可发现寡克隆带。颅脑 MRI 检查影像以长 T_1、长 T_2 异常信号影为主要特征，病变呈多发病灶、呈不对称性，皮层下白质、脑室周围、脑干、小脑、丘脑等部位较多见，脊髓白质也可出现病灶。

8.1 急性出血性白质脑炎（Acute hemorrhagic leukoencephalitis，AHLE）/急性坏死性出血性脑脊髓炎（acute necrotizing hemorrhagic encephalomyelitis）/急性坏死性出血性脑炎或脑病/Hurst 病/Weston Hurst 出血性白质脑炎

Hurst 在 1941 年首先比较完整地报道了 AHLE，AHLE 是一种罕见的非常急剧的中枢神经系统炎

性疾病，它可能是中枢神经系统疾病感染后的独特形式或是 ADEM 最严重的形式。AHLE 的病因和确切机制仍不明确。临床表现为突然发病、进行性意识障碍、发热、一侧或双侧锥体束损害、偶有癫痫发作，病死率高，常在数日内死亡。

8.2　原因不明脑脊髓炎（Encephalomyelitis of unknown origin）／特发性急性播散性脑脊髓炎

本病的一些患者在起病前从未接受过疫苗接种，也没有感染前驱病史，无法找到很详细的原因，故本病被称为特发性急性播散性脑脊髓炎。

9　Schilder 病（Schilder disease）／希尔德病／弥漫性硬化/脱髓鞘性弥漫性硬化/弥漫性轴周脑炎

Schilder 病主要见于儿童及青少年，以视力障碍、进行性精神失常、痉挛性瘫痪、惊厥发作等为主要临床表现，是一种大脑半球白质广泛脱髓鞘性疾病，Schilder 于 1912 年首次报告本病。

10　同心圆性硬化（Concentric sclerosis）／Balo 病

本病属大脑白质脱髓鞘性疾病，由 Balo 于 1928 年首次报道，因其病理特点为病灶内髓鞘脱失带与髓鞘保存带呈同心圆层状交互排列，因形似树木年轮或大理石花纹状而得名。同心圆性硬化的临床表现和病理改变与 MS 相似，故多数学者认为它可能是 MS 的一种变异型。

第 2 节　遗传性脱髓鞘病

1　X 连锁肾上腺脑白质营养不良（X-linked adrenoleukodystrophy，X-ALD）

X-ALD 是一种过氧化物酶体病，是 X 连锁先天遗传性疾病，临床较罕见，X-ALD 包含一系列表型，包括儿童、青少年和成人脑型 ALD（cerebral ALD，CALD），肾上腺脊髓神经型（adrenomyeloneuropathy，AMN），小脑型（cerebellar variant），单纯 Addison 病，无症状型和女性杂合子。脑型 ALD 中以儿童脑型最为常见，且病情进展快，存活时间短，病死率高。主要表现为进行性的精神运动障碍、视力及听力下降和（或）肾上腺皮质功能低下等。

2　佩—梅病（Pelizaeus-Merzbacher disease，PMD）

PMD 为 X 连锁隐性遗传的脑白质营养不良病，是 Xq13-q22 染色体上蛋白脂蛋白基因突变所致，最常见的突变是基因复制，临床疾病谱有严重的新生儿型、良性的成人型以及 2 型痉挛性截瘫。

1885 年，Pelizaeus 率先报道了有 5 例男性患儿的家系，主要表现为眼球震颤、四肢麻痹、共济失调、发育迟缓等。Merzbacher 于 1910 年再次对 Pelizaeus 所报道的家系进行研究，此时受累的患者有14 例，有 2 例女性患者，结果发现，此病具有 X 连锁隐性遗传特征且在脑组织活检中发现白质髓鞘缺失，故将此病命名为 PMD。PMD 是严重的致死、致残性神经遗传病，患者寿命均较短，严重者仅能存活至几岁，甚至出生后即死亡。

3　球形细胞脑白质营养不良（globoid cell leukodystrophy，GLD）／Krabbe 病（Krabbe disease，KD）／克拉伯病/婴儿家族性弥漫性硬化

GLD 也称 Krabbe 病，1916 年由丹麦儿科医师 Krabbe 首先报道，因此称为克拉伯病，也称婴儿家族性弥漫性硬化，是常染色体隐性遗传病，突变基因位于 14p，其基本代谢缺陷是半乳糖脑苷脂-β-半乳

糖苷酶的缺乏，致使半乳糖脑苷脂蓄积于脑内，使少突胶质细胞及髓鞘产生毒性，最终导致中枢和周围系统受累。本病预后极差，婴儿型患者常于 1 岁之内病故，晚发者可生存至 10 岁左右。

4　异染性脑白质营养不良（metachromatic leukodystrophy）/异染性白质脑病/硫脂沉积病/格林费尔德综合征（Greenfield syndrome）

本病是脑白质营养不良疾病中常见的类型，临床表现为弥漫性脑损害症状。最早由 Greenfield 于 1933 年报道，某些学者认为最早由 Alzheimer 于 1910 年首先报道。其病因病理为：由于硫酸酯酶 A 在患者细胞溶酶体中缺乏，使正常情况下的硫酸酯酶催化存在于神经髓鞘、肾小管上皮细胞膜中的硫酸脑苷酯分解为半乳糖脑苷脂和硫酸的功能发生障碍，从而引起脑苷脂沉积于体内，尤其是沉积于脑组织细胞膜中，使中枢神经系统广泛脱髓鞘，尤其是脑白质受累最重。临床表现根据起病年龄可分三型即：晚期婴儿型（1~2 岁起病）、少年型（4~5 岁起病）、成年型（16 岁后起病）。临床上以晚期婴儿型最常见，其典型表现为早期（第一期）可出现行走困难、运动减少、肌张力低、腱反射减弱，甚至不能独自坐和站、抬头困难。继续发展（第二期）可出现智能减退、言语障碍、语言减少至消失、肌张力高、腱反射亢进、双侧病理征阳性。晚期（第三期）可出现抽搐、去大脑强直、瞳孔散大、眼球游动或呈"玩偶眼"、吸吮及吞咽困难，最后因继发感染和中枢性高热而死亡。少年型和成年型起病晚，进展缓慢，常以精神症状为首发症状，可有痴呆和肢体瘫痪。诊断根据上述临床症状及特征，末梢神经及尿中见到异染颗粒，尿中脑硫脂含量增多，硫酸酯酶 A 活性减低，特别是测得白细胞或培养皮肤成纤维细胞内芽基硫酸酯酶 A 活性降低则可以确诊。

5　正染性脑白质营养不良（actinic leukodystrophy）

本病其病变主要集中在大脑白质的胶质细胞，膜性包裹的嗜锇性沉积物具有溶酶体的形态特点，推测此病可能是一种胶质细胞的溶酶体病，病理改变主要出现在大脑白质，表现为大脑半球前部白质为主的弥漫性脱髓鞘，同时伴随轻度的轴索损害。病变区存在星形胶质细胞增生、少突胶质细胞减少，并出现吞噬细胞，吞噬细胞偶尔也形成类似巨细胞样改变，在胶质细胞内出现的膜性包裹的指纹体、板层体和颗粒致密物质是此病的病理特点。

6　小儿脑白质海绵状变性综合征（Canavan 病）/卡纳万氏（Canavan）综合征/范—贝二氏（Van-Bogaert-Bertrand）综合征/神经系统海绵状退行性变性

Canavan 病是一种罕见的常染色体隐性遗传病，由美国学者 Canavan 在 1931 年首次报道，之后天冬氨酸酰基转移酶（aspartoacylase, ASPA）基因由 Matalon 等确定为其致病基因。基因突变可使 ASPA 活性下降，影响 N-乙酰天冬氨酸（NAA）水解为乙酸和天冬氨酸，进而使神经毒性物质 NAA 在脑内聚集，最终引起脑白质变性而导致中枢神经系统功能障碍。脑病理学显示进行性中枢神经系统空泡化、水肿、脑室扩张和少突胶质细胞丢失。Canavan 病临床主要表现为头颅大、运动发育迟缓。根据起病年龄及疾病严重程度，Canavan 病可分为先天型、婴儿型及少年型。①先天型常生后数周内起病，病情极为严重，起病后数周内死亡；②婴儿型最为常见，主要临床表现为巨颅、发育迟缓、癫痫发作、听视力障碍等，多于 2~6 个月起病，病情较重；③少年型大多 5 岁以后起病，且病情较轻。

典型颅脑 MRI 检查影像提示弥散对称的大脑白质受累，丘脑受累不明显，尾状核和壳核常常不受累，主要累及皮质下白质周围弓形纤维，可扩展至灰白质交界处。磁共振波谱（MRS）表现为 NAA 相对或绝对升高，伴随胆碱和肌酸的下降，常出现异常的乳酸峰，NAA 峰值升高对 Canavan 病诊断具有高度特异性。

7 科凯因综合征（Cockayne syndrome，CS）/小头、纹状体小脑钙化和白质营养不良综合征（microcephaly，striatoccerebellar calcification and leukodystrophy syndrome）/侏儒症、视网膜萎缩和耳聋综合征（dwarfism retinal atrophy and deafness syndrome）/Neill-Ding-wall 综合征/染色体 20-三体综合征

本征是一种罕见的常染色体隐性遗传疾病，最早于 1936 年由 Cockayne 首次报道。本征发病率极低，欧洲报道为 0.27/10 万，迄今为止全球报告 200 余例，国内仅有 7 例报道和 1 例疑似病例报道。

本征的 A 型致病基因为 ERCC8（ERCC excision repair 8，CSA ubiquitin ligase complex subunit），本征的 B 型致病基因为 ERCC6（ERCC excision repair 6，chromatin remodeling factor），常染色体隐性遗传。临床表现为皮下脂肪减少、眼球内陷、鼻低耳大、呈特殊老人面貌、小头畸形、智力低下、步态不稳、震颤、动作失衡和口吃、末梢神经脆弱，50% 的患者有耳聋，5%~10% 的患者有癫痫、泪液和汗液减少、皮肤冷、瞳孔缩小、对扩瞳剂无反应、心室增大、脑萎缩等。

8 Aicardi-Goutières 综合征（Aicardi-Goutières syndrome，AGS）

AGS 是一组罕见的以神经系统及皮肤受累为主的早发性遗传性疾病，主要临床特征包括颅内多发钙化灶、脑白质病变、脑脊液（CSF）慢性淋巴细胞增多症和冻疮样皮损，由 Aicardi 和 Goutières 于 1984 年首次报道。随着对该病的认识，逐渐发现 AGS 临床异质性显著，部分患者在病程早期，脑脊液淋巴细胞数量多显示正常，少部分还可表现出自身免疫、自身炎症、颅底异常血管网或颅内大血管炎。

9 亚历山大病（Alexander disease，AxD）/巨脑性婴儿白质营养不良/髓鞘发育不良性脑白质病

本病是一种临床罕见的常染色体显性（偶有隐性）遗传性脑白质病，最早由 Alexander 于 1949 年首先报道。主要病理改变是巨脑畸形、脑体积增大和重量增加、髓鞘脱失。镜下检查的特异性改变是软脑膜和室管膜下层以及血管周围星形细胞内有广泛的玻璃样嗜伊红性沉积物。婴儿期起病，病程呈慢性进行性发展，有智力和运动发育迟缓，于 6 个月开始头颅显示渐进性增大，常有惊厥发作，初期肌肉松弛，以后肌张力增高、强直和角弓反张，多死于 2~8 岁间。实验室检查脑脊液压力增高，脑电图呈弥漫性高电位活动，可伴有痫样放电，确诊有赖于病理检查。

10 白质消融性白质脑病（leukoencephalopathy with vanishing white matter，VWM）/儿童共济失调伴中枢神经系统髓鞘化低下

VWM 是一种常染色体隐性遗传性脑白质病，也称为儿童共济失调伴中枢神经系统髓鞘形成低下（child ataxia with central nervous system hypomyelination，CACH）。1962 年 Eicke 首次描述了一例成年女性患者，临床表现为步态不稳和继发性闭经，轻微身体创伤可导致神经功能快速恶化，大脑病理显示慢性进行性非典型"弥漫性硬化症"。VWM 病的典型临床表现为进行性运动功能障碍，伴共济失调和癫痫，在感染或头部创伤等应激状态后症状加重。VWM 患者尸解脑组织的特征性病理表现为大脑白质减少和髓鞘缺失、脑白质液化和囊性变、星形胶质细胞形态异常等。目前该病尚无有效治疗手段，患者预后不良。

VWM 临床分类：①早发型 VWM，在加拿大曼尼托巴省和北魁北克市土著居民中有一种特殊的早发型 VWM，并将其命名为 Cree 脑病（Cree leukoencephalopathy，CLE），临床表现为出生后数月内发病，肌张力低下、头围不增、惊厥发作、呼吸急促、视力下降及嗜睡，疾病进展迅速，多于起病 1 年内

死亡。②先天型 VWM，患者在宫内表现为胎动减少、生长发育迟缓、小头畸形，胎儿期常出现流产，出生后出现喂养困难、肌张力异常、反应差、呼吸衰竭及昏迷，还可出现多系统受累，如白内障、肝脾大、肾脏发育不良、胰腺炎和卵巢发育不全等，疾病进展非常迅速，多于数月内死亡。③青少年型 VWM，患者多表现为慢性进行性痉挛性肢体瘫痪。④成人型 VWM，患者多表现为癫痫发作、偏头痛、认知退化和精神症状。

10.1　卵巢性脑白质营养不良（ovarioleukodystrophy disease，OLD）

OLD 为 VWM 的成人型，本病较为罕见，在已报道的 OLD 患者中，卵巢早衰相关症状的出现年龄平均为 25 岁，神经系统首发症状中以痉挛性截瘫和小脑性共济失调最常见，其他症状包括癫痫（多为强直-阵挛发作或癫痫持续状态，少数为局灶性发作）、精神症状（精神分裂症状、抑郁或偏执等行为异常）、认知功能下降（表现为记忆力、智力低下等）、复杂性偏头痛（比如偏瘫型偏头痛）、感觉麻木、光过敏等。

11　伴皮质下囊肿的巨脑性脑白质病（megalencephalic leukoencephalopathy with sub-cortical cysts，MLC）/Van der Knaap 病

本病是一种罕见脑白质病变，于 1995 年由 Van der Knaap 等人首次报道，其特征是伴有白质囊性变性的弥漫性皮质下白质脑病。MLC 的致病基因是位于 22 号染色体长臂上的 MLC1 基因，遗传方式为常染色体隐性遗传。本病特点为婴儿时期出现巨头畸形，大脑白质变性，轻度的神经系统体征且进展缓慢，临床表现为运动发育迟缓和癫痫发作，继而出现共济失调、痉挛、构音障碍等症状。

12　遗传性弥漫性脑白质病变合并球状轴索（hereditary diffuse leukoencephalopathy with neuroaxonal spheroids，HDLS）

HDLS 是一种罕见的常染色体显性遗传性中枢神经系统白质病变，最初在瑞典被提出。2012 年 Rademakers 等确定 CSF1R（Colony Stimulating Factor 1 Receptor）基因为该病致病基因，位于 5q32 染色体，含 22 个外显子，其编码的 CSF1R 蛋白为含 972 个氨基酸的多肽，是Ⅲ型酪氨酸激酶受体，属于血小板衍生生长因子（platelet derived growth factor）受体家族，主要影响单核巨噬细胞、神经胶质细胞的增殖和分化。CSF1R 激酶结构域改变，可影响其二聚体结构和细胞表面分子表达。目前有研究表明，突变的 CSF1R 激酶无活性，可影响下游靶点的磷酸化，进而小胶质细胞增殖分化受阻，导致脑白质病变。病理学特点包括轴索球样体形成、髓鞘脱失、轴索破坏和胶质细胞增生，尤其在肿胀轴突中球样体形成，是 HDLS 组织病理学特征性表现。临床表现为行为、认知和运动异常，患者多在发病 6 年内死于痴呆。颅脑影像学检查提示脑白质异常，主要累及额叶、顶叶。

13　多囊性脂膜样骨发育不良并硬化性白质脑病（polycystic lipomembranous osteodysplasia with sclerosing leukoencephalopathy，PLOSL）/Nasu-Hakola 病（Nasu-Hakola disease，NHD）

20 世纪 60 年代初期芬兰和日本学者开始描述与骨囊肿样病变相关的痴呆，70 年代初期 Hakola 报道芬兰 7 个家系中的 9 个症状相似的病例，命名其为多囊性脂膜样骨发育不良并硬化性白质脑病（PLOSL），同期，Nasu 报道了 1 例日本的病例，此病被正式命名为 Nasu-Hakola 病。Nasu-Hakola 病以白质脑病引起的进行性早老性痴呆、全身多发骨囊肿和骨折为特点。病理学改变为骨组织膜囊性变及中枢神经系统的退行性变，诊断要点为进行性痴呆、多发性骨囊肿。

膜脂性损伤和白质脑病的病因尚不清楚，有学者认为：膜囊性病变是由于血管发育不良而导致的脱髓鞘和胶质增生，此观点已经被同位素方法所证实。另有学者认为白质脑病的主要病理生理机制是原发

性内皮代谢异常，血管壁损伤，血—脑脊液屏障被破坏，从而导致严重的血管源性脑水肿。

NHD 是一种罕见且致命的难治性常染色体隐性遗传病，男女均可发病，目前国内外文献报道的病例总数不超过 200 例，以芬兰、日本、欧洲、非洲为主，我国仅有 1 例报道。

14 常染色体显性遗传成人型脑白质营养不良（adult-onset autosomal-dominant leukodystrophy，ADLD）

ADLD 是一种极为罕见的遗传性脑白质病，由 Eldridge 等于 1984 年首次报道。LMNB1 基因为 ADLD 的致病基因，本病以进行性加重的锥体束受累症状、小脑功能失调、自主神经功能障碍以及认知损害为主要临床特征，影像学表现为极具特征性的双侧对称性脑白质病变。

15 成人起病的脑白质病伴轴索球样变和色素胶质细胞（adult-onset leukoencephalopathy with axonalspheroids and pigmented glia，ALSP）

ALSP 是一种以染色体 5q32 上集落刺激因子 1 受体（colony-stimulating factor 1 receptor，CSF1R）为致病基因的罕见常染色体显性遗传病，是遗传性脑白质病的常见亚型之一，1984 年由 Axelsson 首次报道，自 2013 年被认定为独立的疾病实体。ALSP 包括遗传性弥漫性脑白质病伴轴索球样变和色素型正染性脑白质营养不良，与其他成人脑白质病有重叠表现。该病临床罕见，多表现为认知障碍、行为或精神性格改变、运动障碍，并可伴癫痫、锥体束征、帕金森病样改变和步态障碍等。ALSP 临床表现复杂且个体差异大，极易被误诊。目前已报道 70 余种 CSF1R 基因突变类型，并已有丙氨酰转移 RNA 合成酶 2（alanyl-transferRNA synthetase 2，AARS2）等新生致病突变的报道，因此，仅应用遗传学手段较难诊断 ALSP。

第 3 节　继发性脱髓鞘病及其他相关鉴别疾病

1 一氧化碳中毒后迟发性脑病（delayed encephalopathy after carbon monoxide poisoning）

详见第 17 章第 8 节 3.2。

2 渗透性脱髓鞘综合征（osmotic demyelination syndrome，ODS）

ODS 是一组罕见的以脑组织脱髓鞘为特征的疾病，根据病变部位不同分为脑桥中央髓鞘溶解症（central pontine myelinolysis，CPM）和脑桥外髓鞘溶解症（extrapontine myelinolysis，EPM）。

2.1 脑桥中央髓鞘溶解症（central pons myelinolysis，CPM）

CPM 是临床罕见的代谢性脱髓鞘疾病。CPM 由 Adams 首次提出，在病理学上，脑桥表现为髓鞘脱失不伴有炎症反应。现在多数作者认为，本病是由低钠血症与过快或过度地纠正低钠血症所引起。由于 CPM 发生在严重疾病基础上，其临床表现常被其他症状所掩盖，故易误诊、漏诊。

2.2 脑桥外髓鞘溶解症（extrapontine myelinolysis，EPM）

在脑桥以外的其他部位也可以出现与 CPM 相同的病理改变，称为 EPM，约占 ODS 病例的 10%。曾有学者通过尸检发现，EPM 较常见于基底节、丘脑，另外还可见于皮质下白质、小脑白质、内囊、外囊等部位。EPM 的临床表现多样，与病变的部位有关，可有嗜睡、表情淡漠、不能言语、精神障碍、共济失调、帕金森综合征、舞蹈症、手足徐动等表现，这些表现常于血钠快速纠正后 2~3 天出现。EPM 在颅脑 MRI 检查影像上表现为脑桥以外部位对称性的长 T_1、长 T_2 信号，无增强效应，这些改变常在症状出现 2 周后明显。CPM 和 EPM 的颅脑 MRI 表现并非特异，病灶无占位效应，呈对称性而不符合血管走行与分布，可与肿瘤、脑梗死相鉴别。

3 亚急性硬化性全脑炎（subacute sclerosing panencephalitis，SSPE）

SSPE 是由麻疹病毒持续感染所致的中枢神经系统慢性进行性疾病，潜伏期长，病死率高，是麻疹最严重的远期并发症。

4 系统性红斑狼疮相关性脱髓鞘疾病

当系统性红斑狼疮累及神经系统时称为神经精神性狼疮（neuropsychiatric systemic lupus erythematosus，NPSLE），其中一部分患者可出现中枢神经系统（CNS）脱髓鞘病变。

详见第 17 章第 7 节 1。

5 类风湿关节炎相关性脱髓鞘疾病

类风湿关节炎（Rheumatoid arthritis，RA）是一种以关节病变为主的慢性炎症性自身免疫性疾病，可引起关节渐进性受损和畸形，造成关节功能障碍，导致生活质量降低。部分患者可出现中枢神经系统脱髓鞘疾病。

6 结节病相关性脱髓鞘疾病

详见第 17 章第 7 节 2.3。

7 移植物抗宿主病（graft-versus-host disease，GvHD）相关性脱髓鞘疾病

该病是指移植物组织中的免疫活性细胞与组织抗原不相容的受者组织之间的反应，最常见于异基因造血干细胞移植。当累及中枢神经系统时称为中枢神经系统移植物抗宿主病（CNS-GvHD）。CNS-GvHD 相关性脱髓鞘病会出现类似于多发性硬化样的临床表现。

8 原发性中枢神经系统淋巴瘤（primary central nervous system lymphoma，PCNSL）

PCNSL 是一种少见的高度恶性非霍奇金淋巴瘤，可发生于任何年龄，但发病高峰在 40~50 岁，在人免疫缺陷病毒感染人群中的发病率显著高于正常人群。该病病理上表现为肿瘤浸润整个脑实质、脊髓及软脑膜等多个部位，形成弥漫性病变。PCNSL 的发病机制不明。大剂量氨甲蝶呤为主的联合化疗、放疗，结合氨甲蝶呤鞘内注射能明显改善其疗效及生存率。本病需要注意与脑胶质母细胞瘤和炎性脱髓鞘性假瘤相鉴别。

8.1 大脑淋巴瘤病（cerebral lymphoma）

本病是原发性中枢神经系统淋巴瘤的特殊类型。目前国内外关于本病的认识仅限于一些病例报道，系统分析较少。临床症状主要表现为进展迅速的认知功能障碍，影像学显示弥漫性脑白质病变，组织病理学呈现脑白质内恶性淋巴细胞弥漫性浸润。大脑淋巴瘤病已经成为脑白质病变鉴别诊断的重要病因之一，因此尽早进行病理检查对疾病预后具有重要意义。

8.2 累及神经系统的血管内淋巴瘤（intravascular lymphoma involving the nervous system）

血管内淋巴瘤（intravascular lymphoma，IVL），也称为血管内淋巴瘤病（intravascular lymphomatosis），是一种罕见的淋巴结外系统性恶性肿瘤，淋巴瘤细胞在小血管管腔内大量增生、异常聚集，具有高度侵袭性。IVL 可累及全身各个器官，但以中枢神经系统（central nervous system，CNS）和皮肤最为常见。

2016 年，最新版《WHO 血液和淋巴系统肿瘤分类》将这一罕见类型的非霍奇金淋巴瘤归在成熟

B 细胞肿瘤中，属于弥漫大 B 细胞淋巴瘤的一种独特亚型。主要分为两种类型：①西方型，也称为经典型，其临床表现与受累脏器相关，主要侵犯神经系统和皮肤；②亚洲型，或称噬血细胞相关型，由日本学者 Murase 等于 1997 年提出，常见于东亚地区，以日本报道最多，其突出特点为多脏器衰竭、肝脾肿大、全血细胞减少以及噬血细胞综合征。我国既往报道的 IVL 绝大多数倾向于西方型。

8.3 神经淋巴瘤病（neurolymphomatosis，NL）

NL 是一种原发或继发于非霍奇金淋巴瘤（non-Hodgkin's lymphoma，NHL）和白血病的恶性疾病，主要由淋巴瘤细胞直接浸润周围神经引起，以颅神经、周围神经、神经丛、神经根损害为主要表现的一种疾病，临床上较为少见。该术语于 1934 年由 Lhermitte 等首先提出。目前关于本病的报道主要集中于欧美国家，国内罕见。本病常被误诊为吉兰—巴雷综合征、慢性炎性脱髓鞘性多发性神经病（chronic inflammatory demyelinating polyneuropathy，CIDP）等多发性神经病变，给予丙种免疫球蛋白或类固醇治疗后症状短暂改善，但疾病仍快速进展，从而引起临床上的关注。

8.4 黏膜相关淋巴组织淋巴瘤（mucosa-associated lymphoid tissue，MALT）

MALT 是起源于黏膜相关淋巴组织的 B 细胞淋巴瘤，属非霍奇金淋巴瘤的一种独立类型，约占非霍奇金淋巴瘤的 8% 左右。它被认为是一种具有独特病因、病理和临床预后特征的低度恶性淋巴瘤。根据肿瘤发病部位，临床将 MALT 淋巴瘤分为胃和非胃 MALT 淋巴瘤。胃 MALT 淋巴瘤约占 50%，以成人多见，男女比例相近，约为 1 : 1.2。

8.5 弥漫大 B 细胞淋巴瘤（diffuse large B-celllymphoma，DLBCL）

DLBCL 是指细胞核大于 2 个正常淋巴细胞的，弥漫生长的肿瘤，是非霍奇金淋巴瘤中最常见的一种，占所有 B 细胞淋巴瘤的 40% 左右，在我国较为常见，女性的患病率要高于男性。患病后，大多数患者的癌细胞首先会侵犯浅表、纵隔、腹膜、肠系膜的淋巴结。淋巴结快速增大，患者有无痛性、进行性淋巴结肿大及结外肿块，并伴随发烧、浑身无力、盗汗等表现。本病病灶具有一定的特殊性，发病后，患者表现出脑部损伤症状，如神经精神症状、局限性功能受损、颅内高压、精神症状等。

9 恶性组织细胞增生症（malignant histiocytosis，MH）/组织细胞性髓性网状细胞增生症

MH 最早是 1939 年由 Scott 和 Robb-smith 描述的一组临床综合征，主要临床表现为发热、衰竭、全身淋巴结肿大、肝脾肿大、全血细胞减少，当时称之为组织细胞性髓性网状细胞增生症。1966 年 Rappaport 引入恶性组织细胞增生症这个词并描述了它的病理特征，即全身多数器官内大量不典型组织细胞增生。以后，随着免疫组化和分子生物学技术的发展及应用，对以前诊断的恶性组织细胞增生症重新进行研究，发现许多所谓的"恶性组织细胞增生症"病例瘤细胞并不是组织细胞源性，而为其他细胞源性，包括 T 细胞性、B 细胞性、NK 细胞性、CD30+间变性淋巴细胞性等。恶性组织细胞增生症在临床上常有发热，肝、脾淋巴结肿大、出血、全血细胞减少等症状和体征，病变进展迅速，多数病人常于发病半年内死亡。

10 淋巴瘤样肉芽肿病（lymphomatoid granulomatosis，LG/LYG）

LG 是一种以血管为中心，伴血管损害的淋巴增生性疾病。Liebow 于 1972 年最先报道的病例是出现在肺部、以血管为中心和血管破坏为主的淋巴增生和肉芽肿性疾病。本病可侵犯全身多个脏器，按组织器官受累的顺序依次为肺、皮肤、中枢神经系统、脾脏、肝脏、淋巴结和周围神经。组织病理学特点是在大量 T 细胞的背景中散在 EB 病毒（Epstein-Barr virus，EBV）阳性的非典型 B 细胞浸润。本病是一种少见病，而单独发生在中枢神经系统的淋巴瘤样肉芽肿病更罕见，国内外仅见 20 多例报道。

11 窦性组织细胞增生伴巨大淋巴结病（sinus histiocytosis with massive lymphadenopa-thy，SHML）/Rosai-Dorfman 病

SHML 是一种罕见的淋巴组织增生性病变，1969 年首先由 Rosai-Dorfman 报告，又称为 Rosai-Dorfman 病。典型的临床表现为双侧颈部无痛性、巨大淋巴结，伴有低热、白细胞升高、血沉加快和多克隆性丙种球蛋白症。

12 海洛因海绵状白质脑病（heroin spongy leukoencephalopathy）

1874 年，英国化学家 C. R Wright 首次用吗啡与双乙酰合成海洛因，其效价是吗啡的 2~3 倍，在脑内转化成乙酰吗啡与大脑中的阿片受体结合，一方面有兴奋中枢神经系统的作用，另一方面也有抑制的作用。海洛因是一种极易上瘾的非法毒品，滥用可以导致多种神经系统的并发症的发生，例如脑卒中、脑血管炎、高血压脑病、周围神经病、癫痫、横贯性脊髓病、急性横纹肌溶解症等，最常见的并发症是过量使用海洛因造成的急性海洛因中毒，引起脑功能的抑制，临床多表现为昏迷、呼吸抑制、针尖样瞳孔"三联征"等。

13 可逆性后部白质脑病综合征（reversible posterior leukoencephalopathy syndrome，RPLS）

详见第 1 章第 6 节 8。

14 联合中枢和外周脱髓鞘综合征（combined central and peripheral demyelination，CCPD）

在某些脱髓鞘疾病中，由于中枢和外周神经系统有其共同靶向抗原，因而往往同时引起中枢和外周神经系统的损害，例如，有些多发性硬化症（MS）患者除中枢神经系统受累以外，还可并发周围神经病变或慢性炎症性脱髓鞘性多发性神经病变（CIDP），脑内脱髓鞘斑块与 MS 类似，这些临床表现称之为 CCPD。

15 咪唑类驱虫药性白质脑病（imidazole deworming leukoencephalopathy）

咪唑类驱虫药引起的白质脑病的特点：①多在服药后 10~40 天逐渐出现精神神经方面的症状和体征；②多表现为缄默少动、情感淡漠、思维抑制、记忆力障碍和计算力锐减等精神呆滞症状，继之出现神经系统弥漫性受损，如头晕、头痛、行走无力、抽搐及大小便失禁、四肢瘫痪等，有的伴有不同程度的意识障碍；③体检可见肌张力改变、腱反射亢进和病理反射阳性；④脑电图检查可见中、重度异常，以慢波表现为主；⑤脑脊液检查半数病灶呈轻度炎症改变及 IgG 增高；⑥颅脑 CT 检查脑部呈多病灶片状低密度阴影，颅脑 MRI 图像显示脑白质多处 T_2 高信号影。

16 大脑胶质瘤病（gliomatosis cerebri，GC）/弥漫性星形细胞瘤/胚细胞瘤型弥漫性硬化/中枢性弥漫性神经鞘瘤/肥大性神经胶质瘤

本病是弥漫性侵袭中枢神经系统的神经胶质瘤病，以神经胶质细胞弥漫性增生而原有大体解剖结构保持相对完整为特征，是一种原发性脑肿瘤，而且还是神经胶质瘤的一种少见形式。文献中曾用不同的名称，如"胚细胞瘤型弥漫性硬化"，"中枢性弥漫性神经鞘瘤""弥漫性星形细胞瘤""肥大性神经胶质瘤"等。Nevin 等于 1938 年命名本病为大脑胶质瘤病。WHO 1993 年在脑肿瘤分类中，定义其属于起源不明的神经上皮肿瘤中的一种，是一种特殊的实体性肿瘤。本病病变至少累及 2 个脑叶，常常累及 3 个

脑叶，有时侵袭到幕下乃至脊髓，故本病是指发生在大脑、脑干、小脑乃至脊髓的弥漫性增生的神经胶质瘤。

颅脑 MRI 检查是诊断本病的重要手段，本病在颅脑 MRI 检查影像上显示病变位于大脑白质、脑干、基底节、灰白质交界处、视交叉、透明隔、胼胝体，少数波及小脑和脊髓。病变接近中线结构，呈对称性弥漫而且呈连续的异常信号，在 T_2 加权像及质子密度像上呈现高信号，T_1 加权呈现等信号或低信号，其占位效应不明显。增强颅脑 MRI 检查有 3 种所见：①无增强或稍增强；②肿瘤进展期出现强化；③软脑膜增强。本病影像学特点为病变广泛，灰、白质交界不清（类似磨玻璃状），基底节、胼胝体最常受累，占位效应不明显。

参考文献

［1］ 贾建平，陈生弟. 神经病学［M］. 8 版. 北京：人民卫生出版社，2018.

［2］ 吴江，贾建平. 神经病学［M］. 3 版. 北京：人民卫生出版社，2017.

［3］ 蒋雨平，王坚，蒋雯巍，等. 新编神经疾病学［M］. 上海：上海科学普及出版社，2014.

［4］ 王维治. 神经病学［M］. 3 版. 北京：人民卫生出版社，2021.

［5］ 翁欢，汪茜，陆肇曾. 视神经炎的分类及临床特征［J］. 上海医药，2020，41（01）：3-5，14.

［6］ 高静茹，张美妮. 血清和脑脊液 CXCL13 水平与临床孤立综合征、多发性硬化和视神经脊髓炎的关系［J］. 中国神经免疫学和神经病学杂志，2012，19（03）：187-190.

［7］ 邱伟，徐雁. 多发性硬化诊断和治疗中国专家共识［J］. 中国神经免疫学和神经病学杂志，2018，25（06）：387-394.

［8］ 张星虎，弓晓青. 脱髓鞘性脊髓炎的诊断及治疗［C］. 中华医学会，中华医学会神经病学分会. 中华医学会第十七次全国神经病学学术会议论文汇编：上. 北京：中华医学会，中华医学会神经病学分会，2014，1.

［9］ 杨坤芳，陈育才. 儿童多发性硬化和其他中枢神经系统脱髓鞘疾病诊断标准共识解读［J］. 中国当代儿科杂志，2016，18（12）：1199-1204.

［10］ 郝洪军，刘冉，刘琳琳，等. 视神经脊髓炎谱系疾病 AQP4 抗体/NMO-IgG 阳性患者的分析［J］. 中华临床医师杂志，2015，9（21）：3844-3848.

［11］ 覃惠洵，刘琳琳，郝洪军，等. OCB、抗 MBP 抗体及抗 MOG 抗体在中枢神经系统炎性脱髓鞘疾病诊断中的意义［J］. 中国实用神经疾病杂志，2014，17（08）：11-13.

［12］ 刘峥，董会卿. 急性播散性脑脊髓炎的研究进展［J］. 中国现代神经疾病杂志，2013，13（09）：816-820.

［13］ Chang-Wei Hsueh. Influenza-Related Postinfectious Encephalomyelitis Complicated by a Perforated Peptic Ulcer［J］. Pediatrics & Neonatology，2013，54（4）：281-284.

［14］ 任宁，陈荣杰，徐小林. 急性出血性白质脑炎的诊断及治疗研究进展［J］. 山东医药，2015，55（19）：95-98.

［15］ Lin Wei-Sheng. Long-term Outcome of Schilder Disease Treated With Interferon-β［J］. Pediatrics，2019，144（5）.

［16］ 黄艺洪，王延平，廖全忠，等. 一例典型的同心圆性硬化报告并文献复习［J］. 中华神经医学杂志，2006，（04）：417-418.

［17］ 刘鹏飞，张文川. 中枢神经系统炎性脱髓鞘性假瘤 1 例并文献复习［J］. 中国微侵袭神经外科杂志，2017，22（01）：38-39.

［18］ 卞荣新，王志宏，孙妍萍. 脑桥中央髓鞘溶解症 1 例报道［J］. 中国临床神经科学，2015，23

(06)：692-695.

［19］蒋雯巍，孙小丰，蒋雨平．脑桥中央和脑桥外髓鞘溶解症的临床分析和影像特点［J］．中国临床神经科学，2007，（02）：154-157.

［20］徐霞，吕海宏，王珏．肾上腺脑白质营养不良患者的临床特征及致病基因突变分析［J］．兰州大学学报，2020，46（03）：15-19.

［21］施惠平．异染性脑白质营养不良［J］．中国实用儿科杂志，2009，24（07）：507-510.

［22］Mathis S, Scheper GC, Baumann N, et al. The ovarioleukody strophy［J］. Clin Neurol Neurosurg, 2008, Dec. 110（10）：1035-1037.

［23］袁云，陈清棠，高唯一，等．显性遗传性色素型正染性脑白质营养不良［J］．中华神经科杂志，2001，（03）：34-36+71.

［24］Escolar ML, West T, Dallavecchia A, et al. Clinical management of Krabbe disease［J］. J Neurosci Res, 2016, Nov；94（11）：1118-25.

［25］Yuichi Hayashi. Central hypothermia associated with Alexander disease. A case report［J］. Clinical Neurology and Neurosurgery, 2017, 157：31-33.

［26］Singh R, Samanta D. Pelizaeus-Merzbacher Disease［J］. Treasure Island（FL）：StatPearls Publishing, 2023,（01）.

［27］郑凯，陈楠，姚新宇，等．成人型白质消融性脑白质病1例［J］．中国医学影像技术，2019，35（02）：180.

［28］王静敏，姜玉武．伴皮质下囊肿的巨脑性白质脑病［J］．中国实用儿科杂志，2009，24（07）：514-516.

［29］Bokhari MR, Samanta D, Bokhari SRA［J］. Canavan Disease, 2023,（07）.

［30］于敏，栗玉珍．恶性萎缩性丘疹病的研究进展［J］．疑难病杂志，2016，15（09）：986-989.

［31］胡裕效，朱虹，卢光明．原发性中枢神经系统淋巴瘤影像学诊断进展［J］．医学研究生学报，2013，26（06）：629-633.

［32］郑精选，周亮．海洛因海绵状白质脑病概述［J］．华南国防医学杂志，2014，28（06）：610-612.

［33］陈柯婷，王开英，金浩森，等．急性一氧化碳中毒后迟发性脑病发病的相关因素分析及预后评估［J］．实用预防医学，2019，26（02）：220-223.

［34］敬佩凤，陈秋惠，张医芝，等．可逆性后部白质脑病综合征［J］．中国老年学杂志，2018，38（02）：504-507.

［35］Cheng YC, Po HL. Leukoencephalopathy after levamisole for the treatment of verrucae［J］. Acta Neurol Taiwan, 2011, Dec；20（4）：262-266.

［36］周卫东，魏岗之，赵凤丽，等．原发性中枢神经系统恶性淋巴瘤［J］．中华神经科杂志，2000,（06）：40-42，68.

［37］刘效辉，卢德宏，王翔，等．大脑淋巴瘤病一例临床影像及病理特点分析［J］．中华神经科杂志，2016，49（10）：764-768.

［38］何惟薇，倪春雅，毕海霞，等．表现为神经淋巴瘤病的外周T细胞淋巴瘤一例［J］．实用皮肤病学杂志，2018，11（06）：381-384.

［39］田乐，朱军．黏膜相关淋巴组织淋巴瘤病理学和临床研究进展［J］．肿瘤，2014，34（05）：477-481.

［40］李杨琛，任雁红，赵俊歌，等．淋巴瘤样肉芽肿一例并文献复习［J］．中华放射学杂志，2020，54（12）：1216-1217.

［41］Thompson A J, Banwell B L, Barkhof F, et al. Diagnosis of multiple sclerosis：2017 revisions of the Mc-

Donald criteria [J]. Lancet Neurology, 2018, 17 (2): 162-173.

[42] Brownlee W J, Hardy T A, Fazekas F, et al. Diagnosis of multiple sclerosis: progress and challenges [J]. Lancet, 2017, 389 (10076): 1336-1346.

[43] Fang B, McKeon A, Hinson SR, et al. Autoimmune Glial Fibrillary Acidic Protein Astorcytophathy: A Novel Meningoencephalomyelitis [J]. JAMA Neurol, 2016, 73 (11): 1297-1307.

[44] 张玉娜, 陈青, 叶涛. 探讨原发中枢神经系统的弥漫大 B 细胞淋巴瘤的病理学诊断特征 [J]. 当代医学, 2022, 28 (04): 171-173.

[45] 黄德晖, 吴卫平, 胡学强. 中国视神经脊髓炎谱系疾病诊断与治疗指南 (2021 版) [J]. 中国神经免疫学和神经病学杂志, 2021, 28 (06): 423-436.

[46] 贾瑞, 陈芳, 范雪丽, 等. MOGAD 临床特征及预后分析 [J]. 重庆医学, 2022, 51 (05): 748-752.

[47] 中华医学会神经病学分会神经免疫学组. 临床孤立综合征的诊断与治疗中国专家共识 (2021 版) [J]. 中华神经科杂志, 2022, 55 (04): 280-289.

[48] 戚晓昆, 刘建国. 中枢神经系统瘤样脱髓鞘病变诊治指南 [J]. 中国神经免疫学和神经病学杂志, 2017, 24 (05): 305-317.

[49] 任宁, 陈荣杰, 徐小林. 急性出血性白质脑炎的诊断及治疗研究进展 [J]. 山东医药, 2015, 55 (19): 95-98.

[50] 龚浠平, 李轶, 王国相. Nasu-Hakola 病 [J]. 首都医科大学学报, 2005, (02): 236-238.

[51] 徐园园, 毛荣军, 胡永波, 等. Nasu-Hakola 病 1 例临床病理分析及文献复习 [J]. 中国骨质疏松杂志, 2020, 26 (07): 1013-1017.

[52] 谭惠文, 吕霞飞, 余叶蓉, 等. Cockayne 综合征一例并文献复习 [J]. 华西医学, 2016, 31 (01): 17-20.

[53] 刘嘉晖, 陈淑兰, 张朝东, 等. 大脑胶质瘤病的临床、影像学和病理特征 [J]. 临床神经病学杂志, 2004, (02): 99-101.

[54] 高丹宇, 赵迎春, 袁菲, 等. 大脑胶质瘤病临床分析 (1 例报告并文献复习) [J]. 中风与神经疾病杂志, 2017, 34 (06): 548-550.

[55] 武国良, 彭涛. AQP4-IgG 阳性与 AQP4-IgG 阴性 NMOSD 的临床学比较研究 [J]. 中风与神经疾病杂志, 2021, 38 (03): 217-222.

[56] 吴毅, 杜福文, 林晖, 等. 38 例放射学孤立综合征患者的临床表现和 MRI 的影像特征分析 [J]. 当代医药论丛, 2015, 13 (02): 34-35.

[57] Fang B, McKeon A, Hinson SR, et al. Autoimmune Glial Fibrillary Acidic Protein Astrocytopathy: A Novel Meningoencephalomyelitis. JAMA Neurol [J]. 2016, Nov 1; 73 (11): 1297-1307.

[58] 李世娇, 官诗萍, 姚焰坤, 等. 视神经脊髓炎谱系疾病相关极后区综合征临床研究 [J]. 中国神经精神疾病杂志, 2022, 48 (09): 513-518.

[59] 中华医学会神经病学分会神经免疫学组. 中枢神经系统自身免疫性疾病相关抗体检测专家共识 2022 [J]. 中华神经科杂志, 2023, 56 (3): 257-268.

[60] 孙萌, 章殷希, 丁美萍. 中枢神经系统血管内淋巴瘤的研究进展 [J]. 中华神经科杂志, 2017, 50 (4): 317-320.

[61] 中华医学会神经病学分会神经免疫学组. 临床孤立综合征的诊断与治疗中国专家共识 (2021 版) [J]. 中华神经科杂志, 2022, 55 (4): 280-289.

[62] 陈洁, 罗诗颖, 张梦娇, 等. 遗传性弥漫性脑白质病变合并球状轴索一例 [J]. 中华医学杂志, 2021, 101 (5): 361-362.

［63］陈帅宇，蒋腾，练慧文，等．LMNB1 基因串联重复导致的常染色体显性遗传成人型脑白质营养不良（附 1 例报告及文献复习）［J］．中国临床神经科学，2023，31（02）：200-203+208.

［64］张晓倩，刘泽宇，有慧，等．成人起病的脑白质病伴轴索球样变和色素胶质细胞（ALSP）的影像表现［J］．国际医学放射学杂志，2022，45（2）：215-219.

［65］苏惠红，林彩梅，郑小兰，等．白质消融性白质脑病同卵双胎 2 例及文献复习［J］．中国中西医结合儿科学，2022，14（06）：495-498.

［66］Estévez R，Elorza-Vidal X，Gaitán-Peñas H，et al．Megalencephalic leukoencephalopathy with subcortical cysts：A personal biochemical retrospective［J］．Eur J Med Genet，2018，61（1）：50-60.

第 6 章 癫痫

癫痫（epilepsy）是一种以具有持久性的致病倾向为特征的脑部疾病，临床表现具有发作性、短暂性、重复性和刻板性的特点。异常放电神经元的位置不同以及异常放电波及的范围差异，导致患者的发作形式不一，可表现为感觉、运动、意识、精神、行为、自主神经功能障碍或兼而有之。癫痫发作（epileptic seizure）是指脑神经元异常过度、同步化放电活动所造成的短暂、一过性临床表现。在癫痫发作中，一组具有相似症状和体征特性所组成的特定癫痫现象统称为癫痫综合征（epileptic syndrome）。癫痫的分类非常复杂，本章主要参考了 2010 年版、2017 年版和 2022 年版国际抗癫痫联盟（international league against epilepsy, ILAE）的癫痫发作分类、癫痫综合征分类以及癫痫病因分类等，再结合临床工作实际需要，将癫痫分为以下 8 节阐述：第 1 节，癫痫发作分类；第 2 节，癫痫综合征及其相关疾病分类；第 3 节，癫痫持续状态；第 4 节，药物难治性癫痫；第 5 节，与癫痫相关的常见遗传性疾病；第 6 节，其他继发性癫痫；第 7 节，癫痫共患病；第 8 节，常见非癫痫性发作与癫痫发作的鉴别。

第 1 节 癫痫发作分类

2017 年 ILAE 将癫痫发作分类分为局灶性、全面性和未知起源三大类，该分类同时强调癫痫发作是否有知觉保留或知觉障碍，以及是否伴有运动性或非运动性的发作。

1 局灶性起源（focal onset）

1.1 运动性（motor onset）
1.1.1 自动症（automatism）
本症是一种反复、无目的的异常行为，临床表现主要包括咂嘴、吞咽、双手摸索、游走、自言自语、不自主哭笑、摸鼻子、打人、蹲起等，持续数秒至十几分钟。发作间期脑电图表现为局灶性或多灶性尖波、尖慢波以及慢波节律。

1.1.2 失张力（atonic）
本症是指肌张力突然减低，猛然倒地，轻者只有头下垂或一肢体下垂，意识丧失很短暂。脑电图有多棘波、慢波或为低幅快活动，通常持续时间 >500 ms 但 <2s，可累及头部、躯干、下颌或四肢肌肉。

1.1.3 阵挛（clonic）
本症表现为远端肢体、单个肢体或一侧肢体持续的、有节奏的抽搐，类似全身强直—阵挛性发作中阵挛期的表现，但很少有自主神经症状。

1.1.4 癫痫性痉挛（epileptic spasms）
本症表现为躯干或近端肌肉为主的突然地屈、伸或者屈伸混合运动，持续 1~2s，主要见于婴儿痉挛。

1.1.5 过度运动（hyperkinetic）
本症是躯干及四肢大幅度不规则运动的自动症，上肢可呈划船样或投掷样舞动，下肢可呈蹬车样交替划圈或乱踢乱伸，躯干可呈髋部前冲运动或扭来扭去等，发作时常伴有发声，持续时间短暂，多为数秒或数十秒。

1.1.6 肌阵挛（myoclonic）

本症是一种突发的、短暂的、触电样的，由于肌肉收缩或运动抑制产生的不自主运动。该病表现为单个或短时间的短暂肌肉收缩（抽搐），每次抽搐的持续时间通常为几毫秒。

1.1.6.1 老年原发性进行性肌阵挛（primary progressive myoclonus of aging，PPMA）

PPMA 诊断标准如下：①不对称的症状性动作性肌阵挛；②年龄 65 岁或以上；③皮质性肌阵挛的生理表现；④无痴呆；⑤没有确定的神经退行性疾病的相关表现；⑥未发现继发性原因。PPMA 是唯一一种具有特征性表现且能将其与痴呆及明确的神经变性综合征鉴别的癫痫疾病。

1.1.6.2 动作性肌阵挛—肾衰竭综合征（action myoclonus- renal failure syndrome，AMRF）

AMRF 是一种与肾功能不全有关的进行性肌阵挛癫痫的独特类型。

1.1.6.3 斜视眼阵挛—肌阵挛综合征（opsoclonus-myoclonus syndrome）

本征可能出现在各种各样的情况下，包括感染、中毒以及副肿瘤综合征等。在这些患者中肌阵挛是与共轭性、不自主性、在所有的方向上大幅度扫视有关。在儿童期，此综合征通常是与神经母细胞瘤有关。

1.1.6.4 呼吸性肌阵挛（respiratorymyoclonus）/膈肌扑动/膈肌肌阵挛/列文虎克病

本症是指膈肌重复的、短暂的、不随意性收缩，这些膈肌障碍患者表现为呼吸急促、吸气性喘鸣、上腹部搏动或腹壁疼痛等。

1.1.6.5 直立性肌阵挛（orthostatic myoclonus）

本症可能引起老年人的缓慢进展性和致残性的步态障碍，临床医生常常误诊为正常压力性脑积水或直立性震颤综合征。

1.1.6.6 进行性共济失调和腭肌震颤（progressive ataxia and palatal tremor，PAPT）综合征

散发性 PAPT 综合征是症状性腭肌震颤的一个亚型，进行性小脑变性是其最重要的症状表现，可能存在核间性眼肌麻痹。散发性 PAPT 病因仍然不明，家族性 PAPT 与散发性 PAPT 区别在于有颈髓和脑干的显著萎缩伴皮质脊髓束征，但是，在颅脑 MRI 检查影像上没有橄榄体肥大的外观。

1.1.6.7 眼腭肌阵挛（oculopalatal myoclonus）

本症可能有两种类型：①外侧型，以快速摆动的眼球震颤样运动同时伴有斜向的与旋转的运动为特征，并和一侧性的腭肌阵挛有关；②中线型，它是以垂直的往返的摆动性眼球运动，伴对称性双侧的腭肌阵挛为特征。

1.1.6.8 鼓膜张肌肌阵挛（tensor tympani myoclonus）

本症是一种不常见的综合征，可导致一种"砰砰"耳鸣，有时还可见到单侧鼓膜收缩或凹陷，而双侧发生的情况较为罕见，被认为是由于鼓膜张肌的收缩所致。耳镜检查常显示鼓膜凹陷，有时在耳部用一个听诊器，检查者就能听到"砰砰"的噪音。

1.1.7 强直（tonic）

本症是指身体某局部持续性变硬或僵直，肌张力增加，通常持续数秒至数分钟。

1.2 非运动性

1.2.1 自主神经性（autonomic）

局灶自主神经性发作表现为胃肠道感觉异常，有热感或冷感、红脸、立毛、触觉异常、性欲勃发、呼吸改变或其他自主神经症状。

1.2.2 行为中止（behavior arrest）

本症是指发作前正在进行的活动突然停止，特征为发作期间正在进行的运动活动的幅度和/或速

率降低或停止。

1.2.3 认知性（cognitive）

认知性与皮质高级功能相关的脑活动有关，如语言、空间知觉、记忆等，一些常见的认知受累表现有：失语、注意力障碍、似曾相识感、言语障碍、幻觉、错觉、旧事如新感、记忆障碍、强迫思考和反应障碍等。

1.2.4 情绪性（emotional）

情绪性表现为情绪异常改变，包括恐惧、焦虑、激惹、愤怒、妄想、欣快、狂喜、大笑（发笑）、哭啼或吼叫等。

1.2.5 感觉性（sensory）

感觉性包括躯体感觉、嗅觉、视觉、听觉、味觉、冷、热觉或前庭感觉异常，但无客观体征。

1.3 局灶进展为双侧的强直—阵挛发作（focal to bilateral tonic-clonic）

2 全面性起源

2.1 运动性（motor）

2.1.1 强直—阵挛（tonic-clonic）

本症是双侧起源的运动性发作，伴意识丧失，表现为双侧强直后紧跟有阵挛的序列活动，包括强直（双侧张力增加，持续数秒到数分钟）和阵挛（双侧持续节律性抽搐），通常按此顺序发作。

2.1.2 阵挛（clonic）

本症是双侧肢体节律性（1~3Hz）的抽动，伴有或不伴有意识障碍。

2.1.3 强直（tonic）

本症是双侧肢体张力增加，通常持续数秒到一分钟，躯体中轴、双侧肢体近端或全身肌肉持续性的收缩，肌肉僵直，脑电图显示双侧性波幅渐增的棘波节律或低波幅约 10Hz 节律。在强直发作开始时，患者可能会发出呼气声，更严重和更长时间的强直性发作可能有振动成分，可能与阵挛抽搐相混淆。

2.1.4 肌阵挛（myoclonic）

本症是不自主、快速短暂、电击样肌肉抽动，每次持续时间通常为毫秒，是一种可导致"跌倒发作"的发作。

2.1.5 失张力（atonic）

本症表现为肌肉张力的突然丧失或减弱，而没有明显的先前肌阵挛或强直特征，无张力发作非常短暂（<2s），可累及头部、躯干或四肢，失张力发作通常发生在智力受损的个体中，是一种可导致"跌倒发作"的发作。

2.1.6 肌阵挛—强直—阵挛（myoclonic-tonic-clonic）

本症表现为双侧肢体短暂阵挛后继发强直阵挛发作。

2.1.7 肌阵挛—失张力（myoclonic-atonic）

本症是一个伴随肌阵挛后的失张力发作。有时在肌张力障碍之前会发生一系列肌阵挛抽搐，头部和四肢受到影响，通常会导致快速跌倒。是一种临床称作"跌落发作"的发作类型。

2.1.8 癫痫性痉挛（epileptic spasms）

本症表现为突然的主要累及躯干中轴和双侧肢体近端肌肉的强直性收缩，历时 0.2~2s，突发突止，临床可分为屈曲型或伸展型痉挛。

2.2　非运动性（失神）（non-motor／absence seizure）

2.2.1　典型失神发作（typical absence seizure）

本症好发于儿童和青少年，表现为动作突发突止，意识障碍，持续 5~20 s，脑电图呈双侧对称同步，3Hz 的棘慢综合波爆发，四肢肌阵挛很少发生，口角和手动自动症常见。

2.2.2　非典型失神发作（atypical absence seizure）

本症发作起始和结束均呈较典型失神缓慢，意识障碍程度较轻，发作期脑电图显示放电活动为 3 Hz 以下慢的非同步棘慢综合活动。

2.2.3　肌阵挛失神发作（myoclonic absence seizures）

本症在失神发作的同时，患者出现肢体节律性 2.5~4.5Hz 阵挛性动作，肩部和手臂有节奏地肌阵挛抽搐伴有强直外展，导致癫痫发作期间手臂逐渐抬起，肌阵挛抽搐通常是双侧的，但也可能是单侧的或不对称的，可能会发生口周肌阵挛和头部、腿部的节律性抽搐，癫痫发作持续 10~60 s。

2.2.4　眼睑肌阵挛失神发作（absence seizures eyelid myoclonia）

本症患者在失神发作的同时，眼睑和/或前额部肌肉出现 5~6Hz 肌阵挛动作。

3　未知起源（unknown onset）

3.1　运动性（motor）

3.1.1　强直—阵挛（tonic-clonic）

本症表现为意识丧失，伴有短暂的、重复的、通常有节奏的、快速（4~6 Hz）的眼睑肌阵挛抽搐，同时眼球向上偏移和头部伸展，癫痫发作通常非常短暂（持续时间<6 s），每天都会发生多次癫痫发作。

3.1.2　癫痫性痉挛（epileptic spasms）

本症典型表现为突然以近端和躯干为主的屈曲、伸展，或屈曲伸展混合性发作，常常成簇出现，每天最多可达数十次发作。

3.2　非运动性（Nonmotor）行为中止（behavior arrest）

本症是指发作前正在进行的活动突然停止，特征为发作期间正在进行的运动活动的幅度和/或速率降低或停止。

4　特殊类型发作

4.1　痴笑性发作（gelastic seizure）

痴笑性发作是一种多见于儿童时期的特殊类型癫痫，主要表现为反复发作性，与场景等无关的不由自主地发笑，这种发笑很刻板、不自然，突发突止，持续 5s~1min，发作频繁，清醒或睡眠状态下均可出现，可伴有其他多种痫性发作，包括继发全面性强直发作、复杂部分性发作等。诊断痴笑性发作应符合以下条件：①发笑具有反复发作性及刻板性；②无外界诱因；③可伴发其他类型的痫性发作；④发作期或发作间期脑电图记录到痫样放电。

第 2 节　癫痫综合征及其相关疾病分类

在癫痫中由特殊的病因、特殊发病机制组成的特定癫痫现象称为癫痫综合征。

1　新生儿期（neonatal period）

1.1　良性家族性新生儿癫痫（benign familial neonatal epilepsy，BFNE）

BFNE 是常染色体显性遗传，正常足月新生儿出生后不久，多数在 7 天内，出现强直、阵挛性惊厥发作，发作频繁、短暂，预后良好，惊厥发作多于 2~4 周内消失。

1.2　早期肌阵挛脑病（early myoclonic encephalopathy，EME）

EME 患者出生后第一天至前几周出现节段性、游走性肌阵挛，以后有频繁的局灶性发作，病情严重，死亡率高，存活者常有精神运动发育迟滞，预后差。

1.3　大田原综合征（Ohtahara syndrome）/婴儿早期癫痫性脑病（early infantile epileptic encephalopathy）

本病患儿生后 3 个月内发病，主要为强直痉挛发作，部分可有游走的局灶性阵挛发作。存活者常演变为 West 综合征和 Lennox-Gastaut 综合征，预后差。

2　婴儿期（infancy）

2.1　婴儿癫痫伴游走性局灶性发作（epilepsy of infancy with migrating focal seizures，EIMFS）

EIMFS 患儿生后 6 个月内起病，出生后 40 日龄至 3 月龄为发病高峰期，表现为频繁的、游走性的、多种类型的局灶性发作，脑电图发作期表现为多灶性起源的局灶性发作，智力、运动发育落后或倒退；对抗癫痫药物疗效不佳；通常预后不良，死亡率高 。

2.2　West 综合征/婴儿痉挛症（infantile spasms）/敬礼样痉挛（salaam-convulsion）

本病是癫痫性痉挛发作、脑电图高度失律和精神运动发育障碍三联征，表现为鞠躬样痉挛、点头样痉挛，为临床最常见的癫痫性脑病，总体预后不良。

2.3　婴儿肌阵挛癫痫（myoclonic epilepsy of infancy，MEI）

MEI 表现为 1~2 岁（3 岁以前）时出现全面性肌阵挛发作，发作易于控制，生长发育正常，预后佳。

2.4　良性婴儿癫痫（benign infantile epilepsy）

本病首发年龄 3~20 个月，发作常呈丛集性，无癫痫持续状态，对抗癫痫药物治疗效果好，2 岁后不再发作，预后良好。

2.5　良性家族性婴儿癫痫（benign familial infantile epilepsy）

本病 28 日龄至 3 月龄起病，起病前后智力、运动发育正常，表现部分性发作或部分性发作继发全面性发作。

2.6　Dravet 综合征/婴儿严重肌阵挛癫痫（severe myoclonic epilepsy in infancy）

本病 1 岁以内起病，首次发作多表现为热性惊厥，1 岁以内主要表现为发热诱发的持续时间较长的全面性或半侧阵挛抽搐，1 岁后逐渐出现多种形式的无热抽搐，精神运动发育迟缓，多数患儿对抗癫痫药物疗效差，预后不良。

2.7　非进行性疾病中的肌阵挛脑病

本病半数患儿有染色体异常，约 1/5 病因不明。从生后 1 天 ~5 岁发病（高峰期为出生后 12 个月）。女性发病率约为男性 2 倍，肌阵挛持续状态常是最早的发作类型，可伴有间断的失神发作。发作间期脑电图表现为背景活动全面性变慢，同时伴频繁的局灶性或多灶性慢波、棘波。发作期脑电图表现为短暂爆发连续性或近连续性的全面性慢棘、慢波，肌阵挛和脑电发放不一定完全对应，患儿发育落后。

3　儿童期（childhood）

3.1　遗传性癫痫伴热性惊厥附加症（febrile seizures plus，genetic epilepsy with febrile seizures plus）

本病可始于婴儿，通常在 6 个月至 6 岁之间以热性惊厥发作，常是多次发作，可能会持续到 6 岁以上，但通常是自限性的，在青春期消退，可能是全身性发作（强直-阵挛、失张力、肌阵挛、失神）或局灶性癫痫发作。

3.2　Panayiotopoulos 综合征（panayiotopoulos syndrome）/早发性儿童良性枕叶癫痫

本病特点是在儿童早期出现局灶性自主神经性癫痫发作，而且通常会持续很长时间，脑电图通常显示高波幅的局灶性尖波，并且可能被睡眠诱发，大多数患者的癫痫发作并不常见。

3.3　癫痫伴肌阵挛失张力（epilepsy with myoclonic-atonic seizures，EMAS）/Doose 综合征/肌阵挛—站立不能性癫痫（epilepsy with myoclonic astatic seizures）

本病特征是在可能有热性和/或非热性惊厥史的其他正常儿童中出现肌阵挛性失张力发作，在 6 个月至 6 岁之间发作，通常有癫痫发作的家族史，预后良好。有肌阵挛失张力发作，可伴有单独的肌阵挛、失张力和失神发作，一般不会有强直发作、癫痫痉挛发作和局灶性发作。男性发病率约为女性 2 倍，预后良好。

3.4　伴中央颞区棘波的儿童良性癫痫（benign childhood epilepsy with centro-temporal spikes，BECT）/良性 Rolandic 癫痫

本病是儿童期最常见的癫痫综合征，发病年龄多为 3~13 岁，8~10 岁是发病高峰期，因其在青春期后能自发缓解、预后良好，故称之为"良性癫痫"，多于夜间睡眠时发病，表现为局灶性运动发作，如单侧面肌、口唇的短暂强直或阵挛性抽动，可伴口咽部症状即流涎、喉中呼噜声等，发作可累及一侧或双侧肢体，泛化为全面强直-阵挛发作，症状多在数分钟后即可缓解，脑电图显示单侧或双侧 Rolandic 区即中央颞区或以中、后颞区为主区域的棘波、棘慢波发放，部分可扩散至额、顶、枕区，多见于非快速眼动睡眠期，后期棘波可从同侧扩散至对侧，单侧至双侧，常规颅脑 MRI 检查多无异常。患儿发育多数基本正常。

3.5　常染色体显性遗传的夜间额叶癫痫（autosomal dominant nocturnal frontal lobe epilepsy，ADNFLE）

对于 ADNFLE，从婴儿到成人均可以发病，85%的患者在 20 岁之前发作（7~12 岁开始发病的最多）。容易发生在入睡后不久或觉醒前不久，表现为频繁的、丛集性、短暂的夜间运动性发作，运动症状包括击打样过度运动和肌张力障碍性姿势，可扩展至双侧强直阵挛发作。既往史和出生史正常，头部大小和神经系统检查通常是正常的，癫痫发作前的发育通常是正常的，低剂量卡马西平治疗有效，但 30% 的病例对治疗反应差。

3.6　继发性儿童枕叶癫痫（Gastaut 型）（childhood occipital epilepsy，gastaut type）

本病发病年龄为 3 到 16 岁之间（高峰期 8~9 岁），50% ~60%的患者在起病后的 2~4 年内缓解。以视觉异常等纯枕叶癫痫发作为主，发作后多有头痛，约 70%伴有眼球偏转（常伴同侧头部的偏转），部分可进展至偏侧抽搐及全面强直阵挛发作，患儿发育基本正常。

3.7　肌阵挛失神癫痫（epilepsy with myoclonic absences，EMA）

70%的 EMA 患者为男性，本病表现为频繁肌阵挛—失神发作，部分还可出现全面强直—阵挛发作或失张力发作。发作间期可见广泛性棘慢波发放，睡眠期可见片段性、局限性发放。发作期脑电图为广泛性 3Hz 棘—慢综合波爆发，患者发育基本正常，部分患者有认知和行为障碍（与能否控制发作关

系密切）。

3.8 Lennox-Gastaut 综合征（Lennox-Gastaut syndrome）

本征为年龄相关性癫痫性脑病。多发生于 1~8 岁儿童，特征为多种癫痫发作类型、脑电图广泛性慢的（1.5~2.5Hz）棘—慢综合波和精神智能发育迟滞三联征。

3.9 癫痫睡病伴慢波睡眠期持续棘慢波（epileptic with continuous spike-and-wave during sleep，CSWS）

本病是一种以睡眠期间连续棘波、癫痫发作和认知、行为和精神功能进行性下降为特征的综合征。

3.10 Landau-Kleffner 综合征（LKS）/获得性癫痫性失语（Acquired epileptic aphasia）

本病表现为获得性失语、癫痫发作、脑电图异常和行为心理障碍，特征是先前发育和认知正常的儿童亚急性发作获得性失语症，存在明显残余语言障碍的风险。

3.11 儿童失神癫痫（Childhood absence epilepsy，CAE）

CAE 是一种遗传性/特发性全身性癫痫，可由过度换气引起，发病年龄为 8 至 12 岁，与青少年失神癫痫的区别取决于失神发作的频率，预后良好。

4 青少年—成年期

4.1 青少年失神癫痫（juvenile absenceepilepsy，JAE）

JAE 是常见的特发性全面性癫痫综合征之一，主要临床特征为典型失神发作，约 80% 的病例伴有全身强直-阵挛发作，发病年龄为 8~20 岁，睡眠剥夺、劳累等是常见诱发因素，常合并光敏性，与基因相关。神经系统检查及精神运动系统发育正常，影像学检查正常，JAE 对抗癫痫药物治疗反应好。

4.2 青少年肌阵挛癫痫（juvenile myoclonic epilepsy，JME）

JME 是常见的特发性全面性癫痫综合征，觉醒后不久出现肌阵挛发作，患本病者占青少年及成人癫痫的大约 3%~11%，多见于年龄 13~19 岁的青少年，该综合征有肌阵挛发作（myoclonic seizures，MS）、全面强直阵挛发作（generalized tonic-clonic seizures，GTCS）和失神发作（absence seizures，AS）三种主要的发作类型。

4.3 仅有全面强直—阵挛发作的癫痫（epilepsy with generalized tonic-clonic seizures alone）

本病均有全面强直阵挛发作，基本无其他发作类型，10% 的病人有热性惊厥的病史。脑电图发作间期脑电为广泛性 3~5Hz 多棘慢综合波或多棘波发放，发作期可见广泛性快波节律及慢波逐渐插入类似棘慢波发放。

4.4 伴有听觉表现的常染色体显性遗传癫痫（autosomal dominant epilepsy with auditory features，ADEAF）

ADEAF 是一种遗传性局灶性癫痫，主要伴有听幻觉的轻微发作，发作间期多数正常，部分患者可有局灶性颞区痫样放电，发作期可见颞叶起始的阵发性尖波或慢波节律，因为症状轻，容易误诊，但对治疗反应良好。

4.5 其他家族性颞叶癫痫（other familial temporal lobe epilepsies）

本病有颞叶受累特征（似曾相识感，有体验性现象和幻觉，可与自主神经症状一起出现，另可有害怕和恐惧感，光和声扭曲的视听幻觉，难以定位的麻木和刺痛的躯体感觉）的局灶性发作，部分可扩展至双侧强直阵挛发作。

5 结构性、遗传性、代谢性病因及其他

5.1 不同起源部位的家族性局灶性癫痫（familial focal epilepsy with variable foci）

不同家族成员的局灶性发作可起自皮层不同位置，同一家系中受累成员的表现和严重程度可有很大差异。

5.2 进行性肌阵挛癫痫（progressive myoclonus epilepsies）

本病是一组由遗传性或者代谢性病因导致的具有肌阵挛发作的慢性进行性疾病，其共同临床特点为肌阵挛发作（癫痫性或者非癫痫性的）、其他形式的癫痫发作和进行性神经功能及精神智能衰退。

5.3 反射性癫痫（reflex epilepsies）

本病为在反复的、固定的、明确的感知或认知刺激下激发的癫痫，多在各种不同的感觉刺激如视觉、听觉、嗅觉、味觉、躯体觉、内脏觉及精神刺激下引起，特发性或症状性癫痫均可发生。

5.4 颞叶内侧癫痫伴海马硬化（mesial temporal lobe epilepsy with hippocampal sclerosis，mTLE-HS）

mTLE-HS 具有典型的影像学改变：同侧颞叶内侧高信号、萎缩，同侧内侧颞叶结构及颞前叶的代谢减低。发病年龄早，以复杂部分性发作为主，较少继发全身强直一阵挛发作，常发展为药物难治性癫痫，需要手术治疗。

5.5 Rasmussen 脑炎

详见第 4 章第 9 节 5。

5.6 痴笑性发作伴下丘脑错构瘤（gelastic seizures with hypothalamic hamartoma，GS-HH）

痴笑性发作是指以突发情感变化为特征，以发笑或痴笑为主要症状的一种特殊类型癫痫，该种类型的癫痫发作在下丘脑错构瘤中较为常见。

详见第 6 章第 1 节 4.1。

5.7 半侧惊厥—偏瘫—癫痫综合征（hemiconvulsion-hemiplegia-epilepsy syndrome，HHES）

HHES 其临床表现是以相继出现半侧惊厥发作、偏瘫及间隔数月至数年后出现的癫痫局灶性发作为特点。

5.7.1 偏侧阵挛发作

本症表现为头、眼向一侧强迫性偏转，一侧肢体节律性抽动，如不治疗可持续数小时，并可累及对侧。发作时可伴有不同程度的意识障碍，长时间发作时可有严重的自主神经症状（发绀、呼吸障碍等）。发作期 EEG 为双侧节律性慢波，发作对侧半球的波幅更高，该侧半球并可有 10Hz 的募集性节律，后头部突出，也可出现假节律性棘慢波和周期性的电压衰减 1~2s。

5.8 皮层发育畸形（malformations of cortical development）

本病为大脑皮层的结构异常（排列在大脑表面的灰质），是由于早期（宫内）大脑皮层的异常形成而引起的，大脑皮层的前体细胞最初在脑室周围区域形成，然后迁移到它们的正确位置，以形成成熟大脑皮层中可见的正常结构和细胞连接。局灶性皮质发育不良，包括结节性硬化症、皮层下带异位、灰质异位等。

5.9 神经皮肤综合征（neuroculaneous syndrome）

第 10 章第 4 节。

5.10 肿瘤，感染，创伤，血管瘤，胎儿期及围生期损伤，卒中等疾病

5.11 不明原因的癫痫

6 有癫痫样发作，但传统上不诊断为癫痫

6.1 良性新生儿惊厥（benign familial neonatal convulsions，BNS）

BNS 是常染色体显性遗传的自限性癫痫，其临床特点是在新生儿期，常见于生后 2~3 天出现，且数周或数月内自行消失的多灶性或全身性的强直—阵挛发作。

6.2 热性惊厥（febrile seizures，FS）

FS 是儿童惊厥最常见的原因，具有年龄依赖性，多见于 6 月龄~5 岁儿童，本病是排除性诊断。

7 2022 年 ILAE 癫痫综合征分类简介

7.1 新生儿和婴儿期癫痫综合征

①自限性癫痫：婴儿肌阵挛癫痫（myoclonic epilepsy infancy，MEI）、家族性新生儿癫痫（self-limited familial neonatal epilepsy，SeLNE）、家族性婴儿癫痫（self-limited familial infantile epilepsy，SeLIE）、自限性家族性新生儿—婴儿癫痫（self-limited familial neonatal-infantile epilepsy，SeLNIE）、遗传性癫痫伴热性惊厥附加症（genetic epilepsy with febrile seizure plus，GEFS+）；②发育性癫痫性脑病（developmental and/or epileptic encephalopathy，DEE）：早发性婴儿发育性癫痫性脑病（early infantile DEE，EIDEE）、婴儿癫痫伴游走性局灶性发作（epilepsy of infancy with migrating focal seizures，EIMFS）、婴儿癫痫性痉挛综合征（infantile epileptic spasm syndrome，IESS）、Dravet 综合征（Dravet syndrome，DS）；③病因特异性癫痫性脑病：*KCNQ2*-发育性癫痫性脑病（*KCNQ2*-DEE）、吡哆醇依赖性（*ALDH7A1*）发育性癫痫性脑病 pyridoxine-dependent（ALDH7A1-DEE）、5'-磷酸吡哆醇缺陷性发育性癫痫性脑病 [pyridox（am）ine 5'-phosphate deficiency（PNPO-DEE）]、CDKL5-发育性癫痫性脑病（CDKL5-DEE）、原钙黏附蛋白 19 簇集性癫痫（PCDH19 clustering epilepsy，PCDH19 簇集性癫痫）、葡萄糖转运体 1 缺陷综合征（glucose transporter 1 deficiency syndrome，GLUT1DS）、Sturge-Weber 综合征（Sturge-Weber syndrome，SWS）、伴下丘脑错构瘤的痴笑性发作（gelastic seizures with hypothalamic hamartoma，GS-HH）。

7.2 儿童期起病的癫痫综合征

①自限性局灶性癫痫，包括伴中央颞区棘波的自限性癫痫、伴自主神经发作的自限性癫痫、儿童期枕叶视觉癫痫和光敏性枕叶癫痫 4 种综合征；②遗传性全面性癫痫，包括儿童失神癫痫、肌阵挛失神癫痫和眼睑肌阵挛癫痫 3 种综合征；③发育性癫痫性脑病，包括肌阵挛—失张力癫痫、Lennox-Gastaut 综合征、发育性和/或癫痫性脑病伴睡眠期棘慢波激活、半侧惊厥—偏瘫—癫痫综合征和热性感染相关性癫痫综合征 5 种综合征。

7.3 可出现在各年龄段的癫痫综合征

①具有多基因病因的全面性癫痫综合征：青少年失神癫痫（juvenile absence epilepsy，JAE）、青少年肌阵挛性癫痫（juvenile myoclonic epilepsy，JME）和仅有全面强直—阵挛发作的癫痫（epilepsy with generalized tonic-clonic seizure alone，GTCA）；②推定为复杂遗传的自限性局灶性癫痫综合征：儿童枕叶视觉癫痫（childhood occipital visual epilepsy，COVE）和光敏性枕叶癫痫（photosensitive occipital lobe epilepsy，POLE）；③具有遗传性、结构性或遗传—结构性病因的局灶性癫痫综合征：睡眠相关过度运动性癫痫（sleep-related hypermotor/hyperkinetic epilepsy，SHE）、家族性内侧颞叶癫痫（family mesial temporal lobe epilepsy，FMTLE）、伴可变起源的家族性局灶性癫痫（family focal epilepsy with variable foci, FFEVF) 和伴听觉特征的癫痫 (epilepsy with auditory features, EAF)；④病因特异性癫痫综合征：伴海马硬化的内侧颞叶癫痫 (mesial temporal lobe epilepsy with hippocampus sclerosis, MTLE-HS) 和 Rasmussen 综合征 (Rasmussen syndrome, RS)；⑤具有多基因病因的兼有全面及局灶性的癫痫综合征：阅读诱发的癫痫 (epilepsy with read induced seizure, EwRIS)；⑥具有发育性脑病 (development encephalopathy, DE)、癫痫性脑病 (epileptic encephalopathy, EE) 或两者兼具的癫痫综合征，以及伴有进行性神经功能退化的癫痫综合征：进行性肌阵挛癫痫 (progressive myoclonus epilepsy, PME) 和热性感染相关癫痫综合征 (febrile infection-related epilepsy syndrome, FIRES)。

7.4　特发性全面性癫痫综合征 (idiopathic generalized epilepsy, IGE)

①儿童失神癫痫 (childhood absence epilepsy, CAE)；②青少年失神癫痫 (juvenile absence epilepsy, JAE)；③青少年肌阵挛癫痫 (juvenile myoclonic epilepsy, JME)，④仅有全面强直阵挛发作的癫痫 (GTCA)。

第 3 节　癫痫持续状态

传统的癫痫持续状态 (status epilepticus, SE) 的定义为：一次癫痫发作持续 30min 以上，或反复多次发作持续 >30min，且发作间期意识不恢复至发作前的基线状态。目前从临床实际角度，全面性惊厥性发作持续超过 5min，或者非惊厥性发作或部分性发作持续超过 15min，或者 5~30min 内两次发作间歇期意识未完全恢复者，即可以考虑为早期 SE (early SE 或 impending SE)。

1　癫痫持续状态的分类

按照癫痫持续发作持续时间及对治疗的反应，可以对全面性惊厥性癫痫持续状态进行分类。

①早期 SE：癫痫发作 >5min；②确定性 SE (established SE)：癫痫发作 >30min；③难治性 SE (refractory SE, RSE)：对二线药物治疗无效，需全身麻醉治疗，通常发作 >60min；④超难治性 SE (super RSE)：全身麻醉治疗 24h 仍不终止发作，其中包括减停麻醉药过程中复发。

2　按照癫痫发作类型分类

①惊厥性 SE (convulsive SE, CSE)：根据惊厥发作类型进一步分为全面性及局灶性；②非惊厥性 SE (non-convulsive SE, NCSE)：NCSE 是指持续性脑电发作导致的非惊厥性临床症状，通常定义为 >30min。微小发作持续状态 (subtle status epilepticus, SSE) 是非惊厥性癫痫持续状态的一种类型，常发生在 NCSE 发作后期，表现为不同程度意识障碍伴或不伴微小面肌、眼肌、肢体远端肌肉的节律性抽动，脑电图显示持续性痫性放电活动。密切的临床观察和脑电图监测，可指导后续药物治疗。

3　按照癫痫发作的病因分类

①急性症状性 (acute symptomatic)：SE 发生与感染性、代谢性、中毒性或血管性等因素所导致的脑急性损伤 (通常 <7 天) 有关；②远期症状性 (remote symptomatic)：SE 发生与既往脑损伤或先天皮层发育异常等静止性脑部病灶有关；③进行性脑病 (progressive)：SE 发生与进展性疾病累及脑部有关，例如，脑肿瘤、遗传代谢病、神经变性病、自身免疫性疾病等；④隐源性或特发性 (cryptogenic 或 idiopathic)：与基因有关或原因不明；⑤热性惊厥 (febrile seizure)：符合儿童热性惊厥的诊断标准。

4 其他类型的癫痫持续状态

其他类型包括：单纯部分性发作癫痫持续状态（simple partial status epilepticus），精神运动性癫痫持续状态（psycho-motor status epilepticus），失神发作持续状态（absence status epilepticus，ASE），失张力癫痫持续状态（atonic status epilepticus），全面性惊厥性癫痫持续状态（generalized convulsive status epilepticus，GCSE），癫痫性脑电持续状态（electrical status epilepticus，ESE），全面性强直—阵挛性癫痫持续状态（generalized tonic-clonic status epilepticus，GTCSE），癫痫猝死（sudden unexpected death in epilepsy，SUDEP），脑电-临床分离（electroclinical dissociation）。

第 4 节　药物难治性癫痫

药物难治性癫痫（medically intractable epilepsy），又称耐药性癫痫（drug-resistant epilepsy，DRE），国际抗癫痫联盟制定的耐药性癫痫诊断标准为经过至少 2 种适当的抗癫痫药物正规治疗，药物已经用至最大耐受剂量，患者不能达到 12 个月或治疗前最长发作间隔的 3 倍时间内无发作。

1 成年人药物难治性癫痫

成年人药物难治性癫痫主要是脑结构异常的症状性癫痫或隐源性癫痫。导致药物难治性癫痫的脑结构异常包括：海马硬化、皮质发育不良、脑肿瘤、脑血管病、外伤性软化灶等。

2 儿童药物难治性癫痫

儿童药物难治性癫痫的病因较为复杂，本病易发展为药物难治性癫痫综合征。

3 药物难治性癫痫的早期识别

易发展为药物难治性癫痫综合征的早期识别：临床上癫痫患者从诊断一开始就很有可能是难治性癫痫，而不是随病情演变发展而来。这种难治性癫痫主要包括一些特殊类型的癫痫综合征，常见的有大田原综合征（早发性婴儿癫痫性脑病）、婴儿痉挛症、Lennox-Gastaut 综合征、Rasmussen 综合征、颞叶内侧癫痫、下丘脑错构瘤痴笑发作等。

易发展为药物难治性癫痫危险因素的早期识别：①初始抗癫痫药物治疗效果差；②年龄依赖性癫痫性脑病；③在癫痫诊断和治疗前存在频繁发作；④出现过癫痫持续状态；⑤长期活动性癫痫发作；⑥海马硬化、皮质发育异常、肿瘤、外伤性软化灶等。

第 5 节　与癫痫相关的常见遗传性疾病

1 进行性肌阵挛癫痫（progressive myoclonic epilepsies）

1.1 神经元蜡样褐脂质沉积病（neuronal ceroid lipofuscinosis，NCL）

NCL 是常染色体隐性遗传病，临床表现为进行性智力运动倒退、癫痫发作、视力下降。

详见第 10 章第 5 节 2.1.9。

1.2 唾液酸贮积症（sialidosis）

详见第 10 章第 5 节 2.1.14。

1.3　Lafora 病

详见第 8 章第 5 节 2.2.2。

1.4　Unverricht-Lundborg 病

详见第 8 章第 5 节 2.2.1。

1.5　肌阵挛性癫痫伴破碎红纤维（myoclonic epilepsy with ragged red fibers，MERRF）

详见第 11 章第 6 节 1.3.2。

2　神经皮肤综合征（neurocutaneous syndrome）

详见第 10 章第 4 节。

3　脑皮质发育不良（cortical dysplasia，CD）

3.1　孤立的无脑回畸形（lissencephaly）/光滑脑

本病属神经元移行障碍，是由于神经元移行异常造成的异质性明显的大脑发育畸形。

3.2　Miller-Dieker 综合征（Miller-Dieker syndrome）

本征可能是由于 17p 染色体的微缺失（17p13.3 微缺失）或其他影响 17p 的染色体异常（例如易位，环染色体，连续缺失）引起的，主要表型为无脑回、精神发育迟滞、生长落后以及颅面部畸形。面部特征独特，鼻子短上翘，上唇增厚，朱红色的上边框细小，额叶前凸，下颌小，耳朵向后低位固定，脸中部凹陷，眼睛宽大，双眼张紧，前额突出。

3.3　X 连锁无脑回畸形（X-linked lissencephaly）

本病是由于神经元移行异常造成的异质性明显的大脑发育畸形。

3.4　皮质下带状灰质异位（subcortical band hetcrotopias）

本病会使侧脑室壁和皮层之间形成一个皮层细胞带，临床症状主要为癫痫发作，少数患者可有智力发育迟滞或其他大脑以及躯体畸形。

3.5　脑室周围结节样灰质异位（bilateral periventricular nodular heterotopia）

本病是指神经元在移行中受阻，在异常部位滞留、积聚的一种神经系统疾病。结节状的灰质异位在侧脑室体部比较明显，也可以出现在侧脑室颞角以及枕角，部分病例可见小脑蚓部发育不良，还可见蛛网膜囊肿、颞角扩大、海马结构异常、胼胝体发育不良以及脑白质病变，患者往往伴有头痛及癫痫发作。

3.6　局灶性灰质异位（subcortical nodular heterotopia）

本病也可发生在皮层下白质，是先天性疾病，胎儿时期神经元或未分化的细胞沿放射状胶质细胞纤维移行过程中受阻，未移行或停留在脑白质区形成异位的灰质结节，较小的灰质异位可无症状，其常见症状主要有癫痫发作、精神呆滞及脑发育异常，癫痫患者中 5%~10% 由灰质异位引起。

3.7　半侧巨脑回（hemimegalencephaly）

本病属神经元移行异常性病变，以脑回宽大、脑沟变浅为其特征，严重者脑沟、脑回完全消失，脑表面光滑，临床上患者常有不同程度的精神、运动及智力障碍，病情重者常不能存活至成年。

3.8　双侧大脑外侧裂周围综合征（congenital bilateral perisylvian syndrome，CBPS）

CBPS 是由于外侧裂周围先天性发育不良所引起的永久性核上性延髓功能障碍综合征，与双侧前岛盖（额盖）区的皮层结构和/或功能损伤有关。

3.9　小脑回畸形（polymicrogyria）

本病是常见的皮质发育畸形，其中大脑皮层中存在异常的分层，过度的旋转（折叠）和陀螺融合。

3.10 裂脑畸形 (schizencephaly)

本病是一种神经元移行异常而引起的先天性颅脑发育畸形，其以横跨大脑半球的脑裂为特征性表现，临床上可有癫痫、智力障碍、偏瘫、肌力下降等症状，常合并其他畸形，如巨脑回、灰质异位、无脑回等。

3.11 局灶性皮质发育不良 (focal cortical dysplasia)

本病是大脑皮层局部的发育异常所致，它们是局灶性癫痫发作的常见原因。

4 大脑发育障碍 (cerebral dysgenesis)

4.1 Aicardi-Goutières 综合征

详见第 5 章第 2 节 8。

4.2 前脑无裂畸形 (forehead without cracking deformity)

本病是指前脑发育障碍而引起的颅面畸形，病变累及很多结构，是一种以面部为主的神经系统多发性畸形。

5 染色体异常 (chromosome abnormalities)

5.1 15q13.3 微缺失综合征 (15q13.3 microdeletion syndrome)

本征与智力障碍，发育迟缓和癫痫有关，可能会发生各种类型的癫痫发作，但通常是全身性的。

5.2 18q-综合征 (18q-syndrome) /DeGrouchy 综合征/第 18 号染色体长臂部分缺失综合征/第 18 对染色体长臂缺如综合征/Grouchy-Royer-Salmon-Lamy 四氏综合征

本征的特征是智力障碍（中度至重度）、行为障碍、癫痫和畸形，包括小头畸形，头颅畸形，眼睛深陷，鼻梁宽大等，癫痫发作较早，具有局部自主性癫痫发作特征的癫痫发作很常见。

5.3 1p36 缺失综合征/单体性 1p36

本病的染色体异常会导致智力障碍（中度至重度）、癫痫和多发性先天性异常，出现多种类型的癫痫发作。

5.4 唐氏综合征 (down syndrome, DS) /21-三体综合征/先天愚型/Down 综合征

本征是由染色体异常（多了一条 21 号染色体）而导致的疾病，是遗传性智力残疾的最常见原因。其发病率从 1/650 到 1/1000 不等。与一般人群相比，患有 DS 的人癫痫发病率较高。DS 任何年龄段的癫痫发病率均在 8.1%~26%之间（而普通人群为 1.5%~5%）。由于其特殊的临床表现和特点，它被称为迟发性 DS 肌阵挛性癫痫 (late-onset myoclonic epilepsy in Down syndrome, LOMEDS)。LOMEDS 是一种全身性肌阵挛性癫痫。患有 DS 的儿童癫痫发病率高于一般发育中的儿童。患有 DS 的儿童有几种类型的癫痫发作，并且发展成某些特定癫痫综合征的风险增加。有些癫痫，如发热性癫痫（通常发生在 6 个月~5 岁之间）或 Lennox-Gastaut 综合征，可以发生在 5~6 岁，还有发热性癫痫、婴儿痉挛和韦斯特综合征、全身性强直阵挛发作的患儿会出现全身性非运动性癫痫、典型、非典型和肌阵挛性缺失。在年龄较大的儿童和 40~45 岁之间患有 DS 的成年人中，非触发性癫痫的类型有很大的差异，这些癫痫发作可能发生在局部，伴有或不伴有意识水平改变或全身运动性和非运动性癫痫发作。

5.5 克兰费尔特综合征 (Klinefelter syndrome)

本征典型临床表现包括睾丸小而硬、外生殖器及第二性征发育不全、具有生物活性的游离睾酮水平下降、不育、男性乳房发育、学习认知功能障碍等，可伴有糖尿病、肥胖、代谢综合征、骨质疏

松等。

5.6 帕利斯特基利安综合征（Pallister Killian syndrome）

该征导致的畸形，包括粗大的扁平相，高额头，额叶和颞部区域的头皮毛发减少，超视力，鼻梁宽大等，已经报道了各种类型的癫痫发作，包括癫痫性痉挛。

5.7 14 号环状染色体综合征（ring chromosome 14 syndrome）

本征是一种罕见的染色体疾病，常与癫痫有关，该病通常较早发作，癫痫发作难治，但尚无公认的明显癫痫发作特点和脑电图特征。

5.8 20 号环状染色体综合征（ring chromosome 20 syndrome）

本征是一种罕见的以癫痫为特征的染色体疾病，有些患者可表现为小头畸形，智力障碍和行为障碍，常有夜间额叶癫痫发作，约有 50% 的患者在局灶性癫痫发作期间有令人恐惧的视幻觉，癫痫发作可表现为长时间的混乱状态，持续数分钟至半小时。

5.9 12 号染色体短臂部分三体综合征（trisomy 12p syndrome）

本征是一种染色体异常，会导致发育延迟，智力障碍和许多畸形特征。该病患者常有癫痫发作，通常伴有肌阵挛性发作和肌阵挛性癫痫发作，脑电图显示出 3Hz 的普遍性尖峰波动。

5.10 沃尔夫—希尔斯霍恩综合征（Wolf-Hirschhorn syndrome）

本征是由 4 号染色体短臂的部分缺失导致的，染色体异常导致发育迟缓，智力障碍（严重），肌张力低下和癫痫以及许多畸形特征。

6 Rett 综合征（Rett syndrome，RTT）

RTT 是原因不明的综合征，迄今仅见于女孩，运动技能及智能进行性衰退为其临床特征。Rett 于 1966 年首先报告，其病因不明，是同质疾病还是异质的临床综合征尚未肯定。研究发现单卵双生子的同病率为 100%，与双卵双生子同病率 0% 的差异显著，这些因素提示 PTT 可能是与某种遗传因素有关的神经变性病。其临床表现有以下特点：①7~24 个月发病，见于女孩；②特有的过度换气，手无目的性的扭动或"洗手"样动作，言语理解、表达、运用障碍，明显的智能和社会性衰退，面部呈"社交性"微笑的特殊表情；③共济失调，肌张力异常，癫痫发作，头颅增长缓慢，脊柱侧弯，后凸，病情进行性加重，最终呈运动不能，甚至全身呈强直状态。病程呈进行性，预后极差。

7 相邻基因综合征（contiguous gene syndrome）

7.1 天使人综合征（Angelman syndrome）/安格曼综合征

本征由英国儿科医生 Harry Angelman 在 1965 年首先发现并系统性描述，这是一种发于新生儿身上的罕见遗传病，是由于母源性泛素蛋白连接酶基因功能异常而导致的神经发育障碍性疾病，为较早被发现的单基因遗传性疾病，其主要临床特征为神经发育迟滞，包括智力低下、运动障碍、语言落后等，还有异常步态、快乐行为、小头畸形、多动症、癫痫及异常脑电图等。

7.2 Prader-Willi 综合征/肌张力低下—智力障碍—性腺发育滞后—肥胖综合征/小胖威利综合征

Prader-Willi 综合征是于 1956 年首先由 Prader 和 Willi 报道并命名的，是常见的导致人类肥胖的遗传性综合征，通常与 15 号染色体上的 q11~13 片段印迹的缺失有关。临床表现包括婴幼儿时期的严重肌张力低下，吸吮、喂养困难，儿童期开始出现食欲亢进、肥胖，伴随生长迟缓，青春期以肥胖、性征发育延迟为主，伴随行为和智能障碍等。

8　遗传性代谢性疾病（inherited metabolic diseases）

8.1　非酮症性高甘氨酸血症（nonketotic hyperglycemia，NKH）

NKH 是罕见的常染色体隐性遗传病，通常在新生儿期即出现临床症状，临床表现多不典型，存活者常有严重的神经系统后遗症，如神经系统发育迟缓、严重的认知障碍、难治性癫痫等。

8.2　丙酸血症（propionic acidemia）/丙酸尿症

本病由丙酰辅酶 A 羧化酶缺陷所致，为常染色体隐性遗传病，大多新生儿期发病，也有迟发者，由于线粒体多聚体酶丙酰辅酶 A 羧化酶（PCC）缺乏导致丙酸及其代谢产物蓄积，常出现代谢性酸中毒、高氨血症、高甘氨酸血症、血细胞减少症，伴喂养不良、呕吐、嗜睡、肌张力减退、抽搐或昏迷等，病死率高，预后较差。

8.3　亚硫酸盐氧化酶缺乏症（sulfite oxidase deficiency）/胱氨酸尿症

本病临床可表现为脑萎缩，脑室扩张，背部张力过低/四肢张力过高，严重抽筋，婴幼儿型半身不遂，运动失调，舞蹈状的活动。

8.4　果糖-1，6-二磷酸酶缺乏症（fructose-l，6-bisphosphatase deficiency）

本病是常染色体隐性遗传，大部分 2 岁内起病，主要表现为呕吐、气促、呕吐，也可为诱发因素，神经系统表现主要为意识障碍及惊厥发作，临床查体时注意有无肝脏肿大、呼吸急促、脱水及意识障碍。

8.5　吡哆醇依赖症（pyridoxine dependency）

本病为常染色体隐性遗传，典型的吡哆醇依赖症在出生后数小时即出现难以控制的惊厥发作，平均起病时间为出生后 4h，生后可表现为各种类型的癫痫发作。

8.6　苯丙酮尿症（phenylketonuria，PKU）

详见第 10 章第 5 节 1.1。

8.7　尿素循环障碍（urea cycle disorders，UCDs）

本病为 X 连锁显性遗传，多在新生儿及婴幼儿期发病，男性临床症状大多比女性病情重，患儿多有智力落后、肝脏肿大、肝功能异常，急性期则表现为呕吐、嗜睡、惊厥、昏迷等神经系统症状。

8.8　葡萄糖转运子 1 缺乏综合征（Glucosetransporter1deficiencysyndrome，GLUT1-DS）

本征患儿表现为婴儿期发病的难治性癫痫，中到重度的发育迟缓及获得性小头畸形，还可有嗜睡，轻偏瘫，共济失调等。

8.9　Menkes 病（Menkes disease，MD）

详见第 10 章第 5 节 9.2。

8.10　球形细胞脑白质营养不良（globoid cell leukodystrophy，GLD）/ Krabbe 病（Krabbe disease，KD）

详见第 5 章第 2 节 3。

8.11　Sanfilippo 综合征（Sanfilippo syndrome）/多营养不良性智力发育不全

本病于 1961 年由 Harris 首先描述，1963 年 Sanfilippo 报道 8 例并通过尿中测出硫酸乙酰肝素而证实。本病临床表现为面貌丑陋、毛多、爪形手、骨骼改变，中枢神经系统则受损严重，如智力障碍，语言迟钝，行动不便，抽搐痉挛，手足徐动，四肢强直等。

8.12　腺苷琥珀酸裂解酶缺乏症（Adenylosuccinate lyase，ADSL）

ADSL 是一种先天性常染色体隐性遗传病，是由嘌呤核苷酸代谢异常而引起的神经系统功能障碍，表现为智力低下、癫痫、自闭、运动性失调等。

第 6 节　其他继发性癫痫

1　创伤性脑损伤（traumatic brain injury，TBI）

TBI 可引起癫痫发作，并作为长期并发症导致癫痫发作，损伤越严重，癫痫发生的可能性就越大。

2　脑血管病相关的癫痫

详见第 1 章。

3　感染性疾病（infectious diseases）

详见第 4 章。

4　多发性硬化相关的癫痫

详见第 5 章第 1 节 3。

5　自身免疫性癫痫（autoimmune encephalitis，AE）

详见第 4 章第 4 节。

6　歌舞伎综合征（Kabuki syndrome，KS）／新川—黑木综合征

1981 年，新川诏夫和黑木良和首次报道一种有特殊面容的疾病，即患者特征性的下眼睑外 1/3 外翻，其眼部如同日本歌舞伎演员眼部化妆的外形，该病又称新川—黑木综合征（歌舞伎综合征）。本病是一种罕见的常染色体显性遗传性疾病，主要临床表现为上述的特征性面容、骨骼发育障碍、皮纹异常以及智力障碍，同时可伴有心脏畸形、神经系统发育异常等。

7　Fahr 病（Fahr's disease）

详见第 9 章第 5 节 2。

8　Dyke-Davidoff-Masson 综合征（Dyke-Davidoff-Masson syndrome）

1933 年，Dyke、Davidoff 和 Masson 首次报道了该综合征，并描述了一种发育性不对称的状况，表现为单侧大脑半球萎缩，同侧侧脑室扩张，同侧颅骨增生，鼻窦及乳突增大，临床表现为反复癫痫发作、面部不对称、一侧肢体偏瘫、智力发育低下、精神行为异常等症状。

9　扣带回癫痫（cingulate epilepsy）

本病常表现为颞叶癫痫的愣神、口周自动、无目的游走、手中摸索、似曾相识症状，也可出现额叶症状如过度运动、非对称性强直，前扣带回癫痫患者多出现额叶癫痫症状，后扣带回癫痫患者多出现颞叶癫痫症状。

10　家族性皮质肌阵挛震颤癫痫（familial cortical myoclonic tremor with epilepsy，FC-MTE）／良性成人家族性肌阵挛性癫痫（benign adult familial myoclonic epilepsy，BAFME）

本病是罕见的神经系统常染色体显性遗传疾病，成年期发病，主要表现为四肢细微震颤或肌阵挛，

以远端为著，伴或不伴癫痫发作，情绪紧张、光刺激或睡眠剥夺时易被诱发，抗癫痫药物可有效控制癫痫发作，而饮酒或使用 β-受体阻滞剂治疗无效，病程为非进展性。

11　肢痛性癫痫

本病是较少见的体感性癫痫，属感觉障碍的一种特殊类型癫痫，多在童年发病，发作时上、下肢或足底剧痛，有时骨骼深部剧痛，患儿表现为发作性哭闹。

12　月经性癫痫（catamenial epilepsy）

女性癫痫患者的发作只出现在月经前或月经期，才可称之为月经性癫痫。约 1/3 女性癫痫患者月经期癫痫发作增加，但是其中仅有少部分为纯粹的月经期癫痫，也可以发生于围月经期、围排卵期或黄体期。诊断应建立在对月经周期特点、癫痫发作日志以及持续时间的仔细评估基础之上。

13　有腹部疾病的双侧枕叶钙化癫痫/CEC 综合征（Celiac disease，epilepsy and cere-bralcalcification syndrome）/Gobbi 综合征

本病最早由 Gobbi 于 1992 年首次描述，是一种遗传或散发的，具有人种及地区特征性的自身免疫性肠道疾病。表现为双侧枕叶皮质及皮质下钙化、腹泻、十二指肠黏膜活检高滴度抗麦胶蛋白抗体，本病需要注意与 Sturge-Weber 综合征相鉴别。

14　婴儿进行性脑灰质营养不良综合征（poliodystrophia cerebri progressive infanti-fism）/ chrinstensen-krabbe syndrome/弥漫性进行性脑灰质变性综合征（diffuse progressive degeneration of cerebral gray matter syndrome）/家族性灰质营养不良（familial poliodystrophy）/阿尔珀斯综合征（Alpers 综合征）

详见第 11 章第 6 节 1.1.2。

15　Todd 瘫痪（Todd's paralysis）/癫痫后运动性瘫痪/癫痫后瘫痪综合征

本征最早由法国人 Bravais 在 1827 年提出。1849 年，Todd 在"抽搐疾病的病理和治疗"讲座中对该病进行了阐述。在癫痫抽搐后，特别是对于一侧及某个肢体抽搐的病例，同侧肢体可发生半小时以上、甚至数天的瘫痪，但最终多完全恢复，此病症被命名为 Todd 瘫痪。

Todd 瘫痪经常发生在简单部分发作之后，表现为一过性、短暂的发作部位的肌无力或麻痹，原因为大脑神经细胞过度放电后的抑制状态，实际上是一种发作后的状态。

16　习惯性痉挛综合征（habit spasm syndrome）/Brissaud 病/抽搐综合征（tic syn-drome）/精神性抽搐综合征（psychogenictics syndrome）/痉挛性抽搐综合征（spasmodic syndrome）/无痛性抽搐综合征（tic analgesia syndrome）/局部性抽搐综合征（local tics syndrome）/习惯性痉挛/抽动症

本病由 Brissaud 于 1896 年首先描述，表现为一组肌肉突然发生短暂、重复、刻板的重复收缩，最常见的临床表现为眨眼、耸肩、龇牙、转颈、做怪相，形式固定、刻板，为习惯性痉挛，大多是一种精神性条件反射。

17　Moore 综合征/腹型癫痫（abdominal epilepsy）

本病 1944 年首先由 Moore 报道，患者以青少年多见，无性别差异。临床以发作性腹痛为特点，多

呈绞痛性，可伴恶心、呕吐、腹泻等消化道症状，以突然发作和突然终止为特征，发作一般持续数分钟，还可伴有不同程度的意识障碍、肢体短暂抽动及吞咽或咀嚼等动作，亦可发生偏头痛及躯体感觉异常。本病是癫痫的一种特殊类型，可独立存在，也可与其他类型的癫痫共存。脑电图检查可发现痫样放电，抗癫痫药物治疗有效，诊断需仔细排除腹部疾患及其他引起腹痛的原因，包括精神因素所致腹痛。作者曾发现 1 例岛叶癫痫，临床表现为发作性腹痛。

18　迪摩斯Ⅱ型综合征（De Morsier Ⅱ syndrome）／间脑性自发性癫痫综合征（posterior diencephalic autonomic epilepsy syndrome）

本征为一类特殊发作形式的局限性强直性痉挛，并兼有自主神经症状。是由 De Morsier 于 1966 年首先描述。常为下丘脑病变所致。临床可表现出多种发作形式：①旋转性发作，表现为眼球、头部及躯干突然偏向一侧而造成全身旋转，此类发作形式多扩展成大发作；②"球形"痉挛，由于前腹壁肌痉挛，病人被动向前屈曲；③"猪嘴"痉挛，由于口周围肌肉呈强直性痉挛，口唇突出似猪嘴状；④"弓状"痉挛，因背肌强直性痉挛，身体被动向后弯曲所致。在发生各种发作形式的同时可伴有咀嚼运动、大量出汗、发热以及短时的意识模糊不清。

19　爱丽丝漫游仙境综合征（Alice in wonderland syndrome）

本征以体象障碍和视错觉为主要症状，与偏头痛和癫痫有明显的关系。由英国精神科医师 Todd 于 1955 年提出。这些症状与 Lewis Corroll 所写的《仙境中的爱丽丝》一书中的主人公 Alice 的体验极为相似，故而得名。本征以偏头痛和癫痫发作为主要症状，还可见大脑皮质损害、幻觉、热痉挛、催眠状态或精神分裂症。其发病可能与顶叶病变有关。本综合征大多见于女性，以中青年多见。虽然症状不尽相同，但体象障碍和视觉方面的错觉则是共同表现。患者有身体扩大感、身体缩小感、现实感丧失、躯体心理二重性和人格解体等症状，即感到自己身体变大或变小，意识到难以用言语表达的性质变化，自身和周围变成了异样状态，并觉得自己身体分为两个人、头部与自己的手足和身体分离、自身肉体分离或不能感知自身的存在。此外，在视野中有物体大小、距离、位置等方面的错觉，空间浮动错觉和时间错觉等。

第 7 节　癫痫共患病

癫痫共患病非常常见，广义的癫痫共患病是指在癫痫病程中同时伴随有其他疾病，约 50% 成人活动性癫痫患者至少有一种共患性疾病，儿童患者 70% 以上有不同程度的失能和智力障碍。流行病学研究显示，抑郁、焦虑、偏头痛、心脏病、消化性溃疡、关节炎等在癫痫患者中的发生率高于普通人群数倍，提示癫痫与这些疾病可能存在更为密切的关系，也就是狭义的癫痫共患病。癫痫共患病的存在不仅影响癫痫的治疗康复，也降低了患者的生活质量，癫痫综合管理中越来越需要更多地了解和认识癫痫共患病。

癫痫共患病可以分为神经系统疾病、精神心理疾病和躯体疾病三大类，不同年龄段和不同类型癫痫患者中各有侧重，常见的癫痫共患病包括：偏头痛、脑血管病、神经认知障碍、孤独症谱系障碍、注意缺陷多动障碍、抽动障碍、对立违抗障碍、抑郁障碍、焦虑障碍、双相情感障碍、精神病性障碍、睡眠障碍、哮喘、高血压、糖尿病、心血管疾病、自身免疫性疾病、肿瘤等。

1　成人癫痫共患偏头痛

本病在临床共患病中的所占比例高达 9.3%~34.7%，其预估发病率相对一般人群比值为 1.4~3.0。癫痫患儿共患偏头痛的现象也不少见，国外研究显示癫痫患儿中偏头痛患病率为 14.7%，明显高于一般儿童（2.7%~11%）。癫痫共患偏头痛会增加癫痫发作频率，降低药物治疗反应性，增加难治性癫痫比例和致残率，显著降低患者生活质量。同时合并癫痫时，偏头痛症状往往更严重，发生视觉先兆和畏光畏声的现象也更频繁。癫痫共患偏头痛的诊断应同时符合癫痫和偏头痛诊断，若癫痫患者的偏头痛发作＞72h，可诊断为癫痫合并偏头痛持续状态。国际头痛协会发布的第3版头痛疾病分类中介绍了3种与癫痫相关的头痛疾病类型：偏头痛先兆诱发的痫样发作（偏头痛癫痫）、癫痫发作期头痛和痫性发作后头痛。

2 癫痫共患孤独症谱系障碍/孤独症谱系障碍（autism spectrum disorders，ASD）

本病是一组儿童早期起病的神经发育障碍，以社会互动障碍、语言沟通障碍及反复同一性行为和局限性的兴趣狭窄为核心特征，包括孤独症、阿斯伯格综合征（Asperger syndrome）、瑞特综合征（Rett syndrome）、非典型孤独症和童年瓦解性精神障碍等。癫痫共患ASD使病情复杂、治疗困难、预后更差，而且癫痫患儿容易漏诊，早期诊断、早期干预可以有效改善共患ASD患儿的预后。

癫痫共患ASD非常常见，5%~37%的癫痫患者共患ASD，2.4%~46%的ASD患者共患癫痫。智能障碍是两者共病的重要危险因素，婴幼儿及学龄前期二者共病率高。

癫痫共患ASD者，癫痫发病年龄多在5岁之前和10岁之后，呈双峰分布，起病高峰分别为3.2岁和16.7岁。癫痫表现为局灶性发作多见、难治性癫痫发生率高、精神发育迟滞、运动发育问题和行为症状多见，有更多睡眠问题。

当患儿以ASD就诊时，应常规询问癫痫病史和表现，必要时进行脑电图监测，当患儿以癫痫就诊时，应常规询问ASD病史和表现，必要时应用ASD相关评估，如进行孤独症行为评定量表等测查。

2.1 Asperger综合征/阿斯伯格综合征

1944年，德国儿科医生Hans Asperger发表了"关于儿童自闭性人格障碍"的论文，对Asperger综合征进行概括，提出治疗建议。Asperger综合征主要临床特征包括：①非语言交流的障碍，如缺乏面部表情；②语言交流中的奇特性，如对同一问题的不断重复；③社会交往中的自我中心倾向；④对他人情感的认知化处理而没有情感性的共鸣；⑤特别的走路姿势和不稳定性；⑥行为方面，如不听从教导和有侵犯性动作；⑦发病较早，但早期诊断困难；⑧家庭其他成员有高发病率。本病是一种行为障碍性疾病，常伴随行为或情绪问题，可存在多种共患疾病。

3 癫痫共患注意缺陷多动障碍

注意缺陷多动障碍（attention deficit-hyperactivity disorder，ADHD）是儿童期最常见的一种行为障碍，以与发育水平不相称的注意缺陷、冲动及多动为核心症状。核心症状包括：①注意缺陷，主动注意保持时间明显低于正常发育儿童。常表现为上课时不专心听讲，易受环境的干扰而分心，背诵困难，做功课拖拉、粗心、边做边玩，轻度注意缺陷时可以对自己感兴趣的活动集中注意，如看电视、听故事等，严重注意缺陷时对任何活动都不能集中注意；②多动，在需要相对安静的环境中，活动明显增多。表现为上课坐不住、小动作多、话多等，常严重影响课堂纪律，多动表现随年龄增长可能逐渐不明显；③冲动，说话唐突，行为鲁莽，做事不顾后果，不能忍受挫折和等待，出现危险举动或破坏行为，事后不会吸取教训。

ADHD常共患对立违抗、品行问题、焦虑等心理障碍，以及学习障碍和抽动障碍，智力障碍与孤独谱系障碍患儿也可伴有ADHD。

ADHD诊断主要依赖于临床访谈和行为观察，需要尽可能全面地获得儿童发育过程与行为特点、生长与教育的环境，以及疾病史和家族史等。行为量表与神经心理评估可以帮助筛查和诊断，并需要对可能的共病进行评估与做出诊断。目前国际上较通用的诊断标准有世界卫生组织的《国际疾病分类》（international classification of diseases，ICD）和美国精神病学会的《精神障碍诊断和统计手册》（diagnostic and statistical manual of mental disorders，DSM）两大系统。

4 癫痫共患抑郁障碍

抑郁障碍（depression disorder）是癫痫最为常见的精神共患病之一。抑郁障碍患者患癫痫的风险较普通人群高 3~7 倍，癫痫患者抑郁障碍的终身患病率高达 30%，较普通人群高约 2 倍，癫痫患者的自杀率也较普通人群高 2~3 倍。癫痫共患抑郁障碍不仅具有高自杀风险，影响癫痫预后，而且降低抗癫痫发作药治疗依从性，加重病耻感，降低患者生活质量。应重视对癫痫患者抑郁情绪的筛查识别，积极治疗干预。

与抑郁风险增加相关的重要因素有年龄较大、女性、受教育程度低、失业、抗癫痫发作药依从性差等。

5 癫痫共患焦虑障碍

焦虑障碍（anxiety disorders）是以焦虑症状为核心表现的一组疾病。癫痫患者共病焦虑很常见，文献报道占癫痫共患病患者的 11%~39%。常见癫痫共患焦虑障碍表现为广泛性焦虑障碍、惊恐障碍、社交焦虑障碍、创伤后应激障碍和强迫障碍等多种类型，伴有焦虑的癫痫患者还可伴有不同程度的抑郁症状。癫痫共患焦虑障碍自杀率高，成为难治性癫痫风险更高，预后较差，对生活质量影响更大，需要积极关注。

癫痫共患焦虑障碍诊断应该符合癫痫和焦虑障碍的各自诊断，可以采用相关量表进行筛查评估，如广泛性焦虑障碍量表可以用于癫痫共患广泛性焦虑障碍的筛查。

6 癫痫共患双相情感障碍

双相情感障碍（bipolar disorder）是以临床出现躁狂和抑郁发作为特征的一类疾病，躁狂发作时表现为情感高涨、言语增多和活动增多，而抑郁发作时则出现情绪低落、思维迟缓和活动减少等症状，一般呈发作性病程，躁狂和抑郁常反复循环或交替出现，也可以混合形式存在。

癫痫患者双相情感障碍患病率是健康对照组或其他疾病对照组的 2.46~3.6 倍，双相情感障碍患者非诱发性癫痫患病率是非双相情感障碍患者的 2.2~4.2 倍。癫痫与双相情感障都是发作性疾病并可以转化为慢性病程，抗癫痫发作药治疗均有效，大多数患者没有颅脑结构异常。

7 癫痫共患精神病性障碍

癫痫共患精神病性障碍是指癫痫患者同时患有以精神病性症状为主要临床表现的精神疾病或综合征，以精神病性症状为表现的癫痫发作不属于癫痫共患病，家族精神病史阳性、伴有神经发育异常的患者共患病多见。

癫痫共患精神病性障碍临床表现是除癫痫症状以外，还可出现幻觉、关系妄想、被害妄想、被控制感、思维被夺等。

8 癫痫共患睡眠障碍

睡眠障碍与癫痫相互影响，睡眠是癫痫发作和异常放电的重要激活因素，一些癫痫仅在睡眠期发作或在睡眠期间更容易发作，睡眠障碍可增加癫痫发作频率，加重癫痫症状及影响认知功能。癫痫发作及癫痫样放电影响睡眠结构、降低睡眠质量，癫痫患者更易出现噩梦、睡眠片段化、失眠、觉醒后疲倦与异态睡眠等各种睡眠障碍，对于癫痫伴随的睡眠障碍的治疗不仅可改善睡眠相关症状和生活质量，还可以降低癫痫发作。

第 8 节　常见非癫痫性发作与癫痫发作的鉴别

1　晕厥（syncope）

详见第 7 章第 4 节。

2　心因性非癫痫性发作（psychogenic nonepileptic seizures，PNES）/假性癫痫发作（pseudoepileptic s eizures）/癔症样发作

本病是一种非癫痫性的发作性疾病，是由心理障碍而非脑电紊乱引起的脑部功能异常，可有运动、感觉和意识模糊等类似癫痫发作的症状。发作时脑电图上无相应的痫性放电和抗癫痫治疗无效是鉴别的关键，但应注意，10%假性癫痫发作患者可同时存在真正的癫痫。

心因性非癫痫性发作与癫痫发作鉴别要点如下：①发作场合，周围常有人；②诱发因素，常在精神刺激后；③发作特点，发病相对缓慢，发作形式多样，不停喊叫和抽动，强烈自我表现，动作夸张、不同步协调，可对抗被动运动；④其他症状，少有摔伤或尿失禁；⑤意识状态，可能对外界刺激做出反应；⑥眼部眼睑紧闭，眼球乱动，瞳孔正常，对光反射存在；⑦口唇不发绀；⑧发作持续时间，可达数小时，需安慰或暗示后缓解；⑨ 发作后表现，一切如常，少有不适主诉；⑩脑电图，多正常。

3　发作性睡病

详见第 15 章第 3 节 1。

4　基底动脉型偏头痛

本病应与失神发作相鉴别，其病程缓慢，程度较轻，意识丧失前常有梦样感觉。偏头痛为双侧，多伴有眩晕、共济失调、双眼视物模糊或眼球运动障碍，脑电图可有枕区棘波。

5　短暂性脑缺血发作

详见第 1 章第 1 节 1。

6　低血糖

低血糖是指血糖水平低于 2mmol/L，低血糖时可产生局部癫痫样抽动或四肢强直发作，伴意识丧失，常见于胰岛 β 细胞瘤或长期服降糖药的 2 型糖尿病患者，病史有助于诊断。

7　高血压脑病

详见第 1 章第 6 节 3。

8　过度换气综合征

本征主要由心理因素所致，在不恰当的过度呼吸时诱发，临床上表现为各种发作性躯体症状，发作的时候患者会感到心跳加速、心悸、出汗，因为感觉不到呼吸而加快呼吸，导致一氧化碳不断被排出而浓度过低，引起次发性的呼吸性碱中毒等症状。对 15~55 岁人群进行调查发现，女性患者是男性的 2~3 倍，对儿童和青少年的流行病学调查发现其发病率约为成年患者的 40%。

本征所引起的发作性精神症状、短暂的意识丧失和四肢抽动需分别与癫痫的自动症、失神发作及全

身性发作相鉴别。患者的症状能通过过度换气诱发是鉴别的主要依据，发作间期或发作期脑电图无痫样放电，发作前后血气分析显示二氧化碳分压偏低也是重要的鉴别点。

参考文献

[1] 贾建平，陈生弟．神经病学［M］．北京：人民卫生出版社，2019.

[2] 李世绰，吴立文．临床诊疗指南：癫痫病分册［M］．北京：人民卫生出版社，2007.

[3] 洪震，姜玉武．临床诊疗指南：癫痫病分册［M］．北京：人民卫生出版社，2023.

[4] 中华医学会神经病学分会，中华医学会神经病学分会脑电图与癫痫学组．国际抗癫痫联盟痫性发作新分类中国专家解读［J］．中华神经科杂志，2019，052（011）：977-980.

[5] 梁锦平．国际抗癫痫联盟 2017 年版癫痫分类特点及其解读［J］．中国实用儿科杂志，2020，35（1）：47-54.

[6] Robert S，Fisher J，Cross H，等．2016 年国际抗癫痫联盟癫痫发作分类的更新及介绍［J］．癫痫杂志，2017，003（001）：60-69.

[7] 陈子怡，王爽．2017 年 ILAE 癫痫发作分类关于 Awareness 的解读［J］．中国神经精神疾病杂志，2018，44（07）：5-7.

[8] 胡仁平，唐章龙．116 例特殊类型癫痫的临床分析［J］．中国实用神经疾病杂志，2018，（1）：1562-1566.

[9] Holtkamp M，Beghi E，Benninger F，et al. European Stroke Organisation guidelines for the management of post-stroke seizures and epilepsy［J］. European Stroke Journal，2017，2（2）：103-115.

[10] Scheffer I E，Berkovic S，Capovilla G，et al. ILAE classification of the epilepsies：Position paper of the ILAE Commission for Classification and Terminology［J］. Epilepsia，2017，58（Suppl.）：512.

[11] Fisher R S，Cross J H，French J A，et al. Operational classification of seizure types by the International League Against Epilepsy：Position Paper of the ILAE Commission for Classification and Terminology［J］. Epilepsia，2017，58（Suppl.）：522-530.

[12] 丛璐璐，赵宗茂．2017 年国际抗癫痫联盟癫痫发作和癫痫新分类的简要解读［J］．河北医科大学学报，2018，39（09）：993-995.

[13] 冯智英．国际抗癫痫联盟关于发作和癫痫分类框架术语及概念最新修订版的解读［J］．神经病学与神经康复学杂志，2016，12（3）：117-122.

[14] 蒋雨平，王坚，蒋雯巍．新编神经疾病学［J］．中国临床神经科学，2016，25（01）：132.

[15] 中华医学会儿科学分会神经学组．热性惊厥诊断治疗与管理专家共识（2016）［J］．中华儿科杂志，2016，54（010）：723-727.

[16] Berg A T，Berkovic S F，Brodie M J，et al. Revised terminology and concepts for organization of seizures and epilepsies：report of the ILAE Commission on Classification and Terminology，2005-2009.［J］. Epilepsia，2010，51（4）：676-685.

[17] Morris G L．A Clinical Guide to Epileptic Syndromes and Their Treatment［J］. Archives of Disease in Childhood，2010，44（8）：1130-1130.

[18] Stephenson J．Epileptic Syndromes in Infancy，Childhood and Adolescence［J］. European Journal of Paediatric Neurology，2004，8（4）：225-225.

[19] 牛好敏，肖波，文霞，等．神经元蜡样质脂褐质沉积症——比较脑、周围神经及肌活检的诊断价值［J］．中国神经精神疾病杂志，1994，002（004）：352-353.

[20] 刘茅茅，邵晓秋，李志梅，等．Ⅰ型唾液酸沉积症一例［J］．脑与神经疾病杂志，2019，27（03）：18-22.

［21］ 林少宾，罗艳敏，吴坚柱，等．两例 Miller-Dieker 综合征胎儿的产前遗传学分析 ［J］．中华医学遗传学杂志，2017，（1）.

［22］ 吴晓燕，宋红梅．Prader-Willi 综合征的诊断与治疗进展 ［J］．中华儿科杂志，2006，44 (9），666-668.

［23］ 赵炳昊，涂怀军，殷小平．天使综合征的发病机制与治疗研究进展 ［J］．中国神经精神疾病杂志，2017，（5）.

［24］ 王晓慧，吕俊兰，张礼萍，等．Menkes 病三例临床及实验室特点 ［J］．中华儿科杂志，2009，47 (008）：604-607.

［25］ 任晓瞰，杨尧，王春枝，等．Krabbe 病一例 ［J］．中华儿科杂志，2013，51 (001）：69-70.

［26］ 李艾青，龚雪，林静芳，等．自身免疫性癫痫研究新进展 ［J］．中国神经精神疾病杂志，2019，45 (08）：58-61.

［27］ 余年，狄晴．自身免疫性癫痫研究进展 ［J］．中华神经科杂志，2017，50 (002）：152-156.

［28］ 康天，陈娇阳，张月华．腺苷琥珀酸裂解酶缺乏症 3 例报告并文献复习 ［J］．中国实用儿科杂志，2020，（4）：32-33.

［29］ 杨雪静，曾燕，熊丰．Kabuki 综合征一例 ［J］．中华儿科杂志，2010，048 (011）：868-870.

［30］ 何亮，宋炳伟，甄勇，等．家族性 Fahr 病一家系报告 ［J］．中国神经精神疾病杂志，2015，41 (08）：508-509.

［31］ 潘平．Dyke-Davidoff-Masson 综合征 ［J］．国际儿科学杂志，1989，（3）：18-20.

［32］ XUXia，李吉满，QINSheng，等．神经皮肤黑变病并颅内恶性黑色素瘤一例 ［J］．中华病理学杂志，2008，37 (7）：496-497.

［33］ 徐佳鑫，黄博杰，姜红，等．线粒体 DNA 耗竭综合征研究进展 ［J］．中华实用儿科临床杂志，2019，34 (4）：314-317.

［34］ 钟毅，谢海涛，伍犹梁，等．五例扣带回癫痫患者的电生理特点及诊疗经验介绍 ［J］．中华神经医学杂志，2020，19 (01）：63-66.

［35］ 王晔，郭大文，王德生．家族性皮质肌阵挛震颤性癫痫 ［J］．国际神经病学神经外科学杂志，2008，35 (004）：321-324.

［36］ 王璐．Todd 瘫痪一例报告 ［J］．中国疗养医学，2013，22 (02）：174.

［37］ 何伋，李浒，兀仲儒．神经精神科综合征学 ［M］．海口：南海出版公司，2005.

［38］ 张瑞晓．痴笑发作五例报道 ［J］．海南医学，2014，25 (04）：613.

［39］ Altuna M，Giménez S，Fortea J．Epilepsy in Down Syndrome：A Highly Prevalent Comorbidity ［J］．J Clin Med，2021，Jun 24，10 (13）：2776.

［40］ Khan S，AlNajjar A，Alquaydheb A，et al．Transient Periictal Brain Imaging Abnormality in a Saudi Patient with Probable Celiac Disease Epilepsy and Occipital Calcification Syndrome ［J］．Case Rep Neurol Med，2019，Apr (4），383-385.

［41］ Wirrell E，Tinuper P，Perucca E，et al．Introduction to the epilepsy syndrome papers ［J］．Epilepsia，2022，63 (6）：1330-1332.

［42］ Wirrell EC，Nabbout R，Scheffer IE，et al．Methodology for classification and definition of epilepsy syndromes with list of syndromes：Report of the ILAE Task Force on Nosology and Definitions ［J］．Epilepsia，2022，63 (6）：1333-1348.

［43］ Zuberi SM，Wirrell E，Yozawitz E，et al．ILAE classification and definition of epilepsy syndromes with onset in neonates and infants：Position statement by the ILAE Task Force on Nosology and Definitions ［J］．Epilepsia，2022，63 (6）：1349-1397.

［44］ Specchio N, Wirrell EC, Scheffer IE, et al. International League Against Epilepsy classification and defini-
tion of epilepsy syndromes with onset in childhood：Position paper by the ILAE Task Force on Nosology and
Definitions ［J］. Epilepsia, 2022, 63 (6)：1398-1442.

［45］ Riney K, Bogacz A, Somerville E, et al. International League Against Epilepsy classification and definition
of epilepsy syndromes with onset at a variable age：position statement by the ILAE Task Force on Nosology
and Definitions ［J］. Epilepsia, 2022, 63 (6)：1443-1474.

［46］ Hirsch E, French J, Scheffer IE, et al. ILAE definition of the Idiopathic Generalized Epilepsy Syndromes：
Position statement by the ILAE Task Force on Nosology and Definitions ［J］. Epilepsia, 2022, 63 (6)：
1475-1499.

第7章　头痛、眩晕、晕厥

头痛分类十分复杂，本章以国际头痛学会 2018 年发表的《国际头痛疾病分类第 3 版》内容为基础，结合临床工作实际，又参考了其他版本教科书和专著等，将头痛详述于以下第 1 节和第 2 节：第 1 节，原发性头痛；第 2 节，继发性头痛。眩晕和晕厥分类参考第 8 版《神经病学》，分别详见于以下第 3 节和第 4 节：第 3 节，眩晕；第 4 节，晕厥。

第1节　原发性头痛

1　偏头痛（migraine）

1.1　无先兆偏头痛（migraine without aura）

本病为反复头痛，持续 4~72 h，典型头痛表现为单侧、搏动性、中重度，日常体力活动可加重，伴呕吐和/或畏光、畏声。

1.2　有先兆偏头痛（migraine with aura）

本病是反复发作，持续数分钟，逐渐出现的单侧可完全恢复的视觉、感觉或其他中枢神经系统症状，通常随之出现头痛和偏头痛相关症状。

1.2.1　典型先兆偏头痛性头痛（migraine with typial aura）

本病是有先兆偏头痛，先兆包括视觉和/或感觉和（或）语言、言语症状，无肢体无力，逐渐发展，每种症状持续时间不超过 1 h。

1.2.1.1　典型先兆伴头痛
1.2.1.2　典型先兆不伴头痛

1.2.2　基底型偏头痛（basilar migraine）/脑干先兆性偏头痛（migraine with brainstem aura）/基底动脉偏头痛/基底偏头痛

本病先兆明确起源于脑干，但不伴肢体无力，曾用名有基底动脉偏头痛，基底偏头痛，基底型偏头痛。

基底型偏头痛伴有明确的来源于脑干或两侧枕叶的先兆症状，先兆症状持续数分钟至半小时后出现枕部剧痛，常为跳痛，伴有自主神经症状，如恶心、呕吐，有时还会出现短暂的意识障碍。

1.2.3　偏瘫性偏头痛（hemiplegic migraine）

本病为有先兆偏头痛，先兆症状包括肢体无力。

1.2.3.1　家族性偏瘫型偏头痛
1.2.3.2　散发性偏瘫型偏头痛

1.2.4　视网膜型偏头痛（retinal migraine）

本病症状为反复发作的单眼视觉障碍，包括闪光、暗点或黑蒙，伴偏头痛样头痛。

1.3　慢性偏头痛（chronic migraine）

本病每月至少 15 天出现头痛，持续至少 3 个月，且每月符合偏头痛特点的头痛天数至少 8 天。

1.4　偏头痛并发症（complications of migraine）

1.4.1　偏头痛持续状态（status migrainosus）

本病的偏头痛发作期持续时间超过 72h。

1.4.2　偏头痛性脑梗死（migrainous infarction）

本病临床表现为典型的有先兆偏头痛发作，且至少 1 个先兆症状与影像学上的缺血灶相符。

1.4.3　偏头痛先兆诱发的痫样发作（migraine aura-triggered seizure）

本病是有先兆偏头痛触发的痫样发作。

1.4.4　无梗死的持续先兆

本病是指有先兆偏头痛的患者在一次发作中出现的一种先兆或多种先兆症状，症状持续 1 周以上，神经影像学上需排除脑梗死病灶。

1.5　可能与偏头痛相关的周期综合征（episodic syndromes that may be associated with migraine）

1.5.1　反复胃肠功能障碍（recurrent gastrointestinal dysfunction）

本病临床表现为反复发作的腹痛和/或腹部不适、恶心和/或呕吐，偶尔、长期或周期性发作，可能和偏头痛发作相关。

1.5.1.1　周期性呕吐综合征（cyclic vomiting syndrome）

本征临床表现为一种自限性的周期性反复发作的刻板的恶心和剧烈呕吐，常伴有面色苍白和浑身无力，发作间歇期完全正常。没有胃肠道器质性疾病和精神障碍征象。

1.5.1.2　腹型偏头痛（abdominal migraine）

本病是一种主要见于儿童的反复发作的中重度上腹部的特发性腹痛，伴血管舒缩症状、恶心和呕吐，持续 2~72h，发作间期完全正常，发作期可无头痛。

1.5.2　良性阵发性眩晕（benign paroxysmal vertigo）

本病是儿童期出现反复发作的眩晕，发作前无预兆，可自发缓解，无其他异常表现。

1.5.3　良性阵发性斜颈（benign paroxysmal torticollis）

本病临床表现为反复发作的头向一侧倾斜，可伴轻微旋转，可自行缓解。这种情况一般发生在 1 岁以内的婴幼儿。

1.6　很可能的偏头痛

1.6.1　很可能的无先兆偏头痛

1.6.2　很可能的有先兆偏头痛

2　紧张型头痛（tension-type headache，TTH）

2.1　偶发性紧张型头痛（infrequent episodic tension-type headache）

本病头痛发作不频繁，持续数分钟到数天，典型的头痛为轻到中度双侧压迫性或紧箍样头痛，不因日常体力活动而加重，不伴随恶心，但可伴随畏光或畏声。

2.2　频发性紧张型头痛（frequent episodic tension-type headache）

本病头痛发作频繁，持续数分钟到数天，典型的头痛为轻到中度双侧压迫性或紧箍样头痛，不因日常体力活动而加重，不伴随恶心，但可伴随畏光或畏声。

2.3　慢性紧张型头痛（chronic tension-type headache）

本病由频发性紧张型头痛进展而来，表现为每天或非常频繁发作的头痛，典型的头痛为轻到中度双侧压迫性或紧箍样头痛，时间持续几小时到几天或不间断头痛。不因日常体力活动而加重，但可以伴有轻度恶心，畏光或畏声。

2.4 很可能的紧张型头痛

本病分为：①很可能的偶发性紧张型头痛；②很可能的频发性紧张型头痛；③很可能的慢性紧张型头痛。

3 三叉自主神经头面痛（trigeminal autonomic cephalalgias，TACs）

3.1 丛集性头痛（cluster headache）/周期性偏头痛性神经痛/霍顿氏综合征（Horton's syndrome）/睫状神经痛/自主神经性头痛/头部的红斑性肢痛病/组织胺性头痛/岩部神经痛/Harris 神经痛

本病临床表现为周期性发作性头痛，无前驱症状，发作时疼痛从一侧眼窝周围开始，急速扩展到额颞部，严重时可波及对侧。疼痛性质为搏动性，兼有钻疼和灼痛，可于睡眠中痛醒。特征性的伴发症状有：颜面潮红、出汗、患侧流泪、结膜充血、鼻塞等。除颞浅动脉怒张外，尚有患侧瞳孔缩小、眼睑下垂等不全性 Horner 综合征。每日可发作 1~2 次，约 30min 到达极期，持续 2~3h 后自然缓解，好发于早晨 4~6 点钟，每日定时发作，连续 2~6 周，一般 6 个月~2 年的间歇期后复发。季节性不定，热天较冷天多见，多见于青壮年，男性为女性的 4~5 倍。丛集性头痛与偏头痛的不同点是：丛集性头痛为每次连续发作，常局限同一侧，男性占多数，很少有家族性，吸烟和酗酒者多见，发作期患侧皮肤潮红（偏头痛为颜面苍白），血中 5-羟色胺一过性增多。

3.1.1 发作性丛集性头痛（episodic cluster headache）

丛集性头痛发作持续 7 天~1 年，头痛缓解期至少持续 3 个月。

3.1.2 慢性丛集性头痛（chronic cluster headache）

慢性丛集性头痛至少 1 年内无缓解期或缓解期小于 3 个月。

3.2 阵发性偏侧头痛（paroxysmal hemicranias）/发作性偏侧头痛

本病是固定单侧的重度头痛，位置可为眼眶，和（或）眶上，和（或）颞部，单次发作持续时间为 2~30min，发作频率为数次或数十次/天，头痛通常伴有同侧结膜充血、流泪、鼻塞、流涕、前额和面部出汗、瞳孔缩小、眼睑下垂和（或）眼睑水肿，吲哚美辛为其特效药。

3.3 SUNCT 综合征（short-lasting unilateral neuralgiform headache attacks with conjunctiva injectionand tearing syndrome，SUNCT syndrome）

本征全称为短暂单侧神经痛样头痛伴结膜充血和流泪综合征，其特点是在眶颞区域出现短暂、严重、单侧疼痛伴同侧脑神经自主神经功能障碍，表现为同侧结膜充血、流泪、鼻塞或鼻溢及不明显出汗。发作持续时间以秒计算，吲哚美辛效果不佳是 SUNCT 综合征的特征性表现。

3.4 持续偏侧头痛（hemicrania continua）

本病是持续性的严格单侧头痛，伴同侧结膜充血、流泪、鼻塞、流涕、前额和面部出汗、瞳孔缩小、眼睑下垂和（或）眼睑水肿，和/或烦躁不安或躁动，吲哚美辛对其有特效。

4 其他原发性头痛（other primary headache disorders）

4.1 原发性咳嗽性头痛（primary cough headache）

本病头痛由咳嗽或其他 Valsalva 动作（如绷紧、用力）引起，但不是由持续的体力活动引起，并且不伴有颅内病变。

4.2 原发性劳力性头痛（primary exercise headache）

本病是由各种形式的运动所引起的头痛，且不伴有任何颅内疾患。

4.3　原发性性活动相关性头痛（primary headache associated with sexual activity）

本病头痛由性活动引起，开始通常是双侧钝痛，随着性兴奋而增强，在性高潮时突然变得剧烈，且不伴有任何颅内疾患。

4.4　原发性霹雳样头痛（primary thunderclap headache）

本病表现为突发性剧烈头痛，类似于脑动脉瘤破裂的表现，但无颅内动脉病变。

4.5　冷刺激性头痛（cold-stimulus headache）

本病为头部受外界寒冷刺激或摄入或吸入冷刺激物所致的头痛。

4.6　外部压力性头痛（external-pressure headache）

本病是颅周软组织持续受压或牵拉所引起的头痛。

4.7　原发性针刺样头痛（primary stabbing headache，PSH）

以往认为 PSH 是一种不常见的原发性头痛，PSH 与神经痛不同，PSH 的疼痛部位主要位于三叉神经第一支分布区，其特征性表现为非常短暂或瞬间的、自发性、头部针刺样或戳刺样疼痛，每次发作的位置可有变化。近年来研究发现，PSH 并不少见，其患病率高达 35.2%，其疼痛部位也不仅局限于三叉神经分布区。

4.8　圆形头痛（nummular headache）

本病是在不存在任何潜在的结构损伤的情况下，发生于头皮的一个界限分明的局域性的疼痛，持续时间差异很大，但通常是慢性的。

4.9　睡眠性头痛（hypnic headache）

本病是频繁发作的头痛，仅在睡眠中出现，常导致患者痛醒，持续时间可长达 4h，没有特征性的伴随症状，不源于其他病理改变。

4.10　新发每日持续头痛（new daily persistent headache，NDPH）

本病从发作起始即表现为每日持续性头痛，患者可记起头痛发作起始时间，疼痛无明显特点，类似偏头痛或 TTH，或兼而有之。

4.11　精神性头痛（psychogenic headache）

本病是指在神经衰弱、抑郁症、疑病妄想等轻型和重型精神病患者中出现的头痛，且无器质性病损依据。

第 2 节　继发性头痛

1　头颈部创伤（head and neck injury，HANI）

HANI 根据头部创伤后的头痛持续时间是否大于 3 个月可分为：①头部创伤的急性头痛（acute headache attributed to traumatic injury to the head）；②头部创伤的持续性头痛（persistent headache attributed to traumatic injury to the head）。根据头部的创伤程度可分为：①轻度创伤；②中度创伤；③重度创伤。创伤可见于挥鞭伤（whiplash）、外科开颅术（craniotomy）等。

2　头颈部血管性疾病

2.1　脑缺血事件的头痛（headache attribute to ischaemic attack）

缺血性卒中所致的新发头痛通常为急性发作且伴有卒中的局灶神经系统体征，而且通常不是缺血性卒中的主要表现或突出特征，头痛通常为自限性。本病分类包括：①缘于缺血性卒中（脑梗死）的头痛（Headache attribute to ischaemic stroke）；②缘于短暂性脑缺血发作（TIA）的头痛（Headache attribute to transient ischaemic attack）等。

2.2　非创伤性颅内出血的头痛（headache attribute to Non-traumatic intracranial haemorrhage）

非创伤性颅内出血引起的头痛通常突然发作（甚至霹雳样）。按照不同的出血类型，头痛可以是独有症状或伴有局灶神经缺损的症状体征。

2.2.1　非创伤性脑出血的急性头痛（headache attribute to non-traumatic hemorrhage）

非创伤性脑出血所致的新发头痛常呈急性发病且伴有脑出血的局灶神经缺损体征，头痛可以作为临床表现但通常不是非创伤性脑出血的突出特征。

2.2.2　非创伤性蛛网膜下腔出血的急性头痛（headache attributed to non-traumatic subarachnoid haemorrhage）

非创伤性蛛网膜下腔出血引起的头痛，典型表现为突发的重度头痛，可在数秒（霹雳样）或数分钟达到高峰。头痛可作为非创伤性蛛网膜下腔出血的唯一症状。

2.2.3　非创伤性急性硬膜下出血（ASDH）的头痛（headache attributed to non-traumatic acute subdural haemorrhage）

ASDH 所致的头痛一般起病急，程度重，在数秒或数分钟内达高峰（雷击样头痛），通常伴有局灶性体征和意识水平下降。

2.2.4　既往非创伤性颅内出血的持续性头痛（persistent headache attributed to previous non-traumatic intracranial hemorrhage）

非创伤性颅内出血会引起头痛且出血稳定后头痛持续超过 3 个月，本病分类包括：①既往非创伤性蛛网膜下腔出血的持续性头痛；②既往非创伤性急性硬膜下出血的持续性头痛等。

2.3　未破裂颅内血管畸形的头痛（headache attributed to unruptured vascular malformation）

未破裂颅内血管畸形（未发生出血）可引起继发性头痛，根据畸形的类型，头痛可能是慢性病程，像原发性头痛一样反复发作，或呈急性自限性病程。包括：①未破裂颅内囊状动脉瘤的头痛（headache attributed to unruptured saccular aneurysm）；②颅内动静脉畸形（AVM）的头痛（headache attributed to arteriovenous malformation）；③硬脑膜动静脉瘘（DAVF）的头痛（headache attributed to dural arteriovenous fistula）；④海绵状血管瘤的头痛（headache attributed to cavernous angioma）；⑤脑三叉神经或软脑膜血管瘤病的头痛（Sturge-Weber 综合征）（headache attributed to encephalotrigeminal or leptomeningeal angiomatosis）等。

2.4　血管炎的头痛（headache attributed to angiitis）

本病可以由颈、颅和/或脑动脉炎引起，头痛为其症状，头痛也可以是血管炎的唯一症状。

2.4.1　巨细胞动脉炎的头痛（headache attributed to giant cell arteritis）

本病由巨细胞性动脉炎（GCA）所致，头痛为其症状，头痛也可以是 GCA 的唯一临床表现。该病绝大多数伴有头痛，头痛因脑动脉的炎症所致，尤其是累及颈外动脉分支，头痛特点呈多样化。

2.4.2　原发性中枢神经系统血管炎的头痛（headache attributed to primary angiitis of the central nervous system）

本病由原发性中枢神经系统血管炎引起，或表现为症状性原发性中枢神经系统血管炎性头痛，头痛是该病主要临床表现，但是缺乏特异性。

2.4.3　继发性中枢神经系统血管炎的头痛

本病由继发性中枢神经系统血管炎引起，头痛为该病的临床症状，头痛可以是该病的主要症状，但缺乏特异性。

2.5　颈段颈动脉或椎动脉疾病的头痛（headache attributed to cervical carotid or vertebral artery disorder）

本病引起的头、面、颈痛由颈动脉或椎动脉夹层所致，疼痛通常与夹层动脉同侧，且急性发作，甚至呈霹雳样疼痛发作，疼痛可以是唯一症状，也可以作为缺血性卒中症状出现前的预警症状。

2.5.1　颈段颈动脉或椎动脉夹层的头痛或面痛或颈痛

本病包括：①颈段颈动脉或椎动脉夹层的急性头痛、面痛或颈痛；②既往颈段颈动脉或椎动脉夹层的持续性头痛、面痛或颈痛（缘于颈段颈动脉或椎动脉夹层的头痛，且在夹层稳定后持续超过3个月）。

2.5.2　动脉内膜剥脱术后头痛（post-endarterectomy headache）

外科颈动脉内膜剥脱手术可致头痛，疼痛也可发生在面颈部，疼痛可作为唯一症状或警示性症状，先于卒中（大多数为出血性）的局灶性神经功能缺损症状出现。

2.5.3　颈动脉或椎动脉血管成形术或支架术的头痛（headache attributed to carotid or vertebral angioplasty）

颈部动脉血管成形术和（或）支架可致头痛，疼痛也可发生在面颈部，在卒中（大多数为出血性的）的局部神经功能缺损症状出现之前，疼痛可作为唯一症状或预警性症状。

2.6　脑静脉系统疾病的头痛

2.6.1　脑静脉系统血栓形成的头痛（headache attributed to cerebral venous thrombosis）

脑静脉系统血栓可引发头痛，没有特征性，通常是弥散性、进展性的重度头痛，可表现为单侧和突然（甚至霹雳样）发作，也可呈轻度头痛，有时呈偏头痛样。

2.6.2　脑静脉窦支架植入术的头痛

本病为脑静脉窦支架植入术所致的同侧头痛。

2.7　其他急性颅内血管病的头痛

2.7.1　颅内血管内治疗的头痛（headache attributed to intracranial endovascular procedure）

本病为颅内血管内手术直接导致的头痛，发生在手术同侧，持续时间小于 24h。

2.7.2　血管造影术的头痛（headache attributed to angiography）

本病为脑血管造影术直接导致的头痛。

2.7.3　可逆性脑血管收缩综合征的头痛（headache attributed to reversible cerebral vasoconstriction syndrome）

本病为可逆性脑血管收缩综合征（reversible cerebral vasoconstriction syndrome，RCVS）引起的头痛，典型表现为在 1~2 周内反复发作性霹雳样头痛，常常由性行为、用力、Valsalva 动作和/或情绪诱发。头痛可以是 RCVS 的唯一症状，是出血或缺血性卒中的一种警示症状。

2.7.4　颅内动脉夹层的头痛（headache attributed to intracranial arterial dissection）

本病是由颅内夹层动脉瘤引起，疼痛多数是单侧的，和夹层血管同侧，且常突然（甚至霹雳样）发作，头痛可以是唯一症状，为蛛网膜下腔出血或卒中的预警症状。

2.8　慢性颅内血管病的头痛和/或偏头痛样先兆

2.8.1　伴皮层下梗死和白质脑病的常染色体显性遗传脑动脉病 (cerebral autosomal dominant arteriopathy with subcortical infarcts and leukoencephalopathy，CADASIL)

详见第 1 章第 4 节 3.1。

2.8.2　线粒体脑病伴乳酸酸中毒和卒中样发作 (mitochondrial encephalopathy associated with lactic acidosis and stroke-like attacks，MELAS)

详见第 11 章第 6 节 1.3.1。

2.8.3　烟雾病 (Moyamoya Disease，MMD)

详见第 1 章第 1 节 10.4.5。

2.8.4　脑淀粉样血管病 (cerebral amyloidangiopathy，CAA) 的头痛/淀粉聚集性头痛

脑淀粉样血管病的头痛是一种老年人常见的颅内微血管疾病，病理改变主要为软脑膜和大脑皮质血管的淀粉样蛋白沉积，以及近皮层的出血。这些出血性病变均可能引起不典型的头痛症状，表现为头痛伴播散性的感觉异常，异常感从手指向上肢近端蔓延，符合感觉皮质分布。

2.8.5　伴有白质脑病和全身表现的视网膜血管病 (retinal vascular with leukoencephalopathy and systemic manifestations，RVCLSM) 的头痛

本病是由 RVCLSM 引起的，类似偏头痛样反复发作的头痛，不伴有先兆，头痛可以是 RVCLSM 的早期临床症状。

2.8.6　其他慢性颅内血管病的头痛

本病是由除了血管病变外的遗传性或非遗传性慢性颅内血管病变引起的，伴有或不伴有先兆的偏头痛样发作或这种发作作为其临床表现的一部分。

2.9　垂体卒中 (pituitary apoplexy) 的头痛

本病头痛由垂体卒中引起，通常为突然 (甚至霹雳样) 发作，重度疼痛，并伴发或继发视觉症状和/或垂体功能低下。

3　颅内非血管性疾病

3.1　脑脊液压力增高的头痛 (headache attributed to increased cerebrospinal fluid pressure)

本病是由脑脊液压力增高引起的头痛，常伴有颅高压引起的其他症状和/或临床体征。

3.1.1　特发性颅内压增高的头痛 (headache attributed to idiopathic intracranial pressure)

本病是新发头痛，或已经存在显著加重的头痛，常伴有特发性颅内高压引起的其他症状和/或体征。

3.1.2　代谢、中毒或激素所致颅内压增高的头痛 (headache attributed to intracranial hypertension secondary to metabolic，toxic or hormonal causes)

本病是继发于各种全身性疾病的颅内压升高而引起的头痛，并伴有颅内压升高及潜在的诱发疾病的其他临床症状，和 (或) 体征，和 (或) 神经影像学征象。系统性疾病好转后，头痛缓解。

3.1.3　继发于染色体异常导致的颅内压增高的头痛 (higher intracranial pressure secondary to chromosomal abnormalities)

本病是新发头痛，或已经存在显著加重的头痛，由继发于染色体异常所致的颅内高压所致，且伴有颅内高压及潜在的染色体异常的其他症状和/或神经影像的征象。

3.1.4　脑积水所致颅内压增高的头痛（headache attributed to intracranial hypertension secondary to hydrocephalus）

本病是新发头痛，或已经存在显著加重的头痛，由继发于脑积水所致的颅内高压所致，且伴有脑脊液压力增高或脑积水引起的其他临床症状和体征。

3.2　脑脊液压力减低的头痛（headache attributed to low cerebrospinal fluid pressure）

本病是由低颅压或脑脊液漏所致，主要表现为直立位后出现头痛（无论原发还是继发），通常伴随颈部疼痛，耳鸣，听力改变，畏光和/或呕吐，若脑脊液压力恢复正常或脑脊液漏口被封堵，上述症状可缓解。

3.2.1　硬脊膜穿刺术后头痛（post-dural puncture headache）

本病是腰椎穿刺后 5 天内发生的头痛，因硬脊膜穿刺术后脑脊液漏所致。常伴随颈部僵硬和/或主观的听觉症状，头痛可在 2 周内自发缓解，或经自体血硬脊膜外修补漏口后缓解。

3.2.2　脑脊液漏的头痛（headache attributed to CSF fistula）

本病是由手术或外伤造成持续性脑脊液外漏所致，脑脊液外漏引起脑脊液压力低下，并发生直立性头痛，漏口封堵后头痛缓解。

3.2.3　自发性低颅压的头痛（headache attributed to spontaneous intracranial hypotension）

自发性低颅压的直立性头痛，常伴有颈部僵硬和主观听觉症状，脑脊液压力正常后头痛缓解。

3.2.4　继发性颅内低压（secondary intracranial hypotension）

本病以医源性颅内低压患者最常见，造成颅内低压的病症包括如硬膜外穿刺穿破硬膜，蛛网膜穿刺，脊柱外科手术撕裂硬脊膜，疼痛科的椎间盘微创手术，神经射频或毁损手术意外损伤硬脊膜，蛛网膜埋植吗啡泵取出后硬脊膜不愈合等。

3.3　颅内非感染性炎性疾病（non-infectious inflammatory disease）的头痛

本病常伴有脑脊液淋巴细胞数增多，细胞数在炎症控制后可降低。

3.3.1　神经系统结节病的头痛（Headache attributed to Neurosarcoidosis）

本病由神经系统结节病引起，并且和神经系统结节病其他症状和体征相关。

3.3.2　无菌性（非感染性）脑膜炎的头痛（headache attributed to aseptic (non-infectious) meningitis）

本病由无菌性脑膜炎引起，伴其他症状和/或临床体征（脑膜刺激征），头痛可在脑膜炎缓解后消失。

3.3.3　其他非感染性炎性颅内疾病的头痛

本病由各种各样的自身免疫性疾病引起，伴随自身免疫性疾病的其他症状和/或体征，头痛可在自身免疫性疾病的成功治疗后缓解。

3.3.4　淋巴细胞性垂体炎的头痛（headache attributed to lymphocytic hypophysitis）

本病由淋巴细胞性垂体炎引起，伴随有垂体增大，在超过一半的病例中伴有高泌乳素血症，头痛可在淋巴细胞性垂体炎治疗成功后缓解。

3.3.5　短暂头痛、神经功能缺损伴脑脊液淋巴细胞增多综合征（syndrome of transient headache and neurological deficits with cerebrospinal fluid lymphocytosis, HaNDL）/伴脑脊液细胞增多的偏头痛综合征/伴短暂性神经系统症状和脑脊液淋巴细胞增多的假性偏头痛

本病最初在 1981 年得到明确描述，当时称为伴脑脊液细胞增多的偏头痛综合征。其在 1995 年更改为现用名，也被称为伴短暂性神经系统症状和脑脊液淋巴细胞增多的假性偏头痛。常见于青中

年，25%～40%的患者在发病前3周内有病毒感染史，表现为搏动性中重度头痛，头痛发作前/同时可伴短暂神经系统功能缺损表现，半数以上患者脑脊液压力升高，可见淋巴细胞增多，常规颅脑CT检查和颅脑MRI检查多数正常。

3.4　颅内肿瘤病变的头痛

本病是由颅内肿瘤病变所引起的头痛。

3.4.1　颅内肿瘤的头痛（headache attributed to intracranial neoplasia）

本病由一个或多个颅内占位性肿瘤引起。

3.4.1.1　第三脑室胶样囊肿的头痛（headache attributed to colloid cyst of the third ventricle）

本病是由第三脑室胶样囊肿引起，表现为反复发作性霹雳样的头痛（通常由姿势变化或Valsalva样动作诱发），伴随意识水平下降甚至完全丧失。

3.4.2　癌性脑膜炎的头痛（headache attributed to carcinomatous meningitis）

本病由癌性脑膜炎所致，常伴随有脑病和/或颅神经麻痹的体征。

3.4.3　下丘脑或垂体分泌过多或不足的头痛（headache attributed to hypothalamic or pituitary hyper- or hyposecretion）

本病是由于垂体腺瘤、下丘脑和垂体分泌过多或不足所致，经常伴发体温调节异常，情绪异常和/或口渴感或食欲改变。在成功治疗潜在的疾病之后，头痛好转。

3.5　鞘内注射的头痛（headache attributed to intrathecal injection）

本病所表现的头痛在直立位和卧位均存在，由鞘内注射引起并在注射后的4天内发生，14天内缓解。

3.6　癫痫发作的头痛（headache attributed to epileptic seizure）

本病是癫痫发作引起的头痛，发生在癫痫发作期间和/或癫痫发作后，在数小时至3天内自发缓解。

3.6.1　癫痫发作期头痛（headache during epileptic seizures）

本病由部分性癫痫引起并在其发作期发生，与痫性放电同侧，癫痫发作终止后即刻或很快缓解。

3.6.2　癫痫发作后头痛（headaches after epileptic seizures）

本病由癫痫发作引发，在癫痫发作后3h内发生，并在发作终止后72h内头痛自行缓解。

3.7　Chiari畸形Ⅰ型（CMI）的头痛

本病由Chiari畸形Ⅰ型引起，通常发生在枕部或枕下，疼痛持续时间短（少于5min）并可由咳嗽或Valsalva样动作诱发，成功治疗Chiari畸形Ⅰ型后，头痛缓解。

3.8　其他颅内非血管性疾病的头痛

本病是除上述疾病以外的颅内非血管性疾病所引起的头痛。

4　某种物质的头痛或物质戒断性头痛

4.1　某种物质使用或接触的头痛

4.1.1　一氧化氮供体诱发的头痛［nitric oxide（NO）donor-induced headache］

本病为接触一氧化氮供体导致的速发型或迟发型头痛。

4.1.2　磷酸二酯酶抑制剂诱发的头痛［phosphodiesterase（PDE）inhibitor-induced headache］

本病为摄入磷酸二酯酶（PDE）抑制剂导致的头痛，72h内可自然缓解。

4.1.3　一氧化碳诱发的头痛［carbon monoxide（CO）-induced headache］

本病为接触一氧化碳导致的头痛，脱离一氧化碳后，72h内自然缓解。

4.1.4　酒精诱发的头痛（alcohol-induced headache）

本病为摄入酒精（通常为含酒精的饮料）后可引起的速发型头痛发作，也可引起迟发型头痛，头痛可自发缓解。

4.1.5　可卡因诱发的头痛（cocaine-induced headache）

本病为由各种途径摄入的可卡因引起的在 1h 内发生的头痛，头痛在 72h 内可自发缓解。

4.1.6　组胺诱发的头痛（histamine-induced headache）

本病为急性暴露于组胺后引起的急性头痛或迟发性头痛。

4.1.7　降钙素基因相关肽诱发的头痛［calcitonin gene-related peptide（CGRP）-induced headache］

本病为急性暴露于降钙素基因相关肽（CGRP）后引起的速发型头痛或迟发型头痛，头痛可自发缓解。

4.1.8　外源性急性升压药物的头痛（headache attributed to Exogenous acute pressor agent）

本病为由外源性升压药诱发的急剧血压升高导致的头痛发作。

4.1.9　非头痛治疗药物偶尔使用的头痛

本病为偶然使用用于其他治疗目的（非治疗头痛）的药物后引发的头痛，头痛作为一种急性不良反应发生。

4.1.10　非头痛治疗药物长期使用的头痛

本病为长期使用用于其他治疗目的（而非治疗头痛）的药物后引发的头痛，头痛作为一种不良反应发生，并且这种头痛不一定可逆。

4.1.11　其他物质使用或接触的头痛

本病为由于使用或接触上述药物之外的其他物质而引起的头痛，头痛常在接触物质的同时或接触物质不久后发生，这些物质包括医生或非医生给予的由带有药用目的的草药、动物或其他有机或无机物质构成的但尚未获得许可的医药产品。

4.2　药物过量性头痛

4.2.1　麦角胺过量性头痛（ergotamine-overuse headache）

本病是患有原发性头痛的患者每月规律应用麦角胺类药物≥10 天，而且持续 3 个月以上引起的头痛，且每月头痛天数≥15 天。该病通常会随着药物过量应用的停止而缓解，但并不是所有患者都如此。

4.2.2　曲坦类过量性头痛（triptan-overuse headache）

本病是患有原发性头痛的患者每月规律应用曲坦类药物≥10 天而且持续 3 个月以上导致的，且每月头痛天数≥15 天。该病通常会随着药物过量应用的停止而缓解，但并不是所有患者都如此。

4.2.3　非阿片类止痛药过量性头痛（simple analgesic-overuse headache）

本病是患有原发性头痛的患者每月规律应用一种或多种非阿片类止痛药物≥15 天而且持续 3 个月以上导致的头痛，且每月头痛天数≥15 天。该病通常会随着药物过量应用的停止而缓解，但并不是所有患者都如此。

4.2.3.1　扑热息痛（对乙酰氨基酚）过量性头痛（paracetamol（acetaminophen）-overuse headache）

头痛符合药物过量性头痛的诊断标准。患者每月规律服用扑热息痛≥15 天，有持续 3 个月以上的非甾体抗炎药过量性头痛。

4.2.3.2　乙酰水杨酸过量性头痛（acetylsalicylic acid-overuse headache）

乙酰水杨酸是一种非甾体类消炎药（NSAID），但是它具有独特的活性，因此，乙酰水杨酸过量性头痛被列为一个独立的亚型。诊断标准为服用乙酰水杨酸≥15天，持续3个月以上。

4.2.3.3 其他非阿片类止痛药过量性头痛

本病是每月规律服用一种除对乙酰氨基酚或非甾体抗炎药（包括乙酰水杨酸）之外的非阿片类止痛药≥15天引起的头痛，头痛持续3个月以上。

4.2.4 阿片类药物过量性头痛（opioid-overuse headache）

本病是每月规律服用一种或多种阿片类药物≥10天，持续3个月以上引发的头痛，且头痛符合药物过量性头痛的诊断标准。

4.2.5 复方止痛药物过量性头痛（combination-analgesic-overuse headache）

复方止痛药指的是由两种或以上止痛药或其辅助药组成的止痛药，最常见的复方止痛药是普通止痛药加上阿片类药物、布他比妥和/或咖啡因。

4.3 物质戒断性头痛（substance withdrawal headache）

本病是持续应用数周或数月的药物或其他物质停止应用或停止暴露之后引起的头痛。

4.3.1 咖啡因戒断性头痛（caffeine-withdrawal headache）

本病是每日服用咖啡因大于200mg超过2周的患者突然戒断咖啡因后24h内发生的头痛，头痛可在戒断之后7天内自然缓解。

4.3.2 阿片类戒断性头痛（opioid-withdrawal headache）

本病是每日使用阿片类药物超过2周的患者在突然戒断阿片类药物后24h内发生的头痛，头痛可在戒断之后7天内自然缓解。

4.3.3 雌激素戒断性头痛（oestrogen-withdrawal headache）

本病是超过3周每日使用外源性雌激素的患者在突然戒断雌激素后5天内发生的头痛或偏头痛（经常发生在联合口服避孕药停药期、雌激素替代或支持治疗之后），发生后继续戒断，头痛可在3天内缓解。

4.3.4 其他物质长期使用后戒断性头痛

本病是除上述药物之外，在长期使用其他的药物或物质戒断后引起的头痛。

5 感染（infection）

5.1 颅内感染的头痛

5.1.1 细菌性脑膜炎或脑膜脑炎的头痛（headache attributed to bacterial meningitis or meningoencephalitis）

本病由细菌性脑膜炎或脑膜脑炎引起，头痛持续时间不定。该病可能仅表现为轻微流感样症状，典型头痛一般呈急性发作，表现为颈强直、恶心、发热、精神状态改变和/或其他神经系统症状和/或体征，在大多数情况下，感染消除后头痛即可改善，但少数情况会变为持续性头痛。

5.1.1.1 细菌性脑膜炎或脑膜脑炎的急性头痛

本病符合细菌性脑膜炎或脑膜脑炎的头痛的诊断标准，头痛持续<3个月。

5.1.1.2 细菌性脑膜炎或脑膜脑炎的慢性头痛

本病头痛符合细菌性脑膜炎或脑膜脑炎的头痛的诊断标准，细菌性脑膜炎或脑膜脑炎仍存在或于近3个月内已治愈，头痛持续>3个月。

5.1.1.3 既往细菌性脑膜炎或脑膜脑炎的持续性头痛

本病既往头痛符合细菌性脑膜炎或脑膜脑炎的头痛的诊断标准，细菌性脑膜炎或脑膜脑炎好转后，头痛持续>3个月。

5.1.2　病毒性脑膜炎或脑炎的头痛（headache attributed to viral meningitis or encephalitis）

本病由病毒性脑膜炎或脑炎引起，典型症状为颈项强直和发热，根据感染程度的不同，患者可伴有不同程度的神经症状和/或体征，包括精神状态改变。

5.1.2.1　病毒性脑膜炎的头痛（headache attributed to viral meningitis）

本病符合病毒性脑膜炎或脑炎的头痛的诊断标准，神经影像学检查提示软脑膜强化。

5.1.2.2　病毒性脑炎的头痛（headache attributed to viral encephalitis）

本病符合病毒性脑膜炎或脑炎的头痛诊断标准，至少符合下列两项中的一项：①神经影像学检查提示弥漫性或多灶性脑水肿；②至少符合下列 3 项中的 1 项，a）精神状态改变，b）局灶性神经功能缺失；c）癫痫发作。疼痛通常呈弥散性，分布于额部和/或眼眶后部，呈重度或极重度，搏动性或压迫性。其他常见的神经功能受损包括语言和听力障碍、复视、躯体感觉部分缺失、肌无力、四肢部分瘫痪、共济失调、幻觉、人格改变，意识丧失和/或记忆丧失。

5.1.3　颅内真菌或其他寄生虫感染的头痛（headache attributed to intracranial fungal or other parasitic infection）

本病是由颅内真菌或其他寄生虫感染所致的头痛，头痛持续时间不定，通常在先天或后天的免疫抑制状态下引起该病，大多数情况下，头痛随感染的根除而消失，极少数情况下会变为持续性头痛。

5.1.3.1　颅内真菌或其他寄生虫感染引起的急性头痛

本病符合颅内真菌或其他寄生虫感染的头痛的诊断标准，且头痛持续<3 个月。

5.1.3.2　颅内真菌或其他寄生虫感染引起的慢性头痛

本病符合缘于颅内真菌或其他寄生虫感染的头痛的诊断标准，且头痛持续<3 个月。

5.1.4　局部脑组织感染的头痛

本病是脑脓肿、硬膜下积脓、感染性肉芽肿或其他局部感染病灶引起的头痛，通常伴随发热，局灶性神经功能缺失和/或精神状态改变（包括警惕性受损）。

5.2　全身性感染的头痛

5.2.1　全身性细菌感染引起的头痛（headache attributed to systemic bacterial infection）

本病是在没有脑膜炎或脑膜脑炎的情况下发生的头痛，头痛由全身性细菌感染引起，且头痛发生与全身性细菌感染的其他症状和/或临床体征相关。

5.2.1.1　全身性细菌感染引起的急性头痛

本病符合全身性细菌感染的头痛诊断标准，且头痛持续<3 个月。

5.2.1.2　全身性细菌感染引起的慢性头痛

本病符合全身性细菌感染的头痛诊断标准，且头痛持续>3 个月。

5.2.2　全身性病毒感染引起的头痛（headache attributed to systemic viral infection）

本病是在没有脑膜炎或脑炎的情况下发生的头痛，头痛由全身性病毒感染引起，且头痛的发生与全身性病毒感染的其他症状和/或临床体征相关。

5.2.2.1　全身性病毒感染引起的急性头痛

本病符合全身性病毒感染的头痛诊断标准，且头痛持续<3 个月。

5.2.2.2　全身性病毒感染引起的慢性头痛

本病符合全身性病毒感染的头痛诊断标准，病毒仍保持活性，或近 3 个月内已消除，头痛持续>3 个月。

5.2.3　其他全身性感染引起的头痛

本病是在没有脑膜炎或脑炎的情况下发生的头痛，头痛由全身性真菌感染、原虫或其他寄生虫侵扰引起，且头痛的发生与上述感染的其他症状和/或临床体征相关。

5.2.3.1 其他全身性感染引起的急性头痛

本病符合其他全身性感染的头痛诊断标准，且头痛持续<3个月。

5.2.3.2 其他全身性感染引起的慢性头痛

本病符合其他全身性感染的头痛诊断标准，且头痛持续>3个月。

6 内环境紊乱（disorder of homoeostasis）

6.1 低氧血症和/或高碳酸血症的头痛（headache attributed to hypoxia and/or hypercapnia）

本病是当发生低氧血症和/或高碳酸血症时，由低氧血症和/或高碳酸血症引起的头痛。

6.1.1 高海拔性头痛（headache attributed to high-altitude）

本病通常是双侧头痛，用力活动会加重，攀升至海拔超过2500m时出现，离开高海拔环境24h内即可自然缓解。

6.1.2 飞机旅行的头痛

本病是由飞机旅行引起的，在坐飞机时出现的头痛，经常程度较重，表现为单侧头痛和眼周痛，不伴有自主神经症状，飞机下落后缓解。

6.1.3 潜水性头痛

本病是由无潜水病病史，在潜水至水下10m时发生的头痛，且在重新浮上水面过程中头痛加剧（不伴减压病），通常伴随着二氧化碳中毒的症状，吸氧后迅速缓解，或不需给氧，潜水结束3天内自行缓解。

6.1.4 睡眠呼吸暂停的头痛（headache attributed to sleep apnea headache）

本病是在晨起时发生的头痛，表现为双侧头痛，持续时间不超过4h，由睡眠呼吸暂停引起的，当睡眠呼吸暂停得到改善后头痛缓解。

6.2 透析的头痛（headache attributed to dialysis）

本病是由血透引起的，在血透过程中发作的头痛，无特征性症状，血透结束后72h头痛自行缓解。

6.3 高血压的头痛（headache attributed to arterial hypertension）

本病是由高血压所致，通常表现为双侧和搏动性的头痛，发作时往往收缩压≥180mmHg和/或舒张压≥120mmHg。血压正常后头痛缓解。

6.3.1 嗜铬细胞瘤的头痛（headache attributed to phaeochromocytoma）

本病经常是严重的头痛发作，而且持续时间短（小于1h），同时伴随嗜铬细胞瘤所致的出汗，心悸，面色苍白和/或焦虑。

6.3.2 高血压危象而无高血压脑病的头痛（headache attributed to hypertensive crisis without hypertensive encephalopathy）

本病经常是双侧和搏动性的头痛，由动脉血压升高所致（收缩压180mmHg和/或舒张压120mmHg以上），血压正常后头痛缓解。

6.3.3 高血压脑病的头痛（headache attributed to hypertensive encephalopathy）

本病通常是双侧的和搏动性的头痛，由持续高于180/120mmHg的血压导致，并且伴随脑病的症状，如意识模糊，昏睡，视觉障碍或抽搐，头痛在血压正常后可改善。

6.3.4 子痫前期或子痫的头痛（headache attributed to pre-eclampsia or eclampsia）

本病通常是双侧性或搏动性的头痛，发生在怀孕期或产褥期并有子痫前期或子痫的女性，头痛随子痫前期或子痫症状的缓解而消失。

6.3.5 自主神经反射障碍的头痛（headache attributed to autonomic dysreflexia）

本病是脊髓损伤或自主反射障碍的患者突然发生严重搏动性的头痛，自主反射障引发的头痛可能是致命的，表明在其他症状或临床体征出现时阵发性血压升高，通常由膀胱或大肠受刺激（感染，膨胀或嵌塞）诱发。

6.4 甲状腺功能减低的头痛（headache attributed to hypothyroidism）

本病是呈双侧非搏动性的头痛，发生于甲状腺功能减低的患者，头痛在甲状腺激素水平恢复正常后缓解。

6.5 禁食的头痛（headache attributed to fasting）

本病是弥散的、非搏动性头痛，通常为轻至中度，在禁食期间发生或由至少 8h 的禁食所引起，进食后可缓解。

6.6 心脏源性头痛（headache attributed to Cardiogenic cephalalgia）

本病是偏头痛样发作，常伴有，但不总是运动后加重，在心肌缺血发作期间发作的头痛，含服硝酸甘油可缓解。

6.6.1 卵圆孔未闭（patent foramen ovale，PFO）引起的偏头痛

卵圆孔是心脏里的一个小孔，位于心脏的左心房和右心房之间。胎儿出生前，卵圆孔一定要存在，否则胎儿难以存活。出生后，卵圆孔失去其正常作用，逐渐闭合。大部分婴儿的卵圆孔会在 2 岁内自行逐渐闭合，如果没有闭合，则称为 PFO。PFO 通常为先天性心脏异常，可能会因右心压力增高，产生更多右向左分流，使低含氧量的血流通过未闭的卵圆孔进入动脉系统，出现不明原因的偏头痛。心脏卵圆孔未闭患者可能出现一侧头部搏动性疼痛的典型偏头痛表现，个别人持续时间较长，还可能会出现恶心、呕吐、畏声、畏光等症状。若存在相关症状，建议进行心脏超声、右心导管检查等检查，一般可以明确诊断。若明确为心脏卵圆孔未闭引起的偏头痛，可以服用布洛芬缓释胶囊缓解疼痛，或者考虑行介入封堵手术治疗卵圆孔未闭。

6.7 其他内环境紊乱的头痛（headache attributed to other internal environmental disorders）

6.7.1 月经性头痛（Menstrual headache）

本病是指在月经来潮前或来潮时出现的头痛，其病因未明，有研究表明，月经性头痛的发作可能与女性经期雌激素水平显著波动有关，当血清雌激素水平大幅度波动时，就容易产生某些致痛性物质，从而引起月经性头痛，如果这时还有精神紧张、焦虑、失眠等情况，头痛可加剧。

7 头、颈、面部疾病导致的头痛或面痛

7.1 颅骨疾病的头痛（headache attributed to disorder of cranial bone）

本病是由于颅骨非创伤性疾患或病变导致的头痛。

7.2 颈部疾病的头痛（headache attributed to neck diseases）

本病是由颈部任何结构（包括骨、肌肉和其他软组织）的非创伤性疾患导致的头痛。

7.2.1 颈源性头痛（cervicogenic headache）

本病是由颈椎包括组成它的骨、椎间盘和/或软组织疾患所导致的头痛，但常常不伴有颈痛。

7.2.2 咽后肌腱炎的头痛（headache attributed to retropharyngeal tendonitis）

本病是由咽后软组织炎症或钙化所导致的头痛，通常由上位颈椎前方的肌肉的拉伸或压迫所致。

7.2.3 头颈肌张力障碍的头痛（headache attributed to craniocervical dystonia）

本病是由颈部肌肉的肌张力障碍所导致的头痛，伴有由肌肉过度活动导致的颈部或头部的异常

活动或姿势异常。

7.2.4 颈后交感神经综合征（posterior cervial sympathetic nerve syndrome）/Barre-Lieou 综合征/椎神经综合征/颈性偏头痛

颈后交感神经或椎神经从星状神经节上缘发出，走向同侧椎动脉，形成其周围的神经丛，并在其灌流区的分支上分布，此处尚有交通支伴颈 5~7 的周围支走行。这些神经遭受压迫时，可发生本综合征，多见于颈椎病，偶见于颈部肿物及炎症。临床表现为头痛，主要为后枕部，也见于额颞及颅顶，其性质如钻凿或压榨感，可伴有恶心、呕吐、嗜睡及面部血管舒缩障碍，多于颈部转动时诱发，每次持续数分钟至数日不等。以下各症状均为一过性发作，多与头痛相伴发：①眩晕、耳鸣、耳内血管搏动与耳痛，前庭功能试验异常；②视觉疲劳、眼痛及闪辉性暗点；③咽部不适感或梗阻感，偶尔嘶哑或失声；④病侧面部感觉减退、角膜反射与吞咽反射消失；⑤病侧 Horner 综合征以及同侧肩颈痛，同侧上肢无力、麻木、疼痛或肌萎缩，大杼穴位处的酸胀及压痛具特征性；⑥胸骨区或心前区有阵发性疼痛，每次发作约数秒或 1~2min，易误诊为心绞痛；⑦颈部活动受限，颈椎骨肌肉紧张，X 线摄片或 CT 检查可见 C_4~C_6 骨质增生。

7.3 眼部疾病的头痛

本病是由单眼或双眼疾患引起的头痛。

7.3.1 急性闭角型青光眼的头痛（headache attributed to acute glaucoma）

本病是由急性闭角型青光眼引起的头痛，通常为单侧，而且还常常伴有青光眼的其他症状和临床体征。

7.3.2 眼屈光不正的头痛（headache attributed to ametropia）

本病通常是在长时间视觉作业后出现的症状。

7.3.3 眼部炎性疾病的头痛（headache attributed to Ocular inflammatory disorder）

本病是由于眼部炎症所引起的头痛，如虹膜炎、葡萄膜炎、巩膜炎、结膜炎，通常伴有这些疾病的其他症状和/或临床表现。

7.3.4 滑车头痛（headache attributed to trochleitis）

本病是通常在前额和（或）眼眶周的位置发生的头痛，伴或不伴眼痛，由滑车神经周围炎症或功能障碍引起，这往往是由眼球运动加剧所致。

7.3.5 眼肌麻痹的头痛

7.3.5.1 糖尿病性动眼神经麻痹

糖尿病易累及动眼神经，可引起头痛，也可伴有其他症状。糖尿病动眼神经瘫分为完全性和不完全性，完全性的会累及眼内肌，导致瞳孔散大；不完全性的占多数，其瞳孔大小及对光反射多正常。该病的发病机制是，当出现血管闭塞时，容易累及动眼神经，且主要影响动眼神经的中央部分，而缩瞳纤维居于动眼神经上方的周边部分，难以被波及，因此，大多数患者的瞳孔大小及对光反射是正常的。

7.3.5.2 Tolosa-Hunt 综合征/痛性眼肌麻痹（painful ophthalmoplegia）

本病是发生在海绵窦、眶上裂的特发性炎症，是一种可以缓解和复发的一侧性 Ⅲ、Ⅳ、Ⅵ 脑神经之一或同时受累而造成的眼肌麻痹，并常伴有眼眶部疼痛的一组症候群。该病是以疼痛发病的全眼肌麻痹，其病因可能是病毒感染所致的眶上裂炎症，其疼痛可能是因为三叉神经受累所引起，皮质激素治疗有特效。

7.3.5.3 垂体和垂体瘤卒中

本病是垂体功能的极度紊乱和周围结构压迫引起的头痛，多伴随这种疾病的其他症状和/或临床表现。

7.3.5.4　海绵窦血栓形成和栓塞

本病的头痛，多伴随这种疾病的其他症状和/或临床表现。

7.3.5.5　颈动脉海绵窦瘘（carotid-cavernous sinus fistulas）

本病是颈内动脉与海绵窦间的异常沟通引起的头痛，多伴随这种疾病的其他症状和/或临床表现。

7.3.6　颈动脉海绵窦瘤（carotid cavernous sinus tumor）的头痛

本病是颈内动脉海绵窦段动脉瘤引起的头痛，多伴随这种疾病的其他症状和/或临床表现。

7.4　耳部疾病的头痛

本病是由单耳或双耳的炎症、肿瘤或其他疾病引起的头痛，多伴随这种疾病的其他症状和/或临床表现。

7.4.1　带状疱疹性耳炎（herpes zoster oticus）

本病常由面神经的膝状神经节受带状疱疹等病毒感染所引起。

7.5　鼻或鼻窦疾病的头痛（headache attributed to nose or paranasal sinuses）

本病是鼻和/或鼻腔鼻窦的疾病所引起的头痛，伴随这种疾病的其他症状和/或临床表现。

7.5.1　急性鼻窦炎的头痛（headache attributed to rhinosinusitis）

本病是急性鼻窦炎引起的头痛，伴随这种疾病的其他症状和/或临床表现。

7.5.2　慢性或复发性鼻窦炎的头痛（headache attributed to rhinosinusitis）

本病是鼻旁窦的慢性感染或炎症引起的头痛，伴有该病的其他症状和/或体征。

7.6　牙齿疾病的头痛

本病是牙齿和/或颌部疾病引起的头痛。

7.7　颞下颌关节紊乱的头痛（headache attributed to temporomandibular disorder）

本病是由颞下颌关节区域疾病引起的头痛。

7.7.1　颞颌关节综合征/颞颌关节疼痛—功能紊乱综合征/柯斯顿氏综合征（Costen syndrome）

本征是由咀嚼功能不佳而出现的头痛、听力障碍、耳鸣、眩晕等为特征的一组综合征，由 Costen 氏于 1934 年首先报道，多见于中年以上的人，常见于兼患牙齿咬合功能不良、缺齿的人和需用义齿者，可能还具有不同程度的神经官能症表现，以及精神创伤、夜磨牙症状等。每当患者咀嚼时间过长或咀嚼坚硬食物，则引起一侧性顶、颞、枕部和耳后疼痛，并可向耳、舌及下颌放射；疼痛可随咀嚼停止而减轻或消失，但夜间有加重趋势。疼痛发作时令患者轻咬压舌板或纱球，可使疼痛减轻，对顽固而持续性疼痛可行局部神经封闭，需坚持正常的咀嚼锻炼。

7.8　茎突舌骨韧带炎的头面痛（headache attributed to inflammation of the stylohyoid ligament）/ Eagle 综合征

本病是由茎突韧带炎症所致的单侧头痛，伴随颈、咽喉和/或面部的疼痛，转头时可诱发或加重疼痛。

7.8.1　茎突综合征

本征是由茎突过长或其方位、形态异常而刺激邻近血管神经而引起的咽部异物感、咽痛或反射性耳痛、头颈部痛和涎腺增多等症状的总称，常见于成年人，起病缓慢，病史长短不一，常有扁桃体区、舌根区疼痛，常为单侧，多不剧烈，可放射到耳部或颈部，吞咽时加重。咽异物感或梗阻感较为常见，多为一侧，吞咽时更为明显，有时在讲话、转头时或夜间加重，也可引起咳嗽；当颈动脉受到压迫或摩擦时，疼痛可从一侧下颌角向上放射到头颈部或面部；有时可有耳鸣、流涎、失眠等神经衰弱的表现。

7.9   血管源性颜面痛

7.9.1   蝶腭节神经痛（sphenopalatine ganglion neuralgia）/面下部头痛（lower half headache）/一侧性非典型面痛（atynical facial neuralgia）/蝶腭神经节刺激综合征

本病表现为一侧面部疼痛：突发鼻根痛并向眼球、口腔、齿龈及耳后放射；腺体分泌增加：鼻塞、流涕、流泪、唾液明显增多及咳嗽等；感觉障碍：舌前 2/3 感觉障碍，偶有耳鸣。该病一般预后好。

7.9.2   睫状神经痛（eiliary neuralgia）

本病是鼻睫神经在眼眶和鼻腔内受累所引起的反复发作的一侧眼、鼻、颞部、前额部的剧痛。

7.9.3   翼管神经痛（vidian neuralgia）/维杜斯氏神经综合征（vidian nerve syndrome）

本病于 1932 年由 Vail 最先报道，本征是因翼管神经刺激或炎症所致，常继发于蝶窦感染。成年女性多见，通常为一侧性，往往在夜间发作，有鼻、面、眼、耳、头、颈和肩部剧痛，常有鼻窦炎症状，浅感觉无障碍。本征的治疗是治疗原发的鼻窦感染，可由蝶腭神经节注射普鲁卡因或酒精等。

7.9.4   颈动脉周围综合征（percarotid syndrome）

本征有一侧眼部交感神经麻痹，同侧前额、面部、颞面部疼痛，前额部无汗。

7.9.5   颈动脉痛综合征（carotidynia syndrome）

本征是由于颈动脉血管病变，引起同侧发作性颈部疼痛，伴颈动脉压痛和局部软组织肿胀的一种血管性综合征，是由 Foy 于 1932 年首先命名。病因未完全阐明，多认为与颈动脉受刺激有关，Raskin 于 1977 年发现其发病机制与偏头痛相似，认为本征可能是一种异型偏头痛，临床上多见于成年女性。主要表现为一侧颈动脉附近（下颌角、下颌本身和上颈部）呈发作性跳痛，经常放射至同侧头面下半部或整个头面部，并可扩展至对侧，有的可为眼痛、耳痛及发作性跳痛。每周发作 1~7 次，每次发作持续数分钟至数小时，发作时，同侧颈动脉搏动明显且有压痛，有时伴局部软组织发红肿胀，颈总动脉压力增高，视力正常，不伴全身症状，有时伴血管性头痛。病程可持续数天至数周，一般为 7~10 天，症状时轻时重，迁延数日，间隔数周至数日而再呈周期性发作，但亦有仅发作一次者，血象正常，脑血管造影无异常发现的患者。治疗方法与偏头痛相同。

7.10   慢性颜面疼痛（chronic facial pain）

7.10.1   耳带状疱疹（herpes zoster oticus）

详见第 2 章第 1 节 6.2.2.2。

7.10.2   眶上神经痛性带状疱疹性眼炎

本病是因三叉神经节的半月神经节或第一分支眼神经感染带状疱疹病毒所致。发病后终身免疫，极少复发，本病的特点是在沿三叉神经分布区域的皮肤上发生疱疹，常发生在该神经的第一支，从而引起眼部症状。

7.10.3   面麻木性疼痛（facial anesthesia dolorosa）

本病是由周围神经和中枢损害造成失神经支配后，周围感觉神经传入冲动丧失，产生的传入神经的阻滞性疼痛。

7.11   反射性颜面部疼痛（reflex craniofacia pain）

本病是不按神经支配区域分布，由颅部结构病损所造成的头痛。

7.12   其他颅、颈、眼、耳、鼻、鼻窦、牙、口或其他面、颈部结构异常的头面痛

本病是由颅、颈、眼、耳、鼻、鼻窦、牙、口或其他面颈部结构的其他疾病导致的头痛或面部疼痛。

7.13　视雪综合征（visual snow syndrome，VSS）

VSS 是一种复杂的神经综合征，其特征是视野中出现无数小的动态或静态的小点，类似于电视机静电干扰，持续存在，甚至达数十年之久，难以自愈。患者常常被误诊为偏头痛先兆、致幻剂持续性知觉障碍以及心理障碍等疾病，严重影响患者生活质量。2005 年 Jager 等首次在医学文献中使用"视雪现象"来描述这种视觉症状，但目前对其研究仍不够深入。

8　精神障碍的头痛（headache attributed to psychiatric disorder）

8.1　精神障碍

8.1.1　躯体化障碍的头痛（headache attributed to somatization disorder）

本病是躯体化障碍的症状性表现的一部分。

8.1.2　精神病性障碍的头痛（headache attributed to psychotic disorder）

本病表现为一种妄想，其内容涉及头痛发生的机制，而患者对此深信不疑（如，头痛是外星人在其脑内安装了某种装置的结果）。

9　痛性颅神经病变和其他面痛

9.1　三叉神经损伤或病变的疼痛

9.1.1　三叉神经痛（Trigeminal neuralgia）

9.1.1.1　经典三叉神经痛

9.1.1.2　继发性三叉神经痛

9.1.1.2.1　多发性硬化的三叉神经痛

本病是由多发性硬化斑块侵犯脑桥或三叉神经根引起的三叉神经痛，可伴有/不伴有多发性硬化临床表现或实验室检查阳性。

9.1.1.2.2　占位性损害的三叉神经痛

本病是由空间占位性病变引起的三叉神经痛。

9.1.1.2.3　其他原因的三叉神经痛

9.1.1.3　特发性三叉神经痛

本病包括：①特发性三叉神经痛，纯发作性；②特发性三叉神经痛伴持续性面痛。

9.1.2　痛性三叉神经病

本病是由另一种疾病所致的神经损伤引起的三叉神经单支或多支分布区内的面部疼痛，主要疼痛通常是连续性的或接近连续的，通常被描述为烧灼样痛、挤压痛，或针刺样痛。

9.1.2.1　带状疱疹的痛性三叉神经病

本病是由急性带状疱疹引起的三叉神经单支或多支分布区内的单侧面部疼痛，疼痛持续小于 3 个月，并伴随急性带状疱疹其他的症状和（或）临床体征。

9.1.2.2　带状疱疹后三叉神经痛

本病是由带状疱疹引起的，持续或反复发作的三叉神经单支或多支分布区内的单侧面部疼痛，疼痛持续至少 3 个月，伴随不同程度的感觉异常。

9.1.2.3　创伤后痛性三叉神经病

本病是三叉神经外伤后所引起的单侧或双侧面部或眼部疼痛，伴有三叉神经功能障碍的其他症状和（或）临床体征。

9.1.2.4　特发性痛性三叉神经病

本病是发生在三叉神经单支或多支分布区的单侧或双侧疼痛，提示该神经损伤，但病因未知。

9.1.2.5　其他疾病的痛性三叉神经病

本病是发生在三叉神经单支或多支分布区的单侧或双侧面部和/或眼部疼痛，由上述以外的疾病引起，伴随三叉神经功能障碍的其他症状和/或体征。

9.2　舌咽神经损伤或病变的疼痛

9.2.1　舌咽神经痛［nervus intermedius (facial nerve) neuralgia］

本病是出现在舌咽神经，以及迷走神经的耳支和咽支的分布区内的，以单侧短暂刺痛且突发突止为特征的疾病。在耳、舌根、扁桃体窝和/或下颌角下会出现疼痛，患者通常在吞咽、说话或咳嗽时诱发。

9.2.2　痛性舌咽神经病

本病疼痛在舌咽神经分布区内（舌后部、扁桃体窝、咽部和/或下颌角下），另外，在同侧耳部通常会感受到疼痛。原发性疼痛经常是持续的或接近持续的，通常为灼烧感或压迫感，或针刺感。

9.2.3　鼓室丛神经痛（tympanic plexus neuralgia）/ Reichert 综合征

鼓室神经丛包含舌咽神经的鼓室支和来自颈内动脉表面的交感神经纤维，分布于鼓室的黏膜。本综合征即是鼓室神经丛受刺激引起的神经痛，又称 Reichert 综合征。患者临床表现为外耳道疼痛，呈阵发性剧痛，历时短暂，可波及耳深部、面部及颈部，与舌咽神经痛不同的是，吞咽、咀嚼或讲话并不引起发作。本综合征多因局部肿瘤或炎症刺激舌咽神经鼓室支引起，故积极查找病因并采取相应治疗措施是必要的，对症治疗包括止痛和行舌咽神经颅内段切除手术。

9.3　中间神经损伤或疾病的疼痛

9.3.1　中间神经痛（nervous intermedius neuropathy）

本病是一种以外耳道深部短暂阵发性的疼痛为特点的罕见疾病，有时疼痛放射至顶枕部。在绝大多数情况下，术中可发现血管压迫，有时可见增厚的蛛网膜，但它也可无明确原因，或是带状疱疹的并发症，或是多发性硬化或肿瘤的并发症（罕见），外耳道后壁和/或耳郭周围区域的刺激可诱发。

9.3.1.1　经典的中间神经痛

本病是除神经血管压迫外，无其他明显病因的中间神经痛。

9.3.1.2　继发性中间神经痛

本病是由潜在疾病引起的中间神经痛。

9.3.1.3　特发性中间神经痛

本病是排除神经血管压迫和致病的基础疾病的中间神经痛。

9.3.2　痛性中间神经病

本病表现为出现在中间神经分布区内（外耳道、耳郭或乳突区）的疼痛，通常被患者描述为外耳道深部持续的或接近持续的钝痛，可能叠加短暂性、阵发性的疼痛。

9.3.2.1　带状疱疹的痛性中间神经病

本病是中间神经分布区内的，感觉位于外耳道深部的单侧持续或接近持续的疼痛，伴或不伴有短暂阵发性的疼痛发作，由带状疱疹病毒感染中间神经引起。

9.3.2.2　疱疹后痛性中间神经病

本病是中间神经分布区内的，感觉外耳道深部的单侧持续存在或反复发作至少 3 个月的疼痛，是由带状疱疹感染中间神经引起的。

9.3.2.3　其他疾病的痛性中间神经病

9.3.2.4　特发性痛性中间神经病

9.4　迷走神经痛（vagus neuralgia）

详见第 2 章第 1 节 8.2。

9.5　枕神经痛（occipital neuralgia）/颈枕神经痛综合征（cervico-occipital neuralgia syndrome）

本病为枕骨下和后头部疼痛常见的原因之一，是枕大神经、枕小神经和耳大神经分布范围内神经痛的总称。枕神经痛多始于侧枕部，为间歇发作性，或在持续钝痛的背景上阵发加剧，疼痛可自发，亦可因头部运动、咳嗽或喷嚏而诱发。发作时可按照枕大神经、枕小神经和耳大神经的分布，分别放射至头顶、乳突部或外耳。临床以枕大神经痛多见，检查可在风池穴或乳突与枕骨粗隆连线的中点处发现神经压痛点，同时在患侧枕顶部有痛觉减退或过敏，以上枕神经分别起源于第二、三颈神经后支。枕神经痛常继发于感染或由颈椎及邻近组织的病变波及上颈神经根引起，需注意与非神经痛性枕部疼痛鉴别，如肌纤维组织炎、肌紧张性头痛、高血压及其他血管源性头痛等。

9.6　颈—舌综合征（cervicolingual syndrome）

本征是在上颈椎稳定性差的情况下，过度转颈，致使寰、枢椎半滑脱，压迫神经根，引起枕区和颈部根性剧痛，且舌神经传入纤维受累，因而导致同侧一半舌麻木，Lance 于 1980 年把这种临床现象称为颈-舌综合征。枕、寰之间和寰、枢椎之间的损伤是本征的主要发病因素，而这又与这些关节的稳定性较差有关，电兴奋疗法对本征有一定疗效。

9.7　周期性偏侧舌麻木（periodic hemilingual numb ness）

本病在发作时出现，同时伴下颌下部肿胀和在发作终止时短暂大量流涎，这种周期性麻木推测是由于涎石病（sialolithiasis）使舌神经间断性受压所致。

9.8　痛性视神经炎（optic neuritis）/球后视神经炎

本病是由视神经脱髓鞘引起的一侧或双侧眼后疼痛，伴随中央视觉障碍。

9.9　缺血性动眼神经麻痹（ischaemic ocular motor nerve palsy）

本病是单侧前额和/或眼眶周的疼痛，由同侧第 Ⅲ、Ⅳ 和/或 Ⅵ 颅神经的缺血性麻痹引起，并伴随其他症状和/或临床体征。

9.10　三叉神经交感—眼交感神经综合征/三叉神经节旁综合征（Raeder syndrome）

本征的持续单侧疼痛位于三叉神经眼支分布区，有时扩展至上颌支分布区，由位于颅中窝或颈动脉的病变引起。

半月神经节附近的病变累及半月神经节和颈动脉周围交感丛。临床表现以三叉神经痛为主，同时也可有三叉神经受损的面部麻木、感觉减退及角膜反射消失，有时运动支受累出现咀嚼无力。同侧眼交感神经受累出现 Horner 征，也可伴有鞍旁的动眼、滑车、外展神经受累，而与海绵窦综合征相似。

9.11　复发性痛性眼肌麻痹神经病（recurrent painful ophthalmoplegic neuropathy）

本病表现为支配眼肌的一支或多支颅神经（通常为第 Ⅲ 颅神经）反复出现麻痹，伴同侧头痛。

9.12　烧灼嘴综合征（burning mouth syndrome，BMS）

BMS 是口内烧灼感或感觉倒错，每天至少 2h，反复发作超过 3 个月，临床未发现明显的致病灶。

9.13　持续性特发性面痛（persistent idiopathic facial pain，PIFP）

PIFP 通常表现为持续性面痛和/或口腔痛，临床表现多样，但仍反复发作，每天超过 2h，持续超过 3 个月，无神经损害临床证据。

9.14　中枢性神经病理性疼痛（central neuropathological pain）

本病通常表现为单侧或双侧的头颈痛，伴或不伴感觉改变，疼痛可能表现为持续性的，或逐渐缓解的和反复发生的。

9.14.1　多发性硬化（multiple sclerosis，MS）的中枢性神经病理性疼痛

本病通常表现为单侧或双侧的头颈痛，伴或不伴感觉改变，由 MS 患者中枢神经系统三叉神经上行纤维的脱髓鞘病变引起，常伴有缓解和复发的临床表现。

9.14.2　卒中后中枢性痛（central post-stroke pain，CPSP）

CPSP 通常为单侧面痛和/或头痛，表现多样，累及部分或全部的颅颈部，伴随感觉减退，发生在卒中后 6 个月内并由其所导致，无法由三叉神经或其他颅神经或颈神经的病变解释。

9.15　非典型性面痛（atypical facial pain）

本病面痛部位模糊不定，深在、弥散、不易定位，通常为双侧，无触痛点，情绪是疼痛加重的重要因素。

9.16　发作性半侧颅痛（Paroxysmal hemicranial pain）

本病半侧面部疼痛呈发作性，多为三叉神经痛。

10　神经源性疼痛（neuropathic pain）

本病主要由于损伤了神经系统中感觉传导通路造成的疼痛。

10.1　中枢性疼痛（central pain）

本病是原发于中枢神经系统损害，其功能障碍造成的疼痛。

10.2　脊髓病引起的疼痛

10.2.1　脊髓空洞症疼痛（syringomyelia pain）

本病是由脊髓空洞症引起的疼痛，同时还伴有这种疾病的其他症状和/或临床表现。

10.2.2　缺血性脊髓病疼痛（ischemic myelopathy pain）

本病是由缺血性脊髓病引起的疼痛，同时还伴有这种疾病的其他症状和/或临床表现。

10.2.3　压迫性脊髓病疼痛（compression myelopathy pain）

本病是由压迫性脊髓病引起的疼痛，同时还伴有这种疾病的其他症状和/或临床表现。

10.2.4　放射性脊髓病疼痛（post radiation myelopathy pain）

本病是由放射性脊髓病引起的疼痛，同时还伴有这种疾病的其他症状和/或临床表现。

10.2.5　脊髓损伤性疼痛（spinal cord injury pain）

本病是由脊髓损伤引起的疼痛，同时还伴有这种疾病的其他症状和/或临床表现。

10.2.6　帕金森病性疼痛（Parkinson's pain）

本病是由帕金森病引起的疼痛，同时还伴有这种疾病的其他症状和/或临床表现。

10.2.7　患肢痛（phantom limb pain）

本病是主观感觉已被截除的肢体仍然存在并有不同程度、不同性质疼痛的现象。

10.2.8　脊髓炎疼痛（myelitis pain）

本病是由脊髓炎引起的疼痛，同时还伴有这种疾病的其他症状和/或临床表现。

10.3　疼痛性周围神经病（painful neuropathies）

本病是以神经病理性疼痛为突出表现的周围神经病。

10.3.1　糖尿病性神经病

本病包括疼痛性糖尿病多发性神经病、恶病质消瘦性疼痛性神经病、胰岛素性神经炎以及葡萄糖耐量异常性多发性神经病等。

10.3.2　卡压综合征（entrapment syndrome）/嵌压性神经病（entrapment neuropathy）

本病由在正常时经过狭窄解剖通道的神经受到反复的缩窄性压迫引发，可致神经内膜、束膜变

厚，以致引起脱髓鞘，神经功能逐渐受损，也称为嵌压性神经病。通常感觉障碍较运动障碍要重，症状于休息后可减轻，常见的易患嵌压性神经病的神经有尺神经和正中神经。

10.3.3　缺血性周围神经病

本病是肢体大血管急性栓塞或血栓形成时，肢体缺血、脉搏消失，因为神经缺血而产生的疼痛。

10.3.3.1　血栓性静脉炎（thrombophlebitis）

本病是血栓性静脉炎引起的疼痛伴随该病的其他症状和临床体征。

10.3.3.2　静脉炎后综合征（post-phlebitic syndrome）

本病是在血栓性静脉炎后 3~10 年，出现下肢为主的疼痛，伴随该病的其他症状和临床体征。

10.3.3.3　动脉硬化性闭塞（arteriselerosis obliterans）

本病是动脉粥样硬化病变累及周围动脉造成的，慢性动脉闭塞引起的疼痛，伴随该病的其他症状和临床体征。

10.3.3.4　急性动脉栓塞

本病是急性动脉栓塞造成的剧烈疼痛，活动后加重。

10.3.3.5　血栓闭塞性脉管炎（Buerber disease）

详见第 1 章第 3 节 2.1.2.2。

10.3.4　血管炎性周围神经病

本病是由原发性系统性血管炎、继发性系统性血管炎、非系统性血管炎造成的单神经或多神经病所引起的疼痛。

10.3.5　选择性大纤维脱失的多发神经病

10.3.5.1　异烟肼多发性神经病（isoniazid polyneuropathy）

本病是大量长期服用异烟肼后造成的一种选择性大神经纤维丧失而造成的疼痛性多发神经病。

10.3.5.2　糙皮病性多发性神经病（pellagra polyneuropathy）

本病是糙皮病造成的一种选择性大神经纤维丧失而造成的疼痛性多发神经病。

10.3.5.3　甲状腺功能减退性周围神经病（hypothyroid neuropathy）

本病是甲减患者中少数人患有的疼痛性周围神经病。

10.3.5.4　尿毒症性周围神经病

本病为尿毒症性多发性神经病，是指表现为四肢对称性末梢型感觉障碍、下运动神经元瘫痪及自主神经功能障碍的综合征。

10.3.5.5　癌性非转移性神经病

本病是恶性肿瘤造成的副肿瘤性周围神经病，是一种选择性大纤维脱失的多发神经病。

10.3.6　选择性小纤维脱失性多发性神经病

10.3.6.1　淀粉样变神经病

详见第 14 章第 2 节 3。

10.3.6.2　Fabry 病

详见第 1 章第 4 节 3.4。

10.3.6.3　遗传性感觉性神经病（hereditary sensory neuropathy）

本病是一种选择性无髓 C 纤维和有髓小纤维脱失，晚期有髓大纤维减少的隐性遗传性的疼痛性小纤维神经病。

10.3.6.3.1　小纤维神经病（small fiber neuropathies，SFN）

SFN 是指主要累及小的有髓纤维和无髓纤维而大纤维不受累或很少受累的周围神经病。

SFN 的常见病因包括遗传性因素，如家族性淀粉样变、常染色体隐性遗传性周围神经病、遗传性感觉性自主神经病、Fabry 病、Friedreich 共济失调等；获得性因素包括，如糖尿病、糖耐量异常、酒精中毒、系统性淀粉样变、血管炎、干燥综合征、人类免疫缺陷病毒（HIV）感染等。

10.3.6.4　痛性糖尿病性多发性神经病

本病好发于四肢远端，尤其是下肢有持续性灼痛、闪电样疼痛的患者。

10.3.6.5　口腔灼痛综合征

本征可能与三叉神经中小纤维的损伤相关，表现为整个口腔黏膜、咽黏膜、舌，甚至唇有烧灼样疼痛。

10.3.7　混杂和非选择神经纤维脱失的疼痛多发性神经病

10.3.7.1　酒精性多发性神经病

本病是酗酒引起的疼痛性、多发性神经病。

10.3.7.2　古巴神经病（Cuban neuropathy）

本病可能是一种营养缺乏的神经病，表现为疼痛性、感觉性多发性神经病伴双侧视神经病，有视野中心暗点。

10.3.7.3　坦桑尼亚神经病（Tanzanian neuropathy）

本病是一种以疼痛为主的感觉性、多发性周围神经病，因伴有视神经病和视网膜变性而有视力障碍。

10.3.7.4　Strachan 综合征（Strachan's syndrome）

详见第 17 章第 9 节 3.3。

10.3.7.5　足灼烧综合征（burning feet syndrome）

本征是起自双侧足趾处的严重刺激性疼痛或烧灼样灼性疼痛。

10.3.7.6　维生素 B_1 缺乏性周围神经病

本病是维生素 B_1 缺乏病又称脚气病，主要表现之一为疼痛性感觉运动性多发性神经病。

10.3.7.7　多发性骨髓瘤周围神经病（multiple myeloma peripheral neuropathy，MMPN）

详见第 17 章第 6 节 8.1

10.3.7.8　砷中毒性多发性神经病

详见第 17 章第 8 节 2.4。

10.3.7.9　雷诺病（Raynaud's disease）

详见第 14 章第 1 节 1。

10.3.7.10　红斑性肢痛症（erythromelagia）

详见第 14 章第 1 节 2。

10.3.7.11　足冻伤（trench foot）

本病是受冻肢体出现感觉后产生的剧烈的烧灼样疼痛，疼痛欲死感。

10.3.7.12　残端痛（limb stump neuralgia）

本病是指病人截肢后，肢体残端可能发生剧烈疼痛，局部极度敏感，轻微触碰即引起疼痛加剧，病因较复杂。周围神经的自主神经受到损害、残端组织压迫神经、心理因素均可能参与发病。治疗以局部封闭或神经阻滞为主，必要时可作局部交感神经切断术，心理疏导也很重要。

10.3.7.13　幻肢痛（phantom limb pain）

本病是截肢病人在术后总有失肢依然存在的幻觉，以远端部分更为清晰，把这种现象称为幻肢现象。有 67%~78% 的病人，幻肢会发生非常剧烈的疼痛，多数为闪电样痛，少数为灼痛，称幻肢痛，常在再次受伤或精神刺激后发生。病因复杂，器质性因素和心理性因素常合并存在，有时治疗困难。

10.3.7.14　罗特氏综合征（Roth's syndrome）／Bernbarat-Roth 综合征/感觉异常性肢痛（meralgia paraesthetica）

本病特点为股外侧皮神经支配区即大腿前外侧面的皮肤疼痛和感觉异常，最初由 Bernbardt 和 Roth 二人于 1895 年分别报道。病因分为原发性和继发性两类，前者病因不明，后者为某种局部和全身性疾病的并发症。本病多见于 40 岁左右的男性，多为一侧性，也有两侧性。早期多为大腿前外侧部间歇性感觉异常，不快感逐渐加重，转变为灼热感和持续性疼痛，感觉减退，也有痛觉缺失者。皮肤感觉障碍区出汗异常，皮肤萎缩，髂骨前上棘内侧直下方有压痛，步行站立时间过长、衣服摩擦、维持仰卧位过久、大腿过度伸直可使症状加重。保守治疗和对症治疗多不见效，需要穿紧腰衣让体重减轻，如有感染、中毒、代谢障碍、盆腔内或椎管内疾患，则应进行病因治疗。Bollinger 认为本病两年内症状有改善者有治愈希望，如两年内症状无改善则治愈困难。

10.3.7.15　眼交感神经残支灼痛综合征（causalgia from ocular sympathetic stump syndrome）／Monbrum-Benisty 综合征

本征在 1916 年首先由 Monbrum-Benisty 所描述，故又称 Monbrum-Benisty 综合征。此综合征常见于眼球交感神经部分离断之后 1 个月左右发生，表现自眼眶开始的烧灼样剧痛，并向同侧头面部扩散，同时可见患部充血和多汗。由于眼部交感神经来自颈部交感神经节后纤维，入颅后随三叉神经眼支进入眶内，故行颈交感神经节或半月神经节阻滞及三叉神经眼支封闭有效，可暂时缓解疼痛。随着交感神经残支退变，灼痛亦可逐渐缓解。

10.4　复杂性区域疼痛综合征（complex regional pain syndrome，CRPS）

CRPS 特征是持续的局部疼痛（不在特定的神经区域或皮节中），常以远端疼痛为主，或远端至近端呈梯度变化，通常在组织创伤后出现，并且在强度或持续时间上似乎与这种组织创伤后的正常疼痛过程不相匹配。

10.4.1　复杂性区域疼痛综合征 I 型（complex regional pain syndrome type I，CRPS-I）

CRPS-I 由各种类型的创伤所致，特别是四肢骨折或软组织病变等

10.4.2　复杂性区域疼痛综合征 II 型（complex regional pain syndrome type II，CRPS-II）

CRPS-II 发生于创伤后，伴有明确的外周神经损伤。

10.4.3　其他明确的复杂性区域疼痛综合征（other specified complex regional pain syndrome，CRPS-os）

10.4.4　未明确的复杂性区域疼痛综合征（complex regional pain syndrome，unspecified，CRPS-us）

11　眼睑及眼眶内疾病

11.1　上眼睑退缩（retraction ocularis）

本症是上眼睑板上方与眶上缘之间出现程度不同的上眼睑向内凹入的畸形。

11.2　眼睑下垂（blepharoptosis）

眼睑下垂是指上眼睑下垂，表现为上眼睑部分或完全不能抬起，致上眼睑下缘遮盖角膜上缘过多，从而使病眼的眼裂显得较正常眼裂小。患者常耸眉，皱额，仰头形成一种特殊昂视姿态。如自幼发生此症，长期遮住瞳孔，容易造成失用性弱视。

11.3　眼球内陷（enophthalmos）

眼球位置后退称为眼球内陷。眼球内陷是由于眼球以外的原因所致，必须与眼球缩小的病变（小眼球、眼球萎缩、眼球痨）和随同发生的睑裂缩小所引起的眼球位置后退区别开来。

11.4　眼球突出（protopsis）

眼眶的炎症，水肿，肿瘤或外伤，海绵窦血栓形成或眼球增大（如先天性青光眼和单侧高度近视）皆可引起一眼或两眼眼球突出。

11.4.1　甲状腺功能障碍的眼肌病（ophthalmopathy with thyroid dysfunction）

本病是甲状腺功能异常患者合并眼肌病，可以发生在甲状腺功能异常之前、中或治疗后，一般在甲状腺功能异常前后 18 个月内出现。见于弥漫性甲状腺肿伴甲状腺功能亢进、桥本甲状腺炎。

11.4.2　特发性眼眶内炎症（idiopathic intraorbital inflammation）

本病见于各年龄，男性较多见，为原因不明的肿瘤样炎性渗出，常多病灶发生，累及眶内各结构，常伴副鼻窦炎。

11.4.3　眼眶肿瘤和眶颅沟通瘤（Orbital tumor and orbital cranial communication tumor）

本病多见于中年女性，一般为良性病变，起病缓慢。脑膜瘤外面虽有包膜，但可无孔不入地占据整个眶窝，引起眼球后部受压和眼眶血液回流障碍，从而引起眼球突出，眼球运动障碍，视力减退。在肿瘤发展的晚期，可引起球结膜水肿、视盘水肿、继发视神经萎缩，甚至失明。

11.4.4　先天性疾病（congenital diseases）

本病就是一出生就有的病，母亲在怀孕期间接触环境有害因素，如农药、有机溶剂、重金属等化学品，或过量暴露在各种射线下，或服用某些药物，或染上某些病菌，甚至一些习惯爱好，如桑拿（蒸汽浴）和饮食癖好，都可能引起胎儿先天异常，但不属于遗传疾病。

11.4.5　眶下间隙感染（infraorbital space infection）

本病是指眼眶下间隙急性化脓性感染，主要临床表现有眼眶下区皮肤发红、张力增大、眼睑水肿、睑裂变窄、鼻唇沟消失。

11.4.6　眼眶内血管病（intraorbital vascular disease）

本病包括眼眶血管瘤和眼眶血管畸形，眼眶血管瘤是一种常见的良性中胚叶眼眶肿瘤，占眼眶内占位性病变的第二位，约为 10.5%～15%，其中海绵状血管瘤最常见，多见于青壮年，约占眼眶血管瘤的 50%～96.3%。其次为毛细血管瘤，多发生于婴幼儿，约占 18%，其他血管瘤较罕见。眼眶血管瘤的共同特点是单眼缓慢进展的无痛性眼球突出，由于肿瘤压迫和占位性病变约有半数发生视力障碍，复视和视力丧失少见。海绵状血管瘤多需手术摘除，婴幼儿的毛细血管瘤多倾向激素治疗，部分病例症状可以消退。

12　其他（other）

12.1　良性锻炼性头痛（benign exercising headache）

本病可由任何形式的活动诱发。诊断标准：①特异性的由于体力锻炼而诱发；②发作时具有双侧搏动性质；③持续 5min 至 24h；④避免过度锻炼可预防，特别是在热天或地处高原时；⑤不伴任何全身性或颅内病变。

12.2　宿醉性头痛（headache due to hangover）/酒精戒断性头痛

本病是指因饮入了足够量的酒而醉倒，为清醒后头痛。

12.3　低血糖性头痛（hypoglycemic headache）

本病是指由低血糖引起的头痛，诊断标准：血糖降至 2.2mmol/L 以下。如果迅速补充葡萄糖头痛会很快好转，但必须仔细查明低血糖的原因。

12.4　老年人的头痛（headache of the aged）

本病是高龄者常见的症状之一，原则上与成人头痛无特别不同之处，但由于增龄，头痛的性质、起病方式、原发疾病的发生率等有值得注意的特征。

一般特征：①对痛觉的感受性下降；②认知能力下降；③患者常伴有痴呆、意识障碍；④由于脑萎缩、占位病变不易出现高颅压。

由于老年人的特点是不易出现颅内占位病变所致的头痛，故对轻微的头痛主诉也应该进行颅脑的 CT、MRI 等检查。尤其当病人出现：①至今未曾体验过的剧烈头痛；②非反复性头痛；③头痛和发热、运动障碍、复视、痉挛、意识障碍等合并存在时。

12.5　小儿头痛（headache of children）

小儿头痛常分为急性头痛和慢性头痛，或脑性头痛和非脑性头痛。

急性头痛包括：炎症性疾病（脑膜炎、脑炎、脑病），颅内出血，脑血管病，癫痫性头痛，腰穿后头痛，丛集性头痛，CO 中毒等。非脑性疾病中包括：呼吸、消化道疾病，眼科疾病，五官科疾病，口腔疾病，高血压等。

慢性头痛包括：偏头痛、紧张性头痛、脑肿瘤、脑脓肿、脑积水、慢性硬膜下血肿等。非脑性疾病包括：起立性循环调节障碍、眼科疾病、口腔疾病、心因反应等。

临床特点：由于小儿受表达能力的限制，一些特征性前驱症状多不清楚。慢性头痛为钝痛，紧箍感约占 72%，压迫感占 15%，搏动性占 13%。发生在午后的占 72%，夜间占 22%，早晨占 6%。持续时间 10 min～2 天，平均 3.9h。急性头痛，根据发病急、神志情况，以及体温、脑膜刺激征等，较容易诊断。

12.6　空泡蝶鞍综合征（empty sella syndrome，ESS）

"空泡蝶鞍"一词是 Busch 在 1955 年尸检时首先注意到垂体不能完全充满垂体窝，而致垂体窝出现空虚，被脑脊液充填的征象，因而起名为"空泡蝶鞍"。从 Akcurin S 等以及后来的诸多研究发现空泡蝶鞍是一个十分常见的解剖异常，直至 1968 年才见首例临床报告，近年来伴随着 MRI 检查的广泛应用，人们对其认识才逐渐提高。

ESS 是指蛛网膜下腔的脑脊液经不完整的鞍隔疝入蝶鞍，造成蝶鞍扩大，垂体腺变扁并位于鞍底，鞍内垂体组织被挤压而出现的症候群。其常见的原因是妊娠或其他内分泌异常、颅内压增高、先天解剖变异、鞍内或鞍旁手术或放疗等。头颅 X 线片显示蝶鞍扩大，颅脑 CT 检查或颅脑 MRI 检查可以帮助确诊。本病女性多于男性，部分患者无任何临床症状，最常见的主诉是头痛，可伴有轻度垂体功能低下，视野多正常，可伴有高颅压、脑脊液鼻漏。本病可以通过药物、手术治疗的方法改善和缓解症状。

第 3 节　眩晕

眩晕（vertigo）是一种运动性或位置性错觉，造成人与周围环境空间关系在大脑皮质中反应失真，产生旋转、倾倒及起伏等感觉。眩晕与头昏不同，后者表现为头重脚轻、步态不稳等。临床上按眩晕的性质可分为真性眩晕与假性眩晕，存在自身或对外界环境空间位置的错觉为真性眩晕，而仅有一般的晕动感并无对自身或外界环境空间位置错觉称假性眩晕。按病变的解剖部位可将眩晕分为系统性眩晕和非系统性眩晕，前者由前庭神经系统病变引起，后者由前庭系统以外病变引起。

1　按病变的解剖部位分类

1.1　系统性眩晕（systemic vertigo）

系统性眩晕是眩晕的主要病因，按照病变部位和临床表现的不同又可分为周围性眩晕与中枢性眩晕。前者指前庭感受器及前庭神经颅外段（未出内听道）病变而引起的眩晕，眩晕感严重，持续时间短，常见于梅尼埃病、良性发作性位置性眩晕、前庭神经元炎、迷路卒中等病；后者指前庭神经颅内段、前庭神经核、核上纤维、内侧纵束、小脑和大脑皮质病变引起的眩晕，眩晕感可较轻，但持续时间长，常见于椎—基底动脉供血不足、脑干梗死、小脑梗死或出血等病。

1.1.1　周围性眩晕

①病变部位：前庭感受器及前庭神经颅外段（未出内听道）；②常见疾病：迷路炎、中耳炎、前庭神经元炎、梅尼埃病、乳突炎、咽鼓管阻塞、外耳道耵聍等；③眩晕程度及持续时间：发作性，症状重，持续时间短；④眼球震颤：幅度小，多水平或水平加旋转，眼震快，快相向健侧或慢相向病灶侧；⑤平衡障碍：倾倒方向与眼震慢相一致，与头位有关；⑥前庭功能试验：无反应或反应减弱；⑦听觉损伤：伴耳鸣、听力减退；⑧自主神经症状：恶心、呕吐、出汗、面色苍白等；⑨脑功能损害：无。

1.1.2　中枢性眩晕

①病变部位：前庭神经颅内段、前庭神经核、核上纤维、内侧纵束、小脑、大脑皮质；②常见疾病：椎—基底动脉供血不足、颈椎病、小脑肿瘤、脑干（脑桥和延髓）病变、听神经瘤、第四脑室肿瘤、颞叶肿瘤、颞叶癫痫等；③眩晕程度及持续时间：症状轻，持续时间长；④眼球震颤：幅度大，形式多变，眼震方向不一致；⑤平衡障碍：倾倒方向不定，与头位无一定关系；⑥前庭功能试验：反应正常；⑦听觉损伤：不明显；⑧自主神经症状：少有或不明显；⑨脑功能损害：脑神经损害、瘫痪和抽搐等。

1.2　非系统性眩晕（unsystematic vertigo）

非系统性眩晕临床表现为头晕眼花、站立不稳，通常无外界环境或自身旋转感或摇摆感，有恶心、呕吐症状，为假性眩晕。常由眼部疾病（眼外肌麻痹、屈光不正、先天性视力障碍）、心血管系统疾病（高血压、低血压、心律不齐、心力衰竭）、内分泌代谢疾病（低血糖、糖尿病、尿毒症）、中毒、感染和贫血等疾病引起。

2　按临床疾病分类

2.1　耳源性眩晕（aural vertigo）

本病可分为以下几类：①梅尼埃综合征为严重眩晕的最常见原因，间歇性发作，伴有显著的迷路和血管运动症状，每次发作数分钟至数小时，常伴有耳聋、耳鸣、眼颤等；②迷路病变为迷路炎症、外伤、出血；③耳咽管阻塞、耳硬化、内耳手术后内听动脉阻塞及晕动症等。

2.2　神经源性眩晕（neuarogenous vertigo）

本病可分为以下几类：①小脑病变为小脑脑桥脚病变，以听神经瘤较多见，还有小脑后下动脉阻塞、小脑肿瘤等；②椎—基底动脉供血不足产生的眩晕多短促、轻微，无听力障碍，有高血压、动脉硬化或颈椎病史；③前庭神经元炎产生的眩晕多在呼吸道感染或肠道感染后数日起病，患者突然剧烈眩晕，前庭功能检查一侧或双侧反应降低，听力不受损害。

2.3　眼源性眩晕

本病多见于屈光不正、眼肌瘫痪等。

2.4　颈源性眩晕（cervical vertigo）

本病的病因有：①颈肌不平衡，由颈肌痉挛、颈部外伤、颈神经刺激及颈部软组织炎等引发；②颈椎病及肥大性颈椎关节病引起，病史结合放射线检查可明确诊断；③颈椎或纤维带偶尔在某一特定部位压迫椎动脉产生眩晕。

2.5 全身性疾病引起的眩晕

本症是由高血压、低血压、颈动脉窦综合征、病态窦房结综合征、心瓣膜病、心肌病、严重贫血、糖尿病、尿毒症及药物中毒等疾病所引起的眩晕。

3 晕动症（motion sickness）/运动病

本病即指人们平日常说的"晕车、晕船、晕机"，包括在微重力条件下发生的宇航病等，是由多种因素导致人体对运动状态错误感知的一系列生理反应。常见于乘坐交通工具时，表现为头晕、恶心、呕吐、上腹部不适、面色苍白、出冷汗等，通常症状在停止乘坐后缓解，不构成生命威胁。

根据晕动病患者的症状表现其严重程度可以分为轻、中、重三种。

①轻度：表现为轻度的头晕、头痛，稍有恶心感，面色稍显苍白，口水增多，嗜睡等；②中度：表现为头晕、头痛加重、恶心、呕吐、面色苍白、冷汗等；③重度：严重的头晕、恶心、心慌、胸闷、冷汗淋漓、呕吐较严重、四肢冰凉，严重者出现脱水、呼吸困难、反应迟钝、濒死感、昏迷等。

发病机制：人体大脑主要依靠前庭、视觉和本体感受系统来感受和控制平衡。人体的内耳中有前庭末梢感受器，主要由 3 个半规管和球囊、椭圆囊构成，球囊和椭圆囊统称耳石器，主要用于感受人体各种位置、速度等。当人体大脑的运动指令和感觉反馈不一致时，就会产生冲突导致晕动病的发生。

4 心因性头晕（psychogenic dizziness）

本病即指主观的头晕或眼花，可能出现于焦虑障碍、惊恐发作、心境障碍、躯体形式和分离性障碍（dissociative disorders）、幽闭恐惧症（claustrophobia）、广场恐惧症（agoraphobia）以及其他的精神障碍中，包括精神分裂症等。

第 4 节 晕厥

1 晕厥（syncope）

晕厥是由于大脑半球及脑干血液供应减少导致的伴有姿势张力丧失的发作性意识丧失，其病理机制是大脑及脑干的低灌注，与痫性发作有明显的不同。

晕厥的临床表现有：①在晕厥前期，晕厥发生前数分钟通常会有一些先兆症状，表现为乏力、头晕、恶心、面色苍白、大汗、视物不清、恍惚、心动过速等；②在晕厥期，患者意识丧失，并伴有血压下降、脉弱及瞳孔散大，心动过速转变为心动过缓，有时可伴有尿失禁；③在恢复期，晕厥患者得到及时处理可很快恢复，可留有头晕、头痛、恶心、面色苍白及乏力的症状，经休息后症状可完全消失。

晕厥不是一个单独的疾病，是由多种病因引起的一种综合征。常见的晕厥原因可分为：①反射性晕厥，包括血管迷走性晕厥、直立性低血压性晕厥、颈动脉窦性晕厥、排尿性晕厥、吞咽性晕厥、咳嗽性晕厥、舌咽神经痛性晕厥；②心源性晕厥，包括心律失常、心瓣膜病、冠心病及心肌梗死、先天性心脏病、原发性心肌病、左房黏液瘤及巨大血栓形成、心脏压塞、肺动脉高压引起的晕厥；③脑源性晕厥，包括严重脑动脉闭塞、主动脉弓综合征、高血压脑病、基底动脉型偏头痛引起的晕厥；④其他晕厥，包括哭泣性晕厥、过度换气综合征晕厥、低血糖性晕厥、严重贫血性晕厥。

2 痫性发作与晕厥的鉴别

痫性发作临床表现与特征如下。①先兆症状：无或短（数秒）；②与体位的关系：无关；③发作时间：白天夜间均可发生，睡眠时较多；④皮肤颜色：青紫或正常；⑤肢体抽搐：常见；⑥伴尿失禁或舌咬伤：常见；⑦发作后头痛或意识模糊：常见；⑧神经系统定位体征：可有；⑨心血管系统异常：无；⑩发作间期脑电图：异常。

　　晕厥的临床表现与特征如下。①先兆症状：可较长；②与体位的关系：通常在站立时发生；③发作时间：白天较多；④皮肤颜色：苍白；⑤肢体抽搐；无或少见；⑥伴尿失禁或舌咬伤：无或少见；⑦发作后头痛或意识模糊：无或少见；⑧神经系统定位体征：无；⑨心血管系统异常：常有；⑩发作间期脑电图：多正常。

参考文献

[1]　头痛分类委员会. 2018 IHS 国际头痛分类第三版 [J]. Cephalagia, 2018, 38 (1)：1-211.

[2]　贾建平, 陈生弟. 神经病学 [M]. 8 版. 北京：人民卫生出版社, 2019.

[3]　吴江, 贾建平. 神经病学 [M]. 3 版. 北京：人民卫生出版社, 2017.

[4]　蒋雨平, 王坚, 蒋雯巍, 等. 新编神经疾病学 [M]. 上海：上海科学普及出版社, 2014.

[5]　吕岩, 周华成, 林夏清, 等. 慢性原发性疼痛 [J]. 中国疼痛医学杂志, 2021, 27 (2)：81-86.

[6]　冯智英, 邹静, 华驾略, 等. 国际头痛疾患分类第 3 版 (试用版) ——原发性头痛部分解读 [J]. 神经病学与神经康复学杂志, 2013, (2)：121-140.

[7]　眩晕分类及诊断 [N]. 农村医药报, 2006-12-26 (003).

[8]　皇甫赛赛, 朱博驰, 于挺敏. 视雪综合征研究进展 [J]. 中华神经科杂志, 2020, 53 (03)：231-235.

[9]　万志荣, 孔勇, 商梦晴等. 女性紧张性头痛及经期偏头痛影响因素的比较 [J]. 临床神经病学杂志, 2016, 29 (06)：433-436.

第 8 章　运动障碍性疾病

运动障碍性疾病，以往称为锥体外系疾病，是一组以随意运动迟缓、不自主运动、肌张力异常、姿势步态障碍等运动症状为主要表现的神经系统疾病。本章分为 8 节：第 1 节，帕金森病及其综合征；第 2 节，舞蹈病；第 3 节，震颤；第 4 节，肌张力障碍疾病；第 5 节，肌阵挛；第 6 节，颤搐；第 7 节，抽动障碍疾病；第 8 节，手足徐动症。

第 1 节　帕金森病及其综合征

1　帕金森病（Parkinson's disease，PD）/震颤麻痹（paralysis agitans）

PD 是一种常见于中老年的神经系统变性疾病，临床上以静止性震颤、运动迟缓、肌强直和姿势平衡障碍为主要特征。由英国医师詹姆士·帕金森（James Parkinson）于 1817 年首先报道并系统描述。

20 世纪 90 年代后期，发现在意大利、希腊和德国的个别家族性 PD 患者存在 α-突触核蛋白（α-synuclein）基因突变，呈常染色体显性遗传，其表达产物是路易小体的主要成分。到目前至少发现有 23 个单基因（Park1~23）与家族性 PD 连锁的基因位点，其中 6 个致病基因已被克隆，即 α-synuclein（Park 1，4q22.1）、Parkin（Park2，6q26）、UCH-L1（Park5，4p13）、PINK1（Park 6，1p36.12）、DJ-1（Park 7，1p36.23）和 LRRK2（Park8，12p12）基因。α-synuclein 和 LRRK2 基因突变呈常染色体显性遗传，Parkin、PINK1、DJ-1 基因突变呈常染色体隐性遗传。UCH-L1 基因突变最早报道于一个德国家庭的 2 名同胞兄妹，其遗传模式可能是常染色体显性遗传。绝大多数上述基因突变未在散发性病例中发现，只有 LRRK2 基因突变见于少数（1.5%~6.1%）散发性 PD。迄今已经发现基因易感性可能是 PD 发病的易感因素，目前认为约 10% 的患者有家族史，绝大多数患者为散发性。

突触前多巴胺转运体（dopamine transporter，DAT）是一种位于多巴胺神经元突触前膜上的多巴胺转运蛋白，其作用是将释放至突触间隙的多巴胺通过主动转运再摄取回突触前膜，以保证突触的正常生理功能，其功能可以用于评价纹状体突触前的多巴胺能神经纤维末梢的功能状态。DAT-PET 显像被认为是目前最敏感的 PD 分子影像标志物，DAT-PET 被认为是 PD 的早期诊断指标，也可用于 PD 与非 PD 样震颤、药物诱发帕金森综合征、精神源性帕金森综合征和血管性帕金森综合征的鉴别诊断。

1.1　早发型帕金森病（early-onset Parkinson disease，EOPD）

PD 发病年龄在 50 岁以上的称为晚发型 PD（late-onset Parkinson disease，LOPD），50 岁以下发病则称为 EOPD。EOPD 又分为青少年型 PD（21 岁前起病，juvenile Parkinson，JP）和青年型 PD（21 岁至 50 岁间起病，young-onset Parkinson disease，YOPD）。

2　帕金森叠加综合征（Parkinsonism-Plus syndrome，PPS）

2.1　进行性核上性麻痹（progressive supranuclear paralysis，PSP）

PSP 的主要临床表现是性格改变、情绪异常、步态不稳、视觉和语言障碍，主要特点为垂直性核上性眼肌麻痹、轴性肌强直、帕金森综合征表现、假性延髓性麻痹和痴呆。MRI 检查有特异性征象，中脑顶盖部凹陷，正中矢状位表现为"蜂鸟征"，中脑被盖部萎缩，轴位表现为"牵牛花征"，中脑前后径变小，导水管扩张，四叠体池增大，轴位呈"鼠耳征"。

PSP 可进一步分为以下 8 种亚型。①PSP Richardson 型（Richardson's syndrome，PSP-RS），特征性的临床表现是不明原因的跌倒、步态不稳、动作迟缓、轻度性格改变、认知障碍、执行功能障碍、运动迟缓、共济失调、双下肢痉挛、构音障碍、吞咽困难以及眼球运动障碍，垂直性核上性凝视麻痹是最具有诊断价值的体征，患者垂直扫视减速和减幅的程度比水平扫视更加严重，此外，视运动性眼球震颤减少或缺失均是 PSP-RS 的早期表现；②PSP 帕金森综合征型（PSP-parkinsonism，PSP-P），PSP-P 患者通常表现为不对称性震颤发作、运动迟缓、强直、对左旋多巴治疗初始反应有效，以及较 PSP-RS 更为缓慢的病程进展，在病程晚期，PSP-P 患者很少出现左旋多巴诱导的运动障碍、自主神经功能障碍以及视幻觉，有助于与 PD 鉴别；③PSP 伴进行性冻结步态型（PSP with progressive gait freezing，PSP-PGF），纯少动伴冻结步态，现在被称为 PSP-PGF，其特征为进行性步态障碍，表现为起步踌躇和冻结步态，也可伴有说话或写作启动或完成困难，在病程开始 5 年内无震颤、强直、痴呆或眼球运动异常；④PSP 皮质基底节综合征型（PSP corticobasal syndrome，PSP-CBS），指的是具有 PSP 神经病理表现而临床表现为 CBS 的特征，此型的主要特点包括进展性肢体强直、失用症、皮质感觉丧失、异己肢体现象以及运动迟缓，左旋多巴治疗无效；⑤PSP 语言型（PSP-speechlanguage，PSP-SL），此型的特点是最初主要表现为类似于 nfvPPA（非流利型原发性进行性失语）的语言障碍，继而出现 PSP-RS 特点的运动障碍；⑥PSP 伴额叶症状型（PSP with frontalpresentation，PSP-F），是一种具备行为变异型额颞叶痴呆（bvFTD）临床特点的 PSP 表型，往往在数年之后才会出现 PSP-RS 的相关症状。bvFTD 的特点是早期出现以性格、社交举止、行为和认知的异常并进行性损害；⑦PSP 小脑共济失调型（PSP with predominant cerebellar ataxia，PSP-C），患者起初主要表现为小脑性共济失调，随后病程中才会逐渐出现 PSP-RS 的症状表现；⑧PSP 混合病理型（PSP with mixed pathology）。

2.2　帕金森综合征—痴呆—肌萎缩性侧索硬化复合征（amyotrophic lateral sclerosis Parkinsonism dementia complex，ALS-PDC）/关岛病（Gumn island disease）

本病是关岛和马利亚纳岛的 Chamorro 族人特有的一种变性疾病，占该族人死因的 78%。这种疾病既有 PD 的肌张力增高和运动减少的特征（但震颤较轻），又有进行性痴呆的表现，其中部分病人（约 20%）合并肌萎缩侧索硬化症（ALS），故称为帕金森综合征—痴呆—肌萎缩性侧索硬化复合征或关岛病。在 Chamorro 族人群中，本病发病年龄介于 52~64 岁，平均 52 岁，男女患病比率为 2∶1 或 3∶1，主要表现为肌强直、运动迟缓，以及非致残性的动作性震颤；56% 的患者会出现肾脏上皮细胞线性沉着症。该病虽起病隐袭，但进展相对较快。左旋多巴仅能改善 PD 症状，但对痴呆和 ALS 尚无有效治疗方法，故病人多在 3~5 年内死亡。

2.3　苍白球—锥体束综合征

本征易被误诊为少年型 PD 或肝豆状核变性。本病 1954 年首先由 Davison 报告 5 例，其中 4 例为 17~22 岁的同胞兄妹，父母有血缘关系。Horowitz 1975 年报告了 7 岁及 8 岁两兄弟，上述 7 例的临床表现均有静止性震颤、运动不能、肌强直及双侧锥体束征。

2.4　多系统萎缩（multiple system atrophy，MSA）

MSA 是一种进展性的神经系统退行性疾病，临床表现为自主神经功能障碍、帕金森综合征和小脑综合征的多种组合。MSA 于 1969 年被首次命名，1995 年，在美国菲尼克斯召开的共识讨论会议上，根据其主要临床表现被分为黑质纹状体变性（striatonigral degeneration，SND）、橄榄脑桥小脑萎缩（olivoponlocerebellar atrophy，OPCA）及 Shy-Drager 综合征 3 种亚型。1998 年，在美国明尼亚波里召开的共识讨论会议上正式确定弃用 Shy-Drager 综合征这一名称，将 MSA 根据首发运动症状和/或运动症状的严重程度分为帕金森型多系统萎缩（MSA-parkinsonian type，MSA-P）和小脑型多系统萎缩（MSA-cerebellar type，MSA-C），并根据诊断精确度分为可能的（possible）、很可能的（probable）、确诊的（definite）MSA。

MSA 主要的四大临床表现：①自主神经功能障碍（autonomic dysfunction）；②帕金森综合征（parkinsonism）；③小脑性共济失调（cerebellar ataxia）；④其他症状包括认知功能损害，吞咽困难，发音障碍，睡眠障碍，肌张力障碍，肌肉萎缩，后期出现肌张力增高，腱反射亢进和巴宾斯基征阳性，视神经萎缩等。

2.5 皮质基底节变性

详见第 9 章第 2 节 2.2。

2.6 路易体痴呆

详见第 9 章第 2 节 1.4。

3 遗传变性性帕金森综合征

3.1 肝豆状核变性（hepatolenticular degeneration，HLD）/Wilson 病（Wilson disease，WD）

本病是一种常染色体隐性遗传的铜代谢障碍疾病，致病基因 ATP7B 定位于染色体 13q14.3，编码一种铜转运 P 型 ATP 酶，该酶参与铜蓝蛋白的合成并促进胆汁铜的排泄。临床表现为进行性加重的肝硬化、锥体外系症状、精神症状、肾损害及角膜色素环（Kayser-Fleischer ring，K-F 环）等。

熊猫脸征（face of the giant panda sign）是最早由 Hitoshi 等于 1991 年在 Wilson 病中提出的一种特征性神经影像学改变，是指颅脑 MRI 影像显示双侧中脑顶盖 T_2、Flair、DWI 对称性高信号，而红核信号正常，即除红核外的中脑顶盖部高信号构成"眼睛"，侧面的黑质网状部的正常信号构成"耳朵"，上丘低信号构成"嘴巴"，组成"熊猫脸"征。这个经典的 MRI 征象在脑干梗死、Leigh 病、甲硝唑脑病、囊虫肉芽肿等也有报道，另外，伴有帕金森综合征的 EB 病毒相关性脑炎患者也有类似报道。

3.2 路易体痴呆（dementia with Lewy bodies，DLB）

详见第 9 章第 2 节 1.4。

3.3 Hallervorden-Spatz 综合征（Hallervorden-Spatz syndrome，HSS）/泛酸盐激酶相关性神经变性（pantothenate kinase associated neurodegeneration，PKAN）/苍白球黑质红核色素变性

本病是与铁元素代谢障碍有关的神经变性病，于 1922 年由 Hallervorden Spatz 首次报道，主要累及锥体外系，属于常染色体隐性遗传，主要临床表现为在儿童和青少年中缓慢进展的肌强直、少动、肌张力障碍、锥体束征、痴呆及色素性视网膜炎，并可有视盘萎缩。颅脑 MRI 检查 T_2WI 显示典型"虎眼征"。患者多于 10 岁左右起病，可有双下肢肌强直、足内翻、自主运动减少、构音困难、智力差等临床表现。有些病人可有舞蹈运动及手足徐动、色素性视网膜炎等。诊断主要根据临床表现，结合少年起病的智能缺损及锥体外系症状。

3.4 脊髓小脑性共济失调（spinocerebellar ataxia，SCA）

详见第 10 章第 1 节 1.1。

3.5 特发性基底节钙化（idiopathic basal ganglia calcification，IBGC）

详见第 9 章第 5 节 2。

3.6 血浆铜蓝蛋白缺乏症（aceruloplasminemia，ACP）

详见第 9 章第 5 节 8.6。

3.7 Menkes 病

详见第 10 章第 5 节 9.2。

4 继发性帕金森综合征（secondary Parkinsonian syndrome）

4.1 血管性帕金森综合征（vascular parkinsonism，VP）

VP 患者先出现脑血管病，如腔隙性脑梗死、脑出血等，再出现帕金森病样的表现，主要表现为走路不稳、姿势异常、跌倒、活动时肢体轻微颤抖等，病程长的患者还会出现痴呆、尿失禁等。

4.1.1 偏侧帕金森综合征

本征是脑卒中后，出现卒中部位对侧的肢体异常，表现为活动减少、肢体笔直僵硬等。

4.1.2 下半身帕金森综合征

本征起病不明显，早期出现走路步态异常、姿势不稳或痴呆，上肢症状轻，无典型的静止性震颤。

4.2 中毒性帕金森综合征（toxic Parkinson's syndrome）

导致帕金森样症状的最常见的物质是一氧化碳和锰，另外还有 MPTP、甲醇、二硫化碳和氰化物等。一氧化碳中毒所致的帕金森综合征有急性一氧化碳中毒史，意识障碍后出现帕金森样症状，左旋多巴和安坦治疗有效。锰中毒患者多有长期在锰矿、炼钢厂等工作史，临床多以精神症状起病，易怒、情绪不稳和幻觉，精神症状出现 2~3 个月后出现肌强直和运动迟缓等症状，有特殊的"雄鸡"步态。

4.3 代谢性帕金森综合征（metabolic Parkinson's syndrome）

本征包括肝功能衰竭、甲状腺疾病、肾功能衰竭、电解质失衡，对于肝功能衰竭引起的帕金森综合征症状，目前尚无明确的治疗方法。

4.4 肿瘤引起的帕金森综合征（Parkinson's syndrome caused by tumor）

导致本病常见的肿瘤是脑膜瘤、胶质瘤、室管膜瘤、颅咽管膜瘤，垂体腺瘤少见。血管占位性病变，包括动静脉畸形、海绵状血管瘤和硬脑膜动静脉瘘或蛛网膜囊肿也可引起。

4.5 脑炎后帕金森综合征（postencephalitis Parkinson's syndrome）

患者多在甲型脑炎痊愈后经数年潜伏期，逐渐出现严重而持久的帕金森综合征；其他脑炎引起的 PD 一般在急性期出现，但多数症状较轻、短暂；此外，还包括 HIV 感染所致的帕金森综合征、梅毒感染所致的帕金森综合征、Creutzfeldt-Jacob 病所致的帕金森综合征。

4.6 脑外伤引起的帕金森综合征（Parkinson's syndrome caused by braintrauma）

头部创伤会使患帕金森病的风险增加 1.57 倍，脑外伤引起的帕金森综合征其主要原因是反复头部外伤，常见于拳击运动员，最常见的临床表现是帕金森综合征表现、神经精神症状，包括情绪障碍、行为改变和痴呆。

4.6.1 拳击家综合征/霍门综合征（Homen syndrome）/反复脑震荡综合征/脑创伤后综合征

本征是反复发生的慢性脑部外伤所引起的一系列症状，最早由 Homen 于 1890 年报道，其病因为反复的脑部外伤。病理改变为豆状核变性，透明隔破孔和裂损，乳头体萎缩，大脑皮层神经细胞退变或消失等。临床表现：早期为头痛、失眠、眩晕等神经官能症状，进一步发展出现慢性进行性智能衰退，甚至痴呆，有些可出现运动障碍及震颤麻痹症状。

4.7 药物性帕金森综合征（drug-induced Parkinsonism）

本征在服用抗精神病的药物（吩噻嗪类、丁酰苯类）、利血平、甲氧氯普氨、α-甲基多巴、锂、氟桂利嗪、桂利嗪等药物后能产生类似 PD 的症状，停药后可完全消失。药物性帕金森综合征在症状学方面酷似 PD，本综合征多数病例是在长期或反复使用药物过程中出现症状的。多在给药的 4~6 个月出现症状，但可短至数天，长至 1 年以上出现症状，个体差异较大；症状多随药物的加减而波动；停止药物后症状好转，继续应用则加重；症状多在停药后 3~10 周改善或消失，部分需更长时间（1 年以上）症状改善。一旦出现症状，与 PD 相比，病情进展较快，常以周、月为单位加重。症状中运动徐缓及肌强直明显，静止性震颤少，但抗抑郁药物及抗心律失常药物引起的病例多以静止性震颤为主要表现，一旦出现症状，多表现为双侧性症状。药物性帕金森综合征与散发性 PD 的临床特点对比如下。

药物性帕金森综合征特点包括如下。①发病年龄：老年人多见；②始发症状：典型对称性；③起病形式：急性或亚急性；④治疗转归：部分可逆；⑤对停药反应：变异度大；⑥对左旋多巴反应：变异度大，一般差；⑦其他特征：口面运动障碍，静坐障碍；⑧静止性震颤：不常见；⑨性别：女性多见；⑩冻结步态：不常见；⑪PET/SPECT 突触前标志物摄取正常，但多巴胺受体的配体摄取明显减少。

散发性帕金森病特点包括如下。①发病年龄：平均 60 岁；②始发症状：典型非对称性；③起病形式：慢性；④治疗转归：预后差；⑤对停药反应：差；⑥对左旋多巴反应：显著；⑦其他特征：无口面运动及静坐障碍；⑧静止性震颤：常见；⑨性别：男性多见；⑩冻结步态：常见；⑪PET/SPECT 突触前标志物摄取明显减少，但多巴胺受体的配体摄取正常。

4.8　精神性帕金森综合征（psychic Parkinson's Syndrome）

精神类疾病引起帕金森综合征可能的原因有：①精神病患者长期服抗精神病药物引起锥体外系副作用；②偶为巧合；③临床症状表现复杂的遗传性疾病。

4.9　多巴胺失调综合征（dopamine dysregulation syndrome，DDS）/享乐主义体内平衡失调综合征

本征是一种医源性运动行为障碍疾病，由 Giovannoni 等在 2000 年首次描述为享乐主义体内平衡失调综合征，是一种与药物滥用或成瘾有关的神经精神障碍疾病。PD 患者对多巴胺替代治疗后出现情绪高涨效应的耐受，即如果药物停用或减量则出现情绪低落，因而需要服用越来越多的多巴胺替代治疗药物，从而导致循环型情感障碍，最终影响社会职业功能，目前 DDS 在一般的 PD 人群中尚缺乏流行病学调查资料，但在一些专门的 PD 研究中心发现其发生率为 3%~4%。DDS 相关行为障碍包括：①药物成瘾行为；②刻板行为；③冲动控制障碍。

4.10　半侧帕金森半侧萎缩综合征（Hemi-Parkinsonian-hemi-atrophic syndrome，HP-HA）

HP-HA 是一种罕见的继发性的 PD，脑半侧损害和对侧性肢体萎缩存在着相互联系。Klawans 等在 1981 年首先报道，其临床特征包括较早的发病年龄，缓慢进展的病程，早期医治前的肌张力障碍，以及对左旋多巴较差的治疗反应。颅脑 CT、MRI 检查可见显著的脑不对称，尤其是伴有轻度骨骼的不对称。尸检和临床均提示，延迟发作的肌张力障碍患者的主要受损部位是纹状体、苍白球和丘脑，这些部位对窒息具有高度敏感性，可能为窒息时影响兴奋性氨基酸受体和兴奋性突触的过度活动性所致。脑半侧萎缩是由于出生后或早幼儿时局灶或系统性受低氧和低压影响的结果，脑的非对称性损害与不平衡的重力压迫有关。

4.11　正常压力脑积水所致的帕金森综合征

详见第 9 章第 2 节 2.5。

5　帕金森综合征急症

帕金森综合征通常起病缓慢，逐渐进展，很少有需要紧急处理的情况。当帕金森综合征急性或亚急性起病，或原有帕金森综合征症状急性加重时，统称为帕金森综合征急症。帕金森综合征急症可能在数小时至数天快速发展，未经积极治疗可引发更严重的并发症，如静脉血栓形成、吸入性肺炎、肺栓塞、

肾衰竭等，死亡率较高。

5.1 帕金森病急性加重

PD 是一种以震颤、肌强直、运动迟缓、姿势步态异常为特点的神经系统退行性疾病，急性加重较为少见，有三项研究对急诊入院的 PD 患者原因进行调查，与 PD 相关的有：创伤/跌倒占 13%～27%，运动波动/异动症占 8% 和精神障碍占 8%。PD 中运动症状的急剧恶化与疾病进展无关，通常是由于同时存在的并发症，如泌尿或呼吸道感染，代谢紊乱或神经系统疾病（硬膜下血肿、脊髓损伤、脑肿瘤等）。

5.1.1 严重的运动波动

左旋多巴治疗 ≥9 年的 PD 患者中约有 70% 出现运动波动，几乎所有早发型 PD 患者在治疗不到 10 年的时间里均发生运动波动。PD 的运动波动通常不重也无须紧急干预，然而一些患者表现出非常严重的"关期"，尤其是在突发、伴有严重运动不能、自主神经功能紊乱和精神症状如焦虑和恐慌的情况下，需要寻找可能的诱发或加重因素，包括感染（尿路感染、肺部感染）、代谢紊乱、多巴胺能药物改变或抗多巴胺能药物使用等；对于有跌倒病史或病情突然恶化的患者，应考虑硬膜下血肿。解决的办法包括：日常剂量的左旋多巴压碎或溶解服用，换用左旋多巴控释片或分散片，皮下注射多巴胺受体激动剂，加用单胺氧化酶 B（MAOB）抑制剂。儿茶酚 –O– 甲基转移酶（COMT）抑制剂以及脑深部电刺激（DBS）术，有报道氯氮平治疗可使患者"关期"严重程度降低，可能的机制为氯氮平能够介导对 D2 受体的脱抑制，发挥明显的抗帕金森作用。

5.1.2 帕金森综合征高热综合征（parkinsonism–hyperpyrexia syndrome，PHS）和异动症—高热综合征（dyskinesia–hyperpyrexia syndrome，DHS）

本征在原有帕金森综合征基础上发生，PHS 主要见于突然减少或停用抗帕金森药物，也可因感染、高温天气、脱水状态、代谢紊乱、DBS 患者无意关闭刺激器诱发。PHS 多以发热为首发症状，临床特点是体温过高、自主神经功能紊乱、意识状态改变、严重的肌强直和血清肌酸激酶升高。持续性异动症可以导致肌肉肌酸激酶和肌红蛋白增加到正常上限的 10 倍以上，因而合并有严重心脏疾患的患者很可能导致肾衰竭。

DHS 是伴随 PD 发生的严重运动障碍，常导致肌肉疲劳、横纹肌溶解、高热和神志不清，DHS 与 PHS 症状相似，但不同的是 DHS 中异动症占主要地位。

5.1.3 PD 急性精神障碍

在 PD 整个病程中，多达一半的病例曾发生精神症状，精神障碍在 PD 痴呆患者中则更为常见。急性精神障碍也是 PD 患者常见的住院原因，精神障碍中的急性帕金森综合征通常出现在紧张症（catatonia）和转换障碍情况下，表现为强烈的躁动、紧张症、刻板动作、精神病和自主神经功能紊乱，平均持续 8 天。视幻觉比听幻觉更为常见，通常由复杂的、成形的视觉图像构成，往往不具威胁性，比如出现不熟悉的人或动物，幻觉和轻度妄想，可以在家中治疗。当患者对幻觉做出强烈反应以致自身/他人处于危险境地，尤其合并偏执性妄想时可造成严重后果，需要住院治疗。尽管帕金森综合征可表现为非常严重的抑郁，但通常不是急性发作，PD 急性精神障碍可能因代谢紊乱、感染（尿路感染，肺炎）以及药物治疗改变而发生。

5.1.4 神经阻滞剂恶性综合征（neuroleptic malignant syndrome，NMS）

NMS 是由神经阻滞剂引起的医源性运动障碍，有较高的死亡率（5%～20%），通常出现在开始应用神经阻滞剂或药物剂量增加后。NMS 的临床表现与 DHS 部分相同，包括发热、肌强直、自主神经功能紊乱和意识障碍，NMS 最常见的运动障碍是以躯干为主的肌强直，其他如肌张力障碍和舞蹈症也可能出现，典型的发热最低为 38℃甚至更高。

5.1.5　其他

左旋多巴吸收障碍：帕金森患者胃排空通常轻度延迟，若伴发胃肠道疾病会进一步延缓左旋多巴通过幽门，导致空肠部位吸收减少，这种急性或亚急性左旋多巴减少会导致帕金森综合征的急性加重，此时应同时诊断并治疗胃肠道疾病。在急性运动不能的帕金森综合征患者中，如果伴有腹痛、情绪低落和胃食管反流等情况或较之前恶化，应高度怀疑胃轻瘫导致左旋多巴吸收障碍的可能。帕金森综合征患者胃轻瘫也见于急性十二指肠溃疡和肠扭转，除了治疗原发性胃肠疾病，服用促胃肠动力药，如多潘立酮有利于左旋多巴的吸收；用碳酸饮料或含有咖啡因的饮料服用左旋多巴可以使其容易通过胃并促进其吸收，此外，经皮给药，如罗替高汀有效。

外科手术：经历大手术的患者通常在术后出现病情恶化，常为轻-中度恶化，偶可见严重恶化，伴有运动不能。引起 PD 术后恶化最常见的是关节手术，这种情况与左旋多巴吸收障碍无关，而与对多巴胺能药物的无反应性有关。尽管如此，还是应该尝试多种可选择的途径进行多巴胺能药物治疗，并告知拟手术患者可能的术后病情加重情况，对药物不应答，包括重新获得药物反应通常需要 2~7 天。DBS 围手术期、术中及术后都可发生急性帕金森综合征，另一方面与肠内营养有关，持续经胃管进食高蛋白食物会影响左旋多巴的吸收，将持续注入改为间断胃管内团注食物，并在间期分次给予左旋多巴以改善术后的病情恶化，也应注意术后避免使用多巴胺阻滞性止吐剂或抗精神病类药物，以避免病情加重。

5.2　急性帕金森综合征

本征是指 PD 患者在几天至几周内，PD 的症状迅速加重和进展，其可能的原因包括，患者所使用的药物、中毒、有无器质性损伤、感染、代谢、遗传以及功能性因素等。急性帕金森综合征的重症并不常见，而最常见的病因是使用强效多巴胺受体拮抗剂，其他罕见的原因包括中毒、急性脑积水和感染等。

6　可逆性帕金森综合征（reversible parkinsonism，RP）

早在 1947 年发布的相关文献中，已经有研究者注意到部分帕金森综合征是可逆的，尤其是伤寒感染后的病例中，有学者称其为"完全恢复的""短暂恢复的"帕金森综合征，对其病情的可逆性进行了描述。临床上将一些会发生好转、自然缓解或可治愈的帕金森综合征，称之为可逆性帕金森综合征。

RP 可由药物、中毒、感染、颅内血管及结构病变、颅内压改变、内环境失衡、内脏疾病、酒精戒断、手术、免疫、接种、放射疗法等因素引起。一般可通过治疗原发疾病、脱离接触环境、抗帕金森药物治疗等进行缓解，较少可自行恢复。

第 2 节　舞蹈病

1　小舞蹈病（chorea minor，syndenham's chorea，rheumatic choreast. vitus's dance）/ Sydenham 舞蹈病（Sydenham chorea，SC）

本病是与急性风湿病有关的一种疾病，表现为舞蹈和行为障碍，多为儿童，女多于男，肢体舞蹈样动作为一种极快的、不规则、无目的和急速的不自主运动，可有失眠、躁动、不安、精神错乱、幻觉、妄想等精神症状。

2　亨廷顿病（Huntington's disease，HD）/Huntington 舞蹈病/慢性进行性舞蹈病（chronic progressive chorea）/遗传性舞蹈病（hereditary chorea）

HD 为一种常染色体显性遗传，主要特征为成人起病的舞蹈样动作，伴有注意力、执行力、语言表达及记忆等认知功能障碍，以及烦躁、抑郁及焦虑等精神障碍。

3   类亨廷顿病（Huntington's disease-like）

类亨廷顿病患者具有典型的亨廷顿病的表现，但当其基因检测提示 HD 两个等位基因均正常时，可以除外亨廷顿病，类亨廷顿病的四个分型如下。

3.1   类亨廷顿病1型（Huntington's disease-like 1）

本型为常染色体显性遗传，是一种家族性朊蛋白病，由染色体 20p12 上朊蛋白基因八肽编码区中 1 个杂合的 192bp 或 168bp 的插入序列引起，主要表现为人格改变、痴呆和舞蹈症等。

3.2   类亨廷顿病2型（Huntington's disease-like 2）

本型为常染色体显性遗传，由 16 号染色体上 JPH3 基因 CTG/CAG 三核苷酸重复扩增引起，早期可出现性格改变和精神症状，肌张力障碍和帕金森样症状比亨廷顿病更突出。

3.3   类亨廷顿病3型（Huntington's disease-like 3）

本型发病于 3~4 岁，表现为精神发育迟滞、构音障碍、肌张力障碍、锥体束征、小脑共济失调，致病基因位于常染色体 4p15.3。

3.4   类亨廷顿病4型（Huntington's disease-like 4）/17 型脊髓小脑共济失调

本型为常染色体显性遗传三核苷酸重复序列疾病，发病于 19~45 岁，儿童罕见，病程缓慢进行，多呈现小脑性共济失调（步态不稳、构音不清、指鼻和跟膝胫试验阳性、震颤等）。

4   老年性舞蹈病（senile chorea）

老年性舞蹈病常发生于 60 岁以上老年人，多由血管性疾病引起，起病急骤，无家族史。脑病变部位与 Huntington 舞蹈病相似，属尾状核及壳核的神经元变性，大脑皮质多不受累，有人认为老年性舞蹈病是一种老年的遗传性疾病。

5   偏身舞蹈病（hemichorea）

本病是局限于一侧肢体的不自主舞蹈样动作，其特征为肢体近端肌肉的大幅度不协调运动，表现为肢体有力而无目的的舞动。可为风湿性舞蹈病或 Huntington 舞蹈病，以及基底节血管性病变（包括出血或梗死）所致，此外，非酮症性高血糖、丘脑下核的肿瘤及多发性硬化也可引起偏身舞蹈运动。

5.1   偏身颤搐—舞蹈症（hemiballism-hemichorea）

偏身颤搐症（hemiballism）与偏身舞蹈症（hemichorea）均为较少见的运动异常疾病，偏身舞蹈症是因远端及近端肌肉收缩而引起的肢体杂乱扭动；偏身颤搐症则主要为近端肌肉收缩而引起的肢体大幅度的摆动及挥抛动作。但有些患者两种症状可同时存在或交替出现，故定名为偏身颤搐—舞蹈症。中青年患者病因呈多样化，如脑外伤、动—静脉畸形、脑炎、多发性硬化、结节性硬化、结核瘤、红斑狼疮、脑弓形体病等；老年患者约 80% 以上为脑血管病所致，其中绝大多数为脑梗死，少数为脑出血，故又有"脑卒中性偏侧舞蹈症"之说，其他少见病因为脑转移瘤及基底节区钙化。

5.2   糖尿病非酮症性偏身舞蹈症/糖尿病非酮症舞蹈症/非酮症性高血糖合并偏侧舞蹈症/舞蹈—高血糖—基底节综合征/糖尿病纹状体病（diabetic striatopathy，DS）

本病是一组以高血糖、偏身舞蹈症及颅脑 MRI T_1WI 病灶侧基底节区高信号为特点的综合征。1960 年 Bedwell 首次报道了糖尿病伴发偏侧舞蹈症的患者，世界范围内目前报道较多的国家或地区分别为日本、中国、韩国、美国。男女患病比例为 1：1.7，平均患病年龄为（67.6±15.9）岁。患者常急性起病，表现为一侧或双侧肢体快速、不规则、不自主的舞蹈样动作等，患者意识清楚，少数可合并有患侧肢体肌张力下降、短暂性肌无力等现象，经控制血糖、对症治疗后预后良好，少数患者可复发。

　　DS 病因未明，目前有学者提出四种假说：微出血、矿物质沉积（钙或镁）、脱髓鞘及脑梗死伴星形细胞增多，但尚无定论。目前报道的一百余例病例中支持微出血或慢性血管闭塞机制的占多数，少数患者尸检组织学改变表现为神经元丢失、胶质增生和反应性星形胶质细胞增多等。

6　其他遗传性舞蹈病

6.1　C9ORF72 基因病（C9ORF72 disease）

　　本病为常染色体显性遗传，由 C9ORF72 基因内六核苷酸重复序列扩增引起，主要表现为肌张力障碍、舞蹈症、肌阵挛、震颤和强直。

6.2　脊髓小脑性共济失调（spinocerebellar ataxia，SCA）

　　详见第 10 章第 1 节 1.1。

6.3　神经铁蛋白病（neuroferritinopathy）

　　本病为常染色体显性遗传，由 9 号染色体铁蛋白轻链基因突变所致，可表现为舞蹈症、肌张力障碍以及帕金森样症状等各种运动障碍。

6.4　血浆铜蓝蛋白缺乏症（aceruloplasminemia，ACP）

　　详见第 9 章第 5 节 8.6。

6.5　遗传性高尿酸血症（hereditary hyperuricemia）/列许—尼汉综合征（Lesch-Nyhan syndrome）/自毁容貌综合征

　　本病为 X 连锁隐性遗传的一种嘌呤代谢病，一般起病于 3~4 个月婴儿，表现为精神发育迟滞，反复呕吐，肌张力减退，细微的手足不自主多动，呈轻微的舞蹈动作，痛风性关节痛最为常见。

6.6　良性遗传性舞蹈病（benign hereditary chorea，BHC）/遗传性非进行性舞蹈病（hereditary nonprogressive chorea）

　　本病是罕见的常染色体显性遗传病，少数为常染色体隐性遗传，是以儿童期发病的非进行性加重的舞蹈症、无痴呆且无尾状核萎缩为特点的疾病。

6.7　神经棘红细胞增多症（neuroacanthocytosis，NA）/舞蹈—棘状红细胞增多综合征（levine- Critchley syndrome）

　　本病是一组以神经系统功能障碍和棘红细胞增多症为主要特点的罕见的神经系统变性病，为 X 染色体连锁遗传。以运动障碍（舞蹈症、抽动症、口下颌运动障碍、帕金森综合征等）、性格改变、进行性智能减退、自咬症、周围神经病及周围血棘红细胞增多为典型的临床表现。血清 CPK 增高，颅脑 CT 扫描可见尾状核壳核萎缩，血清 β-脂蛋白大部分正常。

6.7.1　McLeod 综合征（McLeod syndrome）

　　McLeod 综合征是 NA 的核心综合征之一，该病最初是 1961 年在 1 例 25 岁的男学生 Hugh McLeod 身上发现的，因此被命名为 McLeod 综合征。其临床主要表现为非自主的多动性运动障碍、认知功能下降和精神症状，部分患者可伴有癫痫、心肌病变及神经肌肉病等。因其临床特点与亨廷顿病（Huntington's disease）等基底节退行性病变十分类似，时常被误诊，该综合征主要表现为舞蹈症、口周不自主运动（唇舌咬伤）、癫痫、痴呆、精神行为异常以及周围神经和心肌病变。

7　代谢性舞蹈病

7.1　谷氨酸血症

　　本病是由于体内谷氨酸代谢障碍导致的一种代谢性疾病，谷氨酸的兴奋性毒性参与了多种神经退行性疾病的发病机制，包括阿尔茨海默病、多发性硬化症、PD、亨廷顿舞蹈病、额颞叶痴呆和肌萎缩侧索硬化症等。

7.2 神经元蜡样褐脂质沉积病
详见第 10 章第 5 节 2.1.9。

7.3 线粒体肌病（mitochondrial myopathy）
详见第 11 章第 6 节 1.2。

7.4 糖代谢障碍
胰岛细胞瘤可引起低血糖继发导致脑损害，而高血糖引起的高血液黏度及血—脑屏障的破坏会加重局部区域脑组织缺血缺氧，相关神经元利用 γ-氨基丁酸（GABA）为代用能源进行无氧代谢，合并酮症的患者可以利用酮体合成乙酰乙酸，用于体内 GABA 的再合成；而非酮症患者因缺乏再合成原料导致 GABA 能神经递质明显减少，无氧代谢导致的纹状体细胞内酸中毒及谷氨酸盐聚集引发细胞毒性水肿，使得高敏感性的豆状核、尾状核的正常活动受损，神经递质的平衡进一步破坏，最终产生舞蹈样的锥体外系症状。

8 免疫性舞蹈病

8.1 系统性红斑狼疮（systemic lupus erythematosus，SLE）
详见第 1 章第 3 节 2.2.1.1。

8.2 抗磷脂抗体综合征（Antiphospholip Antibody Syndrome，APS）
详见第 1 章第 1 节 10.4.6。

9 妊娠性舞蹈病（choreagravidarum）

本病是少见的妊娠并发症，病因不清，妊娠只是诱因，高血压综合征可引起本病，终止妊娠后舞蹈样动作可停止。

10 药物相关性舞蹈病

10.1 迟缓性运动障碍
本病常见于使用精神抑制性药物或 5-HT 再摄取抑制剂等时发生。

10.2 急性撤药综合征
本病为长期应用抗精神病药物的儿童突然撤药后出现的舞蹈样运动，症状常在停药后的数日或数周出现，持续时间常少于 4~8 周。

11 小脑半球切除后舞蹈样综合征（Dow-Van bogaert syndrome）

本征是由于小脑半球肿瘤或其他原因行小脑半球切除术后，继发的一种复杂的不自主运动。其临床表现主要为不自主的、无目的、不规则、无规律性的舞蹈样动作，发生于切除小脑半球的对侧，有时可见一个肢体的舞蹈样动作，同时可伴有焦虑、易怒等情绪改变。面部表现类似强哭强笑，有时可有构音困难等，睡眠时不自主舞蹈样运动可以停止，有时并发癫痫，病侧肌肉无张力，软弱无力。通过较长期的锻炼，或能由于对侧小脑半球的代偿机能而有一定改善。

12 偏侧投掷症（hemiballismus）

本病临床表现为一侧上下肢（通常是上肢症状比下肢重）剧烈而持续的舞动或做投掷动作，它是由对侧的丘脑底核（Luys 体）的病变（通常是梗死）所引起。鉴别诊断包括急性偏身舞蹈症（通常由尾状核的肿瘤或梗死所引起）和局限性癫痫发作。本病通常是自限性的，病程持续 6~8 周，应用抗精神病药物往往有效。

第 3 节　震颤

震颤（tremor）是指人体某部位进行频率较快、有一定幅度的交替运动状态。

1　生理性震颤（physiological tremor）

生理性震颤在正常情况下仅在维持某种姿势时出现，频率为 6~12Hz，除去触发因素可消失。

2　病理性震颤（pathological tremor）

2.1　原发性震颤（essential tremor，ET）/特发性震颤/家族性或良性特发性震颤

ET 是最常见的运动障碍疾病，该名称 19 世纪开始使用，1949 年该名词最终确立。ET 是一种以动作性震颤为特征的单一症状的良性疾病，以震颤为唯一的临床表现，多为上肢远端对称性姿势性震颤，通常振幅低而频率快（8~10Hz），可伴有头部和声音震颤。

2.1.1　ET-Plus

随着对 ET 研究和认识的深入，临床中发现有很多 ET 患者存在轻微的神经系统症状，如认知障碍、平衡障碍、情感障碍、听力损害等，因此逐渐产生了"ET plus"的提法。2018 年国际运动障碍协会关于震颤分类的共识声明指出：从临床角度将 ET 分为两个亚型，经典 ET（pure ET）和 ET 叠加（ET-plus）。ET-plus 是指在符合 ET 诊断标准的基础上出现额外的轻微神经症状和体征，该概念的提出改变了既往认为的 ET 的单一运动症状的概念，承认了 ET 在临床、病因和病理生理上的异质性。

2.2　静止性震颤（static tremor，ST）

ST 为肢体静止位时出现的震颤，随意运动时减轻或停止，典型表现呈"搓丸样"动作，频率为 4~6Hz。

2.3　兔子综合征（rabbit syndrome）

本征是一种静止性震颤，影响口周（口轮匝肌）和鼻周的肌肉，通常表现为当口唇快速分离时引起的一种爆破样声音，该综合征与服用神经安定药以及与帕金森病有关。

2.4　直立性震颤（orthostatic tremor，OT）

OT 多见于 50 岁以上老年人，表现为双腿站立时出现精细的高频震颤，站立不稳，靠墙可缓解，多呈对称性。

2.5　Holmes 震颤（Holmes tremor，HT）

HT 是由小脑与脑干上部及丘脑的联络损害所致，其振幅大但频率较低，主要累及肢体近端，有时累及头部、躯干及肢体震颤，这种震颤同时伴有意向性、姿势性和静止性 3 种类型，震颤频率往往小于 2.5Hz。

2.6　孤立的局灶性震颤（isolated focal tremor）

本震颤包括孤立性声音震颤、孤立性头部震颤、特发性腭肌震颤等。

2.7　肌张力障碍性震颤

本震颤临床表现为一侧肢体或颈肌的不对称姿势性或动作性震颤，幅度大且不连续。

2.8　酒精戒断震颤（alcohol withdrawal tremor）

本症通常手的表现比较明显，主要是在穿衣、刷牙、吃饭时出现，有时休息也会有手抖和震颤，严重时可能表现为头、嘴，甚至脚等全身的震颤。

2.9　孤立性任务或位置特异性震颤（isolated task and position specific tremor）

本症包括原发性书写痉挛、手或口特异性震颤等。

2.9.1　书写痉挛（writer's cramp）

本症指在执行书写、弹钢琴、打字等特定动作时手和前臂出现的肌张力障碍和异常姿势，患者常不得不用另一只手替代，而做与此无关的其他动作时则为正常。

2.10　扑翼样震颤（pterygoid tremor）

本症由基底节病变及小脑性共济失调引起，表现为粗大震颤，节律稍慢，通常对称，累及上下肢，肌张力可增高。

2.11　药物诱导性（医源性）震颤

本症通常为姿势性震颤，危险因素是老年人和多药联用，致病药物包括β-受体激动剂、茶碱、抗抑郁药、锂等。

2.12　精神性震颤（Psychotic tremor）

本症临床表现可分为震颤和其他与心因性疾病伴随的共症，震颤的诱因：包括发病前具体的刺激事件和继发出现两类。震颤特点为：①突发性，且在短时间内进展至高峰；②多样性，可表现静止性、姿势性或运动性震颤，或多种形式共存；③易变性，可表现为震颤部位、形式和频率的易变；④间歇性，发病初期较为严重，有中间缓解期，可再次反复发作；⑤易分散性，即注意力集中时震颤加重，而分散注意力时震颤减轻，该特点偶可见于器质性震颤；⑥最后，心因性震颤一般很少累及手指。心因性疾病也可导致假性运动迟缓、假性感觉障碍（感觉缺失、疼痛和触痛）、过度疲劳现象、假性步态异常等。

2.13　苍白球纹状体变性综合征（pallidostriatal degeneration syndrome）

本征主要指苍白球纹状体系统与其他系统和部位变性合并产生的一系列临床症候群，国内蒋雨平等于1983年报道1例9岁男孩4年中以少动、强直、震颤为主的"青少年型帕金森病"，以后逐渐出现构音、吞咽障碍，双眼上、下及凝视障碍，瞳孔光反应迟钝，水平眼震，消瘦，嗜睡，智能减退等以中脑为主的脑干、小脑、下丘脑等损害。由此推测本例是广泛的神经系统变性疾病，先由基底节及黑质开始，后累及脑干，尤其是中脑、下丘脑、小脑等，这与青少年型PD不同，故命名为苍白球纹状体变性综合征。临床症状主要发生在5~14岁，病程呈进行性加重，可在10~62岁引发死亡，本病的震颤麻痹症状和其他锥体外系症状常与其他系统（部位）症状合并发生，如Fridreich共济失调、进行性核上性麻痹等。

2.14　下颌震颤（jaw tremor）

本症可能发生在特发性震颤中，与年龄较大、较严重的上肢动作性震颤，以及存在头和声音震颤等有关。特发性震颤伴下颌震颤的病例在临床上可能有较严重的、局部定位较广泛的病变。

2.15　口舌震颤（orolingual tremor）

本症是下颌、舌、咽和/或下面部的一种节律性、不自主的震颤运动，"静止的"口舌震颤一词是用于定义下颌闭合或舌在口腔底部静止时出现震颤的状态。此外口舌震颤可分为静止性震颤和活动诱发的震颤，姿势性震颤和意向性震颤常常不伴有口舌震颤。

2.16　体位性震颤（ortho-static tremor）/摇摆腿综合征（shakylegs syndrome）

患者站立时出现双小腿与躯干快速的、不规则的非同步运动，被称为体位性震颤，是一种好发于中老年人的，主要发生在两腿和躯干的高频率震颤。

第 4 节　肌张力障碍疾病

肌张力障碍（dystonia）是主动肌与拮抗肌收缩不协调或过度收缩引起的运动障碍综合征。

1　原发性肌张力障碍（primary dystonia）

1.1　散发性原发性肌张力障碍

1.1.1　眼睑痉挛（blepharospasm）

本症主要表现为由眼轮匝肌的不自主收缩造成双眼睑间歇或持久性不自主瞬目，严重时双眼无法睁开，眼睑呈痉挛且有极轻微颤抖状。

1.1.2　Meige 综合征（Meige Syndrome）/口面异常运动综合征（idiopathic blepharospasm-oromandibular dystonia syndrome）/特发性眼睑痉挛—口下颌肌张力障碍综合征

本征病因及发病机制不明，可能是由于多巴胺递质失衡或纹状体黑质-γ-氨基丁酸能神经细胞功能障碍，引起多巴胺受体超敏所致。多在中年后起病，逐渐加重，眼睑为最常见的发生痉挛的部位，其次为口、下颌、个别可累及颈肌、躯干及肢体。肌张力异常的特点是眼轮匝肌、前额肌、面上部或下部的某些肌群出现双侧对称性、阵发性强直收缩。痉挛可具体表现为挤眼、睑痉挛、皱眉、张口、噘嘴、咧嘴、龇齿、苦笑脸、咬牙等，精神紧张、日常生活动作、疲劳等可诱发及加重。根据临床表现诊断此疾病，可试用氟哌啶醇、氯硝西泮、苯海索、卡马西平等药物治疗，减轻症状。

1.1.3　颌动—瞬目综合征（winking-jaw syndrome）/反 Marcus Gunn 综合征/Marin Amat 综合征

颌动—瞬目现象（winking-jaw phenomenon）是指触及角膜引起不自主瞬目的同时，下颌急速向对侧或向前移动，见于偏瘫发生后数周或肌萎缩侧索硬化症患者。另一种情况表现为张口时发生不随意的一侧闭眼，见于面神经麻痹后的病人。因与口张大、眼睑上提综合征相反，故 Marin Amat 于 1919 年将此现象命名为反 Marcus Gunn 综合征，后人也称之为 Marin Amat 综合征。一般认为，以上现象可能为面神经核上病变所致，表现为眼轮匝肌和翼外肌的连带运动。

1.1.4　颅面肌张力障碍（craniofacial dystonia）

本症女性多于男性，发病年龄在 50 岁左右，病情大部分不能自行缓解，主要累及咀嚼肌群、下面部肌、舌肌等。

1.1.5　颈部肌张力障碍（neck dystonia）/痉挛性斜颈（spasmodic torticollis）

本症累及胸锁乳突肌、斜方肌等颈部肌肉，造成头部向左或右倾斜、后倾或前倾状态，起病多缓慢。

1.1.6　痉挛性构音障碍（laryngeal dystonia）/喉部肌张力障碍

本症分为内收型、外展型、外展型合并内收型，常导致声音嘶哑、音量变低，甚至出现喘息样或耳语样声音。

1.1.7　特殊任务性肌张力障碍（task specific dysonia）

本症主要发生在握笔书写、演奏乐器或发生在用手做精细动作时，但不影响生活中手的动作。

1.1.8　躯干肌张力障碍（Trunk dysonia）

本病在疾病初始阶段表现为异常动作和姿势仅见于行走和奔跑，但在疾病的严重阶段，躯干逐渐变得僵直。

1.1.9　儿童起病型

本型多于 5~15 岁起病，常先累及下肢或上肢，早期表现为行走时间歇性足内翻，下肢近端受累时出现怪样的步态或弯腰步态，远端受累时出现足跟着地困难，患儿向前行走时近端受累较为突出，发生脊柱前凸，当颈肌受累时出现斜颈，当面肌受累时出现鬼脸。病情进展速度不一，大多于起病后 5~10 年内进展明显，以后进入相对稳定期。

1.1.10　成人起病型

本型较多见，发病率是儿童起病型的 6 倍，病情相对良性，多先累及颈、面、下颌、上肢，很少累及下肢，多年后仍多数局限在首发部位，致残率低。

1.2　遗传性原发性肌张力障碍/原发性扭转痉挛（idiopathic torsion dystonia，ITD）/畸形性肌张力障碍（dystonia musculorum deformans）

本病是因持续性肌肉收缩而引起的肢体扭曲、重复运动和姿势异常的综合征。本病以持续性肌肉收缩为特点，主要表现为躯干和四肢的不自主痉挛和缓慢扭转，动作无规律且多变，情绪激动或紧张时加重，安静、放松时可减轻，深睡时消失。

1.2.1　全身性为主

1.2.1.1　早期发作的全面性扭转肌张力障碍

本症主要为 DYT1 型，为常染色体显性遗传，致病基因为 torsinA，位于 9 号染色体。

1.2.1.2　常染色体隐性肌张力障碍

本症主要为 DYT2 型，为常染色体隐性遗传，具体基因不详。

1.2.1.3　常染色体显性肌张力障碍

本症主要为 DYT4 型，为常染色体显性遗传，具体基因不详。

1.2.2　局灶性或节段性为主

1.2.2.1　青春期发病的扭转肌张力障碍

本症主要为 DYT6 型，为常染色体显性遗传，具体基因不详，位于 8 号染色体。

1.2.2.2　头颈部局灶性肌张力障碍

本症主要为 DYT13 型，为常染色体显性遗传，具体基因不详，位于 1 号染色体。

1.2.3　肌张力异常叠加

1.2.3.1　肌张力障碍—帕金森叠加征群（dysonia-Parkinsonism complex）

1.2.3.1.1　X 连锁肌张力障碍帕金森综合征（X-linked dystonia-Parkinsonism syndrome，XDP）

本征起病年龄 27~43 岁，起初局灶性，后逐渐扩散至全身，最初症状多见于下肢，也可见于躯干肌肉、上肢、头部，起病部位与病程无关，且绝大多数病人预后有严重残疾。

1.2.3.1.2　多巴反应性肌张力障碍（dopa-responsive dystonia）/伴有明显昼间波动的遗传性进行性肌张力障碍（hereditary progressive dystonia with marked diurnal fluctuation，HPD）/Segawa 病

本病特征为儿童期出现的持续反应的肌张力障碍且对低剂量左旋多巴有显著疗效，且表现为进行性姿势及步态异常，症状具有晨轻暮重的波动。

1.2.3.1.3　早发性帕金森综合征—肌张力障碍（early-onset Parkinsonism with dystonia）

本征是早发于 5~39 岁的致病基因尚未肯定的家族遗传病，先以单侧下肢肌张力障碍起病，病程逐渐进展，数年后累及双侧，并有 PD 症状出现。

1.2.3.1.4　急性肌张力障碍帕金森综合征（rapid-onset dystonia-Parkinsonism）

本征是一种常染色体显性遗传病，致病基因位于染色体 19q13，急性或亚急性起病，以不

对称面部和肢体的肌张力障碍为显著表现。

1.2.3.2　成年发病的局灶性肌张力障碍

成年发病的局灶性肌张力障碍发病年龄>26 岁，发病高峰在 45 岁左右，症状常先累及颜面、咽颈或上肢肌肉，常仅累及邻近肌肉或局限于某一部位。

1.2.3.3　遗传性肌阵挛—肌张力障碍（inheritary myoclonus-dystonia）

本症是一种常染色体显性遗传病，发生于婴儿到青年时期的局限性或节段性肌张力障碍，并有肌阵挛的家族性疾病，本症为良性病程，极少伴发精神症状。

1.2.3.4　伴帕金森综合征的速发型肌张力障碍/快发病性肌张力障碍—帕金森综合征（rapid-on-set dystonia-Parkinsonism，RDP）

Dobyns 等最早在印第安纳一大家系的 3 代人中发现，至少有 12 例为 RDP 的患者。多数患者的症状是在数小时内进展，其他则在数日至数周进展；发病年龄为 14~45 岁；一旦症状完全出现，则无进展或进展极缓慢。临床表现包括肌张力障碍，主要累及言语和吞咽功能，也会累及上肢（很少累及下肢），同时出现包括表情减少、运动迟缓、姿势不稳等帕金森综合征表现。

1.2.3.5　X 连锁肌张力障碍—耳聋综合征（X-linked dystonia-deafness syndrome）

本征罕见于男性青少年或儿童中，首先出现的症状是耳聋，以后出现肌张力障碍，两者可进行性加重，发病基因位于 Xq21.3-Xq22。

1.2.4　发作性肌张力异常

本病包括：①非晕动病起源性肌张力障碍；②舞蹈病手足徐动；③晕动病起源性肌张力障碍。

1.2.5　遗传性过度惊跳综合征（hyperekplexia，hereditary exaggerated startle reaction syndrome，HESS）

本征多为常染色体显性遗传，外显率不一，以新生儿期的肌张力过高和患儿对突发的声、光或触觉刺激等出现过度的惊吓反应为特征，表现为眨眼、面肌收缩、颈和躯干弯曲、上肢内收弯曲，或阵发性全身僵硬发作。

2　继发性肌张力障碍（secondary dystonia）

本病是由于各种疾病引起的肌张力障碍，如代谢性疾病、遗传和变性疾病等均可造成继发性肌张力障碍。

2.1　药物性肌张力障碍

2.1.1　急性肌张力障碍（acute dystonia）

本症是锥体外系不良反应之一，主要在应用第一代抗精神病药物早期出现，四肢可出现持续性痉挛性收缩，异常扭动，角弓反张等。

2.1.2　药物性帕金森综合征

详见第 8 章第 1 节 4.7。

2.1.3　静坐不能（Akathisia）

本症主观上存在不安或被迫活动的冲动，客观表现为重复运动，下肢明显，多由抗精神病药物所致，通常于治疗后 3 天至 2 周内出现。

2.1.4　精神抑制剂恶性综合征（neuroleptic malignant syndrome，NMS）/精神安定剂恶性综合征

本征为长期应用抗精神病药物所并发的一组以持续高热、肌肉僵直、意识障碍及严重自主神经功能紊乱为特征的临床综合征。本综合征的病因和发病机制不清，与药物和个体易感性有关，例如氟哌啶醇引起本综合征的发生率为 0.5%~1.0%。典型症状出现前可有前驱症状，类似抗精神病药

物常见的副反应，如锥体外系症状。当恶性综合征发生时，原有锥体外系症状加重，以高热和意识障碍为突出表现，进而出现严重的中枢性自主神经功能紊乱，导致循环和呼吸障碍，最终可因昏迷、脱水，血压下降，呼吸、循环衰竭而死亡。本综合征发生时常伴有血清 CPK 的升高，对诊断有参考价值。

2.1.5　迟发性运动障碍综合征（tardive dyskinesia，TD）/迟发性多动症

本病是由抗精神病药物诱发，临床主要表现为不自主运动，早期表现为舌头震颤和流涎，严重时出现构音不清、吞咽困难、呛咳等，情绪紧张或激动时会加重。

3　发作性运动障碍（paroxysmal dyskinesia，PD）

本病表现为突然出现且反复发作的运动障碍（可有肌张力障碍型或舞蹈手足徐动症型），发作间期正常。病因包括原发性和继发性，每一种表型可能与不同的基因突变相关，最常见的是 PRRTZ、PNKD（MR-1）和 SLC2A1 基因突变。Demirkiran 于 1995 年根据病因、诱发因素、临床症状、发作时间，将发作性运动障碍分成 4 类：①发作性运动诱发性运动障碍（PKD）：突然从静止到运动或改变运动形式时诱发；②发作性非运动诱发性运动障碍（PNKD）：自发发生，或可因饮用酒、茶、咖啡或饥饿、疲劳等诱发；③睡眠诱发性发作性运动障碍（PHD）：在睡眠中发生；④发作性过度运动诱发性运动障碍（PED）：在长时间运动后发生，如跑步、游泳等。

3.1　发作性运动障碍综合征

3.1.1　发作性运动诱发性运动障碍（paroxysmal kinesigenic dyskinesia，PKD）

PKD 是一种神经系统的运动障碍，其特征具有突发性、反复性、非自愿性、短暂性，通常表现为肌张力障碍、舞蹈样手足徐动症及突发的不自主运动，持续时间一般小于 1min。

3.1.2　发作性非运动诱发性运动障碍（paroxysmal non-kinesigenic dyskinesia，PNKD）/发作性肌张力障碍性舞蹈手足徐动症（paroxysmal dystonic choreoathetosis，PDC）

PNKD 较 PKD 少见，多为遗传性，少数可继发于其他神经系统疾病。

3.1.3　发作性睡眠诱发性运动障碍（paroxysmal hypnogenic dyskinesia，PHD）

PHD 的特征为在睡眠中发生症状。

3.1.4　发作性过度运动性运动障碍（poraxysmal exercise-induced dyskinesia，PED）

PED 包括肌张力不全、手足徐动、舞蹈样动作或舞动样动作。多在长时间运动后发生，例如发作前 5~15 min 在走路或跑步，被动的肢体运动、讲话、咀嚼、应激、热、冷、月经期、饮酒等因素可诱导发作。发作频率可从每天 1~2 次到每月数次，PED 通常持续 5~30 min，但亦可更长。发作通常累及双侧下肢、面部、颈部和躯干肌肉，但也可单侧，亦可累及上肢，发病年龄 2~30 岁，多在儿童期发病，散发病例男女相等。

4　生物素反应性基底节病变（biotin responsive basal ganglia disease，BBGD）

BBGD 是常染色体隐性遗传且与 SLC19A3 基因突变相关，通常发生于儿童期伴脑病的亚急性发作，它通常被发热性疾病所激发，并以意识模糊、构音障碍、吞咽困难，以及眼外肌麻痹等为特征，患者进展为严重的肌张力障碍、四肢瘫和昏迷，这些症状在给予大剂量生物素后可于数日内消失。颅脑 MRI 检查可显示双侧的尾状核和壳核的损伤。

5　偏侧肌张力障碍—偏侧萎缩综合征（hemidystonia-hemiatrophy syndrome）

本征是一种致残性神经系统疾病，类似于偏侧帕金森综合征—偏侧萎缩综合征，从出现轻偏瘫到出现偏侧肌张力障碍的平均潜伏期为 14.7 年，所有的轻偏瘫患者在出现偏侧肌张力障碍之前肌无力都有明

显的改善。偏侧肌张力障碍—偏侧萎缩通常与在很小年龄起病的静态脑病有关，但此综合征也可能是卒中或脑损伤的迟发性后遗症 。

6　常染色体显性肌张力障碍叠加大脑钙化（autosomal dominant dystonia-plus with cerebral calcifications）

本病可能表现为局灶的、节段的、多灶的或全身性肌张力障碍，有时伴有舞蹈症、智力下降、姿势性震颤以及构音障碍等。

第 5 节　肌阵挛

肌阵挛（myoclonus）是指一种突然闪电样、一般持续 10~50ms、强烈而无目的的单一肌群或多肌群的肌痉挛性急跳。

1　生理性肌阵挛（physiological myoclonus）

本症包括，如正常人发生的呃逆，睡眠中有时出现下肢的抽跳。

2　病理性肌阵挛（pathological myoclonus）

2.1　原发性肌阵挛

本症原因不明，可能为常染色体显性遗传，有家族史，也有散发病例。

2.2　进行性肌阵挛性癫痫（progressive myoclonus epilepsies）

2.2.1　Unverricht-Lundborg 病（Unverricht-Lundborg Disease）/波罗的海肌阵挛（Baltic myoclonus）

本病首先于 1891 年由 Heinrich Unverricht 在爱沙尼亚报道，之后于 1905 年由 Herman Lundborg 在瑞典报道，这种疾病的初发症状多，发病在 10 岁左右，其特征是进行性肌阵挛导致生活能力丧失，可有轻度智力下降，大脑的组织病理学研究表明，"变性"变化没有包涵体。Eldridge 等称这种疾病为肌阵挛性癫痫的"波罗的海类型"，是儿童中常染色体隐性遗传病。临床表现为：①肌阵挛；②癫痫发作；③认知障碍；④运动协调障碍；⑤精神行为异常。

2.2.2　Lafora 病

1911 年 Lafora 根据尸检资料发现患者大脑皮质丘脑、黑质、苍白球及齿状核等部位的神经细胞胞质内含有嗜碱性包涵体，以后的研究发现证实这些嗜碱性包涵体与糖原有关，而结构上由多聚糖构成。本病属于常染色体隐性遗传，常在儿童期发病，伴有认知和行为的改变，癫痫发作类型多样，以皮质性肌阵挛、局灶性枕叶发作为主要特征性表现。

2.2.3　神经元蜡样脂褐质沉积症（neuronal ceroid lipofuscinoses，NCL）/Batten 病

本病是常染色体显性遗传病，主要表现为肌阵挛、癫痫、视网膜变性造成的视力障碍和认知障碍。

2.2.4　唾液酸贮积症（sialidosis）

详见第 10 章第 5 节 2.1.14。

2.2.5　肌阵挛性癫痫伴破碎红纤维（myoclonic epilepsy with ragged red fibers，MERRF）

详见第 11 章第 6 节 1.3.2。

2.3　继发性肌阵挛

2.3.1　垂体后叶性肌阵挛

2.3.2 低氧血症后的肌阵挛/Lance-Adams 综合征

本征通常由麻醉意外、心脏骤停、阻塞性肺部疾病等原因导致的呼吸衰竭发展而来，在急性缺氧后的肌阵挛中，最初常有一过性昏迷，有时伴有"肌阵挛风暴"，全面性肌阵挛性癫痫持续状态预后差。在存活患者中，自发的、动作诱导、刺激敏感的肌阵挛可以在恢复期出现。

2.4 脊髓性肌阵挛

本征包括外伤、感染等。

2.5 先天性生化损伤

2.5.1 溶酶体贮积病

详见第 10 章第 5 节 2。

2.5.2 Tay-Sachs 综合征/黑蒙性家族性白痴（Amaurotic familial idiocy）/GM2 神经节苷脂沉积症 B 型

1883 年，英国眼科医生 Warren Tay 首次描述了这种疾病，本病又称 GM2 神经节苷脂沉积症 B 型，是一种罕见的常染色体隐性遗传病，主要表现为精神运动发育迟滞或倒退、惊跳、抽搐、失明及双眼黄斑部樱桃红点等。患儿出生时正常，出生后 4~6 个月开始出现对周围注意减少，运动减少，肌张力降低，听觉过敏，惊跳，尖叫，肌阵挛发作。起病后 3~4 个月内病情迅速发展，头围增大，视力下降而逐步出现黑蒙，视神经萎缩。1 岁以后出现肢体肌张力增高，去大脑强直样角弓反张体位，全身频繁肌阵挛和抽搐发作，多在 3 岁前死亡。

2.5.3 少年型家族性黑蒙性痴呆（juvenile familial amaurotic idiocy）/Vogt-Spielmeyer 综合征

本病临床主要特征与 Tay-Sachs 综合征相似，即智能障碍和视力丧失，但本病属蜡样质脂褐质沉积病，而 Tay-Sachs 综合征为神经节苷脂沉积病，本病多见于 5~15 岁，一般 5~6 岁开始发病。视力障碍常为早期症状，先由夜盲或中心视野缺损开始，数年后发展为全盲，另一特征是进行性智能衰退，最终呈现痴呆，此外还可以有痉挛性瘫痪和发作性抽搐。检查可见眼底黄斑变性、萎缩，中心可呈樱桃红色，同时可以有弥漫性视网膜色素变性及继发性视神经萎缩，此外还可发现脑电图异常及脑脊液蛋白轻度增高。本病的病理改变广泛，除眼部表现外，大脑、小脑、基底节、丘脑等部位均可见神经细胞肿胀及胞浆内脂褐质沉积。本病预后不良，患者常于 10~17 岁死亡。

2.5.4 Sandhoff 病

Sandhoff 病是一种进行性神经系统退行性病变，属于常染色体隐性遗传，由 Konrad Sandhoff 于 1968 年首次报道，其中 GM2 神经节苷脂沉积症 O 型，是由于 HEXB 基因变异导致 HEXB 蛋白 β 亚基缺陷，进而引起 HEXB 同工酶 A 与同工酶 B 活性均缺乏，导致 GM-II 型神经节苷脂无法正常降解。本病主要临床表现为肌无力、肌肉萎缩、构音障碍等。

2.5.5 樱桃红斑肌阵挛综合征（cherry-red spot myoclonus syndrome）

本征是由于神经氨酸酶的分离缺陷导致的一种综合征，全身主要表现为全身肌肉的震颤，眼部主要表现为视功能的减退和黄斑区视网膜的樱桃红斑表现。

2.6 药物性肌阵挛

导致肌阵挛的药物包括：抗抑郁药（选择性 5-HT 再提取抑制剂）、麻醉剂、抗惊厥剂、苯二氮䓬类和普萘洛尔的撤药、锂剂、单胺氧化酶抑制剂以及左旋多巴等。

2.7 毒物铋、重金属、吸入胶和汽油等所致的肌阵挛

2.8 其他

2.8.1 青少年肌阵挛癫痫（juvenile myoclonic epilepse，JME）

详见第 6 章第 2 节 4.2。

2.8.2 安格曼综合征（Angelman 综合征）/快乐木偶综合征/天使综合征

本征由英国儿科医生 Harry Angelman 在 1965 年首先发现并系统性描述，是一种罕见性严重的神经系统发育障碍疾病，是一种非进行性肌阵挛的遗传疾病，多见于儿童，1~3 岁发病。患儿体格和精神极度发育迟滞，语言发育落后且少语，且有共济失调，肢体震颤，肌阵挛和其他类型癫痫，发作性痴笑。

2.8.3 青少年失神癫痫（Juvenile absence epilepse，JAE）

详见第 6 章第 2 节 4.1。

2.8.4 戈谢病伴发肌阵挛（Gaucher disease with polymyoclonia）

本病患者偶有癫痫，出现累及全身的明显的肌阵挛、双眼核上性凝视瘫痪、小脑性共济失调等症状，但智能不受影响。患者可有肝脾肿大，骨髓检查可见到典型的戈谢细胞。

2.8.5 腭肌阵挛（palatal myoclonus）

本症是一种少见病，主要表现为咽喉部位发紧，张大嘴或鼻内窥镜下可见腭部肌肉（包括悬雍垂）有规律地颤搐。

第 6 节 颤搐

颤搐（moyokymia）指肌肉小部分和小范围的不随意且反复地收缩，不引起关节动作，由于靠近皮肤的肌肉收缩牵动皮肤，造成皮肤表面较慢的波状运动，肌肉形态起伏不停，是一种波动性的肌挛缩的现象。

1 以四肢症状为主的颤搐

本类病症包括过度剧烈运动、甲状腺功能亢进、甲状腺功能减退、重症肌无力、急性酒精中毒、肌强直、Guilian-Barre 综合征、腓骨肌萎缩症、脊髓病（横贯性脊髓炎、脊髓麻醉、脊髓肿瘤）、Lsaacs 综合征等疾病。

2 以颜面部症状为主的颤搐

本类病症包括多发性硬化、脑干和后颅窝肿瘤、放射性脑脊髓病、椎—基底动脉供血不足、带状疱疹、三叉神经痛、延髓空洞症、Little 病等疾病。

第 7 节 抽动障碍疾病

抽动障碍可以认为是固定或游走性的单处或多处肌群的急速收缩动作。

1 图雷特综合征（Tourette syndrome，TS）/抽动秽语综合征（multiple tics-coprolalia syndrome）/Gilles De La Tourette syndrome（GTS）

TS 由法国医生 Georges Gilles de la Tourette 于 1885 年首次详细描述，它是一种遗传性疾病，男性的发病率是女性的三倍，目前其病因尚不清楚。TS 是以频繁抽动为其临床特征，其特点是一种突然的、无目的的、不自主的发声或肌肉抽搐，症状可累及身体的任何部位，严重程度不一。TS 常好发于 5~10 岁儿童，起病多较轻，常常以头面部、肩部、手部抽动为多见，随着时间的推移，疾病反复进展，抽动症状会日渐频繁，表现形式多样，严重时影响儿童的日常生活。

2 链球菌感染相关的小儿自身免疫性神经精神障碍/PANDAS 综合征 (pediatic autoimmune neuropsychiatric disorders associated with streptococcal infections, PANDAS)

本病是由 A 组 β-溶血性链球菌引起的链球菌感染相关性自身免疫性神经精神障碍，主要临床表现有强迫症状、抽动症状及舞蹈样动作，可伴有情绪不稳、分离焦虑等。

3 一过性抽动障碍 (transient tic disorder)

本病是抽动障碍疾病中最为常见且症状较轻的类型，临床表现包括噘嘴、挤眉弄眼、咬唇、耸肩等。

4 慢性复合性运动抽动

本病是指多组肌肉或多个部位同时出现运动抽动，例如下蹲、跳起、四肢抖动、拍打自己等。

第 8 节　手足徐动症

手足徐动症 (athetosis) 也称指痉症或易变性痉挛 (mobile spasm)，是以肢体远端为主的缓慢弯曲的蠕动样不自主运动、极缓慢的手足徐动导致姿势异常，与扭转痉挛相似，后者主要侵犯肢体远端、颈肌和躯干肌，典型表现以躯干为轴扭转。

1 先天性疾病 (congenital diseases)

本病包括婴儿脑性瘫痪、先天性双侧手足徐动症、髓鞘形成障碍、各种先天性畸形伴手足徐动症(先天性脑积水、偏侧萎缩症、小头畸形、结节性硬化)。

2 症状性手足徐动症

本病是由脑炎、中毒性脑病（巴比妥、一氧化碳、锰、锂、胆红素脑病等)、Hallervorden-Spatz 综合征、弥漫性脑硬化、Pick 病、肝豆状核变性、高尿酸血症、脑软化（动脉硬化性)、慢性精神性舞蹈手足徐动症、发作性舞蹈手足徐动症、偏侧手足徐动症、双侧手足徐动症等疾病所致。

2.1　胆红素脑病 (kernicterus)

本病是引起儿童和成年人锥体外系运动紊乱的罕见原因。胆红素脑病新生儿出生后第二天或第三天出现症状，表现为新生儿无精打采，吮吸动作减少，进而出现呼吸困难以及角弓反张（头部后仰)，随着黄疸病的加重出现昏迷不醒。血清胆红素水平常超过 25mg/dL。酸中毒和缺氧的婴儿（例如低出生体重儿童和肺透明膜病）在血清胆红素较低水平情况下也可发生胆红素脑病性损伤。

2.2　家族性毛细血管扩张小脑共济失调症 (familial cerebellar ataxia with telangiectasia)

本病是一种罕见、复杂且预后不佳的神经皮肤综合征，可累及神经、血管、皮肤、内分泌等多个系统。主要表现为婴幼儿发病的进行性小脑性共济失调、眼球结膜和面部皮肤的毛细血管扩张、反复发作的肺部感染等。

2.3　非进行性家族性舞蹈手足徐动症 (nonprogressive familial choreoathetosis)

本病儿童期起病，有家族史，表现为肢体舞蹈、手足徐动等症状，智能正常。

2.4　哈孟氏综合征 (Hammond's syndrome) /手足徐动症样综合征/手足徐动症样运动/ Athetoid 综合征

本征是各种脑器质性病因所致的以肌肉强硬、手足发生缓慢的不规则的扭转运动为主要临床表现的疾病，最早于 1871 年由 Hammond 描述，本病病因为急、慢性脑炎，脑性瘫痪，肝豆状核变性，脑核性黄疸，结节性硬化，CO 中毒等多种疾病。临床表现：多见于儿童，表现为一种缓慢的、不规则的、手足远端指趾不自主蠕虫样扭转运动与痉挛，多累及双侧（对称），紧张或随意运动时重，入睡后停止。肌张力随情绪紧张而增高，松弛时正常。诊断：根据上述双侧手足缓慢，不规则不自主蠕虫样运动的典型临床表现，通过各种检查如能明确各种脑器质性疾病，即可确诊。

2.5　下肢疼痛伴足趾徐动症（painful legs and monving toes syndrome，PLMT）

　　PLMT 是一种少见的运动障碍性疾病，表现为肢体疼痛伴远端重复非节律性的不自主动作。国外共报道了 76 例，其中女性占 66%。

参考文献

[1] 田沃土，王田，曹立. 发作性运动障碍的分类及临床诊断思路 [J]. 中华神经科杂志，2016，49（08）：655-659.

[2] 朱金玲，张游侠，孙权，等. 发作性运动诱发性运动障碍患者 PRRT2 基因突变的研究 [J]. 黑龙江医药科学，2021，44（04）：5-7.

[3] 郭荣静，常婷，刘煜，等. 发作性共济失调一例及文献复习 [J]. 中国神经免疫学和神经病学杂志，2018，25（02）：147-150.

[4] Liao，James Y.，Salles，et al. Correction to：Genetic updates on paroxysmal dyskinesias. [J]. Journal of neural transmission（Vienna，Austria：1996），2021.

[5] 中华医学会神经病学分会帕金森病及运动障碍学组，中国医师协会神经内科医师分会帕金森病及运动障碍学组，中华医学会神经病学分会神经心理与行为神经病学学组. 帕金森病痴呆的诊断标准与治疗指南（第二版）[J]. 中华神经科杂志，2021，54（08）：762-771.

[6] 陈方政，刘军. 帕金森病的诊断 [J]. 中华神经科杂志，2021，54（09）：957-962.

[7] 李淑华，陈海波. 帕金森病的诊断与鉴别诊断 [J]. 中国临床医生杂志，2021，49（06）：642-645.

[8] 褚雪颖，邢小平，王鸥，等. 基底节钙化的鉴别诊断 [J]. 中华骨质疏松和骨矿盐疾病杂志，2017，10（02）：170-178.

[9] 葛义俊，宋苏琪，陈贵海. 家族性特发性基底节区钙化的临床特点 [J]. 临床神经病学杂志，2018，31（01）：57-60.

[10] 黄靓，许旭三，梁春梅，等. 特发性基底节钙化的遗传学研究进展 [J]. 实用医学杂志，2018，34（04）：676-678.

[11] 张鹏，牛莉莉，李林文. 家族性 Fahr 病一家系报道及文献复习 [J]. 中华脑科疾病与康复杂志，2016，6（03）：191-192.

[12] 南在元，冯德琳，刘皓珏，等. 苍白球黑质红核色素变性 1 例及文献复习 [J]. 检验医学与临床，2021，18（15）：2301-2303.

[13] 张文胜，张东亮，宋兴旺，等. 典型苍白球黑质红核色素变性 1 例报道及文献复习 [J]. 罕少疾病杂志，2019，26（02）：15-17.

[14] Patil D，Pujalwar S，Singh YD. Hallervorden Spatz disease [J]. Journal of Evolution of Medical and Dental Sciences，2018，7（52）.

[15] 王诗男，孙斌，丁楠，等. Hallervorden-Spatz 病：三例报告并文献复习 [J]. 中国现代神经疾病杂志，2014，14（02）：110-116.

[16] 中华医学会神经病学分会神经遗传学组. 中国肝豆状核变性诊治指南 2021 [J]. 中华神经科杂志，2021，54（04）：310-319.

[17] 聂莹雪，崔丽颖，任艳，等. 僵人综合征 1 例报告并复习文献 [J]. 中国现代医学杂志，2007，

（24）：3072.

[18] 钟欣静, 张成, 钟洁, 等 . 僵人综合征 11 例临床及电生理学特点分析 [J]. 中国现代神经疾病杂志, 2019, 19（06）：399-404.

[19] 万亚楠, 陶雯, 顾晓苏, 等 . 舞蹈病-棘红细胞增多症（附 1 例报告及文献复习）[J]. 中国临床神经科学, 2018, 26（05）：555-558, 587.

[20] 郭丹丹, 柏雪 . 神经-棘红细胞增多症 [J]. 世界最新医学信息文摘, 2019, 19（82）：297-298.

[21] 廖音娟, 左美玲, 古春萍, 等 . 1 例青少年小舞蹈病患者合并青霉素过敏的病例分析 [J]. 中南药学, 2018, 16（06）：856-860.

[22] 李鸿祥, 穆新宇 . 小舞蹈病 5 例临床分析 [J]. 当代医学, 2011, 17（04）：51.

[23] 孙一态, 章悦 . 遗传性舞蹈病的诊断思路和基因筛查策略（附 3 例报告及文献复习）[J]. 中国临床神经科学, 2017, 25（05）：519-527.

[24] 刘佳, 王鲁宁 . 舞蹈症的临床分类和诊疗思路 [J]. 中华内科杂志, 2019,（09）：692-695.

[25] 郝莹, 陈园园, 张瑾, 等 . 青少年型亨廷顿病 10 例临床表型及基因突变分析 [J]. 中国现代神经疾病杂志, 2017, 17（08）：597-602.

[26] 王宇卉 . 解读 2017 年国际帕金森病和运动障碍学会震颤工作组共识声明之震颤的分类 [J]. 世界临床药物, 2018, 39（07）：433-440.

[27] Pandey S, Benito-León J, Kuo SH. Editorial：Tremor Syndromes：Current Concepts and Future Perspectives [J]. Frontiers in Neurology, 2021, 46（5）：740-746.

[28] 万新华 . 肌张力障碍诊断与治疗指南 [J]. 中华神经科杂志, 2008,（08）：570-573.

[29] 中华医学会神经病学分会帕金森病及运动障碍学组, 中华医学会神经外科学分会功能神经外科学组, 中国神经科学学会神经毒素分会, 等 . 肌张力障碍治疗中国专家共识 [J]. 中华神经外科杂志, 2020, 36（11）：1096-1102.

[30] 董青, 王智樱, 杜芸兰, 等 . EFNS 原发性肌张力障碍诊断和治疗指南 [J]. 神经病学与神经康复学杂志, 2011, 8（04）：200-207.

[31] 田小娟, 丁昌红 . 肌阵挛肌张力障碍综合征临床及遗传学研究进展 [J]. 中国实用儿科杂志, 2021, 36（07）：545-550.

[32] 郑婷婷, 陶哲 . 伴肌阵挛发作癫痫的临床及脑电图特点分析 [J]. 中国冶金工业医学杂志, 2021, 38（05）：514-517.

[33] 王建, 罗忠 . Lance-Adams 综合征 2 例报告并文献复习 [J]. 癫痫与神经电生理学杂志, 2021, 30（03）：189-192.

[34] 王凤楼 . 肌阵挛与肌阵挛癫痫 [J]. 癫痫杂志, 2021, 7（04）：340-342.

[35] 乔雪竹, 赵蕊, 刘菲, 等 . 肌阵挛失神癫痫的临床及脑电图特点分析 [C] // 中国抗癫痫协会脑电图与神经电生理分会 . 第七届 CAAE 脑电图与神经电生理大会会刊 [A]. 北京：中国抗癫痫协会, 2020, 2.

[36] 李阳红, 唐北沙, 郭纪锋 . 肌阵挛-肌张力障碍综合征的研究进展 [J]. 中华神经科杂志, 2020, 53（07）：552-558.

[37] 李浩, 高青 . 12 例发作性运动诱发舞蹈手足徐动症临床分析 [J]. 中国实用医药, 2011, 6（08）：204.

[38] 王凝瑶 . 发作性运动诱发性舞蹈手足徐动症临床治疗分析 [J]. 世界最新医学信息文摘, 2018, 18（52）：45, 52.

[39] 丁俊青, 黄圣明, 黄希顺 . 发作性运动诱发性舞蹈样手足徐动症合并癫痫一家系报道 [J]. 中国实

用医刊，2011，(05)：101-102.

[40] 王建东，毕国荣，丛树艳，等. 发作性运动诱发舞蹈手足徐动症四例 [J]. 中国现代神经疾病杂志，2009，9 (03)：309-310.

[41] 朱琳，胡静，赵哲，等. Isaacs 综合征临床、电生理分析 [C] // 中华医学会 (Chinese Medical Association)，中华医学会神经病学分会 (Chinese Society of Neurology). 中华医学会第十三次全国神经病学学术会议论文汇编. 北京：中华医学会，2010，1.

[42] 蒋红，金晓兰，王灵，等. 一例艾萨克综合征的晚发反应表现 [C] // 浙江省医学会神经病学分会. 2015 年浙江省神经病学学术年会论文汇编. 杭州：浙江省科学技术协会，2015，1.

[43] 商慧芳. 抽动障碍的诊治进展 [C] // 中华医学会 (Chinese Medical Association)，中华医学会神经病学分会 (Chinese Society of Neurology). 中华医学会第十八次全国神经病学学术会议论文汇编 (上). 北京：中华医学会，2015，2.

[44] 姜科宇，吴敏，张欣. 抽动障碍儿童行为特征研究 [C] // 中国医师协会中西医结合医师分会，中国医师协会中西医结合医师分会神经病学专家委员会，等. 2012 中国医师协会中西医结合医师分会神经病学专家委员会学术年会论文汇编. 北京：中国医师协会，2012，1.

[45] 何柳，王东明，张光明，等. 29 例抽动障碍患儿的脑电图分析 [C] // 中华医学会 (Chinese Medical Association)，中华医学会神经病学分会 (Chinese Society of Neurology). 中华医学会神经病学分会第十次全国脑电图与癫痫诊治进展高级讲授班及学术研讨会日程册 & 论文汇编. 北京：中华医学会，2015，2.

[46] Fahn S, Bressman SB, Marsden CD. Classification of dystonia [J]. Adv Neurol, 1998, 78：1-10.

[47] 蒋雨平，王坚，蒋雯巍. 新编神经疾病学 [M]. 上海：上海科学普及出版社，2014，380-399.

[48] Fahn S, Jankovic J, Hallett M. 运动障碍疾病的原理与实践 (Principles and Practice of Movement Disorders) [M]. 北京：人民卫生出版社，2013，227-245，373-386.

[49] 杨宇宏，袁宝玉，张志珺. 青年型帕金森病 1 例报告并文献复习 [J]. 中国神经精神疾病杂志，2017，43 (07)：439-441.

[50] 付鹏，赵焕蒂，徐惠康，等. 苍白球—锥体束综合征一家系二例报告 [J]. 临床神经病学杂志，1994，(04)：235.

[51] 周庆昆. 老年人偏身颤搐—舞蹈症 28 例临床特点 [J]. 实用医学杂志，2000，(10)：862-863.

[52] 刘峥，董会卿，邱占东，等. GAD-65 抗体相关性小脑性共济失调病例报道及文献回顾 [J]. 脑与神经疾病杂志，2017，25 (07)：397-401.

[53] 陈彬，脱厚珍. Bickerstaff's 脑干脑炎 8 例并文献复习 [J]. 神经损伤与功能重建，2019，14 (06)：288-291.

[54] 何仅. 神经精神病学辞典 [M]. 北京：中国中医药出版社，1998.

[55] 陈艳清，杨璇，甄然，等. 谷氨酸兴奋性毒性的产生及其相关机制 [J]. 脑与神经疾病杂志，2020，28 (5)：319-322.

[56] 刘芳，潘速跃. 非酮症高血糖性舞蹈病的研究进展 [J]. 临床神经病学杂志，2014，27 (02)：157-159.

[57] 杨全祥，伦学庆，曲春城，等. 难治性精神分裂症合并帕金森氏综合征的脑定向术 (附 1 例报告) [J]. 立体定向和功能性神经外科杂志，1991，(OZ1)：139-140.

[58] 汤晓芙. 僵人综合征 (讲座) [J]. 中国神经免疫学和神经病学杂志，2004，(03)：171-173.

[59] 李澎，尹又，庄建华. 僵人综合征的研究进展 [J]. 中国神经精神疾病杂志，2016，42 (09)：569-571.

[60] 代红源，刘洁，许飞. 僵肢综合征临床分析 [J]. 卒中与神经疾病，2003，(01)：43-45.

[61] 任若琳，张哲，王亚杰，等. 抗 GAD-65 抗体相关小脑性共济失调合并僵人综合征 1 例 [J]. 浙江医学，2022，44 (07)：758-759，766.

[62] 管昭锐，李晓莉，刘学东. 心因性震颤的研究进展 [J]. 中风与神经疾病杂志，2016，33 (11)：1051-1053.

[63] 张颖冬. 快发病性肌张力障碍-帕金森综合征 [J]. 中国临床神经科学，2013，21 (05)：591-595.

[64] 陈琴华. 药物性帕金森综合征研究进展 [J]. 山西医药杂志 (下半月刊)，2010，39 (04)：322-324.

[65] 刘凤君，吴逊. 发作性运动障碍病的分类及其临床特点 [J]. 临床神经病学杂志，2006，(02)：153-154.

[66] Genton P, Striano P, Minassian BA. The history of progressive myoclonus epilepsies [J]. Epileptic Disord, 2016, Sep 1; 18 (S2): 3-10.

[67] 胡隔霞，贾天明，张晓莉，等. 婴儿型一例 Sandhoff 病临床特点及基因突变分析 [J]. 中国优生与遗传杂志，2020，28 (06)：684-686，714.

[68] 黄伟合. Asperger 综合征 [J]. 临床精神医学杂志，2003，(01)：48-49.

[69] 孙一恋，乔凯，龚凌云，等. 以慢性进行性四肢近端无力为主要表现的 McLeod 综合征 (附 1 例报告及文献复习) [J]. 中国临床神经科学，2022，30 (06)：651-655，682.

[70] 浦婷，陈涛，许梦圆，等. 可逆性帕金森综合征的研究进展 [J]. 中华神经科杂志，2022，55 (7)：775-782.

[71] 刘疏影，陈彪. 帕金森病外周免疫机制研究进展 [J]. 中华神经科杂志，2022，55 (10)：1180-1184.

[72] 桂小红，罗巍. 多巴胺失调综合征 [J]. 中华神经科杂志，2011，44 (02)：135-137.

[73] 王舒，黄卫. 下肢疼痛伴足趾徐动症一例 [J]. 中华神经科杂志，2014，47 (7)：468-468.

[74] 薛媛，张见超，林幽町，等. 表现为"熊猫脸"的 EB 病毒相关性脑炎一例 [J]. 中华神经科杂志，2017，50 (11)：856-858.

[75] Kristen M. Ward. Antipsychotic-Related Movement Disorders: Drug-Induced Parkinsonism vs. Tardive Dyskinesia-Key Differences in Pathophysiology and Clinical Management [J]. Neurol Ther, 2018, Dec; 7 (2): 233-248.

[76] 张宝荣，金范莹. 亨廷顿病与类亨廷顿病的分子诊断 [J]. 诊断学理论与实践，2016，15 (02)：113-117.

第 9 章　神经系统变性疾病

　　神经系统变性疾病（neurodegenerative diseases）是一组原因不明的慢性进行性损害中枢神经系统和周围神经系统等组织的疾病。多数神经系统变性疾病可以分为家族性（familial）和散发性（sporadic），其中家族性患者中的一部分是由于特定的遗传突变导致的，其发病机制尚不完全清楚。本章主要分为 5 节：第 1 节，运动神经元病及其相关疾病；第 2 节，痴呆及其相关疾病；第 3 节，以进行性耳聋为主的神经系统变性病；第 4 节，视网膜脉络膜伴神经系统变性疾病；第 5 节，其他类型变性病。

第 1 节　运动神经元病及其相关疾病

1　运动神经元病（motor neuron disease，MND）

　　MND 是以上和/或下运动神经元损害为突出表现的慢性进行性神经系统变性疾病。临床表现为肌无力和萎缩、延髓麻痹及锥体束征，通常感觉系统和括约肌功能不受累，肌电图呈神经源性损害，目前临床上主要分为以下 4 种类型。

1.1　肌萎缩侧索硬化（amyotrophic lateral sclerosis，ALS）

　　ALS 呈典型的上、下运动神经元同时损害的临床特征，常见首发症状为一侧或双侧手指活动笨拙、无力，随后出现手部小肌肉萎缩，逐渐累及前臂、上臂和肩胛带肌群。随着病程的延长，肌无力和萎缩扩展至躯干和颈部，最后累及面肌和咽喉肌。受累部位常有明显肌束颤动、肌肉萎缩，同时伴有腱反射活跃或亢进，Hoffman 征阳性、Babinski 征阳性。患者一般无客观的感觉障碍，括约肌功能常保持良好。肌电图有很高的诊断价值，呈典型的神经源性损害。

1.2　进行性肌萎缩（progressive muscular atrophy，PMA）/进行性脊肌萎缩症（progressive spinal muscular atrophy，PSMA）

　　PMA 也称 PSMA，是一种进行性下运动神经元变性疾病，主要累及脊髓前角细胞，也可能影响脑干运动神经核，临床表现为下运动神经元损害的症状和体征，如肌无力、肌肉萎缩、肌束纤颤和肌张力减低等症状。

1.3　进行性延髓麻痹（progressive bulbar palsy，PBP）

　　PBP 是一种主要累及皮质脑干束和延髓脑桥运动神经核的运动神经元病。多在中年后发病，表现为构音障碍、饮水呛咳、咀嚼无力、咳嗽和呼吸无力、舌肌萎缩和纤颤，还有下颌反射亢进和强哭、强笑。病情进展较快，多于 1~3 年内死于呼吸肌麻痹和肺部感染。

1.4　原发性侧索硬化（primary lateral sclerosis，PLS）

　　PLS 是肢体对称性无力，肌张力增高，锥体束征阳性，呈上运动神经元性瘫痪，一般无肌萎缩和肌束颤动。

2　遗传性运动神经元病（hereditary motor neuropathy，HMN）

　　HMN 是一组选择性损害运动神经元的进行性变性疾病。病变范围累及大脑皮质贝茨细胞、脑神经运动核、脊髓前角细胞、皮质脑干束和锥体束。临床主要表现为上、下运动神经元的功能障碍，病理损害主要为神经元大量凋亡和神经元丢失，病情呈进行性加重。

2.1　脊髓延髓肌萎缩症（spinal and bulbar muscular atrophy，SBMA）/肯尼迪病（Kennedy's disease，KD）/遗传性迟发性近端脊髓延髓运动神经元病

KD 是一种 X 连锁隐性遗传疾病，主要影响成年男性，多于 30~60 岁发病，病情缓慢进展，以四肢及延髓肌易受累、面部及四肢肌肉无力、萎缩为特点，常以近端肌肉损害为主，伴有肌束震颤、男性乳房女性化、性欲低下等症状。血清肌酸肌酶和乳酸脱氢酶升高，肌电图呈神经源性损害。

2.2　家族性肌萎缩侧索硬化症（familial amyotrophic lateral sclerosis，FALS）

FALS 是一种以大脑、脑干和脊髓运动神经元选择性死亡引发致死性瘫痪为特征的神经变性疾病。多数表现为常染色体显性遗传，也有常染色体隐性遗传和 X 连锁显性遗传的报道。FALS 通常于 40~50 岁起病，发病后 3~5 年死亡，患病率为 2/10 万。常以单侧肢体肌无力和肌萎缩起病，表现为进行性的肌肉无力、萎缩，一般无感觉和智能障碍。

2.3　脊髓性肌萎缩（spinal muscular atrophy，SMA）

2.3.1　婴儿型脊髓性肌萎缩（infantile spinal muscular atrophy）/脊髓性肌萎缩 I 型（spinal muscular atrophy type 1）/韦尔德尼希—霍夫曼病（Werdnig–Hoffman disease）

本病由 Werdnig 于 1891 年和 Hoffmann 于 1893 年先后报道，属婴儿期发病的脊髓性肌萎缩的亚型。一般于出生后 3~6 个月发病，进展迅速，多因呼吸系统反复感染于 2 岁以内死亡，平均生存期为 7~9 个月。临床表现为自主活动减少，四肢近端无力，肌萎缩和束颤，不能抬头、屈颈，腱反射减低或消失，可出现髋关节屈曲外翻，膝关节屈曲呈蛙腿样，吞咽困难。

2.3.2　幼年型脊髓性肌萎缩（intermediate spinal muscular atrophy）/脊髓性肌萎缩 II 型（spinal muscular atrophy type 2）

本病为幼年期发病的脊髓性肌萎缩的亚型。在出生后 6~18 个月发病，表现为对称性肢体近端无力，下肢重于上肢，肌张力减低，腱反射减弱或消失，伴有肌肉萎缩和束颤，可能有呼吸肌受累。多数患者可存活到成年。

2.3.3　少年型脊髓性肌萎缩（juvenile spinal muscular atrophy）/脊髓性肌萎缩 III 型（spinal muscular atrophy type 3）/库格尔贝格—韦兰德病（Kugelberg–Welander disease）

本病为少年期发病的脊髓性肌萎缩的亚型。多在出生后 18 个月发病，表现为以下肢近端为主的肌肉无力，逐渐累及上肢，一般不累及脑神经，可出现全身束颤、肌萎缩，部分患者可有肌酸激酶轻中度升高，一般无呼吸肌受累。早期出现下肢无力及走路摇晃，脊柱前凸，肌张力低，腱反射消失，数年后出现上肢近端及胸锁乳突肌受累。多数能行走，寿命正常或接近正常。

2.3.4　成人型脊髓性肌萎缩（adult spinal muscular atrophy）/脊髓性肌萎缩 IV 型（spinal muscular atrophy type 4）

本病为 18 岁以上发病的脊髓性肌萎缩的亚型。临床表现为以肢体近端为主的四肢无力、萎缩，下肢重于上肢，可累及部分颅神经及面部肌肉，出现构音障碍、吞咽困难和呼吸困难。患者多数能独立行走，不影响寿命。

2.3.5　近端脊髓性肌萎缩（proximal spinal muscular atrophy）

本病是 SMN 基因突变的脊肌萎缩症，属于常染色体显性遗传病，好发于儿童和青年，表现为四肢近端的肌无力，酷似肌营养不良症，但有肌束颤动。

2.3.6　远端型脊髓性肌萎缩（distal spinal muscular atrophy）

本病是以四肢远端无力和肌肉萎缩为特征的脊髓性肌萎缩，呈完全或不完全外显的常染色体显性遗传，少数为常染色体隐性遗传，部分为散发病例。于 4~8 岁及 15~30 岁发病，早期发病者表

现为双下肢远端肌肉无力和萎缩，程度轻微，缓慢加重，逐渐累及上肢手部和前臂。晚期发病者双上肢远端肌肉受累，再逐渐扩展至近端、颈部肌肉。一般无感觉障碍，肌电图检查为神经源性损害。

2.3.7 肩腓型脊髓性肌萎缩（scapuloperoneal spinal muscular atrophy）

本病是以腓骨肌和肩带肌无力、肌肉萎缩为主的脊髓性肌萎缩。大部分呈常染色体显性遗传，于中年隐匿起病，病情进展可累及下肢骨盆带肌及前臂肌群。病情进展缓慢，后期可致严重残疾，肌电图和病理检查常见神经源性和肌源性损害并存。

2.3.8 面肩肱型脊髓性肌萎缩（facio-scapulo-humeral spinal muscular atrophy）

本病是脊髓性肌萎缩的一种类型，多为常染色体显性遗传。常于成年期起病，临床表现为面部、肩臂部的肌肉萎缩、束颤，肌肉无力程度相对较轻，病程相对良性，肌电图和肌活检显示为神经源性损害。

2.3.9 琉球型脊髓性肌萎缩（Ryukyuan spinal muscular atrophy）

本病是 1968 年首先发现于琉球群岛的一种脊髓性肌萎缩类型，部分患者有家族史，于儿童期起病，临床表现为双下肢近端无力和肌萎缩，肌束颤动，四肢腱反射减弱或消失，可有脊柱后凸、弓形足和肌腱挛缩。病情发展可出现上肢无力，病情发展极为缓慢，多数患者在 40 岁时仍能独立行走。肌电图检查呈肌源性损害和神经源性损害并存，肌酶多数正常。

2.4 肌萎缩侧索硬化症叠加综合征

依据 ALS 的 El Escorial 诊断标准，除上、下运动神经元外，若同时累及自主神经、小脑等其他系统，则被称为 ALS 叠加综合征，其中一些 ALS 患者可出现锥体外系症状的叠加。

研究显示，ALS 患者出现锥体外系症状（如震颤、姿势反射异常等）并不罕见，有 5%～15% 的 ALS 患者可出现不同程度的锥体外系症状，但因 ALS 本身肌肉萎缩、无力症状较重，锥体外系症状常常被忽略或难以被发现。最常见的锥体外系症状体征包括姿势反射异常、震颤、强直等。发病机制目前尚未明确，考虑与 ALS 疾病本身累及纹状体有关，一般对症治疗（如服用左旋多巴）的效果不佳。

但在合并锥体外系症状的 ALS 患者中，有几种少见的特殊表型，可能提示具有特殊的发病机制。关岛型 ALS（也被称为关岛型帕金森—痴呆—肌萎缩侧索硬化）是一种地域性疾病，仅见于西太平洋的关岛及日本纪伊半岛，表现为帕金森样震颤、认知功能下降、肌萎缩、锥体束征，其典型的认知和行为功能障碍包括意志力下降、表情淡漠、出现幻觉等。ALS 出现典型的 PD 表现则更为罕见，这一表型首先由 Brait、Fahn 及 Schwartz 于 1973 年报道，故称 Brait-Fahn-Schwartz 病。

2.5 Fazio-Londe 病/少年型进行性延髓麻痹

Fazio-Londe 病是一种主要表现为进行性延髓麻痹的罕见遗传病，发生于儿童及青少年。

3 少见类型运动神经元病

3.1 Mariana 型肌萎缩侧索硬化

ALS 伴锥体外系运动障碍和痴呆被称为 Mariana 型 ALS，是西太平洋的马里亚纳群岛上的一种地方病，发生于 Chamono 族居民中，有明显的家族史。

3.2 面部起病的感觉运动神经元综合征（facial-onset sensory and motor neuronopathy syndrome，FOSMN syndrome）

本征是由面部起病的感觉运动神经元病（facial-onset sensory and motor neuronopathy，FOSMN），即 FOSMN 综合征，最早由 Vucic S 等人于 2006 年首次报道 4 例患者，并描述了该病主要表现为最初在三叉神经分布区域出现感觉异常和麻木，随后累及头皮、颈部、上肢及躯干，同时伴有吞咽困难，构音障碍，以及肌肉无力、肌肉萎缩、肌束颤动等运动障碍。

3.3   伸指无力和下视性眼球震颤—运动神经元病综合征（finger extension weakness and downbeat nystagmus-motor neurone disease syndrome，FEWDON-MND syndrome）

2006 年 Thakore 等人首先报道了 3 例运动神经元病综合征合并下视性眼球震颤的病例，2017 年他们再次报道了 3 个类似的病例，总结了这 6 例患者的特点，并将此病命名为伸指无力和下视性眼球震颤—运动神经元病综合征。

3.4   O'Sullivan-McLeod 综合征

O'Sullivan-McLeod 综合征是一种罕见但预后较好的 MND 变异型，临床特征为双上肢远端的下运动神经元综合征。

3.5   Madras 运动神经元病（Madras type motor neuron disease，MMND）

MMND 为一种具有明显地理分布特征的运动神经元病类型，大部分患者为散发病例，部分为遗传性。主要见于印度南部，于青少年发病，发展极缓慢，表现为肢体的无力萎缩及锥体束征，可有面神经、舌咽神经和舌下神经等多脑神经受累，神经性耳聋常见，在变异型患者中可出现双侧视神经萎缩及小脑损害症状。生存期为 20 年以上，多数患者能够生活自理。

3.6   桶人综合征（man-in-the-barrel syndrome，MIBS）

MIBS 病因和发病机制呈多样性，任何同时支配双上肢的中枢或周围神经结构受累都可以表现为MIBS。1983 年，Sage 最先报道了一组昏迷伴脑灌注不足的患者，这些患者双上肢完全瘫痪，给予任何刺激均不能引起上肢的主动运动，但是双下肢运动功能正常，并且无病理反射，就像是一个人的上身被限制在一个桶内，Sage 将此临床症候群命名为"桶人综合征"。

3.6.1   连枷臂综合征（flail arm syndrome）

本征是运动神经元病的特殊类型，可表现为 MIBS 的症状，该综合征仅表现为进行性加重的双上肢肌无力和肌萎缩。

3.6.2   连枷腿综合征（flail leg syndrome）

本征是运动神经元病的特殊类型，可表现为 MIBS 的症状，该综合征仅表现为进行性加重的双下肢肌无力和肌萎缩。

4   与运动神经元病相关联的疾病

4.1   脊髓灰质炎样综合征（poliomyelitis-like syndrome）

4.2   脊髓灰质炎后综合征（post poliomyelitis syndrome，PPS）

PPS 是儿时得过急性脊髓灰质炎的患者，其运动功能部分或全部恢复并稳定若干年后再次出现新的神经肌肉症状，表现为原来受累或未受累的肌肉出现无力、萎缩、疲劳或疼痛等症状，多数发生于急性脊髓灰质炎后 20~30 年。主要包括三大症状，即肌肉无力、疲劳和疼痛。

4.3   哮喘性肌萎缩（Hopkins syndrome）/霍普金斯综合征（Hopkins' syndrome）/急性哮喘并发脊髓灰质炎样损害

本征于 1974 年由澳大利亚医生 Hopkins 首次报道，1975 年 Danta 再次报道，1980 年 Manson 将本病命名为霍普金斯综合征（Hopkins' syndrome）。本征是指小儿哮喘发作后 4~11 天，迅速发生单肢弛缓性瘫痪，少数出现四肢无力。发病前或婴儿期都进行过完全的脊髓灰质炎活毒疫苗免疫。所有病例脑脊液细胞数增高，以淋巴或中性粒细胞为主。粪便中未分离出脊髓灰质炎病毒，血清脊髓灰质炎病毒抗体滴度不增高。临床上给予支持疗法，对症处理，常留有后遗症。

4.4   良性局限性肌萎缩（benign focal amyotrophy disorders）

本病患者自觉不能用脚尖站立和跳跃，行走时屈跖无力，受累侧下肢乏力。

4.5　风湿免疫疾病伴发运动神经元病

风湿免疫疾病合并运动神经元病的病例在临床上并不少见。风湿免疫疾病是一组与免疫相关、以非特异性炎症为特征的疾病，并且免疫机制在 MND 中也起重要作用。因此，风湿免疫病和 MND 可能存在共同的致病通路，两者同时存在也并非偶然，其中包括干燥综合征（Sjögren 综合征）伴发运动神经元病、类风湿关节炎伴发运动神经元病、原发性胆汁性肝硬化伴发运动神经元病。

4.6　副肿瘤相关的运动神经元病

神经系统副肿瘤综合征是一组与恶性肿瘤相关，免疫介导的神经系统受累的疾病，其主要特征归纳为：①亚急性；②下运动神经元综合征多见；③上肢受累不对称；④可有其他非运动系统表现，如感觉受累；⑤脑脊液炎性改变；⑥免疫治疗和肿瘤治疗后神经系统症状改善或稳定。

4.7　多灶性运动神经病（multifocal motor neuropathy，MMN）

MMN 是一种以运动神经受累为主的慢性多发性单神经病，是少见的脱髓鞘性周围神经病，其临床表现为进行性非对称性肢体无力，以远端受累为主。电生理特征是在运动神经上存在持续性多灶性传导阻滞，常伴有血清抗神经节苷脂 GM1 抗体滴度高，对免疫球蛋白治疗反应良好。

4.8　青年上肢远端肌萎缩症/平山病（juvenile myoatrophy of distal upper extremity/ Hirayama disease）

本病是良性自限性运动神经元疾病，表现为肌肉萎缩、肌肉体积较正常缩小，肌纤维变细甚至消失。受累部位多为单侧上肢远端手部肌肉，肌电图呈神经源性损害，病程呈良性，可自行停止，好发于青春期，男性多见。该病临床上与运动神经元病 ALS 及脊髓 PMA 的表现相似，但预后截然不同。

4.9　良性肌束颤动

高达 70% 的正常人有时可出现不同程度的自发性粗大的肌束颤动，但无肌无力和肌萎缩，肌电图检查正常。

4.10　进行性上行性瘫痪综合征（progressive ascending paralytic syndrome）/ Mills–Spiller 综合征/进行性上行性脊髓麻痹（progressive ascending spinal paralysis）

本征 1898 年由 Mills 和 Spiller 首先报道，又称为 Mills–Spiller 综合征。本征病因未明，过去认为是脊髓病变引起，现已证实为大脑皮层萎缩性改变所致，皮层萎缩以旁中央小叶附近最为明显，常见脑室扩大。为示区别，故命名为进行性上行性瘫痪综合征。临床表现：开始为一侧下肢瘫痪，缓慢波及同侧上肢，随后对侧肢体也同样逐渐受累，后期可发生肌肉萎缩。此外，病程中可出现锥体外系的症状和体征，部分病例的脑脊液细胞数增加，其原因尚不清楚。本病病情发展极其缓慢，病程可达数十年，尚无特殊治疗方法。

第 2 节　痴呆及其相关疾病

1　痴呆（dementia）

痴呆是持续的较严重的多项认知功能障碍的临床综合征，多以缓慢出现的智力减退为主要特征，伴有不同程度的人格改变，没有意识障碍，见于各种原因所致的脑器质性疾病。

1.1　痴呆前阶段

痴呆前阶段分为轻度认知功能障碍发生前期（pre-mild cognitive impairment，pre-MCI）和轻度认知功能障碍期（mild cognitive impairment，MCI）。pre-MCI 期没有任何认知障碍的临床表现或者仅有极轻微的记忆力减退主诉，这个概念目前主要用于临床研究。MCI 是介于正常衰老和痴呆之间的一种中间状态，具有向阿尔茨海默痴呆转归的高度可能性，是一种认知障碍综合征。与年龄和教育程度匹配的正常老人相比，患者存在轻度认知功能减退，但日常生活能力没有受到明显影响。MCI 的核心症状是认知功能的减退，根据病因或大脑损害部位的不同，可以累及记忆、执行功能、语言、运用、视空间结构技能等一项或几项，导致相应的临床症状，其认知减退必须满足以下两点。①认知功能下降：a. 主诉或者知情者报告的认知损害，而且客观检查有认知损害的证据；b. 客观检查证实认知功能较以往减退。②日常生活能力基本正常，但使用复杂的工具的日常生活能力有轻微损害。

1.2　阿尔茨海默病（Alzheimer's Disease，AD）

AD 是一种病因未明的原发性退行性大脑疾病，发病隐袭，在数年之内缓慢且逐渐进展。晚发病者，即 65 岁以后发病者（Ⅰ型）进展缓慢，以记忆受损为主要特征；在 65 岁前发病者（Ⅱ型），表现为相对较快的衰退进程，并有明显的多种高级皮质功能障碍。该病具有特征性的神经病理和神经生化改变，包括伴有神经元纤维缠结和神经炎性嗜银斑的皮质萎缩，胆碱乙酰转移酶、乙酰胆碱及其他神经递质明显减少。

1.2.1　AD 老年前期型（Alzheimer's disease with early onset）

本型符合 AD 的诊断标准，发病年龄小，常在 65 岁以前，有颞叶、顶叶或额叶受损的证据，除记忆损害外，可较早产生失语、失写、失读、失算或失用等症状，发病较急，呈进行性发展。

1.2.2　AD 老年型（Alzheimer's disease with late onset）

本型符合 AD 隐袭的诊断标准，发病在 65 岁以后，表现为以记忆损害为主的全面智能损害，隐匿起病，呈非常缓慢的进行性发展。

1.2.3　AD 非典型或混合型（Alzheimer's disease atypical or mixed type）

本型符合 AD 的诊断标准，临床表现不典型，如 65 岁以后起病却具有老年前期型临床特征或同时符合脑血管病所致痴呆的诊断标准，但又难以做出并列诊断。

1.2.4　家族性 AD（familial Alzheimer's disease）

家庭性 AD 罕见，在全部 AD 患者中少于 5%，早发病例一般在 40~50 岁发病，主要为常染色体显性遗传。目前确定有 3 种导致早发型家族性 AD 发病的基因，分别为早老素 1（presenilin 1，PS1）、早老素 2（presenilin 2，PS2）、淀粉样前体蛋白（amyloid precursor protein，APP）。

1.3　皮克病/额颞叶痴呆（frontotemporal dementia，FTD）/ Pick 病（Pick's disease）

Pick 病是一组以额颞叶萎缩为特征的慢性进行性中枢神经系统变性病。临床可大致分为两大类：以人格和行为改变为主要特征的行为异常型 FTD 和以语言功能隐匿性下降为主要特征的原发性进行性失语。

1.3.1　行为异常型额颞叶痴呆（behavioral variant FTD，bvFTD）

bvFTD 痴呆人格、情感和行为改变出现早且突出。

1.3.2　原发性进行性失语（primary progressive aphasia，PPA）

PPA 是语言表达异常最早、最突出的症状，其他认知功能相对保留。

1.3.2.1　进行性非流利性失语（progressive non-fluent aphasia，PNFA）

PNFA 多在 60 岁缓慢起病，语言表达障碍，患者喜欢听不喜欢说，理解力相对保留，日常生活能力保留，行为和性格改变罕见。

1.3.2.2　语义性痴呆（semantic dementia，SD）

在 SD 的临床表现中，语义记忆损害出现最早且最严重，还可伴有命名性失语，晚期可出现行为异常，但视空间、注意力和记忆力相对保留。

1.3.2.3　少词性进行性失语（logopenic progressive aphasia，LPA）

LPA 的临床表现是命名困难、句子的复述与理解能力受损，但说话较流畅、语言运动功能无障碍。

1.3.3 连锁于 17 号染色体伴帕金森病的额颞叶痴呆 （frontotemporal dementia with Parkinsonism linked to chromosome 17, FTDP-17）

额颞叶痴呆是以早发且明显的行为异常、言语障碍和判断力下降为特征的进行性智能障碍。近年来一些遗传性额颞叶痴呆的家系已经连锁定位于 17 号染色体。1996 年 10 月在美国密歇根州 Ann Arbor 举行的国际协调会议上，各国专家普遍认同，这些家系发病成员的疾患类似，已经足以构成一种独特的疾病，将其命名为"连锁于 17 号染色体伴帕金森病的额颞叶痴呆"。

1.4 路易体痴呆 （dementia with Lewy bodies, DLB）

DLB 自 1912 年由德国病理学家 Frederick Henry Lewy 发现，是除 AD 外引起痴呆的第二位神经变性疾病，以波动性认知障碍、帕金森综合征、快速眼动期睡眠行为紊乱及视幻觉等为核心临床特征，临床上可分为无症状期、痴呆前期和痴呆期。三大主征：波动性认知障碍、帕金森综合征和视幻觉。

1.5 帕金森病痴呆 （Parkinson disease with dementia, PDD）

PDD 的临床表现是患者姿势障碍、步态异常症状较常见，震颤相对少见。早中期患者以注意力、记忆力、执行力下降为主，晚期在早中期基础上出现视空间能力异常。

1.6 嗜银颗粒病 （argyrophilic grain disease）

嗜银颗粒（argyrophilic grain, ArG）是 1987 年由 Braak 首次报道的，他在非 AD 痴呆患者的大脑边缘系统内发现了大量的嗜银颗粒，经研究证明它来自树状突起，嗜银染色及 Tau 蛋白染色阳性。人们把临床上表现痴呆，而病理组织学上在大脑边缘系统有大量嗜银颗粒出现的病例称为嗜银颗粒性痴呆（argyrophilic grain dementia, ArGD）。此后，相继在阿尔茨海默病（AD）、进行性核上性麻痹（progressive supranuclear palsy, PSP）、皮质基底核变性症（corticpbasal disease, CBD）、皮克病（Pick 病）、多系统萎缩症（multiple system atrophy, MSA）等 Tau 蛋白异常蓄积疾病中发现 ArG 高频率出现。目前嗜银颗粒性疾病这一概念已逐渐被人们所认识。

1.7 海勃氏病 （Heller's disease） / 婴儿痴呆

本病因 1930 年 Heller 首先描述婴儿痴呆而得名，病因不明。病理所见为大脑白质萎缩，类脂质变性。临床表现：病前婴儿智力正常，病后语言首先改变，逐渐丧失语言能力，有时可自言自语，模仿言语，终至丧失模仿能力，且不能认识生人，表情淡漠，大小便不能自理，饮食不知饥饱。主要诊断依据：①出生后 2 年语言交流正常；②发病后已有的功能逐渐丧失；③不能社交，对周围事物缺乏兴趣；④临床检查无器质性改变；⑤颅脑 CT 检查无异常。

2 与痴呆相关的疾病

2.1 多系统萎缩 （multiple system atrophy, MSA）

详见第 8 章第 1 节 2.4。

2.2 皮质基底节变性 （corticobasal degeneration, CBD）

CBD 的核心临床症状为：①运动症状，表现为进行性非对称性起病的左旋多巴抵抗为特点的帕金森病症状、肌张力障碍和肌阵挛；②高级皮层症状，包括失用、异己肢现象（即异己手现象，主要表现为患手不受患者意愿支配，或误把患肢当作外人肢体，以及可观察到的非意愿性肢体活动）、皮质感觉障碍、认知障碍、行为障碍和失语；③其他表现，约有 37% 的 CBD 患者早期有水平扫视困难，63% 的患者病程中出现核上性眼肌麻痹，但常出现在疾病晚期。约有 50% 的 CBD 患者伴有反射活跃或亢进。本病是基于病理学的诊断，表现为皮质和黑质神经元丢失，皮质、基底节区及脑干的神经元和胶质细胞中存在广泛分布的过度磷酸化的 Tau 蛋白沉积，特征性标志为主要集中于前额叶和运动前区的星形细胞斑。

2.2.1 胼胝体离断综合征 (callosal disconnection syndrome, CDS)

CDS 主要表现为左侧异己手综合征，左侧观念运动性失用，结构性失用、失写、失读，触觉失认，手间冲突等，常在右侧半球损害时发生。

2.2.2 异己手综合征 (alien hand syndrome, AHS)

AHS 是胼胝体离断综合征的典型表现，1908 年，Kurt Goldstein 首次描述了 AHS，他报道了一位患者在卒中后左手出现不自主运动的现象。直到 1972 年，Brion 和 Jedynak 在观察了 3 例胼胝体肿瘤患者后首次创造了"异己手"这个词，这些患者均不能辨认自己的手。AHS 是一组特殊类型运动障碍性疾病，很多疾病及手术都可导致 AHS，如脑梗死、脑出血、皮质基底节变性、部分连续性癫痫、阿尔茨海默病、进行性核上性麻痹和克雅氏病等。

2.2.3 镜像书写 (mirror writing)

镜像书写是指所写的字与正常所写的字左右方向相反，好像在镜子中所见到那样。可以是整个句子反向，整个字全部反向也可以是部分反向，可以有意识地写出，也可以自发地写出。

2.3 其他变性病

包括亨廷顿舞蹈病、进行性核上性麻痹、Hallervorden-Spatz 综合征、肝豆状核变性等。

2.4 血管性痴呆 (vascular dementia, VaD)

VaD 是脑血管病变引起的脑损害所致的痴呆。突然起病（以天或周计），呈波动性进程；Hachinski 缺血评分量表≥7 分。可分为：①多发梗死性痴呆；②关键部位的单个梗死痴呆（如丘脑梗死）；③脑小血管病性痴呆；④低灌注性痴呆；⑤出血性痴呆；⑥其他。

2.5 正常压力脑积水 (normal pressure hydrocephalus, NPH)

NPH 多发生在颅脑损伤或蛛网膜下腔出血、去骨瓣术后，颅脑 CT 检查见脑室系统明显扩大，轻度的可表现为进行性扩大，颅内压力一般在 23.9~26.6kPa（即 180~200mmHg），并伴有明显的起步或步态站立不稳、小便失禁、共济失调、进行性痴呆、轻偏瘫、进行性自主活动减少等症状，经过腰穿放液症状有改善即可确诊。

2.6 脑肿瘤或占位病变所致的痴呆 (dementia caused by brain tumor or occupying lesion)

缓慢生长、病程比较长的脑肿瘤可以诱发老年痴呆，脑肿瘤一般包括脑胶质瘤、脑膜瘤、垂体区的肿瘤和转移癌。

2.7 代谢性或中毒性脑病所致的痴呆 (dementia caused by metabolic or toxic encephalopathy)

1910 年，德国精神病学家克雷皮林在其编撰的第八版精神病学教科书之中，提出了代谢性或中毒性脑病可以引起痴呆，其病程隐匿缓慢，初期表现为倦怠感，对事物不关心，情感平淡，出现焦虑、烦躁等。后期可出现呕吐和眼球震颤，并逐渐出现注意力不集中、失眠、烦躁或昏睡、智能低下。

2.8 感染性疾病所致的痴呆 (dementia caused by infectious diseases)

中枢神经系统感染可出现认知功能障碍，例如，一些单纯疱疹病毒性脑炎会直接影响到大脑的海马、额叶、颞叶，患者大多留下痴呆的后遗症。其治疗关键是要尽早地给予抗病毒治疗，尽最大可能地保留好神经系统的功能。

2.9 脑创伤性痴呆 (brain traumatic dementia)

马特兰（Martland）医生在 1928 年首次提出，既往脑部受创的运动员在退役多年后会出现反复失去意识、明显的智力退化等症状。他对上述部分患者尸检后发现其纹状体和放射冠附近有出血，病变部位出现胶质细胞增生或退行性变。从那时起，大量流行病学研究表明，既往有脑外伤病史的患者多数晚年有可能出现痴呆。该病为颅脑损伤后出现的以智能障碍为主要表现的继发性痴呆，出现精神活动全面缺损，包括记忆、智能障碍及人格改变；患者的理解和判断能力明显减退。

2.10　甘塞尔综合征（Ganser's syndrome）/假性痴呆综合征/癔病性假性痴呆（hysterical pseudo dementia）/监狱精神病/近似回答综合征

1898 年德国精神病学家 Ganser 因对 4 名监禁者所有的精神症状做了描述而得名，本征常出现在遭受严重精神创伤者身上。临床通常表现为突然发生，患者不能看、读、写，判断能力缺陷，并可有荒唐的答语。在行为方面也是错误百出，如将手套往脚上套等，给人一种故意造作的印象。其他症状为轻度智力缺陷，如不能做简单的算术题、健忘、说谎、梦幻状态、感觉缺失等症状，该状态持续时间不等，多在短期内恢复。根据特殊的临床表现即可诊断，但应与诈病、真性痴呆、精神分裂症等相鉴别。在急性发作期生活不能自理，故应护理或住院治疗，可采用心理疗法和小剂量抗精神病药或镇静催眠药。

2.11　童样痴呆（puerilism）

童样痴呆患者精神活动返回童年时代，如牙牙学语，自称是"小宝宝"，要吃妈妈的奶，见男的叫"叔叔"，见女的叫"阿姨"等，也可见于癔症。

2.12　早老症（progenia）/Hutchinson-Gilford 早老综合征（Hutchinson-Gilford progeria syndrome，HGPS）

Jonathan Hutchinson 医生在 1886 年报道了医学文献中的第一例早老症患者，接着 Hastings Gilford 医生在 1897 年报道了另外一例患者，并对当时仅有的 2 例患者的临床特点做了详细描述。这 2 例患者的外貌与老年人非常相似，并且还存在与年龄相关的心血管疾病，因此早老症又被称为 Hutchinson-Gilford 早老综合征（Hutchinson-Gilford progeria syndrome，HGPS）。随后的 100 年内陆续有新的病例报道，但是病因一直不清楚。直到 2003 年美国和法国科学家同时发现早老症患者存在核纤层蛋白 A 基因（LMNA）的突变，才确定了早老症是一种常染色体显性遗传疾病。

HGPS 患儿有特征性的早老面容：大光头和小颌，使患儿呈现极度衰老的外貌，头皮静脉突出，皮下脂肪缺失，皮肤皱褶，眼外突，雕刻样鼻，小颌畸形，双耳突出，面中部和唇周轻微发绀，牙列畸形，出牙延迟，指甲营养不良。生长迟滞，身材矮小，低于 100cm，平均体重 12~15kg，智力正常。梨状胸廓，短锁骨，四肢瘦小，关节僵硬，典型的骑马样站姿（"horse riding" stance），步态宽而拖曳，髋外翻，音调尖细。

2.13　Werner 综合征（Werner Syndrome，WS）/成人早老症（adult progeria）/成人早衰老化综合征（adult premature aging syndrome）/全老症（pangeria）

本征是一种罕见的常染色体隐性遗传性疾病，患者幼年时身体及智力发育正常，常在青春期发病，其临床表现多样，常累及皮肤、结缔组织、神经系统、内分泌及代谢系统、免疫系统等，并可导致多种肿瘤发生。本病以短身材、老人外貌、白内障、关节挛缩、提前停经及各种皮肤改变为特征。临床诊断标准规定只要符合下列 4 条中的 3 条即可确诊，①特殊面容和身材；②提早衰老表现；③硬皮病样皮肤改变；④有内分泌、代谢性疾病。如实验室检查证实有透明质酸尿，或皮肤成纤维细胞复制、寿命缩短，或证实有 WS 基因突变，则可进一步确诊。

本征主要应与早老症（progenia）和肢端早老症（acrogeria）相鉴别。早老症又称 Hutchinson-Gilford 综合征，与 WS 区别要点在于：早老症患者呈"侏儒"状，即身材矮小，2 岁即开始脱发；而肢端早老症患者的身材、头发及眼均正常，肢体明显萎缩，无下肢溃疡。

2.14 肢端早老症（acrogeria）

肢端早老症最早由 Gottron 于 1941 年首次报道 1 例，该患者仅手部和足部出现了早老表现。肢端早老症患者通常不伴有早老症（Hutchinson-Gilford 早老综合征）中出现的动脉粥样硬化或心肌疾病等。

2.15 海登海因氏综合征（Heidenhain's syndrome）/早老性痴呆—皮质盲综合征

本征是一罕见的大脑皮质变性疾病，以进行性皮质盲、痴呆和锥体外系症状为主要特征。由 Heidenhain 于 1929 年首先报道，其病因不太明确。临床表现：①进行性皮质，盲即视力丧失，但瞳孔对光反应及眼底均正常；②进行性智能减退，最后陷于痴呆状态；③锥体外系症状可有手足徐动、构音障碍及肌强直等。上述症状多发生于男性患者，好发年龄为 38~55 岁。诊断根据起病年龄、典型临床表现即进行性皮质盲、痴呆、锥体外系症状，但须排除阿尔茨海默病及 Pick 病。

2.16 学者症候群（savant syndrome）/自闭学者（autistic savant）/白痴天才（idiot savant）

本病是指有认知障碍，但在某一方面，如对某种艺术或学术，却有超乎常人的能力的人。自闭患者中有 10%是学者症候群，故称自闭学者（autistic savant），大脑损伤患者中其发生率约为 0.5/1000。他们的 IQ 大部分低于 70，但在一些特殊测试中却远胜于常人，故俗称为白痴天才（idiot savant）。他们的天赋有多种不同的形式，如演奏乐器、绘画、记忆、计算及日历运算能力。

2.17 小脑认知情感综合征（cerebellar cognitive affective syndrome，CCAS）/Schmahmann 综合征/假性额叶综合征

小脑的主要功能是运动控制，小脑损害主要表现为共济失调、平衡障碍、眩晕、眼震及构音障碍等。两个世纪以来，科学界一直认为小脑仅仅是用来控制运动的。然而，最近几十年来，研究人员发现小脑在认知、情绪处理以及社会行为方面起到了非常重要的作用。CCAS 是因小脑受损而引起的执行功能、空间认知、语言和行为异常等一系列症状的综合征。1998 年 Schmahmann 等首次提出 CCAS 名称，又称 Schmahmann 综合征。在 1964 年 Luria's 实验室就报道小脑肿瘤引起的认知损伤，当时称为"假性额叶综合征"。

CCAS 表现为执行功能（包括计划和工作记忆）障碍、视觉空间障碍、语言障碍以及不恰当行为。在两种显性遗传性共济失调［脊髓小脑性共济失调 17 型（SCA 17）和齿状核红核苍白球路易体萎缩（DRPLA）］中均可观察到智力下降。CCAS 是因连接前额叶、后顶叶、上颞叶和边缘结构（包括杏仁核、海马和透明隔）的神经回路中小脑部分的破坏所致。行为改变更常见于小脑后叶和蚓部的病变，也可见注意力下降和视空间认知损伤，视空间认知损伤更常见于左侧病变。

2.18 后部皮质萎缩（posterior cortical atrophy，PCA）

PCA 是一种以突出的视觉障碍（无原发性眼部疾病）为特点，而情景记忆和理解力在早期相对保留的神经退行性变性疾病。PCA 一词最早由 Benson 等人用于描述 5 例早期表现为视觉功能衰退，最后均发展为 Balint 综合征或 Gerstmann 综合征，神经影像学大多表现为明显的顶枕叶萎缩，最终考虑定位在后部皮质区域神经退行性变的患者。PCA 的典型表现为各种视感知觉症状，包括视觉引导下的描述、定位、获得物体的能力降低，以及计算、读写和实践能力的减退。

第 3 节 以进行性耳聋为主的神经系统变性病

1 遗传性耳聋伴视网膜病

1.1 遗传性耳聋伴色素性视网膜炎/视网膜病 (hereditary hearing loss with retinitis pigmentosa/or retinal disease)

1.1.1 Usher 综合征 (Usher's syndrome) /遗传性耳聋—色素性视网膜炎综合征/视网膜色素变性—感音神经性耳聋综合征/聋哑伴视网膜色素变性综合征

1858 年，Von Graefe 首先发现聋哑合并视网膜色素变性病例，1914 年，英国眼科学家 Charles Usher 调查了视网膜色素变性人群中耳聋的发病率，首次提出耳聋—视网膜色素变性与遗传因素有关。1972 年，Holland 等将该病正式命名为 Usher 综合征。Usher 综合征又称遗传性耳聋—色素性视网膜炎综合征、视网膜色素变性—感音神经性耳聋综合征、聋哑伴视网膜色素变性综合征等。它是以先天性感音神经性耳聋、渐进性视网膜色素变性而致的视野缩小、视力障碍为主要表现的一组常染色体隐性遗传性疾病，具有遗传异质性。

1.1.2 Alström 综合征 (Alström syndrome) / 阿尔斯特伦—海尔格伦综合征 (Alström-Hallgren syndrome)

本征于 1959 年由 Alström 首次报道，为罕见的常染色体隐性遗传病，于儿童期发病 (通常出生一年发现)，婴儿期出现进行性视网膜退化、听力损失、肥胖。成年后可出现糖尿病、性功能减退。

1.2 遗传性耳聋伴视网膜病

1.2.1 Norrie 病 (Norrie disease, oculo-acoustico-cerebral degeneration)

1927 年由 Norrie 报道了本病，属于 X 性连锁遗传，它是起病于儿童，缓慢进行性病程的家族遗传性疾病，眼底有先天性细小而白色的视网膜血管团，临床表现为进行性眼球萎缩变小、精神发育障碍、耳聋等。

1.2.2 Small 病 (Small's disease)

本病为常染色体隐性遗传，患者有耳聋、眼底血管病和渗出性视网膜炎、肌无力，以及精神发育迟缓等表现。

2 遗传性耳聋伴视神经萎缩

2.1 Sylvester 病

本病为常染色体显性遗传，有家族史，儿童期起病为主，临床表现为进行性视神经萎缩和神经性耳聋，伴共济失调和肌无力，病理上主要是脑干、脊髓小脑束、皮质脊髓束、后索、视神经等脱髓鞘表现。小脑、脑桥、下橄榄核均正常。

2.2 Rosenberg-Chutorian 病

本病为常染色体隐性遗传，于婴儿或儿童期起病，进行性加重。临床表现为以听力障碍开始，最后双侧严重神经性耳聋；10 余岁始视力逐渐减退，视盘萎缩，无视网膜色素变性和眼外肌麻痹；可有四肢远端对称性肌肉萎缩和无力，腱反射减退或消失；神经电生理检查，周围神经传导速度减慢。

2.3 Tunbridge-Paley 病

本病为常染色体隐性遗传，有家族史，于儿童期起病，有视神经萎缩、进行性神经性耳聋和青少年型糖尿病。

2.4 Nyssen-Van Bogaert 综合征

本征为常染色体隐性遗传，临床表现为婴儿期起病的进行性耳聋，之后出现四肢无力和痉挛性四肢瘫，视神经萎缩和精神障碍等症状。

3 进行性耳聋伴神经系统疾病

3.1 遗传性耳聋伴癫痫（hereditary hearing loss with epilepsy）

3.1.1 Herrmann 病

本病为常染色体显性遗传，家族性发病，有耳聋、癫痫、肾病和糖尿病表现。

3.1.2 May-White 综合征

1968 年 May 和 White 首次报道本病，属于常染色体显性遗传，有家族性，以进行性神经性耳聋、肌阵挛发作和共济失调为主要表现。

3.1.3 肌阵挛癫痫（myoclonic epilepsy，ME）/Latham-Munro 综合征（Latham—Munro syndrome）

肌阵挛癫痫又名 Latham-Munro 综合征，为常染色体隐性遗传，表现为先天性神经性耳聋和儿童期出现肌阵挛癫痫和癫痫大发作。

3.2 遗传性耳聋伴共济失调

3.2.1 Telfer 综合征

本征为常染色体显性遗传，有家族史，表现为毛发和皮肤先天性色素消失、进行性神经性耳聋、共济失调，少数人有智能减退。

3.2.2 Rosenberg-Bergstrom 病

本病属于显性遗传，青少年和成年后发病，有耳聋、共济失调、近端肌无力等症状，有高尿酸血症和肾功能障碍，家族性发病。

3.2.3 Lichtenstein-Knorr 病

本病为隐性遗传，于儿童期发病，有家族史，病程缓慢进行性加重。可有听力减退、共济失调、精神发育迟缓、白内障等临床症状。

3.2.4 Richards-Rundle 病

本病属于常染色体隐性遗传，于婴儿或儿童期发病，表现为迅速进行性耳聋，缓慢进行性的精神发育障碍、共济失调、全身无力，尤以四肢明显。

3.2.5 Junne-Tommasi 病

本病属于隐性遗传，于儿童期发病，有家族史。病理中有神经系统、心脏和内脏损害，小脑白质、脊髓小脑束有髓鞘缺失，但小脑皮质不受损害，心肌间质性纤维化，肝脏纤维化有肝硬化。临床表现为小脑共济失调、进行性耳聋、精神发育迟缓和皮肤色素变化。

3.3 遗传性耳聋伴周围神经病（hereditary hearing loss and nerve disease）

3.3.1 Gardner 病

Gardner 病属于常染色体显性遗传，是起病于成年人的缓慢进行性听力减退，可有脑桥小脑角神经损害症状或颅内压增高的表现，可以合并有双侧听神经瘤和其他系统的肿瘤。

3.3.2 Denny-Brown 综合征（Denny-Brown syndrome）

本征于 1969 年首次报道，属于显性遗传感觉根性神经病，临床表现为四肢进行性加重的周围型（末梢）感觉障碍、放射性疼痛、慢性足部溃疡、进行性神经性耳聋等。

3.3.3　Flynn-Aird 综合征（Flynn-Aird syndrome）

本征为显性遗传，表现为儿童期出现进行性神经性耳聋、眼部损害（白内障、近视、色素性视网膜炎）、周围神经病（四肢远端无力、感觉缺失和放射性疼痛）、外胚层组织发育异常（皮肤萎缩、溃疡、牙齿异常、骨囊肿和脊柱侧凸等骨骼异常）。

3.3.4　Lemieux-Neemeh 综合征（Lemieux-Neemeh syndrome）

本征为常染色体隐性遗传，有家族史，是表现为儿童期起病的进行性远端性肌萎缩、神经性耳聋、有蛋白尿的肾病。

3.4　其他

3.4.1　Osuntokun 综合征（Osuntokun syndrome）

本征为常染色体隐性遗传，表现为起病于儿童的先天性听觉缺失和痛觉不敏症。

3.4.2　进行性耳聋伴脑桥延髓麻痹

本病为常染色体隐性遗传，表现为进行性听力减退和进行性延髓麻痹（吞咽困难、构音不清和舌肌纤维颤动），也有双侧面瘫。

4　遗传性进行性耳蜗和前庭萎缩（hereditary progressive cochleovestibular atrophies）

该病是一组遗传性进行性前庭、耳蜗变性疾病，与神经系统相关部分萎缩及变性有关。

4.1　进行性耳蜗和前庭萎缩（progressive cochleovestibular atrophies）

本病主要是因为耳部细胞、听觉神经以及各级神经元的损伤所引发的听觉障碍，也因此造成声音感知和神经冲动传递受损。

4.1.1　显性遗传进行性神经性耳聋（dominant progressive nerve deafness）

本病于童年起病，表现为对称性耳聋，青春期时高频率听力丧失，保留 200Hz 以下低频区，耳聋逐渐加重，至老年时进展为全频率耳聋。

4.1.2　显性遗传低频性神经性耳聋（dominant low-frequency hearing loss）

本病表现为在青春期开始出现低频率耳聋，中年时出现高频率听力丧失，老年时全频率听力丧失。

4.1.3　显性遗传中频性神经性耳聋（dominant mid-frequency hearing loss）

本病表现为在儿童期出现中频率听力丧失，成年期出现全频率听力丧失。

4.1.4　隐性遗传早发性神经性耳聋（recessive early-onset neural deafness）

本病表现为儿童在出生时尚有听觉，于 1.5~6 岁迅速进展为神经性耳聋。

4.1.5　性连锁遗传早发性神经性耳聋（sex-linked early-onset hearing deafness）

本病表现为与隐性遗传性早发性神经性耳聋相似的症状。

4.1.6　遗传性梅尼埃病（hereditary Meniere's disease）

本病临床表现为发作性眩晕和耳聋，呈常染色体显性或隐性遗传。

4.2　进行性耳蜗和前庭萎缩伴肾病

4.2.1　Alport 综合征（Alport syndrome）

1902 年，Guthrie 报道在一个家族中多人出现血尿，1927 年 Alport 描述除血尿外，患者尚见有听力障碍，故得名 Alport 综合征。属于常染色体显性遗传，儿童期起病，表现为听力减退和耳聋，同时有慢性肾脏损害。

4.2.2　隐性遗传性肾性酸中毒和神经性耳聋（recessive renal acidosis and neural hearing loss）

本病属于常染色体隐性遗传，儿童期起病，有进行性听力减退、肾脏损害和肾小管性酸中毒表现。

4.3 进行性萎缩和前庭萎缩伴皮肤病

4.3.1 Muckle-Wells 综合征（Muckle-Wells syndrome）

本征属于常染色体显性遗传，临床上出现反复发作的荨麻疹，身体严重不适，缓慢进行性加重的听力减退和肾病。

4.3.2 Coyer 综合征（Coyer syndrome）

本征属于常染色体显性遗传，有家族史，表现为缓慢进行性加重的听力减退和/或皮肤病肾病。

4.3.3 黑耳维西—拉森综合征（Helweg-Larsen syndrome）/先天性无汗症—迷路神经炎综合征

本征于 1946 年由 Helweg 和 Larsen 首先报道而得名。属于显性遗传，有家族史，于幼年起病，表现为无汗症和缓慢进行性听力减退。

4.4 进行性耳蜗和前庭萎缩伴骨病

4.4.1 Paget 病（Paget disease）/耳硬化症

本病于 1877 年由 Sir James Paget 首次描述，又称耳硬化症。该病是人类耳内骨迷路特有的疾病，主要见于白种人，此病在黑种人中少见，黄种人中罕见。病变始于前庭窗前裂区，并成为溶骨性改变的中心。骨质溶解后在退化的骨内膜基质内发生骨质修复，导致骨密度及骨强度发生改变，同时也伴随有血管增多。在前庭窗处，此病理过程可以跨过环状韧带而使镫骨被固定。病变范围可超出内耳同时伴有膜迷路的损伤，临床上可出现耳鸣和眩晕。

4.4.2 Pyle 病（Pyle's disease）/骨性狮面/颅骺成骨不全（craniometaphyseal dysostosis）/Bakwin-krida 综合征/干骺端发育不良（Metaphyseal dysplasia）

本病为常染色体隐性遗传，于婴幼儿期起病。本病表现为慢性进行性颅骨增生畸形，头大似狮面状，或一侧增生肥厚，鼻梁宽扁，眶距增大；波及眼、耳及颜面造成眼球突出、溢泪及视神经萎缩或失明、耳聋、面瘫等症状；如病程持续进展则可发生慢性进行性颅内高压征。

4.4.3 Van Buchem 病（Van Buchem's disease）

Van Buchem 在 1976 年报道该病，由此得名，Van Buchem 病是家族性、全身性骨皮质硬化伴有颅骨受累，是一种遗传性骨发育不良。多于儿童和青春期发病。患者头颅骨硬化致前额突出、眼距增宽、面部发育不良和颌部突出。皮肤粗糙并有皱纹，颌部突出至青春期更明显，至青春期出现混合性耳聋和视力症状。血浆碱性磷酸酶升高，但血浆钙和磷不升高，除面神经麻痹外，一般无临床症状。

4.4.4 Ekman-Lobstein 病（Ekman-Lobstein disease）/成骨不全症/脆性骨病

本病是一组主要影响骨骼的遗传性疾病，最早由 Malebranche 于 1678 年报道，Ekman 于 1788 年报道一个家庭中三代出现该病，提出其与遗传有关，随后由 Armand 于 1913 年报道，Lobstein 于 1933 年详细描述了该病的临床表现。该病为常染色体显性遗传，表现为听力减退、蓝色巩膜、骨骼发育异常和容易骨折。

5 甲状腺肿—耳聋综合征（Goiter-deafness syndrome）/Pendred 综合征

本征于 1896 年首次被报道，为一常染色体隐性遗传性疾病，其特点为：①家族性甲状腺肿，其体积随年龄增大而其功能正常；②先天性神经性耳聋，其程度不一；③在合成甲状腺素的过程中，碘离子的有机化障碍，因而服用高氯酸盐后可将这些碘离子重新释放入血，此称为高氯酸盐释放试验阳性。

第 4 节　视网膜脉络膜伴神经系统变性疾病

1　Stargardt 病（Stargardt Disease）

本病于 1990 年由斯特格（Stargardt）首先报道，是指黄斑萎缩性损害合并视网膜黄色斑点沉着。本病具有两种特征：黄斑椭圆形萎缩区及其周围视网膜的黄色斑点。Stargardt 病大多在恒齿生长期开始发病，是一种原发于视网膜色素上皮层的常染色体隐性遗传病，散发性者亦非少见，较多发生于近亲婚配的子女，患者多双眼受害，同步发展，性别无明显差异。

2　原发性视网膜色素变性（retinitis pigmentosa，RP）

RP 是一种比较常见的毯层—视网膜变性，是一组以进行性感光细胞及色素上皮功能丧失为共同表现的遗传性视网膜变性疾病。

3　Weiss 综合征（Weiss syndrome）

本征于 1929 年由 Mallory 与 Weiss 首次报道，属家族性发病，于 6~10 岁开始有进行性耳聋，呈神经性耳聋、肥胖、精神发育迟缓，以后可发现明显的身材矮小、性腺发育不良，但视力正常。

4　Lindenov-Hallgren 综合征（Lindenov-Hallgren syndrome）

本征于 1895 年由 Lindenov-Hallgren 报道，属常染色体隐性遗传，在儿童期有夜盲，约 90% 患者有听力障碍，绝大部分患者有步态异常，约 1/4 患者有精神障碍。

5　Cockayne-Neill-Dingwall 综合征（Cockayne-Neill-Dingwall syndrome）

本征于 1936 年由 Cockayne-Neill-Dingwall 报道，十分少见，主要表现为生长发育障碍和骨骼营养性畸形，皮肤变化，眼部损害，神经症状，精神发育迟缓。

6　Laurence-Moon-Biedl 综合征（Laurence-Moon-Biedl syndrome）

本征由 Barded 于 1920 年和 Biedl 于 1922 年分别报道，病因不明，有家族发病，表现为视网膜变性、肥胖、多指（趾）和/或并指（趾）畸形、精神障碍、性腺发育不全或性功能减退。

第 5 节　其他类型变性病

1　神经元核内包涵体病（neuronal intranuclear inclusion disease，NIID）

Haltia 等学者首次在 1984 年描述了 NIID。该病是一种罕见的神经系统退行性疾病，以中枢和周围神经系统内的嗜酸性透明包涵体为特征，临床表现复杂多样，可出现皮层、锥体束、锥体外系、小脑、周围神经以及自主神经等受损症状。

2　Fahr 病/特发性家族性脑血管亚铁钙沉着症/特发性基底节钙化（idiopathic basal ganglia calcification，IBGC）／家族性特发性基底节钙化（familial idiopathic basal ganglia calcification，FIBGC）

Fahr 病是一种罕见的神经系统变性疾病，1930 年 Fahr 描述了 1 例男性患者，以四肢僵硬合并呼之不应为主要临床表现，尸解报告脑内可见多发对称性钙化灶，此后命名为 Fahr 病。其临床表现复杂多样，极易误诊、漏诊，国内报道多为散发病例及个案报道。

脑内钙化灶形态大致为双侧对称，苍白球呈锥形或点片状钙化，豆状核钙化灶呈"八"字形，尾状核头部钙化灶呈"倒八"字排列，尾状核头部与豆状核钙化灶相连呈"小鸟对卧枝"状，丘脑钙化呈点片状或片状钙化，小脑齿状核钙化灶呈括弧状排列，大脑灰白质交界区呈点片状、线条状或火焰状钙化，双侧半卵圆中心钙化灶呈片状、大片状排列。

IBGC1 型致病基因为 SLC20A2（Solute Carrier Family 20 Member 2）、IBGC4 型致病基因为 PDG-FRB（Platelet Derived Growth Factor Receptor Beta）、IBGC5 型致病基因为 PDGFB（Platelet Derived Growth Factor Subunit B），IBGC 最常见的遗传方式为常染色体显性遗传，也有常染色体隐性遗传和散发病例的报道。可出现广泛的神经损害表现，大多以锥体外系症状首发，如帕金森病、舞蹈病、肌张力障碍、共济失调、痴呆，偶尔有抽搐等。

3　锥体束—锥体外束联合变性（lhermitte-cornil-quesnel syndrome）

本病病因不明，病理改变为豆状核、锥体外束和延髓以下的锥体束变性；神经胶质细胞增生。于中年以后发病，疾病呈慢性进行性恶化经过，以双侧锥体束和锥体外束受损症状为主，伴有不同程度的器质性精神症状，而脑脊液和血化验正常，在排除 Parkinson 综合征、其他原因假性延髓麻痹、Creutzfeldt-Jakob 综合征和肌萎缩性侧索硬化症后可拟诊为本病。

4　霍姆斯 I 型综合征（Holmes I syndrome）/小脑橄榄变性综合征/橄榄小脑萎缩

本征是一种家族遗传性小脑型共济失调中的一型，其病理改变为小脑半球萎缩，蒲肯野细胞严重变性，下橄榄及橄榄小脑纤维萎缩与消失。最早由 Holmes 于 1970 年报道。其临床表现为缓慢进行的小脑机能缺陷，首先是两下肢步态不稳，吟诗样言语，构音困难，头与肢体震颤，两上肢动作笨拙，四肢肌张力低，晚期可出现精神衰退、痴呆。发病年龄多在 45~60 岁间，男女发病相同。诊断应根据上述临床表现，更重要的是家族史及头 MRI、脑 CT 等检查证实有小脑半球及橄榄核的萎缩。

5　霍姆斯 II 型综合征（Holmes II syndrome）/视觉定向障碍综合征/空间认识障碍综合征/空间认识变形综合征/空间感觉紊乱综合征

本征最早由 Holmes 于 1918 年报道，其病因多为外伤和血管性疾病，病变部位在顶叶后部或枕叶表面。其临床表现为视觉定向障碍，虽然视力完好，却缺乏定向能力同时可出现视觉失认等视觉记忆缺损，部分患者有凝视困难，注视近物时产生调节与辐辏功能障碍。检查发现视力良好，瞬目反射消失。根据临床表现可以进行诊断，治疗主要是进行病因治疗，其预后取决于原发病因。

6　霍姆斯 III 型综合征（Holmes III syndrome）/家族性小脑皮质萎缩

本征是一种常染色体显性遗传疾病，最早由 Holmes 于 1907 年首先描述，其病理改变为小脑皮质萎缩。其临床特征为中年（30~40 岁）发病，缓慢进展的双侧上下肢共济失调、眼球震颤、爆发性或吟诗样言语等小脑功能障碍。诊断依据中年发病的缓慢进行的小脑功能障碍的临床表现，结合家族史阳性、颅脑 CT、MRI 等检查结果（小脑皮质萎缩）可确立。

7　雷—库—里三氏综合征（Rebeitz-Kolodny-Richardson's syndrome）/脑皮层齿状核黑质变性伴神经元色素缺乏症/脑皮层齿状核黑质变性神经细胞色素缺乏综合征

本征于 1968 年由 Rebeitz 等首先描述，是一种少见的综合征，病因未明，可能是细胞水平的代谢衰竭，与进行性核上性麻痹综合征的临床表现有些类似，但病理上两者不同。病理表现：有脑回萎缩，特别是顶叶和额叶，侧脑室和第三脑室扩大，无血管改变，皮质前部神经细胞消失，星形胶质细胞增生，小神经胶质细胞轻度增生，无炎症征象。主要临床表现：中年后期患病，肢体笨拙（前驱症状）和动作缓慢。而后扩展至其他部位，肌肉运动控制严重障碍，姿势异常，精神活动相对完好或智力缺陷，轻微震颤，最后严重挛缩，吞咽障碍和言语困难，眼肌麻痹，肌紧张性反射亢进，肌张力增高，Babinski 征阳性，缓慢进行性无力。患者多于起病后 6~8 年内死亡。脑脊液检查正常，脑电图显示非特异性慢波和棘波活动，气脑造影显示脑萎缩。

8 脑组织铁沉积神经变性病（neurodegeneration with brain iron accumulation，NBIA）

NBIA 主要指一组由特定基因突变所致的神经系统遗传性疾病，临床表现主要为运动障碍、步态异常、痉挛、认知障碍等，其共同的影像学特征是脑内特定部位出现异常铁离子沉积信号，目前共发现 9 种类型。但此类疾病在影像学尤其是颅脑 MRI 检查上因铁离子异常沉积而具有特征性的异常征象。铁属于顺磁性物质，异常铁沉积在颅脑 MRI 检查上有特征性的表现。在常规序列 T_2 加权像及磁敏感序列，如梯度回波序列（GRE）和磁敏感加权成像（SWI），铁沉积部位显示低信号，在 T_1 像铁沉积显示等信号。常见铁沉积部位为苍白球、黑质、红核、丘脑等脑深部灰质核团。

8.1 Hallervorden-Spatz 综合征（Hallervorden-Spatz Syndrome，HSS）/泛酸盐激酶相关性神经变性（pantothenate kinase associated neurodegeneration，PKAN）/苍白球黑质红核色素变性

详见第 8 章第 1 节 3.3。

8.2 非钙依赖型磷脂酶 A2 相关性神经变性病（phospholipase A2 associated neurodegeneration，PLAN）

小脑蚓部和小脑半球的萎缩是 PLAN 最主要和特征性的影像学表现。约有 50% 婴儿神经轴索营养不良病例可出现异常铁沉积，通常在苍白球部位，颅脑 MRI 检查上表现为磁敏感序列上低信号，不同于 PKAN 的"虎眼征"。此外，视神经萎缩、视交叉容量减少，胼胝体尤其是胼胝体压部萎缩变薄，也是常见的影像学表现。

8.2.1 婴儿神经轴索营养不良（infantile neuroaxonal dystrophy，INAD）/ Seitelberger 病

本病是因神经轴索发育不良而产生神经系统广泛症状的一种综合征，1952 年由 Seitelberger 首先报道，本病病因未明，可能与先天性某种代谢障碍有关，并可能有家族性倾向。男女婴儿均可患病，通常两岁前正常，以后出现进行加重的广泛性神经症状。一般先从运动障碍开始，如站立、行走困难，腱反射减低或消失，病理反射阳性，之后可产生肢体挛缩和畸形。运动症状开始之后，逐渐发生智能衰退、言语不清，并常有癫痫发作。此外，还可以有眼震、斜视、失明等症状。病理发现大脑以灰质改变明显，包括神经细胞变性和树突、轴突肿胀，基底节有脂肪沉积。同时，小脑亦有萎缩，视神经和脊髓传导束也有变性。本病临床诊断困难，脑电图、肌电图、影像学检查及神经（肌肉）活检或可提供一些参考。

8.2.2 不典型 INAD

本病进展相对缓慢，主要表现多为小脑性共济失调引起的步态障碍，可伴有视神经萎缩、眼球震颤、斜视、癫痫、构音障碍、神经精神症状、痉挛性瘫痪，有些患者以肌张力障碍为主要表现。

8.2.3 PLA2G6 相关性肌张力障碍—帕金森综合征（PLA2G6-associated dystonia-Parkinsonism，PLAN-DP）

PLAN-DP 临床表现包括帕金森样症状、肌张力障碍、认知减退和精神行为异常，部分患者伴

有锥体束征、眼球活动障碍、自主神经功能障碍、肌阵挛和癫痫等症状，早期易出现异动症。

8.3 线粒体膜蛋白相关性神经变性病（mitoehondrial membrane protein associated neuro-degeneration，MPAN）

电生理检查显示 MPAN 是运动神经元病或运动轴索病样改变。上下运动神经元同时受累，容易被误诊为运动神经元病，颅脑 MRI 磁敏感序列显示苍白球、黑质部位铁沉积。部分患者 T_2 像苍白球部位低信号，纹状体内侧髓板伴有条状高信号，类似于"虎眼征"，是 MPAN 特征性的影像学表现。多数患者无此典型影像表现，中晚期病例可见大脑皮质及小脑萎缩。

8.4 β-螺旋蛋白相关性神经变性病（beta-propeller protein associated neur-odegeneration，BPAN）

黑质部位是 BPAN 患者铁沉积最早和受累程度最严重的部位，也可累及苍白球。BPAN 患者，颅脑 MRI 检查在 T_1 像上为双侧黑质高信号伴或不伴有中央部 T_1 低信号带，T_1 像高信号有可能是由于铁与黑质部位多巴胺能神经元死亡释放出的神经黑色素结合导致。此外，颅脑 CT 检查上双侧黑质可显示高密度影，提示可能存在继发性的钙沉积。

8.5 脂肪酸羟化酶相关性神经变性病（fatty acid hydroxylase-associated neurodegeneration，FAHN）

在影像学上，FAHN 除了苍白球部位的铁沉积外，还可以有脑白质营养不良的表现，颅脑 MRI 检查在 T_2 像上表现为白质高信号。胼胝体萎缩变细，小脑、脑桥、延髓等部位的萎缩也是 FAHN 影像上特征性的表现。

8.6 血浆铜蓝蛋白缺乏症（aceruloplasminemia，ACP）/无铜蓝蛋白血症

ACP 是一种罕见的常染色体隐性遗传性 NBIA，由 CP 基因突变所致，可直接影响体内铁代谢内稳态。ACP 患者肝脏、胰腺和中枢神经系统等多系统可受累，其中约 68.5% 的患者以胰腺铁沉积所致胰岛素依赖型糖尿病为首发症状，平均 38.5 岁起病，90% 患者后期可出现认知功能障碍、共济失调、不自主运动及帕金森样症状等中枢神经系统症状，80%~87% 的患者有小细胞或正细胞性贫血。尽管铁沉积和感光细胞的丢失会引发视网膜变性，且在半数以上的患者中出现，但极少作为首发症状就诊，故 Langendonk 提出，将糖尿病、贫血和神经系统症状作为血浆铜蓝蛋白三联征，取代先前糖尿病、视网膜变性和神经系统症状的三主征。

8.7 神经铁蛋白病（neuroferritinopathy，NFT）

NFT 是脑组织铁沉积神经变性病疾病谱系中唯一呈常染色体显性遗传的遗传病，颅脑 MRI 检查显示在尾状核、壳核、丘脑、苍白球、黑质、红核、小脑齿状核等部位有异常铁沉积，偶见额叶部位铁沉积。在疾病晚期铁沉积部位会出现继发性囊性变，在 T_2 相上相应表现为高信号，周围为低信号的铁沉积。

8.8 Kufor-Rakeb 病（Kufor-Rakeb disease，KRD）

KRD 临床表现主要为多巴反应性帕金森综合征，锥体束病变，可伴有眼球运动障碍（核上性凝视麻痹、动眼危象）、认知障碍、神经精神症状，部分患者还有面部—咽喉—手指轻微肌阵挛和幻视。颅脑 CT 检查或 MRI 检查可见弥漫性大脑、小脑萎缩，部分患者影像学可见壳核和尾状核铁离子沉积。

8.9 Woodhouse-Sakati 综合征（Woodhouse-Sakati syndrome，WSS）

WSS 也是一种罕见的常染色隐性遗传疾病，由 Woodhouse 和 Sakati 于 1983 年首次描述，主要表现为进行性锥体外系症状，伴有性腺发育和功能差、秃头、耳聋、糖尿病、智能减退、听力丧失、局部或全身的肌张力障碍。

致病基因是 C2orf 37（DCAF17），WSS 突出的临床特征是内分泌功能障碍，是其和其他 NBIA 最

重要的鉴别点。影像学颅脑 MRI 检查可见苍白球、黑质铁离子沉积，侧脑室周围、深部脑白质融合性病变也是常见影像表现，在 T_2 相显示高信号。

8.10　辅酶 A 合成酶相关性神经变性病（COASY protein-associated neurodegeneration，CoPAN）

CoPAN 是由编码辅酶 A 合成酶的 COASY 基因突变导致，为常染色体隐性遗传，是继 PKAN 后第二个影响辅酶 A 的 NBIA 亚型，临床表现也与典型 PKAN 类似。儿童早期起病，通常存在运动、智能、语言发育缺陷，首发表现为步态障碍、认知障碍，语言障碍，逐渐发展出现痉挛性肌无力、口下颌肌张力障碍、帕金森样肌强直、精神症状以及轴索性周围神经病。颅脑 MRI 检查可出现类似"虎眼征"的表现，苍白球 T_2 低信号伴有中间高信号，尾状核、壳核、丘脑肿胀，T_2 像高信号。

参考文献

[1] 贾建平，陈生弟. 神经病学（第 8 版）[M]. 北京：人民卫生出版社，2018.

[2] 吴江，贾建平. 神经病学（第 3 版）[M]. 北京：人民卫生出版社，2017.

[3] 蒋雨平，王坚，蒋雯巍，等. 新编神经疾病学 [M]. 上海科学普及出版社，2014.

[4] 李晓光，刘明生，崔丽英. 肌萎缩侧索硬化的临床分型、分期及病情评估 [J]. 协和医学杂志，2018，9（01）：69-74.

[5] ChiòA，Calvo A，Moglia C，et al. Phenotypic heterogeneity of amyotrophic lateral sclerosis：a population based study [J]. J Neurol Neurosurg Psychiatry，2011，82：740-746.

[6] 王希茂. 肝脑变性疾患的特殊型（猪濑型）[J]. 哈尔滨医药，1982.

[7] 中华医学会神经病学分会帕金森病及运动障碍学组. 脑组织铁沉积神经变性病诊治专家共识 [J]. 中华医学杂志，2016，96（27）：2126-2133.

[8] Salomao R P A，Pedroso J L，Gama M T D，et al. A diagnostic approach for neurodegenerationwith brain iron accumulation：clinical features，genetics and brain imaging [J]. Arquivos de neuro-psiquiatria，2016，74（7）：587.

[9] Preena T，Rupert W S，Kaoru F，et al. Stargardt disease：clinical features，molecular genetics，animal models and therapeutic options [J]. The British journal of ophthalmology，2017，101（1），25-30.

[10] 王维治. 神经病学（第 3 版）[M]. 北京：人民卫生出版社，2021.

[11] 吴欣桐，索朗德吉. 连枷臂综合征及其与桶人综合征和运动神经元病的鉴别诊断 [J]. 实用医药杂志，2019，36（05）：444-446.

[12] 米海霞，杜晓霞. 运动神经元综合征并发干燥综合征康复 1 例报道 [J]. 中国康复理论与实践，2018，24（5）：585-591.

[13] 许一多，王娟，王绍峰. 嗜银颗粒及其相关疾病的研究 [J]. 中国老年学杂志，2006，（04）：560-561.

[14] 彭斌，耿松梅. 早老症 [J]. 皮肤科学通报，2020，37（01）：106-114+10.

[15] 曹彦飞，赵宏敏，王勇，等. 罕见病 Werner 综合征一例报告 [J]. 临床误诊误治，2012，25（04）：23-24.

[16] 李燕辉，吴白燕. Hutchinson-Gilford 早老症的研究进展 [J]. 中国优生与遗传杂志，2006，（12）：124-126.

[17] 徐劲，王玉坤，李春阳. 肢端早老症一例 [J]. 中华皮肤科杂志，2007，40（07）：427.

[18] 张伟，黄远桃，王娟. 8 家系家族性 Fahr 病的影像诊断及临床分析 [J]. 临床放射学杂志，2017，36（12）：1740-1744.

[19] 武婧月, 薛茜, 邹玉安, 等. 全胼胝体梗死后胼胝体离断综合征 1 例报告并文献复习 [J]. 首都医科大学学报, 2020, 41 (03): 495-499.

[20] 刘岌虹, 史少阳. Hopkins 综合征 1 例报告 [J]. 中华临床医学研究杂志, 2008, 014 (6).

[21] 邓永宁. 路易体痴呆前期的概念和研究性诊断标准. 中国神经免疫学和神经病学杂志, 2022, 29 (02): 135-141.

[22] Henriksen, O. M., L. Marner, et al. Clinical PET/MR Imaging in Dementia and Neuro-Oncology [J]. PET Clin, 2016, 11 (4): 441-52.

[23] Reiss, A. B. Amyloid toxicity in Alzheimer's disease [J]. Rev Neurosci, 2018, 29 (6): 613-627.

[24] Heneka, M. T. Neuroinflammation in Alzheimer's disease [J]. Lancet Neurol, 2015, 14 (4): 388-405.

[25] Barnes, D. E. Association of Mild Traumatic Brain Injury With and Without Loss of Consciousness With Dementia in US Military Veterans [J]. JAMA Neurol, 2018, 75 (9): 1055-1061.

[26] Ramos-Cejudo, J. Traumatic Brain Injury and Alzheimer's Disease: The Cerebrovascular Link [J]. EBioMedicine, 2018, 28: 21-30.

[27] Fuster-García, C. Usher Syndrome: Genetics of a Human Ciliopathy [J]. Int J Mol Sci, 2021, 22 (13).

[28] Marshall, J. D. Alström Syndrome: Mutation Spectrum of ALMS1 [J]. Hum Mutat, 2015, 36 (7): 660-8.

[29] Karikkineth, A. C. Cockayne syndrome: Clinical features, model systems and pathways [J]. Ageing Res Rev, 2017, 33: 3-17.

[30] Mulderrig, L. Aldehyde-driven transcriptional stress triggers an anorexic DNA damage response [J]. Nature, 2021, 600 (7887): 158-163.

[31] Wang, Z. Wnt Signaling in vascular eye diseases [J]. Prog Retin Eye Res, 2019, 70: 110-133.

[32] Parzefall, T. A Novel Variant in the TBC1D24 Lipid-Binding Pocket Causes Autosomal Dominant Hearing Loss: Evidence for a Genotype-Phenotype Correlation [J]. Front Cell Neurosci, 2020, 14: 585669.

[33] Guissart, C. Mutation of SLC9A1, encoding the major Na^+/H^+ exchanger, causes ataxia-deafness Lichtenstein-Knorr syndrome [J]. Hum Mol Genet, 2015, 24 (2): 463-70.

[34] Fehlow, P., F. Walther. Richards-Rundle syndrome [J]. Klin Padiatr, 1991, 203 (3): 184-6.

[35] Miura, I. A case of Denny-Brown syndrome [J]. Iryo, 1969, 23 (9): 1214-8.

[36] Tsang, S. H., T. Sharma. Stargardt Disease [J]. Adv Exp Med Biol, 2018, 1085: 139-151.

[37] Sanabria, M. R., R. M. Coco. Sjögren-larsson syndrome [J]. Ophthalmology, 2011, 118 (10): 2101-2.

[38] 焦琳, 张远锦, 樊东升. 免疫相关运动神经元病综合征的研究进展 [J]. 北京医学, 2021, 43 (5): 438-440.

[39] 吴月林, 梁钊铨, 黄子祥, 等. 中枢神经系统表面铁沉积症合并腰椎管内病变 1 例报道 [J]. 中国脊柱脊髓杂志, 2021, 31 (05): 470-474.

[40] 宋晓璇, 栾兴华, 曹立. 中年男性, 记忆力下降 2 年, 言语含糊、行动迟缓 1 年, 头晕 4 天——血浆铜蓝蛋白缺乏症 [J]. 中国神经精神疾病杂志, 2021, 47 (11): 702-704.

[41] 中华医学会神经病学分会帕金森病及运动障碍学组, 中国医师协会神经内科医师分会帕金森病及运动障碍学组. 多系统萎缩诊断标准中国专家共识 2022 [J]. 中华神经科杂志, 2023, 56 (1): 15-29.

［42］苏榆婷，谢春明，谈畅．后部皮质萎缩的新分类与诊断共识解读［J］．中华神经科杂志，2020，53（09）：736-740.

［43］吕占云，郭纪锋，李凯，等．脑组织铁沉积性神经变性疾病研究进展［J］．中华神经科杂志，2015，48（2）：152-156.

［44］刘向一，郑梅，张英爽，等．Brait-Fahn-Schwartz 病一例［J］．中华神经科杂志，2016，49（6）：484-485.

第 10 章　神经系统遗传性疾病

在遗传性疾病中约 80% 涉及神经系统，其中以神经功能缺损为主要表现者称为神经系统遗传性疾病。神经系统遗传性疾病的病因是遗传物质的改变，依据遗传物质改变的不同，可将神经系统遗传疾病分为 5 大类，具体如下。

单基因遗传病：其遗传方式有常染色体显性遗传、常染色体隐性遗传、X 连锁隐性遗传、X 连锁显性遗传、Y 连锁遗传和动态突变性遗传等。常见的如结节性硬化症、遗传性痉挛性截瘫、家族性肌萎缩侧索硬化症、神经纤维瘤病、腓骨肌萎缩症和面肩肱型肌营养不良症等。常见的动态突变的遗传病有脆性 X 染色体综合征、Huntington 病、齿状核红核苍白球路易体萎缩、脊髓小脑性共济失调、脊髓延髓肌萎缩症、Friedreich 共济失调、强直性肌营养不良症和眼咽型肌营养不良症等。

多基因遗传病：是常见的神经系统多基因遗传病，有癫痫、偏头痛、帕金森病、老年性痴呆、神经管缺陷和脑动脉硬化症等。

线粒体遗传病：由线粒体 DNA 上的基因突变所致，随同线粒体传递，为母系遗传病。常见的有 Leber 视神经萎缩、线粒体肌病、线粒体脑肌病等。

染色体病：由染色体数目或结构异常所致，人类体细胞中有 23 对染色体，如果在生殖细胞和受精卵早期发育过程中发生差错，就会产生染色体的数目多于或少于 23 对染色体。如先天愚型患者的体细胞中多了 1 个 21 号染色体，有 3 条 21 号染色体，称之为 21-三体。

体细胞遗传病：各种肿瘤的发病都涉及特定组织中的染色体和癌基因或抑癌基因的变化，即肿瘤的发生关键在于遗传物质的突变，故肿瘤是体细胞遗传病。虽然体细胞遗传病不向后代传递，但癌家族中有家族遗传易感性，如大肠癌。

本章分为 5 节：第 1 节，遗传性共济失调及其相关疾病；第 2 节，遗传性痉挛性截瘫；第 3 节，遗传性周围神经病及其相关疾病；第 4 节，神经皮肤综合征；第 5 节，遗传代谢病。

第 1 节　遗传性共济失调及其相关疾病

遗传性共济失调（hereditary ataxia，HA）是一大类具有高度临床和遗传异质性、病死率和病残率较高的遗传性神经系统退行性疾病，临床上以共济运动障碍为主要特征，可伴有复杂的神经系统损害，如锥体束、锥体外系、大脑皮质、脊髓、脑神经、脊神经、自主神经等症状，也可伴有非神经系统表现，如心脏病变、内分泌代谢异常、骨骼畸形、皮肤病变等。遗传方式主要呈常染色体显性遗传，也可呈常染色体隐性遗传、X 连锁遗传、线粒体遗传，散发病例也不少见。

1　常染色体显性遗传性共济失调（autosomal dominant cerebellar ataxia，ADCA）

ADCA 包括脊髓小脑性共济失调（spinocerebellar ataxia，SCA）和发作性共济失调（episodic ataxia，EA）以及小脑性共济失调、反射消失、高弓足、视神经萎缩和感音性神经性听力损失综合征（cerebellar ataxia，areflexia，pes cavus，optic atrophy，and sensorineural hearing loss，CAPOS）等。

1.1　脊髓小脑性共济失调（spinocerebellar ataxia，SCA）

SCA 是一种主要累及小脑、脑干和脊髓的遗传性共济失调的类型，包括多种亚型，大部分为常染色体显性遗传，极少数为常染色体隐性遗传或 X 连锁遗传，多为基因内编码谷氨酰胺的 CAG 重复序列扩增而致病。中国人群中 SCA3 最常见，几乎占 SCA 的 50%，其次为 SCA2、SCA1、SCA6、SCA7、SCA12、SCA17，是遗传性共济失调的主要类型。一般于青年或中年发病，临床主要表现为小脑性共济失调，在不同亚型中还可伴有眼球运动障碍、缓慢眼动、视神经萎缩、视网膜色素变性、锥体束征、锥体外系症状、肌萎缩、周围神经病和痴呆等。

1.1.1　SCA3/马查多—约瑟夫病（Machado-Joseph disease，MJD）

本病是脊髓小脑共济失调 3 型（SCA3），又称为 MJD，是一种常见的遗传性共济失调，1972年根据首例患者家系成员马查多（Machado）和约瑟夫（Joseph）命名。该病为常染色体显性遗传，基因定位于染色体 14q24.3~q32.1，由 MJD1 基因编码区的 CAG 重复序列扩增所致，可见于各种年龄，多于青年或成年早期发病。病变累及脑桥核团、脊髓小脑束、克拉克柱、前角细胞、黑质、基底节等。临床主要以进行性共济失调、突眼、视力障碍和眼球活动障碍等为特征表现，晚期活动受限，伴严重构音和吞咽障碍，还可伴有锥体束征、肌张力障碍、肌强直和肌肉萎缩等。

1.1.2　SCA1

本病基因定位于 6p22~23，为 CAG 重复序列病，主要临床表现为共济失调，可合并有锥体系和锥体外系体征，同时伴眼外肌麻痹。

1.1.3　脊髓小脑性共济失调伴慢眼动（spinocerebellar ataxia with slow eye movement）/脊髓小脑共济失调 2 型（SCA2）

本病基因定位于染色体 12q23~24.1，由三核苷酸 CAG 序列重复次数增多致病。多见于中年人，起病隐匿，发展缓慢，主要表现为肢体和躯干共济失调、构音障碍、眼震和慢眼动，还可伴腱反射减低、动作性或姿势性震颤、周围神经病、智力障碍等多系统受损特征。

1.1.4　SCA6

本病为 CAG 重复序列病，临床主要表现为晚发性共济失调。

1.1.5　脊髓小脑共济失调伴视网膜色素变性/SCA7

本病为 CAG 重复序列病，基因定位于 3p12~21.1，典型表现为青少年起病的进行性肢体和躯干共济失调伴视力受损（视敏度和色觉减退，可进展为失明），还可伴有腱反射减低、眼肌麻痹、构音和吞咽障碍及眼底视网膜变性。

1.1.6　齿状核—红核—苍白球—路易体萎缩（dentatorubral-pallidoluysian atrophy，DRPLA）

本病青少年型多表现为肌阵挛和癫痫，成年型多表现为共济失调、舞蹈症和痴呆，DRPLA 典型颅脑 MRI 表现为小脑和脑干萎缩，尤其是脑桥被盖部萎缩。

1.2　发作性共济失调（episodicataxia，EA）

EA 是一种常染色体显性遗传病，本组疾病与离子通道异常相关，如 EA1 型（episodic ataxia 1，EA1）为钾离子通道基因异常引起，EA2 型（episodieataxia2，EA2）为钙离子通道基因异常引起。

1.2.1　发作性共济失调 Ⅰ 型（EA1）/发作性共济失调伴肌纤维颤搐/艾萨克斯—默滕斯综合征（Isaacs-Mertens syndrome）

EA1 曾被称为发作性共济失调伴肌纤维颤搐，或称艾萨克斯—默滕斯综合征（Isaacs-Mertens syndrome）。基因为 KCNA1，位于 12p13，主要表现为共济失调、眩晕、构音障碍、震颤、偏瘫等。

1.2.2 发作性共济失调Ⅱ型（EA2）

EA2 在成年期发病，发作持续数小时至数日，可伴有偏头痛、进行性小脑萎缩、眼震、眩晕、视觉和构音障碍，对乙酰唑胺反应良好。基因为 CACAN1A，位于 19p13，主要表现为共济失调、眩晕、头痛、构音障碍、复视、无力、认知损害等。

1.2.3 发作性共济失调Ⅲ型（EA3）

EA3，损害位于 1q42，基因不明，主要表现为共济失调、眩晕、复视、无力、耳鸣、头痛等。

1.2.4 发作性共济失调Ⅳ型（EA4）

EA4，基因不明，主要表现为共济失调、眩晕、复视。

1.2.5 发作性共济失调Ⅴ型（EA5）

EA5，基因为 CACNB4，位于 2q22-23，主要表现为共济失调、眩晕、构音障碍。

1.2.6 发作性共济失调Ⅵ型（EA6）

EA6，基因为 SLC1A3，位于 5p13.2，主要表现为共济失调、眩晕、偏瘫和癫痫。

1.2.7 发作性共济失调Ⅶ型（EA7）

EA7，基因不明，主要表现为眩晕、构音障碍、无力。

1.2.8 发作性共济失调Ⅷ型（EA8）

EA8，基因为 UBR4，位于 1p36.13，主要表现为眩晕、无力。

1.2.9 发作性共济失调伴阵发性舞蹈手足徐动症

本病通常于 2~15 岁发病，主要表现为发作性的不自主运动、姿势性肌张力障碍、平衡障碍、构音障碍，情绪紧张和饮酒可加重发作，发作间期正常。

1.3 小脑性共济失调、反射消失、高弓足、视神经萎缩和感音性神经性听力损失综合征（cerebellar ataxia, areflexia, pes cavus, optic atrophy, and sensorineural hearing loss, CAPOS）

CAPOS 是 2014 年才确定的，由 ATP1A3 基因突变所致的常染色体显性遗传性疾病，在 1996 年由 Nicolaides 等首次报道，以其突出的 5 个临床特征（小脑性共济失调、反射消失、高弓足、视神经萎缩和感音性神经性听力损失）的首字母命名。

1.4 迟发性小脑皮质萎缩（late cortical cerebellar atrophy）／Marie-Foix-Alajouanine 综合征

本病发病年龄较晚，多在 50~60 岁，男女均可患病，呈常染色体显性遗传，故以晚发和遗传为特征，临床起病较急，但发展缓慢，主要表现为小脑性共济失调。病变主要侵犯小脑半球与蚓部、绒球，Purkinje 细胞与颗粒细胞消失，橄榄体也有变性、萎缩，大脑、中脑、脊髓均正常。本病在临床上与橄榄—脑桥—小脑萎缩不易区别，更难与 Holmes Ⅰ 型综合征（小脑橄榄变性）和 Holmes Ⅲ 型综合征（家族性小脑皮质萎缩）区分，实际上，Holmes Ⅰ 型和Ⅲ型综合征与 Marie-Foix-Alajouanine 综合征均属于小脑型家族遗传性共济失调，只是发病年龄和病变分布略有区别，可视为不同变异。

1.5 家族性肌阵挛—小脑共济失调—耳聋综合征（familial myoclonus-cerebellar ataxia-deafness syndrome）／May-White 综合征

本征是家族遗传性疾病，可能为常染色体显性遗传，以小脑性共济失调、神经性耳聋及肌阵挛性癫痫为特征。病理改变主要在红核—小脑系统，包括齿状核细胞的丧失、小脑上脚脱髓鞘以及红核小细胞的变性，此外，听神经也有进行性变性改变。首先由 May 和 White 于 1968 年报道，故又名 May-White 综合征。本病可发生于任何年龄，常见于青春期，男女均可患病，临床以缓慢进行性小脑性共济失调为主，神经性耳聋和肌阵挛性癫痫可共存，偶见顿挫型者，可能有自行恢复的趋势。

1.6　遗传性共济失调—肌萎缩综合征（congenital ataxia-myoatrophy syndrome）/ Roussy-Levy 综合征

本征为遗传性脊髓型共济失调（Friedreich 共济失调）和遗传性神经性肌萎缩（Charcot-Marie-Tooth 病）的中间型。1926 年首先由 Roussy 和 Levy 描述，故又称 Roussy-Levy 综合征。本征属于常染色体显性遗传，主要病理变化为后索和后根变性，周围神经活检与肥大性神经病改变一致。临床于儿童期起病，表现为站立或行走时轻度共济失调，同时有腱反射减弱或消失、弓形足和肢体远端肌萎缩。可有深感觉障碍，但浅感觉正常；没有锥体束征和脊柱后侧突畸形。病情一般不进展或有缓慢进展，如若进展，可逐渐出现 Friedreich 共济失调和 Charcot-Marie-Tooth 病的典型表现。有报道发病 30 年后出现兼具这两种疾病典型症状和体征的病例。

2　常染色体隐性遗传性共济失调（autosomal recessive cerebellar ataxia，ARCA）

ARCA 是以常染色体隐性遗传方式发病的遗传性共济失调，包括弗里德赖希共济失调、共济失调性毛细血管扩张症、共济失调伴维生素 E 缺乏、肌阵挛性小脑协调障碍等。

2.1　弗里德赖希共济失调（Friedreich ataxia，FRDA）/少年脊髓型遗传性共济失调

本病是由 FXN 基因非编码区 GAA 三核苷酸重复序列异常扩增所致的，常染色体隐性遗传病，由德国人 Friedreich 于 1863 年首次描述。临床特点是在儿童期起病，表现为进行性共济失调、心肌病、下肢深感觉丧失、腱反射消失，以及锥体束征，常伴骨骼畸形。

2.2　共济失调性毛细血管扩张症（ataxia telangiectasia，AT）

AT 是一种常染色体隐性遗传病，临床特征为婴幼儿期起病的进行性小脑共济失调和球结膜、皮肤的显著毛细血管扩张。其致病基因为 ATM 基因，属于磷脂酰肌醇 3-激酶家族。患儿对射线的杀伤作用极其敏感，染色体不稳定性，易患癌症，有免疫缺陷等。

2.3　共济失调伴维生素 E 缺乏（AVED）/家族性单纯性维生素 E 缺乏症（FIVE）

本病为遗传性疾病，致病基因定位在 8q13.1~q13.3。已经确定其疾病基因为 α-生育酚转运蛋白（alpha-tocopherol transfer protein，α-TTP）基因一系列突变导致 α-TTP 转运功能障碍，血液及组织中维生素 E 浓度下降，进而引起一系列神经系统及其他组织的损伤。

2.4　肌阵挛性小脑协调障碍（dyssynergia cerebellaris myoclonica，DCM）/拉姆齐—亨特综合征（Ramsay-Hunt syndrome，RHS）

本征由 Ramsay Hunt 于 1921 年最早描述，是一种常染色体隐性遗传病，以癫痫、肌阵挛和进行性小脑性共济失调为主要表现的神经系统变性疾病。多在青春期或稍后发病，伴或不伴癫痫，半数以上出现智力减退，部分可伴有震颤。丙戊酸钠或氯硝西泮可改善肌阵挛发作。

2.5　马里内斯科—舍格伦综合征（Marinesco-Sjögren syndrome，MSS）/共济失调白内障综合征（ataxia cataract syndrome）/遗传性共济失调—白内障—侏儒—智力缺陷综合征

本征由 Marinesco 于 1931 年和 Sjögren 于 1950 年报道，是一种罕见的常染色体隐性遗传性共济失调。本病有 5 个基本特征：白内障、小脑共济失调、智力发育不全、侏儒和性功能发育不全。

2.6　性腺功能减退的小脑性共济失调/婴儿型脊髓小脑共济失调（infantile-onset spinocerebellar ataxia，IOSCA）

IOSCA 多在 1 岁左右急性或亚急性起病，表现为笨拙、手和面部的手足徐动样运动、肌张力减退和下肢的腱反射消失，学龄期会出现眼肌麻痹和感音性耳聋，病人到 10~15 岁时还会出现感觉性神经病和视神经萎缩，女性病人在 15~20 岁时可出现性腺功能减退和癫痫。

2.7 早发性伴眼球运动失用性共济失调（ataxia with oculomotor apraxia，AOA）

AOA 为常染色体隐性遗传，可表现为进行性的共济失调、眼球运动失用、周围神经病以及血白蛋白减少等症状。

2.8 血 β 脂蛋白缺乏症（abetalipoproteinemia，ABL）/无 β 脂蛋白血症/Bassen-Kornzweig 综合征/棘红细胞 β-脂蛋白缺乏症

本病于 1950 年由 Bassen-Kornzweig 首先描述，致病基因定位在 4q22~q24，是常染色体隐性遗传病。出生后不久即以腹泻起病，而后缓慢出现神经系统症状，包括共济失调、肢体无力和腱反射消失、感觉障碍及视网膜变性。血 β 脂蛋白缺乏症是由于编码微粒体甘油三酯蛋白的基因突变所致，循环中含脂蛋白的脱辅蛋白 β 几乎完全丢失，病人不能吸收和转运脂肪及脂溶性维生素。

2.9 Charlevoix-Saguenay 综合征/Charlevoix-Saguenay 型常染色体隐性遗传痉挛性共济失调（autosomal recessive spastic ataxia of Charlevoix-Saguenay，ARSACS）

本征为常染色体隐性遗传，是遗传性早发型痉挛性共济失调中的一种特定类型，其病理变化与小脑和脊髓的进行性退行性改变有关，目前认为该病主要由 SACS 基因突变所致。ARSACS 最初于 1978 年在加拿大魁北克省 Charlevoix-Saguenay 地区被报告，该地区 ARSACS 患病率较高（人群该基因突变携带频率为 1/22）；随后，在非洲、欧洲、亚洲等世界各地接连有病例报道。多在幼儿期发病，表现为进展性的小脑共济失调、痉挛性截瘫、智力低下、尖瓣脱垂、双手肌萎缩和尿失禁等，特征性的眼征为视网膜髓鞘增生（无视力丧失）。

2.10 开曼共济失调（Cayman ataxia，CA）

CA 为常染色体隐性小脑性共济失调，由 Johnson 等人鉴定。本病于 1987 年在大开曼岛的一个人群中发现，其特征是明显的精神运动迟缓和突出的非进行性小脑功能障碍，包括眼球震颤、意向性震颤、构音障碍和共济失调步态，肌张力减退从幼儿时期就存在，没有视网膜异常。

2.11 着色性干皮病（xeroderma pigmentosum）

本病是一种常染色体隐性遗传病，本病为光敏性皮肤病和皮肤恶性病变，少数患者在 30 岁左右可出现神经症状，如精神发育迟缓、痴呆、小脑性共济失调、舞蹈症、肌张力不全、抽搐、锥体束损害、周围神经损害等。

2.12 γ-氨基丁酸代谢障碍（γ-aminobutyric acid metabolism disorder）

本病是由于患者小脑和脊髓各处的谷氨酸和/或 γ-氨基丁酸浓度降低，谷氨酸缺乏直接产生共济失调症状。

2.13 生物素酸酐酶缺乏症（biotin anhydrase deficiency）

本病是一种罕见的常染色体隐性遗传代谢病，由于生物素缺乏导致多种羧化酶功能下降，常见临床表现为共济失调、肌张力低等神经系统和皮肤黏膜损害。

2.14 Christianson 综合征（Christianson syndrome）

Christianson 综合征是一种罕见的 X 连锁疾病，由 Christianson 等人于 1999 年首次报道，其临床特征包括男性发育迟缓、语言障碍、癫痫发作、智力障碍、共济失调、小头畸形等，影像学提示可存在小脑萎缩，其表型的严重程度与分子遗传特征有关，基因检测发现 SLC9A6 基因的变异，具有重要的诊断价值。

3　X 连锁小脑性共济失调（X-linked cerebellar ataxia）

3.1　脆性 X 染色体相关震颤/共济失调综合征（fragile X-associated tremor/ataxia syndrome，FXTAS）

FXTAS 于 1969 年由 Lubs 首先发现，脆性 X 相关的震颤/共济失调综合征是一种在成人期开始发病的神经系统变性疾病，它是由定位于 Xq27.3 处的脆性 X 智力低下 1（fragile X mental retardation 1，FMR1）基因三核苷酸重复序列在 55~200 的范围内大量扩展的结果。该病的主要临床特征包括进展性的小脑性共济失调和/或震颤，表现为智力低下、语言及行为障碍、特殊面容（长脸、前额及下颌突出、大耳等）和青春期后大睾丸等，此外本综合征也可伴其他神经系统异常，包括癫痫、脑积水、脑性瘫痪、肌张力改变、肌萎缩及共济失调等。脑电图有特征性改变，神经影像学检查多为非特异性改变。

3.2　X 连锁肾上腺脑白质营养不良（X-linked adrenoleukodystrophy，X-ALD）

详见第 5 章第 2 节 1。

3.3　先天性小脑蚓部发育不全/朱伯特综合征（Joubert syndrome）

本征由 Joubert 于 1964 年首次报道，是一种常染色体隐性遗传病，表现为小脑蚓部发育不全发育不良和共济失调、肌张力过低、眼运动障碍和新生儿呼吸失调。小脑半球间"中线缝征""磨牙征"和四脑室"蝙蝠翼征"是朱伯特综合征的典型影像学表现。

4　线粒体遗传小脑性共济失调（hereditary cerebellar ataxia）

4.1　肌阵挛性癫痫伴破碎红纤维（myoclonic epilepsy with ragged red muscle fibers，MERRF）

详见第 11 章第 6 节 1.3.2。

4.2　线粒体脑肌病伴高乳酸血症和卒中样发作（mitochondrial encephalomyopathy with lactic acidosis and stroke-like episode，MELAS）

详见第 11 章第 6 节 1.3.1。

5　家族性早期小脑变性综合征（Jervis syndrome）/早发性家族小脑变性

本征为一种不常见的家族性小脑变性疾病，也有散发病例报道，最早于 1950 年 Jervis 以"早发性家族性小脑变性"为题，描述一个家族中有 3 个成员患本征。病理表现为小脑广泛变性萎缩，原发性的小脑皮质颗粒细胞层几乎完全缺失。出生后发病，临床表现为不显著和非进行性的小脑症状，意向性震颤，行走时摇摆不稳而易跌倒，某些病例大脑也可受损，表现为对外界反应迟钝和精神发育不全。脑电图、颅脑 MRI 等检查可协助诊断，严重病例多于 1 岁内死亡，轻型病例若无精神缺陷，症状可自行改善而接近正常。

6　与遗传性小脑共济失调相鉴别的疾病

6.1　自身免疫性小脑性共济失调（ACA）

ACA 是散发性小脑共济失调的常见原因，根据是否合并相关肿瘤，ACA 可分为副肿瘤性 ACA 和非副肿瘤性 ACA。各类 ACA 的典型表现包括步态障碍、四肢与躯干共济失调、脑脊液轻度炎性反应及特异性寡克隆区带阳性，新型抗神经抗体谱的发现推动了对 ACA 认识的深入，抗神经抗体检测对 ACA 的诊断有重要意义，免疫抑制治疗有一定效果。

副肿瘤性 ACA：①抗 Yo 抗体相关的副肿瘤性小脑变性；②其他抗体相关的副肿瘤性小脑变性。

非副肿瘤性 ACA：①谷蛋白共济失调（gluten ataxia，GA）；②GAD 抗体阳性小脑性共济失调；③Homer-3 抗体阳性小脑性共济失调；④原发性自身免疫性小脑性共济失调（primary autoimmune cerebellar ataxia，PACA）。

伴小脑性共济失调的其他神经免疫疾病：抗体阳性的小脑性共济失调也见于累及小脑传入或传出纤维的疾病，例如眼阵挛—肌阵挛综合征（opsoclonus-myoclonus syndrome，OMS）和 Miller-Fisher 综合征（Miller-Fisher syndrome，MFS）。

6.1.1 谷蛋白共济失调（gluten ataxia，GA）/Celiac 病伴发共济失调（celiac disease associated with ataxia）/麦胶敏感性肠病或谷蛋白病

本病为一类具有遗传易感性，个体摄入谷蛋白后导致不同系统产生过度免疫反应的自身免疫性疾病，可累及多个脏器，主要表现为肠病、疱疹样皮炎和神经系统疾病。多数患者起病隐匿，进展缓慢，临床上几乎全部患者均表现为步态共济失调，肢体（尤其是下肢）共济失调、眼球震颤亦较常见。[注：麦胶，又称麸质（gluten）、麸质蛋白、面筋、面筋蛋白、谷胶蛋白。]

6.1.2 GAD 抗体阳性小脑性共济失调（anti GAD antibody positive cerebellar ataxia）/抗谷氨酸脱羧酶抗体伴小脑共济失调综合征（anti-glutamate decarboxylase antibody with cerebellar ataxia syndrome）

谷氨酸脱羧酶为抑制性神经递质 γ-氨基丁酸合成的限速酶，在 GABA 能神经元和胰岛 B 细胞中以 GAD65 和 GAD67 两种构型表达，主要见于中老年女性，亚急性或慢性起病，多表现为进行性共济失调。

谷氨酸脱羧酶（glutamic acid decarboxylase，GAD）抗体阳性小脑性共济失调患者通常在成人期发病，个别有家族史，起病隐匿，表现为缓慢进展的小脑性共济失调伴复视。血清 GAD 抗体阳性（低滴定度阳性），颅脑 MRI 示小脑皮质萎缩。

小脑是自身免疫性疾病的靶器官，其容易发生免疫介导的小脑性共济失调。2016 年日本、印度、英国、美国、法国、比利时、新加坡的神经病学专家在会议上联合发表了关于免疫介导的小脑性共济失调的共识，共识中将其分为无触发因素的小脑性共济失调，如 GAD-65（谷氨酸脱羧酶）抗体相关性小脑性共济失调（GAD-65 antibody-related cerebellar ataixa）、桥本脑病小脑型、原发性自身免疫性小脑性共济失调（primary autoimmune cerebellar ataxia，PACA），以及有触发因素的小脑性共济失调，如副肿瘤小脑变性（paraneoplastic cerebellar degenerations，PCD）、感染后急性小脑炎（acute cerebellitis）、感染后 Miller-Fisher 综合征、麦胶过敏的谷蛋白共济失调（GA）。

6.1.3 Homer-3 抗体阳性小脑性共济失调

Homer 蛋白最早是在 1997 年由 Brakeman 等人提出，由即刻早期基因编码、转录、翻译的中枢神经系统突触后膜的骨架蛋白，广泛表达于兴奋性突触，参与构成谷氨酸能突触后致密物，调节代谢性谷氨酸信号转导。抗 Homer 蛋白 3（Homer-3）抗体阳性的自身免疫性小脑性共济失调较为罕见。主要表现为急性或亚急性小脑共济失调，可合并脑病、脊髓神经根病、神经根神经病，也可出现类似多系统萎缩—小脑型的症状及影像学表现，血清和/或脑脊液抗 Homer-3 抗体阳性，免疫治疗有效。由于缺乏大样本临床资料，因此对于治疗方案的选择、治疗后的疗效及预后需要进一步研究。

6.1.4 原发性自身免疫性小脑性共济失调（primary autoimmune cerebellar ataxia，PACA）

PACA 通常指具体病因未明，或者致病性抗体不明的自身免疫介导的小脑性共济失调。PACA 多于 50~60 岁起病，表现为步态共济失调，可伴有不同程度的肢体不协调、构音障碍、眼震、复视等症状。其诊断标准需同时符合以下 4 项。①亚急性或急性单纯小脑综合征（步态共济失调，可伴

有不同程度的肢体不协调、构音障碍、眼震、复视）。②颅脑 MRI 表现通常正常，或主要表现为小脑蚓部萎缩伴磁共振波谱蚓部 N-乙酰天冬氨酸/肌酸比值降低。③至少有以下中的两项：a. 脑脊液白细胞升高和/或脑脊液特异性寡克隆区带阳性；b. 患者本人或一级亲属有自身免疫性疾病病史；c. 存在支持自身免疫机制但致病性尚未明确的抗体。④排除其他病因。

6.2　外源性毒物造成的小脑变性（cerebellar degeneration due to exogenous toxins）

许多药物可导致小脑性共济失调的症状，最常见的病因是抗癫痫药物的过量或中毒，如氯硝西泮、卡马西平、苯妥英钠、加巴喷丁、巴比妥类等药物，其他药物有碳酸锂、环孢霉素 A、阿糖胞苷、胺碘酮等，许多重金属，如铅、汞和铊中毒时也可造成小脑损伤。

6.3　Boucher-Neuhäuser 综合征（Boucher-Neuhäuser syndrome，BNS）

BNS 主要以小脑性共济失调、低促性腺激素性性腺功能减退和脉络膜视网膜萎缩症三联征为主要临床表征，Boucher 等人于 1969 年首次报告了出现上述 3 种症状的 2 例女性患者。Neuhäuser 等人于 1975 年报道了一个有 4 例常染色体隐性遗传的共济失调—性腺功能减退综合征病例的家系，其中 2 例患者有视力下降。Limber 等人于 1989 年证实了 BNS 患者存在眼部症状，并将小脑共济失调、低促性腺激素性性腺功能减退和脉络膜视网膜萎缩症三联征命名为 BNS。Synofzik 等人于 2014 年进行了基因外显子组测序并在 6 个临床诊断为 BNS 患者家系中的 4 个家系中识别出 PNPLA6 基因纯合子或复合杂合子突变，揭示了 BNS 相关的基因背景。

第 2 节　遗传性痉挛性截瘫

遗传性痉挛性截瘫（hereditary spastic paraplegia，HSP）也称为家族性痉挛性截瘫，遗传性（或家族性）下肢轻瘫，或 Strümpell-Lorrain 综合征，其典型的临床症状是缓慢进行性下肢痉挛性无力。根据遗传方式分为常染色体显性 HSP、常染色体隐性 HSP、X 连锁隐性 HSP。另外根据症状和体征分为单纯型、复杂型和其他复杂型。基因型是根据痉挛性截瘫致病基因（spastic paraplegia gene，SPG）分类，再按照发现的顺序依次命名为 SPG1—SPG83。

1　根据遗传方式分类

1.1　常染色体显性 HSP

本型主要类型有 SPG3A，SPG4，SPG6，SPG8，SPG9，SPG10，SPG12，SPG13，SPG17，SPG19，SPG29，SPG31，SPG33，SPG36，SPG37，SPG38，SPG41，SPG42，SPG72，SPG73。

1.1.1　SPG4

SPG4 是最常见的 HSP 类型，致病基因为 SPAST。临床表现：典型表现除痉挛性下肢轻瘫外，还常见括约肌障碍、轻度痉挛性构音障碍和弓形足；非典型症状包括头部震颤、眼震、抑郁、智力低下、行为障碍、精神病和认知能力下降伴执行功能障碍、延髓功能障碍、下运动神经元综合征和不宁腿综合征。

1.1.2　SPG3A

SPG3A 的临床表现为痉挛性截瘫，癫痫发作，胼胝体变薄，很少出现视神经萎缩。

1.2　常染色体隐性 HSP

本型主要类型有 SPG5，SPG7，SPG11，SPG14，SPG15，SPG18，SPG20，SPG21，SPG23，SPG24，SPG25，SPG26，SPG27，SPG28，SPG30，SPG32，SPG35，SPG39，SPG43，SPG44，SPG45/SPG65，SPG46，SPG47，SPG48，SPG49，SPG50，SPG51，SPG52，SPG53，SPG54，SPG55，SPG56，SPG57，SPG58，SPG59，SPG60，SPG61，SPG62，SPG63，SPG64，SPG66，

SPG67，SPG68，SPG69，SPG70，SPG71，SPG72，SPG74。

1.2.1　SPG11

SPG11 临床表现为痉挛性截瘫，于 10 岁以后发病，下肢轻度共济失调和感觉障碍，认知功能障碍。颅脑 MRI 见胼胝体变薄，额、颞叶皮质萎缩。

1.2.2　SPG15（Kjellin syndrome）

SPG15 表现为痉挛性截瘫，于 25 岁左右发病，远端肌肉萎缩，吞咽困难，智能发育迟缓，中心视网膜变性，视神经萎缩。

1.3　X 连锁隐性 HSP

本型主要类型有 SPG1，SPG2，SPG16，SPG22，SPG34。

1.3.1　SPG1/CRASH 综合征/MASA 综合征/Gareis-Mason 综合征

本征的临床表现主要为步态异常（痉挛性截瘫），智能发育迟缓，失语，拇指内收；而 HSAS 综合征，即 X 连锁脑积水伴中脑导水管狭窄（X-linked hydrocephalus with stenosis of aqueduct of sylvius，HSAS），其临床表现为胼胝体发育不全，智能发育迟缓，痉挛性截瘫，拇指内收，脑积水。

1.3.2　SPG2

SPG2 可与典型单纯型 HSP 相似，也可表现为复杂型 HSP，如 Pelizaeus-Merzbacher 病，于婴儿或幼儿期发病，早期表现为眼球震颤和肌张力低，以后进展为痉挛和共济失调，关节挛缩，肌肉萎缩，构音障碍，智力迟钝，半数有视神经萎缩，成年后不能行走。

2　根据症状和体征分类（Harding 分类）

2.1　单纯型 HSP/Strümpell 型

本型较多见，主要为痉挛性截瘫。病初先感到双下肢僵硬，走路易跌，上楼困难，体检可见下肢肌张力增高，剪刀步态，腱反射亢进，有病理反射，多数患者有弓形足或空凹足。随着病情进展双上肢也可出现锥体束征，疾病晚期有些患者会出现感觉障碍和括约肌功能障碍。

2.2　复杂型 HSP

复杂型 HSP 除上述痉挛性截瘫外，还有共济失调、痴呆、多发性周围神经病、耳聋、锥体外系症状、言语费力、吞咽困难或癫痫以及眼部症状（视神经萎缩、眼球震颤、眼肌麻痹、中心性视网膜炎、视网膜色素变性或白内障）等脊髓外损害的表现。

2.2.1　Ferguson-Critchley 综合征

本征表现为痉挛性截瘫伴有锥体外系症状，呈常染色体显性遗传，基因定位于 12p13。临床特点是中年起病，四肢锥体束征，踝反射减弱或消失，其他腱反射亢进。四肢协调障碍，深感觉略减退。眼部症状主要是眼球震颤、侧向及垂直注视受限。锥体外系损害表现四肢僵硬，不自主运动，面部表情少，可有前冲步态。

2.2.2　Kjellin 综合征

本征为常染色体隐性遗传，于 25 岁左右发病，除痉挛性截瘫外还伴有智能减退，双手和腿部小肌肉进行性萎缩，中心性视网膜变性。

2.2.3　Troyer 综合征

本征为常染色体隐性遗传，多在儿童早期发病，表现为痉挛性截瘫伴远端肌肉萎缩，身材短小，部分病例有不自主苦笑，构音障碍，到 20~30 岁还不能走路。

2.2.4　Mast 综合征

本征为常染色体隐性遗传，于 11~20 岁发病，表现为痉挛性截瘫伴早老性痴呆，爆发性语言，面具脸，手足徐动，共济失调。

2.2.5　Charlevoix–Saguenay 综合征（autosomal recessive spastic ataxia of Charlevoix–Saguenay，ARSACS）

详见第 10 章第 1 节 2.9。

2.2.6　Behr 病（Behr's disease）/视神经萎缩伴共济失调综合征

本病于 1909 年由 Behr 首先报道，为常染色体隐性遗传，表现为 10 岁前逐渐出现视力下降，视野缺损。眼底可见视盘苍白，乳头黄斑束萎缩。随后出现双下肢痉挛、构音不清、远端肌肉萎缩、位置觉障碍、畸形足、共济失调、脑积水、唇腭裂等症状，患者常因膀胱括约肌无力致尿滞留。

2.2.7　肾上腺脊髓周围神经病（adrenomyeloneuropathy）

本病基因定位于 Xq28，主要表现为痉挛性瘫痪，感觉—运动神经病和肾上腺功能不全。

2.3　其他复杂型

2.3.1　SPG9

SPG9 为常染色体显性遗传，平均发病年龄为 30 岁，临床表现除痉挛性截瘫外，还有白内障、胃食管反流、运动性周围神经病等。

2.3.2　SPG17（silver syndrome）

SPG17 为常染色体显性遗传，表现为痉挛性截瘫、远端肌萎缩（尤其是手）。

2.3.3　SAX1

SAX1 为常染色体显性遗传，表现为痉挛性截瘫、共济失调、构音障碍、吞咽困难，眼球运动异常。

2.3.4　SPG5A

SPG5A 为常染色体隐性遗传，痉挛性截瘫，20 岁后发病，表现为视网膜色素变性，视神经萎缩，构音障碍，下肢音叉振动觉减退，Ⅸ、Ⅹ、Ⅺ脑神经损害。

2.3.5　SPG7

SPG7 为常染色体隐性遗传，表现为痉挛性截瘫，平均发病年龄为 25 岁，出现构音障碍，吞咽困难，视盘苍白，轴索神经病，视神经、大脑皮质和小脑萎缩。

2.3.6　SPG20（Troyer syndrome）

SPG20 为常染色体隐性遗传，表现为痉挛性截瘫，在幼儿期讲话和行走发育迟缓，四肢痉挛性轻瘫，构音障碍，远端肌肉萎缩，身材矮小，学习障碍，情绪不稳，不自主苦笑，严重者表现为舞蹈手足徐动症，30~40 岁后不能行走。

2.3.7　SPG21

SPG21 为常染色体隐性遗传，表现为痉挛性截瘫，于 11~20 岁发病，认知功能障碍，爆发性语言，面具脸，手足徐动，最终卧床及不语，颅脑 MRI 示大脑、小脑和胼胝体萎缩。

2.3.8　SPG23

SPG23 为常染色体隐性遗传，表现为痉挛性截瘫，出生时有毛发和皮肤的色素异常，逐渐发展，以暴露部分皮肤显著，出现早灰发，白癜风，多痣，6 岁以后出现痉挛性截瘫，周围神经病，有尖脸的特殊面容。

2.3.9　SPG26

SPG26 为常染色体隐性遗传，表现为痉挛性截瘫，伴构音障碍，手足肌肉萎缩，轻度智能障碍。

第 3 节　遗传性周围神经病及其相关疾病

遗传性周围神经病起病隐匿，临床表现以脑神经、脊神经损害的症状体征为主，且多对称，具有下肢重于上肢、肢体远端重于近端的特点，可伴有内脏器官损害、骨骼畸形等神经系统外表现。

1　遗传性运动感觉性周围神经病（hereditary motor and sensory neuropathy，HMSN）/ CMT（Charcot-Marie-Tooth，CMT）病/腓骨肌萎缩症（peroneal muscular atrophy）

本病于 1886 年分别由 Charcot-Marie 及 Tooth 首次报道，多于儿童期和青少年期起病，表现为进行性、对称性肢体远端肌无力和肌萎缩，足部、小腿肌肉和大腿下 1/3 肌肉无力和萎缩，形成"鹤腿"或倒置的啤酒瓶样改变，常出现足内翻畸形和杵状趾，行走时呈跨阈步态；手部骨间肌和大、小鱼际肌无力、萎缩，呈现爪型手或猿手畸形，肌萎缩一般不超过肘关节；四肢呈手套—袜子型痛、温觉减退，振动觉减退，腱反射减弱或消失，踝反射通常消失。

1.1　CMT1 型

本型是最常见的一型，约占 CMT 的 50%，呈常染色体显性遗传。表现为对称性进行性的周围神经损害表现，远端肢体肌无力、肌萎缩，膝反射减退，踝反射消失，深浅感觉减退，呈手套袜套样表现，伴自主神经功能障碍和营养代谢障碍，伴有弓形足和脊柱侧弯。

1.2　CMT2 型

本型约占 CMT 的 20%~40%，呈常染色体显性遗传，发病年龄较晚，于 20~30 岁发病。临床表现和症状与 CMT1 型相似，但病情进展较慢，症状较轻，多限于下肢，常伴有耳聋和智能障碍，可伴有频繁声带和膈肌麻痹。

1.3　CMT3 型

本型罕见，多呈常染色体隐性遗传，少部分呈常染色体显性遗传。于婴儿期起病，表现为发育迟缓，走路晚，跑跳不能，腱反射消失，肢体远端感觉缺失，触压觉、关节位置觉及振动觉受损，可触及粗大的周围神经干，偶有瞳孔小、对光反应差，可伴弓形足，脊柱后凸。

1.4　CMT4 型

本型较少见，呈常染色体隐性遗传，多于婴儿期起病，呈 CMT 的临床表现，但症状更重，可伴有声带麻痹、锥体束征等其他神经系统体征。

1.5　CMTX 型

本型呈 X 连锁显性遗传，少数呈 X 连锁隐性遗传。临床表现与 CMT1 型相似，显性遗传时，男性患者病情较女性重，而隐性遗传时患者均为男性，女性携带者通常无症状，可伴有耳聋和智能障碍。

1.6　显性中间型 CMT（dominant intermediate charcot-Marie-Tooth disease，DI-CMT）

1980 年 Madrid 提出了中间型 CMT 的概念，它是指有一部分 CMT 病人，既可以有脱髓鞘的表现，同时也有轴索的表现，这部分病人的传导速度是在 25~40m/s 之间的。

2　以颅神经受累为主的遗传性周围神经病

2.1　遗传性眼睑下垂（hereditary ptosis）

本病可呈常染色体显性遗传或 X 连锁显性遗传或散发，常表现为双侧性上眼睑下垂，提上眼睑肌无力，可伴有眼裂狭小、弱视。

2.1.1 先天性单纯性眼睑下垂 (congenital simple ptosis)

本病是先天性眼睑下垂中最常见的一种，约占先天性眼睑下垂的 77%，出生时即发病。

2.1.2 晚发性单纯性眼睑下垂 (late onset simple ptosis)

本病通常在 40~60 岁时起病，进展较缓慢。

2.1.3 眼睑下垂伴眼外肌麻痹 (ptosis and concomitant ophthalmoplegia externa)

本病单侧发病较多，除有上眼睑下垂外，还有眼外肌麻痹与眼球运动障碍，严重者会导致完全性动眼神经麻痹，或全部眼外肌麻痹。也可伴有如色盲、眼球震颤、异位瞳孔、下颌—瞬目现象等症状。

2.1.4 先天性眼睑下垂伴有眼裂狭小和倒向内眦赘皮 (blepharophimosis-ptosis-epicanthus inversus syndrome，BPES) /Komoto 综合征

本病表现为眼睑四联征，即眼裂狭小、上眼睑下垂、倒向型内眦赘皮与双眼内眦间距增宽。

2.2 先天性面肌双瘫 (congenital facial diplegia)

本病是一种以先天性双侧面瘫和眼外肌麻痹为临床特征的遗传病，非进行性病程，呈常染色体显性或隐性遗传。男性多于女性，婴儿期就可出现症状。临床主要表现：双侧面神经麻痹，双侧眼外肌麻痹，眼球外展不能。受累肌肉轻重不等，面肌的下半部瘫痪较上半部轻。

2.3 Marcus-Gunn 综合征/口张大、眼睑上提综合征 (jaw-winking elevator palpebrae synkinesis syndrome)

本征在 1883 年由 Robert Marcus Gunn 首先发现，本征多为先天性或不规则性常染色体遗传，外伤也可引起。平时表现为一侧上眼睑下垂，当口张大时，原下垂的上眼睑出现不自主提升的连带运动。

此征属于三叉神经—动眼神经连带运动 (trigemino-oculomotor synkinesis) 的一种。除用力张口时翼外肌收缩可以引起提上眼睑动作外，用力咬牙时翼内肌收缩也可产生提上睑肌的连带运动。本征还可伴有同侧瞳孔缩小，但无交感神经障碍的症状，偶见同侧眼球内斜视，当眼睑上提时，斜视眼可复正位。此外，患者还可伴有癫痫，以及缺指、钩足、隐睾、牙釉质发育不全等缺陷。

3 Dejerine-Sottas 综合征/间质性肥大性神经炎 (hyper lrophic inters titial neuritis) /肥大性间质性神经根神经病/肥大性神经病/肥大性神经炎

本病一般有家族史，呈常染色体隐性遗传，也有散发病例。由 Gombault Mallet 于 1889 年首先报道，1893 年 Dejerine Sottas 又详细地描述了本病的病理改变，表现为周围性神经纤维明显增粗。本病多见于儿童期发病，少数于成年后发病，部分患者病程有反复急性发作，早期感觉障碍明显，出现四肢刺痛，手足麻木，随后手足先后或同时出现对称性肌无力，肌萎缩，常有粗大的肌纤维震颤，但肌萎缩向上蔓延超过膝或肘关节罕见。受累肢体腱反射减退或消失，部分患者有脊柱侧弯、爪形手、爪形足或弓形足，有眼震或白内障，少数有阿罗 (Argyll Robertson) 瞳孔。实验室检查，部分患者脑脊液蛋白含量增高，病理特征是一组以神经纤维"洋葱球"样增生为主的慢性脱髓鞘性肥大性周围神经病。该病的临床表现与遗传性运动感觉性周围神经病 (HMSN) 的 I 型和 III 型相类似。I 型患者多在 20 岁前发病，主要表现为足背屈无力、走路时易跌倒等；III 型患者多在婴儿期发病，主要表现为双脚无力、发育迟缓、肌张力低下等多种症状。本病以手术治疗改善症状为主，且要结合有效的康复治疗。I 型患者预后尚好，III 型患者由于发病早、病情重，预后较差。

4 遗传性复发性局灶性神经病

本病临床表现为反复发作的、痛性臂丛神经麻痹。多在 20~30 岁发病，数年内反复有类似的发作，以单侧上肢的疼痛为首发症状，疼痛剧烈，呈锐痛和灼疼，活动时加重，尤以肩部为重。数日后，疼痛

减轻，出现受累的上肢无力，逐渐加重，多在数日内达到高峰。

5　家族遗传性淀粉样变性周围神经病（familial amyloid polyneuropathy，FAP）

FAP 是一组常染色体显性遗传疾病，主要损害感觉、运动周围神经和自主神经，常伴有内脏损害，起病隐匿，通常在 25~35 岁时发病，1~2 年内快速进展。临床症状为四肢感觉障碍、伸肌麻痹、足下垂、腱反射消失，感觉缺失区出现营养性溃疡，瞳孔改变，阳痿及无精症，晚期出现蛋白尿、肾衰竭。

5.1　FAP Ⅰ型

本型常在 20~30 岁左右缓慢发病，先出现双下肢对称性感觉异常和痛温觉丧失，感觉障碍可上升至躯干及上肢。可出现足底溃疡、骨髓炎、Charcot 关节、皮肤营养障碍。运动障碍多在感觉障碍出现数年后发生，小腿伸肌及前外侧肌群无力，肌肉渐萎缩，多有肌束震颤。

5.2　FAP Ⅱ型

本型多在 40~50 岁发病，症状常始自双手，早期即可出现腕管综合征，以后逐渐出现双上肢、双下肢远端感觉障碍，自主神经损害症状也常出现，可伴有白内障、玻璃体混浊、视力下降甚至可有失明、肝脾大、心肌病等。病情较 FAP Ⅰ型轻，病程持续 10~40 年。

5.3　FAP Ⅲ型

本型多在 30~40 岁起病，其临床表现与 FAP Ⅰ型相似，上肢、下肢均受累，周围神经感觉障碍、运动障碍较常见，自主神经障碍少见，可伴有消化性溃疡、肾衰竭、尿毒症、高血压等。淀粉样物质常沉积在肝脏、肾上腺、睾丸。

5.4　FAP Ⅳ型

本型大多于 30~40 岁起病，首发症状是角膜格子样营养不良，为局部淀粉样物质沉积所致。主要损害脑神经，以面神经受累常见，面部皮肤最初增厚粗糙，而后萎缩，三叉神经、舌下神经、前庭神经等也常受累。

6　遗传性压迫易感性神经病（hereditary neuropathy with liability to pressure palsies，HNPP）／遗传性压力敏感性周围神经病（hereditary pressure-sensitive peripheral neuropathy）

HNPP 是由 De Jong 于 1947 年首先报道的一种常染色体显性遗传性周围神经病。临床特点为反复发作的急性单神经病或多神经病，多于轻微的牵拉、外伤或压迫后反复出现。表现为受到轻微牵拉或压迫后出现受累神经支配区域的麻木、无力等症状。

7　其他类型的遗传性周围神经病（other types of hereditary peripheral neuropathy）

7.1　Refsum 病（Refsum's disease）／遗传性共济失调性多发性神经炎样病/植烷酸贮积病

本病在 1945 年首先由 Refsum 报道，是一种罕见的隐性遗传的脂质代谢病，由于植烷酸在过氧化酶体代谢障碍而在体内贮积致病。开始时出现对称性双下肢远端无力，远端肌肉萎缩，手套袜套样浅感觉减退，音叉振动觉和位置觉亦减退，感觉性共济失调；以后出现上肢受累症状，也常伴有视力减退、视网膜色素变性，进行性神经性耳聋，亦常并发脱发和鱼鳞样皮肤改变；血生化检查时植烷酸含量升高，具有重要诊断价值；脑脊液细胞数正常，蛋白呈中等度升高；电生理运动神经传导速度明显减慢；腓肠神经活检显示特征性脱髓鞘性肥大神经改变。

7.2　遗传性感觉神经根神经病（hereditary radicular sensory neuropathy，HSN）

HSN 是一种极为罕见的遗传性周围神经系统疾病，以肢体远端皮肤感觉减退、足部反复发生无痛性溃疡为主，目前尚无有效治疗方法，常因并发感染或骨髓炎而就诊于骨科。

7.3　肾上腺脊髓神经病（adrenomyeloneuropathy，AMN）

AMN 是肾上腺脑白质营养不良的一种亚型，脊髓—周围神经病型，可见于 50% 以上的肾上腺脑白质营养不良（adrenoleukodystrophy，ALD）患者，临床以脊髓脱髓鞘病变和肾上腺皮质功能低下为特征，伴或不伴脑脱髓鞘病变。

7.4　巨轴索神经病（giant axonal neuropathy，GAN）

GAN 是一种罕见的常染色体隐性遗传性疾病，由常染色体 16q24.1 上的 GAN 基因突变引起的进行性运动感觉障碍性周围神经病，部分患者伴有中枢神经系统受累和"卷发"征。1972 年，Asbury 等人报道 1 例因进行性肢体无力伴卷发为主要临床表现的患儿，经腓肠神经活检发现部分神经纤维轴索明显增大，并首次提出了 GAN。

7.5　痛觉相关性神经病（pain-related neuropathy）

7.5.1　先天性无痛无汗症（congenital insensitivity to pain with anhidrosis，CIPA）

CIPA 是一种极为罕见的常染色体隐性遗传病，发病机制是 NTRK1 基因突变导致其编码的酪氨酸激酶受体（tropomyosin receptor kinase，TrkA）蛋白功能缺失，导致神经生长因子（nerve growth factor，NGF）依赖性初级传入神经元，包括初级感觉传入纤维（Aδ 和 C 纤维）和自主交感神经节后神经元在发育过程中凋亡，使得背根神经节和皮肤中无髓鞘的神经纤维和薄髓鞘细的神经纤维完全缺失。其主要临床特征包括在任何条件下对伤害性刺激无躲避反应、无汗、反复高热和不同程度智力发育迟缓等。

7.5.2　先天性痛觉丧失综合征（congenital indifference to pain syndrome）

本征为一种染色体隐性遗传性疾病，出生后即有全身痛觉减退或缺失，而温、触觉及深感觉均正常。由于痛觉迟钝或缺失，对外界刺激反应能力差，故经常有软组织或硬组织损伤及其并发症发生。患者智力无障碍，深反射有时阙如，角膜反射消失。发病机制仍不十分清楚，有人认为本病是由于周围感觉神经先天性缺陷。本征无特殊治疗方法，宜加强护理，防止外伤及其并发症。

7.5.3　小纤维病（small fibrosis）

本病是主要累及直径较小的有髓神经纤维和无髓神经纤维的感觉性与自主性周围神经病，其典型症状包括异常疼痛、痛温觉缺失和/或自主神经功能障碍。

7.5.4　反复受累的皮神经疾病（recurrent cutaneous nerve disease）

本病主要是因为反复受压或外伤而引起神经所分布区域感觉异常或疼痛，局部感觉过敏或减退。

7.5.4.1　移行性感觉性神经炎（migrating sensory neuritis）

本病主要表现为游走性的神经痛，可以表现为游走性的、针刺样的疼痛，也可以表现为电流样的感觉，比较严重的会出现电击感、撕裂感以及刀割样的感觉，会伴有蚂蚁爬行的感觉和灼烧样的感觉。这种情况一般由神经发炎引起，糖尿病周围神经病变以及慢性酒精中毒也会造成游走性的神经炎，与维生素 B_1 缺乏有关系。

7.5.4.2　感觉性神经束膜炎（sensory perineuritis，SPN）

SPN 是一种罕见的周围神经病，主要表现为周围神经支配区浅感觉障碍，如感觉减退，感觉消失，感觉过敏，伴疼痛、运动障碍。麻木、疼痛为其突出的临床表现。典型的病理改变为：受累的神经束膜增厚，神经束膜细胞变性坏死，部分神经纤维轴索变性、髓鞘脱失。本病患者具有特殊的临床表现及特异性的病理改变，结合电生理检查，可确诊。

7.6 脊髓小脑性共济失调伴周围神经病（spinal cerebellar ataxia with peripheral neuropathy）

脊髓小脑性共济失调是遗传性共济失调的主要类型，其共同特征是中年发病，呈常染色体显性遗传。临床表现除小脑性共济失调外，还可伴有眼球运动障碍、慢眼运动、视神经萎缩、视网膜色素变性、锥体束征、锥体外系征、肌萎缩、周围神经病和痴呆等。

7.7 Friedreich 共济失调伴周围神经病

Friedreich 共济失调（FA）是常染色体隐性遗传病，临床特点是儿童期起病，表现为进行性共济失调、心肌病、下肢深感觉丧失、腱反射消失，以及锥体束征，常伴骨骼畸形。本病由 Friedreich 于 1863 年首先报道，他认为本病与脊髓变性有关，现已知本病累及多个系统，临床表现复杂多样。

7.8 遗传性痉挛性截瘫伴慢性多发性神经病（hereditary spastic paraplegia with chronic polyneuropathy）

本病临床表现为感觉运动性多发性神经病及皮质脊髓束病变体征，于儿童或青少年期起病，至成年早期不能行走时病变才停止进展。腓肠神经活检呈典型增生性多发性神经病。

7.9 Chediak-Higashi 综合征（Chediak-Higashi syndrome）/小儿先天性白细胞颗粒异常综合征/契—东综合征

本征是 Chediak 和 Higashi 分别于 1952 年和 1954 年发现，故名 Chediak-Higashi 综合征。是常染色体隐性遗传性疾病，多见于近亲结婚的后代。

7.10 多发性周围神经病—眼外肌麻痹—白质脑病—假性肠梗阻综合征（polyneuropathy, ophthalmoplegia, leukoencephalopathy, and intestinal pseudo-obstruction syndrome, POLIP syndrome）

本征临床表现为多发性缓慢加重的感觉和运动障碍的周围神经病、眼外肌麻痹、白质脑病、假性肠梗阻综合征，电生理检查有神经传导速度减慢。

第 4 节　神经皮肤综合征

1　结节性硬化症（tuberous sclerosis complex，TSC）

TSC 是以面部血管纤维瘤为本病特有体征，还表现有癫痫发作，智能减退，部分患者可有肾脏及心脏受累，颅脑 CT 可见到颅内钙化灶及室管膜下结节。

2　多发性神经纤维瘤病（mulitiple neurofibromatosis）

2.1 Ⅰ型神经纤维瘤病

Ⅰ型神经纤维瘤病表现为皮肤色素沉着、多发性神经纤维瘤、眼部损害、骨骼改变、内脏症状等。

2.2 Ⅱ型神经纤维瘤病

Ⅱ型神经纤维瘤病属于常染色体显性遗传，主要症状有前庭及耳蜗神经的症状，表现为眩晕、耳鸣、耳聋，枕额部头痛伴枕大孔区不适等。

3　脑面血管瘤病（encephalotrigeminal angiomatosis）/ Sturge-Weber 综合征/脑三叉神经血管瘤病

1860 年，S Schcrimer 首次描述了 1 例相关病例；WA Sturge 于 1879 年对 1 例同时存在面部、颅脑、眼部病理表现的儿童进行了较为全面的报道；随后 S Kalischer 及 H Cushing 分别于 1897 年及 1906 年证实了面部血管畸形及脑部血管异常间的联系；1922 年，FP Weber 第一次对本病进行了放射线检查，发现该类患者颅内存在大片钙化灶；1936 年，H Bergstrand 首次使用 Sturge-Weber 综合征来命名这类疾病。

本病以一侧面部三叉神经分布区不规则血管斑痣、偏瘫、偏身萎缩、青光眼、眼球突出、癫痫发作和智能减退为特征，可同时合并脑膜/脑内血管畸形。多为散发病例，部分为常染色体显性/隐性遗传。颅脑 CT 检查和 MRI 检查可发现局限性脑萎缩、脑回状钙化等。

4　着色性干皮病（xeroderma pigmentosum，XP）

XP 临床表现为皮肤和眼睛的重度光敏性损伤和进行性神经系统病变。

5　色素失禁症（incontinentia pigmenti，IP，Bloch-Sulzberger syndrome）

本病是一种少见的皮肤色素异常疾病，常伴有眼、牙齿及骨骼系统、毛发和中枢神经系统损害。

6　脱色素性色素失禁症（incontinentia pigmenti achromjans，IPA）

IPA 患者皮肤色素部分可呈条纹状、螺旋状、点片状。

7　鱼鳞癣—癫痫—智能发育障碍综合征（ichthyosis-epilepsy-oligophrenia syndrome）/Rud 综合征（Rud's syndrome）

本征在 1927 年由 Rud 首先报道，属于神经皮肤综合征的一种类型。本征于婴儿期发病，皮肤损害为先天性鱼鳞病，开始于生后不久即有皮肤弥漫潮红、增厚、干裂，呈鱼鳞癣样红皮症（ichthyosis form erythroderma），以后进展为皮肤角化、脱屑，变为暗红色鳞癣。神经系统表现均有不同程度智能发育障碍及形式不一的癫痫发作，并有脑电图异常。此外，可有神经性耳聋、多发性周围神经病和肌肉萎缩，也可有眼睑下垂、斜视、眼球震颤及视网膜变性等症状。全身表现可伴有手足发育小，指（趾）畸形，以及性器官发育不全、侏儒、呆小等症，还可伴有巨细胞型贫血。

8　鱼鳞癣样红皮症—痉挛性截瘫—智力发育不全综合征（ichthyosis-spastic diplegia-oligophrenia syndrome）/Sjögren-Larsson 综合征（Sjögren-Larsson Syndrome，SLS）

本征的皮肤损害与 Rud 综合征相似，神经系统表现除智能发育不全外，另一突出表现是痉挛性两侧瘫痪，本征于 1957 年由 Sjögren 和 Larsson 首先报道。部分病例发现有家族史，属于常染色体隐性遗传。于婴儿期发病，皮肤损害也是先天性鱼鳞病，开始呈鱼鳞癣样红皮症。患者智能发育不全，可为白痴、痴愚或愚鲁等不同表现。神经体征主要为痉挛性截瘫或四肢瘫，可伴有假性延髓麻痹症状，也可出现癫痫及不自主运动。其他表现可以有视网膜色素变性、身材发育矮小、指（趾）发育畸形、牙釉质发育不良等。本征与 Rud 综合征一样，同属神经皮肤综合征中的少见类型。

9　Sneddon 综合征（Sneddon syndrome，SS）

SS 于 1965 年由 Sneddon 报道，是一种罕见的神经皮肤综合征，表现为皮肤网状青斑伴缺血性脑卒中等中枢神经系统症状，是主要累及中小血管的非炎症性闭塞性的罕见全身系统性疾病，临床主要表现为广泛皮肤网状青斑合并局限和良性过程的多发性缺血性卒中事件。

网状青斑（livedo reticularis）特征为皮肤微血管闭塞或高度狭窄使皮肤供血不良，导致皮肤颜色呈青紫色网状样斑，严重时发生皮肤溃疡。

10 神经皮肤黑变病（neuro cutaneous melanosis，NCM）

NCM 为罕见的非家族遗传性神经皮肤综合征的一种，其基本特征为先天性巨大或多发性皮肤色素痣伴中枢系统黑色素细胞增生。诊断标准为：大片或多发的异常先天性色素痣；皮肤色素痣无恶变征象；除神经系统外，其他器官无原发性恶性黑色素瘤。

11 弹性纤维性假黄瘤（pseudoxanthoma elasticum，PXE）

PXE 是一种少见的常染色体隐性遗传性弹力纤维变性疾病，可侵犯人体的许多器官和系统，产生各种不同的临床表现。主要见于皮肤、视网膜、胃肠、心、脑血管系统损害，如脑梗死、颅内出血等。Rigal 在 1881 年首次描述该皮肤损害，1929 年 Groemblad 和 Strandberg 报道了同时出现皮肤和眼损害的 PXE。

12 罗思蒙德综合征（Rothmund syndrome）／罗思蒙德—汤姆逊（Thomson）综合征

本征为一种罕见的神经皮肤综合征性疾病，常为家族性发病，以皮肤鲜红变色为特征，表现为不规则红斑，皮肤萎缩与毛细血管扩张，以面部为突出；或伴有肌肉萎缩，或伴有精神迟滞、发育畸形及内分泌失常。常见于青年性白内障。

13 伊藤黑色素减少症（hypomelanosis of Ito，HI）

HI 皮损的特点为斑点状、条纹状及螺纹状的色素脱失，这种奇形怪状的色素脱失可以发生在身体任何部位的一侧或双侧，约有半数病例并发其他系统疾病。

14 表皮痣综合征（epidermal nevus syndrome）

本征最早由 Solomon 等人于 1968 年提出，将表皮痣皮损并发皮肤以外的任一系统、任一器官的畸形或异常统称为表皮痣综合征，包括皮肤、眼、神经、骨骼、心血管及泌尿生殖系统等的畸形或异常。15%~50%伴有神经系统异常，如癫痫发作、脑水肿、脑积水、脑钙化、脑膨出、智力发育迟缓、轻偏瘫、脑血管意外以及皮质性盲、神经性耳聋等症状。

15 史蒂文斯—约翰逊综合征/Stevens-Johnson 综合征（Stevens-Johnson syndrome，SJS）/中毒性表皮坏死松解症（toxic epidermal necrolysis，TEN）

Stevens 和 Johnson 于 1922 年首先报道本病，故本病被命名为 Stevens-Johnson 综合征（Stevens-Johnson syndrome，SJS），SJS 也被称为中毒性表皮坏死松解症（toxic epidermal necrolysis，TEN），该病绝大多数是由药物引起的一种严重的皮肤黏膜反应，以患者皮肤出现水疱及泛发性表皮松解为特征，可伴有多系统受累，好发于早春和冬季，以 20~40 岁居多。SJS 及 TEN 代表了一组疾病谱，SJS 为轻型（表皮松解面积＜10%体表面积），TEN 为重型（表皮松解面积＞30%体表面积），介于两者之间为重叠型 SJS-TEN（表皮松解面积达 10%~30%体表面积）。

前驱症状为非特异性上呼吸道感染，伴发热、咽痛、畏寒、头痛、关节痛、呕吐、腹泻和无力。皮肤黏膜损害突然出现，皮疹多形性，有红斑、丘疹、风团、水疱、大疱和紫癜。皮损分布于身体任何部位，除发生在掌跖、手背、四肢伸侧外，常累及躯干和面部。黏膜损害广泛而严重，除累及口腔、眼、肛周和外阴部外，还可累及鼻、咽喉部黏膜及呼吸道、消化道、泌尿生殖道黏膜。该病是一种系统性疾病，可累及内脏，引起相应症状。肾损害时可有血尿、蛋白尿，严重者发生肾小管坏死和肾衰竭；肝损害者氨基转移酶升高，也可有淋巴结增大、心动过速、低血压、癫痫发作和意识障碍等。

16　局灶性真皮发育不良

本病为中胚叶与外胚叶结构广泛发育障碍，会产生进行性广泛性皮肤和骨骼缺陷的综合征。病因尚不清楚，有人认为本病属常染色体显性遗传，其遗传形式类似于色素失禁症，多见于女性。

临床表现为皮肤、骨骼、齿、毛、甲等异常。①皮肤：由于真皮发育不良，形成境界清楚的皮肤变薄。有表皮凹陷区。在有些部位，脂肪可由真皮缺陷部位向外突出，形成脂肪疝，呈柔软的黄色结节，线状排列。在臀、股、腋部还可看到线状或蛇行排列的褐色斑，呈网或筛状萎缩，毛细血管扩张的红斑，有如皮肤异色病改变，有些患者在出生时某些部位的皮肤可完全阙如，像先天性皮肤再生不良。另一特征性表现在唇、肛门、阴道出口周围有小的红色进行性发展的乳头状瘤，很易被误诊为尖锐湿疣。其他皮肤表现还可有风团、皮肤划痕征、水疱、跖部角化、嘴角周围放线状沟纹、出汗异常、光敏等。②骨骼：最常见的是指（趾）骨的改变，缺指或并指，如龙虾爪。脊柱也常累及，如侧凸、后凸、腰椎骶骨化、脊柱裂等，也可呈右锁骨发育不全、头颅发育不对称等，一般骨骼结构发育不良常伴其伴随的皮肤也发育不良。X 线有特征性表现，在长骨干骺端呈现条纹状改变及耻骨联合变宽，有诊断价值。③牙齿：齿发育不良，表现为数量及形态异常，如齿较小、生长较慢、牙齿变形、缺齿等。④毛发和甲：毛发常稀少且易脆裂，在皮肤严重萎缩和发育不良区，毛发可完全阙如。耻骨及两腋部可见斑状脱毛区，可有缺甲、甲结构异常、营养不良而呈匙状甲、沟状甲等。⑤其他：眼常受累，虹膜、睫状体、视网膜或全眼球缺陷是特征性的。偶有小眼球或一侧眼不发育，泪管异常，眼外肌病变。耳朵变形，耳软骨缺陷，可伴耳聋。约有 1/3 病例身材矮小，精神发育迟缓。此外，心、肾、中枢神经系统损害也可见到。

17　基底细胞痣综合征（basal cell nevus syndrome）/下颌囊肿—基底细胞瘤—骨畸形综合征/多发性囊性肿瘤病/Ward 综合征/Gorlin-Goltz 综合征/Hermans-Horzberg 综合征/遗传性皮肤下颌多肿瘤病/基底细胞母斑综合征/多发性基底细胞痣综合征（multiple basal cell nevus syndrome）/痣样基底细胞癌综合征（nevoid basal cell carcinoma syndrome）/痣样基底细胞瘤综合征（nevoid basalioma syndrome）

本征为常染色体显性遗传，累及多种器官。本病特征为手掌和足底有表浅的痘凹，于婴儿期或儿童期在头、面、颈部出现多发的固体性或囊性肿瘤，一些病人有精神发育迟缓、额顶部隆凸、眼间距过宽和脊柱后侧凸。

18　心—面—皮肤（cardio-facio-cutaneous，CFC）综合征

CFC 综合征是由 Reynolds 等人于 1986 年首次报道的一种常染色体显性遗传病，患者通常具有典型的面部特征，包括额头高、双颞部收缩、眶上嵴发育不全、眼睑裂下移、鼻梁凹陷等，还可有心脏缺陷，其中最常见的是肺动脉狭窄、房间隔缺损和肥厚型心肌病，以及毛发和皮肤的外胚层异常。除此之外，CFC 综合征患者也可能有肌肉、骨骼、视力、听力、淋巴、胃肠道和肾脏功能异常。目前为止，研究发现 CFC 综合征患者可合并存在许多轻至重度的神经系统并发症，较常见的有肌张力过低、发育迟缓、学习功能障碍、癫痫等。

19　手足综合征

本征是指手掌、足底感觉迟钝或化疗引起的肢端红斑，是一种皮肤毒性（中位出现时间为 79 天，范围在 11~360 天），主要发生于受压区域。肿瘤病人在接受化疗或分子靶向治疗的过程中可出现此征。手足综合征的特征表现为麻木、感觉迟钝、感觉异常、麻刺感、无痛感或疼痛感，皮肤肿胀或红斑，脱屑、皲裂、硬结样水疱或严重的疼痛等。

第 5 节　遗传代谢病

1　氨基酸和有机酸代谢病

1.1　苯丙酮尿症（phenylketonuria，PKU）

PKU 也称为苯丙酮酸尿，是由于苯丙氨酸代谢途径中，酶缺陷所导致的较为常见的一种常染色体隐性遗传性疾病，在 1934 年因 Foiling 最早发现病人尿中含有大量的苯丙酮酸而得名。1947 年 Jervis 对病人进行苯丙氨酸负荷实验，揭示 PKU 发病的生化基础是肝脏苯丙氨酸代谢障碍。1953 年，德国的 Bickel 首先报道用低苯丙氨酸奶粉治疗 PKU 病人获得成功。1963 年 Guthrie 开展了 PKU 新生儿筛查，1983 年 Woo 克隆了 PKU 的致病基因苯丙氨酸羟化酶基因，为基因诊断和产前诊断提供了检测方法和手段。

患儿出生时大多数临床表现正常，在新生儿期无明显特殊的临床症状，部分患儿可能出现喂养困难、呕吐、易激惹等非特异性症状。未经治疗的患儿 3~4 个月后逐渐表现出智力、运动发育落后，头发由黑变黄，皮肤白，全身和尿液有特殊鼠臭味，常有皮肤湿疹。随着年龄增长，患儿智力落后越来越明显，年长儿约 60% 有严重的智能障碍。2/3 患儿有轻微的神经系统体征，如肌张力增高、腱反射亢进、小头畸形等，严重者可有脑性瘫痪。约 1/4 患儿有癫痫发作，常在 18 个月以前出现，可表现为婴儿痉挛性发作、点头样发作或其他形式的癫痫发作。约 80% 患儿有脑电图异常，异常表现以癫痫样放电为主，经治疗后血苯丙氨酸浓度下降，脑电图也明显改善。PKU 患者除了影响智能发育外，可出现一些行为、性格的异常，如忧郁、多动、自卑、孤僻等。

Thompson 等人根据颅脑 MRI 表现将苯丙酮尿症患者脑部病变分为以下 6 级：① 0 级，颅脑 MRI 检查未发现明显异常；② 1 级，脑室旁微小的孤立性白质病变（直径<5mm）；③ 2 级，脑室旁微小的孤立性白质病变（直径<5mm）伴有不多于 30% 的顶枕部白质有弥漫性病变；④ 3 级，脑室旁中等大小的孤立性白质病变（直径 5~10 mm）和 30%~50% 的顶枕部白质弥漫性病变并可伴有透明隔发育不良；⑤ 4 级，脑室旁中等大小的孤立性白质病变（直径 5~10mm）和 50%~75% 的顶枕部白质弥漫性病变可伴有透明隔发育和/或胼胝体发育不良；⑥ 5 级，脑室旁中等大小的孤立性白质病变（直径 5~10mm）和 75% 以上的顶枕部白质弥漫性病变可伴有透明隔和/或胼胝体的发育不良。颅脑 MRI 检查在显示脑内钙化及合并脑小畸形时的颅骨改变方面不如颅脑 CT 检查，但对脑白质的各种病变的显示明显优于颅脑 CT 检查。

新生儿筛查即是通过测定血苯丙氨酸含量，血浆苯丙氨酸浓度持续在 120~360 μmol/L（2~6 mg/dL）的新生儿，即要高度警惕是否为 PKU 患者，血检可使 PKU 患儿在临床症状尚未出现之前得以早期诊断、早期治疗，避免智能落后的发生。PKU 是第一种可通过低苯丙氨酸饮食或抑制苯丙氨酸合成的药物进行临床治疗的遗传代谢病。开始治疗的年龄越小，预后越好，如能在新生儿期开始治疗，智能及体格发育可接近健康人，很多患者已经正常就学、就业、结婚和生育。晚治疗的患者多有不同程度的智力损害，3~5 岁治疗者，可减轻癫痫发作和行为异常，智能障碍可有部分改善。

1.2　其他苯丙氨酸和酪氨酸代谢病

1.2.1　高苯丙氨酸血症（hyperphenylalaninemia，HPA）

HPA 是指由于苯丙氨酸代谢途径中酶缺陷，导致血液苯丙氨酸（Phe）水平增高，血苯丙氨酸浓度高于 120μmol/L 且血苯丙氨酸与酪氨酸（Tyr）比值（Phe/Tyr）>2.0，呈常染色体隐性遗传。高苯丙氨酸血症可分为苯丙氨酸羟化酶缺乏症和四氢生物蝶呤缺乏症两种，前者新生儿期大多没有症状，出生 3~4 个月后逐渐出现症状。其中典型症状有：皮肤颜色变浅，头发变黄，尿液、汗液有鼠臭味等。随着年龄的增长，患儿可逐渐出现智力发育迟缓、小头畸形、癫痫发作等，还可有行为、性格、认知等异常；后者在新生儿期也多无症状，出生 1~3 个月后可出现与苯丙氨酸羟化酶缺乏症相似的皮肤颜色变浅、头发颜色变黄、尿液等有鼠臭味等，还可出现失眠或嗜睡、运动障碍、吞咽困难、口水增多、肌张力减低、眼震颤、反应迟钝、严重智力发育迟缓等。

1.2.2　四氢生物蝶呤缺乏症（tetrahydrobiopterin deficiency，THBD）/异型苯丙酮尿症

本病属于常染色体隐性遗传病，患者体内四氢生物蝶呤合成或代谢途径中某种酶有先天性缺陷，导致苯丙氨酸代谢障碍，影响脑内神经递质 5 的合成，出现严重的神经精神损害。患儿早期无特异性症状与体征，临床诊断困难。与苯丙氨酸羟化酶缺乏症导致的高苯丙氨酸血症相比，患儿多自婴儿期开始出现惊厥、发育落后、吞咽困难、肌张力低下或亢进，抵抗力较差，易感染；至幼儿或儿童期仍然不能独坐、站、立、行走，全身瘫软，智力发育严重障碍等。

1.2.3　酪氨酸血症（tyrosinemia）

本病是一种罕见的常染色体隐性遗传代谢病，由于酪氨酸降解障碍导致脑、肝、肾、骨骼等多脏器损害。急性 I 型患者在出生后几天至几周内发病，主要临床表现是急性肝功能衰竭，黄疸，厌食，出血倾向，呕吐，皮肤苍白，生长缓慢，肝肿大。病情进展迅速，如果未接受治疗，多在 1 岁内死亡。亚急性型和慢性型患者一般在 6 个月至 2 岁发病，出现肝、肾及神经损害，一些患儿合并佝偻病、角弓反张等。II 型患者以眼症状为主要特征，出生后数月出现流泪、畏光和结膜充血等症状，继而出现角膜溃疡和混浊、眼球震颤等，同时手掌和足底出现水疱、溃疡和过度角化，1 岁以后智力和发育障碍。III 型患者一般无症状，也可以出现轻度的精神发育迟缓、痉挛和共济失调等症状。

1.2.4　酪氨酸氨基转移酶（tyrosine aminotransferase）缺乏症

本病患儿可出现严重的精神发育迟滞、小脑畸形、掌趾部皮肤角化和角膜营养不良等症状。

1.3　枫糖尿症（maple syrup urine disease，MSUD）

MSUD 是一种常染色体隐性遗传病，由于分支酮酸脱羧酶的先天性缺陷，致使分支氨基酸分解代谢受阻，因患儿尿液中排出大量 α-酮-β-甲基戊酸，带有枫糖浆的香甜气味而得名。本病主要侵犯神经系统，多表现为进行性脑损害症状，是引起小儿智能低下的重要原因，病情严重者可发生惊厥、瘫痪或严重代谢紊乱。

1.4　其他有关的支链氨基酸代谢病

1.4.1　高血缬氨酸血症（hypervalinemia）

本病的临床表现与枫糖尿症相似，也有难喂养、呕吐，不能吸乳等特点，但是并不嗜睡，而且经常出现眼震，和枫糖尿症不同。

1.4.2　异戊酸血症（isovaleric acidemia）

本病的临床特点是患儿全身有特异的"干奶酪"或"汗脚"的气味，并表现有发作性酸中毒和昏迷。

1.4.3　β-羟基异戊酸和 β-甲基丁烯酰甘氨酸尿（β-hydroxyisovaleric/β-melhylcrotonyl glyc-inuria）

本病的临床表现为出生后 2 周左右出现上下肢肌张力低，运动发育迟滞。

1.4.4　α-甲基-β-羟基丁酸尿症（α-methyl-β-hyclroxybutyric aciduria）

本病的临床表现为反复发作的代谢性酸中毒和智能发育迟滞，严重的病例可伴有意识障碍。

1.5　Hartnup 病

本病有明显的皮疹和小脑症状，具有类似糙皮病的皮疹、小脑性共济失调和精神发育迟滞等症状，

临床表现差异很大。

1.6　其他色氨酸代谢病

1.6.1　色氨酸尿症（tryptophanuria）

本病的临床特点为体型矮小，智能发育迟滞，伴有小脑性共济失调，皮肤光敏性增强等。

1.6.2　羟基犬尿氨酸尿症（hydroxykynureninuria）

本病的临床表现为精神发育迟滞，伴有肝脾肿大、黄疸、溶血性贫血和口腔黏膜炎症等。

1.7　高胱氨酸尿症/同型胱氨酸尿症（homocystinuria）/假性马方综合征

本病首先由 Carson 和 Neill 以及 Gerritsen 等人于 1962 年分别报道。本病由 CBS（cystathionine-beta-synthase）基因（胱硫醚合成酶基因）突变所致，是常染色体隐性遗传性的硫代谢紊乱性疾病。主要在出生后前 20 年或 40 年以高氨酸尿症、近视、晶状体异位、智力低下、骨骼异常（类似于马方综合征）和血栓栓塞事件为临床特征。除脑卒中事件外，还可表现为外周静脉血栓形成、肺栓塞、外周动脉闭塞、心肌梗死等血管事件。

1.7.1　MTHFR（甲基四氢叶酸还原酶）缺乏型高胱氨酸尿症

本病为 MTHFR（methylenetetrahydrofolate reductase）基因突变所致，属于常染色体隐性遗传，该病发病年龄可从新生儿到成年，2/3 的患者是女性。临床上可表现为脑卒中症状、精神障碍、步态异常、感觉异常、癫痫、小头畸形、肌无力，还可见不同时期巨幼细胞增生、巨幼细胞性贫血、全血细胞减少、高胱氨酸血症、高胱氨酸尿症。

1.7.2　甲基丙二酸尿症伴同型胱氨酸尿症

本病为 MMACHC（metabolism of cobalamin associated C）基因突变所致，属于常染色体隐性遗传，甲基丙二酸血症是一种常见的有机酸血症。甲基丙二酸血症合并同型半胱氨酸血症的临床特征以神经系统症状为主，尤其是脑损害大多位于双侧苍白球。部分患儿伴巨幼红细胞性贫血、粒细胞及血小板减少，严重时出现骨髓抑制。

1.8　其他含硫氨基酸代谢病

1.8.1　胱硫醚尿症（ystathioninuria）

本病的临床表现有很大的差异，常见精神发育迟滞、行为异常、骨骼畸形（肢端肥大）、血小板减少和代谢性酸中毒等。

1.8.2　同型甲硫氨酸血症（homomethioninemia）

本病患儿出生后 2 个月内表现出易激惹、躁动，并逐渐出现嗜睡、抽搐，患儿的体表常有类似于煮卷心菜的气味。

1.8.3　甲硫氨酸吸收不良综合征/干蛇麻尿症（oasthouse urine disease）

本病特点是从婴儿期起病，智能发育迟滞，全身毛发纤细而色淡，伴有发作性呼吸快、发热、抽搐、水肿和全身伸直型痉挛状态。

1.8.4　钼辅因子（molybdenum-cofactor）缺乏症

本病的临床表现有智能低下、眼晶状体脱位和头面部形态畸形、肌张力异常等。

1.9　高血氨症（尿素循环代谢病）

1.9.1　氨基甲酰磷酸合成酶（carbamylphosphatesynlhelase，CPS-I）缺乏症

本病患儿常出现呕吐、嗜睡、全身肌张力低、抽搐、脱水及酸中毒等症状。

1.9.2　鸟氨酸氨甲酰基转移酶（ornithine transcarboxylase，OTC）缺乏症

本病的临床表现与第 I 型相似，但起病较晚。年龄较大的女孩则表现为间歇性高血氨，仅在摄入过量的蛋白质以后才出现呕吐等症状。

1.9.3 瓜氨酸血症（citrullinemia）

经典的 I 型（type 1 citrullinemia，CTLN1）多从出生后不久即发生高血氨症状，包括频繁呕吐、全身性抽搐、运动和精神发育迟滞等，大都在婴儿期死亡。

成人 II 型瓜氨酸血症（adult-onset type II citrullinemia，CTLN2）是由 SLC25A13 基因突变导致的神经遗传代谢病，为常染色体隐性遗传病。CTLN2 最早由日本学者报道，在东亚地区更多见。该基因位于染色体 7q21.3，日本、中国、泰国等亚洲国家最常见的突变类型为 c.851-854del 突变，其次为 c.IVS11+1G>A、c.IVS6+5G>A、c.S225X 等突变。

1.9.4 精酰琥珀酸尿症（argininosuccinic aciduria）

本病的特点是精神发育迟滞，并伴有抽搐，间歇性共济失调，全身肌张力低下和肝肿大。

1.9.5 高鸟氨酸血症（hyperornithinemia）

本病的临床表现为婴儿期喂养困难，精神和运动发育迟滞，与高血氨症第 I 型相似，但常有肌阵挛性癫痫发作，而且症状时轻时重，有些患儿并伴有出血性倾向。

1.9.6 高精氨酸血症（argininemia）

本病的特点是婴儿期抽搐，智能发育迟滞，并伴发作性呕吐。

1.9.7 二碱基氨酸尿症（dibasic aminoaciduria）

本病的临床表现有生长发育停滞、喂养困难、对蛋白质摄入不能耐受等。

1.9.8 继发性高血氨症

本病是由于全身其他疾病而引起的高血氨症。

1.9.9 高鸟氨酸血症—高氨血症—同型瓜氨酸尿症（hyperornithinaemia-hyperammonaemia-homocitrullinuria Syndrome，HHHS）

HHHS 是由位于 13q14 染色体上编码线粒体鸟氨酸转运蛋白的 SLC25A15 基因突变引起的一种常染色体隐性遗传病，因鸟氨酸转移蛋白 1 缺乏，导致尿素循环功能障碍。HHHS 是一种具有高度临床异质性的疾病，轻型临床表现为学习困难和轻微神经系统受累症状，重型表现为昏迷、嗜睡、肝病体征和癫痫发作。新生儿期发病的患者临床症状严重，但没有证据表明发病年龄与疾病严重程度之间存在直接关系。

1.10 其他氨基酸代谢病

1.10.1 脯氨酸代谢病

1.10.1.1 高脯氨酸血症（hyperprolinemia）

本病的临床表现为先天性肾脏发育异常、血尿、氮质血症，伴有精神发育迟滞、抽搐和神经性耳聋等。

1.10.1.2 羟脯氨酸血症（oxoprolinuria）

本病的临床特点以智能发育迟滞为主，偶见身材矮小、斜眼等症状，其他异常少见。

1.10.1.3 Joseph 综合征/亚氨基甘氨酸尿症（iminoglycinuria）

本病的临床特点是新生儿期间出现全身性严重抽搐，智能发育明显迟滞。

1.10.1.4 脯氨肽酶（prolidase）缺乏症/氨酰基脯氨酸二肽酶（amjnoacyl-proline dipeptidase）缺乏症

脯氨肽酶缺乏症是一种常染色体隐性遗传病。85% 的患者有皮肤损害，主要表现为斑丘疹慢性顽固性溃疡、紫癜、皮肤变薄、类人猿掌纹及毛周角化等。其他还可有视觉障碍、鼻中隔缺损以及智力障碍等。

1.10.2　赖氨酸代谢病

1.10.2.1　高赖氨酸血症（hyperlysinemia）

本病的临床表现有精神运动发育停滞、身材短小，伴全身肌张力减低及婴儿期抽搐等。

1.10.2.2　赖氨酸尿性蛋白不耐症（lysinuric protein intolerance）

本病的临床表现有发作性呕吐或腹泻、不易喂养、肝脾肿大、肌肉消瘦无力，有时还伴有精神发育迟滞等症状。

1.10.2.3　羟赖氨酸尿症（hydroxlysinuria）

本病的患儿可表现为精神发育迟滞和伴发尿内出现大量的羟赖氨酸，其尿中含量可达每日50mg以上，但血浆中含量很少。

1.10.3　组氨酸代谢病

1.10.3.1　组氨酸血症（histidinemia）

本病是一种罕见的常染色体隐性遗传病，患者体内组胺酸酶缺乏活性，使组胺酸代谢受到阻碍，无法转变成犬尿酸（尿刊酸），导致血中组胺酸上升。部分的患者只有高组胺酸的现象，而没有其他症状；少数患者则可能有智力障碍与语言方面的问题，但目前认为这些患者的智力障碍可能与此症无关。

1.10.3.2　咪唑丙烯酸酶（imidazole-acrylase，urocanase）缺乏症

本病的患儿精神发育迟滞，尿内出现大量的咪唑丙烯酸等咪唑类化合物。

1.10.3.3　亚胺甲基转移酶（formiminotransferase）缺乏症

本病由于患儿体内缺乏亚胺甲基转移酶，血中的叶酸盐浓度比正常的儿童高。尿的三氯化铁试验也可呈灰绿色阳性反应。

1.10.4　甘氨酸和丙氨酸代谢病

1.10.4.1　高丙氨酸血症（hyperalaninemia）

本病的临床表现有间歇性共济失调或舞蹈—手足徐动症，有些患儿可出现抽搐和智能发育迟滞。

1.10.4.2　高 β-丙氨酸血症（hyper-β-alaninem）

本病的临床表现为新生儿期间出现嗜睡和顽固的全身性癫痫。

1.10.4.3　酮症性高甘氨酸血症（ketotic hyperglycinemia）

本病在新生儿或婴儿早期发病，表现为明显的精神发育迟滞，可有呕吐、阵发性嗜睡、呼吸急促、昏迷、肌张力增高和呼吸困难等症状。

1.10.4.4　非酮症性高甘氨酸血症（non-ketotic hyperglycinemia）

本病患儿的临床表现有喂养困难、精神发育迟滞、抽搐和痉挛性瘫痪等。

1.10.4.5　高肌氨酸血症（hypersarcosinemia）

本病的临床表现有严重的智能缺损，新生儿期出现运动功能发育迟缓、肌张力增高和震颤。

1.10.4.6　肌肽血症（carnosinemia）

本病的特点是从婴儿期开始精神发育迟滞，多伴有肌阵挛性抽搐或全面性癫痫大发作。

1.10.4.7　酵母丙氨酸尿症（saccharopinuria）

本病的患者表现为身材矮小、中度或轻度的智能低下，或伴有痉挛性肢体瘫。

1.10.5　γ-氨基丁酸（GABA）代谢病

1.10.5.1　GABA 转氨基酶（GABA-T）缺乏症

本病的患者表现为精神发育迟滞、四肢腱反射亢进，同时体型常比较高大。

1.10.5.2 琥珀酰半醛脱氢酶（succinic semialdehyde dehydrogenase）缺乏症

本病的患者可出现精神发育迟滞、全身肌张力低下和小脑性共济失调等症状。

1.10.5.3 吡哆醇依赖症（pyridoxine dependency）

本病的特点是新生婴儿出现持续性抽搐，使用各种抗惊厥药物都无效。

1.11 有机酸代谢病

1.11.1 丙酸血症（propionic acidemia）

详见第 6 章第 5 节 8.2。

1.11.2 甲基丙二酸血症（methyimalonic aciduria，MMA）/甲基丙二酸尿症（methylmalonic aciduria）

本病是国内先天性有机酸代谢异常中最常见的疾病，根据酶缺陷的类型分为甲基丙二酸辅酶 A 变位酶缺陷（methylmalonyl coenzyme A mutase）及其辅酶维生素 B_{12}（钴胺素）代谢障碍两大类，迄今共发现 10 个亚型，其中钴胺素代谢障碍有 cb1A、cb1B、cb1C、cb1D、cb1F 及 cb1H 6 个亚型。cb1A、cb1B 及 cb1H 缺陷型仅表现为 MMA，称为单纯性 MMA；cb1C、cb1D 和 cb1F 缺陷型则表现为 MMA 伴同型半胱氨酸血症，故称为合并型 MMA。除 cb1X 型为 X 连锁遗传以外，其余 9 种亚型均为常染色体隐性遗传。MMA 患儿临床表现个体差异较大，神经系统症状包括智力和运动障碍、脑性瘫痪以及癫痫等。发病年龄越早病情越重，重者于新生儿期发病死亡，轻者可晚至成年发病。MMA 常因发热、饥饿、高蛋白饮食、感染等诱发代谢性酸中毒急性发作，若不能及时诊治，猝死率极高。

1.11.3 戊二酸尿症（glutaric aciduria，GA）

GA 是一种少见的常染色体隐性遗传的先天性代谢疾病。首例是 1975 年由 Goodman 等人报道，国外发病率 1/40000。随着尿有机酸的筛查，该病逐渐被国内医务人员所认识。其发病机理是：赖氨酸、羟赖氨酸、色氨酸代谢过程中的关键酶——戊二酸-CoA 脱氢酶缺乏，导致戊二酸堆积。该病分为两型：①Ⅰ型，戊二酸-CoA 脱氢酶缺乏导致赖氨酸和色氨酸分解代谢异常，有毒的代谢中间产物（如戊二酸）堆积在血液与组织中并排泄到尿液，通过气相色谱-质谱串联分析尿液可检出有毒代谢产物，本型用大剂量维生素 B 治疗效果好；②Ⅱ型，脂肪酸氧化障碍、能量代谢障碍，也称为线粒体肌病，属于乳酸中间代谢病。

1.11.4 高乳酸血症（lactic acidemia）/先天性乳酸中毒（congenital lactic acidosis）

本病患儿于出生后不久，即发现有间歇性呼吸快，并伴有全身肌张力低、抽搐等症状。

1.11.5 α-甲基乙酰乙酸尿症（a-methyl-acetoacetic aciduria）

本病临床表现有反复发作的酸中毒和酮症中毒、呕吐，常见低血糖，尿内出现大量的甲基乙酰乙酸。

1.11.6 Lowe 综合征/小儿眼—脑—肾综合征（oculo-cerebro-renal syndrome）

本征于 1952 年 Lowe 首次报道，是一种罕见的隐性遗传病。临床上以先天性白内障、智能低下以及肾小管酸中毒为特点，男性多见，出生时缺陷即存在，但症状多出现在婴儿期或更晚。眼、脑、肾病变也可分别出现在不同年龄，由此导致诊断困难。

1.11.7 α-酮基己二酸尿症（α-ketoaclipic acicluria）

本病的患儿的表现有生长发育迟滞，同时有新生儿型抽搐或鱼鳞癣样皮疹，以后可出现代谢性酸中毒。

1.11.8 高哌啶酸血症（hyperpipecolatemia）

本病的临床表现为精神和运动发育迟滞、全身肌张力低下、视力减退、眼底视网膜色素沉着、眼震、头部和上肢震颤，以及出现锥体束征等。

1.11.9 生物素酸酐酶（biotinidase）缺乏症

本病的临床表现有耳聋、全身肌张力低下、共济失调、视神经萎缩、周围神经病。

1.11.10 全羧化酶合成酶（holocarboxylase synthetase）缺乏症

本病的临床表现有严重的酸中毒，并出现嗜睡、全身肌张力低下、抽搐、心动过速等。

1.11.11 亚急性坏死性脑脊髓病（Leigh 综合征）

详见第 11 章第 6 节 1.1.1。

1.11.12 4-羟丁酸尿症（4-hydroxybutyric aciduria）

本病是由于琥珀酸半醛脱氢酶缺陷导致的一种罕见的遗传性代谢病，属于常染色体隐性遗传。主要临床表现有运动、智力、语言发育迟缓或障碍，肌张力低下，共济失调，多动，抽搐等，其他表现还有幻觉、反射减弱、攻击行为、自伤行为、运动功能亢进、大头畸形、红肌纤维溃烂性肌病等。患儿可出现早产，新生儿期表现为吮吸减少、呼吸困难、低血糖等症状。

1.11.13 甲羟戊酸尿症（mevalonic aciduria）

本病是由甲羟戊酸激酶缺损引起的胆固醇合成代谢障碍性疾病，遗传方式为常染色体隐性遗传，临床表现以神经运动发育迟缓、肌张力低下为主征，逐渐出现智力落后、发音障碍等小脑萎缩的表现。尿中出现大量的甲羟戊酸是此病诊断的重要参考指标。

1.11.14 N-乙酰天冬氨酸尿症（N-acetylaspartic aciduria）/天冬氨酰葡萄糖胺尿症

本病多数在幼儿时期即发病。典型症状包括：①感染，多数病人在幼儿期即出现上呼吸道感染、皮肤感染和肠道感染，并引起腹泻；②智力和运动发育障碍，可导致身材矮小、运动笨拙、语言障碍、智力低下、面容粗笨，呈黏多糖贮积症 I 型样特征，表现为面颊明显内陷、鼻梁塌陷和短颈；③皮肤症状，约半数病例有较大的皮肤痣、光感性色素沉着及酒糟鼻等皮损；④精神症状，多数病例可有精神症状，表现为攻击性和反常行为、狂躁抑郁性精神病等。

1.11.15 L-2-羟戊二酸尿症（L-2-hydroxyglutaric aciduria，L-2-HGA）

本病是一种罕见的常染色体隐性遗传神经代谢障碍性疾病，智力发育迟滞、抽搐发作和共济失调是 L-2-HGA 的常见临床表现，颅脑 MRI 示双侧大脑皮质下白质、基底核和小脑齿状核对称性异常信号是本病的特征性影像学表现，尿 2-羟基戊二酸水平显著升高是本病的基本特点，基因诊断应作为确诊本病的金标准，大剂量维生素 B_2 和左旋肉碱治疗可能对部分病例有效。

1.11.16 D-2-羟戊二酸尿症（D-2-hydroxyglutaric aciduria，D-2-HGA）

本病是一种罕见的常染色体隐性遗传神经代谢障碍性疾病，严重的 D-2-HGA 可导致新生儿或婴儿早期发生脑病，伴严重癫痫、肌张力低下、视力障碍、无或极少发育。婴儿经常易怒和嗜睡，可出现阵发性呕吐，吸气性喘鸣，呼吸困难和暂停，大头症与小头症均可发生，轻度面部畸形，重症患者常于新生儿期和婴幼儿期死亡。

1.11.17 原发性高草酸尿症（primary hyperoxaluria，PH）

PH 是一种罕见的以乙醛酸盐代谢障碍为特点的常染色体隐性遗传疾病，由 Lepoutre 在 1925 年首次报道，根据缺陷酶种类的不同，PH 分为 PH1、PH2、PH3 三型。PH1 为最常见的类型，但目前国内关于 PH1 的病例报道仍较少。

主要表现为腰痛、腰酸、泌尿系统感染、血尿、多尿、低比重尿、慢性肾衰竭等泌尿系统症状，此外还可累及骨骼（骨痛、骨钙化、骨关节畸形、病理性骨折）、心脏（心肌病、传导阻滞、低血压）、血管（弥散性闭塞性血管病灶、肢体坏疽）、神经系统（周围神经病变、单神经炎、多神经炎）、皮肤（皮肤溃烂、网状青斑）、视网膜、肝脏（实质和血管）、睾丸、淋巴结等。

1.11.18 其他有机酸代谢病

其他有机酸代谢病的临床表现也是以精神发育迟滞为主，以及伴有不同部位的神经系统损害，同时出现程度不等的酸中毒症状。

2　溶酶体病（lysosomal disease）/溶酶体贮积病（lysosomal storage disease）/先天性溶酶体病（congenital lysosomal disease）

溶酶体是细胞中富含多种高浓度酸性水解酶的泡状细胞器，主要负责细胞内各种物质的分解和消化。溶酶体病是指因溶酶体功能异常所引起的各种疾病，常特指先天性溶酶体病（congenital lysosomal disease），即因基因突变而先天缺乏某种溶酶体酶所导致的一类代谢性遗传病。患者因酶缺失或酶结构缺陷，细胞中相应的底物无法水解，便被贮存、堆积在溶酶体中，包括鞘脂代谢病、黏多糖贮积病、黏脂贮积病、寡糖苷贮积病、糖原贮积病Ⅱ型/蓬佩病等。

2.1　鞘脂代谢病（neurosphingolipidosis）

2.1.1　黑蒙性痴呆（amaurotic idiocy）

本病初起时患儿对声、光或触觉刺激较敏感，以后则逐渐变得易激惹，或出现跳跃样肌阵挛。

2.1.2　鞘磷脂贮积病（sphingomyelinosis）/Niemann-Pick 病

本病是因鞘磷脂缺乏或活性降低，造成全身性鞘磷脂沉积，并以网状内皮系统和神经系统受累为突出的一组疾病。最初由 Niemann 于 1914 年和 Pick 于 1927 年报道，又称 Niemann-Pick 病。临床可分为 4 型：A 型，急性神经型或典型婴儿型；B 型，慢性婴儿型或内脏型；C 型，亚急性少年型；D 型，成年型。其中以 A 型最常见，约占本病的 85%。

A 型患者多于出生后 3~6 个月内起病，表现为生长发育迟滞、先天愚型面容、肝脾明显肿大伴间歇性黄疸。神经系统症状以进行性智能减退和运动障碍为主。运动障碍早期为弛缓性瘫痪，晚期为痉挛性瘫痪，常伴有眼震、眼肌麻痹、失明、失聪及不同形式的癫痫发作，最终发展为痴呆状态。半数病例眼底黄斑部有樱桃红点。实验室检查，A 型患者常见血清胆固醇或磷脂总量明显升高，骨髓和肝活检若发现 Niemann-Pick 细胞，则具有诊断意义。此外，组织内鞘磷脂酶活性测定也有重要的诊断价值。

2.1.3　葡萄糖脑苷脂贮积病（glucocerebrosidosis）/戈谢病（Gauchers disease，GD）

本病于 1882 年由 Gaucher 首先描述，是一种家族性糖脂代谢疾病，为染色体隐性遗传。由于葡萄糖脑苷脂酶缺乏的程度不同，临床表现会存在较大的差异。主要表现：生长发育落后于同龄人，甚至倒退；肝脾进行性肿大，尤以脾大更明显，出现脾功能亢进、门脉高压；骨和关节受累，可见病理性骨折；皮肤表现为鱼鳞样皮肤改变，暴露部位皮肤可见棕黄色斑；中枢神经系统受侵犯时出现意识改变、语言障碍、行走困难、惊厥发作等；肺部受累时出现咳嗽、呼吸困难、肺动脉高压；眼部受累时表现为眼球运动失调、水平注视困难、斜视等。

2.1.4　球形细胞脑白质营养不良（globoid cell leukodystrophy，GLD）/ Krabbe 病（Krabbe disease，KD）

详见第 5 章第 2 节 3。

2.1.5　Fabry 病/弥漫性体表血管角质瘤病（angiokeratoma corporis diffusum，ACD）/神经酰胺三己糖苷脂贮积病（ceramide trihexosidosis）/Anderson-Fabry 病

详见第 1 章第 4 节 3.4。

2.1.6　Farber 病（Farber disease）/脂肪肉芽肿病（lipogranulomatosis）

本病是由于溶酶体酸性神经酰胺酶遗传缺陷致使糖脂神经酰胺贮积在各组织中而引起的一种婴儿致死性脂质贮积性疾病，属常染色体隐性遗传。发病始于婴儿，也可早至新生儿。因声带结节和喉联结处以及其邻近组织受累，患儿有发音困难、喉鸣、哭声嘶哑和粗声呼吸，甚至呼吸困难；关节病变呈进行性和多发性，好发于腕、肘、膝和指（趾）关节，表现为关节肿胀、变形和疼痛，可

呈屈曲挛缩状；中枢神经系统受累时有精神迟钝、智力障碍、运动迟缓等症状。

2.1.7 Erdheim-Chester 病（Erdheim-Chester disease，ECD）/类脂质肉芽肿病（lipoid granulomatosis）

ECD 是一种临床罕见的非朗格罕组织细胞增生症，该病于 1930 年首先由 Jakob Erdheim 和 William Chester 描述为类脂质肉芽肿病，1972 年 Ronald Jaffe 等人报道了第 3 例患者，并以 ECD 命名。临床上，该病非常罕见，临床症状除局部疼痛及肿胀外，常出现乏力、低热、体重下降、肝脾肿大，还可出现肾功能衰竭、心肺功能不全、大量出血、神经系统症状及眼睑黄斑等。

2.1.8 Wolman 病

Wolman 病的临床症状从婴儿或儿童期开始，表现为难以喂养、体重不增，并逐渐精神发育迟滞、肝脾肿大、肾上腺功能不全等。

2.1.9 神经元蜡样褐脂质沉积病（neuronal ceroid lipofuscinosis，NCL）

NCL 是一组具有遗传异质性的神经遗传变性疾病，多为常染色体隐性遗传。以神经元中广泛沉积具有黄色自发荧光的脂褐素为主要特征，还表现为细胞气球样肿胀、脑萎缩、大脑皮质及视网膜的神经细胞脱失。主要症状为智力减退、癫痫和视力下降。依据发病年龄及临床特征分为婴儿型（INCL）、晚婴型（LINCL）、少年型（JNCL）及成人型（adult NCL，ANCL）4 种类型。成人型 NCL 又叫 Kufs 病，平均发病年龄在 20~30 岁。根据不同的临床表现，该病主要分为 Kufs A 型和 Kufs B 型，A 型主要表现为伴有痴呆的进行性肌阵挛性癫痫、共济失调、晚发型锥体系和锥体外系症状；B 型主要表现为行为异常和痴呆、运动障碍、共济失调、锥体外系和脑干相关症状。

2.1.10 GM1 神经节苷脂贮积病 I 型

本病是由 β-半乳糖苷酶缺乏而引起的一种遗传性溶酶体疾病，其遗传方式为常染色体隐性遗传。临床特征为进行性中枢神经系统障碍及类似黏多糖贮积症 I 型的骨骼异常。婴儿型患儿出生时即不正常，如面部和肢体水肿、精神迟钝、前囟膨出、鼻梁下陷、上唇增宽、耳位较低、上颌肥大或齿龈增厚等。

2.1.11 GM2 神经节苷脂贮积病 II 型

本病首先出现运动功能和智能方面迟滞以致衰退，逐步出现的抽搐、共济失调、肢体腱反射亢进等症状。

2.1.12 GM3 神经节苷脂贮积病

本病在新生儿期发病，出生 2 天起抽搐，7 天后呼吸困难。体征有皮肤干燥、增厚、多毛，舌大及齿龈肥厚等。

2.1.13 乳糖基神经酰胺贮积病/乳糖基鞘氨醇增多症（lactosyl sphingosinosis）

本病的临床表现为儿童期进行性智能和运动发育迟滞，常自 2~3 岁开始起病，并有肝脾肿大，此后视力下降、进行性视神经萎缩，但眼底无樱红斑点。

2.1.14 唾液酸贮积症（sialidosis）

目前发现的唾液酸贮积症（sialidosis）至少可由 3 种不同的遗传因素引起。①由于 α-神经氨酸酶（α-Neuraminidases），又称为唾液酸酶（sialidases）基因突变导致溶酶体中 α-神经氨酸酶的结构改变而丧失活性，称为唾液酸贮积症 I 型和 II 型；②由于组织蛋白酶 A（cathepsin A）基因突变导致 α-神经氨酸酶与 β-D-半乳糖苷酶（β-D-galactosidase）不能激活，称为半乳糖唾液酸贮积症（galactosialidosis）；③由于唾液酸转运蛋白基因突变，溶酶体膜不能转运唾液酸而使其在溶酶体内大量贮积，称为婴儿型唾液酸贮积症（infantile sialic acidstorage disease，ISSD）和 Salla 病（Salla Disease，SD）。

2.1.15　嗜苏丹红型白质营养不良（sudanophilic leucodystrophy，SLD）/正染色型白质营养不良（orthochro matic leucodystrophy）

本病的临床特点与球形细胞脑白质营养不良（globoid cell leukodystrophy，GLD）类似，主要表现为各种类型的运动障碍。

2.2　黏多糖贮积病（mucopolysaccharidosis，MPS）

2.2.1　黏多糖病（mucopolysaccharidosis，MPS）

MPS 是一组遗传性溶酶体贮积症，因降解各种黏多糖所需的溶酶体酶缺陷，造成不能完全降解的黏多糖在溶酶体中贮积，并有大量黏多糖从尿中排出。根据临床表现和不同的酶缺陷，可将 MPS 分为 Ⅰ~Ⅶ型，除 MPS Ⅱ型为 X 连锁隐性遗传外，其余均属常染色体隐性遗传。临床主要特征是粗丑面容、骨骼异常及运动受限、肝脾肿大和智能低下。

2.2.2　Hurler 病（Hurler disease）/黏多糖病 I–H 型

本病 Hurler 基因位于 1 号染色体上。临床表现可见早年角膜浑浊，面容粗犷，智力迟钝；皮肤有象牙白色的结节，1~10mm 大小，有融合趋势，好发于肩背部，也可累及上肢、胸部以及股外侧；指、趾皮肤可以增厚，类似肢端硬皮病。此外，可有广泛的多毛，四肢毛多而粗，多于 10 岁前死亡。

2.2.3　Scheie 病（Scheie disease）/黏多糖病 I–S 型

本病遗传方式与 I–H 型相同，本病特征为智力正常，有中度骨骼改变、主动脉瓣病变及神经压迫症状。

2.2.4　Hunter 病（Hunter disease）/黏多糖病 Ⅱ 型

本病特征为关节僵硬、肝脾肿大、视网膜变性，早期发育正常，于 2~6 岁开始发病，出现智力低下、侏儒等表现。

2.2.5　Sanfilippo 综合征（Sanfilippo syndrome）

详见第 6 章第 5 节 8.11。

2.2.6　Morquio 综合征（Morquio syndrome）/黏多糖病Ⅳ型综合征

硫酸软骨素硫酸 N–乙酰糖胺硫酸酯酶缺乏者为 Morquio 综合征 A 型；β–半乳糖苷酶缺乏者为 Morquio 综合征 B 型。临床上可出现特征性面容改变：嘴宽大、上颌突出、鼻短、齿距增宽、角膜呈薄片状混浊、胸骨与肋弓突出，以后逐渐出现颈短、鸡胸逐渐明显、腕关节粗大、韧带松弛、智力正常、进行性耳聋及肝脾大等症状，为躯干矮小型侏儒。

2.2.7　Maroteaux–Lamy 病（Maroteaux–Lamy disease）/黏多糖病Ⅵ型综合征

本病眼部特征可有角膜混浊、视力障碍、视盘水肿、视神经萎缩，全身特征可有短颈、侏儒、进行性胸骨突出、腰椎后凸、膝外翻、听力减退、智力正常、肝脾肿大等表现。

2.2.8　Sly 病（Sly disease）/黏多糖Ⅶ型综合征

本病临床表现轻重不同，重者可表现为严重胎儿水肿，轻者表现为轻度脊柱骨骺发育不良，典型患者表现为肝脾大、骨骼异常、面容特殊、不同程度智力落后。

2.2.9　Ⅸ型黏多糖累积病（mucopolysaccharidosis type Ⅸ）

本病少有报道，为透明质酸酶缺乏所致，可出现角膜混浊、智力正常或轻度低下、身高矮小、行为正常、无爪形手等症状。

2.3　黏脂贮积病（mucolipidosis，ML）

2.3.1　黏脂贮积病 I 型/ML–I/唾液酸苷贮积病/sialidosis–I/Spranger 病/樱红斑点—肌阵挛综合征

本病开始时仅有视力减退或肌阵挛，眼底出现樱红斑点或晶状体混浊。

2.3.2 黏脂贮积病Ⅱ/Ⅲ型（ML-Ⅱ/Ⅲ）

本病的神经症状有精神和运动发育迟滞、肢体肌张力低下、言语和构音困难以致声音低哑。

2.3.3 黏脂贮积病Ⅳ型/ML-Ⅳ/Berman病/磷脂—唾液酸苷脂贮积病

本病的临床特点有从1岁左右开始的精神发育迟滞、肢体肌张力低下、角膜混浊、视力减退和斜视等。

2.4 寡糖苷贮积病（oligosaccharidosis）

2.4.1 α-甘露糖苷累积病（α-mannosidosis）

本病在临床上可出现进行性面容丑陋、巨舌、扁鼻、大耳、牙缝宽、头大、手足大、四肢肌张力低下、运动迟钝等表现。无黏多糖尿，但组织中甘露糖的成分增加。

2.4.2 β-甘露糖苷累积病（β-mannosidosis）

本病是一种罕见的遗传病，发病年龄从婴儿期到青春期不等，几乎所有患者都有智力障碍，部分患者运动发育迟缓，容易出现精神症状，如抑郁、多动等，还可出现语言障碍、吞咽困难、肌张力差，皮肤可出现暗红色斑点。

2.4.3 岩藻糖苷贮积症（fucosidosis）

本病是一种累及多系统的疾病，患者骨骼发育异常，反复出现呼吸道感染，肝脾肿大，可有癫痫发作，运动发育迟缓。严重者症状出现在婴儿期，受影响的个体通常存活到儿童晚期；较轻情况者，症状始于1~2岁，可存活至成年中期。

2.4.4 天冬酰胺基葡萄糖胺尿症（aspartylglucosaminuria）

本病的多数病人在幼儿期即出现上呼吸道感染、皮肤感染和肠道感染，并引起腹泻。智力和运动发育障碍，可导致身材矮小、运动笨拙、语言障碍、智力低下、面容粗笨，呈黏多糖贮积症Ⅰ型样特征，表现为面颊明显内陷、鼻梁塌陷和短颈。约半数病例有较大的皮肤痣、光感性色素沉着及酒糟鼻等皮损。

2.4.5 Schindler病/N-乙酰氨基半乳糖苷酶缺乏

本病初期仅有精神和运动发育迟滞，从2~3岁开始逐渐出现视力减退，肢体肌张力先减低后增高，并出现锥体束征。

2.5 糖原贮积病Ⅱ型（glycogen storage disease typeⅡ，GSDⅡ）/蓬佩病（Pompe disease）/酸性麦芽糖酶缺乏症/酸性α-葡糖苷酶缺乏症（acid-α-glucosidase deficiency）

1932年荷兰病理学家Pompe首次报道本病，GSDⅡ是一种罕见的常染色体隐性遗传的进展性溶酶体贮积病，是目前所知唯一属于溶酶体贮积病的糖原贮积病。编码酸性α-葡萄糖苷酶（acid alpha-glucosidase，GAA）的基因——GAA基因位于17q25.3，由于GAA基因突变，溶酶体内GAA活性缺乏或显著降低，糖原不能被降解而沉积在骨骼肌、心肌和平滑肌等细胞的溶酶体内，导致溶酶体肿胀、细胞破坏及脏器功能损害，并引起一系列临床表现。

2.5.1 婴儿型

本型患者于1岁内起病，主要累及骨骼肌和心肌，GAA活性严重缺乏。典型患者于新生儿期至生后3个月内起病，表现为四肢松软、运动发育迟缓、喂养及吞咽困难、体格检查示肌张力低下、心脏扩大、肝脏肿大及舌体增大，心脏超声显示心肌肥厚。常伴有体重不增、反复吸入性肺炎、呼吸道感染、胃食管反流、胃排空延迟等，亦可见眼睑下垂或斜视。病情进展迅速，常于1岁左右死于心力衰竭及呼吸衰竭，少数不典型婴儿型患者起病稍晚，病情进展较慢，心脏受累较轻，又称非经典婴儿型。

2.5.2 晚发型

本型患者于1岁后起病，可晚至60岁发病，根据起病年龄不同，又可分儿童型和成年型（20

岁后起病），主要累及躯干肌、四肢近端肌群及呼吸肌。首发症状主要为疲劳、无力，少数以突发呼吸衰竭起病。临床表现以缓慢进展的近端肢体肌无力为主，下肢较上肢受累明显，跑步、仰卧起坐、上下楼梯、蹲起困难，行走无力；也可表现为选择性肌肉无力，如膈肌、肋间肌、腹肌可较早受累及，还可表现为咳嗽无力、呼吸困难、夜间睡眠呼吸障碍、晨起后头痛和嗜睡等。躯干肌受累常导致腰背痛、脊柱弯曲、脊柱强直。少数患者伴有基底动脉瘤和脑血管病等，心脏一般不受累。一般而言，患者起病越早，疾病进展越快，常死于呼吸衰竭。

3　过氧化体病（peroxisomal disorder）

3.1　X 连锁肾上腺脑白质营养不良（X-linked adrenoleukodystrophy，X-ALD）

详见第 5 章第 2 节 1。

3.2　Zellweger 病/脑肝肾综合征（cerebrohepatorenal syndrome）/Bowen-Lee-Zellweger 综合征

本征于 1964 年由 Zellweger 博士报道而命名，多为同胞发病，患者父母均正常，未发现异常核型，故认为本病的遗传方式为常染色体隐性遗传。可出现头面部畸形，如外耳畸形、前额突出、大囟门、枕平坦、内眦赘皮、眼周水肿等症状，神经系统症状为普遍性肌无力、紧抱反射消失、抽搐、屈曲性挛缩。患者多生长发育不良，有肝大、黄疸症状。某些病例伴有出血、蛋白尿、低血糖、软骨钙化（特别是髂骨）。

3.3　康拉迪病（Conradi's disease）/点状肢根软骨发育不良（rhizomelic chondrodysplasia punclata）/先天性点状软骨发育不良（chondrodystrophia congenita punletata）/点状骨骺发育不良（dysplasia epiphysialis punctata）/先天性钙化性软骨发育不良

本病于 1914 由 Conradi 年首先报道，是由不同外显率的常染色体隐性基因所引起的疾病，其特点是骨骼生长不良，以软骨的不规则钙化为特征。患者四肢发育异常，关节畸形，有皮肤损害，有些患者还伴有先天性白内障、骨骺或心血管系统的缺陷。常染色体隐性遗传为本病 I 型，常染色体显性遗传为本病 II 型，前者畸形较后者重。性染色体显性遗传则表现为男婴死亡，女婴发病。皮肤变化出生时即存在，表现为皮肤干燥、有小片或广泛的红斑和鳞屑，患者若症状较多，常在婴儿期死亡。点状骨骺发育不良无特殊的治疗方法，应酌情给予对症处理。

4　脂蛋白代谢病

4.1　棘状细胞病（acanthocytosis）

本病是在儿童或青年期起病的共济失调或舞蹈样不自主运动，伴有周围神经、视网膜或肠道症状。

4.2　Tangier 病/低 α-脂蛋白血症

在低脂血症中，先天性脂蛋白代谢异常症已知有：无 β-脂蛋白血症、低 β-脂蛋白血症及高密度脂蛋白（HDL）缺乏症 3 种，这些都是极为罕见的疾病。其中 HDL 缺乏症为 1960 年 Fredrickson 于弗吉尼亚州 Tangier 岛发现，故命名为 Tangier 病。

Tangier 病是遗传代谢障碍疾病，极为罕见，目前全世界仅发现 100 例左右，好发于 30~60 岁，以家族性高密度脂蛋白（HDL）缺陷为主要特征，表现为血浆低水平 HDL、组织巨噬细胞中的胆固醇聚集和心血管病的高发病率。儿童和青少年发病，表现为动脉硬化倾向、心肌病和缺血性脑梗死，可伴有周围神经病。目前尚无统一的诊断标准，临床表现是重要的诊断依据。

4.3　Urbach-Wiethe 病/类脂蛋白沉积症（lipoid proteinosis，LP）

LP 是一种罕见的皮肤黏膜有透明蛋白样物质沉积的常染色体隐性遗传病，由 Urbach 和 Witethe

于 1929 年首次描述，因此又名 Urbach-Wiethe 病。本病最初的临床表现为皮肤损害，常发生于 2 岁以内，包括面部四肢蜡样半透明的丘疹，随后在口角、眼睑和皮肤皱褶部位形成丘疹，特别是在睑缘形成特征性的串珠样的蜡样丘疹，其他表现有斑秃、少汗症，其神经系统表现包括癫痫、偏头痛、肌张力障碍、进行性神经精神疾病等症状。患者于幼年发病，伴有声音嘶哑，有典型的皮肤表现，上眼睑睑缘见蜡样半透明的串珠状丘疹，组织病理显示表皮角化过度，表皮突向真皮内延伸，真皮浅层均一化；PAS 染色见真皮浅层强阳性，符合类脂蛋白沉积症的诊断。该病还应与先天性红细胞生成性原卟啉症、皮肤异色病样淀粉样变、黄瘤病、丘疹性黏蛋白病相鉴别。

4.4 高脂蛋白血症Ⅲ型（hyperlipoproteinemia type Ⅲ）／家族性异常 β 脂蛋白血症（familial dysbetalipoproteinemia，FD）

高脂蛋白血症根据血清中的脂蛋白的特性和异常程度分成 I、Ⅱa、Ⅱb、Ⅲ、Ⅳ、V6 种表型。高脂蛋白血症Ⅲ型，也称家族性异常 β-脂蛋白血症，由 Gofman 于 1954 年最早描述此症。1967 年 Fredrickson 提出，此病有家族聚集性，与 β-脂蛋白代谢受阻有关，血清 TC 及 TG 水平明显升高，其特征性皮肤表现为黄瘤病。

黄瘤病是以皮肤损害为突出表现的脂质沉积性疾病，含脂质的组织细胞和巨噬细胞局限地聚集于真皮或肌腱等处，形成临床上可见的黄色、橘黄色或棕红色的丘疹、结节或斑块，可伴发全身脂质代谢紊乱和其他系统异常。黄瘤病临床上可分为：结节性黄瘤、腱黄瘤、发疹性黄瘤、扁平黄瘤、睑黄瘤、掌纹黄瘤等。本病的发生常与脂质代谢有密切联系，高脂蛋白血症是黄瘤生成的主要原因。

5 核酸与核蛋白代谢病

5.1 Leseh-Nyhan 综合征（Leseh-Nyhan syndrome，LNS）

LNS 临床特点是精神发育迟滞、痉挛性脑瘫、不自主运动和明显的自伤行为。

5.2 其他与核酸—核蛋白代谢有关的遗传病

5.2.1 共济失调毛细血管扩张症（ataxia telangiectasia，AT，Louis-Bar syndrome）

详见第 10 章第 1 节 2.2。

5.2.2 Cockayne 综合征-Ⅰ型（CSA-Ⅰ）

本征的临床症状为生长发育逐渐停滞，头小、躯干矮小、面肌萎缩、眼球深陷、口部突出，以致头面部怪异似鸟形。

5.2.3 色素性干皮病（xeroderma pigmenlosum，XP）

本病特点是全身皮肤暴露部分对阳光常出现异常反应，如色素沉着、生斑点、过度角化甚至易引起癌变，其神经系统临床表现包括获得性小头畸形、进行性智力障碍、感音神经性听力丧失、痉挛、共济失调和/或癫痫发作。

5.2.4 脑—眼—面部骨骼综合征（cerebro-oculo-facial skeletal syndrome，COFS）/Pena-Shokeir-Ⅱ 综合征

本征于 1974 年由 Pena 和 Shokeir 首先描述，临床表现有头小和小眼畸形、面部形态异常、白内障、反复发作的肺炎、躯干或肢体肌张力低下、反射亢进或肌肉挛缩等。

5.2.5 儿童期共济失调伴中枢神经髓鞘发育不良（childhood ataxia with CNS hypomyelination，CACH）

CACH 的颅脑 MRI 影像片上可见广泛的白质脱髓鞘现象。

5.2.6 Seckel 综合征 1 型

本征于 1960 年由 Seckel 首次报道，临床表现为身材短小、颜面部畸形（鸟头型侏儒）、先天

性小头症和精神发育迟滞等。

5.2.7　Angelman 综合征

本征于 1965 年由英国儿科医生 Angelman 首次报道，临床表现为精神运动发育迟滞、共济失调、困难语言、下颌肥大、舌常肿大而伸出，并常有视神经萎缩。

6　糖代谢病

6.1　半乳糖血症（galactosemia）

本病多在出生后第一周（4~10 天）内出现症状，在喂饲人乳或牛乳后有呕吐、厌食或腹泻现象，几天后可迅速出现黄疸、肝大或全身水肿（血中胆红素明显增多），严重者可出现脑水肿及颅压增高。

6.2　半乳糖激酶缺乏症（galactokinase deficiency）

本病通常在出生后 1~2 个月发病，逐渐发生无明显原因的肝大，也会伴有眼白内障。

6.3　遗传性果糖不耐症（hereditary fructose intolerance）

本病的临床表现先以消化系统症状起始，如恶心、呕吐或体重不增，尤其在摄入果糖（如果汁类）以后症状更明显，而且常伴有黄疸和肝肿大。

6.4　1，6-果糖二磷酸酶缺乏症（fructose-1，6-bisphosphatase deficiency）

本病与果糖不耐症的临床表现相似，也可有继发于低血糖的肝硬化和精神发育迟滞、抽搐等神经症状。

7　其他糖代谢疾病

7.1　Lafora 病/Lafora 小体型多发性肌阵挛

详见第 8 章第 5 节 2.2.2。

7.2　成人型葡聚糖小体病（adult polyglucosan body disease，APBD）

APBD 的临床特点为主要侵犯上或下运动神经元，类似运动神经元病，但伴有感觉障碍和括约肌的症状（神经源性膀胱），并常出现痴呆。

7.3　葡萄糖转运蛋白-1 型缺乏综合征（glucose transporter type-l deficiency syndrome，GLUT-l）

GLUT-l 的临床特点有婴儿抽搐、运动和行为功能发育迟滞，并常伴有共济失调和小头症。

7.4　先天性糖基化病（congenital disorder of glycolation，CDG）

CDG 是糖蛋白合成缺陷或糖蛋白糖基化不足导致的先天性疾病，属于常染色体隐性遗传。迄今根据不同基因位点的变异、缺陷的酶、缺陷部位已报道有多种类型。由于患者有凝血功能障碍，常导致脑血管病。

8　脂肪酸代谢病

8.1　肉碱缺乏症（carnitine deficiency）

8.1.1　全身型肉碱缺乏症（systemic carnitine deficiency，SCD）

SCD 主要表现为进行性肌肉无力，以面肌、颈肌最为明显，并可逐渐出现肌萎缩。

8.1.2　肌病型肉碱缺乏症/脂肪沉积性肌病（lipid storage myopathy）

本病的临床表现主要有进行性全身肌肉力弱，并逐渐肌萎缩，所累及的肌群以远、近端的肢体肌群为主，但也能波及颈肌、面肌、咀嚼肌、躯干肌和呼吸肌群。

8.2　肉碱软脂酰转移酶缺乏症（carnitine palmitoyl-transferase deficiency）

本病的主要症状是发作性肌红蛋白尿症，即在剧烈运动后出现肌无力、疼痛、肌肉肿胀或痉挛，并在数小时或几天以后逐步缓解。

8.3 肉碱酰基转位酶缺乏症（carnitine acyl-translocase deficiency）

本病的临床表现有严重的低酮性低血糖、高血氨、肝肾功能不全、呼吸困难、全身肌肉张力低下和力弱、心功能不全，并常可伴发抽搐、昏迷等。

9 重金属代谢病

9.1 肝豆状核变性/Wilson 病

详见第 8 章第 1 节 3.1。

9.2 Menkes 病（Menkes disease）/枕角综合征/X 连锁隐性遗传性皮肤松弛症

本病于 1962 年由 Menkes 等首次报道，为 X 连锁隐性遗传，由于 ATP7A（ATPase copper transporting alpha）基因突变导致其基因表达减少或降低甚至丧失，致使铜吸收转运障碍，从而使血浆和脑中铜含量降低而某些组织反常蓄积。临床表现以进行性神经系统萎缩及结缔组织异常为主。常见的临床症状为皮肤松弛、多发性疝、憩室及肺气肿等，患者在出生时即有特殊的表现，除了广泛的皮肤松弛，还具典型的面容、骨骼异常，心血管系统及其他系统也可受累。Menkes 病可导致颅内血管迂曲、脑白质病变、脑梗死。

9.3 Hallervorden-Spatz 综合征（Hallervorden-Spatz Syndrome，HSS）/泛酸盐激酶相关性神经变性（pantothenate kinase associated neurodegeneration，PKAN）

详见第 8 章第 1 节 3.3。

9.4 血浆铜蓝蛋白缺乏症（aceruloplasminemia，ACP）

详见第 9 章第 5 节 8.6。

10 其他类型的代谢病

10.1 脑腱黄瘤病（cerebrotendinous xanthomatosis，CTX）/脑脊髓胆固醇沉积综合征（cerebrospinal cholesterosis syndrome）/Van Bogaert Scherer Epstein 综合征

本病是由胆固醇 27-羟化酶（sterol 27-hydroxylase，CYP27A1）基因突变引起的常染色体隐性遗传性脂质沉积病。该病于 1937 年首次由法国医生 Bogaert 发现并报道，在 1974 年 Setoguchi 首次发现该病是由于线粒体 CYP27A1 缺陷导致胆汁酸代谢异常引起的。本病常于儿童期或青年期发病，可呈现大脑、脑干、小脑、脊髓及周围神经广泛受累的症状，表现为进行性智能减退、痴呆、延髓麻痹、共济失调、痉挛性截瘫或四肢瘫，以及感觉运动性周围神经病。病理变化主要为胆固醇在神经系统各部位的沉积。在大脑白质，可见较大的肉芽肿和具有泡沫细胞及胆固醇结晶沉着的囊腔，同时有髓鞘脱失、胶质增生等改变；脑干、小脑、脊髓也可见类似改变；周围神经可见胆固醇含量增多及髓鞘脱失。除神经系统改变外，全身其他部位，特别是肌腱黄色瘤形成对诊断有重要参考价值，如跟腱、肱三头肌腱及手指肌腱都是常见的部位。此外，本病还常见白内障，部分病例有高胆固醇和高脂血症。中国 CTX 患者常见的神经系统表现为锥体束征、智力下降、共济失调，非神经系统症状临床表现主要有黄瘤病（双侧跟腱肿物）、白内障、弓形足。

10.2 脊髓胆固醇沉着综合征（spinal cholesterosis syndrome）/Thiebaut 综合征

本征在 1942 年首先由 Thiebaut 报道，以后称为 Thiebaut 综合征，1965 年由 Bogaert 报道的病例证实了本征的存在，即神经系统仅见脊髓黄色瘤和黄色肉芽肿，而无脑腱黄瘤病常见的白内障及脑损害。有人认为本征是脑腱黄瘤病的一个亚型，因为也可发现较大的肌腱黄色瘤及皮肤皱褶区多发黄色瘤小结节。此外，还可有肝脾肿大。神经系统表现主要是慢性进行性痉挛性截瘫，并可有双下肢感觉

障碍及尿便障碍，若在身体其他部位发现黄色瘤，即可考虑诊断，同时，部分病例有高胆固醇和高脂血症，可供参考。

10.3 Alexander 病/亚历山大病/髓鞘发育不良性脑白质病（myelinodysplasic leucoencephalopathy）

详见第 5 章第 2 节 9。

10.4 Rett 综合征

详见第 6 章第 5 节 6。

10.5 维生素反应性氨基酸病（vitamin-responsive aminoacidopathies）

该病是特征性代谢异常，色氨酸代谢后苯嘌呤尿酸分泌增加，脑组织吡啶醇-5-磷酸和 γ-氨基丁酸减少。

10.6 支链氨基酸病（branched chain aminoacidopathies）

本病是先天性支链氨基酸分解代谢异常引起。

10.7 亚硫酸脑苷脂氧化酶缺乏症（cerebroside sulfite oxidase deficiency）

本病在新生儿期主要表现为发作性意识模糊、意识水平下降及昏迷，以及抽搐和角弓反张等，婴儿期病孩症状变为以抽搐、智能下降和共济失调为主。

10.8 希特林缺乏所致的新生儿肝内胆汁淤积症（neonatal intrahepatic cholestasis caused by Citrin deficiency，NICCD）

本病以黄疸、高氨基酸血症、发育迟缓、脂肪肝及肝功能异常为主要特征。

10.9 Wolfram 综合征/DIDMOAD 综合征

本征是一种少见的常染色体隐性遗传病，于 1938 年由 Wolfram 和 Wagener 首先报道了 8 位兄弟姐妹中有 4 例同时出现青少年起病的糖尿病和视神经萎缩，4 例中的 3 例出现感音神经性耳聋，2 例出现神经源性膀胱，被命名为 Wolfram 综合征。

本征的病因是 WFS1（Wolframin ER transmembrane glycoprotein）和 WFS2 基因突变，属于常染色体隐性遗传。于儿童期起病，以糖尿病、尿崩症、视神经萎缩及神经性耳聋为主要临床特征，故也称为 DIDMOAD 综合征 [diabetes insipidus（DI），diabetes mellitus（DM），optic atrophy（OA），deafness（D）]，根据致病基因的不同分为 WFS1 和 WFS2 两型。可表现为：精神发育迟滞、痴呆、癫痫、共济失调、帕里诺综合征，MRI 发现广泛脑萎缩、脑白质病变等；中枢性尿崩症；视神经萎缩、视网膜微血管病变；神经性耳聋；糖尿病；肾盂积水、输尿管扩张、张力性神经性膀胱；心脏畸形、心脏自主神经病变；性腺发育不全，女性子宫萎缩等。

10.10 马方综合征（Marfan syndrome，MFS）/ 蜘蛛指（趾）综合征/马凡综合征

MFS 是由法国医生 Marfan 于 1886 年首先报道的一种少见的结缔组织病，MFS 是纤维结缔组织异常相关遗传性疾病，FBN1（Fibrillin 1）基因突变，属于常染色体显性遗传，MFS 既可称为马方综合征，又可称为马凡综合征。临床特征为患者骨骼异常，身体瘦高，四肢异常，双手距大于身长，手指、足趾等长如蜘蛛样。临床上还可表现为前胸部及脊柱畸形、蛛网膜囊肿或憩室、硬脑膜增厚、肺气肿、气胸、近视、主动脉瘤和主动脉夹层及心血管系统异常等。

10.11 动脉迂曲综合征（arterial tortuous syndrome，ATS）

ATS 是一种常染色体显性遗传结缔组织疾病，一般为 SLC2A10 基因缺陷所致，发病率很低。1967 年由 Ertrugul 等人首次报道。其对患者的主要影响为大、中动脉的弯曲，形成局部或广泛的狭窄，导致血流受阻，从而引起狭窄近端供血过多，而远端供血不足，涉及脑血管和腹部大血管时缺血性风险增加。

10.12 Renpenning 综合征

　　Renpenning 综合征是由位于 X 染色体的 PQBP1 单基因突变所引起，该基因编码的蛋白是多聚谷氨酰胺结合蛋白 1（PQBP1）。第 1 例 PQBP1 基因突变相关的智力障碍家族患者在 1962 年由 Renpenning 鉴定提出。该家族中所有的患者均为男性，具体症状表现为严重的智力障碍、头小畸形、身材矮小消瘦、小睾丸等，但是他们的母亲均无任何异常，因此被认定是性别连锁的智力障碍疾病。

参考文献

[1] 梁秀龄. 神经系统遗传性疾病 [M]. 北京：人民军医出版社，2001，79-108.

[2] 唐洁，丁曼，卢组能，等. 常染色体隐性遗传性痉挛性共济失调 Charlevoix-Saguenay 型的临床测评工具研究进展 [J]. 医学综述，2021，27（11）：2163-2167.

[3] 唐北沙，江泓. 遗传性共济失调诊断与治疗专家策略 [J]. 中国现代神经疾病杂志，2012，（03）：266-274.

[4] 侯会荣，李香社，刘福勇，等. 遗传性共济失调的治疗研究进展 [J]. 临床误诊误治，2011，（06）：90-92.

[5] 蒋雨平，邬剑军. 遗传性共济失调 [J]. 中国临床神经科学，2011，（05）：515-520.

[6] 刘宗超，周官恩，饶明俐. 遗传性共济失调 1 家系报道 [J]. 中风与神经疾病杂志，2005，（01）：98.

[7] 李传岭，徐文桢. 遗传性共济失调的国内研究进展 [J]. 临床神经病学杂志，1990，（02）：114-117.

[8] Bouslam N, Benomar A, Azzedine H, et al. Mapping of a new form of pure autosomal recessive spastic paraplegia（SPG28）[J]. Ann Neurol, 2005, 57（4）：567-571.

[9] Chen S, Song C, Guo H, et al. Distinct novel mutations afecting the same base in the NIPA1 gene cause autosomal dominant hereditary spastic paraplegia in two Chinese families [J]. H Mutat, 2005, 25（2）：135-141.

[10] Li XH, Song C, Chen SQ, et al. A SPG3A mutation with a novel foot phenotype of hereditary spastic paraplegia in a Chinese Han family [J]. Chin Med J（Engl), 2007, 120（9）：834-837.

[11] 刘焯霖，梁秀龄，张成，等. 神经遗传病学 [M]，北京：人民卫生出版社，2011，110-121.

[12] 崔芳. 遗传性压迫易感性神经病的研究进展 [J]. 第三军医大学学报，2004，（07）：647-648.

[13] 刘雪梅，魏晓晶，苗晶，等. 遗传性压力易感性周围神经病研究进展 [J] 中风与神经疾病杂志，2018，35（04）：380-382.

[14] Marco Luigetti. Clinical, neurophysiological and pathological findings of HNPP patients with 17p12 deletion：A single-centre experience [J]. Journal of the Neurological Sciences, 2014,（1-2）：46-50.

[15] Michelle A. Farrar, Susanna B. Park, Arun V, et al. Axonal dysfunction, dysmyelination, and conduction failure in hereditary neuropathy with liability to pressure palsies [J]. Muscle Nerve. 2014,（6）：858-865.

[16] Jiasong Guo, Leiming Wang, Yang, et al. Abnormal junctions and permeability of myelin in PMP22-deficient nerves [J]. Annals of Neurol, 2014,（2）：255-265.

[17] 刘焯霖，梁秀龄，张成，等. 神经遗传病学 [M]，北京：人民卫生出版社，2011，58-82.

[18] 中华医学会神经病学分会帕金森病及运动障碍学组，中华医学会神经病学分会神经遗传病学组. 肝豆状核变性的诊断与治疗指南 [J]. 中华神经科杂志，2008，41（8）：566-569.

[19] 肖倩倩，范建高. 肝豆状核变性的治疗进展 [J]. 中华肝脏病杂志，2021，29（1）：79-82.

[20] 郝莹，陈园园，顾卫红，等.少年型亨廷顿病临床与基因突变分析 [J].中国现代神经疾病杂志，2012，12（3）：288-293.

[21] 杨静芳，李建宇，李勇杰，等.原发性肌张力障碍患者 DYT1 基因突变分析 [J].中华医学杂志，2007，87（33）：2324-2327.

[22] 刘畅，王珺.TH 基因相关的多巴反应性肌张力障碍诊治进展 [J].中华实用儿科临床杂志，2021，36（7）：555-557.

[23] 陈阳，武兵.1 例脊髓延髓肌萎缩症患者的临床分析 [J].卒中与神经疾病，2019，26（4）：467-468，470.

[24] 李海燕，周晓路，郭纪锋，等.SCN4A 基因新突变致低钾性周期性瘫痪一家系分析 [J].中华医学杂志，2020，100（45）：3622-3625.

[25] 陈婷，蒲传强，汪茜，等.中央核肌病 16 例临床及病理特点 [J].中华神经科杂志，2014，(6)：408-411.

[26] 刘志梅，沈新明，方方.先天性肌无力综合征诊治进展 [J].中华实用儿科临床杂志，2021，36（11）：876-880.

[27] 朱艳青，赵永波，任惠.脆性 X 相关的震颤/共济失调综合征 [J].国际神经病学神经外科学杂志，2006，(05)：460-463.

[28] 刘誉，吴彬彬，伍小华，等.溶酶体贮积症的分子生物学机制 [J].暨南大学学报（自然科学与医学版），2013，34（04）：359-366.

[29] 孔文程，徐广润，贾俊丽，等.脑腱黄瘤病 1 例并文献复习 [J].山东大学学报（医学版），2021，59（11）：72-75.

[30] 吴梅，陈明飞，周桂芝.类脂蛋白沉积症一例 [J].中国麻风皮肤病杂志，2016，32（03）：172-173.

[31] 肖展翅，李钢，邱斌，等.Tangier 病致早发性动脉粥样硬化性脑梗死 1 例 [J].疑难病杂志，2014，13（06）：644.

[32] 庆祥云.家族性高密度脂蛋白缺乏症（Tangier 病）[J].国外医学.遗传学分册，1982，(04)：211-212.

[33] 王璐颖，霍然.Sturge-Weber 综合征特点及诊断治疗研究进展 [J].中国美容整形外科杂志，2016，27（06）：329-333.

[34] 刘英，杜娟，龙恒，等.弹性纤维性假黄瘤一家系 [J].中国麻风皮肤病杂志，2019，35（08）：491-493.

[35] 张艳志，韩彤妍，朴梅花，等.戊二酸尿症一例报告 [J].中国优生与遗传杂志，2007，(06)：126.

[36] 李志勇，干芸根，方佃刚，等.戊二酸尿症 I 型患者的临床与脑部 MRI 特征 [J].中国 CT 和 MRI 杂志，2014，12（02）：22-24.

[37] 杜卫，刘辉.Wolfram 综合征的临床表现、影像学特征、诊断及治疗 [J].中国临床神经科学，2018，26（01）：104-107.

[38] 黄漁，陈俊平，林泉，等.马凡综合征一例报告及文献复习 [J].中国优生与遗传杂志，2009，17（09）：116+115.

[39] 吴赤，孙瑛，张瑞冬，等.动脉迂曲综合征合并烟雾病患儿麻醉一例 [J].临床麻醉学杂志，2017，33（08）：829-830.

[40] Lu，X.，D. Hong. Neuronal intranuclear inclusion disease：recognition and update [J]. Neural Transm

（Vienna），2021，128（3）：295-303.

[41] Gay C. N-acetylaspartic aciduria. Clinical, biological and physiopathological study [J]. Arch Fr Pediatr, 1991, 48（6）：409-13.

[42] 李东晓，杨艳玲 . Cockayne 综合征的临床及遗传学研究进展 [J]. 中华实用儿科临床杂志，2018，33（09）：714-717.

[43] 朱海燕，陈媛媛，牛艳艳，等 . X 连锁隐性点状软骨发育不良胎儿超声影像与基因变异分析 [J]. 现代妇产科进展，2022，31（05）：360-362，366.

[44] 刘权章 . 临床遗传学彩色图谱 [M]. 北京：人民卫生出版社，2006.

[45] 黄乐，朱近 . Seckel 氏综合征一例报告 [J]. 天津医药，1993，（05）：270.

[46] 阮红梅，蒋莉 . Angelman 综合征发病机制与基因型-表型的研究进展 [J]. 中华实用儿科临床杂志，2021，36（22）：1750-1753.

[47] 张佩琪，李花，胡湘蜀，等 . Menkes 病的临床特点 [J]. 癫痫杂志，2021，7（01）：2-11.

[48] 周季，丁昌红，卓秀伟，等 . 轻型 Canavan 病一例 [J]. 中华儿科杂志，2019，57（12）：961-963.

[49] 班婷婷，吴晔，张仲斌，等 . 基因确诊的 43 例 I 型亚历山大病的自然病程特点与基因型分析 [J]. 中华儿科杂志，2017，55（07）：504-508.

[50] 蔡润泽，王正波，陈永昌 . Mecp2 影响 Rett 综合征中代谢功能的研究进展 [J]. 中国生物工程杂志，2021，41（Z1）：89-97.

[51] 钱家玲，曲和平，韩宏丽 . 应用二维超声心动图辅助诊断非典型马凡氏综合征 1 例报告 [J]. 哈尔滨医药，1988，（01）：52-53.

[52] 穆文娟，郝丽婷，董勤，等 . 14 例甲基丙二酸血症患儿临床表型、基因变异分析及治疗效果评价 [J]. 中国生育健康杂志，2022，33（06）：564-569.

[53] 贾俊丽，徐广润，孔文程 . 抗 Homer3 抗体阳性自身免疫性小脑共济失调 1 例并文献复习 [J]. 中华神经科杂志，2022，55（12）：1407-1418.

[54] 赵彤，冯帆，孙素贞，等 . 心—面—皮肤综合征临床特征及基因突变分析（附 1 例报告及文献复习）[J]. 中国临床神经科学，2023，31（01）：89-92+99.

[55] 陈伟熹，林宏升，崔智 . 手-足综合征五例 [J]. 中华神经科杂志，2010，43（10）：742-743.

[56] 尤桦菁，吴超，李洵桦 . 成人 II 型瓜氨酸血症一例临床特征、治疗及随访分析 [J]. 中华神经科杂志，2018，51（7）：533-539.

[57] 王武，张雪哲 . 苯丙酮尿症的影像学表现 [J]. 中华放射学杂志，2000，06：65-67.

第 11 章　神经—肌肉接头疾病和肌肉疾病

神经—肌肉接头疾病是指神经—肌肉接头间传递功能障碍所引起的疾病，主要包括重症肌无力和 Lambert-Eaton 肌无力综合征等。肌肉疾病是指骨骼肌疾病，主要包括周期性瘫痪、获得性肌病、进行性肌营养不良、肌强直性肌病、代谢性肌病、先天性肌病等。本章分为 7 节：第 1 节，重症肌无力和其他类型的肌无力综合征；第 2 节，周期性瘫痪；第 3 节，获得性肌病；第 4 节，进行性肌营养不良及其相关疾病；第 5 节，肌强直性肌病；第 6 节，代谢性肌病；第 7 节，先天性肌病。

第 1 节　重症肌无力和其他类型的肌无力综合征

1　重症肌无力（myasthenia gravis，MG）

MG 是一种神经—肌肉传递障碍的获得性自身免疫性疾病，病变部位在神经肌肉接头处的突触后膜，往往以颜面肌、舌肌和咽及喉部肌首先受累发病，主要临床表现为骨骼肌极易疲劳，活动后症状加重，休息和应用胆碱酯酶抑制剂治疗后症状好转。

目前 MG 分型尚不统一，临床上常用 Osserman 分型和 MGFA（myasthenia gravis foundation of America）分型。此外，还可根据抗体亚型进行分类，其临床分型和抗体亚型分类如下。

1.1　按临床分型
1.1.1　Osserman 分型
1.1.1.1　成年型（adult type）

1.1.1.1.1　眼肌型（Osserman I）

本型病变局限于眼外肌，出现上睑下垂和复视。

1.1.1.1.2　轻度全身型（Osserman IIa）

本型可累及眼、面、四肢肌肉，无明显咽喉肌受累，病情进展缓慢，且较轻，无危象出现。

1.1.1.1.3　中度全身型（Osserman IIb）

本型四肢肌群受累明显，除伴有眼外肌麻痹外，还有较明显的咽喉肌无力症状，但呼吸肌受累不明显，无危象出现。

1.1.1.1.4　急性重症型（Osserman III）

本型急性起病，常在数周内累及延髓肌、肢带肌、躯干肌和呼吸肌，肌无力严重，有重症肌无力危象，需要做气管切开，死亡率高。

1.1.1.1.5　迟发重症型（Osserman IV）

本型病程达 2 年以上，常由 I 型、IIA 型、IIB 型发展而来，症状同 III 型，常合并胸腺瘤，预后较差。

1.1.1.1.6　肌萎缩型（Osserman V）

本型少数患者肌无力伴肌萎缩。

1.1.1.2　儿童型（childhood type）

本型大多数病例仅限于眼外肌麻痹，双眼睑下垂可交替出现。儿童型又可分为：①新生儿型；②先天性肌无力综合征。

1.1.1.3　少年型（juvenile type）

本型是指 14 岁后至 18 岁前起病的重症肌无力。

1.1.2　MGFA 分型

1.1.2.1　Ⅰ型：单纯眼肌型

1.1.2.2　Ⅱ型：轻度的眼外肌以外肌肉受累，可同时伴有眼肌受累

1.1.2.2.1　Ⅱa 轻度四肢或躯干部肌肉受累
1.1.2.2.2　Ⅱb 轻度咽喉肌呼吸肌受累

1.1.2.3　Ⅲ型：中等程度的眼外肌以外肌肉受累

1.1.2.3.1　Ⅲa 中度四肢或躯干部肌肉受累
1.1.2.3.2　Ⅲb 中度咽喉肌呼吸肌受累

1.1.2.4　Ⅳ型：严重程度的眼外肌以外肌肉受累

1.1.2.4.1　Ⅳa 严重四肢或躯干部肌肉受累
1.1.2.4.2　Ⅳb 严重咽喉肌呼吸肌受累

1.1.2.5　Ⅴ型：气管插管用或不用呼吸机

1.2　按抗体分类

1.2.1　乙酰胆碱受体抗体（acetylcholine receptor-antibody，AChR-Ab）

AChR-Ab 主要累及骨骼肌，可伴胸腺瘤或胸腺增生，对胆碱酶抑制剂治疗反应良好。

1.2.2　肌肉特异性酪氨酸激酶抗体（muscle-specific kinase-antibody，MuSK-Ab）

MuSK-Ab 主要累及延髓肌，不伴胸腺瘤，对血浆置换及免疫抑制剂反应良好。

1.2.3　连接素抗体（titin-Ab）及抗兰尼碱受体抗体（ryanodine receptor-antibody，RyR-Ab）

titin-Ab 和 RyR-Ab 主要累及延髓肌、呼吸肌及颈部肌肉，多伴胸腺瘤，对免疫抑制治疗反应良好。

1.2.4　低密度脂蛋白受体相关蛋白 4 抗体（low-density lipoprotein receptor-related protein 4-antibody，LRP4-Ab）

LRP4-Ab 主要累及延髓肌、四肢肌，不伴胸腺瘤。

1.2.5　突触前膜抗体（presynaptic membrane-antibody，PsM-Ab）

PsM-Ab 主要累及全身骨骼肌，多伴胸腺瘤。

1.2.6　二氢吡啶受体抗体（dihydropyridine receptor-antibody，DHPR-Ab）

DHPR-Ab 主要累及全身骨骼肌，多伴胸腺瘤。

1.2.7　瞬时受体电位通道 C 亚族 3 亚型抗体（transient receptor potential cation channel subfamily C member 3-antibody，TRPC3-Ab）

TRPC3-Ab 主要累及全身骨骼肌，可有胸腺瘤或胸腺增生。

1.2.8　热休克蛋白 70 抗体（heat shock proteins 70-antibody，HSP70-Ab）

HSP70-Ab 主要累及全身骨骼肌。

1.2.9　葡萄糖调节蛋白 94 抗体（glucose-regulated protein 94-antibody，GRP94-Ab）

GRP94-Ab 主要累及全身骨骼肌，多伴胸腺瘤。

1.2.10 电压门控式钾离子通道蛋白 Kv1.4 抗体（voltage-gated potassium channel protein Kv1.4-antibody，Kv1.4-Ab）

Kv1.4-Ab 主要累及延髓肌、心肌，多伴胸腺瘤。

1.2.11 β 受体抗体（β receptor-antibody，β R-Ab）

β R-Ab 主要累及骨骼肌、心肌。

2 先天性肌无力综合征（congenital myasthenic syndrome，CMS）

CMS 是一组由遗传缺陷导致的神经肌肉传递障碍肌病，主要表现为骨骼肌疲劳性肌无力，神经电生理检查重复神经电刺激示波幅递减，单纤维肌电图显示肌纤维异常颤抖或阻滞，骨骼肌疲劳性无力，患者认知大多正常。

2.1 慢通道综合征（slow-channel syndrome，SCS）/慢通道先天性肌无力综合征（slow-channel congenital myasthenic syndrome，SCCMS）

本征是由于 AChR 通道的持续性或反复开放所致，通道的持续性开放可以造成终板性肌病和去极化阻滞。

2.2 AChR 亚单位隐性突变所致的 AChR 缺乏（AChR deficiency caused by recessive mutations AChR subunits）

本病是指由于 AChR 亚单位的基因隐性突变引起 AChR 缺乏而发生肌肉无力的一组疾病。

2.3 低亲和力快通道突变（low-affinity fast-channel mutation）

本病在出生时就出现症状，特征为选择性的延髓和肢体肌肉无力，在用力和遇热时症状加重。

2.4 通道开闭异常引起的快通道综合征（fast channel syndrome due to gating abnormality）

本征呈常染色体隐性遗传，突变发生在杂合性的 α 亚基位点上，突变产生异常的通道特性，表现为通道开放缓慢，关闭增快，受体和 ACh 的亲和力降低 2.5 倍以上。

2.5 AChR 通道开放效率降低的快通道综合征

本征是常染色体隐性遗传，突变发生在杂合性的 α 亚基，突变的结果造成 AChR 和 ACh 结合后通道的开放效率降低，AChR 对 ACh 的亲和性降低，对去极化的抵抗力增强。

2.6 AChR 通道的高传导快关闭综合征（high conductance and fast closure of AChRs）

本征神经肌肉接头处 AChR 数量正常，终板超微结构也正常，出生时发病，出现眼外肌、颈肌无力，四肢出现不均匀的肌无力。

2.7 引起通道开关模式动力学改变的突变（mutations causing mode-switching kinetics）

本病是由 AChR 的 ε 亚基发生异质性等位基因突变而造成的基因缺陷和动力学缺陷，终板结构异常，小的终板区域增多，AChR 对银环蛇毒素的反应明显减弱。

2.8 先天性终板乙酰胆碱酯酶缺乏症（congenital end-plate AChE deficiency）

本病是由于神经肌肉接头 AChE 缺乏造成的神经肌肉接头区域缩小，突触后皱褶变浅，患者的 AChR 数目减少。

2.9 突触前损害引起的先天性肌无力综合征

2.9.1 新生儿家族性肌无力（familial infantile myasthenia，FIM）/ACh 再合成或包装障碍（defect in ACh resynthesis or packaging）/先天性重症肌无力伴有阵发性窒息（congenital MG with episodic apnea）

本病病因可能是由于 ACh 在突触前终末再合成或再包装障碍，突触形态正常，突触后 AChR 数量和结构正常。

2.9.2 先天性突触囊泡缺乏和量子释放减少（congenital paucity of synaptic vesicles and reduced quantal release）

本病在出生时起病，临床表现为延髓支配的肌肉或四肢肌无力，肌电图检查，用低频电刺激神经出现肌肉的运动电位减少，电镜超微结构发现突触囊泡减少。

2.9.3 先天性类 Lambert-Eaton 综合征（congenital Lambert-Eaton-like）

本病为先天性突触前疾病，该病可能是突触前钙离子电压门控通道的基因突变造成。

3 Lambert-Eaton 肌无力综合征（Lambert-Eaton myasthenic syndrome，LEMS）/肌无力综合征

LEMS 于 1956 年由 Lambert 和 Eaton 从临床及电生理特征上将该病与重症肌无力（myasthenia gravis，MG）进行区分，随后以他们的名字命名该病。该病为免疫介导性疾病，其靶点为突触前膜的钙离子通道，患者常伴小细胞肺癌。肌电图特点：重复神经电刺激高频（20~50Hz）刺激试验可见复合肌肉动作电位（compound muscle action potential，CMAP）波幅增加 100% 以上，而低频（3~5Hz）刺激试验 CMAP 波幅递减，经典三联征表现为近端波动性肌无力、自主神经功能障碍、腱反射减退或消失。

4 家族性婴儿肌无力（familial infantile myasthenia）

本病为一种非自身免疫性疾病，其特征是肌无力发生在同胞兄弟（姐妹）中，母亲没有肌无力，出生时婴儿出现严重的呼吸和喂奶困难，无严重眼肌瘫痪。

5 肉毒杆菌中毒（botulismus）

本病是一种毒素介导的疾病，可导致整个神经肌肉接头乙酰胆碱传导的突触前阻滞，患者可表现为典型的视力模糊、眼睑下垂、复视。

6 青霉胺导致的肌无力（myasthenic weakness due to penicillamine）

D-青霉胺（D-P）是用于类风湿性关节炎、肝豆状核变性及胱氨酸尿等疾病的一种药物，服药几个月后可产生典型的成年人重症肌无力（MG）的临床表现，但症状通常较轻，主要累及眼肌，全身无力症状常常被原发病如严重的关节炎等掩盖。诊断主要依据病史及临床表现，肌电图重复神经电刺激波幅递减，血清中乙酰胆碱受体抗体滴度升高。和成人免疫介导的 MG 一样，胆碱酯酶抑制剂治疗有效。D-P 导致的 MG 大多发生在原发病为类风湿性关节炎的病人中，在肝豆状核变性病人中较少见，其原因可能与 D-P 刺激或增强神经肌肉接头处的免疫反应有关，停药后症状可消失，血清中乙酰胆碱受体抗体滴度降低。

7 其他自然环境毒素所致的肌无力

本类肌无力可由许多自然环境毒素所引起，例如有机磷酸酯中毒（organophosphate poisoning），有机磷酸酯类可与乙酰胆碱酶牢固结合，从而抑制乙酰胆碱酶活性，使其丧失水解乙酰胆碱的能力。有机磷酸酯类进入人体后，其亲电子性的磷原子与胆碱酯酶脂解部位丝氨酸羟基的亲核性氧原子形成共价键，生成难以水解的磷酰化胆碱酯酶，使胆碱酯酶失去水解乙酰胆碱的能力，造成乙酰胆碱在体内大量堆积，引起一系列中毒症状。中毒的常见临床表现为：典型的胆碱能危象的表现（毒蕈碱样症状、烟碱样症状、中枢神经系统效应），迟发性、多发性周围神经病变，重要脏器损伤的表现。

8 重症肌无力 Lambert-Eaton 叠加综合征（myasthenia gravis Lambert-Eaton overlap syndrome，MLOS）

MG 和 LEMS 均是抗体介导的获得性神经—肌肉接头传递障碍的自身免疫性疾病，但两者在临床表现、电生理、致病抗体、合并肿瘤和治疗措施等方面不同，两者共病时，LEMS 的诊断容易被遗漏，临床上需谨慎鉴别。MLOS 罕见，直至 2016 年才在国际上正式确立"MLOS"的概念和诊断。近年来，国外报告 MG 合并 LEMS 病例共约 55 例，国内在 2004 年曾有 MG 合并 LEMS 的病例报告，但均没有检测到 MG 和 LEMS 相关抗体，近年来 MLOS 已有较多进展，其发病机制尚未完全明确，临床表现和治疗措施比单纯 MG 或 LEMS 更复杂。

MLOS 的诊断标准需同时满足 MG 和 LEMS 的诊断。①诊断 MG 至少满足以下 1 条标准：a. 波动性眼外肌无力和肢体无力，合并易疲劳性或胆碱酯酶抑制剂反应好，滕喜龙或新斯的明试验阳性；b. 波动性肢体无力，胆碱酯酶抑制剂反应好，AChR-Ab 阳性。②诊断 LEMS 需同时满足以下 2 条标准：a. 波动性眼外肌无力或肢体无力；b. 典型电生理改变，重复神经电刺激高频（20~50Hz）刺激试验可见复合肌肉动作电位（CMAP）波幅增加 100% 以上，而低频（3~5Hz）刺激试验 CMAP 波幅递减。

9 免疫检查点抑制剂相关重症肌无力（immune checkpoint inhibitor related myasthenia gravis，ICI-MG）

免疫检查点（immune checkpoint，IC）是 T 细胞或其他免疫细胞上表达的受体，包括激活受体和抑制受体。①激活受体可以增强 T 细胞的活性；②抑制受体由于含有免疫受体酪氨酸抑制基序（immunoreceptor tyrosine-based inhibition motif，ITIM），可以诱导相应免疫细胞的抑制信号，参与调节免疫应答强度，防止过度的免疫防御反应和自身免疫性疾病的发生。

抑制受体包括程序性死亡蛋白 1（programmed death 1，PD-1）、细胞毒性 T 淋巴细胞相关蛋白 4（cytotoxic T-lymphocyte-associated protein-4，CTLA4）、T 细胞免疫球蛋白和黏蛋白结构域 3（T cell immunoglobulin and mucin-domain containing-3，TIM-3）、淋巴细胞活化基因 3（lymphocyte activation gene-3，LAG-3）、T 细胞免疫球蛋白和 ITIM 结构域（T cell immunoglobulin and ITIM domain，TIGIT）等。

免疫检查点抑制剂（immune checkpoint inhibitors，ICIs）是通过对免疫检查点分子表达的靶向抑制，激活效应 T 细胞，从而达到抗肿瘤作用的药物，ICIs 治疗过程中可以出现全身各器官系统一系列的免疫相关不良反应（immune-related adverse events，irAEs），其中包括免疫检查点抑制剂相关性肺炎（checkpoint inhibitor-related pneumonitis，CIP）和免疫检查点抑制剂相关重症肌无力（Immune checkpoint inhibitor related myasthenia gravis，ICI-MG）等疾病。ICI-MG 常常在 ICIs 治疗后的 4 周左右出现临床症状，其常见临床表现包括眼部症状（50% 以上的患者有眼睑下垂和/或复视）、四肢肌力减退、呼吸困难和吞咽困难等，而且还常合并有肌炎和心肌炎。

第 2 节 周期性瘫痪

周期性瘫痪（periodic paralysis）是以反复发作的骨骼肌迟缓性瘫痪为特征的一组肌病。发作时肌无力可持续数小时或数天，发作间歇期肌力完全正常。根据发作时血清钾浓度，分为低钾型、高钾型和正常钾型三类，以低钾型多见。

1 低血钾型周期性瘫痪（hypokalemic periodic paralysis）/家庭性周期性瘫痪

本病包括原发性和继发性，前者系呈常染色体显性遗传，在同一家族中数代均有发病，故又称为家族性周期性瘫痪，本病为周期性瘫痪中最常见的类型，主要特征为发作性肌无力，伴血清钾降低，补钾后肌无力能迅速缓解。男性易发病，通常在 20 岁前起病。发作前日可有饱餐高糖饮食、受冷、过度疲劳、剧烈运动等诱因，发作持续数小时或数天后可自行恢复。

2   高血钾型周期性瘫痪（hyperkalemic periodic paralysis）/遗传性发作性无力症（adynamia episodica hereditaria）

本病在 1951 年由 Tyler 首先报道，1956 年 Ganistorp 报道两个家系，称之为遗传性发作性无力症（adynamia episodica hereditaria），为常染色体显性遗传性疾病，多在 10 岁前起病，男性较多，饥饿、寒冷等可诱发肌无力发作，表现为下肢及背部无力逐渐向上累及上臂和颈部。麻痹期血钾增高，伴有心律失常和心电图高钾表现，每次发作时间短，多在 1h 内缓解。

3   正常血钾型周期性瘫痪（normal kalemic periodic paralysis）

本病为常染色体显性遗传，较少见，多于夜间发作或在清醒时发现四肢或部分性肌无力，严重者发音不清和呼吸困难。发作常持续数日或数周，一般在 10 天以上，发作时可伴有轻度感觉障碍。本病患者常极度嗜盐，限制食盐摄入或补钾可诱发。

4   Andersen-Tawil 综合征（Andersen-Tawil syndrome）

本征为临床罕见的特殊类型周期性瘫痪，是一种常染色体显性遗传性疾病，约占周期性瘫痪的 10%，以周期性瘫痪、心律失常和发育异常为主要表现。1971 年，Andersen 等人报告 1 例以反复发作性肌无力、室性期前收缩和面部发育异常为临床特征的患者，并提出上述"三联征"可能是一种特殊的综合征。

5   继发性低钾型周期性瘫痪

5.1   甲状腺毒症周期性瘫痪（thyrotoxicosis with periodic paralysis，TPP）

TPP 是甲状腺功能亢进症患者常见的且具有潜在致命性的一类并发症。它以突发肌无力和低钾血症为临床特征，发病机制主要是血钾的细胞内转移，补钾和 β 受体阻滞剂治疗可以避免严重并发症的出现和加快周期性瘫痪的康复，甲亢治愈后一般不再复发。

5.2   原发性醛固酮增多性低钾性无力（hypokalemic weakness in primary aldosteronism）

本病在任何年龄均可发病，女性多见，常突然发生，可于任何时间出现。发作常可持续数天，补钾后血钾不能迅速恢复正常，常需同时采取其他治疗，如低钠饮食、使用醛固酮拮抗剂、降血压。

第 3 节   获得性肌病

1   炎性肌肉病

1.1   多发性肌炎（polymyositis，PM）

PM 主要见于 18 岁以上的成人，儿童罕见，女性多于男性。疾病呈亚急性或隐匿起病，在数周或数月内进展。最常受累的肌群为颈屈肌及四肢近端肌，表现为平卧位抬头费力，举臂及抬腿困难，远端肌无力相对少见，严重的可累及延髓肌群和呼吸肌，出现吞咽、构音障碍及呼吸困难，PM 很少累及面肌，通常不累及眼外肌，约 30% 的患者有肌肉疼痛。

1.2　慢性多发性肌炎（chronic polymyositis）

本病是以四肢近端肌无力、肌萎缩为主要表现，肌电图以肌源性损害为主，病理改变为局灶性坏死、炎性细胞浸润与再生肌纤维共存。本病发病机制目前仍不明确，较多研究认为免疫机制异常是该病的主要发病机制。

1.3　皮肌炎（dermatomyositis，DM）

DM 是炎性肌病的一种亚型，是主要累及皮肤和肌肉的自身免疫性疾病，可出现肺脏、心脏等重要内脏损害。皮肤表现："向阳性"皮疹，Gottron 疹，"技工手"。肌肉表现：肌肉损伤通常是双侧对称，以肩胛带肌、骨盆带肌受累最常见，其次为颈肌和咽喉肌，约半数患者伴肌痛和/或肌肉压痛。肺部病变：肺间质病变是皮肌炎比较常见且严重的临床表现，也是皮肌炎的主要死亡原因，表现为乏力、干咳、进行性加重的劳力性呼吸困难。

1.4　包涵体肌炎（inclusion body myositis，IBM）

IBM 的肌无力呈非对称性，远端肌群受累常见，如屈腕屈指无力与足下垂，肌痛和肌肉压痛非常少见。血清 CK 正常或轻度升高，肌肉病理可发现嗜酸性包涵体且激素治疗无效为该病特征。本病病因不清，病毒感染最为可能。单克隆抗体染色证明，肌纤维周围见许多 CD8$^+$阴性 T 细胞，提示 T 细胞介导免疫机制是本病损害的机制。

1.5　重叠性肌炎（overlapping myositis）

本病是一种与其他结缔组织疾病相关的自身免疫性肌病，自身免疫性肌病也可发生在其他自身免疫性疾病患者中，例如系统性红斑狼疮、类风湿性关节炎、干燥综合征或系统性硬化症。最具代表性的重叠性肌炎是抗合成酶抗体综合征，好发于成人，临床主要表现为肢体无力、关节炎和间质性肺病3 种主要症状，可同时或相继发生，仅少数患者出现"技工手"和雷诺现象。

1.6　无肌病性皮肌炎（amyopathic dermatomyositis，ADM）

ADM 是一种有典型皮肌炎的皮肤表现，而不伴明显肌肉病变的免疫介导性疾病，可能是皮肌炎的一种变异型或顿挫型或皮肌炎早期表现。

1.7　罕见类型的炎性肌病（rare type of inflammatory myopathy）

本病是一组具有特殊临床病理学表现的炎性肌病，包括风湿性多肌痛、肌筋膜炎、慢性移植物抗宿主病相关多发性肌炎、儿童急性良性肌炎、局灶性肌炎、肉芽肿性肌炎、普通多变性免疫缺陷病伴肌炎、颈臂炎性肌病、坏死性肌病伴"烟斗杆"样毛细血管、嗜酸性多发性肌炎、炎性肌病伴大量巨噬细胞以及炎症性肌营养不良症。

1.8　风湿多肌痛

本病常见于老年人，临床肩关节和膝关节疼痛为主要表现，伴随疼痛而出现的运动受限，容易与炎性肌病的疼痛无力相混淆。鉴别要点在于前者 CK 和肌电图正常，红细胞沉降率往往升高。风湿性多肌痛对小剂量激素敏感。

1.9　免疫介导的坏死性肌病（immune medicateed necrotizing myopathy，IMNM）/免疫介导的坏死性肌炎

本病可见于不同年龄，可呈急性、亚急性或慢性发病，主要表现为近端肌无力，下肢无力重于上肢无力，颈部肌无力和吞咽困难，表现为头下垂和躯干弯曲（驼背），部分患者可出现远端肌无力，表现为足背屈肌和指伸肌无力。患者多可查出恶性肿瘤或结缔组织病等相关疾病，或血液某些特异性抗体阳性。检验结果显示肌酶浓度可异常升高，神经电生理显示肌病性 EMG 改变，肌肉活检显示肌肉明显的坏死和再生，肌内巨噬细胞增多，血管或肌束周围淋巴细胞浸润不明显。

1.9.1 抗 SRP (signal recognition particle, SRP) 抗体阳性肌病/抗信号识别颗粒抗体肌病 (myopathy with antibody to the signal recognition particle)

根据 2004 年欧洲神经肌肉疾病中心和美国肌病研究协作组提出的特发性炎性肌病分类标准，本病属于 IMNM。临床主要表现为进行性肢体无力及肌肉萎缩，以四肢近端为著，可伴有颈屈肌无力、吞咽困难及呼吸功能不全，面部及心脏受累较少，既往也有心脏受累的报道，也可出现肌肉酸痛或肌肉痉挛等伴随症状。实验室检查血清肌酸激酶显著升高，肌电图多数呈肌源性损害，肌肉核磁可出现受累肌肉弥漫性水肿，骨骼肌病理可见肌纤维坏死及再生，无或少量炎症细胞浸润，目前国内对该病的报道仍较少。

1.10 胶原性血管病中的炎性肌病 (inflammatory myopathy in collagen vascular disease)

本病是一组由许多疾病，例如系统性红斑狼疮、干燥综合征、类风湿关节炎、结节性多动脉炎等胶原血管病引起的肌病。

1.11 肉芽肿性肌炎 (granulomatous myositis)

本病临床不常见，肌肉活检可见大量非干酪性肉芽肿，应用激素治疗通常有效。

1.12 骨化性肌炎 (myositis ossificans)/骨化性纤维发育不良 (fibrodysplasia ossificans)

本病是由于骨质结构在肌肉和结缔组织中沉积，造成肌肉变硬，以致影响其功能，病因不清，可能与遗传因素有关。常见于儿童和青年人，以颈部和躯干部位受累较重，开始为一过性局限性肌肉肿胀，可有触痛，以后逐渐变硬成骨质样，关节活动受限，关节畸形。肋间肌骨化可影响肺活动度，导致呼吸衰竭，部分患者伴有发热、关节肿胀，血清肌酶谱多正常，部分病人肌电图示肌源性损害，肌肉活检可有肌病性改变，X 线片可见肌肉肿胀，软组织内有羽毛状钙化斑，钙代谢无异常。本病无特效的治疗方法，有人试用类固醇皮质激素治疗，效果不肯定，应注意防止关节挛缩和骨折，必要时可手术矫正畸形。

1.13 感染性肌炎 (infectious myositis)

1.13.1 急性流感后肌炎 (acute myositis of influenza)

本病与流感病毒 A 和 B 的暴发流行有关，患者常在急性流感发病 1 周内出现严重肌痛、压痛，甚至水肿，双侧腓肠肌疼痛最为明显，本病预后良好。

1.13.2 流行性肌痛 (epidemic myalgia)

本病是由柯萨奇病毒感染所致，春秋季多发，散发或小规模流行，儿童比成人易感。临床主要表现为急性起病，胸腹和肩胛部肌肉疼痛，呼吸或咳嗽时加重，局部皮肤感觉过敏，肌肉压痛，约 1/4 病人可听到胸膜摩擦音，肌肉活检可见炎性改变。少数病人可有头痛等前驱症状，伴发或继发病毒性脑膜炎，心肌炎等，少数病例血清和脑脊液中分离出病毒。本病预后良好，多在 3~10 天内自行缓解。

1.13.3 1 型人类免疫缺陷病毒性多发性肌炎 (HIV-1 myositis)

本病表现为肢带肌和肢体近端肌无力，下肢较重，反射多减弱，血清 CK 值升高，肌电图呈肌源性损害，皮质类固醇可有效改善肌无力。

1.13.4 人类 T 淋巴细胞 1 型病毒性多发性肌炎 (human T-lymphotrophic virus type 1 myositis)

本病特点是全身极度消瘦，肌肉容积明显减小，肌力很少受累，肌肉酶学检查通常正常。

1.13.5 细菌性肌炎 (bacterial infections of muscle)

本病是指细菌感染引起的肌肉组织化脓性炎症，常见的致病菌有金黄色葡萄球菌、肺炎双球菌、链球菌、厌氧菌等。肌肉感染可由血源扩散或局灶脓肿扩展所致，常与败血症或化脓性骨髓炎相伴发。临床上多亚急性起病，少数急性起病，表现为四肢和躯干肌肉深部出现一处或多处疼痛，局部肿胀、压痛，伴发热，外周血白细胞升高，血清肌酶谱升高。肌肉活检可见受累肌肉组织大量炎性细胞浸润，肌纤维坏死，晚期有肌纤维再生。脓肿早期应尽早大剂量使用敏感的抗生素，形成脓肿的可以切开引流，若及时诊断和治疗，预后良好，否则，可并发败血症，严重致残或死亡。

1.13.6　化脓性肌炎（pyogenic myositis）

本病见于热带、亚热带地区，通常亚急性起病，数日或数周内发生化脓性肌肉损害，肌活检可见受累肌肉炎性细胞浸润，早期以淋巴细胞为主，晚期以中性粒细胞为主，治疗应尽早给予敏感抗生素，必要时脓肿切开引流。

1.14　寄生虫性肌炎（parasitic myositis）

本病包括囊虫病、旋毛虫病、包虫病、血吸虫病、弓形虫病、锥虫病、莱姆病、裂头蚴病、弓蛔虫病和放线菌病等引起的肌炎。活的蠕虫不会引起炎症，在幼虫死亡期间，囊肿中的液体可能会泄漏，随后引起急性炎症反应，从而导致局部疼痛和肌痛。

1.15　风湿性多发性肌痛（polymyalgia rheumatica）

本病是常发生于老年或中年患者的肢体近端肌，肌肉酸痛可为弥漫性或不对称性，上肢近端及肩部明显，大部分患者血沉可加快。

1.16　其他炎症性肌病（other inflammatory myopathies）

1.16.1　嗜酸细胞性肌炎（eosinophilic myositis）/嗜酸性过度综合征（hypereosinphilic syndrome）

本病是炎性肌病中极为少见的多发性肌炎，包括嗜酸细胞性筋膜炎（eosinophilic fasciitis）、嗜酸细胞性单肌炎（eosinophilic monomyositis）、嗜酸细胞性多肌炎（eosinophilic polymyositis）、嗜酸细胞性肌痛综合征（eosinophilic-myalgia syndrome，EM）。临床表现为严重的近端或全身肌肉无力或压痛，有些患者出现腓肠肌、股四头肌肿胀和疼痛，这种情况常常是全身性疾病的一种先驱症状，称为嗜酸性过度综合征（hypereosinophilic syndrome），常与心肌炎、心包炎、肺浸润及皮肤改变、周围神经病、嗜酸粒细胞增多症、贫血等相关。血清肌酸磷酸激酶（CPK）增高，并有肌酸激酶同工酶（CK-MM、CK-MB）出现，肌肉活检可见散在性肌纤维坏死，大量嗜酸性细胞和一些淋巴细胞、浆细胞等炎性浸润。

1.16.2　急性眶肌炎（acute orbital myositis）

本病发病较急，单眼受累多见，结膜充血水肿严重，典型的临床表现为疼痛性复视，通常在其早期即出现眶周痛、眼球运动障碍，甚至复视。该病病因尚不明确，有学者认为可能与 IgG4 相关，也有学者认为与病毒感染、免疫机制、外伤、手术及邻近病灶感染等因素有关。

1.16.3　结节性肌病/结节性肌炎/类肉瘤肌病（sarcoid myopathy）

详见第 17 章第 7 节 2.3。

2　内分泌性肌病（endocrine myopathy）

本病是继发于内分泌系统疾病的骨骼肌结构损害或功能异常导致的骨骼肌病变。本病患者存在内分泌激素异常升高或下降，引起本病的原因以及发病机制尚不清楚。本病患者的症状与疾病类型有关，常见肌无力、肌痛、易疲劳、肌肉萎缩、活动困难等表现。本病以原发疾病治疗为主，可选择药物治疗或手术治疗等方式控制病情、缓解症状。

2.1　甲状腺病伴发的肌病（myopathy with thyroid disease）/甲状腺毒性肌病（thyrotoxic myopathy）

2.1.1　甲状腺功能亢进性肌病（hyperthyroid myopathy）

本病特征为进行性骨骼肌无力，常伴发显性或隐性甲亢，常见于中年患者，男性多见，如甲亢症状得到控制，肌无力和肌萎缩可逐渐恢复。

2.1.2 甲状腺突眼性麻痹（exophthalmic ophthalmoplegia）

本病眼肌活检可发现眼外肌水肿，随病程进展逐渐纤维化，本病常为自限性。

2.1.3 甲状腺功能亢进性周期性麻痹（hyperthyroid periodic paralysis）

本病常于成年早期发病，口服氯化钾治疗可终止发作，心得安分次口服可防止此病发作。

2.1.4 甲状腺功能减退性肌病（Hypothyroidism myopathy）

本病是甲减合并的肌肉病变，表现为黏液性水肿或克汀病，应用甲状腺素治疗后可好转。

2.2 甲状旁腺病伴发的肌病（myopathy caused by the disease of parathyroid glands）

2.2.1 甲状旁腺功能亢进性肌病（hyperparathyroidism myopathy）

本病继发于甲状旁腺功能亢进，主要表现为全身肌无力和易疲劳感，下肢近端肌常先受累，行走时呈鸭步。随后肌无力逐渐向躯干及上肢扩展，一般下肢较重，近端重于远端。

2.2.2 甲状旁腺功能减退性肌病（hypoparathyroidism myopathy）

本病继发于甲状旁腺功能减退，临床少见，主要表现为易疲劳，治疗主要使用钙剂、维生素D等。

2.3 骨软化（osteomalacia）

骨软化类型可大致分为3类：①家族性即遗传性骨软化症，多婴幼儿好发，有家族史；②肿瘤引起的骨软化，多为间充质起源的肿瘤，肿瘤切除后骨软化症状可逐步消失；③获得性骨软化，常见于肾小管酸中毒，主要见于 I、III型，由于代谢性酸中毒、继发性甲状腺功能亢进导致骨矿化障碍，出现骨软化。本病诊断除根据全身性骨疼、身高变矮、手足抽搐等临床症状与体征外，主要依靠 X 线所见和血尿生化检查来确诊。X 线特点：腰椎可呈双凹形改变，骨盆呈放射形三角狭窄或病理性骨折。测定血 25–羟维生素 D_3 是诊断本病较为灵敏的方法，通常以测定碱性磷酸酶作为主要的生化指标，数值的高低与骨骼脱钙程度成正比。

2.4 垂体肌病（muscle weakness due to the disease of pituitary gland）

本病是垂体病后期引起的肌无力等症状，治疗原发病，纠正内分泌和激素紊乱可使肌无力恢复。

2.5 糖尿病性肌病（diabetic myopathy）

本病具体发病机制尚不明确，最为学者接受的致病机制是糖尿病的微小血管病变和大血管动脉粥样硬化引起肌肉缺血，从而产生的一系列炎性免疫反应致肌肉病变坏死，在致病范围达到一定水平产生临床症状。特点是肿瘤样局灶性肌变性肌病，常见于糖尿病病程长、控制不佳的患者。起病初期常有肌肉疼痛，随后出现局部皮肤肿胀及肿块。最有价值的是 MRI 检查，可见受累肌肉 T_2 加权像信号增高。肌肉活检是诊断糖尿病肌病的金标准，镜下可见肌纤维横纹消失、小血管壁增厚、灶性肌纤维坏死伴炎性细胞浸润、个别毛细血管内血栓形成，临床少见，内科保守治疗为主，可使用抗血小板药物和抗炎药物，但预后不佳。

2.6 肾上腺肌病（adrenal myopathy）

本病是肾上腺皮质功能低下引起的肌病，临床表现为疲劳感、四肢无力，甚至近端肌肉轻度萎缩，还可有肌痛和痛性痉挛，常伴有体重减轻、皮肤色素增加等。血清肌酶正常或轻度升高，肌电图正常或提示肌源性损害，有效的内分泌调整治疗可以使肌病症状缓解。

2.7 伯克夫综合征（Perkoff syndrome）

本征是内源性或外源性肾上腺皮质激素过多所致的一类肌病，呈亚急性发病，主要表现为明显的肌痛、近端肌群无力、易疲劳，先累及髋屈肌，逐渐累及肩带肌，无明显肌萎缩，消除导致皮质激素过多的原因则症状可自行缓解。

3　药物性肌病

本病是指在药物使用过程中，干扰肌肉的结构和功能，临床表现广泛，可以无症状，也可出现肌肉疼痛、触痛、肌无力、肌肉痉挛等临床症状，重者可出现大量横纹肌溶解致急性肾衰竭。

3.1　横纹肌溶解症

本病是一种临床综合征，非独立疾病，其诱因很多，如剧烈运动、创伤、感染、癫痫、药物、毒物等，还可以发生在有肌病背景、特别是代谢性肌病的情况下。横纹肌溶解症的临床表现为疼痛、无力、CK 升高、肌红蛋白明显升高、尿色变深（肌红蛋白尿）等。具有诱因的横纹肌溶解症，在诱因解除的情况下，CK 下降较快，症状恢复也较快。详细询问患者病史很重要，CK 升高就诊断肌炎来讲很容易被误诊。

4　激素性肌病（steroid myopathy）／类固醇肌病

使用大剂量的激素可产生近端肌和骨盆肌无力，称之为"激素性肌病"，或称为"类固醇肌病"。激素性肌病是长期大量应用类固醇皮质激素引起的，多起病隐匿，四肢近端肌肉无力和萎缩。常伴有类固醇激素治疗的其他副作用，如 Cushing 综合征、骨质疏松、高血压、糖尿病等。血清肌酶谱轻度升高，肌电图提示肌源性损害，肌肉活检可见 II 型肌纤维萎缩，肌纤维内糖原颗粒增多，少数可见肌纤维变性。常需要与多发性肌炎、线粒体肌病、脂质贮积病及糖原贮积病相鉴别。随着激素的减量或停药，肌病亦可好转。

5　危重病性神经肌肉异常（critical illness neuromyopathy，CIPNM）／ICU 获得性无力（ICU-acquired weakness，ICU-AW）

20 世纪 80 年代早期，Bolton 等研究者就发现部分败血症和多器官功能衰竭的患者容易出现脱机困难、轻瘫或四肢瘫痪、腱反射降低和肌肉萎缩无力等临床表现，研究者将其称作 ICU-AW。之后的进一步研究表明，ICU-AW 最主要的病因包括两大类：危重病多发性神经病（critical illness polyneuropathy，CIP）和危重病肌病（critical illness myopathy，CIM）。其他包括脓毒症相关肌病（sepsis-induced myopathy，SIM）和激素—失神经支配相关肌病（steroid-denervation myopathy，SDM），CIP 和 CIM 两者亦可统一合称为危重病性神经肌肉病。危重病性神经肌肉病是继发于 ICU 患者的一大类神经肌肉疾病，主要累及周围神经和肌肉引起肌无力，多数由于多脏器功能衰竭、败血症，以及长时间机械通气等因素引起。这类患者进入 ICU 前本身并无神经肌肉疾病，这与急性吉兰—巴雷综合征、重症肌无力危象、运动神经元病危象、多发性肌炎等原发的神经肌肉疾病病情危重入住 ICU 不同，这类患者临床表现均为四肢迟缓性瘫痪（但大多不累及颅神经支配的面部肌肉）、肌肉萎缩。

6　慢性疲劳综合征（chronic fatigue syndrome，CFS）

CFS 是一种以不能忍受的疲劳为主的伴有多种躯体不适的慢性疾病，通常因劳累或活动而加重，多种躯体症状包括全身不适、头痛、反复咽喉痛、发热、认知困难、睡眠障碍、情绪障碍（情绪不稳、恐惧发作及抑郁等）及淋巴结、肌肉、关节和腹部疼痛等。对 CFS 的病因目前尚无统一的认识，涉及的因素包括心理性因素、病毒感染及免疫异常，诊断缺乏生物学指标。对 CFS 病人的治疗，包括心理治疗、应用抗抑郁药物（三环抗抑郁药及 5-HT 再摄取抑制剂）、免疫疗法（免疫球蛋白 G、错配双股 RNA）及抗病毒治疗（如阿昔洛韦等），这些治疗均是基于上述病因提出来的，并可取得一定的疗效。

7　痛性肌束震颤综合征（muscular pain-fasciculation syndrome）

本征是以腓肠肌为主的肌肉疼痛和肌束震颤为特征表现的综合征，1978 年 Hudson 曾报道 5 例，其中男性 4 例，女性 1 例，年龄介于 26~63 岁。本病多从骨骼肌疼痛开始，可累及肢体和躯干部肌肉，尤以腓肠肌疼痛多见，疼痛部位一般比较固定，为持续性痛，偶有烧灼感，尤好发于体力活动之后，经过休息可以缓解，但夜间也可发生腓肠肌或足部肌肉痛性痉挛。与疼痛症状发生同时或其后相隔一段时间，出现受累肌肉的肌束震颤或抽搐，于活动后休息时更为明显。与"不安腿综合征"的区别在于后者仅发生在休息时，且无肌束震颤。痛性肌束震颤病人的电生理检查可显示运动轴索变性，未曾发现节段性脱髓鞘改变，部分病例下肢感觉纤维有异常。本病原因未明，虽呈慢性持续性病程，但一般预后尚好，属于良性多发性神经病的范畴。

8 进行性肌痉挛、脱毛、腹泻综合征（progressive muscular spasm，alopecia and diarrhea syndrome）/ Satoyoshi 综合征/里吉氏病（Satoyoshi's disease）/全身痉挛病

本征于 1967 年由日本学者 Satoyoshi（里吉）首先报道，故又名 Satoyoshi 综合征，病因未明。发病年龄 6~15 岁，女性较多，临床以肌痉挛、脱毛和腹泻为三大主征。大多以肌痉挛起病，且始于下肢肌群，渐波及全身，但不影响面肌和眼肌，肌痉挛发作频繁，常伴有剧烈肌痛和多汗，持续短暂，每次不超过 2min，随意运动可诱发，起病同时或起病 1~2 年内出现全身毛发脱落，半数病人有腹泻，每天 2~10 次不等，且大便中脂肪明显增加，时间久可继发营养不良、贫血及低蛋白血症。此外，病人可有内分泌紊乱，女性多有闭经，发病年龄小者生长发育迟滞，脊柱和四肢骨骼可有畸形。病理检查可以发现胃肠道多发性息肉样改变，甲状腺、甲状旁腺及肾上腺萎缩，女性可见卵巢萎缩及子宫发育不全。神经系统有脊髓后索和侧索变性，推测肌痉挛与中间神经元功能异常有关。本病无特效疗法，治疗主要针对肌痉挛用药，病情进展通常缓慢，病程可达 5~28 年，多因营养不良、继发感染而死亡。

9 癌性肌病（carcinomatous myopathy）

本病为非转移性癌原性神经肌肉病之一，可分为两型：①不伴皮肤损害者，为多发性肌炎型；②伴有皮肤损害者，为皮肌炎型。原发病多为肺癌或乳腺癌，其次为卵巢癌、胃癌、淋巴肉瘤以及肝、胆及子宫癌瘤等。肌肉病变可在肿瘤出现前的数月甚至数年出现，主要表现为四肢近端肌肉、腰部及小腿肌肉萎缩无力，进而可全身受累。皮损多见于面颊、前胸与四肢伸面等处，早期可有红肿、发亮、压之无痕等表现，眼睑可呈淡紫色肿胀，也可有红斑、色素沉着、毛细血管增生与萎缩等多种形态的皮疹。肌电图为肌源性损害，血清中 CPK 升高，LDH、GDT 与 GPT 轻度增高，肌肉活检可见肌纤维萎缩、变性及圆形细胞浸润。

第 4 节　进行性肌营养不良及其相关疾病

进行性肌营养不良（progressive muscular dystrophy）是一组原发于肌肉组织的遗传变性病，多有家族史。特点是起病缓慢，进行性加重的肌肉萎缩与无力，主要累及肢体近端肌肉，极少数为远端，腱反射消失，肌肉假性肥大。

1 假肥大型肌营养不良症（pseudohypertrophy muscular dystrophy）

1.1 Duchenne 型肌营养不良症（Duchenne muscular dystrophy，DMD）

DMD 于 1868 由 Duchenne 进行了系统总结，DMD 的病因是由于 Xp21 区域的 DMD 基因缺陷，通常于 4~5 岁表现出双下肢运动乏力，呈进行性加重，生长发育较正常儿缓慢，跑步或上楼困难、易跌倒，小腿肌肉肥大。

1.2　Becker 型肌营养不良症（Becker muscular dystrophy，BMD）

Becker 于 1955 年对该类疾病进行了总结，后此病被命名为 Becker 型肌营养不良症。BMD 的发病年龄比 DMD 晚，常于 8 岁后起病，平均为 12 岁，症状较轻，最轻型的 BMD 可以只表现出肌痛和肌肉痉挛，不能运动和肌红蛋白尿，无症状性血清 CK 增高或轻度肢带肌无力，假性肌肥大少见，踝反射常消失。

2　肢带型肌营养不良症（limb girdle muscular dystrophy，LGMD）

LGMD 是肌无力及肌萎缩先出现在骨盆带和肩胛带的部分肌肉，以后逐渐影响上下肢带的全部肌群，腱反射减弱或消失，大部分不累及心脏和眼外肌。

小窝蛋白-3（caveolin-3，CAV3）是组成肌细胞膜上小窝结构的主要蛋白，由小窝蛋白基因家族编码，具有组织及聚合小窝蛋白间分子的作用，对于维持细胞膜的稳定、保证细胞功能如信号传递、脂代谢等均具有重要意义。CAV3 基因突变可导致一组遗传性骨骼肌疾病及心脏疾病，统称为小窝蛋白病。其包含多个亚型，其中最常见为肢带型肌营养不良 1C（limb girdle muscular dystrophy type 1C，LGMD-1C），而远端型小窝蛋白病相对罕见。

3　面肩肱型肌营养不良症（facioscapulohumeral muscular dystrophy，FSHD）/ Landouzy-Dejerine 型肌营养不良症

本病是常染色体显性遗传，典型表现为 10~20 岁时出现症状，以选择性侵犯面肌、肩带肌和上臂肌群为特征，并可逐渐累及盆带肌、腹肌、足背屈肌，还可侵犯眼外肌、呼吸肌，甚至出现视网膜血管病变。该视网膜血管病变称为 Coat 综合征，该征于 1908 年由 Coats 首次报道，即临床表现为视网膜血管迂曲、闭塞、渗漏、毛细血管扩张、微动脉瘤、听力下降、癫痫和智力发育迟滞等。

3.1　眼咽型肌营养不良症（oculopharyngeal muscular dystrophy）

本病是常染色体显性遗传，偶有常染色体隐性遗传，于中老年发病，主要特征是眼外肌和咽喉肌受累，表现为缓慢进展的眼睑下垂、吞咽困难，逐渐发展至四肢肌无力。

3.2　埃默里—德赖弗斯型肌营养不良症（Emery-Dreifuss muscular dystrophy，EDMD）

EDMD 最初由 Emery 和 Dreifuss 于 1966 年报道，他们将该症确定为独立的遗传性肌肉疾病，早期出现肘部屈肌、颈部伸肌和小腿腓肠肌挛缩，伴有不同程度的心脏受累。

3.2.1　EDMD I

本型为 X 连锁隐性遗传，一般在十几岁发病，关节挛缩常是首发症状，病程早期常见受累部位包括肘部屈肌、颈部伸肌和腓肠肌挛缩，导致颈部屈曲受限，在病程晚期可导致整个脊柱前屈受限。

3.2.2　EDMD II

本型为常染色体显性遗传，临床表现差异较大，一般肌无力表现为肱-腓型，双侧对称、小腿无力。有患者临床表现和 EDMD I 相似，或仅表现为严重的心肌病，心脏收缩功能降低，心肌活检显示重度脂肪和结缔组织浸润，心电图显示 P 波降低，心脏传导阻滞等。

3.2.3　EDMD III

本型为常染色体隐性遗传，在婴儿期开始行走时出现困难，于 40 岁时表现出严重和弥散的肌肉萎缩，不能行走和站立，心脏无异常，智力正常。

4　眼肌型肌营养不良症（ocular muscular dystrophy）/Kiloh-Nevin 型

本病较为罕见，为常染色体显性遗传，于 20~30 岁缓慢起病，最初临床表现为双侧眼睑下垂伴头后仰和额肌收缩，其后累及眼外肌，可有复视，易误诊为重症肌无力，本病无肢体肌肉萎缩和腱反射消失。

5　先天性肌营养不良症（congenital muscular dystrophy，CMD）

CMD 为婴儿早期出现的肌无力、肌张力低下、运动发育落后、关节挛缩、呼吸或吞咽功能障碍等。

5.1　细胞外基质表达异常型

5.1.1　层粘连蛋白缺陷型先天性肌营养不良（merosin deficient CMD type 1A，MDC1A）/先天性肌营养不良症 1A 型（congenital muscular dystrophy type 1A，CMD1A，CMD1A）/Merosin 缺乏症

CMD1A 表现为肌张力低下，近端和远端肌肉均可受累；面肌受累，出现吸吮无力，无眼部症状。脑部病变表现为脑室周围和白质髓鞘形成不良，颅脑 CT 检查可见广泛的脑白质低密度影，颅脑 MRI 检查显示白质内异常信号，5%枕叶巨脑回或无脑回畸形。

5.1.2　先天性肌营养不良症 1B 型（congenital muscular dystrophy type 1B，CMD1B）

CMD1B 一般在 12 岁后发病，主要症状为近端肢带无力，全身肌张力降低，早期出现呼吸衰竭，可有脊柱强直和跟腱挛缩，颅脑部影像学检查正常。

5.1.3　乌尔里希型先天性肌营养不良症（Ullrich congenital muscular dystrophy，UCMD）

UCMD 患儿表现为肌无力和近端关节挛缩，远端关节过度伸展，近端和轴性关节活动受限（脊柱强直的表现）。患者跟骨突出，几乎不能独立行走，还有患者有髋关节脱位和呼吸功能不全的表现。患者精神神经状况正常，颅脑 MRI 检查无异常。

5.2　细胞外基质膜蛋白受体异常

5.2.1　福山型先天性肌营养不良症（Fukuyama congenital muscular dystrophy，FCMD）

FCMD 主要临床特征是严重的先天性肌营养不良伴智能发育迟缓，大多数患儿不能行走，患儿通常在 10 岁以前就卧床不起，可有脊柱侧弯和心脏疾病如充血性心力衰竭。

5.2.2　肌—眼—脑病（muscle-eye-brain disease，MEB）

MEB 最早于 1989 年由 Santavouri 等人首次报道。患者长期卧床并伴有明显的面肌和颈肌无力，不能翻身至坐立。患儿智能发育迟缓和癫痫发作是该病的典型临床症状，10 岁之后可有严重先天性近视、先天性青光眼、视网膜发育不良、视神经萎缩等，巨脑回、多小脑回、脑积水、透明隔和胼胝体发育不全或缺损等脑部畸形也很常见。

5.2.3　Walker-Warburg 综合征（Walker-Warburg syndrome，WWS）

WWS 于 1942 年由 Walker 首次报道。患儿出生即缺少自主运动，出现四肢和面肌肌力低下，哭泣和吮吸无力，肌张力明显降低。本征特点为鹅卵石样脑皮质（无脑回畸形或称滑脑）、小头畸形、小脑及脑干发育不良、广泛脑白质异常、脑水肿。典型眼部病变包括前房、后房功能障碍，巨角膜，牛眼或小眼球，视网膜脱离，虹膜缺损，白内障，视神经发育不良和视网膜异常，还有唇裂、耳发育异常、豹斑视网膜病等症状。

5.2.4　先天性肌营养不良 1C 型（congenital muscular dystrophy type 1C，CMD1C）

CMD1C 特征性症状为严重的肌无力和呼吸肌抑制，在新生儿期即出现肌张力低下和喂养困难。

5.2.5　先天性肌营养不良 1D 型（congenital muscular dystrophy type 1D，CMD1D）

CMD1D 表现为肌营养不良伴智力低下，年幼时颅脑 MRI 检查变化不明显，青少年期显示脑白质病变和轻度脑结构异常。

5.2.6　伴整联蛋白 α-7 突变型先天性肌营养不良症（congenital muscular dystrophy with integrin α-7 mutation，ITGA7CMD）

ITGA7CMD 患者肌张力低下、运动发育迟缓，肌无力以近端为主，还有髋关节脱位、斜颈、关

节挛缩和呼吸功能不全等表现。

5.3　胞质内质网蛋白异常

5.3.1　先天性肌营养不良伴早期脊柱强直 1 型（congenital muscular dystrophy type 1 with early rigid spine，RSMD1）

RSMD1 多为散发病例，临床特点为早期出现肌无力和肌张力低下，膈肌无力，四肢关节挛缩不明显，脊柱强直，脊柱前侧凸以及严重的呼吸功能不全。大多儿童早期起病，缓慢进展为轻至中度四肢肌无力，严重的颈部和脊柱屈肌无力，由于脊柱伸肌挛缩导致脊柱屈曲明显受限。脊柱和胸廓的变形导致进行性的限制性通气障碍，快速动眼睡眠（REM 睡眠）开始后除眼球运动及膈肌呼吸肌外，所有肌肉张力消失，膈肌成为唯一有效的呼吸泵，RSMD1 患者膈肌无力明显，因此，更易出现睡眠相关呼吸障碍，最终会引起呼吸功能不全。肌肉活检病理表现为非特异性肌肉病样病理改变，多数仅表现为肌纤维直径大小不等，无明显坏死、再生及纤维化，部分肌纤维可在 NADH 染色发现轴空样病理改变。

5.4　伴其他症状的先天性肌营养不良症

5.4.1　线粒体增大型先天肌营养不良症（congenital muscular dystrophy- megaconial type）

本病除肌无力和肌萎缩等典型表现外，患者智能发育迟缓，病程进展缓慢，最典型的特征为肌质周围的线粒体扩大，线粒体嵴增多且变得不规则，肌质中央的线粒体呈中空状态，血清 CK 轻度升高。

5.4.2　伴小脑萎缩先天性肌营养不良症（congenital muscular dystrophy with cerebellar antrophy）

本病患儿多在出生时或生后 7 个月内发病，主要表现为全身肌无力、中度智能损伤、中度以上的小脑萎缩。肌无力近端重于远端，全身肌张力降低，患者有小脑性共济失调、眼震和发音困难、智能发育迟缓等。

5.4.3　伴关节弯曲的先天性肌营养不良症（congenital muscular dystrophy of producing arthro-gryposis）

本病为非进展性肌营养不良症，关节弯曲综合征和先天性肌张力迟缓同时存在，患儿在子宫内胎动减少，肌肉活检显示大量的脂肪和结缔组织浸润，尸检肺和肾脏正常。

5.4.4　单纯性大疱性表皮松解性肌营养不良症（epidermolysis bullosa simplex with muscular dystrophy，EBSMD）

EBSMD 临床特点是新生儿期即有单纯性大疱，且大疱终生存在，随病情进展出现肌无力症状。血清 CK 值升高，重复的神经电刺激波幅呈递减性改变，肌电图显示为肌源性损伤，肌肉活检见肌纤维坏死和再生共存，结缔组织增生。

5.5　Bethlem 肌病

本病是一种罕见的常染色体显性遗传性疾病，少数为常染色体隐性遗传，Bethlem 肌病主要与 COL6A1、COL6A2、COL6A3 基因的突变有关。本病是先天性肌营养不良的一个亚型，由 Bethlem 和 Wijngaarden 在 1976 年最先报道，主要临床表现为缓慢进展的肌无力和手指、腕、肘、踝关节挛缩。

6　肩腓型肌营养不良（scapuloperoneal muscular dystrophy）

本病是一组以慢性进行性上肢肩胛带肌及胫前肌无力和萎缩为特点的遗传性肌病，可为常染色体显性或隐性遗传，也有散发病例。典型患者可出现翼状肩胛和足下垂，血清肌酶升高，骨骼肌病理显示肌源性改变，肌纤维内可见透明体，肌电图提示肌源性损害。

7　远端性肌营养不良症（distal muscular dystrophy）

本病是一组主要在成年发病进展缓慢的远端性肌病，呈常染色体显性或隐性遗传。Gower 等人早在 1902 年报道过这类病例，它与强直性肌营养不良及腓骨肌萎缩症的鉴别直到相对近期才清楚。

7.1　Welander 远端肌病（Welander distal myopathy，WDM）

WDM 于 1951 年由 Welander 报道，首发症状为手部小肌肉无力，随后发展到下肢远端肌肉。

7.2　Miyoshi 远端肌病（Miyoshi distal muscular dystrophy，MDMD）

MDMD 发病于成年早期，肌肉萎缩主要发生在小腿远端肌肉，尤其是屈肌，即腓肠肌和比目鱼肌，最初主要是小腿肌无力，剧烈活动之后可出现较强烈的肌肉痛。

7.3　胫骨远端肌营养不良（tibial muscular dystrophy，TMD）

TMD 一般病变局限于下肢，主要累及小腿前部肌肉，但下肢无感觉缺失，也可发展到上肢，手部肌肉不受累，面部肌肉也很少被累及。

7.4　Markesbery 远端肌病（Markesbery distal myopathy）

本病于 1974 年由 Markesbery 等人报道，最初表现为下肢远端肌无力，病程进展缓慢，后期出现手部肌肉和近端肌无力。

7.5　Nonaka 远端肌病（Nonaka distal myopathy，NM）

NM 于 1981 年由日本学者 Nonaka 首先总结描述，主要累及下肢前部肌肉和脚趾的伸肌，患者呈现足下垂和跨阈步态。

7.6　Laing 远端肌病（Laing distal myopathy）

本病于 1902 年由 Gowers 最先描述，由 Laing 等人最先报道。首先出现下肢远端前部肌肉和屈颈无力，病情进展缓慢，发展到后期可有手指伸肌和腹肌受累，还有患者出现肌束震颤。骨骼肌 MRI 检查呈肌萎缩改变，肌肉活检呈肌源性损伤，无边缘空泡。

7.7　包涵体肌病（inclusion body myopathy 2，IBM2）

IBM2 患者一般在 20~40 岁发病，出现四肢近端和远端肌肉无力并萎缩，肌肉活检由边缘空泡和降解的肌纤维中含有 β-淀粉沉淀。

7.8　desmin 相关肌病（desmin-related myopathy，DRM）

DRM 主要表现为下肢无力，出现行走困难，随后可出现上肢、颈部和面部肌肉无力，可有心律失常、心脏传导阻滞、充血性心力衰竭、呼吸困难，患者大多死于呼吸和心脏疾病。

7.9　α-B-crystallin 相关肌纤维肌病（α-B-crystallin-related myofibrillar myopathy）

本病主要表现为四肢远端和近端肌无力，并可能伴有颈部、躯干、咽喉部肌无力、可有肥厚型心肌病、呼吸抑制、白内障。

7.10　myotilin 相关肌纤维病（myotilin-related myofibrillar myopathy）

本病患者表现为进行性四肢远端肌无力和周围神经反应减弱。

7.11　ZASP 肌纤维肌病（ZASP myofibrillar myopathy）

本病基因定位于 10q22.2~23.3，编码 ZASP，ZASP 主要存在于骨骼肌和心肌，与 α-actinin 相连组成 Z 线的一部分，患者主要表现为四肢远端肌无力重于近端肌无力，活检发现肌纤维呈萎性改变，肌纤维坏死并有空泡。

7.12　FLNC 远端型肌病

FLNC 基因编码的细丝蛋白 C 是肌原纤维节（sarcomere）连接细胞膜结构的重要组成部分，FLNC 基因变异可导致肌纤维肌病，部分患者可出现心肌受累。临床表现为四肢近端肌无力，进展快，肌肉病理显示有聚集体形成。

8　肌原纤维肌病（myofibrillar myopathies，MFMs）/结蛋白病

MFMs 是一组以肌原纤维相关蛋白异常沉积为病理学特征、罕见的进行性加重的遗传性肌肉变性疾病，具有高度的临床和遗传异质性。早期由于组织病理结果提示此类患者肌纤维中存在结蛋白沉积，将其称为"结蛋白病"。通过进一步研究发现，除结蛋白外，其他肌原纤维相关蛋白亦存在异常沉积，因此，将所有肌原纤维相关蛋白异常沉积所导致的肌病定义为"MFMs"。目前，共发现了 8 种经典的MFMs 致病基因：DES、CRYAB、MYOT、LDB3、FLNC、BAG3、FHL1、TTN。近年来，DNAJB6、PLEC、HSPB8A 及 ACTA1 也被列为 MFMs 致病基因。MFMs 临床表现多样，各年龄段均可发病，表现为缓慢进展的远端或近端肌无力，可伴心肌、呼吸肌、周围神经、骨关节、胃肠道等多器官受累，该病需与不同类型的进行性肌营养不良相鉴别。

9　Anoctaminopathy

Anoctaminopathy 是由 ANO5 基因突变导致 anoctamin 5 蛋白表达异常而出现临床表型各异的一组常染色体隐性遗传性骨骼肌疾病，目前认为 anoctaminopathy 是常染色体隐性遗传肢带型肌营养不良（limb girdle muscular dystrophy，LGMD）、Miyoshi 肌营养不良（Miyoshi myopathy dystrophy，MMD）和无症状高肌酸激酶血症的常见病因之一。迄今国外已有数百例报道，2017 年国内通过基因检测确诊 1例。典型的临床特征为成年晚发的肢体近端或远端肌无力、肌萎缩、肌肉受累呈不对称性，血清肌酸激酶水平显著升高，男性发病年龄较女性早，而且肌肉受累症状更重。

第 5 节　肌强直性肌病

肌强直性肌病（myotonic myopathy）指骨骼肌在随意收缩或受物理刺激收缩后不易立即放松，受电刺激、机械刺激时肌肉兴奋性增高，重复收缩或重复电刺激后骨骼肌松弛，症状消失，在寒冷环境中强直加重，肌电图检查呈现连续的高频放电现象为特征的一组肌肉疾病。

1　先天性肌强直症（myotonia congenital）

本病是一种先天性神经肌肉通道病，由遗传基因突变导致。临床特征为婴幼儿期发病、肌肉肥大和用力收缩后放松困难。该疾病的特点是肌肉开始收缩后，终止收缩失败，通常被称为肌肉延迟松弛和僵硬。可分为氯离子通道相关常染色体显性遗传的 Thomsen 型、常染色体隐性遗传的 Becker 型及钠离子通道相关的常染色体显性遗传的先天性副肌强直。

1.1　Thomsen 病（Thomsen disease）

本病于 1876 年由丹麦医生 Thomsen 详细描述。本病为常染色体显性遗传，多在青春期发病，患者主要表现为全身性肌强直，具体表现为肢体僵硬、动作笨拙，握持后不能立松弛，用力闭目后不能立即睁眼，寒冷、妊娠或静止不动时加重。患者有显著的肌肉肥大，多见腓肠肌、股四头肌、三角肌肥大，酷似运动员体型，少数患者可有肌痛的症状。

1.2　Beck 病（Beck disease）/卡辛—贝克病（Kaschin-Beck Disease，KBD）

本病由 Kaschin 和 Beck 夫妇进行报道和总结，从 1906 年开始国际上称这种病为卡辛—贝克病（Kaschin-Beck Disease，KBD）。本病为常染色体隐性遗传，多在 10～14 岁发病，肌强直症状与Thomsen 型类似，往往更为严重，影响日常生活。由于下肢肌肉病变，患者出现运动障碍，可伴有一过性力弱，体位变化时出现运动困难，臀肌及下肢肌肉明显肥大。

1.3 先天性副肌强直（paramyotonia congenital）

本病是遗传基因突变导致，以肢体肌肉强直为主要表现的骨骼肌疾病。临床特征为婴幼儿期发病、肌肉肥大和用力收缩后放松困难。

2 神经性肌强直（neuromyotonia）/艾萨克综合征（Isaacs syndrome）

本病于 1961 年由 Isaacs 进行系统报道并进行总结，任何年龄均可发病，并在严重程度上有显著差异。该病是指由周围神经病变引起的自发性、连续性、肌肉活动性疾病，是一种少见的慢性、进行性、神经肌肉疾病，临床特征包括肌肉抽搐、痉挛和僵硬、运动迟缓、肌肉肥大（主要是小腿肌肉和前臂）、肌颤搐、构音障碍、吞咽困难及自主神经功能障碍，如多汗。其中肉眼可见或可触摸到的肌颤搐是艾萨克综合征中最具特征性症状（90%），表现为波浪起伏的肌肉活动，形成皮肤下肌肉蠕虫移动样外观，常发生在四肢。

3 钾加重性肌强直（potassium aggravated myotonia）

本病是由 SCN4A 基因变异所致，患者常在运动后或进食富含钾的食物（如香蕉、马铃薯等）后肌强直症状加重。

4 施瓦茨—杨佩尔综合征（Schwartz-Jampel syndrome）/软骨营养不良性肌强直（chondrodystrophic myotonia）

本征于 1962 年由 Schwartz 和 Jampel 首次报道，属常染色体隐性遗传疾病，与先天性黏多糖代谢异常有关，又称 Schwartz-Jampel 综合征。临床表现以侏儒、眼—面部血管畸形、骨关节异常和肌强直为特征。患儿出生后即有先天异常，或于 1 个月后表现出临床症状，患儿呈侏儒体型，但智力发育不受影响，面部呈奇特面容，表现为眼裂小、眼睑痉挛伴额肌代偿收缩致额纹较深，以及噘嘴、小颌、短颈、高眉弓和低位耳等。骨关节异常包括肢体关节痉挛或脱位，胸廓变形、脊柱侧弯、颅底凹陷及多发病理骨折。X 线检查见长骨关节和骨骺发育不良及颅骨发育不良，椎体短平变形等。肌强直类似于萎缩性肌强直与先天性肌强直的表现，叩击肌肉亦可见肌丘，肌电图显示持续性电活动。本征无特效治疗方法，针对肌强直应用普鲁卡因胺等药物可有一定效果。

5 药源性肌强直（drug-induced myotonia）

本病是由药物诱发或加重的肌强直，相关药物包括除草剂、降脂药、肌松药、抗微管蛋白药及麻醉药等。

6 强直性肌营养不良（myotonic muscular dystrophy）/萎缩性肌强直（myotonic dystrophy）/营养不良性肌强直

本病是常染色体显性遗传的多系统疾病，是染色体 19q13.3 位点上不稳定的重复序列造成的，多在 30 岁以后发病，突出表现为与先天性肌强直相似的肌强直现象和肌肉萎缩。由于头面部肌肉萎缩，使病人呈现"斧状脸"，即瘦长，上宽下尖，无表情，四肢肌肉萎缩，以双手小肌肉萎缩最为明显。除此以外，病人常伴有白内障，男性性腺萎缩，女性不育，心脏传导阻滞，智力低下，前额部秃顶，颅骨内板增生，甲状腺功能低下，视网膜病变等。如该病为先天性的，则可能出现胎动少，出生后肌张力低，喂养困难和呼吸困难。肌电图可见肌强直放电和肌源性损害，肌肉活检可见肌核中心移位，肌纤维内肌浆块形成，Ⅱb 纤维缺如等。

7　肌强直—营养不良—构音困难综合征

本征原因不明，可有遗传及家族史，部分病例尚有脑炎及外伤史。病理发现有额叶硬化性损害，且可侵犯到运动中枢。发病于婴幼儿期，主要表现为肌张力降低，而致关节活动范围过大，站立时肌张力增强，造成步行困难，无肌萎缩，深浅反射正常，患者皮层性发音困难，发音缓慢，呈单音调，智力发育不全。本病尚无特殊治疗方法，预后不良。

第 6 节　代谢性肌病

1　线粒体病（mitochondrial disease）

线粒体病是指由于线粒体 DNA（mitochondrial DNA，mtDNA）或核 DNA 缺陷引起线粒体呼吸链氧化磷酸化功能障碍为特点的一组遗传性疾病，不包括其他因素导致的继发性线粒体功能障碍性疾病。

线粒体病可分为线粒体 DNA 缺失综合征（mitochondrial DNA deletion syndrome）和线粒体 DNA 耗竭综合征（mitochondrial DNA depletion syndrome），线粒体 DNA 缺失综合征主要包括以下 4 个表型：卡恩斯—赛尔综合征、皮尔森综合征、慢性进行性眼外肌瘫痪和 Leigh 综合征。线粒体 DNA 耗竭综合征可分为 4 个类型：肌病型、脑肌病型、脑肝型、神经胃肠型。神经胃肠型又包括线粒体神经胃肠脑肌病（MNGIE）和阿尔珀斯综合征（Alpers syndrome）等。

线粒体 DNA 缺失综合征是指包括点突变、大片段缺失/重复和线粒体数量的减少导致的疾病，该类型疾病既有组织特异性的非综合征型疾病（如感音神经性聋、LHON 视神经病变、2 型糖尿病等），也有涉及多系统的综合征型疾病（MERRF 综合征、MELAS 综合征等）。在所有线粒体疾病中，由线粒体缺失导致的线粒体病涉及系统广泛，可涉及脑、脊髓、肝脏、肾脏、骨骼、神经肌肉、视觉及听觉等多种系统，同时临床表型多样，可表现为以全身性复杂遗传代谢病为主的综合征型疾病，此类疾病发病特点及发展进程可有明显差异。常见线粒体 DNA 大片段缺失有关的综合征包括：Pearson 综合征、Kearns-Sayre 综合征（KSS）和进行性眼外肌麻痹（PEO）。另外，部分少见线粒体 DNA 突变可引起 Leigh 综合征。

线粒体 DNA 耗竭综合征是由于核苷酸合成时核基因突变引起线粒体 DNA 数量减少的一类常染色体隐性遗传病，由于线粒体 DNA 数量减少，细胞中呼吸链复合体及三磷酸腺苷（ATP）的合成下降，从而出现受累组织及器官功能紊乱，临床上分为肌病型、脑肌病型、脑肝型、神经胃肠型等 4 个类型。

此外，线粒体病也可按以下方式分类：线粒体脑病，线粒体肌病，线粒体脑肌病，线粒体神经病，其他。

1.1　线粒体脑病（mitochondrial encephalopathy）

1.1.1　Leigh 综合征（Leigh syndrome）/亚急性坏死性脑脊髓病（subacute necrotizing encephalomyelopathy，SNE）/小儿 Wernick 氏脑病

本征由 Leigh 于 1951 年首次报道，是一种罕见的与遗传有关的亚急性进行性脑脊髓变性疾病。是线粒体脑肌病的一种类型，为丙酮酸酶、细胞色素 C 氧化酶的缺陷所致，可能与硫胺代谢障碍有关。原因及发病机制尚不完全清楚，病理表现为中枢神经系统对称性坏死，小血管和毛细血管显著性增生。可呈常染色体隐性遗传、X 连锁遗传，一般于婴儿或儿童期起病，成人多为散发。病变主要累及中脑和脑桥的导水管周围、第四脑室附近、大脑的其他部分和周围神经等。病理上可见细胞坏死、脱髓鞘和毛细血管浸润。病变范围和组织学特点与 Wernicke 脑病类似，但前者很少累及乳头体。

婴幼儿发病可表现为喂养和呼吸困难、听力和视力障碍、眼球震颤、共济失调、肢体无力、智

能发育迟滞及癫痫发作等。晚发者可表现为进行性眼外肌麻痹、肌张力障碍、锥体外系症状、肌阵挛及视神经萎缩等。实验室检查异常包括：脑脊液蛋白轻度升高、脑脊液乳酸和丙酮酸水平明显升高；乳酸血症和丙酮酸血症；颅脑 CT 检查可有双侧基底节尤其壳核的低密度改变；根据颅脑 MRI 表现分为基底节型、脑干型及白质型，颅脑 MRI 检查显示双侧基底节尤其壳核对称性的长 T_1 和长 T_2 信号，目前本病尚无特效治疗。

1.1.1.1 法国—加拿大型 Leigh 综合征（Leigh syndrome, French-Canadian type, LSFC）

LSFC 是一种罕见的常染色体隐性遗传性严重神经系统疾病，2003 年，Mootha 等人鉴定出 LRPPRC 基因突变是导致法裔加拿大人发生 Leigh 综合征的病因。近年来，国外陆续有关于 LRP-PRC 基因突变导致 LSFC 的研究报道，但是国内的相关报道较少见。本病于婴儿期起病，其特点是皮质下脑区存在双侧对称性坏死病灶，通常与全身性细胞色素 c 氧化酶（COX）缺乏有关。患者通常表现为发育迟缓、张力减退、轻度面部畸形、慢性良性代偿性代谢酸中毒，严重酸中毒发作和昏迷是导致其高病死率的主要原因。

1.1.2 阿尔珀斯综合征（Alpers syndrome）/进行性脑灰质营养不良/婴儿弥漫性大脑变性/弥漫性进行性脑灰质变性综合征（diffuse progressive degeneration of cerebral graymetter syndrome）/Chrinstensen-Krabbe syndrome/婴儿进行性脑灰质营养不良综合征（poliody strophia cerebri progressive infentilism）/家族性灰质营养不良（familial polio dystrophy）/线粒体 DNA 耗竭综合征/儿童神经元变性伴肝病/Alpers-Huttenlocher 综合征/肝脑综合征

本征由 Alpers 于 1931 年首次报道，1976 年 Huttenlocher 等人首次将肝脏病变与 Alpers 综合征联系在一起。

本征是一种常染色体隐性遗传的肝脑综合征。多种致病因素（缺氧、癫痫后、创伤后遗、家族性因素等）引起大脑灰质中层的退行性改变，也见于基底节和小脑皮质。临床呈现惊厥，肌阵挛、痉挛、舞蹈—手足徐动、痴呆、小脑性共济失调。典型临床特征为难治性癫痫及进行性肝功能异常，尤其是应用丙戊酸钠后会发生急性肝衰竭、皮质盲和精神运动倒退，预后很差。

1.1.3 脊髓小脑共济失调伴癫痫发作综合征（mitochondrial spinocerebellar ataxia and epilepsy syndrome，MSCAPS）

MSCAPS 为常染色体隐性遗传，在儿童和青少年起病，主要表现为共济失调、癫痫发作和智力发育倒退，部分患者伴随肌张力障碍。

1.2 线粒体肌病（mitochondrial myopathy）/单纯的线粒体肌病/孤立的线粒体肌病（isolated mitochondrial myopathy）

本病主要侵犯骨骼肌，因通常不累及其他系统，也称为单纯的线粒体肌病或孤立的线粒体肌病（isolated mitochondrial myopathy）。

1.2.1 慢性进行性眼外肌瘫痪（chronic progressive external ophthalmoplegia，CPEO）

CPEO 为母系或常染色体遗传，多在青少年期缓慢发病，主要表现为对称性持续性眼睑下垂和眼球活动障碍。其中隐性遗传性 DNAγ-聚合酶相关性眼外肌瘫痪出现全身无力，伴随听力下降、轴索性神经病、共济失调、抑郁、帕金森病、性腺功能低下和白内障。

1.2.2 线粒体肢带型肌病（mitochondrial limb girdle myopathy，MLGM）

MLGM 为母系遗传，多在儿童或青少年发病，主要表现为四肢近端肌无力、运动不耐受及肌痛，休息后好转，可以伴随其他系统受累表现。

1.2.3　线粒体复合物Ⅱ缺乏症（mitochondrial complex Ⅱ deficiency）

本病为 SDHD（succinate dehydrogenase complex subunit D）基因突变所致，常染色体显性遗传。部分患者脑部、心脏、肌肉、肝脏和肾脏都受累，可致婴儿死亡，而其他患者仅在成年期出现心脏或肌肉受累。临床可表现为共济失调、肌张力障碍、肌阵挛、脑白质病、海绵体脑病、上睑下垂、眼肌麻痹、色素性视网膜病变、视力减弱、眼球震颤、视力受损、肥厚型心肌病、扩张型心肌病、肌肉无力。

1.3　线粒体脑肌病

1.3.1　线粒体脑肌病伴高乳酸血症和卒中样发作（mitochondrial encephalomyopathy with lactate acidosis and stroke—like episodes，MELAS）

MELAS 是母系遗传病，是由线粒体/核 DNA 缺陷导致线粒体结构和功能障碍、能量和一氧化碳缺乏、血管病变的一组疾病，可累及以脑和肌肉为主的全身多个系统。MELAS 是指包括线粒体肌病、脑病、乳酸中毒和卒中样发作的一组疾病，临床主要表现为突发头痛、呕吐、抽搐和卒中、以及智力低下、身材矮小、神经性耳聋等。MELAS 与 MERRY 病和 Kearns-Sayre 综合征的区别是有卒中样发作和阵发性呕吐。颅脑 MRI 影像学 T_2 高信号，尤其在颞叶、顶叶、枕叶的灰质和皮层下白质，通常不累及额叶及深层白质，但可跨越血管边界，基底神经节钙化常见。

1.3.2　肌阵挛性癫痫伴破碎红纤维（myoclonic epilepsy with ragged red fibers，MERRF）

MERRF 影响全身许多部位，尤其肌肉组织及神经系统。大部分患者在青春期前发病，症状因人而异。主要症状为肌阵挛癫痫伴小脑性共济失调，常伴有智力减退、视神经萎缩、耳聋及周围神经病等。肌肉活检可见肌肉细胞出现破碎红色肌纤维异常。

1.3.3　卡恩斯—赛尔综合征（Kearns-Sayre syndrome，KSS）

KSS 是线粒体脑肌病的一个类型，由 Kearns 和 Sayre 于 1958 年首次报道。由线粒体基因缺失引起，缺失的范围从 1.3kb 到 7.6kb 不等，可累及多个器官和系统。其典型临床表现为慢性进行性眼外肌麻痹、眼底视网膜色素变性改变以及心脏传导阻滞等。肌肉活检可见到破碎红细胞。

1.3.4　皮尔森综合征（Pearson syndrome）

本征最早是由 Pearson 在 1979 年发现，是铁粒幼细胞性贫血和胰腺外分泌功能不全造成的综合征，是一种线粒体疾病。它是由线粒体脱氧核糖核酸（DNA）的缺失造成的。罕见，迄今为止在全世界只有不足百例的报告发现。主要表现为幼儿起病，全血减少，胰腺外分泌功能障碍和肝功能异常，多在 3 岁内死亡。患者若能存活，以后可发展为 KSS 综合征。

1.3.5　线粒体神经胃肠脑肌病（mitochondrial neurogastrointestinal encephalomyopathy，MNGIE）

MNGIE 多先出现胃肠神经症，表现为腹泻、便秘或周期性的假性肠梗阻或胃瘫，导致消瘦或恶病质，伴随或随后出现眼外肌瘫痪，表现为眼睑下垂和眼球活动障碍。

1.4　线粒体神经病

1.4.1　Leber 遗传性视神经病（Leber's hereditary optic neuropathy，LHON）/ 利伯氏病（Leber disease）

德国眼科医生 Leber 于 1871 年首次描述了该病的临床特征，LHON 呈母系遗传特征，主要累及视网膜、视神经盘黄斑束纤维，是导致视神经退行性变的眼科疾病，该病好发于青少年男性，双眼同时或先后出现视力下降，患者可呈现中度、重度到极重度的视力下降。通常，LHON 是只并发单器官的受累，偶然情况下可并发脑肌病、脊髓病、小脑共济失调、肌张力障碍和心血管疾病。

1.4.2　神经源性肌萎缩—共济失调—色素视网膜病变综合征（neurogenic weakness，ataxia and retinitis pigmentosa syndrome，NARP）

NARP 综合征是由线粒体基因突变导致的一种母系遗传的线粒体脑肌病，其临床表现主要表现为以下 3 个方面：①周围神经病或神经源性肌无力，主要表现为以感觉神经受累为主的周围神经病及近端肌无力伴病态疲劳；②共济失调，可能为首发症状，儿童期即可出现，表现为小脑性共济失调，头颅 MRI 可见小脑脑干萎缩；③视网膜色素变性，可为唯一的临床症状，最初表现为夜盲，随着疾病的进展出现视野缺损，最终可导致视力丧失，眼底检查可发现视网膜存在骨细胞样色素沉着。

1.4.3　感觉性共济失调神经病伴随眼外肌瘫痪（sensory ataxic neuropathy with ophthalmoparesis，SANDO）

SANDO 是常染色体隐性遗传，一般于成年发病，出现感觉性共济失调症状，伴随构音障碍或吞咽困难以及眼外肌瘫痪。

1.5　其他线粒体病

1.5.1　散发性进行性眼外肌麻痹伴破碎红纤维病（sporadic progressive external ophthalmoplegia with ragged-red fibers disease）

本病是线粒体肌病两种常见类型的组合，眼外肌麻痹一般见于线粒体肌病中的 Kearns-Sayre 综合征，也可见于肌阵挛性癫痫伴破碎红纤维。

1.5.2　线粒体细胞病（mitochondrial cytopathy，MC）

MC 是神经肌肉同时受累并伴线粒体氧化代谢障碍和/或结构异常的一组疾病群，其特点是骨骼肌及受累脏器线粒体异常，临床表现自轻微的肌无力至严重的伴有中枢神经系统受累的多系统功能障碍。

1.5.3　细胞色素 C 氧化酶缺乏性线粒体肌病（mitochondrial myopathy with cytochrome c oxidase deficiency）

本病是由线粒体呼吸链酶复合体Ⅳ缺乏引起的线粒体肌病，多于新生儿期或婴儿早期发病，临床分为婴儿致死型和婴儿良性型。婴儿致死型表现为无力、肌张力低下、呼吸困难及生长发育迟滞，1 岁内死亡，婴儿良性型表现为无力、肌张力低下，1 岁后可有减轻，可伴有脑病表现，包括进行性智力低下、抽搐、眼震和呼吸功能不全。

1.5.4　辅酶 Q 缺乏性线粒体肌病（mitochondrial myopathy with coenzyme Q deficiency）

本病是由线粒体呼吸链复合酶 Q 缺乏引起的线粒体肌病，临床表现为运动不耐受，反复肌红蛋白尿、癫痫及共济失调，肌肉病理可见破碎红纤维及脂滴沉积。

1.5.5　复合体 I 缺乏性线粒体肌病（mitochondrial myopathy with complex I deficiency）

本病是线粒体肌病患者中最常遇到的线粒体单酶缺乏症，大多数患者常出现神经系统症状，如脑功能异常、大小头畸形、进行性脑白质营养不良、癫痫及智力障碍等。

1.5.6　勒夫特病（Luft disease）

本病是由瑞典内分泌学家 Rolf Luft 最早发现和命名的，表现为严重的代谢亢进，如怕热、满头汗水、多饮、多食、多处肌肉萎缩和无力，是以深反射消失和静息性心动过速为特征的综合征。

1.5.7　常染色体显性/隐性遗传性进行性眼外肌瘫痪（autosomal dominant/autosomal recessive progressive external ophthalmoplegia）

本病临床特点表现为：成年期出现双眼睑下垂、眼外肌瘫痪和/或缓慢进展的骨骼肌力弱，部分患者还可以出现周围神经病变、感音性耳聋、抑郁症、心脏损害、帕金森综合征和内分泌功能失调等临床症状。

1.5.8　肌阵挛癫痫、肌病、感觉性共济失调综合征（myoclonic epilepsy，myopathy，sensory ataxia，MEMSA）/脊髓小脑共济失调伴癫痫（spinocerebellar ataxia with epilepsy，SCAE）

本病是由 POLG 基因变异所致，过去又称为 SCAE，呈常染色体隐性遗传，多在青春期起病，临床特点是难治性肌阵挛癫痫、肌病、感觉性和小脑性共济失调，不伴眼外肌瘫痪，骨骼肌活检无破碎红纤维可用于鉴别 MERRF。

1.5.9　伴脑干和脊髓受累及乳酸升高的脑白质病变（leukoencephalopathy with brainstem and spinal cord involvement and lactate elevation，LBSL）

LBSL 为 DARS2（Aspartyl-TRNA Synthetase 2，mitochondrial）基因突变，属于常染色体隐性遗传。本病发病年龄为 2~15 岁，呈缓慢进展性病程，主要表现为慢性进展性小脑共济失调、强直状态、脊柱功能异常，有时合并轻度认知功能障碍。颅脑和脊髓 MRI 影像学上显示对称的脑室周围、深部白质、脑干、小脑和脊髓白质病变，磁共振波谱（MRS）显示白质乳酸峰增加。

2　脂质沉积性肌病（lipid storage myopathy，LSM）

LSM 临床表现为肢体运动不耐受或运动后出现肌肉痉挛、疼痛及肌无力，后期可出现肌肉萎缩等，大多类型的脂质沉积性肌病主要与肌纤维内相关的酶缺乏有关。

2.1　原发性肉碱缺乏性肌病（primary carnitine deficiency myopathy）

本病是在儿童后期或青年期开始出现的进行性近端肌无力，可累及面肌、颈肌和呼吸肌，病程缓慢，可有急性加重，一般没有骨骼肌溶解表现。

2.2　肉碱棕榈酰转移酶缺乏病（carnitine palmitoyltransferase deficiency disease）

本病分两个类型：肉碱棕榈酰转移酶 I 缺乏病，肉碱棕榈酰转移酶 II 缺乏病。

2.3　肉碱—脂酰肉碱转位酶缺乏病（carnitine-acyl carnitine translocase deficiency disease）

本病少见，多于新生儿或婴儿时死亡，表现为严重低酮体性低血糖、高血氨、脑病、心脏病及肌无力。

2.4　三脂酰甘油累积病伴长链脂肪酸氧化障碍（triacylglycerol accumulation disease accompanied by oxidation disorder of long-chain fatty acids）/Dorfman-Chanarin 病

本病于 1974 年由 Dorfman 报道，临床表现为鱼鳞癣样红斑、肝大、小耳、听力差、精神迟滞、眼外斜、肌张力低下、痛性肌痉挛、横纹肌溶解、低酮体性低血糖、代谢性脑病、色素视网膜炎、周围神经病，死亡率高，如果不及时治疗，多在 2 岁前死亡。

2.5　单纯肌病型中性脂肪沉积症（neutral lipid storage disease with myopathy，NLSDM）

NLSDM 是一种 PNPLA2 基因突变致脂肪三酰甘油脂肪酶功能缺陷导致的常染色体隐性遗传病，为临床罕见病，但累及年龄范围广，以中年多见，起病隐匿，缓慢进展。临床特征为四肢对称或者不对称的肌无力和肌萎缩，远端和近端均可受累。

3　糖原贮积病（glycogen storage disease）

本病是一类由糖原代谢中的相关酶先天性异常导致的各种组织内糖原蓄积的疾病。

3.1　糖原贮积病 I 型/von Gierke 病

本病患儿多在出生后一年以内发生低血糖症状，尤其是无原因的抽搐可为首发症状。

3.2 糖原贮积病Ⅱ型/蓬佩病（Pompe disease）/酸性麦芽糖酶缺乏症

详见第 10 章第 5 节 2.5。

3.3 糖原贮积病Ⅲ型/脱支链酶缺乏症/Cori-Forbes 病

本病主要侵犯肝脏，血中葡萄糖下降，但无肌红蛋白尿。

3.4 糖原贮积病Ⅳ型/分支链酶缺乏症/Andersen 病

本病临床表现以肝、脾肿大为主，并出现进行性肝硬化、腹水、门脉高压、肝功能衰竭。

3.5 糖原贮积病Ⅴ型/肌磷酸化酶缺乏症/McArdle 病

本病起病于儿童或少年期，通常缓慢发病，逐渐感觉肌肉易于疲劳，耐久力差。

3.6 糖原贮积病Ⅵ型

本病是由肝糖原磷酸化酶的活性不足引起的疾病，其临床表现为肝肿大、血清转氨酶升高、酮症低血糖、高脂血症和生长发育不良等。

3.7 糖原贮积病Ⅶ型/Tarui 综合征/ 肌肉磷酸果糖激酶缺陷症（muscular phosphofruc-tokinase deficiency）

本病属糖原沉积病，1965 年 Tarui 将其列为独立的一型，即糖原贮积病Ⅶ型，又名 Tarui 综合征。在糖原分解过程中，6-磷酸果糖转变为 1, 6-二磷酸果糖需要磷酸果糖激酶催化，本症即由于此酶缺乏，导致糖原分解障碍，引起糖原在组织中沉积。本病为常染色体隐性遗传疾病，儿童期发病，表现为剧烈或长时间运动后肌肉抽筋样疼痛和僵硬，常伴有恶心，休息后可自行缓解。临床上没有肌无力和肌萎缩，运动神经传导速度正常。化验可见剧烈运动后出现肌红蛋白尿，休息时血中 CPK 升高，另外还可见血中网织红细胞增加及脑电图异常。如有条件，测定出肌肉中磷酸果糖激酶缺乏或红细胞磷酸果糖激酶活性明显降低，则对诊断有所帮助，此外，还可进行肌肉活检并做组织化学检查。本病虽无特殊治疗方法，但预后相对良好，患者应避免剧烈或长时间运动。

3.8 糖原贮积病Ⅸ型/磷酸甘油酸激酶缺乏症

本病是由磷酸化酶激酶的活性缺陷所引起的，其临床表现与糖原贮积病Ⅵ型相似。

3.9 糖原贮积病Ⅹ型/肌磷酸甘油酸变位酶缺乏症

本病临床症状也以肌痛、肌痉挛和肌红蛋白尿为主，其他器官未波及。

3.10 糖原贮积病ⅩⅠ型/肌乳酸脱氢酶缺乏症

本病临床表现为肌肉疲乏疼痛和肌红蛋白尿等症状，其他器官不受波及。

第 7 节 先天性肌病

先天性肌病（congenital myopathy）包括多种疾病，其共同特点是：①出生时已有病理变化；②肌病为非进行性；③形态学角度提示是肌病，约半数有遗传因素。只有肌活检，有时需有组织化学技术或电镜进行全面分析，才能明确诊断。

1 先天性肌肉阙如综合征（congenital absence of muscles）

本征是指患者出生时就缺少某些肌肉，根据阙如肌肉所在部位及功能的不同而表现出不同的症状和体征。掌长肌缺损不引起任何症状，但一侧胸锁乳突肌阙如可引起斜颈。单块肌肉阙如时，其运动功能可由其他肌肉代替，故通常不引起运动障碍，但其往往与同侧的其他先天异常并发。

2 先天性肌纤维挛缩和关节畸形（congenital muscle fiber contracture and joint deformity）

本病是肌肉发育不全或损伤所致的肢体姿势固定，伴支撑组织和韧带缩短和纤维化。

3　先天性多发性关节挛缩症（arthrogryposis multiplex congenita，AMC）

AMC 是肌肉、关节及韧带发生病变，引起以全身多个关节僵直，不能自由活动为特征的综合征。AMC 的主要病因是胎儿在母体内运动受限和一些孕妇本身患有疾病。

4　先天性肌张力不全综合征（congenital muscular hypotention）/Oppenheim 综合征/良性先天性肌弛缓综合征（benign amyotonia congenita syndrome）/ 良性先天性肌病综合征

本征首先由 Oppenheim 于 1900 年报道，又称 Oppenheim 综合征。本征以婴儿期表现的普遍性肌张力减低和肌无力为特征，具有相对良性的病程，可能与遗传有关，故又名良性先天性肌弛缓综合征（benign amyotonia congenita syndrome）。本征实际上包括一组先天性肌病，如中央轴空病、肌管性肌病、线粒体肌病、杆状体肌病等，故也可称为良性先天性肌病综合征。病儿于婴儿期被发现全身肌肉松弛无力，腱反射减低或消失，但肌萎缩较轻，分布多为近端重于远端，下肢重于上肢。运动发育迟缓，但智力发育正常，患病一般无性别差异。肌电图可为轻度肌病改变，心肌酶谱均正常。本组肌病主要应与婴儿进行性脊肌萎缩症相鉴别，后者常于婴儿晚期发病，肌萎缩明显，病情进行性加重。另外，肌营养不良发病较晚，且开始即有局限性肌萎缩或肥大，常见心肌酶谱变化。本征虽不能痊愈，但多数随年龄增长而有不同程度的改善。

4.1　中央轴空病（central core disease）

本病临床罕见，突出症状是肌无力，肌张力减低，伴运动发育迟滞，走路明显受限。

4.2　肌管性肌病/中央核肌病（centronuclear or myotubular myopathy）

本病因病理组织学检查有大量具中央核的肌纤维而命名，临床累及全身骨骼肌，尤以四肢无力、眼睑下垂、眼外肌麻痹、面肌无力为特征，病情常稳定或缓慢进展。

4.2.1　严重婴儿型

本型为 X 连锁隐性遗传，出生前常有羊水过多，胎动少，偶见心律失常。出生后表现为严重肌张力低下，全身肌无力，半数缺乏自主的抗重力活动，多数有面肌无力，眼肌麻痹，哭声低微，吞咽困难，腱反射消失，约半数无呼吸，部分出现髋关节及膝关节挛缩。

4.2.2　早发型

本型为常染色体隐性遗传或散发，发病可在婴儿期或儿童期，主要症状有眼肌麻痹、眼睑下垂、面肌无力，四肢无力以近端明显，智力正常。

4.2.3　晚发型

本型为常染色体显性遗传，发病年龄从几岁到十几岁均有，主要表现为以近端为主的全身肌无力，少数为远端，有面瘫和眼睑下垂，可有腓肠肌肥大。

4.3　杆状体肌病（nemaline myopathy，NM）

NM 是一种以肌纤维内存在杆状体为特征的先天性肌病，常见类型是常染色体隐性遗传，基因定位在染色体 2q23 的 Nebulin 基因，还有常染色体显性遗传型，基因定位在染色体 1q21 上的 α 原肌球蛋白（α-tropomyosin）TPM3 基因。临床表现异质性大，可见婴儿发病的松软儿，多数婴儿期死亡。另一些在儿童期或少年期发病，非进展性或缓慢进展的肌无力和肌萎缩，可累及面部肌肉和呼吸肌。血清肌酶正常或轻度升高，肌电图提示肌源性损害。

4.3.1　严重新生儿型

本型出生时肌张力极低，肌肉无力，缺少自主运动，吸吮和吞咽困难，于生后数周到数月因呼吸衰竭或复发性肺炎死亡。患儿还伴有关节挛缩，肺发育不全，妊娠期可有羊水过多和胎动减少的症状。

4.3.2 轻型或典型

本型多为常染色体隐性遗传，患儿出生后 1 年起病，出现肌张力低下，肌无力以远端明显，喂养困难和运动发育不全，并有呈高音调的声音，垂足等，病情常进展缓慢或不进展。

4.3.3 儿童期发病型

本型为常染色体显性遗传，出生早期运动发育正常，常在儿童期有肌无力表现，最早出现的症状是踝关节背屈，之后是缓慢进行的踝关节无力和四肢近端肌无力，面肌及颈肌均无力，故而出现长脸，无表情。

4.3.4 晚发型或成人型

本型多为散发，好发于 30~50 岁，多无家族史和先天性的发育畸形，主要表现为肢体近端无力并呈进行性或缓慢发展，伴有肌萎缩，少数为广泛肌无力，个别患者表现为肢体远端无力。CK 水平通常轻度增高或正常，EMG 提示肌源性损害，肌肉病理发现胞质中可见大量肌内杆状体，偶尔有核内肌杆状体，可有炎性改变。

5　多微轴空病（multi-microaxial hollow disease）

本病是以非进行性或缓慢进行性肌无力、肌张力低下为临床特点，以骨骼肌纤维内多轴空样改变为病理特征的一种罕见的先天性肌病。

6　帽病（cap myopathy）

本病罕见，病理表现为 20%~70% 的肌纤维周边出现月牙形帽状结构，位于肌膜外，病理象与疾病严重性呈正相关。帽状结构在 GMT 染色下呈颗粒状结构，NADH-TR、LDH、酸性磷酸酶染色下酶活性增高，SDH、ATP 酶染色下酶活性缺失，PAS 染色阳性。电镜下帽状结构与周边正常肌纤维区域分界清楚，其内充满异常排列的肌原纤维及增宽的 Z 线。

7　核内杆状肌病（intranuclear rod myopathy）

本病于 1963 年由 Shy 首先命名，是一种以肌纤维内存在杆状体为特征的先天性肌病。常见类型是常染色体隐性遗传，临床表现异质性大，可见婴儿发病的松软儿，多数婴儿期死亡。还有一些是在儿童期或少年期发病的非进展性或缓慢进展的肌无力和肌萎缩，可累及面部肌肉和呼吸肌。患者血清肌酶正常或轻度升高，肌电图提示肌源性损害。

8　Danon 病（Danon disease）

本病是一种 X 连锁显性遗传性溶酶体病，为溶酶体膜蛋白 2 异常导致的一种溶酶体贮积疾病，该病一般于幼年起病，20 岁以前发病，男性患者较为多见，以肥厚型心肌病、骨骼肌病和智力障碍三联征为主要临床表现，患者可出现狭窄性脑动脉病，导致缺血性卒中。

9　肌球蛋白贮积性肌病（myosin storage myopathy）/透明体肌病（hyaline body myopathy）

本病是 MYH7（Myosin Heavy Chain 7）基因纯合突变，常染色体隐性遗传的一种少见的先天性肌病。临床特征是可变的，不同的患者显示近端、肩胛骨或全身无力，呈进行性/非进展性过程。临床上可表现为肌病相、高腭弓、脊柱侧弯、肩胛无力、肥厚型心肌病、扩张型心肌病、心力衰竭，其中心脏异常可导致心源性脑血管病。

10 还原体肌病 （reducing body myopathy）

本病属于先天性肌病，基因定位于 Xq26～q27.2，编码 FHL1 蛋白。重型于婴儿期或儿童期发病，表现为运动发育迟缓，四肢近端无力，可累及呼吸肌、面肌、眼肌、咽喉肌，病程稳定持续或快速加重。成人发病的患者临床表现为四肢近端无力，可有心脏受累、脊柱强直、脊柱侧弯。病程差异较大，有的较良性，有的进展较快至呼吸衰竭。血清肌酶轻度升高，肌电图提示肌源性和神经源性损害共存，肌肉活检病理显示肌纤维内存在还原体。

11 指纹体肌病 （fingerprint body myopathy）

本病临床表现为出生后肌张力低下，运动发育迟滞，近端肌肉无力萎缩，面肌、眼肌及球部肌多不受累，可有智力低下和脊柱畸形。血清肌酶正常或轻度升高，肌电图提示肌源性损害，肌肉活检病理显示 I 型肌纤维萎缩，电镜下观察肌膜下或细胞核旁可见指印样包涵体，呈复杂板层结构，层状平行排列。

12 斑马体肌病 （zebra body myopathy）

本病由 Take Witson 于 1975 年首先报道，本病是一种罕见的先天性肌病，由染色体 1q42.13 的 ACTA1 基因缺陷引起。临床表现为出生时肌张力低下、四肢力弱、肌肉体积小。血清肌酶正常或轻度升高，肌电图提示肌源性损害，肌肉活检病理显示肌纤维大小不等，电镜下可见肌纤维内斑马条纹样包涵体。

13 肌质管性疾病 （sarcoplasmic tube disease）

本病由 Jerusalen 于 1973 年首次报道，临床表现除有典型肌病症状外，CPK 增高、肌电图示肌病性改变，肌肉活检中见到肌纤维中有大量空泡，这些空泡对糖原、黏多糖酸性磷酸酶等无反应，但对肌质网的 ADP 酶有反应

14 先天性肌纤维类型失调性疾病 （congenital dysregulated muscle fiber type disease）

本病是一种肌纤维类型比例异常的先天性肌病，临床表现异质性较大，有些患者出生时表现为和肌无力，有些患者症状逐渐进展，以至呼吸衰竭。肌酸激酶正常或轻度升高，肌电图检查多数正常，肌肉病理显示 I 型纤维占优势，一般占 70%～90%，光镜和电镜未发现肌纤维结构异常。

15 三层肌病 （trilaminar myopathy）

本病罕见，病理表现为 NADH 染色，肌纤维出现三层同心圆性结构，中间层不着色，内层和外层深染，ATPase 染色与 NADH 染色相反。电镜下中间层为正常肌原纤维，内、外层肌原纤维缺失，由线粒体、细丝、糖原颗粒、囊泡及脂肪小滴填充。

16 肌纤维肌病 （myofibromyopathy）

本病遗传方式多样，主要是常染色体显性遗传，于成年期起病，男女发病率相同，主要临床特征是肢体及躯干肌缓慢进行性肌无力，近端与远端肌同时受累，约半数患者心脏传导异常。

17 股四头肌萎缩综合征 （quadriceps muscular atrophy syndrome）

本征于成年起病，男性多见，表现为以股四头肌无力萎缩开始，逐渐明显和加重，大部分患者血清 CPK 水平正常，少数人增高，肌电图和肌肉活检，大多为肌源性损害。

18   进行性眼外肌麻痹综合征（progressive extraocular muscle palsy syndrome）

本征主征为进行性上睑下垂和眼球运动障碍，其原因多为肌肉、神经肌肉接合部、末梢神经与脑神经核等障碍所致，包括老年性眼睑下垂（senile ptosis）、眼眶肌炎（orbital myositis）、先天性眼睑下垂和眼外肌病（congenital ptosis and extraocular myopathy）等。

19   轴性肌病（axial myopathy）

本病广义上是一组累及中轴肌的肌病总称，临床上主要指一组椎旁肌组织单独或显著受累的肌肉病，伴或不伴有全身肌肉受累，椎旁肌主要包括头棘肌、颈棘肌、背长肌、胸棘肌等。临床常见表现为垂头综合征、脊柱弯曲或躯干前屈征等。

19.1   垂头综合征（dropped head syndrome，DHS）/点头综合征

本征最先于 1977 年由 Heffer 等定义，DHS 是因颈伸肌群无力而表现为头颅下垂、抬伸困难乃至不能的一组临床少见的疾病综合征，严重影响患者的生活质量，主要受累肌群为斜方肌、半棘肌、头夹肌、颈夹肌。

20   先天性肌营养不良—抗肌萎缩相关糖蛋白病伴脑眼异常 A4 型（congenital muscular dystrophy amyotrophic associated glycoprotein disease with brain eye abnormality type A4）

本病为 FKTN（Fukutin）基因突变所致，属于常染色体隐性遗传。本病患者表现为婴儿时期开始的全身肌肉无力、肌张力低下，几乎全部患者出现智力发育异常及癫痫发作。脑部发育异常出现脑畸形，包括巨脑回、大脑和小脑多脑回、脑积水、软脑膜增生和皮质脊髓束发育不全，眼部的异常十分常见。骨节可同时受累，出现关节挛缩和关节脱位、脊柱侧弯。心血管系统受累可表现为扩张型心肌病、房间隔缺损、肺动脉瓣狭窄、大动脉转位等。

21   伴乳酸酸中毒及铁粒幼红细胞贫血肌病（mitochondrial myopathy，lactic acidosis and sideroblastic anemia，MLASA）

MLASA 的分型包括 PUS1（Pseudouridine Synthase 1）基因突变导致 MLASA1 型，YARS2 突变导致 MLASA2 型，属常染色体隐性遗传。MLASA 是一种罕见的线粒体呼吸链障碍疾病，其临床表现为进展性运动不耐受及铁粒幼红细胞贫血。MLASA1 型常于婴幼儿及青少年期起病，表现为精神运动发育迟滞、多动、恐慌、肌肉萎缩、眼肌无力、限制性呼吸功能障碍、进行性色素性视网膜病变、肌病面容及发育畸形。

22   局限性先天性肌营养不良综合征（localized congenital muscular dystrophy）

本征是先天性疾病，临床极为罕见，病变主要侵犯单侧或双侧膈肌，亦可累及胸大肌，病变肌肉呈肌营养不良改变，全身其他部位骨骼肌无异常变化，部分病例合并有动脉导管处动脉瘤。本病患者生后即出现症状，主要表现为呼吸困难，持续性加重，多在发病后不久死亡。1962 年 Lewis 和 Besant 报道了患病两姐妹在出生后不久即因呼吸困难死亡。本病在患者生前难以确诊，根据临床表现，在排除感染等因素的基础上，可以考虑本病，明确诊断多为尸检病理检查证实。本病无特殊治疗方法，虽可给予呼吸支持，但患儿也难以存活。

参考文献

［1］ 王维治. 神经病学（第三版）［M］. 北京：人民卫生出版社，2021.

［2］ Song J, Luo S, Cheng X, et al. Clinical features and long exercise test in Chinese patients with Andersen-Tawil syndrome［J］. Muscle Nerve, 2016, 54（6）：1059-1063.

［3］ Saneto RP, Cohen BH, Copeland WC, et al. Alpers-Huttenlocher syndrome［J］. Pediatr Neurol, 2013, 48（3）：167-178.

［4］ Tiefenbach M, Scheel M, Maier A, et al. Osteomalacia-Clinical aspects, diagnostics and treatment［J］. Z Rheumatol, 2018, 77（8）：703-718.

［5］ Kohsaka H. Mechanism, diagnosis, and treatment of steroid myopathy［J］. Brain Nerve, 2013, 65（11）：1375-1380.

［6］ Tankisi H, de Carvalho M, Z' Graggen WJ. Critical Illness Neuropathy［J］. J Clin Neurophysiol, 2020, 37（3）：205-207.

［7］ Sandler CX, Lloyd AR. Chronic fatigue syndrome：progress and possibilities［J］. Med J Aust, 2020, 212（9）：428-433.

［8］ 朱玉华，张秋静，王秋菊. 线粒体 DNA 缺失综合征 1 例及文献回顾［J］. 临床耳鼻咽喉头颈外科杂志，2019，33（09）：808-813.

［9］ KAWAI H. Miyoshi distal muscular dystrophy（Miyoshi myopathy）［J］. Brain and Nerve = Shinkei Kenkyu No shinpo M, 2011, 63（2）：147-156.

［10］ 袁云. 中国神经系统线粒体病的诊治指南［J］. 中华神经科杂志，2015，48（12）：1045-1051.

［11］ 柯青. 原发性周期性麻痹基因诊断与治疗进展［J］. 中国现代神经疾病杂志，2014，14（06）：471-478.

［12］ 乔凌亚，石强，陈娟，等. 轴性肌病的研究进展［J］. 中华神经科杂志，2022，55（06）：650-655.

［13］ 白贞贞，刘赫. Alpers 综合征的认识、特征及处理［J］. 实用糖尿病杂志，2018，14（04）：6-8.

［14］ Basel D. Mitochondrial DNA Depletion Syndromes［J］. Clin Perinatol, 2020, 47（1）：123-141.

［15］ 刘世鹏，冯文化. Lambert-Eaton 肌无力综合征及其药物治疗的研究进展［J］. 中国新药杂志，2017，26（11）：1279-1283.

［16］ Kohara N, Lin TS, Fukudome T, et al. Pathophysiology of weakness in a patient with congenital endplate acetylcholinesterase deficiency［J］. Muscle Nerve, 2002, 25（4）：585-92.

［17］ Burke G, Cossins J, Maxwell S, et al. Distinct phenotypes of congenital acetylcholine receptor deficiency［J］. Neuromuscul Disord, 2004, 14（6）：356-64.

［18］ 陈元正，郭旭，王琳. 急性有机磷酸酯类农药中毒治疗的临床研究［J］. 山西医药杂志，2016，45（11）：1327-1329.

［19］ 唐明珠，田源. 甲状腺毒症性周期性瘫痪的研究进展［J］. 中华全科医学，2013，11（04）：609-610.

［20］ 高倩，石志鸿，张巍，等. 特发性眶肌炎五例临床和影像学特点［J］. 中华神经科杂志，2011，（05）：331-334.

［21］ 张成，李欢. Duchenne 型肌营养不良症治疗研究进展及应用前景［J］. 中国现代神经疾病杂志，2018，18（07）：480-493.

［22］ 龙毅，满秋珊，李享，等. Becker 型肌营养不良症导致家族性扩张型心肌病二例［J］. 中华心血管

病杂志, 2020, 48 (10): 873-875.

[23] 肖骏, 崔极哲, 张小利, 等. 视网膜色素变性合并 Coats 综合征 1 例 [J]. 国际眼科杂志, 2008, (06): 1290-1291.

[24] 吴梦丽, 冯学麟, 张为西. Emery-Dreifuss 型肌营养不良基因型与临床表现 [J]. 中国神经精神疾病杂志, 2021, 47 (07): 434-438.

[25] 焦凤, 段丽芬, 李莉, 等. 新发 POMGNT1 突变肌眼脑病 1 例临床表型和基因突变分析 [J]. 中国实用儿科杂志, 2022, 37 (04): 313-316.

[26] 乔凤昌, 胡平, 林颖, 等. 全外显子测序产前诊断 Walker-Warburg 综合征 [J]. 临床检验杂志, 2018, 36 (05): 321-323.

[27] 林家宁, 陈伟能, 黄翩, 等. TIA1 基因突变致 Welander 远端型肌病一家系的临床特点与遗传分析 [J]. 中华神经科杂志, 2020, 53 (11): 896-901.

[28] 沈定国, 吴士文. 远端型肌病 71 例的临床及肌肉病理分析 [J]. 中华神经科杂志, 2005, (04): 220-223.

[29] Griggs RC, Udd BA. Markesbery disease: autosomal dominant late-onset distal myopathy: from phenotype to ZASP gene identification [J]. Neuromolecular Med, 2011, 13 (1): 27-30.

[30] 吴向斌. 远端型肌病伴镶边空泡 (Nonaka 肌病) 研究进展 [J]. 现代诊断与治疗, 2013, 24 (05): 1024-1026.

[31] 刘杨, 郭怡菁, 袁宝玉, 等. MYH7 基因突变致远端型肌病 1 例 [J]. 中国神经精神疾病杂志, 2021, 47 (08): 487-489.

[32] Tamiya R, Saito Y, Fukamachi D, et al. Desmin-related myopathy characterized by non-compaction cardiomyopathy, cardiac conduction defect, and coronary artery dissection [J]. ESC Heart Fail, 2020, 7 (3): 1338-1343.

[33] Colding-Jørgensen E. Thomsens sygdom (myotonia congenita) [Thomsen disease (myotonia congenita)] [J]. Ugeskr Laeger, 2004, 166 (37): 3179-84.

[34] 陈晓燕, 陈发青, 王燕玲, 等. 2018—2019 年甘肃省大骨节病现症患者调查分析 [J]. 中华地方病学杂志, 2022, 41 (06): 450-454.

[35] 林静芳, 赵璧, 周东, 等. Isaacs 综合征合并乙酰胆碱受体抗体阳性二例报道并文献复习 [J]. 中华神经医学杂志, 2019, (06): 613-615.

[36] 黄超, 周海涛, 任向阳, 等. Schwartz-Jampel 综合征 1A 型一例临床特点分析 [J]. 中国全科医学, 2017, 20 (18): 2271-2273.

[37] 秦文, 冀艺, 张佳慧, 等. Leber 遗传性视神经病神经影像研究进展 [J]. 国际医学放射学杂志, 2020, 43 (05): 529-533.

[38] 张艳凤, 王江涛, 高健博, 等. POLG 基因新复合杂合突变致 Alpers-Huttenlocher 综合征 1 例 [J]. 中国当代儿科杂志, 2017, 19 (05): 498-501.

[39] 唐向国, 庄家用. 细胞色素 C 氧化酶缺乏的可逆性线粒体肌病 1 例 [J]. 儿科药学杂志, 2021, 27 (08): 30-33.

[40] Lalani SR, Vladutiu GD, Plunkett K, et al. Isolated mitochondrial myopathy associated with muscle coenzyme Q10 deficiency [J]. Arch Neurol, 2005, 62 (2): 317-20.

[41] Rodenburg RJ. Mitochondrial complex I-linked disease [J]. Biochim Biophys Acta, 2016, 1857 (7): 938-45.

[42] 班文彦, 韩舒, 付贺飞, 等. 超声心动图提示线粒体脑肌病伴高乳酸血症和脑卒中样发作综合征早

期心肌受损 2 例 [J]. 中国医学影像技术, 2022, 38 (02): 316-317.

[43] 洪道俊, 毕鸿雁, 郑日亮, 等. 常染色体显性遗传性进行性眼外肌瘫痪一个家系的症状发展规律 [J]. 中华神经科杂志, 2007, 40 (03): 190-194.

[44] 刘依和, 陈志明, 杨勇. Chanarin-Dorfman 综合征一例国内首报 [J]. 中华皮肤科杂志, 2021, 54 (08): 673-676.

[45] 胡裕洁, 杨国帅, 张艳君, 等. 未见 Jordan 现象的单纯肌病型中性脂肪沉积症 1 例报告 [J]. 第二军医大学学报, 2020, 41 (08): 926-928

[46] 李务荣, 赵亚雯, 郑艺明, 等. 人类免疫缺陷病毒相关的杆状体肌病 1 例报告并文献复习 [J]. 中华神经科杂志, 2022, 55 (06): 605-611.

[47] Oldfors A. Hereditary myosin myopathies [J]. Neuromuscul Disord, 2007, 17 (5): 355-67.

[48] 郭皓, 袁勇, 郭立. Leber 遗传性视神经病心血管并发症的研究进展 [J]. 中国全科医学, 2017, 20 (20): 2543-2546.

[49] 朱红强, 韩翠娟. 以肌无力就诊的原发性醛固酮增多症 4 例分析 [J]. 中国厂矿医学, 2008, (05): 626.

[50] 范燕彬, 李星, 廖莹, 等. SEPN1 基因突变致先天性肌营养不良伴早期脊柱强直的临床特点及基因突变分析 [J]. 中华实用儿科临床杂志, 2016, 31 (17): 1347-1351.

[51] 陈蕾. 远端型肌病及肌原纤维肌病致病基因突变分析及临床表型研究 [D]. 杭州: 浙江大学学报, 2021.

[52] Ortiz-Genga M F, Cuenca s, Dal Ferro m, et al. Truncating FLNC Mutations Are Associated With High-Risk Dilated and Arrhythmogenic Cardiomyopathies [J/OL]. Journal of the American College of Cardiology, 2016, 68 (22): 2440-2451.

[53] 陈艺聪, 曾慧钘, 刘刚, 等. 老年男性, 波动性肌无力并口干、眼干 3 个月, 重症肌无力 Lambert-Eaton 叠加综合征 [J]. 中国神经精神疾病杂志, 2022, 48 (8): 508-512.

[54] 任志平, 连亚军, 张璐, 等. COL6A2 基因突变导致的 Bethlem 肌病一家系 [J]. 中华神经科杂志, 2016, 49 (4): 321-322.

[55] 陈涓涓, 曾文双, 韩春锡, 等. 远端型小窝蛋白病患者的临床、病理及基因研究 [J]. 中华神经科杂志, 2015, 48 (9): 786-790.

[56] 刘晓鸣, 岳璇, 陈娇, 等. LRPPRC 基因复合杂合突变致 French-Canadian 型 Leigh 综合征一例 [J]. 中华神经科杂志, 2019, 52 (11): 941-944.

[57] 陆玉玲, 罗月贝, 杨欢. 肌原纤维肌病研究进展 [J]. 中华神经科杂志, 2018, 51 (2): 143-150.

[58] 熊李, 刘青, 熊倩倩, 等. Anoctaminopathy 研究进展 [J]. 中华神经科杂志, 2017, 50 (10): 794-796.

[59] 张羽彤, 石强, 刘华旭, 等. 抗 SRP 抗体阳性肌病三例临床及病理分析 [J]. 中华医学杂志, 2018, 98 (35): 2838-2840.

[60] Safa H, Johnson DH, Trinh VA, et al. Immune checkpoint inhibitor related myasthenia gravis: single center experience and systematic review of the literature [J]. J Immunother Cancer, 2019, 7 (1): 319.

第12章 神经系统副肿瘤综合征

神经系统副肿瘤综合征（paraneoplastic neurologic syndromes，PNS）是一组与恶性肿瘤相关的神经系统受累的疾病，是指肿瘤在中枢神经系统和周围神经、肌肉系统出现的远隔效应，是一组针对神经系统某些靶抗原的自身免疫性疾病，如累及大脑边缘叶系统时出现的副肿瘤性边缘叶脑炎。经典的 PNS 包括脑脊髓炎、边缘叶脑炎（limbic encephalitis，LE）、亚急性小脑变性、感觉神经病、Lambert-Eaton 肌无力综合征（Lambert-Eaton myasthenic syndrome，LEMS）、皮肌炎等。在一些 PNS 患者血清和/或脑脊液中可发现肿瘤神经抗体，特异性抗神经元抗体有抗 Hu、抗-Yo、抗 CV2、抗 Ri、抗 Ma2 等抗体。PNS 最常见的原发性肿瘤包括小细胞肺癌（small-cell lung cancer，SCLC）、卵巢癌、乳腺癌、神经内分泌肿瘤、胸腺瘤和淋巴瘤等。PNS 的症状通常出现在发现恶性肿瘤之前，诊断 PNS 对于早期干预原发性疾病、稳定和改善症状尤为关键。由于 PNS 可以侵及神经系统各个部位，包括中枢神经、周围神经、神经—肌肉接头、肌肉等，临床表现也非常复杂。目前临床上没有统一的分类，本章在参考 2006 年荷兰学者 Beuklaar 的分类基础上，分为以下 4 节：第 1 节，中枢神经系统副肿瘤综合征；第 2 节，周围神经系统副肿瘤综合征；第 3 节，神经—肌肉接头副肿瘤综合征；第 4 节，其他副肿瘤综合征。

第 1 节 中枢神经系统副肿瘤综合征

1 副肿瘤性脑脊髓炎（paraneoplastic encephalomyelitis，PEM）

PEM 是侵及中枢系统多个部位的副肿瘤综合征。包括副肿瘤性边缘叶性脑炎、副肿瘤性脑干脑炎、副肿瘤性脊髓炎。

1.1 副肿瘤性边缘叶性脑炎（paraneoplastic limbic encephalitis）

本病是由肿瘤引起的，常发生于海马回、扣带回与额叶眶面等边缘系统的炎症脑炎样改变，以精神障碍、智能减退、癫痫发作等为主要表现。

1.2 副肿瘤性脑干炎（paraneoplastic brainstem encephalitis）

本病是一种累及脑干和大脑的副肿瘤综合征，主要表现为脑神经受累，常见眼球运动障碍，包括眼球震颤、核上性垂直性注视麻痹、听力丧失、构音障碍、吞咽困难和呼吸异常等，也可以有广泛性脑炎的表现。

1.3 副肿瘤性脊髓炎（paraneoplastic myelitis）

本病属于自身免疫性脊髓病，由系统性肿瘤与脊髓共有的抗原表位引起的交叉免疫损伤所致。

2 亚急性小脑变性（subacute cerebellar degeneration，SCD）/副肿瘤性小脑变性（paraneoplastic cerebellar degeneration，PCD）

本病是累及中枢神经系统最多见的神经系统副肿瘤综合征，其病理组织学特征是 Purkinje 细胞大量消失。多见于小细胞肺癌、卵巢癌、乳腺癌及淋巴癌，抗-Yo 抗体阳性最具特异性。病情呈急性或亚急性起病，进行性加重，常有典型的小脑受损临床表现，也可出现大脑与周围神经受损表现，如精神症状、认知功能障碍、锥体束征等。

2.1　抗 -Yo 抗体相关的 PCD

Brouwers 等人于 1919 年首先描述了 PCD，并于 1938 年发现了其与恶性肿瘤的关系，由此开启了对 PNS 的研究探索。PNS 是肿瘤通过诱发异常自身免疫等远隔效应，导致神经系统受累的疾病。PCD 是 PNS 的常见类型。其中又以抗 -Yo 抗体（又称浦肯野细胞胞质抗体 1 型，Purkinje cell cytoplasmic antibody type 1，PCA-1）相关者最为常见，约占 50%。其靶抗原主要为小脑变性相关蛋白 2（cerebellar degeneration-related 2，CDR2），分布于小脑、脑干和睾丸，并可在女性生殖系统肿瘤及乳腺癌组织中异位表达。

3　斜视性眼阵挛—肌阵挛—共济失调综合征（opsoclonus-myoclonus-ataxia syndrome，OMAS）/ 眼阵挛肌阵挛综合征（opsoclonus-myoclonus syndrome，OMS）/ Orzechowski 综合征

Orzechowski 于 1913 年将"与注视方向无关的双眼完全性无节律的快速、冲动性和多向性的不规则异常眼球运动"命名为斜视性眼阵挛（opsoclonus），此后发现斜视眼阵挛可作为神经症状单独存在，也可与肌阵挛（头、躯干、四肢、软腭、咽喉、横膈）及小脑性共济失调并存，故又称斜视性眼阵挛—肌阵挛—共济失调综合征。本征病因不明，可能与自身免疫及恶性肿瘤、脑病、神经母细胞瘤、脑血管病、酒精中毒性脑病、三环抗抑郁剂阿米替林服用过量、滥用苯环己哌啶、神经梅毒、多发性硬化及异体干细胞移植术后等有关。

4　僵人综合征（stiff person syndrome，SPS）

1956 年，Moersch 和 Woltman 对 14 例发作性肌强直痉挛、行走困难的患者进行随访，发现此病并将其命名为"stiff man syndrome"。Gordon 等人于 1966 年叙述并总结了本病的临床特征，制定了诊断标准。因临床上女性患者多见，1991 年 Blum 等人将其更名为"stiff person syndrome，SPS"。

SPS 是罕见的进行性自身免疫病，主要特征是慢性波动性的进行性躯干和肢体强直，以及肌肉痉挛疼痛，导致行走困难，易摔倒，尤其是腹部及胸腰椎旁肌受累，引起腰椎过凸畸形，呈"虾米样"改变。肌电图呈主动肌与拮抗肌持续性运动单位电位。当受到声响、强光、情绪激动、焦虑、随意活动等各种刺激后症状可加重或出现疼痛和痉挛，入睡后肌僵硬消失，所以症状时轻时重是本病的临床特点。颅神经受累罕见，受累肌群的部位以躯干肌为主（占 93%），双下肢肌群占 80%，双上肢肌群仅占 50%，咀嚼肌肌群受累占 76%，面表情肌肌群受累不到半数。咽喉肌肌群受累出现说话不清楚、吞咽困难占 40% 左右，胸部肌肉群受累有呼吸困难者占 30%，颈肌肌群和胸锁乳突肌也可受累，括约肌功能正常，少数患者伴发其他疾病和免疫性疾病。60% 僵人综合征患者在血和脑脊液中存在抗谷氨酸脱羧酶抗体（antibody to glutamic acid decarboxylase，GAD 抗体），此抗体的滴度与疾病的严重程度不成正比，此抗体出现并非是僵人综合征的特异性抗体。僵人综合征患者脑脊液中蛋白可升高，出现寡克隆带，偶尔 MRI 中有白质异常信号。本病需要与破伤风相鉴别，鉴别要点是：①本病安定类药物有特效，但破伤风用之无效；②本病脑电图一般正常，破伤风约有 50% 脑电图不正常。

4.1　典型僵人综合征 / 躯干型僵人综合征

典型僵人综合征起病隐匿，早期仅仅表现为发作性肌痛，查体可见屈肌与伸肌张力同时增高、随意运动减少、肌肉肥大以及以脊柱前凸为特征的姿势异常，症状多自躯干肌开始，后逐渐扩展到近端肌群，最后累及远端肌群。全身僵硬还可以导致患者呼吸困难、运动耐受性差及早饱感。突然出现的噪音、情绪压力、触觉刺激可诱发痉挛，患者由于缺乏正常的运动反应而表现为独特的雕像样或木头样跌倒。

4.2　僵肢综合征（stiff limb syndrome，SLS）／局灶性僵人综合征／僵腿综合征

本征有学者称其为局灶性僵人综合征，与经典僵人综合征不同，其临床特点为一个或多个肢体强直及痛性痉挛，特别在肢体远端表现明显，躯干则相对或完全幸免，脊柱可正常，常伴随糖尿病。既往报道腿最常受累，故最初被称为僵腿综合征。

4.3　婴儿僵人综合征（stiff baby syndrome）／先天性新生儿肌强直（congenital neonatal rigidity）

本征由 Dudley 等人于 1979 年首先报道，突出症状为角弓反张，且应激时更易被诱发，远端肌肉受累较成人严重。

4.4　抗 GAD-65 抗体相关性小脑性共济失调合并僵人综合征

本征临床罕见，表现为眼球运动障碍与僵硬、痉挛同时并发，共济失调、构音障碍等。

4.5　副肿瘤性僵人综合征

本征占所有僵人综合征病例的 10% 以下，副肿瘤性僵人综合征患者临床表现与典型僵人综合征患者相似，不同的是前者颈部及上肢僵硬更明显，而后者脊柱和下肢僵硬更显著。这与动物实验中观察到的现象相反，Amphiphysin 抗体阳性的僵人综合征大鼠躯干和后肢僵硬更明显。

4.6　伴强直和肌阵挛的进行性脑脊髓炎（progressive encephalomyelitis with rigidity and myoclonus，PERM）

PERM 由 Campbell 和 Garland 在 1956 年首次报道，其起病隐匿，呈复发—缓解病程，通常寿命 50~60 岁。临床表现为轴性及近端肢体僵硬，伴肌阵挛、极高热和全身大汗。甘氨酸 α1 抗体（anti-Gly R）为其特征性抗体，部分病人伴随 GAD 抗体阳性，20% 的病例伴随肿瘤，1/4 患者需要呼吸机辅助呼吸，死亡率高达 40%。虽然现在仍将 PERM 归于典型 SPS，但部分 GAD 抗体阴性的僵人综合征患者中血清甘氨酸 α1 抗体阳性，加之病理变化及治疗方法的不同，提示 PERM 可能为一单独疾病。PERM 通常需要免疫抑制治疗，但复发率通常很高，尤其是停止或减少免疫治疗时。

5　副肿瘤性视觉障碍综合征（paraneoplastic visual syndromes）

本征是一种罕见疾病，是有视器以外肿瘤的患者发生的视觉障碍综合征，与肿瘤的压迫和转移无关。它包括双侧弥漫性葡萄膜黑素细胞增生症（bilateral diffuse uveal melanocytic proliferation，BDUMP）、副肿瘤性视神经病／视神经炎（paraneoplastic optic neuropathy/neuritis，PON）、癌症相关性视网膜病变（cancer-associated retinopathy，CAR）、黑素瘤相关性视网膜病变（melanoma-associated reti-nopathy，MAR）。

6　肿瘤相关的视网膜病（cancer-associated retinopathy）

本病是在有视器以外肿瘤的患者身上发生的一种视网膜变性疾病，目前认为自身免疫机制在发病中起主要作用，肿瘤释放的激素样物质和 EB 病毒可能参与致病，与肿瘤的压迫和转移无关。患者多为老年人，视觉症状往往在肿瘤诊断之前出现。典型的临床表现是双眼视力突然下降，在数月内失明，伴有一过性闪光幻觉，眼底正常，或仅有视网膜动脉变细等轻度异常。视野检查有环形暗点，视网膜电图波幅低平或消失，可发现视网膜变形区。亚急性的视敏度降低，会产生夜盲、暗点，眼底有视网膜病和视网膜动脉变细，视觉诱发电位正常。病理学改变主要是光感受器严重变性或功能丧失，皮质类固醇治疗有一定效果。

7　黑色素瘤相关的视网膜病（melanoma-associated retinopathy）

本病是由黑色素瘤的远隔效应引起的一种视网膜疾病，临床表现为在皮肤恶性黑色素瘤诊断和切除

后 2~4 年突然产生夜盲和闪光幻视，视力轻度和中度下降，眼底基本正常，暗适应阈值升高。视网膜电图 b 波严重降低或消失，a 波相对完好，与先天性静止性夜盲的表现十分相似。患者血清中有抗视网膜双极细胞抗体，抗肿瘤抗原的循环抗体与视网膜双极细胞发生交叉反应，是导致双极细胞水平信号传导障碍的可能机制。

8　副肿瘤性视神经病（paraneoplastic optic neuropathy，PON）

PON 是由机体恶性肿瘤所引发的视神经髓鞘脱失、轴索不可逆损伤及胶质填充的病理改变，本病病因不清楚，发生率不高。1992 年，Malik 人等首先在一名患有小细胞肺癌的 63 岁男性血清中找到了针对神经元和胶质细胞细胞质的抗体，并提出了肿瘤自身免疫相关假设。至今对副肿瘤性视神经病变的研究表明，大多数病例与小细胞肺癌相关。此外还与 B 细胞淋巴瘤、胰高血糖素瘤、神经母细胞瘤、子宫肉瘤、乳腺癌、前列腺癌、鼻咽癌、支气管癌、甲状腺乳头状瘤、非小细胞肺癌和肾细胞癌等相关。

总之，PON 是一种少见的副肿瘤综合征，症状和体征多样。诊断主要依靠临床表现和相关辅助检查。近年来在副肿瘤综合征患者血清或脑脊液中胶原反应调节蛋白（collapsin response-mediating proteins，CRMPs）抗体及水通道蛋白 4（aquaporin 4，AQP4）抗体的发现可帮助 PON 的诊断，为该病的早期甚至超早期诊断提供了依据，从而也可以提高患者生存率。

9　亚急性运动神经元病（subacute motor neuronopathy，SMN）

SMN 是神经系统副肿瘤综合征的一种罕见特殊类型，发病率<2%，临床上误诊率较高。SMN 主要侵及脊髓前角细胞及延髓运动神经核。SMN 的原发肿瘤以淋巴瘤和骨髓瘤多见，尤以淋巴瘤多见。该病多表现为亚急性进行性进展，主要为上、下运动神经元受损，以下运动神经元损害多见。脑脊液检查蛋白的含量可正常或增高，细胞数基本正常，肌电图表现为失神经电位。病理变化表现为大量脊髓前角细胞的脱失和退行性变，脊髓白质可见片状的脱髓鞘改变。SMN 发病机制尚不明确。目前尚无统一诊断标准，无特效治疗方法。

当临床上出现原因不明、呈亚急性进行性发展、临床上表现为下运动神经元损害为主，尤其是合并肿瘤病史的患者，要高度怀疑 SMN，同时注意与其他疾病相鉴别。

10　亚急性坏死性脊髓病（subacute necrotizing myelopathy，SNM）

SNM 是神经系统副肿瘤综合征中罕见的一种，被认为是原发肿瘤激发的某种免疫反应导致脊髓非炎症性严重坏死的远隔效应，而非直接侵犯或转移。亚急性坏死性脊髓病最早由 Nonne 教授于 1903 年报道，临床工作中极易将其与亚急性坏死性脊髓炎（subacute necrotizing myelitis）混淆。亚急性坏死性脊髓炎是一种非副肿瘤性质的，由脊髓血供障碍导致脊髓缺血坏死的特殊类型的慢性脊髓脊神经根炎。

11　孤立性脊髓病

本病是一种神经系统副肿瘤综合征，在颅脑 MRI 研究中通常表现为纵向广泛、对称、传导束或灰质特异性异常，其主要与乳腺癌和肺癌有关，与 CV2/CRMP5 抗体和/或 amphiphysin 抗体有关。但有些患者可能无神经元抗体，在这种情况下，当颅脑 MRI 表现为孤立性脊髓病变的影像学表现又无其他诊断选择时，应考虑副肿瘤来源的本病的可能性。

第 2 节　周围神经系统副肿瘤综合征

1　亚急性感觉神经元病（subacute sensory neuronopathy）/副肿瘤性感觉神经元病（paraneoplastic sensory neuropathy，PSN）

本病的临床表现为肢体各种感觉丧失，并有以疼痛为主的感觉异常，但运动功能障碍相对较轻，足部症状比手部症状重。以背根神经节中感觉神经元退变为特征，其病理特点为背根神经节感觉神经元丢失，后根、后索萎缩。初发病时表现为从四肢末端开始向近端发展的程度不等的疼痛或麻木感，最终产生四肢末端手套袜套样深浅感觉迟钝或丧失，并由此引起深感觉性共济失调，其余临床表现还有腱反射减退、浅感觉障碍等。

2　单克隆丙种球蛋白病（monoclonal gammopathies）

详见第 17 章第 6 节 8。

3　副肿瘤性血管炎性周围神经病（paraneoplastic vasculitic peripheral neuropathy）

本病是一种副肿瘤综合征，其病理特征是非全身性亚急性血管炎性神经病变，副肿瘤性血管炎性周围神经病多见于小细胞肺癌和淋巴瘤。

4　周围神经肿瘤（tumors of peripheral nerves）

本病包括神经鞘瘤（neurinoma）、神经纤维瘤（neurofibroma）、恶性神经鞘瘤（malignant neurinoma）、颗粒细胞瘤（granular cell tumour）、神经节瘤（ganglionneuroma）、神经母细胞瘤（neuroblastoma）、嗜铬细胞瘤（pheochromocytoma）、创伤性神经瘤（traumatic neuroma）和摩顿神经瘤（Morton neuroma）等。

5　副肿瘤性多发性神经根神经病

本病最常见的抗体是抗 CV2/CRMP5 抗体、amphiphysin 抗体和 PCA2/MAP1B 抗体，通常出现在小细胞肺癌或乳腺癌中。在肿瘤患者中，出现符合吉兰—巴雷综合征或慢性炎性脱髓鞘性多发性神经病诊断标准时，不应立即认为是副肿瘤性神经病变所造成的，除非证实存在高风险抗体时才可以确诊。

第 3 节　神经—肌肉接头副肿瘤综合征

1　Lambert-Eaton 肌无力综合征（Lambert-Eaton myasthenic syndrome）

详见第 11 章第 1 节 3。

2　神经性肌强直（neuromyotonia）

详见第 11 章第 5 节 2。

第 4 节　其他副肿瘤综合征

其他副肿瘤综合征是指远处癌症所继发的皮肤病（通常是特异性的），为体内肿瘤的循环体液因子或其代谢产物的作用而诱发的皮肤黏膜疾病。有两个基本的诊断标准：①皮肤病必须在恶性肿瘤发生后才产生，即使有些肿瘤可能为无症状或隐匿性；②皮肤病与恶性肿瘤遵循平行的过程，即完全切除肿瘤可使皮肤病消失，而肿瘤复发则导致皮肤病复发。患者往往仅表现为皮肤、黏膜损害，而同时伴发的肿瘤则较隐匿、不易察觉。

1 黑棘皮病（acanthosis nigricans）

1890 年，Pollitzer 首先报道并命名了黑棘皮病，目前其发病机理尚不清楚，该病的主要特征包括皮肤纹理加深、色素沉着、天鹅绒样增生、形成疣状赘生物等，尤以棘层呈疣及乳头瘤样增生伴色素显著沉着为特点，是一种较少见的皮肤疾病。

2 获得性鱼鳞病（acquiredic ichthyosis）

鱼鳞病（ichthyosis）是一组角化障碍性皮肤病，以不同程度鱼鳞样脱屑并伴有皮肤粗糙、干燥为主要表现，当累及神经系统时，可有痉挛性肢体瘫痪、智能障碍以及癫痫等。获得性鱼鳞病与多种疾病有关，包括肿瘤、感染、自身免疫、炎症和内分泌、代谢疾病以及营养缺乏、药物等。获得性鱼鳞病伴发的恶性肿瘤有 70%~80% 是霍奇金淋巴瘤，也会伴发非霍奇金淋巴瘤、多发性骨髓瘤、白血病。获得性鱼鳞病常出现在恶性肿瘤诊断之后，也可先出现，或者与恶性肿瘤常平行出现。

3 副肿瘤性天疱疮（paraneoplastic pemphigus，PNP）

PNP 是由 Anhalt 等人于 1990 年提出的一种与肿瘤伴发的自身免疫性的皮肤黏膜疾病，少部分皮肤疾病发生在肿瘤出现之前，大部分于肿瘤之后出现皮肤表现，常伴发肿瘤，特别是淋巴细胞增生性肿瘤较为常见，当神经系统受累时，患者还可表现出头痛、意识障碍以及感觉异常等症状。诊断标准为：临床上表现为持续性、难治性、疼痛性口唇及口腔黏膜广泛的糜烂、溃疡以及皮肤的多形性皮损。口腔黏膜损害是 PNP 最先出现的症状，可以是部分患者就诊时的唯一症状。皮损组织病理表现为表皮内水疱及个别坏死的角质形成细胞、基底细胞液化变性，真皮浅层有以淋巴细胞为主的浸润。以鼠膀胱上皮为底物的间接免疫荧光检查可见患者血清在棘细胞间有荧光沉积，是诊断 PNP 的特异性筛选指标。

4 坏死松解游走性红斑（necrolytic migratory eythema，NME）

NME 多与胰高血糖素瘤相关，血清胰高血糖素增高，高代谢状态使得体内氨基酸、锌、游离脂肪酸等多种物质缺乏。主要表现为红斑基础上的水疱，中心坏死、渗出、结痂，愈合后遗留的色素呈离心性扩大，有游走的特点。部分患者可出现口腔黏膜非特异性炎症，表现为口腔黏膜充血，舌背乳头萎缩呈鲜红色，可有浅表糜烂及水肿。同时可伴发肿瘤相关症状，如糖耐量受损、消瘦、血栓栓塞性疾病、间歇性腹泻、胃炎等。少部分 NME 也可能出现在其他系统疾病中，如慢性肝病、炎症性肠病、非胰腺恶性肿瘤、胰腺炎、海洛因成瘾、营养吸收障碍状态等。

5 神经 Sweet 病（neuro sweet disease，NSD）

详见第 1 章第 3 节 2. 1. 3. 2. 5. 1。

6 坏疽性脓皮病（pyoderma gangrenosum）

本病是一种非传染性、溃疡性、中性粒细胞性皮肤病，是由中性粒细胞功能障碍引发的以皮肤破坏性溃疡为特征的炎性反应性皮肤病，其特点是疼痛、无菌溃疡，常发生在下肢和躯干。坏疽性脓皮病与一些基础疾病和炎性疾病相关，如炎症性肠病、类风湿关节炎、血清阴性关节炎、自身免疫性肝炎和血液系统疾病等。

7 渐进性坏死性黄色肉芽肿（necrobiotic xanthogranulome）

1980 年，Kossard 与 Winkelman 首先报告了本病，至今已报告超过 60 例，本病最常见的皮肤表现是多发性境界清楚的硬性真皮或皮下结节和斑块。组织学改变从真皮中部发展到脂肪层，表皮与真皮上部正常，其特征是栅栏状黄色肉芽肿伴成片组织细胞、Touton 细胞（吞噬了脂质的多核巨噬细胞）和外来巨细胞和少量淋巴细胞。渐进性坏死性黄色肉芽肿伴发的恶性肿瘤包括多发性骨髓瘤、慢性淋巴细胞白血病、霍奇金病和非霍奇金淋巴瘤。血液恶性肿瘤可在患渐进性坏死性黄色肉芽肿数年后出现，病程表现为慢性和进行性。

8 硬化黏液性水肿（scleromyxedema）/继发性苔藓样黏液水肿

本病是一种少见的慢性纤维黏液蛋白病，本病的特征是继发性苔藓样皮疹，伴有硬化、黏蛋白沉着和成纤维细胞增生、单克隆 γ 球蛋白病，而无甲状腺病，大多数病人在 30~50 岁发病。本病的特征性皮损为前臂、手和面部直径 2~4mm 的光滑丘疹。弥漫性黏膜蛋白沉积侵犯面部，可致狮面，患部可有红斑或色素减退。全身表现包括吞咽困难、喉部累及、近端肌肉无力和外周神经病等，当累及神经系统时，还可出现癫痫、脑病以及昏迷等。组织学表现为真皮乳头和附属器周围广泛的黏液蛋白沉积，胶原产生增加，成纤维细胞星状或纺锤状增生，血管周围轻度炎性淋巴细胞浸润，可常伴有骨髓瘤、Waldenstrom 大细胞球蛋白血症、霍奇金病、非霍奇金淋巴瘤以及白血病等疾病。

9 皮肤淀粉样变性（cutaneous amyloidosis）

淀粉样变性是一组以局部或全身细胞淀粉样蛋白沉积为特征的疾病，以淀粉样亚单位蛋白为标准将淀粉样变性分类，其中淀粉样轻链淀粉样变性常伴有多发性骨髓瘤。淀粉样轻链淀粉样变性好发于原发性系统性淀粉样变性中，也常伴有血液恶性肿瘤。近 13%~16% 的原发性系统性淀粉样变病人有多发性骨髓瘤，曾发现此病与多种内分泌肿瘤有关。淀粉样变性最常见的皮肤表现是紫癜与瘀斑，分布于上眼睑、面部其他部位和颈部，其他皮肤表现包括丘疹、斑块、水疱、结节、秃发和硬皮，系统侵犯可累及舌、心、肌、胃肠道和神经，当神经系统受累时，患者可有手足麻木、肌无力、震颤以及共济失调等表现。

10 Leser-Trelat 综合征

本征最初由德国医生 Edmund Leser 和法国外科医生 Ulysse Trelat 于 1890 年提出，是指伴有恶性肿瘤的脂溢性角化病，特点是突然出现较多脂溢性角化病皮损，部分有家族遗传史，常合并恶性肿瘤，主要表现为脂溢性角化病的损害数目迅速增多，受累范围扩大，出现瘙痒性脂溢性角化病损害。

11 副肿瘤性肢端角化病（acrokeratosis paraneoplastica）/Bazex 综合征（Bazex syndrome）

本病是一种罕见的副肿瘤性皮肤病，口腔、咽喉、食道和肺的鳞状上皮癌是其最常见的伴发肿瘤。典型临床表现为肢体末端，尤其是鼻、耳、手、足境界不清的紫红或红褐色斑，覆以灰白色、不易刮除的角质鳞屑，严重部位可形成疣状角化过度，如指关节处形成疣状指垫、掌跖疣状增生性斑块。部分患者有指甲受累，表现为甲板增厚、凹陷、横沟、纵嵴、指甲下角化过度或甲板毁坏及甲皱襞肿胀和压痛。治疗肿瘤时皮损可消退，但指甲改变持久存在。

12　类癌综合征（carcinoid syndrome，CS）/ Biorck-Thorson 综合征/嗜银细胞癌/亲银细胞癌（argeon-taffinoma）

本征最早由 Biorck 和 Thorson 于 1954 年首次描述，类癌是起源于消化道和其他器官的一类肿瘤的总称，恶性程度较低，病因尚不明确，因癌细胞内含有亲银性分泌颗粒，故又称亲银细胞癌或嗜银细胞癌。由于癌细胞可分泌血管活性物质，可引起血管舒缩、胃肠道活动增强、低血压和支气管痉挛等症状，被称为类癌综合征。当本病累及神经系统时，患者可出现智力障碍。

参考文献

［1］ Vanessa O, Gonçalo V, Raquel S, et al. Paraneoplastic neurological syndromes with onconeural antibodies: A single center retrospective study［J］. Journal of the Neurological Sciences, 2020, 418.

［2］ Keiko T, Meiko K, Kenji S, et al. Significance of Autoantibodies in Autoimmune Encephalitis in Relation to Antigen Localization: An Outline of Frequently Reported Autoantibodies with a Non-Systematic Review［J］. International Journal of Molecular Sciences, 2020, 21（14）: 4941.

［3］ Sena G, Gallo G, Vescio G, et al. Anti-Ri-associated paraneoplastic ophthalmoplegia-ataxia syndrome in a woman with breast cancer: a case report and review of the literature［J］. Journal of medical case reports, 2020, 14（1）: 67.

［4］ Maëlle D, Giulia B, Cristina I, et al. Neurological Syndromes Associated with Anti-GAD Antibodies［J］. International Journal of Molecular Sciences, 2020, 21（10）: 3701.

［5］ 伊骏飞, 郝洪军, 刘琳琳, 等. 神经系统副肿瘤综合征与神经副肿瘤抗体分析［J］. 中国神经免疫学和神经病学杂志, 2020, 27（02）: 104-108.

［6］ Loretta S, Theresa H. Paraneoplastic syndromes［J］. Medicine, 2020, 48（2）: 577-586.

［7］ Tannoury J, de M L, Hentic O, et al. Contribution of Immune-Mediated Paraneoplastic Syndromes to Neurological Manifestations of Neuroendocrine Tumours: Retrospective Study［J］. Neuroendocrinology, 2020, 123-128.

［8］ Iorio R, Spagni G, Masi G. Paraneoplastic neurological syndromes［J］. Seminars in diagnostic pathology, 2019, 36（4）: 373-374.

［9］ Raphaël B V, Alvaro C C, Aurore S, et al. Paraneoplastic neuromyelitis optica and ovarian teratoma: A case series［J］. Multiple Sclerosis and Related Disorders, 2019, 31: 7-10.

［10］ 吕心怡, 王国平, 汤其强, 等. 经典与非经典副肿瘤神经综合征临床特点分析［J］. 中华医学杂志, 2021, 101（09）: 615-619.

［11］ 王潇, 李青云, 李昕昱, 等. 肺鳞癌并亚急性运动神经元病 1 例并文献复习［J］. 神经损伤与功能重建, 2018, 13（08）: 430-432.

［12］ 王均清, 徐全刚, 魏世辉. 副肿瘤综合征相关性视神经病变的研究进展［J］. 中国中医眼科杂志, 2017, 27（01）: 62-65.

［13］ 柏雪, 张丕逊. 副癌性斜视性眼阵挛-肌阵挛-小脑性共济失调综合征研究进展［J］. 中西医结合心脑血管病杂志, 2009, 7（08）: 951-952.

［14］ 赵玮婧, 尤红. 眼阵挛肌阵挛综合征 1 例并文献复习［J］. 甘肃科技纵横, 2021, 50（01）: 84-87.

［15］ 唐鸿珊, 朱一元. 副肿瘤性皮肤病［J］. 中国皮肤性病学杂志, 2009, 23（07）: 449-451.

［16］ 耿炎炎, 沈晔华, 陈其文. 胃癌伴黑棘皮病 1 例报告［J］. 吉林医学, 2018, 39（11）: 2192.

[17] Patsatsi, A., Kyriakou, A., Karavasilis, V., et al. Acquired ichthyosis triggered by an osseous hemangiopericytoma: a case report and review of the literature [J]. Case reports in dermatology, 2014, 6 (1), 10-15.

[18] 李静, 朱学骏. 副肿瘤性天疱疮的基础与临床研究 [J]. 中国医学科学院学报, 2009, 31 (5): 654-65.

[19] Saavedra C, Lamarca A, Hubner RA. Resolution of necrolytic migratory erythema with somatostatin analogue in a patient diagnosed with pancreatic glucagonoma [J]. BMJ Case Rep. 2019, 12 (8) e229115.

[20] Ahn C, Negus D, Huang W. Pyoderma gangrenosum: a review of pathogenesis and treatment [J]. Expert review of clinical immunology, 2018, 14 (3): 225-233.

[21] Betts CM, Pasquinelli G, Costa AM, et al. Necrobiotic xanthogranuloma without periorbital involvement: an ultrastructural investigation [J]. Ultrastruct Pathol, 2001, 25 (6): 437-44.

[22] Chung VQ, Moschella SL, Zembowicz A, et al. Clinical and pathologic findings of paraneoplastic dermatoses [J]. J Am Acad Dermatol, 2006, 54 (5): 745-62; quiz 763-6.

[23] Bayer-Garner IB, Smoller BR. AL amyloidosis is not present as an incidental finding in cutaneous biopsies of patients with multiple myeloma [J]. Clin Exp Dermatol, 2002, 27 (3): 240-2.

[24] 罗丽敏, 李军, 刘茵, 等. Leser-Tralet 综合征合并直肠癌1例 [J]. 湖北医药学院学报, 2015, 34 (03): 309-310, 206.

[25] Squires, B., Daveluy, S. D., Joiner, et al. Acrokeratosis Paraneoplastica Associated with Cervical Squamous Cell Carcinoma [J]. Case reports in dermatological medicine, 2016, 7137691.

[26] 梁婷, 王慧, 彭瑛. 类癌综合征和类癌性心脏病的诊疗新进展 [J]. 心血管病学进展, 2021, 42 (11): 965-967, 977.

第 13 章　神经系统发育异常性疾病

神经系统发育异常性疾病（developmental diseases of the nervous system）是指胎儿在子宫内发育的整个过程中，特别是妊娠最初的 3 个月，神经系统在发育旺盛期受到母体内外环境各种因素的侵袭，导致不同程度的发育障碍或迟滞，出生后表现为神经组织及其覆盖的被膜和颅骨的各种畸形和功能失常。

本组疾病的病因及发病机制尚不完全清楚，多为遗传和环境因素共同导致。本章分为 4 节：第 1 节，颅骨及脊柱畸形；第 2 节，神经组织发育缺陷；第 3 节，脑性瘫痪；第 4 节，神经外胚层发育不全。

第 1 节　颅骨及脊柱畸形

1　神经管闭合缺陷（neural tube closure defects）

1.1　颅骨裂（cranium bifidum）

本病表现为颅缝闭合不全而遗留缺损，无组织外溢者为隐性颅裂，亦可有脑膜和脑组织可能通过缺损处疝出。

1.2　脊柱裂（spina bifida）

本病是指椎管闭合不全导致脊柱出现裂口。

2　颅骨和脊柱畸形

2.1　狭颅症（cranial stenosis）/颅缝早闭

本病是由于一条或多条颅缝过早闭合或骨化所致颅骨发育障碍而导致的先天畸形。由于颅缝早闭的部位和数目不同，形成不同形状的头颅畸形。

2.1.1　舟状头畸形（scaphocephaly）

本病为长头畸形，由于矢状缝过早闭合，颅骨横径生长受限，头颅前后径增大。

2.1.2　尖头畸形（oxycephaly）

本病为塔头畸形，是由矢状缝、冠状缝和人字缝同时发生骨性结合造成的，头颅前部相对于后部抬高，导致颅顶从前到后的倾斜。

2.1.3　短头畸形（brachycephaly）

本病为短头畸形，因两侧冠状缝过早闭合，颅骨前后径生长受限，只能向两侧生长，形成短头。

2.1.4　斜头畸形（plagiocephaly）

本病为一侧冠状缝或人字缝早闭，使该侧头颅生长受限，对侧正常生长甚至代偿性扩大，造成头颅形态不对称。

2.2　小头畸形（microcephaly）

本病是指枕额头围低于相同种族、相同性别和年龄组，头围平均值超过 2 个标准差，但不包括无脑畸形。其病因有三大类：①遗传性；②胎儿在宫内受到疾病或其他有害因素伤害；③围生期及产后疾病影响。其中家族性遗传性小头畸形亦称"真性"小头畸形，为常染色体隐性遗传。大脑很小而小脑则多属正常，常合并有多种脑畸形。胎儿期受到某些病因伤害所致小头畸形是最常见的一类，伤害最常发生在胚胎头 3 个月阶段，如放射线、风疹、巨细胞病毒等引起大脑炎症性病变，致脑发育障碍。围生期及产后因素所致小头畸形，主要是出生时窒息、产伤、新生儿感染、代谢障碍等使脑受伤害而发育迟滞，头围增加迟缓而成小头。

2.3 颅颈区交界畸形（craniovertebral junction abnormalities）

本病主要是指枕大孔、上颈椎区及其附近区域的病损，伴或不伴神经系统损害。可以无症状或有枕后轻微不适、疼痛或牵拉等异常感觉。

2.3.1 颅底凹陷症（basilar invagination）/颅底压迹

本病是以枕骨大孔为中心的颅骨底、寰椎及枢椎骨质发育畸形，寰椎陷入颅腔内，枢椎齿状突超过腭枕线进入枕骨大孔，使枕骨大孔狭窄，后颅窝变小，压迫延髓、小脑及牵拉神经根，产生相应症状，椎动脉受压出现供血不足。

2.3.2 扁平颅底（platybasia）

本病颅骨侧位片测量颅底角大于 145°。

2.3.3 小脑扁桃体下疝（Arnold-Chiari malformation）

本病是指小脑扁桃体下部下降至枕骨大孔以下、颈椎管内，严重者部分延髓下段、第四脑室下部、下蚓部也下疝入椎管内，可伴有其他中枢神经系统的畸形和骨结构的异常。

2.3.4 颈椎融合（Klippel-Feil）

本病是指两个或多个颈椎发生不同程度的融合，约一半的患者可出现临床典型特点，包括颈部粗短、后发际低、颈部活动受限，出现神经压迫症状。

2.3.5 寰椎枕化（atlas occipitalization）

本病是寰椎部分或完全与枕骨融合，成为枕骨的一部分，引起寰椎旋转或倾斜，颈椎位置上移，齿状突也随之升高。

2.3.6 寰枢椎脱位（atlantoaxial dislocation）

本病是寰椎与枢椎骨关节面失去正常的对合关系，发生关节功能障碍和/或神经压迫。

2.3.7 Dandy-Walker 畸形（Dandy-Walker malformation）/Luschka-Magendie 孔（第四脑室孔）闭锁综合征/非交通性脑积水

本病是 Dandy 于 1914 年、Walker 于 1942 年先后报道，发病者多为 3 个月以内的婴儿，幼儿和成人亦有发病者。可合并脑脊膜脱落、中脑水管闭塞、胼胝体缺损等。临床上主要表现为颅内压增高症状和脑积水症状，亦伴有小脑症状和颅神经麻痹。诊断该病的基本条件有：充满了颅后窝的第四脑室囊包状扩大；小脑蚓部发育不全（后蚓部缺损），由扩大的第四脑室将前蚓部和小脑半球分别推向前上方和侧方；小脑幕和横窦向上移位，引起高位窦汇和颅后窝扩大。

2.4 先天性颅骨缺损（congenital cranial defect）

本病在胎儿发育过程中膜化骨骨化演变阶段遇到障碍，使膜化骨未能完全形成正常的骨化，患儿膜化骨长期存在。

2.5 软骨发育不全（achondroplasia）

本病有许多种类型，例如侏儒症（dwarfism），显性遗传型，是 4 号染色体突变，在骨形成过程中不能将软骨转化为骨，骨膜增生偶可引起椎体、椎弓根、椎板明显增厚。

2.6 先天性多发关节挛缩（guerin-stern syndrome）

本病是一种致患儿严重病残，治疗上颇为困难的先天畸形，病理可见正常的肌纤维中散在分布某些变性的肌纤维，伴纤维化和脂肪浸润。关节丧失弹性，骨萎缩，脊髓运动神经元变性。临床表现为出生后即有多关节屈曲或伸直挛缩畸形，可侵犯单一肢体，但多数是对称的，偶可侵犯脊柱，且往往迟发。受累的肢体肌肉萎缩，挛缩的关节活动范围很小。也可合并其他先天性畸形，如腭裂、先天性心脏病等。本病患者感觉正常，腱反射可能消失。X 线检查软组织层次中，显示肌肉组织减少和皮下脂肪相应增厚。有的病例可看到关节阴影密度增加。腕骨可能融合，股骨头发育较差，髌骨可阙如，也可出现桡尺融合等。肌肉活检可协助诊断，治疗以矫形为主。本病早期死亡率约为 10%，主要死因为合并感染及内脏畸形。本病畸形非常顽固，术后畸形复发率高。

2.7 黑姆霍耳茨—哈林顿综合征（Helmholtz-Harrington syndrome）/角膜混浊—颅骨发育障碍综合征

本征由 Helmholtz-Harrington 于 1931 年首次报道，是一原因不明的先天性疾病。其临床表现为先天就有的角膜混浊或白内障及颅骨发育障碍，如舟状头畸形、并可见多指（趾）、并指（趾）屈曲指（趾），以及营养障碍性爪形萎缩等肢体畸形，尚可有智力发育障碍及肝脾肿大等，诊断主要根据先天性角膜混浊和颅骨及肢端发育畸形确立。

2.8 阿尔伯斯—舍恩伯格病（Albers-Schonberg diease）

本病是一种少见的累及颅骨的全身性骨病，具有骨密度增加、骨质畸形并累及颅底等特征。本病有家族遗传史，主要改变为病变颅骨钙代谢异常、板障消失、颅骨板骨质呈"象牙质"样改变。本病分轻重两型。轻型为良性型，为显性遗传，多见于青少年及成人，预后较好。早期可有不同程度的贫血和颅神经受压症状，成年后 X 线检查才被发现。重型又称恶性型，为隐性遗传，常见于婴幼儿。表现为贫血、出血及肝脾增大。神经系统表现为脑水肿、视力下降或失明、眼震、巨头症、斜视、面瘫、耳聋、脑积水、颅内出血、精神迟钝、癫痫发作等。X 线检查表现为全身对称性骨质硬化、颅骨异常致密及增厚、板障消失。血碱性磷酸酶显著升高。目前本病尚无特殊疗法，一般采取对症治疗。

2.9 Marshall-Smith 综合征（Marshall-Smith syndrome）

1977 年，Marshall 和 Smith 首次报道本征，虽然本征被归为过度生长综合征一类，但最近研究提示，本征涉及软骨、骨骼或结缔组织的内在结构或生化异常，而不是全身或局部的细胞增生。常见临床症状如下。①生长：线性的生长加速，出生前就已出现明显的骨骼成熟加速，体重增长缓慢，落后于身长的增长。②行为表现：运动及肌张力低下，有智力障碍，平均智商为 50。③面部特征：头盖骨长，额头前突，眼窝浅眼球突出，蓝巩膜，朝天鼻，低鼻梁，小下颌。④四肢：近端指（趾）及中节指（趾）扁宽，末端指（趾）细小。⑤其他：多毛，脐疝等。

3 Crouzon 综合征

本征由 Crouzon 于 1912 年首次报道，是一种常染色体显性遗传性疾病，主要与编码成纤维生长因子受体 2（FGFR2）基因突变有关，其临床特征主要包括颅缝早闭、上颌骨发育不全、中面部内陷及代偿性突眼等。

第 2 节　神经组织发育缺陷

1 头颅增大

1.1 脑积水（hydrocephalus）

本病是由脑脊液分泌过多、循环受阻或吸收障碍而致颅内脑脊液量增加，脑室系统扩大和/或蛛网膜下腔扩大的一种病症。

1.1.1　交通性脑积水（communicating hydrocephalus）

本病是由于脑脊液分泌过多或吸收障碍导致，脑脊液可自脑室系统流至蛛网膜下腔。

1.1.2　阻塞性脑积水（obstructive hydrocephalus）

本病是脑室系统的某一部位阻塞使脑脊液循环受阻和脑室扩张所致。

1.1.2.1　中脑导水管狭窄畸形（midbrain aqueduct stenosis deformity）

本病是由中脑导水管狭窄、分叉、中隔形成或导水管周围胶质增生所致的畸形。

1.1.2.2　中脑导水管综合征（sylvian aqlleduct syndrome）/Koerber-Salus-Elschnig 综合征/Kestenbaum 氏综合征

本征由 Koerber 于 1903 年、Salus 于 1910 年和 Elschnig 于 1913 年报道，Kestenbaum 于 1946 年整理命名。本征的病变部位在中脑导水管周围或中脑上部背侧，临床表现以退缩性眼球震颤和辐辏眼震为主征，并可伴有向上注视麻痹、垂直眼震、瞳孔异常等症状。病因主要为松果体肿瘤、胶质瘤等，其次为血管疾病、感染、多发性硬化。

1.1.2.3　大脑大静脉畸形

本病的临床表现为颅内高压、脑积水和（或）蛛网膜下腔出血。

1.1.2.4　其他先天畸形

其他先天畸形包括脑膜膨出、脑穿通畸形、无脑回畸形等。

1.1.2.5　颅内出血（intracranial hemorrhage）

颅内出血所致的脑积水常见于后颅窝出血所致的蛛网膜炎，该炎症导致脑脊液循环受阻于第四脑室或小脑幕切迹水平的蛛网膜下腔，从而引起脑积水。

1.1.2.6　新生儿细菌性脑膜炎后的纤维粘连使第四脑室出口或蛛网膜下腔粘连

新生儿细菌性脑膜炎后的纤维粘连使第四脑室出口或蛛网膜下腔粘连，引起脑脊液循环受阻，脑实质长期受压变薄，白质萎缩比灰质严重，脑回平坦，脑沟消失。

1.2　脑积水性无脑畸形（hydranencephaly）

本病是指两侧大脑半球大部阙如，可残留少许颞、额、枕叶，阙如脑组织的空间由充满脑脊液的囊填充。

1.3　巨脑畸形（megaencephaly）

本病是脑体积和重量超出正常范围的一种畸形，临床可见头颅增大，智力发育不全，常伴精神障碍和癫痫。

1.4　巨头—假性视盘水肿—多发性血管瘤综合征（macrocephaly-pseudopapilledema-multiple hemangioma syndrome）/里—斯二氏综合征（Riley-Smith's syndrome）

本征于 1960 年首先由 Riley 和 Smith 描述，临床症状主要为出生时即呈巨头，但无脑积水和颅高压征，且智力发育正常。患儿眼底为假性视盘水肿表现，视力及中心视野正常。出生时或至童年期出现多发性皮下血管瘤，但无出血现象。此外，患儿易反复发生肺部感染，并导致肺纤维化。本征为先天性疾患，可能与基因缺陷有关，因此，本征无有效治疗方法，除肺部感染外，多数症状均较稳定，无进行性加重表现。

2　脑穿通畸形（cerebral perforating malformation）

本病病因为胶原蛋白IV型α-2基因（collagen type Ⅳ alpha 2 chain，COL4α2）基因突变所致，属于常染色体显性遗传。脑穿通畸形分为两种：一种称为破坏性脑穿通畸形或 1 型，通常是单侧和局灶破坏性病变的结果，如胎儿血管闭塞或产伤；另一种称为脑裂性脑穿通畸形或 2 型，通常是对称性的，是由脑室的发育缺陷造成。主要表现为脑穿通畸形、脑裂畸形，局灶皮质发育不良、钙化，含铁血黄素沉积，脑积水，偏瘫、四肢轻瘫，痉挛，锥体束征，癫痫发作，肌张力障碍，认知异常、智力低下，缺血性卒中，微出血，脑白质病，小脑萎缩，视野缺损等。

3　无脑畸形 （anencephaly）

本病是神经管畸形的一种，是由于胚胎发育时神经管的前端未完全闭合所致。

4　胼胝体发育不全 （dysgenesis of corpus callosum）

本病是胚胎期背部中线结构发育不良的一种形式，可表现为部分或全部胼胝体阙如和周围结构的阙如，发生在胚胎期 12~14 周，常与其他神经系统畸形并发，许多患者可无症状或仅轻度视觉障碍，交叉触觉定位障碍而智力正常，严重者有智力发育不全和癫痫。

5　脑皮质发育不良 （cortical dysplasia，CD）

详见第 6 章第 5 节 3。

6　全脑畸形

本病包括脑发育不良 （无脑畸形）、先天性脑缺失性脑积水、巨脑畸形、左右半球分裂不全或仅有一个脑室等。

7　小头、骨发育不良的先天性矮小症 （microcephalic osteodysplastic primordial dwarfism，MOPD）

MOPD 为 PCNT （Pericentrin） 基因突变所致，是常染色体隐性遗传。MOPD Ⅰ 型典型临床特征为宫内和产后发育不良、凸眼、凸鼻、小颌畸形、皮肤干燥以及囟门早闭等。MOPD Ⅱ 型典型临床特征为出生前后均发育迟缓、身材矮小和小头畸形；MOPD Ⅱ 型患者也可伴有脑血管异常，如烟雾病、颅内动脉瘤，或脑血管病风险增加。

8　小脑发育不全综合征 （corebellum agenesis syndrome）/库姆贝特氏综合征 （Combettes syndrome）/Nonne 综合征/Nonne-Marie 综合征

本征起病于新生儿期，以小脑不发育或发育不全为其病理特征，病因不明，由 Combettes、Nonne 和 Marie 等人于 1831 年首先报道。此征男女均可罹患，根据小脑发育不全的程度临床症状差异较大，起病于新生儿期，患儿伸手取物时出现意向性震颤而被父母发现。患者起坐、站立、行走及说话等均发育迟缓，表现为步态蹒跚、行走不稳、经常跌倒。头部亦常有颤动，躯干与上肢有明显的共济失调、肌张力降低、肌肉无力。常有言语缓慢，呈爆发性言语，亦有眼球震颤。由于精神发育不全而智力低下，也可有癫痫发作，某些患者长期手淫而对周围环境淡漠。病变局限于一侧者，可伴随有舞蹈样运动，感觉无障碍。

9　先天性双侧手足徐动症 （congenital double athetosis） / Vogt 综合征

本征是锥体外系统相关核团和纤维的先天性发育障碍，以及新生儿缺氧性脑损伤所引起的双侧手足徐动症，1919 年，由 Vogt 首先描述，又称 Vogt 综合征。本征的受累结构主要包括壳核、尾状核、苍白球及丘脑底核，病理表现为核团变性、萎缩及髓鞘发育不良。患者通常于出生后或几个月至 1 周岁内出现症状，突出表现是肢体远端明显的双侧手足徐动样不自主运动，有时面肌和舌肌受累，而出现不自主伸舌、鬼脸样动作及构音困难，晚期可出现双下肢强直。此外，患儿常发育迟缓，开始起坐、行走、说话均延迟，且几乎半数有智力发育障碍。本症药物治疗效果较差，采取纹状体或丘脑底核的立体定向手术，以及γ刀治疗或可减轻和控制症状。

10 鲁—泰二氏综合征（Rubinstein-Taybi syndrome）

本征临床特点为粗短拇指（趾）、精神发育障碍、高口盖等特异面貌等，Rubinstein 和 Taybi 于1963 年确认其为一种独立疾病，病因尚未完全清楚，欧美报道的病例多无遗传因素，但有人认为本征是由基因突变所引起的。临床表现为拇指（趾）粗短。本病与其他拇指（趾）末端指（趾）节粗短的疾患，如"短拇指""遗传性早期骨化""遗传性棍棒拇指""搬运工人拇指""凶手拇指""杵状拇指"等疾患不同，以上疾患不具本征的特异面貌，本征的特异面貌为高口盖、反蒙古样睑裂、高鼻梁裂等。本征可见精神发育障碍，如言语发育障碍等，其他异常可见椎骨、胸骨及肋骨异常，反咬合，先天性心脏畸形，泌尿系统异常等，也可见哺乳困难、呼吸道感染等。

11 眼部先天性发育障碍/眼球后缩综合征（eye retraction syndrome）/杜安氏综合征（Duane's syndrome）

本征表现为单眼外展障碍、内收受限，内收时眼球后缩、眼裂缩小和向上或向下偏斜，并有辐辏不全等症状，由 Stilling 于 1889 年首先报道。1905 年，Duane 对本征做了详细分析。本征可能与中枢神经系统发育异常有关，或许是胚胎发育障碍或出生前后发生的脑循环障碍所致。5%～10%的病例有家族史，呈常染色体显性遗传，且常有规则性及非完全性外显率，产伤也可引起此征。患者常为单眼发病，左眼多见，也有少数双眼受累者。正面自然眼睑位中，多处于中立位，少数呈内斜或外斜。患眼外展机能减低或不能，内收受限，内收时眼球后缩，睑裂缩小和向上或向下偏斜，辐辏不全。此外，还可见其一些先天异常，如上肢畸形、椎体融合、颈椎分离、短颈、脊柱裂、脾裂、眼睑无力、小角膜、瞳孔偏位、虹膜变色等。

12 Kallmann 综合征（Kallmann syndrome）

本征是一种少见的先天性遗传病，男性患者为女性患者的 5～6 倍，可呈家族性发病，也可散发。其主要临床表现是性腺功能低下和嗅觉缺失，性腺功能低下是继发于下丘脑促性腺激素释放激素不足或缺乏所致，垂体通常为发育不良；嗅觉障碍是由于嗅球、嗅束形成障碍所致。

13 CHARGE 综合征（CHARGE syndrome）/Hall-Hittner 综合征

CHARGE 综合征患者中，80%左右有眼缺损，包括眼残缺、视网膜或视神经病变、青光眼和白内障等，较少累及虹膜。后鼻孔闭锁的发生率为 51%～100%，其中 65%为双侧闭锁，29%为左侧单侧闭锁。90%以上的病例有生长发育障碍，如出生时低体重、出生后发育迟缓和身材矮小等。几乎 100%有智力发育障碍，68%～75%有小阴茎、隐睾、阴道发育不良、双角子宫、子宫发育不良等性腺发育不良症状。80%以上有耳低位、耳畸形和/或耳聋，且多为感觉神经性耳聋。

14 Coffin-Siris 综合征（Coffin-Siris syndrome，CSS）

CSS 是一种罕见的先天性遗传综合征，是一种与先天性异常、畸形特征、反复感染和发育迟缓相关的多系统疾病。到目前为止，仅不到 200 人被诊断为 CSS，表明这种疾病很罕见。典型特征为远端指骨或第五指（趾）甲发育不全，有明显面部特征（眉毛粗大、鼻梁宽阔、嘴宽、多毛），小头畸形，有器官功能障碍以及不同程度的发育或认知障碍。

15　Adams-Oliver 综合征（Adams-Oliver syndrome，AOS）

AOS 是一种罕见的遗传性多发畸形综合征，以先天性皮肤发育不全和肢端末端横向缺损为主要特征，可伴有多脏器发育畸形，最常受累的是心脏，其次是眼和神经系统，活产婴儿的发病率为 1/22700。1945 年，该征由 Adams 和 Oliver 首次报道，2011 年 Southgate 等人发现 ARHGAP31 和胞质分裂作用因子（dedicator of cytokinesis，DOCK）6 基因为本征的致病基因，随后陆续发现 EOGT、RBPJ、NOTCH1 和 DLL4 基因突变与本征相关。其中，DOCK6 基因突变导致的 AOS2 型的表型谱最广且常伴有神经系统异常，目前国内尚未见本征报道。

16　Xia-Gibbs 综合征（Xia-Gibbs syndrome，XGS）

XGS 是一种罕见的遗传性疾病，该征的致病基因为 AHDC1，定位于 1p36.11，为常染色体显性遗传，2014 年由 Xia 等人首先报道，目前共有 5 篇文章报道了 13 例 XGS 患者，临床表型为全面发育迟缓、肌张力低下、阻塞性睡眠呼吸暂停、癫痫发作、旧小脑囊肿、髓鞘化延迟、小颌畸形和面部轻度畸形等多系统发育异常。

17　Goldenhar 综合征（Goldenhar syndrome）

Goldenhar 综合征的临床表型复杂多变，畸形程度不一，特征性表现是眼、耳和脊椎畸形，还可伴随其他多个器官系统的畸形。

第 3 节　脑性瘫痪

脑性瘫痪（cerebral palsy）是围生期获得性非进行性脑病导致的先天性运动障碍及姿势异常疾病或综合征。诊断标准：婴儿早期出现中枢性瘫痪；伴智力低下，言语障碍，惊厥，行为异常，感知障碍；进行性疾病所致中枢性瘫痪及正常小儿的一过性发育落后除外。

1　早产儿基质（室管膜下）出血 [matrix（subependymal）hemorrhage in premature infants]

本病剖检时可见两侧半球室管膜下细胞生发基质各有一小血泊，为豆纹、脉络膜及 Heubner 回返动脉供血区。

2　缺氧性脑病（hypoxic encephalopahy）

本病是由于急性或慢性缺氧导致脑组织代谢所需的最低耗氧量不足时，造成的脑循环和脑功能障碍，临床上出现一系列神经系统异常表现，严重脑缺氧可导致中枢神经系统功能、代谢及形态改变，甚至会危及生命。

3　进展性运动异常

3.1　婴儿偏瘫、截瘫及四肢瘫

3.1.1　先天性婴儿偏瘫（congenital infantile hemiplegia）
先天性婴儿偏瘫出现在婴儿及儿童早期。

3.1.2　后天性婴儿偏瘫（acquired infantile hemiplegia）
后天性婴儿偏瘫是 3~18 个月的正常婴儿以癫痫发作起病，发作后出现严重的偏瘫，伴或不伴失语。

3.1.3 四肢瘫（tetraplegia）

本病多因双侧脑病变所致。

3.1.4 截瘫（paralegal）

本病多因脑或脊柱病变导致，如先天性囊肿、肿瘤或脊柱纵裂等。

3.2 先天性共济失调（congenital ataxia）

本病患儿无瘫痪，小脑功能缺损导致坐姿及动作不稳、步态笨拙、经常跌倒，颅脑 CT 或 MRI 示小脑萎缩。

3.3 先天性迟缓性瘫痪（congenital brady paralysis）

本病表现为肌张力松弛，有运动障碍，扶起不能维持体位及竖颈。

3.4 先天性延髓麻痹（congenital bulbar palsy）

本病吞咽及构音困难，下颌反射亢进，不自主哭笑，伴核上性眼肌麻痹、面瘫和肢体痉挛性瘫痪等。

4 Little 病/Little 痉挛性两侧瘫痪/先天性痉挛性双瘫/先天性痉挛性肢体僵直（little diseases）

本病首先由英国医生 William J. Little 于 1841 年发现，Little 当时发现的是痉挛型双侧瘫痪的患者，他对此类病例所撰写的论文于 1843 年首次发表于《柳叶刀》杂志。该病的临床表现为双下肢痉挛性截瘫、偏瘫、手足徐动症等锥体系与锥体外系的症状，同时还可伴有先天性畸形、智力低下及癫痫发作等症状。

第 4 节　神经外胚层发育不全

神经皮肤综合征（neurocutaneous syndrome）是一组先天性疾病，既有皮肤疾病又有神经系统畸形，又称斑痣性错构瘤病（phakomatoses），是源于外胚层组织和器官发育异常的常染色体显性遗传性疾病。常见的有结节性硬化（tuberous sclerosis）、多发性神经纤维瘤病（mulitiple neurofibromatosis）和脑面血管瘤病/脑三叉神经血管瘤病（Sturge-Weber syndrome）等。

1 结节性硬化症（tuberous sclerosis complex，TSC）

详见第 10 章第 4 节 1。

2 多发性神经纤维瘤病（mulitiple neurofibromatosis）

详见第 10 章第 4 节 2。

3 脑面血管瘤病/脑三叉神经血管瘤病（Sturge-Weber syndrome，SWS）

详见第 10 章第 4 节 3。

4 视网膜小脑血管瘤病/von Hipple-Lindau 综合征（von Hipple-Lindau syndrome，VHL）

详见第 17 章第 5 节 6.5。

参考文献

[1] 文海韬, 顾硕, 吴水华. 狭颅症的诊疗进展 [J]. 临床小儿外科杂志, 2018, 17 (02): 146-149.

[2] John M Keogh, Nadia Badawi. The origins of cerebral palsy [J]. Curr Opin Neurol, 2006, 19 (2): 129-34.

[3] 王维治. 神经病学 第三版 [M]. 北京: 人民卫生出版社, 2021.

[4] 孙惠苗, 关晓力, 徐树明, 等. 儿童神经皮肤综合征的颅脑 CT 及磁共振成像表现和诊断 [J]. 中国药物与临床, 2016, 16 (12): 1758-1761.

[5] van der Sluijs PJ, Jansen S, Vergano SA, et al. The ARID1B spectrum in 143 patients: from nonsyndromic intellectual disability to Coffin-Siris syndrome [J]. Genet Med, 2019, 21 (6): 1295-1307.

[6] 徐宣启, 李素丽, 成怡冰, 等. IL11RA 相关 Crouzon 样综合征一例临床特点及基因突变分析 [J]. 中华神经科杂志, 2020, 53 (11): 918-923.

[7] 姬辛娜, 徐翠娟, 毛莹莹, 等. 胞质分裂作用因子 6 基因相关 Adams-Oliver 综合征一例并文献复习 [J]. 中华神经科杂志, 2019, 52 (3): 216-222.

[8] 张开慧, 王铁铮, 杨亚丽, 等. Xia-Gibbs 综合征一家系临床与遗传学分析 [J]. 中华神经科杂志, 2018, 51 (12): 961-965.

第 14 章　自主神经系统疾病

自主神经系统（automatic nervous system）支配内脏器官、平滑肌、心肌、腺体等的活动，这些活动属于不随意运动，不受意志的控制。自主神经系统分为中枢和周围两部分。自主神经功能障碍可以出现全身各系统的症状，而一些中枢或周围神经疾病，也常有自主神经功能障碍的症状。本章分为以下 4 节：第 1 节，临床常见的自主神经病；第 2 节，自主性周围神经病；第 3 节，免疫介导的副肿瘤性自主神经病；第 4 节，其他自主神经病。

第 1 节　临床常见的自主神经病

1　雷诺病（Raynaud's Disease，RD）/肢端动脉痉挛病

本病于 1862 年由法国学者 Raynaud 首先描述，是阵发性肢端小动脉痉挛而引起的局部缺血现象，表现为四肢末端（手指为主）对称性皮肤苍白、发绀，继之皮肤发红，伴感觉异常、指（趾）疼痛，多见于青年女性，寒冷或情绪激动可诱发。

2　红斑性肢痛症（erythromelalgia）

本病是一种少见的、病因不明的阵发性血管扩张性疾病。其特征为肢端皮肤阵发性皮温升高、潮红、肿胀，并产生剧烈的烧灼样疼痛，以足趾、足底为著，环境温度升高可诱发或加剧，温度降低可使疼痛缓解。

3　面偏侧萎缩症（facial hemiatrophy）/Parry–Romberg 综合征

本病是一种病因未明的、进行性发展的偏侧组织营养障碍性疾病，表现为一侧面部慢性进行性组织萎缩，如范围扩大可累及躯干及肢体，称为进行性半侧萎缩症。

4　面偏侧肥大症（hemifacial hypertrophy）

本病是以一侧颜面肥大性改变为特征的一组综合征，病因未明，可能与染色体畸变或胚胎期发育异常有关，以男性居多。患者出生后即见病态，直至发育期后自动停止发展。特征性表现是一侧颜面肥大，多见于右侧颜面，一侧耳朵、颊部、口唇、舌肌，以及上下颌骨、颧骨和颅骨均增生肥大，同时可见牙槽扩大，牙齿发育过早，有巨齿和错位咬合。病侧面部还可见皮肤色素沉着、毛发增生和血管异常。部分病例合并肢端肥大症、器官畸形、癫痫发作和智能发育不全。还可由于脊柱侧弯和骨盆倾斜而致坐骨神经痛，部分病例于停止发展后，可以对受累部位行矫形术。

5　多汗症（hyperohidrosis）

本病是由多种病因导致的自发性多汗的临床症状。

5.1　原发性多汗症

本病病因不明，多与精神心理因素有关，为自主神经中枢调节障碍所致，也可能与遗传有关。

5.2 继发性多汗症

本病与神经系统器质性疾病有关。

5.2.1 由某些神经系统疾病引起

本病如间脑病变引起偏身多汗，脊髓病变引起节段型多汗，多发性神经炎恢复期呈现相应部位多汗，颈交感神经节因炎症或肿瘤压迫出现同侧面部多汗等。

5.2.2 味觉性局部型多汗

本病多为反射性多汗，当摄入过热或过于辛辣的食物时，引起额部、鼻部、颞部多汗，与延髓发汗中枢有关。

5.2.3 面神经麻痹

面神经麻痹恢复期可有一侧局部多汗，同时还有流泪和颞部发红，称为鳄鱼泪征和耳颞综合征，是面神经中自主神经纤维变性再生错乱所致。

5.2.4 某些内分泌疾病

本类疾病是由甲状腺功能亢进、肢端肥大症等所致的多汗。

6 无汗症（anhidrosis）

本病是由于自主神经功能失调所致，包括先天性少汗和无汗症，是由于汗腺变性或先天性汗腺缺失所致，全身无汗症罕见。

7 神经血管性水肿（angioneurotic edema）/急性神经血管性水肿（acute angioneurotic edema）/Quincke 水肿

本病是一种原因不明的可能与自主神经功能障碍、过敏反应及遗传因素有关的血管通透性增强和体液渗出增加的疾病。临床表现为发作性、局限性皮肤或黏膜水肿，无疼痛、瘙痒及皮肤颜色改变，水肿部位呈豆大至手掌大，压之较硬，无指压痕迹。起病急，数分钟或数十分钟达高峰，持续数日或数十日，不经治疗可缓解，可反复发作，间歇期正常，抗过敏疗法治疗有效。

8 进行性脂肪营养不良（progressive lipodystrophy）

本病是罕见的以脂肪组织代谢障碍为特征的自主神经系统疾病，临床及组织学特点为缓慢进行性双侧分布基本对称的、边界清楚的皮下脂肪组织萎缩或消失。

8.1 全身性营养不良综合征/Seip-Laurence 综合征

本征由 Seip 于 1959 年和 Laurence 于 1940 年首先报道，其特点为全身性脂肪萎缩，包括头面、躯干与四肢的皮下及内脏周围。可见于新生儿（先天型），但大多数为婴幼儿期发病（后天型），临床表现为发育成长较快，骨龄提前，基础代谢偏高，常伴有高血脂，亦可伴有糖尿病、肝脾肿大、皮肤色素沉着、心脏与肌肉肥大。可给予饮食调节、保肝、降血脂等治疗，病程缓慢，远期预后不良。

8.2 局部性脂肪营养不良症/头胸部脂肪营养不良症/Simons 病/进行性脂肪营养不良症

本病由 Simons 于 1911 年首次报道，其特点为进行性皮下脂肪消失，始于局部，扩展于颈、肩、臂及上部躯干，分布对称，经过缓慢，多在 10 岁前起病，女性多见。主要表现为患区（面部与上身）皮肤及软组织凹陷，而非患区（主要是臀部以下）则有脂肪沉积而呈肥胖状，但手足受其影响较小。本病常伴有其他自主神经功能失调的症状、高血脂及精神智能障碍。发病或与月经期、妊娠及外伤有关，病程自限，数年后可停止发展。

第2节　自主性周围神经病

1　糖尿病性自主神经病（diabetic autonomic neuropathy）

本病是自主性周围神经病中最常见的类型，其临床表现为：心血管系统可见直立性低血压、心脏失神经支配；瞳孔和泪腺功能障碍；体温调节障碍，如手足无汗，进食时易出汗，外界温度变化出现异常血管舒缩反应；消化道疾病，如食管失张力、胃和十二指肠失张力、胆囊失张力、糖尿病性腹泻、结肠失张力；泌尿生殖系统病，如膀胱失张力、性功能减退、阳痿、早泄；低血糖性意识障碍；呼吸控制失调。

2　急性全自主神经病（acute panautonomic neuropathy，APN）

详见第2章第2节5.1.5。

3　淀粉样变神经病（amyloidotic neuropathy）/神经淀粉样变性Ⅰ型综合征（amyloidosis neuropathic type I syndrome）/不列颠淀粉样变性神经病/葡萄牙淀粉样变性神经病/日本淀粉样变性神经病/瑞典淀粉样变性神经病

本病是由于淀粉样物质沉积于周围自主神经及其神经节和脊神经中，导致自主神经受损症状和感觉、运动障碍的症状群，是由 Andrade 于 1952 年首先报道，又名不列颠淀粉样变性神经病、葡萄牙淀粉样变性神经病、日本淀粉样变性神经病、瑞典淀粉样变性神经病。本病病因不明，呈常染色体显性遗传，继发性淀粉样变周围神经病罕见，呈慢性炎性多发性神经病的表现。临床上男女皆可罹患，多见于 20～40 岁间发病，首发症状多为直立性低血压，继而发生对称性下肢远端感觉障碍。有麻木和感觉分离现象，浅感觉受累重，深感觉受累轻，突出的是痛觉过敏或痛性坏死。逐渐出现运动障碍，双下肢无力，腱反射减弱或消失，通常感觉障碍重于运动障碍，病变最终可波及上肢及躯干，检查尚可发现皮神经增粗变硬。部分患者伴自主神经病变，在病程早期即可出现。自主神经受损症状表现有阳痿、大小便失禁、瞳孔异常以及周期性腹泻、便秘等胃肠症状，下肢远端还可发生营养性溃疡，部分患者可有巨舌或心脏受累。血清中常有血清淀粉样蛋白 A，病理取材可发现神经节有淀粉样物沉积。本病无特殊治疗，多在病后 10 年左右死于恶病质、感染或心力衰竭。

3.1　霍诺凡—德鲁胡索瓦综合征（Hornova–Dluhosova syndrome）

本征发现于 1 例病因不明的淀粉样变性疾患，由 Hornova 和 Dluhosova 于 1968 年首次报道。其临床表现为：多累及婴幼儿，于生后 1 岁内发现，表现为结膜结节性淀粉样沉积所致的眼睑肿胀、先天性白内障、眼球萎缩和黑蒙等，牙龈可见到淀粉样沉积改变，有精神发育不良特征。诊断需要根据发病年龄及上述临床表现，无特殊治疗，预后差。

3.2　淀粉样变性多发性神经炎（amyloidosis polynearitis）

本病是原发性淀粉样变性，常为遗传性疾病，约有 15% 患者有神经炎。继发性淀粉样病继发于结核、慢性化脓性疾病、类风湿性关节炎或恶性肿瘤，尤以多发性骨髓瘤最为常见。继发性淀粉样病常有内脏广泛淀粉样变性，而原发性者则选择性地损害周围神经及自主神经，病理改变主要是由于淀粉样蛋白沉积于神经周围或神经滋养血管，以致轴突变性，同时有节段性脱髓鞘。继发性淀粉样病偶也引起周围神经及自主神经的改变。

临床上最先出现的是感觉症状，对称性肢体远端感觉障碍、疼痛、感觉异常，尤以下肢为重。有感觉性共济失调，运动功能也受损，因此同时可有肌无力、肌萎缩，腱反射减弱或消失。虽有痛觉过度，仍可有无痛性溃疡，在感觉异常区有表皮神经粗大。自主神经受损除出现胃肠道症状外，尚有无汗、直立性低血压、阳痿以及括约肌障碍、瞳孔异常。侵及颅底损害相应的颅神经时又可有听力减退，眼球运动麻痹，三叉神经、面神经受损极为罕见。

4　遗传性感觉和自主神经病（hereditary sensory and autonomic neuropathies，HSAN）

4.1　遗传性感觉和自主神经病 I 型

本型呈常染色体显性遗传，是临床上最常见一种 HSAN，常呈隐匿起病，首发症状多为足和足趾的无痛性溃疡，其次表现为慢性进行性下肢为主的痛、温、触觉减退，并发足无痛性溃疡或坏疽，膝反射、踝反射消失，神经性耳聋等，一般不伴有肌无力，自主神经症状不突出。

4.2　遗传性感觉和自主神经病型 II 型

本型呈常染色体隐性遗传，表现为进行性感觉减退、腱反射减弱或消失及自主神经障碍。皮肤感觉异常，轻触觉丧失最明显，痛觉次之，温度觉改变最轻，可有手指和脚趾无痛性溃疡。

4.3　遗传性感觉和自主神经病 III 型/Riley-Day 综合征/家族性自主神经功能失调症（familial dysautonomia）

本型最早由 Conrad Milton Riley 和 Richard Lawrence Day 于 1949 年报道，主要表现为自主神经系统先天性功能异常，是以无泪液、异常多汗、皮肤红斑、吞咽困难、偶发高热及舌部菌状乳头缺失为临床特征的一种少见的常染色体隐性遗传病，可伴有智力低下和发育障碍。

4.4　遗传性感觉和自主神经病 IV 型

本型呈常染色体隐性遗传，以痛觉不敏感、无汗、自残行为和反复发热为特点。

4.5　遗传性感觉和自主神经病 V 型

本型呈常染色体隐性遗传，于儿童期发病，表现为四肢痛觉和温度觉丧失，常导致四肢毁伤性改变，斑片状无汗，角膜混浊，神经传导速度正常，腓肠神经活检显示有髓纤维选择性减少。

第 3 节　免疫介导的副肿瘤性自主神经病

免疫介导的副肿瘤性自主神经病（immune-mediated paraneoplastic autonomic neuropathies）的临床表现为：亚急性起病的自主神经功能障碍症状，直立性低血压和眩晕，瞳孔散大和光反应异常，眼部干燥，血管收缩功能紊乱，尿潴留，肠道功能紊乱，便秘或腹泻等。可单独表现，也可作为副肿瘤综合征的一部分，合并于感觉性神经病、边缘叶脑炎或脑干脑炎、小脑变性、脑脊髓炎、感觉运动性神经疾病中，作为它们临床表现中的一部分。

1　周围神经病起病的抗 CV2 / CRMP5 抗体阳性副肿瘤综合征（Anti-CV2 / CRMP5 antibody positive on the onset of peripheral neuropathy paraneoplastic syndrome）

抗 CV2 抗体最初在表现为周围神经病、葡萄膜炎和小脑综合征的乳腺癌患者中被发现并被命名。抗 CV2 抗体能准确识别坍塌反应调节蛋白 5（CRMP5）。CRMP5 是一类发育调节蛋白，参与中枢神经系统细胞的分化、发育，在周围神经系统中，CRMP5 主要分布在感觉神经元及其周围的卫星细胞、轴突、施万细胞中，在施万细胞分化和轴突的修复过程中发挥重要的作用。以 T 细胞参与为主的细胞免疫反应是胞内抗体（如抗 CV2/CRMP5 抗体）相关的副肿瘤综合征（paraneoplastic syndromes，PNS）的主要发病机制。

抗 CV2／CRMP5 抗体相关的 PNS 最常见于小细胞肺癌和胸腺瘤，其他相关肿瘤还包括淋巴瘤、乳腺癌、睾丸癌、子宫肉瘤、前列腺癌等。

1.1　小脑综合征（cerebellar syndromes）

一般认为，本征若是累及小脑中线的疾病，则主要影响躯干的肌肉系统和身体的平衡。相反地，若是累及小脑半球的疾病，则以其同侧的手指和下肢的随意运动受损作为其最显著的功能缺失。小脑综合征可被分为以下几种：嘴端蚓部综合征（前叶）；尾端蚓部综合征（绒球小结叶和后叶）；小脑半球综合征（后叶，不确定的可为前叶）；全小脑综合征（全部的小脑脑叶）。

2　自身免疫性自主神经节病（autoimmune auto-nomic ganglionopathy，AAG）

AAG 是一种由免疫介导、与自身乙酰胆碱受体抗体相关、以自主神经功能不全为主要表现的获得性自主神经功能障碍疾病。该病多发生于中青年患者，急性或亚急性起病，多有呼吸道或消化道感染等前驱症状，主要表现为：交感神经功能损害，如直立性低血压、晕厥、无汗症等腺体分泌功能异常；副自主神经功能紊乱，如口干、眼干、瞳孔对光反射迟钝、膀胱功能障碍等；胃肠道功能异常，如胃肠运动功能障碍、便秘、胃轻瘫、假性肠梗阻等。研究发现50%的单纯自主功能障碍患者血清中可检测出自主神经节 nAChR 抗体，这对于 AAG 患者的诊断具有重要意义，进一步的研究发现，血清 AChR 抗体水平与 AAG 患者自主神经症状的严重程度具有相关性。

第 4 节　其他自主神经病

1　痛性肥胖症（adiposis dolorosa）／Dercum 病（Dercum's disease）

本病是一种少见的疾病，由 Dercum 于 1892 年首先描述，以躯干和四肢发生疼痛性脂肪沉着为特征。多见于中年女性，约在更年期发病，病因可能与丘脑下部病变及内分泌障碍有关，也可能与变态反应或风湿有关。临床表现为颈部、臀部、躯干和四肢近端出现对称性皮下脂肪团块，大小不等，最后可变成坚硬的痛性结节，沿神经干有压痛，可有感觉迟钝区或感觉异常区，这可能是脂肪团块压迫神经的结果。常伴有头痛、关节痛、疲乏无力、出汗减少等，后期出现情感淡漠和抑郁等症状，并有智力下降。

2　唇舌水肿及面瘫综合征

详见第 2 章第 1 节 6.2.1.1。

3　交感神经链综合征（sympathetic chain syndrome）

本征特征性表现为一侧交感神经支配区内出现发作性或持续性疼痛，或交感神经节投射区有明显压痛，有节段性不对称性及强烈的扩散性和周期性加重。

4　间脑癫痫（diencephalic epilepsy）／自主神经性癫痫/内脏性癫痫/间脑自主性癫痫

本病是由不同病因引起下丘脑病变导致的周期发作性自主神经功能紊乱综合征，又称自主神经性癫痫、内脏性癫痫等。本病由 Penfield 于 1929 年首先描述，称为间脑自主性癫痫，临床表现为阵发性烦躁不安、发作性血压升高、流泪、流涎、出汗、瞳孔散大或缩小及心动过速等。

5　急性自主神经危象（acute crisis of autonomic nervous system）／急性全自主神经失调症（acute pandysautonomia）／交感发作

本病是一种较少见的表现为自主神经功能失调症状的自限性疾病，如瞳孔反应异常、出汗少、无眼泪、阳痿、直立性低血压及尿潴留等。

6 特发性直立性低血压（idiopathic orthostatic hypotension）/Shy-Drager 综合征/纯自主神经功能衰竭（pure autonomic failure，PAF）

本病由 Shy 和 Drager 于 1960 年描述，是少见的原因不明的自主神经功能失调性变性疾病。患者直立位置时，由于血压降低出现全脑供血不足症状，表现为晕厥、眩晕、视力模糊及全身无力等，可伴其他自主神经及中枢系统症状，中年男性多见。

7 周围神经病伴继发性直立性低血压

急性和慢性周围神经病变可伴有自主神经功能损害，其中，直立性低血压是最严重的自主神经功能损害，可见于糖尿病、乙醇—营养障碍性疾病、淀粉样变性、Guillain-Barré 综合征、卟啉病及重金属中毒等。

8 老年人自主神经功能衰竭

随着年龄增长，老年人的交感神经功能减退早于副交感神经功能减退，故老年人副交感神经功能相对占优势，往往容易出现直立性低血压、体温调节障碍以及阳痿和尿失禁等症状。

9 部分自主神经综合征

9.1 Horner 综合征/星状神经节综合征（stellate ganglion syndrome）

本征最早由瑞士眼科医生 Johann Friedrich Horner 于 1869 年报道。本病由颈部交感神经损伤所致，临床表现为患侧瞳孔缩小、眼睑下垂、眼球内陷、面部无汗等。

9.1.1 罗兰—佩恩综合征（Rowland-Payne syndrome）

本征是由于颈部的肿块病变引起了 Horner 综合征，继而导致声带麻痹和膈神经麻痹。

9.1.2 交替性 Horner 综合征（alternating Horner syndrome）

本征是一种通常在数日至数周从一只眼到另一只眼交替出现的 Horner 征，故称为交替性 Horner 综合征。

9.1.3 花斑眼镜蛇综合征（harlequin syndrome）

本征常见于半侧面部皮肤的交感神经受损的患者，例如热应激、运动或突然激动可能引起面部出现戏剧性的改变，受损一侧表现为苍白与干燥，而未受损的一侧表现为红润与湿润，这一现象称为花斑眼镜蛇综合征。

9.2 Pourfour du petit 综合征（Pourfour du petit syndrome）

本征是交感神经传导路径中，自下丘脑交感神经中枢往下至支配头颈上肢段任一部位受刺激性病损所致。其临床表现与 Horner 征恰恰相反，临床表现为病变侧瞳孔散大，睑裂开大，眼球突出，头颈、上肢或半身皮肤血管收缩以及出汗增多 。

9.3 四肢瘫或截瘫患者交感神经和副交感神经麻痹

四肢瘫（quadriplegia）或截瘫（paraplegia）患者交感神经及副交感神经麻痹是脊髓节段性自主神经中枢及传导束病变引起的自主神经的症状和体征。临床表现为血管运动功能障碍、立毛及出汗反射障碍、盆腔器官功能障碍、内脏器官活动障碍、营养障碍及性功能障碍等。

9.4 膀胱功能障碍（bladder dysfunction）

本病主要涉及副交感神经系统，源自骶髓 2~4 节段的周围神经及躯体感觉运动纤维，与胸髓的交感神经、脑干排尿中枢和储尿中枢有一定关系，其临床表现分为以下 4 种类型：无抑制性膀胱，反射性膀胱，自主性膀胱和无张力性膀胱。

9.5 排便障碍

本病可见于骶髓及其神经根损伤导致的直肠及括约肌功能损害，临床上可表现为便秘或腹泻。

9.6 性功能障碍（sex disorders）

本病通常是由于心理或精神因素及躯体因素引起的。例如，神经性勃起功能障碍最常见于自主神经性及周围神经病，如糖尿病性神经病。

10 全身自主神经功能不全（pandysautonumia）

本病是急性或亚急性起病的周围交感神经和副交感神经节前、节后自主神经功能障碍形成的一组临床表现。可出现自主神经的各个部分受累症状，包括直立性低血压、瞳孔固定、腺体分泌减少、无汗、恶心呕吐、便秘、膀胱充盈、阳痿、心律异常等。

11 高尔斯综合征（Gower's syndrome）／血管抑制性晕厥／血管迷走性发作／血管迷走神经综合征／单纯性晕厥／血管减压性晕厥

本征是晕厥的一种类型，以不同原因所致的血管性抑制而引起急性短暂性意识丧失为特征。其发病机理为：各种不良刺激，如疼痛、恐惧、妊娠、饥饿等，引起血管迷走神经反射，使心脏抑制和全身皮肤、肌肉的血管扩张，外周阻力下降，回心血量减少，血压下降，脑血流量明显减少，导致脑部暂时广泛缺血而发生晕厥。临床表现为：多见于青年体质较弱的女性，常有家族史及明显发病诱因，如悲伤、恐惧、焦虑、闷热、持久站立等，可有短暂前驱症状，如头晕、恶心、出冷汗、面色苍白、无力等，继而意识丧失、跌倒、血压迅速下降、脉搏缓弱，每分钟可减至 40~50 次，病人可迅速恢复知觉，无严重后果。应根据以下特点诊断：年轻体弱女性有明显诱因，晕厥前有出冷汗、面色苍白之前驱症状，发作时血压可降至 48.75mmHg（6.5kPa）以下，脉率弱可减慢至每分钟 40~50 次。发作后可自然苏醒，不留后遗症，可有反复发作等，可确认本征，但须排除其他原因的晕厥。一般无须特殊治疗，可自然恢复，发作时可使其平卧或头低位，严重者可用升压药治疗，但预后良好。

参考文献

［1］ 贾建平，陈生弟. 神经病学（第8版）［M］. 北京：人民卫生出版社，2018.

［2］ 吴江，贾建平等. 神经病学（第3版）［M］. 北京：人民卫生出版社，2017.

［3］ Milne A, et al. Contemporary perioperative management of adult familial dysautonomia（Riley-Day syndrome）［J］. A & A case reports, 2015, 4（9）：111-3.

［4］ Cernea S, Raz I. Management of diabetic neuropathy［J］. Metabolism, 2021, 123.

［5］ Cui F, Huang X, Zhou Z. Acute panautonomic neuropathy：a report of 4 cases［J］. Nan fang yi ke da xue xue bao = Journal of Southern Medical University, 2010, 30（4）：900-2.

［6］ Rossi F. Expanding the spectrum of SPTLC1-related disorders beyond hereditary sensory and autonomic neuropathies：A novel case of the distinct "S331 syndrome"［J］. Journal of the peripheral nervous system：JPNS, 2020.

［7］ 王维治. 神经病学 第三版［M］. 北京：人民卫生出版社，2021.

［8］ 韩子萍，赵性泉. 自身免疫性自主神经节病研究进展［J］. 中国神经免疫学和神经病学杂志，2014，21（03）：215-218.

［9］ Norcliffe-Kaufmann L, Kaufmann H. Familial dysautonomia（Riley-Day syndrome）：when baroreceptor feedback fails［J］. Auton Neurosci, 2012, 172（1-2）：26-30.

［10］ 黄轶刚，张世民. Horner 综合征［J］. 中国临床解剖学杂志，2008，26（06）：696-699.

第 15 章 睡眠障碍

睡眠障碍（sleep disorders）是指睡眠的数量、质量、时间和节律紊乱。引起睡眠障碍的原因很多，包括生理、心理环境等因素的改变，以及药物、神经、精神和躯体疾患。人类正常睡眠分为两个时相，即非快速眼动相（non-rapid eye movement，NREM）和快速眼动相（rapid eye movement，REM）。睡眠开始首先进入 NREM，经过一段时间后进入 REM，在整个睡眠周期中 NREM 和 REM 睡眠交替出现，每一个 NREM 和一个 REM 组成一个睡眠周期。每夜 4~6 个周期，其中 NREM 睡眠占 75%~80%，REM 睡眠占 20%~25%。

根据 2014 年国际睡眠疾病分类第 3 版（ICSD-3），本章将睡眠障碍分为 8 节：第 1 节，失眠；第 2 节，睡眠相关呼吸障碍；第 3 节，中枢性睡眠增多；第 4 节，昼夜节律睡眠觉醒障碍；第 5 节，异态睡眠；第 6 节，睡眠相关运动障碍；第 7 节，独立症候群，正常变异及尚未明确的问题；第 8 节，其他睡眠障碍。

第 1 节 失眠

失眠（insomnia）是以入睡和/或睡眠维持困难所致的睡眠质量或数量达不到正常生理需求而影响日间社会功能的一种主观体验，是最常见的睡眠障碍性疾病。

1 慢性失眠障碍（chronic insomnia disorder）

本病是由于频繁、持续的睡眠起始或维持困难，而导致患者对睡眠不满意。除存在失眠的主诉，还伴有因睡眠质量不佳导致苦恼和/或引起家庭、社会、职业、学业或其他重要领域的功能受损。尽管每晚有足够的睡眠机会和适宜的睡眠环境，但这症状持续 3 个月以上，频率每周超过 3 次时即可诊断为慢性失眠障碍。

2 短期失眠障碍（acute insomnia disorder）

本病是由于短期内的睡眠起始或维持困难，而导致患者对睡眠不满意。一般由某种具体因素导致短期失眠障碍的急性发作，症状持续时间不超过 3 个月者可诊断为短期失眠障碍。

3 其他失眠障碍（other insomnia disorder）

本病是具备睡眠起始困难和睡眠维持困难的症状，但不符合慢性失眠障碍或短期失眠障碍的诊断标准。

3.1 矛盾性失眠（paradoxical insomnia，Par I）

Par I 是睡眠质量主客观差异显著的睡眠疾病，这类患者具有失眠和日间功能损害的主观体验，但多导睡眠呼吸监测（polysomnography，PSG）等客观检查却显示患者睡眠接近正常。

第 2 节 睡眠相关呼吸障碍

睡眠相关呼吸障碍（sleep related breathing disorder）临床症状多为睡眠打鼾、憋气、呼吸暂停、张口呼吸、嗜睡等。睡眠呼吸障碍病理基础是高碳酸血症及低氧血症，从而诱发神经体液改变，如组织缺血、缺氧，引发心、肺、脑脏器功能损害。此类疾病主要包括阻塞性睡眠呼吸暂停综合征（OSAS）、中枢性睡眠呼吸暂停综合征、睡眠相关肺泡低通气障碍和睡眠相关低氧血症等疾病。

1 阻塞性睡眠呼吸暂停综合征（obstructive sleep apnea syndromes，OSAS）

OSAS 的特点是睡眠期间上气道部分或完全塌陷，严重程度通常用呼吸暂停低通气指数（AHI）来衡量。

1.1 成人阻塞性睡眠呼吸暂停综合征（adult obstructive sleep apnea syndromes）

本征是以睡眠期间上气道反复出现完全阻塞或部分阻塞为特征，这种情况经常导致血氧饱和度下降，常随睡眠中短暂觉醒而结束。呼吸暂停和低通气事件至少持续 10s，大多数持续 10~30s，甚至可持续 1min 或更长。

1.2 儿童阻塞性睡眠呼吸暂停综合征（children obstructive sleep apnea syndromes）

本征是指 18 岁以下患者间断出现上气道完全或部分阻塞，上气道长时间持续部分阻塞，或由于长时间或间断的上气道阻塞扰乱睡眠期间正常通气、打断正常睡眠模式或者通气和睡眠同时受到影响的情况。

2 中枢性睡眠呼吸暂停综合征（central sleep apnea syndromed，CSAS）

CSAS 是由于自主呼吸功能下降或缺失所引发的呼吸气流减低或消失。

2.1 中枢性睡眠呼吸暂停伴陈—施呼吸（central sleep apnea with Cheyne-strokes breathing，CSA-CSB）

CSA-CSB 是反复出现中枢性呼吸暂停或低通气与气流渐强—渐弱的形式的呼吸相交替，陈—施呼吸（CSB）周期较长（大于 40s，典型为 45~60s）的呼吸形式。绝大部分患者存在收缩性或舒张性心力衰竭等特征，同时收缩性心力衰竭比舒张性心力衰竭的周期长度更长，而且血氧饱和度下降最低点通常存在延迟。睡眠 CSB 临床表现包括白天过度困倦、失眠或夜间呼吸困难。

2.2 内科疾病所致中枢性睡眠呼吸暂停不伴陈—施呼吸（central sleep apnea caused by medical diseases without Cheyne-strokes breathing）

本病是由于内科或神经系统疾病导致的中枢性睡眠呼吸暂停，不伴有 CSB 的呼吸形式。大多数患者存在发育性、血管性、肿瘤性、退行性变、脱髓鞘或外源性的脑干损伤。患者通常有睡眠片段化、白天过度困倦或失眠，同时也常见有其他症状，包括打鼾、因气短而唤醒等。

2.3 高海拔周期性呼吸所致中枢性睡眠呼吸暂停（central sleep apnea caused by periodic breathing at high altitude）

本病是由于新至高海拔地区所引起的交替出现中枢性呼吸暂停和过度通气的呼吸形式，此种呼吸形式的周期长度一般小于 40s，通常在 12~20s。出现周期性呼吸改变的比例随海拔的升高而增加，在高海拔地区，人们可能会主诉频繁醒来、睡眠质量差和感觉呼吸困难。

2.4 药物或物质导致的中枢性睡眠呼吸暂停（central sleep apnea caused by drugs or substances）

本病是患者正在服用阿片类或其他呼吸抑制剂类药物，在睡眠中可能出现中枢性呼吸暂停。最常见的致病药物是美沙酮，这些药物相关的呼吸异常不仅限于中枢性呼吸暂停，可能还包括肺泡低通气的 OSA。

2. 5　原发性中枢性睡眠呼吸暂停（idiopathic central sleep apnea）

本病为病因未知的中枢性呼吸暂停，特征是反复出现中枢性呼吸暂停，其定义为睡眠中出现气流停止伴自主呼吸消失，整夜反复出现气流和自主呼吸同时停止。

2. 6　婴儿原发性中枢性睡眠呼吸暂停（primary central sleep apnea of infancy）

本病特点是呼吸暂停时间较长，以中枢型为主，受精龄至少达到 37 周，通常伴有生理指标异常，或需要给予刺激或复苏等干预措施。本病是由于呼吸控制异常所致，可以是脑干呼吸中枢发育不成熟，或继发于其他可产生直接呼吸中枢抑制作用的内科疾病，从而引发呼吸暂停。

2. 7　早产儿原发性中枢性睡眠呼吸暂停（primary central sleep apnea in premature Infancy）

本病患病率与胎龄成反比，症状出现在受精龄 37 周之内的早产儿，发现呼吸暂停、发绀，或在产后住院期间检测发现睡眠相关中枢性呼吸暂停、血氧饱和度下降或心动过缓。早产儿出现睡眠呼吸暂停是可预测的，这主要与发育不成熟有关，并且可能需要辅助通气和药物治疗。

2. 8　治疗后中枢性睡眠呼吸暂停（central sleep apnea after treatment）

本病是在诊断性睡眠检测时发现，以阻塞型为主，使用无备用呼吸频率的气道正压通气治疗后，尽管阻塞型呼吸事件明显清除，但持续存在或新出现 CSA。

3　睡眠相关性肺泡低通气障碍（sleep related hypoventilation）

本病以睡眠期间 $PaCO_2$ 异常升高为主要特征，成人满足睡眠期间 $PaCO_2$ 大于 55mmHg（7. 33kPa），持续至少 10min；或较清醒基线值增加 10mmHg（1. 33kPa）及以上，且实测值不小于 50mmHg（6. 67kPa），持续至少 10min。儿童需要满足 $PaCO_2$ 大于 50mmHg（6. 67kPa）的时间超过总睡眠时间的 25%。

3. 1　肥胖低通气综合征（obesity hypoventilation syndrome，OHS）

OHS 的特征是肥胖和日间高碳酸血症，不能全部由潜在的心肺或神经系统疾病所引起。睡眠期间高碳酸血症恶化并常常伴随严重的动脉血氧饱和度下降。肺泡低通气通常在快速眼动期睡眠比非快速眼动期睡眠更严重。大多数 OHS 患者合并有 OSA。通常主诉过度睡眠，其严重程度通常与高碳酸血症程度无密切相关性。

3. 2　先天性中枢性肺泡低通气综合征（congenital central alveolar hypoventilation syndrome，CCHS）/Ondine's curse 综合征

CCHS 多数为原发性起病，部分病例为后天继发性起病，前者与 PHOX2B 基因突变有关，多见于婴幼儿，也可见于成人；后者可由颅内手术、外伤、感染、脑干卒中、游离齿状突、脑干海绵状血管瘤、脊髓的毛细血管扩张和脑干肿瘤等引起。Ondine 是欧洲的一个传统神话人物，她是一个水中精灵，当发现自己的丈夫不忠后便施咒让他一入睡就呼吸停止，借此为脑干呼吸中枢对低氧及高二氧化碳的敏感性低下引起的睡眠时所发生的呼吸停止现象命名。CCHS 典型的表现是一个其他方面表现正常的婴儿存在发绀、喂养困难、肌张力低下，或不常见的中枢性呼吸暂停症状。

3. 3　迟发性中枢性肺泡低通气伴下丘脑功能障碍（late-onset hypoventilation with hypothalamic dysfunction）

本病是一种中枢性控制通气障碍，患者通常在出生时健康，至幼儿阶段先出现饮食过量和重度肥胖，接着出现中枢性肺泡低通气。呼吸衰竭也可由轻微的呼吸疾病或麻醉而诱发，大多数患者清醒时呼吸充分，睡眠时需要通气支持，但有些患者清醒和睡眠均需要辅助呼吸支持。

3.4 特发性中枢性肺泡低通气（idiopathic central alveolar hypoventilation）

本病存在于肺机械储备与呼吸泵功能正常的患者，是由于肺泡通气量下降所致的睡眠相关高碳酸血症与低氧血症。因此，患者睡眠期间存在慢性肺泡低通气，却不存在任何易识别的呼吸病变，例如气道或肺实质性疾病，神经、神经肌肉或胸壁异常，重度肥胖，其他睡眠相关呼吸障碍，或使用呼吸抑制药物或物质。

3.5 药物或物质导致的睡眠相关肺泡低通气（sleep related hypoventilation caused by drugs or substances）

本病是由于长时间使用已知抑制通气驱动和/或损害呼吸肌机械动力的药物或物质，由此导致慢性肺泡低通气和高碳酸血症，存在睡眠相关肺泡低通气。这些药物包括长效毒品、麻醉剂、镇静化合物和肌松剂。

3.6 内科疾病导致的睡眠相关肺泡低通气（sleep related hypoventilation caused by medical diseases）

本病是由于严重的肺实质损害、气道疾病、胸壁疾病、肺动脉高压、神经系统和神经肌肉等疾病，所导致的肺通气功能障碍以及慢性高碳酸血症和低氧血症。呼吸系统疾病急性加重会增加肺泡低通气的严重程度。

4 睡眠相关低氧血症（sleep related hypoxemia）

本病是由于睡眠期间存在明显的低氧血症，低氧血症多继发于某种内科或神经系统疾病，同时不能更好地由另一种睡眠相关呼吸障碍所解释。尽管可能存在一些阻塞型或中枢型呼吸暂停，但是这些并不是睡眠低氧血症的主要原因。某些睡眠相关低氧血症的患者清醒期也存在低氧血症。

第3节 中枢性睡眠增多

中枢性睡眠增多（central narcolepsy）是指在白天主要清醒时段不能保持清醒和警觉，导致难以抑制地需要睡眠或无意识地陷入困倦或睡眠，中枢性多眠可有不同的严重程度，更容易发生在久坐、无聊、单调的情况下。在大多数情况下，中枢性多眠是一种慢性症状，持续时间大于3个月才能考虑诊断。

1 发作性睡病（narcolepsy）/Westphal-Gelineausches 综合征/Gelineau-Redlichsches 综合征/narcolepsy 综合征

本病表现为发作性睡病四联征，即日间嗜睡、猝倒发作、睡眠瘫痪和睡眠幻觉，本病分为以下2型。

1.1 Ⅰ型发作性睡病（Narcolepsy Type 1）

本型主要表现为日间嗜睡、快速眼动期睡眠分离征象和猝倒发作，病因是下丘脑产生的下丘脑分泌素-1不足，下丘脑分泌素-1不超过110pg/mL或为正常参考值的1/3。日间嗜睡是最主要的症状，通常也是危害最大的症状。Ⅰ型发作性睡病的患者反复出现白天难以抑制的困倦欲睡或入睡，大部分患者小睡以后头脑清醒、精神恢复，但是之后会再次出现困倦感。

1.2 Ⅱ型发作性睡病（Narcolepsy Type 2）

本型表现为日间嗜睡和多导睡眠检测（multiple sleep latency test，MSLT）出现异常快速眼动期睡眠，无猝倒发作，白天小睡后可恢复精神，诊断的基本要求是多次小睡潜伏期试验中平均睡眠潜伏时间不超过8min，并且出现2次或2次以上睡眠始发快速眼动睡眠（sleep-onset REM periods，SOREMP），下丘脑分泌素-1大于110pg/mL或为正常参考值的1/3。同时可以出现睡眠瘫痪、睡前幻觉或无意识行为。

2　特发性过度睡眠（idiopathic hypersomnia，IH）

IH 是指每日出现难以克制的困倦欲睡或非预期的白天入睡，并持续至少 3 个月。日间过度嗜睡而无猝倒发作，多次小睡潜伏期实验中和其前夜多导睡眠检测中出现最多一次睡眠始发快速眼动睡眠（sleep-onset REM periods，SOREMP），且这些特征不能用另一个疾病来合理解释。

3　周期性嗜睡贪食综合征/克莱恩—莱文综合征（Kleine-Levin syndrome）

1925 年，法兰克福的神经病学家 Willi Kleine 报道了 5 例发作性嗜睡患者，4 年后纽约的心理学家 Max Levin 又报道了 1 例类似病例，1942 年，MacDonald Critchley 将此病命名为 Kleine-Levin 综合征。本征首次发作通常由感染或饮酒而触发，表现为发作性的嗜睡、贪食，持续数星期以上，然后间隔 2~12 个月不发作。可以伴有神经心理和行为的异常，如定向障碍、健忘、抑郁、人格解体、幻觉、易怒、攻击行为、性欲亢进等，发作期间每天睡眠时间可长达 16~20h，仅在进食和排泄时醒来或起床，伴认知、精神和行为异常等症状。如果阻止患者睡眠，让其保持清醒，会出现易激惹的现象。典型的发作见于青春期男孩，女孩和成人罕见。随着年龄的增长发作频率下降，40 岁以后几乎不会再出现。

周期性嗜睡贪食综合征尚无确切有效的治疗方法，但有报道应用苯丙胺和哌甲酯可能取得一定疗效。由于本征和双向性的躁狂抑郁精神病有相似之处，因此，也有人用含锂药物，如碳酸锂等治疗。

4　疾病引起的过度睡眠（hypersomnia caused by disease）

本病是由内科疾病或神经性疾病引起的过度夜间睡眠、白天嗜睡和过度小睡。白天嗜睡的严重程度变化不定，可类似于发作性睡病或特发性过度睡眠，可出现睡眠瘫痪、睡前幻觉和无意识行为。

5　药物或物质引起的过度睡眠（hypersomnia caused by drugs or substabces）

本病是由于服用镇静药物、酒精或滥用毒品引起的过度夜间睡眠、白天嗜睡或过度小睡。这个诊断也包括撤除苯丙胺类和其他药物引起的嗜睡，并且呈现药物和物质作用的相关特点。

6　精神疾病相关的过度睡眠（hypersomnia related to mental illness）

精神疾病相关的过度睡眠的患者，可能会出现过度夜间睡眠、白天嗜睡或过度小睡，经常感觉睡眠质量差和不解乏。患者往往有严重的嗜睡，只有长时间深入问诊和心理测评才能察觉存在其他精神症状。常见症状是工作缺勤、一周几天整日卧床或因需睡眠而突然放弃工作。

7　睡眠不足综合征（insufficient sleep syndrome）

本征是在持续未能获得维持正常清醒和觉醒水平所需的睡眠质量时出现。由于卧床时间减少而不能得到需要的睡眠时间，或者患者长期处于睡眠剥夺状态。年龄和平均睡眠时间呈 U 形关系，中年人处于最低值。

8　快速起病的肥胖、通气不足、下丘脑功能障碍和自主神经功能障碍组成的综合征（rapid-onset obesity，hypove intilation，hypothalamic andautonomic dysfuncti on，ROHHAD）

ROHHAD 是儿童获得性嗜睡的罕见原因，通常在 10 岁前发病，女性略多，患儿会出现突发性肥胖和睡眠相关通气不足。其他常见体征包括体温调节改变、低钠血症或高钠血症、高催乳素血症以及精神行为障碍。目前尚未发现特定病因，且病情会逐渐进展。可能需要非侵入性通气或气管造口术，并在家使用呼吸机。

第 4 节　昼夜节律睡眠觉醒障碍

昼夜节律睡眠觉醒障碍（circadian rhythm sleepwake disorder，CRSWD）是指昼夜时间维持与诱导系统变化或内源性昼夜节律与外部环境间不同步所引起的各种睡眠觉醒障碍，其最常见症状是入睡困难、维持睡眠困难及日间睡眠增多。

1　睡眠—清醒时相延迟障碍（delayed sleep-wake phase disorder，DSWPD）

DSWPD 是相对于常规或社会接受的作息时间，呈习惯性的睡眠时间延迟，通常超过 2h。受累个体诉需要在上学或工作日的晚上获得足够的睡眠时间，但很难在社会接受的时间内入睡，一旦入睡，睡眠持续时间正常。当需要准备上学或上班时，这些人很难在社会接受的起床时间内醒来。当允许按照个人意愿安排作息时间时，患者的睡眠时间是延迟的。

2　睡眠—清醒时相前移障碍（advanced sleep-wake phase disorder，ASWPD）

ASWPD 表现为主睡眠时段前移，致使患者睡眠起始和结束的时间通常比预期或所需要的时间提前 2h 或 2h 以上。患者诉早醒或持续性失眠和晚间过度困倦，如果患者按照前移的时间表作息，可提高睡眠时间和睡眠质量。

3　无规律型睡眠—清醒节律紊乱（irregular sleep-wake rhythm disorder，ISWRD）

ISWRD 表现为缺乏一个明确的清醒和睡眠的昼夜节律，长期或反复发作的睡眠—清醒时间紊乱，24h 内的睡眠和清醒时段变化很大。患者有失眠和嗜睡的症状，主要与白天时间和具体睡眠模式有关。较常见于神经退行性疾病的患者（痴呆）和发育障碍的儿童。

4　非 24h 睡眠—清醒节律障碍（non-24-hour sleep-wake disorder，N24SWD）

N24SWD 是因无 24h 明暗周期引导内源性昼夜节律起搏点所致，特点是失眠或嗜睡。非 24h 睡眠—清醒节律周期可以较短，但更多时候通常超过 24h。由于内源性昼夜节律与外界 24h 环境昼夜节律不一致，症状取决于患者试图入睡的时点与其睡眠—清醒昼夜节律习惯之间的相关性。

5　倒班工作障碍（shift work disorder）

本症以失眠或嗜睡为主诉，症状多发生于工作时间占用常规睡眠时间，不能通过优化睡眠环境而消失，通常仅在倒班工作期间持续出现，不过某些人的睡眠紊乱可能在倒班工作之外的时间内持续存在。同时更多患者存在情绪问题。

6　时差障碍（jet lag disorder）

本症是内源性昼夜节律生物钟产生的睡眠和清醒周期时间与因时区改变所需求的睡眠和清醒周期之间出现暂时不匹配，受累个体诉睡眠不安、嗜睡、疲劳和日间功能受损。其临床表现的症状和持续时间会因人而异，且跨时差的距离越远，症状越明显。

7　未分类的睡眠—清醒昼夜节律障碍（uncategorized circadian rhythm sleep-wake disorder）

本症是满足睡眠—清醒昼夜节律障碍（circadian rhythm sleep-wake disorder，CRSWD）的总体诊断，但不符合某一具体类型，主要用于由于潜在的疾病导致的昼夜睡眠—清醒模式改变的患者。

第 5 节　异态睡眠

异态睡眠（parasomnia）是主要或全部发生在睡眠期间的不愉快或不良的行为或体验，可分为非快速眼动（non rapid eye movemen，NREM）相关的异态睡眠、快速眼动（rapid eye movemen，REM）相关的异态睡眠和其他异态睡眠。NREM 相关的异态睡眠包括觉醒障碍、意识模糊性觉醒、睡行症、睡惊症和睡眠相关性进食障碍；REM 相关的异态睡眠包括快速眼动期睡眠行为障碍、复发孤立性失眠瘫痪、梦魇症、睡眠麻痹；其他异态睡眠主要包括头部爆震声综合征、睡眠相关幻觉、睡眠遗尿等。异态睡眠本质上是状态解离，即大脑部分处在清醒状态，部分处于深睡状态，这意味着大脑虽然处于睡眠状态，但长时间执行着复杂的运动和语言行为，除了状态解离，还很可能存在 NREM 和 REM 两种睡眠状态重叠，引起睡眠过程中的复杂行为。

1　非快速眼动期相关异态睡眠（NREM-related parasomnias）

1.1　觉醒障碍（disoders ofarousal）

本症是慢波睡眠不完全觉醒后出现的复杂行为，可合并行走或叫喊，发作持续时间大多较短，某些儿童可持续发作 30~40min。发作期间双眼通常呈睁大状态，目光茫然呆滞，很难被唤醒。即使被唤醒，亦呈意识混乱状态。患者通常对事件发作全无记忆，成人可能记住某些事件片段，有时存在梦样体验。

1.2　意识模糊性觉醒（confusional arousals）

本症发作特点为睡眠期间出现意识模糊或行为混乱，无震颤、无离床行走，仅表现为从床上坐起，茫然环视四周。

1.3　睡行症（sleep walking）/梦游症（somnambulism）

本症出现在意识模糊性觉醒之后，某些患者也可直接离床行走，甚至迅速离床奔跑，可出现不当的、焦虑的、抵抗的、战斗性的或暴力的行为。

1.4　睡惊症（sleep terrors）

本症特点为突发惊恐，通常以惊恐发声为起始，如惊叫，发作时可出现紧张、恐惧，伴自主觉醒表现，如瞳孔扩大、心动过速、呼吸急促、出汗等情况。

1.5　睡眠相关进食障碍（sleep related eating disorder，SRED）

本症临床表现为反复发作的睡眠后不自主的进食，伴意识水平下降，事后记忆受损等症状，进食发作通常是在一段睡眠之后以不自主或者难以控制的形式出现，通常在部分觉醒时发作，事后有部分记忆。

2　快速眼动期相关异态睡眠（REM-related parasomnias）

2.1　快速眼动期睡眠行为障碍（rapid eye movement sleep behavior disoder，RBD）

RBD 是在快速眼动期睡眠时出现的异常睡眠行为，并且由此导致受伤或睡眠受扰，此外，RBD 患者快速眼动期睡眠出现肌电图异常，表现为 REM 睡眠时持续性肌张力增高和/或时相性肌电图活动。RBD 的梦境演绎经常导致睡眠相关伤害，梦境演绎的动作通常与不愉快的暴力梦境有关。发作结束后一般很快清醒，恢复正常警觉性，并且能够清晰复述梦境。

2.2　复发孤立性睡眠瘫痪（recurrent isolated sleep paralysis）

本症是在发作性睡病除外的前提下，在睡眠起始或睡眠时患者不能随意活动。症状包括不能移动肢体、躯干、头部或不能说话，通常不影响呼吸，意识存在，可回忆发作过程，每次持续时间为几秒至几分钟，症状一般可以自行缓解或随感觉刺激而消失，如被接触、听到讲话声或努力尝试活动等。

2.3　梦魇症（nightmare disorder）

本症是反复出现使患者极度焦虑不安的梦境，主要在快速眼动期睡眠时出现，通常导致患者从睡眠中醒来，并且造成精神困扰。由于与 REM 睡眠相关，梦魇倾向于在主睡眠时段的后半夜，REM 压力明显时出现。

2.4　睡眠麻痹（sleep paralysis）

家族性睡眠麻痹主要是 X 性连锁遗传，主要累及女性。散发性睡眠麻痹两性均可发生。

3　其他异态睡眠（other parasomnias）

3.1　爆炸头综合征（exploding Head Syndrome）/头部爆震声综合征

本征是在入睡或夜间醒来时，突发响亮的声音幻觉或头部剧烈爆炸感，但是偶尔也有不那么惊恐的声音。事件常伴恐惧感，患者可能误以为是卒中，少数患者发作时伴闪光感或肌阵挛，异常感觉持续数秒，可随入睡再次发作。

3.2　睡眠相关幻觉（sleep related hallucinations）

本症是夜间睡前或清晨醒后的幻觉感，幻觉内容多以幻视居多，可能也有听觉、触觉或运动的幻觉，睡眠起始幻觉和睡眠起始的梦境可能很难区分。清晨醒后幻觉可能是从快速眼动期睡眠中醒来所致，患者也很难确定幻觉经历是出现在睡眠期还是清醒期。夜间复杂幻视可能是睡眠相关幻觉的另一种形式。

3.3　睡眠遗尿（sleep enuresi，SE）

SE 是睡眠期间反复出现不能控制的排尿。

3.3.1　原发性遗尿症（primary enuresi）

本症是 5 岁以上儿童睡眠遗尿，每周至少 2 次，并且连续持续 6 个月。

3.3.2　继发性遗尿症（secondary enuresi）

本症是成人或儿童此前有过睡眠遗尿，但至少 6 个月已无睡眠遗尿发生，又再次出现睡眠遗尿，至少每周 2 次。

3.4　内科疾病导致的异态睡眠（parasomnias caused by medical diseases）

本症是由神经系统或内科系统基础疾病所致的异态睡眠。

3.5　药物或某些物质导致的异态睡眠（parasomnias caused by drugs or substances）

本症是异态睡眠症状，与药物、某些物质的使用存在明显时间相关性，如果异态睡眠症状随药物停用而消失，这更可能就是其病因所在。可以表现为新发异态睡眠，也可以是原有的异态睡眠加重，或再次激发曾经的异态睡眠症状出现。

3.6　未分类的异态睡眠（uncategorized parasomnias）

本症用于不能确定异态睡眠具体分类，或疑诊异态睡眠尚未明确诊断时，多数情况作为临时诊断。如果一直未能明确诊断，则继续使用"未分类的异态睡眠"。

第 6 节 睡眠相关运动障碍

运动相关睡眠障碍（exercise related sleep disorders）表现为睡眠前、睡眠过程中或睡眠—觉醒转变过程中出现的异常事件或活动。

1 不宁腿综合征（restless legs syndrome，RLS）/不安腿综合征

RLS 最早由 Willis 于 1685 年描述了其症状，1944 年，Ekbom 对 RLS 进行了更为详细的描述并命名，故又被称为 Willis-Ekbom disease（WED）。Gorman 认为正常人群中 5% 可发现 RLS，RLS 在各年龄组皆可发病，但多见于 40 岁以上的壮年。症状主要发生在双下肢，但亦可累及大腿和足部，可以一侧为重，或仅限于一侧下肢，但上肢和手部则很少受累。受累的肢体有酸、麻、胀、痛、似虫爬感、瘙痒等混合在一起的难以形容、难以忍受的痛苦感觉，这种感觉并不在皮肤的表浅，主要在深部组织（如肌肉骨骼中）。症状在休息时出现，而在白天工作、劳动或运动时则不出现。症状常迫使患者的小腿不停地活动，甚至在室内外长久地徘徊，才能使症状缓解，因此命名为不宁腿综合征。

1.1 腹型不宁腿综合征

本征是不宁腿综合征的一个特殊类型，临床比较少见，本征除了具有不宁腿综合征的常见临床表现以外，主要还会引起各种腹部或上肢的不适症状。

2 痛性腿和活动趾综合征（painful legs and moving toes syndrome）

本征是一只脚的足趾不停地屈伸伴有一些侧向性的运动，并伴有同侧的小腿深部疼痛的疾病。疼痛的严重范围从轻度到剧烈，经常有一种深在的、令人心烦的性质，而且不按任何特定的皮节、肌节或周围神经支配区分布。运动不能减轻疼痛，神经病学检查是正常的，除了伴有周围神经病的情况外，还包括 HIV 相关性神经病或神经根病等。本病患者的睡眠形式是变化的，而且患者抱怨在睡眠时疼痛持续，尽管通常为"特发性"，有些患者也有脊髓、腰神经根或周围神经病变的证据。

3 纤维肌痛综合征（fibramyalgia syndrome，FMS）

FMS 是一种以全身广泛性肌触痛和睡眠障碍、晨间肌僵硬以及疲劳为特征的疾病。Yunus 修订的 FMS 诊断标准中主要的有 3 项（广泛性肌疼痛持续 3 个月以上；多发性肌触痛点至少 6 处；无引起纤维性肌痛的基础疾病），次要的有 7 项（睡眠障碍；晨间肌僵硬和疲劳；白天疲劳或厌倦；软组织肿胀或感觉迟钝；受凉、情绪激动或劳累后症状加重，休息、保暖和适度体力活动后症状改善；慢性头痛和精神异常）。本病发病机理尚不太清楚，多数学者认为在本病的发病机理中，血清素（5-HT）起主要作用。其病理生理为睡眠障碍、神经化学变化和痛感觉、血流及肌代谢异常。治疗的目的在于改善睡眠、减轻疼痛和增加肌肉血流量，一般应用阿米替林等三环类抗抑郁剂和刺五加、桂利嗪等药物。

4 周期性肢体运动障碍（periodic limb movements disorder，PLMD）

PLMD 是睡眠中出现周期性、重复、高度刻板的肢体运动，与临床睡眠受扰或疲劳相关，不能由其他原发性睡眠障碍或病因解释。最常发生于下肢，典型发作包括：大踇趾外展，通常伴踝、膝关节的部分屈曲，有时屈曲累及髋关节，类似的动作可出现在上肢。单个运动可能与自主觉醒、皮层觉醒或清醒有关。

5 睡眠相关腿部肌肉痉挛（sleep related leg cramps）

本症是突发的、强烈的、不自主肌肉或肌群收缩引起的疼痛，肌肉抽搐和僵硬持续数秒钟。疼痛感

通常出现在小腿或足部小肌肉。睡眠相关腿部抽搐主要在卧床时发生，清醒期或睡眠期也可能出现。通常突然发生，有些病例有相对较轻的疼痛先兆。

6 睡眠相关磨牙症（sleep related bruxism）

本症是睡眠期间腭肌频繁反复收缩产生磨牙声，导致牙齿异常磨损、牙痛、下颌肌肉疼痛、颞部疼痛，甚至睡眠紊乱。磨牙声令人不适，甚至相当响亮，不仅影响本人，也影响同寝者。

7 睡眠相关节律性运动障碍（rhythmic movement disorder，RMD）

RMD 是重复、刻板而有节奏的运动，主要发生在困倦或睡眠期间，累及大肌肉群。常见于婴儿和儿童，也可见于成人，通常发生在临睡时，也可发生在夜间任何时间，甚至在清醒安静状态下，如听音乐或坐车时。

8 良性婴儿睡眠肌阵挛（benign sleep myoclonus of infancy，BSMI）

BSMI 是新生儿或婴儿睡眠中出现的反复肌阵挛性抽搐。BSMI 的抽搐只发生在睡眠中，多为双侧和广泛的，通常累及大肌群，可全身发作或仅局限于四肢、躯干，或极少数情况下仅累及面部。

9 夜间发作性肌张力障碍（nocturnal paroxysmal dystonia）

本症是患者于熟睡时突然睁开眼，略抬头后，以惊讶和焦虑神态环望四周事物，其后头、躯干和肢体呈强直姿势，很快上下肢转为多动或呈舞蹈或舞蹈样动作，少数患者可伴发声。在此过程中患者貌似清醒，但对外界的人发出呼叫和阻止其发作的动作全然不清楚，发作会突然中止，而继续入睡。发作时有心动过速、呼吸急促等自主神经功能表现，每次上述发作至少持续 15s 或 2~3min 即又入睡。每夜重复数次或数十次，可以间歇一段时间夜间再发作。

10 发作性醒样状态（paroxysmal arousals）

本症是患者在睡眠过程中突然以极短时间（数秒）出现哭、恐惧手势和惊讶状态，躯干呈奇形怪状姿势（肌张力障碍样），多动，发抖，几秒钟后又入睡，一切恢复平静。患者次晨醒来不能回忆发作情况，仅诉昨晚睡眠不佳，少许患者白天易睡。多相睡眠图示发作在非快速眼动期，有心动过速、呼吸急促伴发。

11 睡眠急跳（hypnagogic jerks）

本症是在刚想入睡的催眠期会突然发生一次大幅度的全身抽跳，主要累及腿部和躯体，上肢很少发生。少数人在发生抽跳后会感知，但大多数人并不知道，而由同床者告知，可与梦或哭声伴发。

12 睡眠起始脊髓固有束肌阵挛（propriospinal myoclonus at sleep onset，PAM）

PAM 是发生在由清醒到睡眠过渡期的突然肌阵挛，抽搐主要累及轴向肌肉并沿脊髓固有束范围向头、尾侧传导，强度多变。

13 疾病引起的睡眠相关运动障碍（exercise related sleep disorders caused by medical diseases）

本症不符合其他具体运动障碍诊断标准，而是由内科或神经系统疾病引起的睡眠相关运动障碍。

14 药物或物质引起的睡眠相关运动障碍（exercise related sleep disorders caused by drugs or substances）

本症是因药物或物质引起的睡眠相关运动障碍，不符合其他具体运动障碍诊断标准。

15 未分类的睡眠相关运动障碍（uncategorized exercise related sleep disorders）

本症患者的睡眠相关运动障碍不符合其他分类，或怀疑与某些潜在精神疾病有关。

第 7 节 独立症候群，正常变异及尚未明确的问题

1 卧床时间过多（excessive time in bed）

本症临床表现为孤立的失眠症状，如睡眠潜伏期延长或清醒时间较长，但不伴有日间功能损害症状或患者不抱怨失眠。对于儿童，此类情况可能发生在父母或照护者对孩子睡眠需求的期待不适当时，如每晚习惯给孩子分配过度的床上活动时间。对于成年人，他们的习惯卧床时间显著长于所需睡眠时间。

2 短睡眠者（short sleeper）

本症是常规每晚平均睡眠时间少于 6h，但没有睡眠/觉醒主诉。如果他们没有睡眠困难和明显日间功能失调的主诉，则被认为是正常短睡眠者。

3 鼾症（snoring）

本症有鼾声但不伴有呼吸暂停、低通气、自主呼吸相关觉醒或肺泡低通气。鼾声强度往往不同，但经常影响到同寝者的睡眠，甚至使患者自身被唤醒。

4 夜间呻吟（catathrenia）

本症的典型表现是一次深吸气后，呼气延长，并有类似呻吟的单调发声。此模式有时称呼吸过缓。患者自己通常意识不到此问题，多是由于同寝者或家庭成员的抱怨而寻求临床评估。

5 长睡眠者（long sleeper）

本症与同龄一般人相比 24h 内睡眠时间长期明显增多，对于成人持续睡眠时间超过 10h，对于儿童和青少年实际睡眠时间比同龄人延长 2h 以上。虽然睡眠时间长，但结构和生理功能基本正常，睡眠效率和时间正常。

6 睡眠呓语（somniloquy）

本症是睡眠时呓语，通常是指睡眠时说梦话，呓语内容的可理解程度各异。

7 多发片段肌阵挛（excessive fragmentary myoclonus，EFM）

EFM 是多导睡眠监测（polysomnography，PSG）记录到的大量偶发的肌电图活动，以口角、手指或足趾的微小运动为特征，甚至根本无肉眼可见的运动，患者通常意识不到颤搐样活动。

8 睡前足震颤（hypnagogic foot tremor，HFT）

HFT 是发生在清醒至睡眠的转换期，是相对常见的正常现象。患者在思睡期或浅睡眠期有节律的足

或趾运动，持续数秒至数分钟。有些患者可能会病态性加重。

9 交替性腿部肌肉活动（alternating muscle acivation，ALMA）

ALMA 是双侧胫骨前肌短暂的交替性活动，多发生在睡眠中或从睡眠中觉醒时。

10 睡眠惊跳（sleep starts）

本症发生在刚入睡时，躯体或身体一部分或多部分同时出现突然的、短暂的抽动。这种抽动可能是自发的或由刺激引起的，通常伴感觉成分，可能是躯体感觉，常为坠落感或少见的疼痛或麻刺感，也可能是听觉或视觉，甚至可能发生尖叫。

第 8 节　其他睡眠障碍

1 致死性家族性失眠症（fatal familial insomnia，FFI）

详见第 4 章第 5 节 3。

2 睡眠相关癫痫（sleep related epilepsy）

本症可出现各种癫痫类型，常有脑电图上痫样放电，部分夜间癫痫发作一段时间后，白天也会发作癫痫。不同类型的夜间额叶癫痫可以导致严重的睡眠紊乱，影响睡眠清醒节律和睡眠结构，睡眠质量下降，白天疲劳，有些患者出现嗜睡。

3 睡眠相关头痛（sleep related headaches）

本症发生在睡眠中或从睡眠醒来时，单侧或双侧头痛，程度不同，持续时间各异。

4 睡眠相关喉痉挛（sleep related laryngopasm）

本症是气管肌肉功能失调或气管旁软组织肿胀引起的喘鸣或气流中断，引起患者从睡眠中醒来。患者睡眠中气流完全或几乎完全停止，然后突然清醒。这种短暂的堵塞常常伴有持续数分钟喘鸣，然后逐渐转变为正常呼吸。

5 睡眠相关性胃食管反流（sleep related gastroesophageal reflux）

本症发生在睡眠时，胃内容物通过食管下括约肌进入到食管或者更近端的位置，通常在觉醒或清醒时被注意到，包括烧心、胸骨下灼烧、胸部不适、口酸或口苦、反胃感、咳嗽以及窒息等。

6 睡眠相关性心肌缺血（sleep related myocardial ischemia）

本症表现为夜间尤其是睡眠期间心肌血液供应减少，睡眠相关性心肌缺血与白天心肌缺血的症状极其类似。

参考文献

[1] 吴江，贾建平，等. 神经病学（第 3 版）[M]. 北京：人民卫生出版社，2017.

[2] 王维治. 神经病学（第 3 版）[M]. 北京：人民卫生出版社，2021.

[3] Sateia MJ. International classification of sleep disorders-third edition：highlights and modifications [J].

Chest，2014，146（5）：1387-1394.

[4] Michael T，Smith MA．Christina S．et al．Use of Actigraphy for Evaluation of Sleep Disorders and Circadian Rhythm Sleep-Wake Disorders：An American Academy of Sleep Medicine Clinical Practice Guideline［J］. J Clin Sleep Med，2018，14（7）：1231-1237.

[5] Pearce JM．Kleine-Levin syndrome：history and brief review［J］．Eur Neurol，2008，60（4）：212-4.

[6] 马建芳，陈生弟.腹型不宁腿综合征二例［J］.中华神经科杂志，2014，47（1）：68-69.

第 16 章　神经系统疾病相关精神障碍

　　神经系统疾病相关的精神障碍广义上包括脑器质性精神障碍，即由脑部感染、血管病变、外伤肿瘤、变性等引起的精神障碍，以及在疾病过程中出现的各种反应性情绪障碍和躯体化障碍等。本章所用"抑郁"和"焦虑"术语主要是指抑郁状态和焦虑状态，即其严重程度达到中等或以上，超出患者所能承受的程度或自我调整能力，可对生活和社会功能造成影响。本章分为 4 节：第 1 节，器质性精神障碍；第 2 节，精神活性物质所致精神障碍或非成瘾物质所致精神障碍；第 3 节，躯体形式障碍；第 4 节，抑郁和焦虑状态。

第 1 节　器质性精神障碍

　　脑部受到损伤或者身体疾病均可能引起精神障碍，临床上将其称为器质性精神障碍（organic mental disorders）。脑实质病变导致的器质性精神障碍的患者占据大多数，其中脑部变形、脑血管损伤、脑肿瘤等均可能引起器质性精神障碍。老年人由于身体各项功能衰退，是脑器质性精神障碍的高发群体。脑器质性精神障碍会使人容易遗忘，产生定向力障碍、人格变化，以及生活能力降低等。

1　阿尔茨海默病（Alzheimer's disease）

　　详见第 9 章第 2 节 1.2。

2　脑血管病所致精神障碍（mental disorders due to vascular disease）

　　本病是指在脑血管壁病变的基础上，由于血液成分或血流动力学改变，造成脑出血或缺血，导致的精神障碍。一般进展较缓慢，病程波动，常因卒中引起病情急性加剧，代偿良好时症状可缓解，因此临床表现多种多样，部分患者可出现脑卒中后抑郁（post stroke depression，PSD），但常最终发展为痴呆。

　　脑卒中后抑郁是指发生于卒中后，表现出卒中症状以外的一系列以情绪低落、兴趣缺失为主要特征的情感障碍综合征，常伴有躯体症状（如体重减轻、失眠、精神运动性躁动、疲劳、自杀观念），可持续 2 周或更长时间。

2.1　急性脑血管病所致精神障碍（mental disorders due to vascular disease of acute onset）

　　本病通常是在多次卒中后迅速发生的精神障碍，可由 1 次大量脑出血所致，此后记忆和思维损害表现突出，典型病例有短暂脑缺血发作史，并有短暂意识障碍、一过性轻度瘫痪或视觉丧失，多在晚年起病。

2.2　皮层性血管所致精神障碍（mental disorders due to cortical vascular disease）

　　本病常在 50~60 岁起病，约半数并发高血压病，以智能阶梯性恶化为主，可在某次短暂脑缺血发作后突然或逐渐起病，智能损害往往由脑血管病导致的脑梗死所致。

2.3　皮层下血管所致精神障碍（mental disorders due to subcortical vascular disease）

　　本病符合脑血管病所致精神障碍的诊断标准，病变主要位于大脑半球深层白质，而大脑皮层保持完好。

2.4　皮层和皮层下血管病所致精神障碍（mental disorders due to mixed cortical and subcortical vascular disease）

本病是根据临床特点和检查证明脑血管病所致的精神障碍，即由皮层和皮层下混合损害所致。

2.5　其他或待分类血管病所致精神障碍（mental disorders due to other vascular disease, or unspecified）

本病是由阿尔茨海默病或脑血管病以外的脑部疾病导致的精神障碍，推测起病直接由脑部疾病所致。

3　脑变性病所致精神障碍（mental disorders due to brain degeneration）

3.1　皮克病所致精神障碍（mental disorders due to Pick's disease）

第 9 章第 2 节 1.3。

3.1.1　音乐钟综合征（des spieluhr syndrome）

本征是在进行性器质性痴呆的患者身上出现的一种机械性重复语言的症状群。患者反复叙说同样的语言，一字一句地，无遗漏也不缩短，以同样的姿势与表情，以同样的语调进行反复叙述，每天可反复 20~30 次，好像播放同一张唱片的留声机一样。患者的自发言语内容前后连贯，容易使人了解。但在问诊时，患者的回答仅为单词的罗列，再加上患者多有感觉性失语，使人难于理解。本征的基础病是 Pick 病，产生本征时已属疾病中期，治疗又无效，故预后较差。

3.2　亨廷顿病所致精神障碍（mental disorders due to Huntington's disease）

详见第 8 章第 2 节 2。

3.3　帕金森病所致精神障碍（mental disorders due to Parkinson's diseas）

详见第 8 章第 1 节 1。

3.4　肝豆状核变性所致精神障碍（mental disorders due to hepatolenticular degeneration）

详见第 8 章第 1 节 3.1。

4　颅内感染所致精神障碍（mental disorders due to intracranialInfection）

详见第 4 章。

4.1　急性病毒性脑炎所致精神障碍（mental disorders due to acute virus Encephalitis）

本病是急性或亚急性起病，精神障碍的发生发展及病程与颅内感染相关。

4.1.1　克—雅病所致精神障碍（mental disorders due to Creutzfeldt-Jacob disease）

详见第 4 章第 5 节 1。

4.1.2　脑炎后综合征（postencephalitic syndrome）

本征符合颅内感染所致精神障碍的诊断标准，至少有下列 1 项脑炎后的残留症状：周身不适、淡漠或易激惹；某些认知功能低下，如学习困难；睡眠—觉醒形式障碍；性行为改变；至少有下列 1 项后遗症的神经系统体征，瘫痪、失聪、失语、结构性失用或运算不能。

5　脱髓鞘脑病所致精神障碍（mental disorders due to demyelinating encephalopathy）

详见第 5 章。

6　脑外伤所致精神障碍（mental disorders due to brain damage）

本病是由各种脑外伤导致的精神障碍和后遗综合征。

6.1 脑震荡后综合征 （mental disorders due to brain concussion）

本征目前的症状与脑外伤相关，并至少有下列 3 项症状：头痛、眩晕、内感性不适或疲乏；情绪改变，如易激惹、抑郁或焦虑；主诉集中注意困难、思考效率低，或有记忆损害，但是缺乏客观证据，如心理测验正常、失眠、对酒的耐受性降低、过分担心上述症状，一定程度的疑病性观念。

6.2 外伤性抑制扩散综合征 （traumatic spreading depression syndrome）

本征是婴幼儿和青少年头部外伤后出现的一时性神经功能障碍，1977 年由 Oka 首先提出。头部外伤后开始神志清楚，反应良好，于 5min 至 6h（多数不超过 2h）出现神经机能障碍。其中，儿童和青年多表现为非抽搐症状，如头痛、恶心、呕吐、面色苍白、烦躁和嗜睡，重时出现偏瘫、失语、昏迷。婴幼儿除开始先有非抽搐症状外，其后还常出现抽搐症状，以局限性抽搐多见。整个过程持续不超过 24h，症状过后即恢复正常，且不遗留任何神经功能障碍。

6.3 脑挫裂伤后综合征 （mental disorders due to brain contusion）

本征是头颅受外力直接作用产生的器质性损伤，其特征为严重持久的意识障碍历时 30 min 以上，以全脑损伤症状为主，可并有局灶性症状，继发蛛网膜下腔出血或颅内血肿。

7 脑瘤所致精神障碍 （mental disorders due to brain tumor）

本病是脑瘤侵犯脑实质，压迫邻近的脑组织或脑血管，造成脑实质破坏或颅内压增高所致的精神障碍。

8 癫痫所致精神障碍 （mental disorders due to epilepsy）

本病是一组反复发作的脑异常放电导致的精神障碍，由于累及的部位和病理生理改变不恒定，导致的精神症状各异，可分为发作性和持续性精神障碍两类。前者为一定时间内的感觉、知觉、记忆、思维等障碍，心境恶劣，精神运动性发作或短暂精神分裂症样发作，发作具有突然性、短暂性及反复发作的特点；后者为分裂症样障碍、人格改变或智能损害等。抑郁是癫痫最常见的共病，Meta 分析显示癫痫患者合并抑郁障碍的比例是 22.9%。

9 颞叶切除后行为综合征 （Klüver–Bucy syndrome）

本征是指两侧颞叶前部及内侧部的损害，通常为切除两侧颞叶致痫性病灶后，发生精神性失明、用口探索物体的倾向、情绪及行为改变、性欲和食欲亢进以及严重记忆障碍等。本征症状的发生机理与边缘系统的损害有关。无特殊治疗方法。

10 躯体疾病所致精神障碍 （mental disorders due to physical diseases）

本病是指由各种躯体疾病，如躯体感染、内脏器官疾病、内分泌障碍营养代谢疾病等影响脑功能所致的精神障碍。

10.1 躯体感染所致精神障碍 （mental disorders due to physical infection）

详见第 4 章。

10.1.1 人类免疫缺陷病毒所致精神障碍 （mental disorders due to hunman immunodeficiency virus）

详见第 4 章第 8 节。

10.2 内脏器官疾病所致精神障碍 （mental disorders due to visceral organ disease）

详见第 17 章。

10.3 其他疾病所致的精神障碍

本病包括：营养代谢疾病所致精神障碍、结缔组织疾病所致精神障碍、染色体异常所致精神障碍、物理因素所致精神障碍以及围生期精神障碍。

第 2 节 精神活性物质所致精神障碍或非成瘾物质所致精神障碍

1 精神活性物质所致精神障碍（mental disorders due to use of psychoactive substances）

精神活性物质致精神障碍是指由于医生处方不当或个人擅自反复使用精神活性物质导致的依赖综合征和其他精神障碍，如中毒、戒断综合征、精神病性症状、情感障碍及残留性或迟发性精神障碍等。

1.1 酒精所致精神障碍（mental disorders due to use of alcohol）

本病符合精神活性物质所致精神障碍诊断标准，有理由推断精神障碍是酒精所致。

1.2 阿片类物质所致精神障碍（mental disorders due to use of opioids）

本病符合精神活性物质所致精神障碍诊断标准，有理由推断精神障碍是阿片类物质，如阿片、海洛因、杜冷丁等所致。

1.3 大麻类物质所致精神障碍（mental disorders due to use of cannabinoids）

本病符合精神活性物质所致精神障碍诊断标准，有理由推断精神障碍是大麻类物质所致。

1.4 镇静催眠药或抗焦虑药所致精神障碍（mental disorders due to use of sedatives or hypnotics）

本病符合精神活性物质所致精神障碍诊断标准，有理由推断精神障碍是由镇静、催眠、镇痛、抗焦虑和麻醉等中枢神经抑制剂所致，阿片类物质除外。

1.5 兴奋剂所致精神障碍（mental disorders due to use of stimulants）

本病符合精神活性物质所致精神障碍诊断标准，有理由推断精神障碍是兴奋剂，如苯丙胺、甲基苯丙胺、咖啡因、利他林、可卡因等所致。

1.6 致幻剂所致精神障碍（mental disorders due to use of hallucinogens）

本病符合精神活性物质所致精神障碍诊断标准，有理由推断精神障碍是致幻剂，如麦角酸二乙基酰胺（LSD）所致。

1.7 烟草所致精神障碍（mental disorders due to use of tobacco）

本病符合精神活性物质所致精神障碍的诊断标准，有理由推断精神障碍（主要是依赖综合征和戒断综合征）是由烟草所致。

1.8 挥发性溶剂所致精神障碍（mental disorders due to use of volative solvents）

本病符合精神活性物质所致精神障碍诊断标准，有理由推断精神障碍是汽油等挥发性物质所致。

2 非成瘾物质所致精神障碍（mental disorders due to non-addictive substances）

本病是指自体外的某些物质，虽不产生心理或躯体性成瘾，但可影响个人精神状态，如出现摄入过量所致的中毒症状或突然停用所致的停药综合征。

2.1 非成瘾药物所致精神障碍（mental disorders due to non-addictive drugs）

本病所致的精神障碍是非成瘾物质所致，如激素、异烟肼等。

2.2 一氧化碳所致精神障碍（mental disorders due to carbon monoxide）

本病符合非成瘾物质所致精神障碍诊断标准，有理由推断精神障碍是由一氧化碳中毒所致。

2.3　有机化合物所致精神障碍（mental disorders due to organic compound）

本病符合非成瘾物质所致精神障碍诊断标准，有理由推断精神障碍是由机化合物，如苯、有机磷等所致。

2.4　重金属所致精神障碍（mental disorders due to heavy metals）

本病符合非成瘾物质所致精神障碍诊断标准，有理由推断精神障碍是由重金属，如铅、汞等所致。

2.5　食物所致精神障碍（mental disorders due to foods）

本病符合非成瘾物质所致精神障碍诊断标准，有理由推断精神障碍是由食物，如蕈类所致。

第3节　躯体形式障碍

躯体形式障碍（somatoform disorders）是一种以持久地担心或相信各种躯体症状的优势观念为特征的神经症，病人因这些症状反复就医，各种医学检查阴性和医生的解释均不能打消其疑虑，即使有时存在某种躯体障碍，也不能解释所诉症状的性质、程度或其痛苦与优势观念，经常伴有焦虑或抑郁情绪，尽管症状的发生和持续与不愉快的生活事件、困难或冲突密切有关，但病人常否认心理因素的存在。

1　躯体化障碍（somatization disorder）

本病是一种以多种多样、经常变化的躯体症状为主的神经症，症状可涉及身体的任何系统或器官，最常见的是胃肠道不适，如疼痛、打嗝、反酸、呕吐、恶心等，异常的皮肤感觉，如瘙痒、烧灼感、刺痛、麻木感、酸痛等，皮肤斑点、性及月经方面的主诉也很常见。常存在明显的抑郁和焦虑，常为慢性波动性病程，常伴有社会、人际及家庭行为方面长期存在的严重障碍。

2　未分化躯体形式障碍（undifferetiated somatoform disorders）

本病是躯体症状的主诉具有多样性、变异性的特点，其临床表现类似于躯体化障碍，但症状不典型时，应考虑本诊断，除病程短于2年外，符合躯体化障碍的其余标准。

3　疑病症（hypochondriasis）

本病是一种以担心或相信患严重躯体疾病的持久性优势观念为主的神经症，病人因为这种症状反复就医，各种医学检查阴性和医生的解释均不能打消其疑虑，即使病人有时存在某种躯体障碍，也不能解释所诉症状的性质、程度或病人的痛苦与优势观念，常伴有焦虑或抑郁。

4　躯体形式自主神经紊乱（somatoform autonomic dysfunction）

本病是一种主要受自主神经支配的器官系统（如心血管、胃肠道呼吸系统）发生躯体障碍所致的神经症样综合征，病人在自主神经兴奋症状（如心悸、出汗、脸红、震颤）基础上又发生了非特异的，但更有个体特征和主观性的症状，如部位不定的疼痛、烧灼感、沉重感、紧束感、肿胀感，经检查这些症状都不能证明有关器官和系统发生了躯体障碍，因此，本病的临床特征在于，患者除了有明显的自主神经兴奋症状以外，同时还附加了其主观的各种非特异性症状，以及患者仍然自我坚持将这些症状归咎于某一特定的器官或系统。

4.1　心血管系统功能紊乱（heart and cardiovascular system dysfunction）

本病包括心脏神经症。

4.2　高位胃肠道功能紊乱（upper gastrointestinal tract dysfunction）

本病包括心因性吞气症、呃逆、胃神经症。

4.2.1　神经性贪食症 (bulimia nervosa)

本病是指阵发性地大量进食，尤其是碳水化合物食品，进食后自行诱发呕吐。主要发生于青年女性。可伴有其他行为异常，如"偷窃"，酒精或药物成瘾，严重的抑郁症伴自杀行为，歇斯底里等症状。内科系统查体往往变化不大，无明显的体重减轻。据美国《DSM-Ⅲ-R 精神障碍诊断标准》，神经性贪食症的诊断标准为：反复发生的大量进食现象；大量进食时自觉不能控制进食行为；经常自己诱发呕吐，使用导泻药或利尿药，严格控制饮食或使用束带、剧烈运动以避免体重增加；贪食呕吐过程每周至少发生 2 次，并持续超过 3 个月；持续对体形和体重的过度关注。无特效治疗方法，药物治疗常无效。抗抑郁药物治疗的效果优于安慰剂组，反复呕吐者需注意补钾，心理及行为治疗可能有效。

4.3　低位胃肠道功能紊乱 (lower gastrointestinal tract dysfunction)

本病包括心因性激惹综合征、心因性腹泻、胀气综合征。

4.4　呼吸系统功能紊乱 (respiratory system dysfunction)

本病包括过度换气症。

4.5　泌尿生殖系统功能紊乱 (genitourinary system dysfunction)

本病包括心因性尿频和排尿困难。

5　持续性躯体形式疼痛障碍 (persistent somatoform pain disorder)

本病是一种不能用生理过程或躯体障碍予以合理解释的持续、严重的疼痛，情绪冲突或心理社会问题直接导致了疼痛的发生，经过检查未发现相应主诉的躯体病变，病程迁延，常持续 6 个月以上，并使社会功能受损，诊断需排除抑郁症或精神分裂症病程中所出现的心因性疼痛、躯体化障碍以及检查证实的相关躯体疾病与疼痛。

6　动物恐怖症 (zoophobia)

本病属于简单恐怖症的一种临床类型，表现为对某种动物或昆虫的恐怖，如鸟、狗、猫、鼠、蜘蛛和青蛙等。多起病于儿童期，部分患者在青壮年起病，以女性多见。临床表现为接触某种动物或昆虫会引起强烈的恐惧和紧张不安，因而竭力回避。

7　强笑症 (forced laughter) /痉笑综合征 (spasmodic laughter syndrome) / 狂笑症/假笑症/控制不能性痉笑综合征

本病是在脑器质性疾病基础上发生的一种病理性发笑，可反复发作。临床表现为患者在缺乏愉快情感的情况下，自发地莫名其妙地突然大笑，不能加以控制，甚至在正常情况下，不可能引起情绪反应的一些轻微刺激，如，指手指或正常的声音等均可诱使患者发笑，痉笑不止，直至神经肌肉过度疲劳方暂停发作，稍待恢复后又可再发，本病常与小脑共济失调并发。根据临床表现诊断不难，治疗可用镇静剂对症处理，甚至用麻醉剂，也可试用血管扩张药物加以治疗。还要积极治疗原发病，预后很差，如治疗不及时或治疗措施不力，则病情迅速恶化。

第 4 节　抑郁和焦虑状态

1　抑郁状态 (depression state)

本病以显著抑郁心境为主要特征，丧失兴趣或愉快感。表现有情绪、行为和躯体症状，一般为病理性，持续时间略长，需要医学对症治疗处理。神经系统疾病伴发的抑郁泛指患者在各种神经系统疾病中或疾病后所表现出来的情绪低落及兴趣丧失，通常称为抑郁状态。

2 焦虑状态（anxiety state）

本病表现为个体有与处境不相符的情绪体验，可伴睡眠困难，属病理性，一般需要医学对症治疗处理，与神经系统疾病伴发的通常称为焦虑状态。

参考文献

［1］中华医学会精神科分会编．中国精神障碍分类与诊断标准（第三版）［M］．山东：山东科学技术出版社，2001．

［2］刘祥玫．奥氮平治疗脑器质性精神障碍的疗效分析［J］．中国现代药物应用，2022，16（07）：115－117．

［3］吴江，贾建平．神经病学（第3版）［M］．北京：人民卫生出版社，2017．

第 17 章　内科系统疾病相关的神经系统并发症

神经系统整合调节着人体内其他各系统、各器官的功能，从而保持机体内在环境中相对稳定，统一整体活动，机体其他各系统对于神经系统也有密切的影响。各种代谢紊乱、中毒、心血管病变、营养障碍等对神经系统均有一定的影响，如糖尿病周围神经病变、心瓣膜病并发脑栓塞、肺部病变引起的肺性脑病、肝脏病变引起的肝性脑病等。

本章包括 9 节：第 1 节，肺性脑病；第 2 节，心脏与血管疾病的神经系统并发症；第 3 节，肝脏疾病的神经系统并发症；第 4 节，肾脏疾病的神经系统并发症；第 5 节，内分泌疾病的神经系统并发症；第 6 节，血液病的神经系统并发症；第 7 节，免疫相关神经系统并发症；第 8 节，理化因素中毒导致神经系统并发症；第 9 节，神经系统营养障碍疾病。

第 1 节　肺性脑病

肺性脑病（pulmonary encephalopathy）又称肺气肿脑病、二氧化碳麻醉或高碳酸血症，是因各种慢性肺胸疾病伴发呼吸功能衰竭，导致低氧血症和高碳酸血症而出现的各种神经精神症状的一种临床症状。临床特征为原有的呼吸衰竭症状加重并出现神经精神症状，如神志恍惚、嗜睡或谵妄、四肢抽搐甚至昏迷等。临床表现主要为头痛、头晕、记忆力减退、易兴奋、多语或少语、失眠等脑皮质层功能减退症状以及意识障碍与精神异常，部分病人可有呕吐、视盘水肿。

1　兴奋型

本型表现为烦躁不安、呕吐腹胀、幻听幻视、言语杂乱、抽搐肌颤、瞳孔改变、视盘水肿、痫样抽搐、偏瘫及病理反射、深昏迷。

2　抑制型

本型表现为表情淡漠、精神萎靡，可由浅昏迷进入深昏迷。

3　不定型

本型兴奋和抑制症状交替出现。

第 2 节　心脏与血管疾病的神经系统并发症

1　先天性心血管疾病（cogenital cardiovascular diseases）

先天性心血管疾病临床可分为无发绀型和发绀型两类。前者包括房间隔缺损、室间隔缺损、动脉导管未闭及肺动脉狭窄等；后者包括法洛四联症（tetralogy of Fallot）、法洛三联症及肺动脉高压性右向左分流综合征。临床表现为晕厥、抽搐及意识丧失发作、脑卒中、脑脓肿、认知障碍等。

2 主动脉狭窄（aortic stenosis，aorta angusta）

主动脉狭窄是编码弹性蛋白的 ELN（Elastin）基因杂合突变所致，为常染色体显性遗传。主动脉狭窄是 Williams-Beuren 综合征的常见表现，曾有报道因 ELN 基因缺失突变的 Wilams-Beuren 综合征的 15 岁女孩发生缺血性卒中，临床表现为高血压性脑出血、动脉瘤、心血管特殊征象、脊髓病等。

2.1 Williams-Beuren 综合征（Williams-Beuren syndrome，WBS） WBS

最早由 Williams 等人于 1961 年报道，1962 年 Beuren 等人也对这一疾病进行了报道，因此得名。近年来世界各地均有关于本病的报道，但国内对此病的报道较少。本病临床特征多样，大多数患儿具有典型的 WBS 表现，包括心血管系统疾病、特殊面容、生长发育迟滞、婴儿期一过性高钙血症和精神行为异常，少数也可以是正常人。本病目前尚无有效的治疗方法。

3 感染性心内膜炎（infective endocarditis）

本病可并发脑栓塞、出血性卒中、脑脓肿、化脓性脑膜炎等。

4 心肌梗死（myocardial infarction）

本病可并发脑栓塞及脑血栓形成、晕厥、短暂性脑缺血发作（TIA）、脑出血、脊髓缺血或梗死、肩手综合征等。

4.1 肩手综合征（shoulder-hand syndrome）

本征是指患者患手突然水肿疼痛及肩关节疼痛，并使手功能受限，因疼痛较重并发挛缩，成为康复的阻碍因子。引起肩手综合征的疾病有卒中、心肌梗死、颈椎病、上肢创伤、截瘫、肺疾病、肩关节疾病及不明原因。可以是原发，也可由不同因素促发，如轻微的周围神经损伤及中枢神经障碍、急性卒中和脊髓损伤、内分泌疾病和心肌梗死都可以引起肩手综合征。肩手综合征是引起残疾的主要原因，通常影响一个肢体，但是也可影响多个肢体或身体的任何部分，仅有 1/5 的患者能够完全恢复以前的运动。

临床表现分三期。①Ⅰ期（早期）：患手骤然出现肿胀，水肿以手背明显，包括掌指关节和手指，皮肤皱纹消失，水肿处柔软膨隆，向近端止于腕关节，看不清手上的肌腱。手的颜色发生变化，呈粉红或淡紫色，尤其是患臂垂于体侧时更明显，手温热，有时呈潮湿状，指甲较健侧白或无光泽。关节活动度受限，手被动旋后受限，并常感腕部疼痛，腕背伸受限，当被动增加背伸活动度时及做手负重活动时均可出现疼痛，掌指关节屈曲明显受限，看不见骨性隆凸，手指外展严重受阻，双手越来越难以交叉握到一起，近端指间关节强直肿大，只能微屈，也不能完全伸直，若被动屈曲，则出现疼痛，远端指间关节伸直位，不能或只能微屈，若被动屈曲，则出现疼痛并受限。②Ⅱ期（后期）：若早期没有进行正确的治疗，症状会越来越明显，疼痛加重，直至不能忍受任何对手和手指的压力。X 线检查可出现骨质的变化，在背侧腕骨连接区的中部，出现明显坚硬的隆凸。③Ⅲ期（末期或后遗症期）：未治疗的手变成固定的典型畸形，水肿和疼痛可完全消失，但关节活动度则永久丧失。

5 阿—斯综合征（Adams-Stokes syndrome）/Morgagni-Adams-Stokes（MAS）综合征/Adams-Stokes 病/Adams- Stokes 发作/急性心源性脑缺血综合征（acute cardio-genic anencephalemia syndrome）

本征是指突然发作的严重的、致命性缓慢性或快速性心律失常，造成心排出量在短时间内锐减，产生严重的脑缺血、神志丧失和晕厥等症状，该征与体位变化无关。本征最突出的表现为突然晕厥，轻者只有眩晕、意识障碍，重者意识完全丧失，常伴有抽搐及大小便失禁、面色苍白，进而青紫，可有鼾声及喘息性呼吸，有时可见陈施呼吸（又称潮式呼吸，是一种由浅慢逐渐变成深快，然后再由深快转为浅慢，随之出现一段呼吸暂停后，又开始如上变化的周期性呼吸）。

1846 年，Stokes 在都柏林医学杂志上发表了题为"几例慢性心动过缓的观察"的论文，描述了心动过缓患者假性脑中风引起的一过性的意识丧失，通过对更多病例的研究，扩展了 Adams 在 1827 年的观察和描述，形成了所谓的阿-斯综合征。1890 年，法国医师 Huchard 建议用这两位都柏林医生 Robert Adams 和 William Stoke 的名字为该征命名，至此阿—斯综合征（Adams-Stokes syndrome）正式被命名。

6　充血性心力衰竭（congestive heart failure，CHF）

CHF 可并发短暂性脑缺血发作、脑血栓形成与脑栓塞、喉返神经损害、精神症状等。

7　血栓闭塞性脉管炎（thromboangiitis obliterans）

详见第 1 章第 3 节 2.1.2.2。

8　心血管病手术

本病可并发脑栓塞、脑缺血缺氧、脑出血、造影剂引起的神经毒性（contrast-induced neurotoxicity，CIN）、周围神经损伤等。

第 3 节　肝脏疾病的神经系统并发症

肝脏是一个负责许多生理过程的重要器官，包括蛋白质和凝血因子的合成、各种营养物质的代谢、胆汁的生成和排泄、解毒和免疫等。当肝脏功能受损后全身脏器的功能均会受影响，包括凝血异常、静脉曲张出血、肌肉减少、肾功能障碍以及锥体束外的运动、认知功能受损、昏迷等神经精神系统的并发症。如果能够早期发现并治疗肝脏疾病，就可能减轻并发症的发展，但肝脏功能障碍往往缺乏早期信号。一些非特异的症状，如疲劳、人格改变、情绪障碍和记忆减退，可能出现在黄疸、腹腔积液、肝掌及蜘蛛痣等症状之前。具有这些症状的患者，一开始可能就诊于精神科医生。临床医生如能认识到精神神经系统紊乱和肝脏疾病的相关性，就可能发现潜在的肝脏疾病。

1　肝性脑病（hepatic encephalopathy，HE）/肝性昏迷

本病是由严重肝病引起的以反复发作的一过性意识障碍，精神症状和锥体外系症状为主要临床表现的一种综合征。本病临床表现轻重不一，病程长短不等，常在严重肝病表现的基础上出现大量的神经精神症状，如神志恍惚、情绪低落、讲话缓慢、定向力理解力减退，且有睡眠障碍、木僵、嗜睡、终至昏迷；也有的表现欣快、多言、兴奋不安，以后转为精神抑制而昏迷。患者具有特异性的运动障碍是扑翼样震颤。半数以上患者有贫血、蛋白尿，血清谷丙转氨酶和胆红素增高，血浆总蛋白及白蛋白降低。80%～90%患者有血氨升高。脑电图可出现双侧对称性高波幅慢波或三相波。

1.1　急性肝性脑病（acute hepatic encephalopathy）

本病常见于暴发性肝炎所致的急性肝功能衰竭，诱因不明显，患者在起病数周内即进入昏迷直至死亡，昏迷前可无前驱症状。

1.2　慢性肝性脑病（chronic hepatic encephalopathy）

本病多是门体分流性脑病，由于大量门体侧支循环和慢性肝功能衰竭所致，多见于肝硬化患者和/或门腔分流手术后，以慢性反复发作性木僵与昏迷为突出表现，常有摄入大量蛋白食物、上消化道出

血、感染、放腹水、大量排钾利尿等诱因。在肝硬化终末期所见的肝性脑病起病缓慢，昏迷逐步加深，最后死亡。

1.3　获得性肝脑变性（acquired hepatocerebral degeneration，AHCD）

AHCD 发生于多种慢性肝病，其中较多见于酒精中毒性肝硬化、亚急性和慢性肝炎以及门腔静脉分流术后。临床表现为认知和行为改变，包括明显的思维迟钝、注意力不集中、情感冷漠。可有运动异常，包括肌张力障碍、舞蹈症、帕金森病、共济失调和语言刻板，其表现与迟发性运动障碍相似。颅脑 MRI 双侧基底节区 T_1WI 高信号。

1.3.1　特殊型——猪濑病（Inose-type hepatic encephalopathy）

猪濑病是肝脑变性疾患的特殊型，该病是由日本猪濑于 1950 年首次报道，此后在日本相继有多篇关于猪濑病特殊型的病例报告。本病无明确病因，常见诱因是以便秘和多吃蛋白含量高的食品为多见，主要由以下特点区别于肝豆状核变性：家族中无遗传性疾患，多于 40 岁以后发病，有显著的肝病症状，意识障碍的反复发作和肢体震颤为其特征，没有 K-F 环。

2　肝性脊髓病（hepatic myelopathy）/门—腔分流性脊髓病

本病是肝病并发的一种特殊类型的神经系统并发症，以缓慢进行性痉挛性截瘫为特征，以脊髓侧索和后索脱髓鞘病理改变为主。Zieue 于 1960 年首先报告 2 例，本病主要诊断依据如下。①有慢性肝炎病史，门静脉分流术史或肝硬化，已有广泛的体内侧支循环形成；②有肝性脑病发作；③有慢性进行性痉挛性截瘫；④一般无感觉障碍及括约肌功能障碍，脑脊液正常。临床表现分为三期：第一期为肝脏损害期，有纳差、发热、黄疸、肝区痛、浮肿、腹水、消化道出血、肝功能异常及门静脉高压征表现；第二期为脑损害期，主要表现为反复一过性意识障碍或精神症状；第三期为脊髓损害期，主要表现为进行性痉挛性截瘫，腱反射亢进，病理征阳性，以双下肢为著。本病尚无特殊治疗方法，通常采用以下方法：①保肝治疗；②限制蛋白质摄入量，控制肠道细菌，通便，以减少肠内毒素的产生和吸收。

3　肝移植（liver transplantation）

3.1　肝移植相关的脑病

肝移植后可出现以下几种类型的脑病。

3.1.1　可逆性后部白质脑病综合征（reversible posterior leukoencephalopathy syndrome，RPLS）

详见第 1 章第 6 节 8。

3.1.2　弥漫性脑病（diffuse encephalopathy）

成人肝移植术后神经系统并发症中，弥漫性脑病的发生率占 60%~70%，位列首位。弥漫性脑病大多发生在移植术后 1 个月内，临床表现包括反应迟钝、头痛、意识障碍、定向力障碍、构音障碍、小脑共济失调、精神症状等，重者可出现幻觉、抽搐甚至昏迷。

3.1.3　渗透性脱髓鞘综合征（osmotic demyelination syndrome，ODS）

详见第 5 章第 3 节 2。

3.2　肝移植相关的脑血管病

终末期肝病患者术前往往由于肝脏合成凝血因子减少等原因存在严重的凝血功能紊乱，术中低血压、失血、电解质紊乱以及术后可能发生的多器官功能衰竭等也都是引起脑卒中的危险因素，可能导致患者颅内出血、硬膜下出血或者蛛网膜下腔出血。

3.3　中枢神经系统机会性感染

由于使用免疫抑制剂，5%~10% 的患者在肝移植术后会发生机会致病菌的感染，进而导致中枢神经系统感染。引起脑炎或脑膜炎的病原体常见的是疱疹病毒科，即巨细胞病毒和单纯疱疹病毒，临床症状包括发热以及红斑疹等。李斯特菌以及真菌感染也常常引起脑膜炎，肝移植术后并发脑脓肿时需考虑是否存在曲霉菌或诺卡菌感染。

第 4 节　肾脏疾病的神经系统并发症

肾功能不全可引起各种脏器功能障碍，其中神经系统障碍不仅发生率高，也是引起全身状况恶化的原因，这种损害进行性加重时也能直接导致患者死亡。因而临床医师掌握肾功衰竭患者的神经系统症状，对其预防及治疗上是极其重要的。

1　肾功能不全的中枢神经系统并发症

1.1　肾性脑病（renal encephalopathy）

本病是由慢性肾小球、慢性肾盂肾炎和肾小动脉引起的慢性肾功能衰竭，急、慢性肾脏疾病所致的肾功能衰竭引起的以含氮物质潴留为主的严重的精神障碍的一组疾病。临床表现可有精神症状、意识障碍、肌阵挛、抽搐和癫痫发作、不自主运动、头痛及脑膜刺激征、脑神经及脑干症状、自主神经功能障碍、痴呆以及其他神经症状。

1.2　透析失衡综合征（dialysis disequilibrium syndrome，DDS）

DDS 是一种罕见的综合征，以不同程度的神经系统症状为特征，目前认为 DDS 主要是由首次血液透析时所引发的脑水肿所致。DDS 的症状和体征通常出现在血液透析期间或结束后不久，或者在连续性肾脏替代治疗（CRRT）启动期间。早期症状包括头痛、恶心、定向障碍、躁动、视物模糊和扑翼样震颤，晚期症状可有肌肉痛性痉挛、厌食和头晕。一般来说，DDS 的症状呈自限性，通常在数小时内消失。然而，有些患者可能会进展为意识模糊、癫痫发作、昏迷，甚至死亡。

1.3　透析性痴呆（dialysis dementia）/进行性透析性脑病

本病是维持性血液透析最严重的并发症之一，是慢性肾功能衰竭长期维持性血液透析几年后出现的以智能障碍为主要表现的神经精神障碍性疾病，痴呆呈进行性发展，预后差。

1.4　肾功能不全相关的脑血管病

1.4.1　出血性脑卒中

本病患者多伴有高血压，且在透析过程中应用肝素进一步增加出血的风险，主要包括脑实质内出血、蛛网膜下腔出血及硬膜下血肿。

1.4.2　缺血性卒中

本病主要由于患者贫血、氧化应激、高同型半胱氨酸血症、动脉硬化等因素增加缺血性卒中发生风险。此外，透析过程中血压下降可引起颅内血流灌注降低，从而发生分水岭脑梗死。

1.4.3　颅内静脉及静脉窦血栓

儿童肾病综合征患者易发生颅内静脉系统血栓形成，治疗上多采取足量足疗程抗凝治疗或神经介入治疗。

1.5　肾功能不全相关的不宁腿综合征

不宁腿综合征是一种神经运动障碍性疾病，在终末期肾脏病患者中有着较高发病率，主要表现为休息时有强烈活动双腿的愿望，严重时会影响患者生活质量，甚至增加其死亡风险。

1.6　肾功能不全相关的良性颅内压增高

颅内压增高主要发生于神经系统疾病和损伤，也可继发于某些代谢紊乱等情况。在慢性肾功能不全时，由于蛋白质及某些毒性物质在体内的蓄积，使毛细血管及血脑屏障受到损害，其通透性增加，于是血液内蛋白质等大量透入细胞外间隙，引起以细胞外水肿为主的脑水肿。

2 肾功能不全的周围神经系统并发症

2.1 尿毒症性周围神经病（uraemic peripheral neuropathy）

本病是终末期肾病的常见并发症，一般在肾小球滤过率低于 12mL/min 后才会发生，患病男性多于女性，儿童罕见。典型特点为四肢对称性末梢型病变，远端重于近端，下肢重于上肢。临床表现为四肢末端麻木、刺痛、蚁行感及烧灼感等，尤以小腿明显，夜间加重，需经活动或按摩捶击腿部后症状才可缓解或消失，类似于不宁腿综合征表现。10%的患者足部轻度水肿、血管扩张，出现灼痛，即烧灼足综合征。

2.2 肾功能不全相关的肌病

本病以肌萎缩及肌张力降低为特点，主要临床表现为肌力弱、肌疲劳和运动后痛性肌痉挛，发生率不到 4%，常与肾性骨病并存。

2.2.1 肾性骨病（renal osteopathy）/肾性骨营养不良（renal osteodystrophy，ROD）/慢性肾脏病矿物质和骨代谢紊乱（chronic kidney disease-mineral and bone disorder，CKD-MBD）

肾性骨病泛指继发于肾脏疾病的代谢性骨病，如纤维性骨炎、骨质疏松、骨软化、无力型骨病、骨硬化、混合型肾性骨病、骨淀粉样变等，分为广义肾性骨病与狭义肾性骨病两类。广义的肾性骨病是指一切和肾脏有关的骨病，如患肾病综合征时发生的骨病、肾小管酸中毒伴发的软骨病等；狭义的肾病骨病也称肾性骨营养不良（renal osteodystrophy，ROD），即慢性肾脏病矿物质和骨代谢紊乱（chronic kidney disease-mineral and bone disorder，CKD-MBD），是慢性肾功能衰竭（CRF）时由于钙、磷及维生素 D 代谢障碍，继发甲状旁腺功能亢进、酸碱平衡紊乱等因素而引起的骨病。

3 肾移植（kidney Transplants）

肾移植后因长期应用免疫抑制剂而易患某些肿瘤和机会性感染，肿瘤中以淋巴瘤最多见，多在肾移植后 5~46 个月发生。机会性感染中以霉菌感染多见，如隐球菌和曲霉菌等。有报道经肾移植后死亡病例的尸检中，约 45%可见全身霉菌感染，其中约 1/3 侵犯中枢神经系统，其他中枢神经系统感染包括弓形体、巨细胞病毒感染等。

4 肌红蛋白尿（myoglobinuria）

本病是指由于某种原因，造成肌肉组织大量急性破坏，产生的肌红蛋白从尿中排出。多为散发病例，常见于肌肉损伤、肌肉缺血、低血钾、糖尿病酮症酸中毒、某些药物中毒、剧烈超负荷运动等。少数为遗传代谢性疾病，如肉碱棕榈酰转移酶（CPT）缺乏症、糖原累积病、恶性高热等。临床表现为急性发作的肌肉无力、肿胀和疼痛，并出现棕红色尿。化验血清肌酶谱升高，肌红蛋白尿。一般持续几天，逐渐恢复，严重者可导致肾功能不全。

5 特发性系统性毛细血管渗漏综合征（idiopathic systemic capillary leak syndrome，ISCLS）

ISCLS 是一种以反复发作的以严重低血压、低蛋白血症、血液浓缩为特征的罕见疾病，患者血管内皮出现严重紊乱导致血浆和蛋白渗漏至组织间隙而引起全身性水肿。ISCLS 病情发展快，并发症多，病死率高，是一种罕见的致命性疾病，自 Clarkson 于 1960 年首次描述以来，截至 2016 年世界各地报道尚不足 300 例病例，该病合并中枢神经系统受累的仅有 6 例。ISCLS 临床症状可以分为 3 个时期：前驱期、渗漏期、恢复期。

第 5 节　内分泌疾病的神经系统并发症

在人体内，神经系统和内分泌系统紧密联系，协调配合，相互作用。它们的基本功能都是信息传递，在此功能之上，两大系统几乎调控着机体全部的代谢活动。

1　低血糖性脑病（hypoglycemic encephalopathy）

本病是由于血糖过低引起的大脑神经细胞能量代谢障碍而出现的一种代谢性脑病。轻者表现为出汗、面色苍白、心悸、嗜睡，重者出现精神智力障碍、昏迷、瘫痪、不自主运动等，可导致死亡或有严重脑功能障碍后遗症，需及时纠正低血糖。患者可出现交感神经兴奋症状，脑部缺氧缺糖症状，主要表现为头痛、头晕、健忘，定向力和记忆力逐渐丧失，有阵挛性、舞蹈性或幼稚性动作，癫痫症状，意识蒙眬，嗜睡甚至昏迷，常有记忆力下降、智力减退、精神失常或性格改变等表现。

2　糖尿病（diabetes）

2.1　糖尿病合并急性神经系统并发症（acute neurological complications of diabetes）

2.1.1　糖尿病性脑血管病（diabetic cerebrovascular disease）

本病是糖尿病患者易发的脑血管疾病，临床特点为脑血栓形成等缺血性病变多见，脑出血较少。在糖尿病脑血管病变中，中小动脉梗死及多发性梗死多见，椎—基底动脉系统比颈内动脉系统多见。包括糖尿病腔隙性脑梗死（diabetic cerebra lacunar infarction）和糖尿病多发性脑梗死（diabetic multiple cerebral infarction）等。

2.1.2　糖尿病脑病（diabetic encephalopathy，DE）

DE 是由糖尿病引起的认知功能障碍、行为缺陷和大脑神经生理及结构改变的中枢神经系统疾病。DE 不同于糖尿病引起的脑血管病，该病主要表现为学习能力的下降，记忆功能减退，时间空间定向力减退，语言能力、理解判断和复杂信息处理能力下降，严重的可发展为痴呆。DE 以脑萎缩、活性氧聚集、脑血管病变为病理特点，其在病理生理以及发病机制上与阿尔茨海默病有很多相似之处。

2.1.3　糖尿病酮症酸中毒（diabetic ketoacidosis）

本病是指糖尿病患者在各种诱因的作用下，胰岛素明显不足，升糖激素不适当升高，造成高血糖、高血酮、酮尿、脱水、电解质紊乱、代谢性酸中毒等病理改变的症候群。失代偿期可有头痛、烦躁、嗜睡；晚期各种反射迟钝甚至消失，终至昏迷。

2.1.4　高渗性高血糖状态（hyperosmolar hyperglycemic state，HHS）/高渗性非酮症高血糖性昏迷（hyperosmolar nonketotic hyperglycemic coma，HNKHC）综合征/高渗性昏迷（hyperosmolar coma）/非酮症高渗性糖尿病昏迷（non-ketotic hyperosmolar diabetic coma）/高渗性非酮症酸中毒糖尿病昏迷（hyperosmolar non-ketoacidosis diabetic coma）/糖尿病高渗性昏迷（diabetic hyperosmolar coma）

本病是糖尿病的严重急性并发症之一，最早于 1886 年被描述，但直到 1957 年由 Sament 和 Schuarty 报道后才有大量病例报告。本征是由于应激等情况下体内胰岛素相对分泌不足，而胰岛素反调节激素（insulin counter trgulatoryhormones）增加，导致肝糖释放，使机体处于高血糖状态，因高血糖引起的血浆高渗性脱水和进行性意识障碍所致的临床综合征。患者临床表现为严重高血糖造成的血浆渗透压显著升高、脱水、意识障碍，而无明显酮症酸中毒。

2.1.5　急性低血糖症（acute hypoglycemia）

急性低血糖及病程短者呈交感神经兴奋症群，如激动不安、饥饿、软弱、出汗、心动过速、收缩压升高、舒张压降低、震颤、一过性黑蒙、意识障碍、甚至昏迷。

2.2　糖尿病合并慢性神经系统并发症（chronic neurological complications of diabetes）

2.2.1　糖尿病性周围神经病（diabetic peripheral neuropathy）

2.2.1.1　远端对称性感觉和运动神经病变（distal symmetric sensory and motor neuropathy）

本病是糖尿病周围神经病变最常见的一类表现形式，高血糖引起的代谢异常和微血管病变是其主要致病因素。表现为远端肢体对称的多发性周围神经病，多起病隐匿，首先累及下肢远端，自下向上进展，很少波及上肢。有细髓纤维受累时表现为痛性周围神经病或痛、温觉缺失，主要症状有发自肢体深部的钝痛、刺痛或烧灼样痛，夜间尤甚。

2.2.1.2　糖尿病性多神经根病变（diabetic polyradiculopathy）

糖尿病引起的小动脉或微动脉病变可使神经血管闭塞，常导致多发性神经根病变，好发于血糖控制差或短期内体重明显下降的中老年糖尿病患者。急性或亚急性起病，表现为单或多节段、非对称性、多神经根受累。常伴有疼痛和感觉异常，受累神经支配区域的肌无力或肌萎缩。

2.2.1.3　糖尿病性单神经病变（diabetic mononeuropathy）

本病是指临床症状显示仅有单一周围神经受累的糖尿病神经病变的表现形式，可出现单一肢体或躯干神经、单一颅神经或神经根病变的症状体征，如：糖尿病性动眼神经瘫。

2.2.1.4　糖尿病性自主神经病（diabetic autonomic neuropathy）

详见第14章第2节1。

2.2.1.5　糖尿病痛性神经病变（diabetic painful neuropathy）

本病多在合并周围神经病变的基础上发生，按起病急缓可分为急性和慢性两大类型。急性痛性神经病变较少见，多发生于长期血糖控制不佳者。

2.2.2　糖尿病性脊髓病（diabetic myelopathy）

详见第3章第2节1。

3　垂体及下丘脑疾病

3.1　早期视交叉前视神经压迫综合征（incipient prechiasmal optic nerve compression）

本征表现为视力逐步减退，色觉障碍，单侧视野缺损，Marcus Gunn 瞳孔（相对性传入瞳孔障碍）。

3.1.1　前部视交叉或接合部综合征（anterior chiasm or junctional syndrome）

本征表现为一侧的视野缺损，伴另一眼的颞上部视野缺损。

3.1.2　视交叉体综合征（body of the chiasm syndrome）

本征患者证实双颞侧的视野缺损。这些视野缺损可为周边的、中心的或两者的结合，伴或不伴黄斑分离，而且可以是象限盲或偏盲，视敏度通常正常，而视盘正常或苍白。

3.1.3　后部视交叉综合征（posterior chiasm syndrome）

本征其视野测试显示双颞侧暗点（周边视野是完整的），视敏度与视盘是正常的。

3.2　垂体卒中（pituitary apoplexy）

本病一般是指垂体瘤的梗死、坏死或出血，临床主要表现为以下方面。肿瘤扩大产生的压迫症状，如剧烈头痛、呕吐，视神经、视交叉及视束受压致视力急剧减退及各种类型的视野缺损。少数病例因大脑中动脉、大脑前动脉受压可出现肢体瘫痪。下丘脑受压则可有意识障碍、尿崩症或体温改变；瘤内容物或血液进入蛛网膜下腔引起发热、颈强直及其他脑膜刺激症状；垂体瘤和/或正常垂体组织破坏所致内分泌功能改变，如垂体瘤分泌过多激素引起的症状缓解或消失，在 Cushing 综合征和肢端肥大症患者身上可表现为体重减轻、血压下降、糖耐量改善、毳毛减少、紫纹消失。正常垂体组织严重破坏，可出现垂体前叶功能减低。病变范围小、出血量较少的病例，可无上述急性神经系统症状，仅有内分泌功能改变的临床表现。

3.3   席汉综合征（Sheehan syndrome）/西蒙氏病

1914 年，病理学家 Simmonds 通过尸检发现产后垂体坏死的根本原因是由产褥期脓毒症引起的垂体动脉血栓形成或细菌栓塞。1937 年，英国病理学家 Sheehan 最早定义了席汉综合征，提出产后出现疲乏、厌食和无泌乳的特征性症状和体征。席汉综合征是产后大出血导致脑垂体严重缺血坏死的结果，垂体动脉痉挛、栓塞也是引发席汉综合征的原因，主要表现为停经及不能泌乳。

3.4   高泌乳素血症（hyperprolactinemia）

泌乳素（prolactin，PRL）瘤和高泌乳素血症是常见的下丘脑—垂体疾病。泌乳素腺瘤是最常见的垂体功能性腺瘤，约占全部垂体腺瘤的 45%，是临床上病理性高泌乳素最常见的原因。泌乳素腺瘤多为良性肿瘤，高泌乳素血症女性患者临床表现包括月经不调和不孕、溢乳、体重增加、骨痛、骨密度减低、骨质疏松、多毛、脂溢及痤疮，伴有多囊卵巢综合征等其他异常。男性患者的临床表现包括勃起功能障碍、性欲减退等。

3.5   肢端肥大症（acromegaly）

肢端肥大症是一种较少见的慢性进展性内分泌疾病，95% 以上的肢端肥大症由分泌生长激素（growth hormone）的垂体腺瘤所致。肢端肥大症常在腕和肘部引起包裹性神经病，还可能引起多发性周围神经病以及肥大性神经病，发病机制尚不完全清楚，肌电图检查可以帮助诊断。

3.6   侏儒症（dwarfism）/儿童生长激素缺乏症

本病指因垂体生长激素缺乏或生长激素生物效应不足所致的躯体生长障碍，又称儿童生长激素缺乏症。表现为生长迟缓、性腺发育障碍、智力与年龄相称、骨发育延迟和骨代谢异常。

3.7   尿崩症（diabetes insipidus，DI）

DI 是指精氨酸加压素（arginine vasopressin，AVP），又称抗利尿激素（antidiuretic hormone，ADH）严重缺乏或部分缺乏（称中枢性尿崩症），或肾脏对 AVP 不敏感（肾性尿崩症），致肾小管重吸收水的功能障碍，从而引起以多尿、烦渴、多饮与低比重尿和低渗尿为特征的一组综合征。

3.8   抗利尿激素分泌失调综合征（syndrome of inappropriate antidiuretic hormone secretion，SIADH）

SIADH 是指内源性抗利尿激素分泌异常增多或作用增强，导致水潴留、尿排钠增多以及稀释性低钠血症等临床表现的一组综合征。中枢神经病变包括脑外伤、炎症（如结核性脑膜炎）、出血、肿瘤、多发性神经根炎、蛛网膜下腔出血等，可影响下丘脑—神经垂体功能，促使抗利尿激素释放而不受渗透压等正常调节机制的控制。表现为正常容量性低钠血症，一般无水肿。由于血容量充分，肾小球滤过率增加，血清尿素氮、肌酐、尿酸等浓度常降低。

3.9   垂体后叶素所致的迟发性脑病

本病患者临床症状是以肌张力增高、运动迟缓、肢体抖动等锥体外系症状和情感言行不协调为主，脑电图检查可有广泛轻中度异常，甚至广泛重度异常，颅脑 MRI 影像学以豆状核、尾状核头部对称性长 T_1、长 T_2 异常信号为特征。

3.10   特发性低促性腺激素性性功能减退症（idiopathic hypogonadotropic，IHH）

IHH 是由于促性腺激素释放激素缺乏或作用缺陷引起的以性腺发育不良为特征的一种非常罕见的

遗传异质性疾病。根据是否存在嗅觉障碍，分为具有嗅觉障碍的卡尔曼综合征（Kallmann syndrome，KS）及嗅觉正常的特发性促性腺激素性性腺功能减退（normosmic isolated hypogonadotropic hypogonadism，nIHH）。IHH 是一类遗传异质性疾病，包括多种遗传方式：X 连锁隐性遗传、常染色体显性遗传和常染色体隐性遗传等。随着测序技术的进步，目前已经发现至少有 50 个基因与 IHH 的发病有关，如 FGFR1、FGF8、PROKR2、PROK2 和 CHD7 等。随着深入的研究发现 IHH 可由 2 个或 2 个以上的基因突变引起，称为寡基因性，且在约有 10%~20% 的 IHH 患者或家系可检测到同时存在多个致病基因，具有明显的临床异质性。GnRH（促性腺激素释放激素，Gonadotropin-releasing hormone，GnRH）神经元的缺陷会引起不同程度的生殖系统临床表现，还伴发其他少见的非生殖系统表型：唇腭裂、孤立肾、骨骼畸形或牙齿发育不良、较特异的双手连带动作、感觉性神经耳聋、痉挛性截瘫、尿道下裂及肥胖等。

4　甲状腺疾病（thyroid disease）

4.1　甲状腺功能亢进神经系统病变

4.1.1　甲状腺毒性脑病（thyrotoxic encephalopathy）

本病是甲状腺功能亢进（简称甲亢）神经系统损害的一种严重类型，临床罕见，误诊率高，易被误诊为病毒性脑炎和脑梗死。青壮年发病，不规则服用抗甲状腺药或停药是其最常见诱因。起病可急可缓，但急性起病者居多，可与甲亢危象并存，也可不合并危象而独立存在，在甲亢或甲亢危象症状存在的基础上出现发热伴中枢神经损害和精神异常。

4.1.2　甲状腺毒性肌病（thyrotoxic myopathy）

详见第 11 章第 3 节 2.1。

4.1.3　甲状腺危象（thyroid storn）

本病是指甲状腺疾病的严重表现，可危及患者的生命，其主要诱因为精神刺激、感染、手术术前准备不充分等。国内将危象分为 2 个阶段：①体温在 39℃以下，脉率每分钟在 120~159 次，体重明显减轻、烦躁、嗜睡、纳差、恶心者为危象前期；②体温在 39℃以上，脉率每分钟在 160 次以上，大汗、谵妄、昏迷、呕吐、腹泻者为危象期。死亡原因多为高热虚脱、心力衰竭、肺水肿、水和电解质代谢紊乱，实验室检查和一般甲亢相似。

4.2　甲状腺功能减退性神经病变

甲状腺功能减退（简称甲减，hypothyroidism）是一种常见内分泌疾病，其临床患病率为 1%，且随着年龄增长而增加。甲减患者因甲状腺激素合成、分泌或生物效应不足造成机体代谢的异常，可导致神经系统发生损害。

4.2.1　甲状腺功能减退性脑损害

本病主要表现为不同程度的神经精神症状。轻者记忆减退、反应迟钝、精神抑郁淡漠、轻度智能障碍等；重者步态不稳、共济失调、嗜睡、痴呆、精神错乱，甚至出现甲减性昏迷而死亡。甲减如果是先天性或发生在出生后早期，可引起精神发育不良和智能缺陷。

4.2.2　甲减性脑神经病变

本病可有嗅、味、视、听觉减退，真性眩晕，视物模糊，视野缺损，视神经萎缩。视力改变一般认为由甲减继发脑垂体肿大压迫视神经所致，此外也可有三叉神经痛及面神经麻痹。

4.2.3　甲减性脊神经病变

本病较常见，临床表现为四肢远端感觉异常，如刺痛、麻木、烧灼感等。其中伴有感觉症状，如振动觉、痛觉及触觉障碍，部分患者有手套袜套样感觉障碍。

4.2.4　甲减性阻塞性睡眠呼吸暂停低通气综合征

甲减极易导致阻塞性睡眠呼吸暂停低通气综合征（obstructive sleep apnea hypopnea syndrome，OSAHS），进而引起头昏、嗜睡、认知功能受损。

4.2.5　甲减性周围神经病

约 10%~70% 的甲减患者可并发甲状腺功能减退性周围神经病。中老年人多发，起病缓慢，会出现下肢乏力和麻木，逐渐累及手部的麻木和乏力，最终表现为四肢远端的感觉运动性多发性神经病，腱反射减退或消失，周围神经运动和感觉传导速度减慢，脑脊液正常或轻微蛋白增高，周围神经活检呈节段性脱髓鞘。服用甲状腺素和 B 族维生素后部分患者可恢复，有部分患者仅部分恢复。甲减性周围神经病的发生与甲减病情的轻重及病程存在相关性。在早期的甲减患者中出现周围神经损害的概率并不高，程度也较轻，但随着病程的延长，出现概率不断上升，程度也较重。

4.2.6　呆小症/克汀病（Cretinism）

Cretinism 这一名词最早出现于 18 世纪法国医学文献，其来源尚无定论，一说来自法语单词"chrétien"或"crétin"。本病是由于甲状腺发育不良或甲状腺激素合成不足导致胎儿和新生儿甲状腺功能减退，造成神经系统及体格发育受损的内分泌疾病，表现为智力迟钝、生长发育迟缓。

4.2.7　幼年性黏液水肿（juvenile myxedema）

甲减可发生在不同的年龄，当发生在胎儿和新生儿期时叫作克汀病，发生在幼年身上叫作幼年黏液性水肿，发生在成人身上叫作甲状腺功能减退症或成人黏液性水肿。可引起中枢神经系统一般症状，包括头痛、夜盲症、晕厥，以及小脑损害、脊髓损害、颅神经损害、精神症状、幻觉妄想、智能障碍、黏液水肿性昏迷等。

4.3　弥漫性甲状腺肿伴功能亢进症（graves disease）/Graves 病/Base-dow 病

本病为甲亢中最常见的一类，临床上常由于过多甲状腺激素引起的高代谢症状、甲状腺肿大、眼部病征以及皮肤损害等 4 组主要表现。

4.3.1　Graves 病合并重症肌无力

本病发病多见于儿童和青年，临床常见症状和体征有眼球突出与患侧眼睑下垂（二者同时发生），甲状腺正常或肿大，四肢肌力正常。甲状腺功能：TT3、TT4、FT3、FT4 均升高，TSH 降低，TR-Ab 升高；新斯的明试验阳性；AchR-Ab 阳性；低频（2~5Hz）和高频（>10Hz）重复刺激尺神经、面神经和副神经等运动神经时，出现动作电位波幅的递减，且低频刺激递减程度在 10%~15% 以上，高频刺激递减程度在 30% 以上。眼部 CT 检查示患眼眼球轻度突出，眼外肌无肥大；胸腺 CT 检查示胸腺正常或增大。上述检查结果既符合 Graves 病的诊断标准，又符合重症肌无力的诊断标准，因此称为 Graves 病合并重症肌无力。给予患者低碘饮食、抗甲状腺药物、糖皮质激素及新斯的明等药物治疗后，病情可逐渐好转。

4.4　桥本脑病（Hashimoto's encephalopathy，HE）

HE 是一种因自身免疫反应累及中枢神经系统而产生的疾病，伴有自身甲状腺抗体增高。临床表现为两种形式：以多发卒中样发作为特征的血管炎型；以痴呆、精神症状为特征的弥漫性进展型。上述两种形式均可出现癫痫样发作、肌阵挛、震颤及木僵，前者起病较急，后者慢，对糖皮质激素治疗反应敏感。颅脑 MRI 检查显示双侧的尾状核头及壳核常呈现长 T_1 和长 T_2 信号。

5　甲状旁腺疾病（parathyroid diseases）

5.1　甲状旁腺功能减退相关的颅内钙化

甲状旁腺功能减退症是临床少见疾病，主要表现为肢体抽搐等低钙血症相关症状，影像学可见特征性双侧基底节区等部位对称性钙化。临床结合血清钙、血清磷和甲状旁腺激素测定、颅脑 CT 检查、既往相关疾病史可以初步诊断。

甲状旁腺功能减退症伴颅内钙化还应与其他颅内钙化性疾病相鉴别。①特发性基底节钙化（idio-pathic basal ganglia calcifications，IBGC）：也称为 Fahr 病，是一类以颅内钙化为主要特征的罕见病，其颅内钙化对称分布，呈典型"纺锤"形、倒"八"字形、正"八"字形排列。临床表现复杂多样，以癫痫发作、锥体外系症状为主，以及智力障碍、神经衰弱、精神异常等其他表现。通过既往有无相关手术史和血清电解质、激素水平，可与甲状旁腺功能减退症相鉴别。②结节性硬化（tuberous scle-rosis complex，TSC）：是一种常染色体显性遗传性疾病，是由于 TSC1 和 TSC2 基因突变所致，累及多种脏器，尤以脑、肾脏、皮肤常见，累及中枢神经系统时以室管膜下结节更为常见，结节钙化后行 CT 检查可见位于侧脑室外缘的钙化灶。特征性临床表现如癫痫发作、智力障碍和面部血管纤维瘤，结合影像学检查若提示伴肾脏错构瘤，有助于诊断。③生理性钙化：临床较常见，可发生于松果体区、大脑镰、脉络膜等部位，通常无明显症状。颅内钙化还可见于其他疾病，如颅内肿瘤、唐氏综合征、获得性免疫缺陷综合征（AIDS）、脑膜炎后脑炎、脑白质营养不良、肌肉病和脂蛋白病等。

6 肾上腺疾病（adrenal diseases）

6.1 原发性肾上腺皮质功能减退症（adrenocortical hypofunction）/Addison 病

Addison 病由英国人 Thomas Addison 于 1855 年首先描述，肾上腺皮质功能减退症，又称 Addison 病，由于双侧肾上腺的绝大部分被毁所致，继发性者由下丘脑—垂体病变引起。最具特征性患者全身皮肤色素加深，是垂体促肾上腺皮质激素（adrenocorticotropic Hormone，ACTH）黑素细胞刺激素分泌增多所致。神经、精神系统表现为乏力、淡漠、易疲劳，重者嗜睡、意识模糊，可出现精神失常。

6.2 库欣综合征（Cushing syndrome）/库欣病（Cushing disease）

本病最早由美国神经外科医生 Harvey Cushing 于 1932 年描述，是各种病因造成肾上腺分泌过多糖皮质激素（主要是皮质醇）所致病症的总称，其中最多见者为垂体促肾上腺皮质激素（ACTH）分泌亢进所引起的临床类型，称为库欣病（Cushing disease）。典型表现为向心性肥胖、满月脸、红润多脂、皮肤菲薄、紫纹、高血压、低血钾等。

6.3 原发性醛固酮增多症（primary aldosteronism，PA）

PA 是指由于肾上腺皮质本身病变导致醛固酮分泌过多，水钠潴留、血容量扩张、肾素—血管紧张素系统活性受抑制所产生的综合征。临床表现：高血压为最早和最常见的症群，可出现于本病的任何阶段，临床表现为头晕、头痛、头胀、耳鸣、眼花、乏力、厌食、烦躁及睡眠障碍等。当血压突然增高可出现高血压脑病，表现为剧烈头痛、恶心、呕吐、视物模糊及痫性发作等，严重时可出现意识障碍。若经积极恰当的处置，症状通常可在数小时内缓解；但如血压始终保持在较高水平，可发生脑卒中，引起神经系统定位症状及体征。

6.4 嗜铬细胞瘤（pheochromocytoma，PHEO）

PHEO 是起源于肾上腺髓质嗜铬细胞的肿瘤，通过合成、分解代谢释放过量的儿茶酚胺（cate-cholamine，CA）而引起相关临床症状。家族性 PHEO 是 PHEO 常染色体显性遗传的一种特殊类型，具有高度外显性。1947 年，Calkins 首次发表了家族性 PHEO 的研究报告，随着分子生物学的发展，研究发现 PHEO 患者和副神经节瘤（paraganglioma，PGL）患者存在多种遗传基因的异常，约 10%为恶性肿瘤，约 10%是遗传性肿瘤。除心血管受累出现充血性心力衰竭外，嗜铬细胞瘤可以损害脑血管引起 TIA 或脑卒中。

6.5　视网膜小脑血管瘤病/Von Hippel–Lindau 综合征（Von Hippel–Lindau disease，VHL）

本病是临床一种罕见的常染色体显性遗传的家族性肿瘤相关性遗传病，由 Von Hippel 于 1904 年和 Lindau 于 1926 年分别报道了此病。1964 年，Melmon 和 Rosen 第一次用两位医学家的名字将该病命名为 Von Hippel–Lindau 综合征，已报道该病发生率为 1/36000。

本病主要表现为中枢神经系统和视网膜的血管网状细胞瘤、透明细胞型肾细胞癌、嗜铬细胞瘤、胰腺囊肿等。临床上常根据 VHL 综合征的不同表型将其分为 1 型不伴有嗜铬细胞瘤的 VHL 综合征和 2 型伴有嗜铬细胞瘤的 VHL 综合征 2 类，其中 2 型又分为 2A 型（伴有血管网状细胞瘤）、2B 型（伴有血管网状细胞瘤及肾透明细胞癌）、2C 型（仅伴有嗜铬细胞瘤）。该病具有显著的表型变异及年龄依赖性的外显率，外显率高，至 60 岁时外显率达 97%，约 80% 的基因突变为家族遗传性。

本病合并冠状动脉病变有较高的死亡率，及时阻断儿茶酚胺受体和及早切除嗜铬细胞瘤是该病治疗的重要手段。

7　高钙性脑病（hypercalcemic encephalopathy）

成人血清钙正常值为 2.25~2.75mmol/L，当血清钙水平>2.75mmol/L 即为高钙血症，当血钙水平≥3.75mmol/L 时可能引起高钙性脑病。

8　钠、钾和体液失衡性脑病

除高钙血症、低钙血症、高磷血症、高镁血症等可以导致相关神经系统损害之外，临床上较常见的还有钠、钾和体液平衡失调所导致的神经系统疾病。

9　少见的代谢性脑病

9.1　药物引起的代谢性脑病（drug–induce metaolic encephalopathies）

异烟肼诱发的脑病是最早描述的药物诱发的脑病。

9.2　其他罕见的代谢性脑病

本病包括乳糜泻导致的代谢性脑病、Addison 病或肾上腺功能不足所致的脑病，霍乱伴严重腹泻偶可引起脑病，血液黏滞度显著增高也可导致脑病和昏迷。

10　胰性脑病（pancreatic encephalopathy，PE）

PE 是急性胰腺炎（acute pancreatitis）或慢性复发性胰腺炎急性加重期出现的脑病症状。

第 6 节　血液病的神经系统并发症

1　白血病（leukemia）

中枢神经系统是白血病最常见的髓外浸润部位，多数化疗药物难以通过血脑屏障，不能有效杀灭隐藏在中枢神经系统的白血病细胞，因而引起中枢神经系统白血病（central nervous system leukemia，CNSL）。轻者表现为头痛、头晕，重者有呕吐、颈项强直，甚至抽搐、昏迷。CNSL 可发生在疾病各时期，尤其是治疗后缓解期。

白血病是一类造血干细胞恶性克隆性疾病，临床可见不同程度的贫血、出血、感染发热以及肝、脾、淋巴结肿大和骨骼疼痛，可分为急、慢性白血病。临床上常将白血病分为淋巴细胞白血病、髓细胞白血病、混合细胞白血病等。白血病的治疗有化学治疗、放射治疗、靶向治疗、免疫治疗、干细胞移植等。通过合理的综合性治疗，白血病预后可得到极大的改善。

1.1   慢性淋巴细胞白血病（chronic lymphocytic leukemia，CLL）

CLL 是一种原发于造血组织的恶性肿瘤，肿瘤细胞为单克隆的 B 淋巴细胞，形态类似正常成熟的小淋巴细胞，蓄积于血液、骨髓及淋巴组织中。病因尚未完全明确，长期接触低频电磁场可能和该病的发病有关，遗传因素在该病的发病中占有一定的地位。直系家属中患该病的危险性比一般人群高 3 倍，男性发病率高于女性。早期常无症状，常因发现无痛性淋巴结肿大或不明原因的淋巴细胞绝对值升高而就诊。若中枢神经系统受累，患者可能会有烦躁不安、头痛、神志不清以及抽搐等表现，严重的甚至会出现偏瘫、颅内出血等症状。

2   缺铁性贫血（iron-deficiency anemia，IDA）

IDA 是由于贮存铁缺乏、血红蛋白合成量减少导致的小细胞低色素性贫血。缺铁可引起神经、内分泌及免疫等多系统受损。1970 年以来，IDA 导致脑动脉和脑静脉系统血栓形成的报道逐渐引起人们的重视，多数病例经脑血管造影证实为动脉缺血性病变，静脉系统血栓形成病例很少。IDA 导致的脑动脉血栓形成的临床症状与动脉硬化性脑血栓形成相同，导致的脑静脉系统血栓形成与脑静脉和脑静脉窦血栓的症状相同。

3   巨幼细胞性贫血（megaloblastic anemia，MA）

MA 是由于脱氧核糖核酸（DNA）合成障碍所引起的一种贫血，主要是由于体内缺乏维生素 B_{12} 和/或叶酸所致，也可因遗传性或药物等获得性 DNA 合成障碍引起。可出现乏力、头晕、气短、心悸、反复发作的舌炎、感觉障碍、下肢步态不稳等症状。应加强营养，补充叶酸或维生素 B_{12}，严重的巨幼细胞贫血要警惕低血钾症的发生。

4   再生障碍性贫血（aplastic ania，AA）

AA 简称再障，是一组由多种病因所致的骨髓造血功能衰竭性综合征，以骨髓造血细胞增生减低和外周血全血细胞减少为特征，临床以贫血、出血和感染为主要表现，当累及神经系统时，患者还可表现为乏力、精神萎靡以及意识障碍等。确切病因尚未明确，再障发病可能与化学药物、放射线、病毒感染及遗传因素有关，主要见于青壮年，男性发病率略高于女性。

5   真性红细胞增多症（polycythemia vera，PV）

PV 是一种以红系细胞异常增殖为主，三系不同程度增高的造血干细胞克隆性疾病，属慢性骨髓增殖性肿瘤（MPN）。常以皮肤黏膜红紫、脾脏肿大、血栓形成、神经系统症状及可向其他 MPN 转化为其临床特征。PV 的并发症包括血液性和血管性，前者主要是急性白血病和骨髓纤维化，后者多为脑梗死，偶见出血。

5.1   家族性红细胞增多症 1 型（familial polycythemia type 1）

本病为编码红细胞生成素受体的 EPOR（erythropoietin Receptor）基因突变，属于常染色体显性遗传。其特征在于血清红细胞数量和血红蛋白浓度升高，红系祖细胞对红细胞生成素（EPO）的超敏反应。根据受累部位不同，临床表现为心肌梗死、冠状动脉疾病、高血压、外周血栓形成、脾大、头痛、头晕、脑内出血。

6   镰状细胞病（sickle cell disease，SCD）

SCD 为红细胞含有血红蛋白 S（sickle hemoglobin，HbS）的一种常染色体显性遗传的溶血性疾病。

本病有 3 种类型：①纯合子类型称为镰状细胞性贫血（sickle cell anemia）；②杂合子类型称为镰状细胞特征（sickle cell trait）；③HbS 与地中海贫血或其他异常 Hb 基因组合成的双重杂合子类型称为混合型镰状细胞综合征（mixed sickle cell syndrome）。

6.1　镰状细胞性贫血（sickle cell anemia）

本病为 HbS 的纯合子突变，血红蛋白聚合，导致红细胞僵硬和血管闭塞是该病病理生理学核心改变。可表现为血管病变、微循环闭塞、肺动脉高压、功能性贫血、脑卒中等。

6.2　镰状细胞特征

本病为 HbS 的杂合子突变，基本无症状。

6.3　混合型镰状细胞综合征

本征为 HbS 与地中海贫血或其他异常 Hb 基因组合成的双重杂合子。

7　阵发性睡眠性血红蛋白尿（paroxysmal nocturnal hemoglobinuria，PNH）

PNH 为后天获得性造血干细胞基因突变导致红细胞膜缺陷所致，临床上多发生于睡眠时，出现了含铁血红素尿，以茶色尿为主要表现。PNH 患者血栓发生率高达 23%~50%，最常见的是肝静脉或门静脉血栓形成，而肝静脉或门静脉血栓形成可导致 Budd-Chiari 综合征，若神经系统受累可引起上矢状窦血栓形成和脑梗死。

注：Budd-Chiari 综合征是指由于肝静脉部分性或完全性阻塞，导致了肝静脉回流障碍为主要表现的临床综合征，本征可出现下肢水肿、静脉曲张、慢性胃溃疡、肝脾肿大等症状，另外，还可出现继发性门静脉高压、腹胀、腹水、黄疸等表现。

8　单克隆丙种球蛋白病（monoclonal gammopathies）

单克隆丙种蛋白病是指由单克隆浆细胞增生引起肿瘤性或有可能发展为肿瘤的一组疾病。这些疾病包括多发性骨髓瘤、POEMS 综合征、意义未明的单克隆丙种球蛋白病（monoclonal gammopathy of undetermined significance，MGUS）、Waldenstrom 巨球蛋白血症（Waldenstrom macroglobulinemia，WM）、冷球蛋白血症、恶性淋巴瘤以及原发性淀粉样变性。在原因未明的周围神经病中，约 10% 伴发单克隆免疫球蛋白病，特别是在老年患者中。诊断为 MGUS 相关的周围神经病患者中约 10% 有潜在的血液系统恶性肿瘤。

这些疾病的共同特征是分泌单克隆（monoclonal）免疫球蛋白，称为 M 蛋白，也称为副蛋白或单克隆丙种球蛋白。虽然众所周知这类病最常见的并发症是周围神经病（PN），但临床上，单克隆丙种球蛋白病与其他原因导致的 PN 很难区分。另外，一部分正常人血中也可检测到 M 蛋白，阳性率随年龄的增长而增加。因此，目前这一类疾病的诊断和治疗仍存在很多挑战。

8.1　多发性骨髓瘤周围神经病（multiple myeloma peripheral neuropathy，MMPN）

多发性骨髓瘤（multiple myeloma，MM）是最常见的浆细胞恶性肿瘤，因浆细胞是 B 淋巴细胞发育到最终阶段的细胞，目前 WHO 将其归类为 B 细胞淋巴瘤的一种，称为浆细胞骨髓瘤或浆细胞瘤。MM 周围神经病是指 MM 患者在疾病过程中出现的因骨髓瘤本身或药物治疗所致的感觉、运动或自主神经系统症状。

8.2　POEMS 综合征/骨硬化性骨髓瘤/柯路—福克斯综合征（Crow-Fukase 综合征）/Takatsuki 综合征

POEMS 综合征是由 Crow 等人首次提出，是一种罕见的由浆细胞增生紊乱导致的副肿瘤综合征。Bardwick 等人根据其五大主要临床特征 [多发性周围神经病变（polyneuropathy，P）、脏器肿大

（organomegaly，O）、内分泌病变（endocriopathy，E）、M 蛋白（M-protein，M）和皮肤改变（skin changes，S）] 将其命名为 POEMS 综合征。POEMS 综合征的病因和发病机制至今仍不很清楚。

2003 年国际骨髓瘤协作组（the international myeloma working group）发表了 POEMS 诊断标准，并于 2007 年做了修订，在 2017 年做了更新。其中诊断的必要条件包括 2 条强制标准和至少 1 条主要标准和至少 1 条次要标准。

强制标准：多发性周围神经病（脱髓鞘性周围神经病为典型类型）；单克隆浆细胞增殖（几乎都为 lambda 型）。[注：单克隆浆细胞分泌单克隆免疫球蛋白，免疫球蛋白单体由两条轻链和两条重链组成，其中两条轻链分为 Kappa 和 lambda 两个型。]

主要标准（非强制性）：Castleman 病；骨硬化病或囊性骨硬化病；血清或血浆血管内皮生长因子升高。

次要标准：器官肿大（脾肿大、肝肿大、淋巴结肿大）；血液容量增加（周围性水肿、腹腔积液、胸腔积液）；内分泌紊乱（肾上腺、甲状腺、垂体、性腺、甲状旁腺功能，糖尿病以外的胰腺功能紊乱，甲状腺功能减退）；皮肤改变（色素沉着、肾小球血管样瘤、手足发绀、指尖发白）；视盘水肿；血小板增多症/红细胞增多症。

其他症状或体征：杵状指、消瘦、多汗症、肺动脉高压/阻塞性肺病、血栓体质、腹泻、维生素 B_{12} 降低。

8.3 意义未明的单克隆丙种球蛋白病（monoclonal gammopathy of undetermined significance，MGUS）

MGUS 是多发性骨髓瘤的癌前病变，根据分泌 M 蛋白的类型，MGUS 主要有 3 种：①IgM 型，易进展为 Waldenstrom 巨球蛋白血症；②非 IgM（包括 IgG 和 IgA）型，更易进展为多发性骨髓瘤；③轻链型，是一种新发现的疾病，容易进展为轻链型多发性骨髓瘤。所有类型的 MGUS 都可进展成免疫球蛋白轻链淀粉样变性。MGUS 易发展为恶性肿瘤、周围神经病（peripheral neuropathy，PN）、膜性增生性肾小球肾炎（Membranoproliferative glomerulonephritis，MPGN）和坏死性黄色肉芽肿（necrobiotic xanthogranuloma）等疾病。

8.4 Waldenstrom 巨球蛋白血症（Waldenstrom macroglobulinemia，WM）

WM 属于非霍奇金淋巴瘤的一种，以 IgM 蛋白和浆细胞浸润为特征。2016 年，WHO 定义 WM 为非霍奇金淋巴瘤亚型中的一个。WM 是一种罕见的血液系统恶性肿瘤。临床特征包括贫血、发热、体重下降及盗汗等。单克隆 IgM 蛋白升高可导致高黏滞综合征、周围神经病变、冷球蛋白血症和免疫复合物性血管炎。

8.5 冷球蛋白血症（cryoglobulinaemia）

冷球蛋白是遇冷沉淀、加热后又溶解的血清免疫球蛋白，见于特发性冷球蛋白血症（idiopathic cryoglobulinaemia），大多数患者的病因是丙型肝炎病毒（HCV）感染，也可能继发于淋巴细胞增生症、慢性炎症或感染性疾病等。其临床表现包括：①Ⅰ型冷球蛋白血症，以雷诺综合征（Raynaud syndrome）、肢端发绀、末梢坏疽和网状青斑为特征，遇冷加重；②Ⅱ型冷球蛋白血症，有典型的小血管炎表现，如皮肤血管炎（紫癜或小腿溃疡）、膜性增生性肾小球肾炎和周围神经病变；③Ⅲ型冷球蛋白血症，常无症状，但免疫复合物在小血管的沉积也可导致与Ⅱ型冷球蛋白血症相似的症状。

8.6 恶性淋巴瘤（malignant lymphoma）

本病是起源于淋巴组织的恶性肿瘤，包括霍奇金病（Hodgkin disease，HD）和非霍奇金淋巴瘤（non-Hodgkin lymphoma，NHL）。神经系统并发症多出现于肿瘤进展期或复发时，也常见于转化为白血病或伯基特淋巴瘤（Burkitt lymphoma）时，瘤组织最常侵犯软脑膜，其次是脑实质、脊髓或神经根。HD 和 NHL 很少引起神经副肿瘤综合征。

8.6.1　Burkitt 淋巴瘤（Burkitt lymphotma）／伯基特淋巴瘤

Burkitt 淋巴瘤是一种可能来源于滤泡生发中心细胞的高度恶性的 B 细胞肿瘤，于 1964 年由 Epstein 首先发现，目前国内外均有该病例报道。患者主要为儿童和青年人，男性多于女性，Burkitt 淋巴瘤常可侵犯全身各个部位，并产生其相应的症状和体征。

8.7　原发淀粉样变性（primary amyloidosis，PA）

PA 是一组因单克隆免疫球蛋白轻链沉积在各种器官细胞外基质，造成沉积部位组织和器官损伤的疾病。PA 是一种罕见疾病，大约发生于 10%的多发性骨髓瘤患者。

9　血小板增多症（thrombocythemia）

本病是相对慢性的骨髓增殖性疾病中的一种，与其他骨髓增殖性疾病相似，此病为多能造血干细胞克隆疾病。特征为骨髓中巨核细胞异常增生，血小板计数显著升高，主要临床表现为出血和血栓形成倾向。

9.1　血小板增多症 2 型

本型为 MPL（Myeloproliferative Leukemia）基因突变所致，属于常染色体显性遗传病。该病可表现为先天性巨核细胞增多症，多在婴幼儿时期发病。该病可累及神经系统，表现为小脑蚓部发育不全、小脑蚓部与第四脑室交通。

9.2　血小板增多症 3 型

本型为 JAK2（Janus kinase 2）基因突变所致，属于常染色体显性遗传病。其特点为血小板生成增加并导致循环系统中血小板增多，血小板增多症与栓塞事件相关，如脑血管事件或心肌梗死等。

10　血小板减少症 5 型（thrombocytopenia type 5）

本型为 ETV6（ETS Variant Transcription Factor 6）基因杂合突变所致，属于常染色体显性遗传。其特点是血小板计数减少和出血倾向患者具有血液系统肿瘤的易患性，且发生实体瘤的风险也有所增加。曾有报道，携带 ETV6 基因突变的淋巴细胞白血病患儿出现颅内出血。

11　血小板减少性紫癜（thrombocytopenic purpura）

本病是一种以血小板减少为特征的出血性疾病，主要表现为皮肤及脏器的出血性倾向以及血小板显著减少。可分为特发性血小板减少性紫癜、继发性血小板减少性紫癜和血栓性血小板减少性紫癜。

12　湿疹、血小板减少伴免疫缺陷综合征（Wiskott-Aldrich syndrome，WAS）

WAS 是一种严重的 X 连锁隐性遗传性疾病，以血小板数量减少、血小板体积减小、湿疹、免疫缺陷、易患自身免疫性疾病和肿瘤为主要临床特征。研究已证实，WAS 基因定位于 X 染色体（Xp11.22-11.23），包括 12 个外显子，cDNA 序列由 1821 个碱基组成，基因组 DNA 长约 9kb，编码由 502 个氨基酸组成的 WAS 蛋白（Wiskott-Aldrich symdrome protein，WASP）。WASP 基因突变可影响 WASP 表达，导致非红系造血细胞对外界刺激反应时的信号传导和细胞骨架组合障碍，影响血小板数量、大小及聚集，造成淋巴细胞迁移、信号传导及免疫突触形成异常等。国内报道的 111 个病例，临床表现多集中于血小板减少性出血、湿疹、免疫缺陷致各种感染、肿瘤，而 WAS 并发神经系统脱髓鞘病变国内外均未见报道。

13 凝血因子缺乏 （coagulation factor deficiency）

13.1 凝血酶原缺乏症 （prothrombin deficiency）

本病为编码凝血因子Ⅱ，即凝血酶原的基因 F2 （coagulation factor Ⅱ，thrombin） 纯合突变或复合杂合突变所致，属于常染色体隐性遗传。该病在出生时发病，特征性表现为血液循环中凝血酶原水平较低。临床上可出现脑内出血、鼻出血、牙龈出血、月经过多、瘀斑和血肿。

13.2 维生素 K 依赖性凝血因子缺乏症 （vitamin K-dependent coagulation factor combined deficiency，VKCFD）

维生素 K （VK） 在维持正常凝血过程中，它是必不可少的维生素之一，凝血因子Ⅱ、Ⅶ、Ⅸ和Ⅹ均是 VK 依赖性凝血因子。VK 缺乏可引起相关的凝血因子活性下降，进而导致 VKCFD 的产生，临床可表现为各种类型的出血症状，补充 VK 后，其出血症状减少或消失。根据病因和发病机制将 VKCFD 分为基因突变所致的先天性 VKCFD 和后天获得性 VKCFD，先天性 VKCFD 又可分为以下 2 个类型。

13.2.1 1 型 （type 1）

1 型为 GGCX （Gamma-Glutamyl Carboxylase） 基因突变所致。

13.2.2 2 型 （type 2）

2 型为 VKORC1 （vitamin K epoxide reductase complex subunit 1） 基因突变所致，属于常染色体隐性遗传。

13.3 凝血因子 V 缺乏症 （coagulation factor V deficiency）

本病为 F5 （coagulation factor V） 基因突变所致，临床表现为颅内出血和其他系统出血倾向，如鼻出血、月经过多、瘀斑。

13.4 凝血因子Ⅶ缺乏症 （coagulation factor Ⅶ deficiency）

本病为 F7 （coagulation factor Ⅶ） 基因突变所致，属于常染色体隐性遗传。凝血因子Ⅶ缺乏症可累及多个器官、系统。多数患者病情较轻，主要表现为牙龈、鼻出血，皮肤瘀伤、青紫，少数患者出血严重，出现关节、肌肉甚至中枢神经系统和胃肠道出血。

13.5 血管性血友病 （von Willebrand disease，vWD）

vWD 为 vWF （von Willebrand factor） 基因突变所致，属于常染色体显性遗传。血管性血友病是最常见的遗传性凝血功能障碍性疾病，特征性临床表现为皮肤、黏膜出血，如鼻出血、月经过多、手术和外伤后出血时间延长等。研究发现血小板黏附的缺陷不影响动脉粥样硬化的形成过程。

13.6 甲型血友病 （hemophilia A）

本病为 F8 （coagulation factor Ⅷ） 基因缺陷所致，属于 X 连锁隐性遗传。甲型血友病是由凝血因子Ⅷ的活性不足引起的出血性疾病。根据凝血因子Ⅷ的血浆水平不同，出血的严重程度具有临床异质性。

13.7 凝血因子Ⅹ缺乏症 （coagulation factor X deficiency）

本病为 F10 （coagulation factor X） 基因突变，属于常染色体隐性遗传。临床表现为各部位出血，如脑出血、慢性硬膜下血肿、皮肤紫癜、鼻出血、牙龈出血、肌肉血肿、胃肠道出血等。

13.8 凝血因子ⅩⅢA 缺乏症 （coagulation factor ⅩⅢA deficiency）

本病为 F13A1 （coagulation factor ⅩⅢ A chain） 基因突变，属于常染色体隐性遗传。其特征在于出血增加和伤口愈合不良，患者可并发颅内出血及神经系统症状的多种临床表现。

13.9　凝血因子ⅩⅢB缺乏症（coagulation factor ⅩⅢB deficiency）

本病为 F13B（coagulation factor ⅩⅢ B chain）基因突变，属于常染色体隐性遗传。特征及临床表现同凝血因子ⅩⅢ A 缺乏症。

13.10　先天性纤维蛋白原缺乏血症（congenital fibrinogen deficiency，FGA /FGB/FGG 基因）

本病为 FGA（fibrinogen alpha chain）/FGB（fibrinogen beta chain）/FGG（fibrinogen gamma chain）基因突变，属于常染色体隐性遗传。无纤维蛋白原血症引起的出血通常出现在新生儿期，因此 85% 的病例出现脐带出血，后期发病也并不罕见。出血可能发生在皮肤、胃肠道、泌尿生殖道或中枢神经系统，颅内出血是主要死亡原因。

14　弥散性血管内凝血（disseminated intravascular coagulation，DIC）

DIC 不是一种独立的疾病，而是许多疾病在进展过程中产生凝血功能障碍的最终共同途径，是一种临床病理综合征。DIC 病死率高达 31%~80%，DIC 的病因来自基础疾病，感染性疾病和恶性疾病约占 2/3，产科疾病和外伤也是 DIC 的主要病因。

在某些诱发因素作用下，微循环中广泛而散在地发生血小板聚集、纤维蛋白沉积或血液凝固，导致血小板和凝血因子被大量消耗，继而纤维蛋白溶解系统被激活，临床上出现各受损脏器的功能障碍和广泛而严重的出血。

15　巨血小板综合征/Bernard-Soulier 综合征 A2 型（megaplatelet syndrome/bernard soulier syndrome type A2）

本征是罕见的常染色体显性或隐性遗传性出血性疾病，主要是由血小板膜缺陷所致。其特征为血小板减少、巨型血小板、出血时间延长和凝血酶原消耗不良，其中常染色体显性遗传形式是由编码 GPIb α 的 GP1BA 基因突变引起的。研究表明，血小板黏附基因受体变异可能与原发性脑出血相关。

16　血小板异常型出血性疾病（platelet abnormal hemorrhagic disease）

16.1　血小板异常型出血性疾病 8 型（platelet abnormal hemorrhagic disease type 8）

本型为 P2RY12（Purinergic Receptor P2R2）基因突变所致，属于常染色体隐性遗传。该病主要表现为轻中度皮肤黏膜出血和外伤、术后的大出血。

16.2　血小板异常型出血性疾病 9 型/糖蛋白 Ia 缺乏症（platelet abnormal hemorrhagic disease type 9）

本型为 ITGA2（integrin subunit alpha 2）基因突变所致，属于常染色体显性遗传。主要表现为易瘀伤、血小板减少症、血小板表面 GPIa/GPⅡa 减少、血小板与内皮下胶原黏附缺陷。

16.3　血小板异常型出血性疾病 11 型（platelet abnormal hemorrhagic disease type 11）

本型为 GP6（glycoprotein Ⅵ platelet）基因杂合突变所致，属于常染色体隐性遗传。是由于血小板活化和胶原纤维聚集功能异常所致的轻至中度出血性疾病，主要表现为鼻出血、瘀斑、月经过多、术后出血、出血时间延长、血小板活化及胶原蛋白聚集缺陷、血小板黏附功能异常。

16.4　血小板异常型出血性疾病 13 型（platelet abnormal hemorrhagic disease type 13）

本型为 TBXA2R（thromboxane A2 receptor）基因缺陷所致，属于常染色体显性遗传。该病主要是由于血小板血栓素 A2 受体缺陷导致，主要临床特点包括轻度皮肤、黏膜出血。

16.5 血小板异常型出血性疾病16型（platelet abnormal hemorrhagic disease type 16）

本型为 ITGA2B（integrin subunit alpha 2b）基因或编码 GPⅢa 的 ITGB3（integrin subunit beta 3）基因纯合突变，属于常染色体显性遗传，是一种血小板形态异常的先天性巨血小板减少症，为血小板生成障碍性疾病，本病患者可没有或仅有轻度的出血倾向，有相关报道出血性疾病可致脑出血。

17 血小板无力症（thromboasthenia）

本病为 ITGA2B（integrin subunit alpha 2b）/ITGB3（integrin subunit beta 3）基因突变，属于常染色体隐性遗传，是一种以血小板聚集缺陷，以及血块退缩能力减低或缺乏为特点的出血性疾病，可导致颅内出血、鼻出血、牙龈出血、皮肤出血、消化道出血等。

18 血小板激活因子乙酰水解酶缺乏症（platelet-activating factor acetylhydrolase deficiency，PAFAD）

PAFAD 为 PLA2G7（phospholipase A2 group Ⅶ）基因突变所致，属于常染色体隐性遗传。本病与报道的日本儿童重度哮喘相关，日本约 4% 的人群缺乏血小板激活因子乙酰水解酶活性，增加了缺血性脑卒中的发生率。

19 魁北克血小板异常症（Quebec platelet disorder，QPD）

QPD 为 PLAU（plasminogen activator，urokinase）基因突变所致，属于常染色体显性遗传的出血性疾病。其临床表现主要是出血风险增加，可出现颅内出血或外周血管疾病。

20 遗传性抗凝血酶Ⅲ缺乏症（hereditary antithrombin Ⅲ deficiency）

本病为 SERPINC1（serpin family C member 1）基因突变所致，属于常染色体显性遗传。抗凝血酶Ⅲ在调节止血和其他激活凝血因子中发挥重要作用。本病的发病率为 1/（2000~5000），主要表现为反复发作的血栓事件，发病年龄多为 10~35 岁，患者往往有家族史，约 55% 的患者至少有一次静脉血栓形成和肺静脉栓塞的病史，常见部位是下肢深静脉和髂静脉。

21 噬血细胞综合征（hemophagocytic syndrome，HPS）/噬血细胞性淋巴组织细胞增生症

本病是一组因遗传性或获得性免疫缺陷导致的以过度炎症反应为特征的疾病，主要临床特点是长期不明原因发热、肝脾肿大、血细胞减少，累及中枢神经系统可表现为意识障碍、颅神经麻痹、惊厥等表现，颅脑 MRI 影像学可表现为脑内多发片状长 T_1、长 T_2 病灶。

22 浆细胞白血病（plasma cell leukemia，PCL）

PCL 是一种浆细胞恶性增殖性疾病，由于化疗药物无法通过血脑屏障，无法杀伤中枢神经系统中存在的白血病细胞，这些白血病细胞可能造成脑血管壁破坏，同时导致大量原始浆细胞堆积，血液黏稠度增大，白血病细胞和化疗药物都是引起脑梗死的高危因素。

23 溶血性尿毒症综合征（hemolyticuremicsyndrome，HUS）

HUS 是以溶血性贫血、血小板减少、急性肾衰竭为主要临床特征的微血管病变。

24 易栓症（antithrombopathy）

本病是由凝血因子、抗凝蛋白、纤溶蛋白等遗传性因素/获得性缺陷/获得性危险因素等引发的血栓

栓塞的疾病/状态。

25　高黏滞综合征（hyperviscosity Syndrome，HS）

HS 是由组织内微循环障碍后引起的组织供氧不足造成的症候群。

26　嗜酸性粒细胞增多症（eosinophinophilia）

正常人外周血中嗜酸性粒细胞绝对值为（0.05~0.5）×10^9/L，若嗜酸性粒细胞高于 0.5×10^9/L，称为嗜酸性粒细胞增多症，以嗜酸性粒细胞浸润和炎性介质释放到靶器官损害为主要特点，临床可出现丘疹、咳嗽、呼吸困难、胃肠道症状、心脏表现、神经系统表现，如卒中和周围神经病变等。

27　血卟啉病（hematoporphyria）/血紫质病

血卟啉病是由 Stokvis 于 1889 年首次报道，是一种少见的常累及神经系统及皮肤系统的疾病，可表现为光感性皮肤损害、腹痛及神经系统损害症状等，属于常染色体显性遗传伴不全外显的遗传疾病。根据代谢部位，血卟啉病分为肝细胞性血卟啉病及红细胞生成性血卟啉病。目前认为，血卟啉病急性发作时的临床表现与周围神经、自主神经及中枢神经系统功能损害程度密切相关。

血卟啉病性周围神经病常见于血卟啉病急性发作患者，占 10%~40%。周围神经病变较典型表现为急性运动神经轴索损害，80% 的患者主要累及近端肌肉，其中累及上肢者可达 50%，多表现为肌无力（可由单肢肌无力进展至四肢迟缓性瘫痪），部分患者可伴肌肉剧痛（小腿尤为多见）。与此同时，可出现腹痛，伴或不伴便秘、腹泻、恶心、呕吐、低热等自主神经症状。此外，还可表现为精神症状、意识障碍、癫痫、皮质盲、低钠血症、构音障碍、姿势性震颤等中枢神经系统受累的临床症状。

第 7 节　免疫相关神经系统并发症

1　神经精神性狼疮（neuropsychiatric systemic lupus erythematosus，NPSLE）

目前广为接受的 NPSLE 神经精神症状是 1999 年由美国风湿病学会修订的分类标准，该标准针对 19 项 NPSLE 临床症状进行了标准化的命名和定义，临床上只要系统性红斑狼疮（SLE）患者出现 19 项神经精神症状中的一项即可诊断为 NPSLE。SLE 患者中 NPSLE 的发生率报道不一，约为 14%~75%。NPSLE 是 SLE 患者死亡的主要原因之一。本病发病早，预后差，出现抗磷脂抗体综合征（APS）则死亡率较高，病死率为 20%。外周和中枢神经系统均可受累，可在 SLE 病程中的任意时期发作，SLE 神经精神表现可以早而频繁，常常可发生于诊断 SLE 之前。NPSLE 的临床表现多样，从头痛、轻微的认知功能障碍到急性精神错乱、精神病和癫痫发作。抑郁、焦虑及认知功能障碍等弥漫性中枢神经系统受累为 NPSLE 常见的表现，SLE 患者出现抑郁、焦虑及认知障碍的发病率明显高于普通人。

神经系统损害包括中枢神经系统损害和周围神经系统损害：①中枢神经系统损害包括无菌性脑膜炎、脱髓鞘综合征、头痛、癫痫、脊髓病变、脑血管病以及运动障碍；②周围神经系统损害包括吉兰—巴雷综合征、自主神经障碍、单神经病变、重症肌无力、颅神经病变、神经丛病以及多神经病变。

精神异常症状包括急性意识障碍、抑郁症情感障碍、认知功能障碍、精神异常以及性格改变。

2 结缔组织病相关性血管炎累及中枢神经系统（connective tissue disease associated vasculitis involving the central nervous system）

2.1 类风湿性血管炎（rheumatic vasculitis）

类风湿性的血管炎往往更严重、破坏性更强，是动脉粥样硬化启动和进展的重要因素，是青年卒中的重要病因之一，特别是病史较长、病情控制不佳、类风湿因子阳性的患者更易出现心、脑血管的并发症。类风湿性脑血管炎通常是坏死性小血管炎，镜下可见淋巴细胞浸润纤维素样沉积，影像学上表现为串珠样狭窄，容易导致出血或缺血。

2.2 狼疮性血管炎（lupus vasculitis）

SLE 是一种慢性自身免疫性结缔组织疾病，发病机制复杂，临床表现多样，血管炎是其中的一种重要表现。血管炎起自炎症和血栓形成，发病机制中的关键环节是内皮细胞的激活及黏附分子的表达与激活。抗血管内皮细胞自身抗体、抗磷脂抗体、抗中性粒细胞胞浆抗体、抗双链 DNA 抗体等直接或间接作用于血管内皮细胞，引起慢性血管壁损伤。累及神经系统可引起脑梗死和脑出血、意识障碍甚至狼疮脑病发作。药物与微生物也可能是血管炎形成的因素。目前对 SLE 性血管炎的治疗主要是使用糖皮质激素、免疫抑制剂、抗疟药及非甾体抗炎药等。

2.3 结节病（sarcoidosis）/肉样瘤病

结节病是一种全身性、炎症性、非干酪样肉芽肿性疾病，通常影响淋巴系统和肺部；部分病例可累及神经系统（中枢性、周围性），罕见引起脑血管性疾病（动脉、静脉），其中缺血性脑卒中可能由于血管炎或肉芽肿性病变压迫导致脑动脉狭窄、闭塞所致。血管周围强化和磁敏感加权中晕状伪影（累及脑室旁静脉结构，不累及深部核团）可能是该病 MRI 检查的特征性表现。血管造影常显示阴性（多累及微血管），脑脊液多显示炎性特征。

约5%的结节病可累及周围神经，表现为多发性单神经病和对称性多发性感觉运动神经病。病理改变主要为无干酪样坏死的肉芽组织侵入神经外膜、束膜和内膜的血管周围，造成神经纤维压迫、推移，出现轴索性和脱髓鞘性病变。

临床上颅神经受累以面神经麻痹最常见，发病急，伴有耳后疼痛和味觉障碍，呈完全性或不完全性麻痹。临床表现上很难与特发性面神经麻痹（Bell 麻痹）相鉴别。其他如Ⅷ、Ⅸ、Ⅹ颅神经也可受累，但少见。周围神经受累较多见于多发性单神经病，多以急性或亚急性发病。偶可见对称性多发性感觉运动性神经病，呈进展性病程，症状类似吉兰—巴雷综合征。肌电图显示神经源性损害，神经、肌肉和皮肤活检及淋巴结活检对诊断有意义。

结节病临床表现除心脏外，其他脏器尤其是肺、淋巴结、皮肤等均可受累，可有发热、不适、厌食、体重减轻、干咳、哮鸣、呼吸困难、斑点或丘疹样皮疹以及关节痛等症状。此外，眼部多表现为葡萄膜炎症；累及结膜、视网膜、泪腺者可引起视力障碍。当结节病患者有气管旁淋巴结肿大并伴某些急性周围性关节炎、葡萄膜炎和结节性红斑病变时，此种症状被称为急性结节病或 Laeffgren 综合征；而有前葡萄膜炎伴腮腺炎和面神经麻痹的症状则被称为 Heerfordt 综合征。

结节病是多脏器疾病，可先后累及多个脏器，表现为以受累脏器损害为主的临床症状。结节病呈现骨骼肌症状时，被称为结节性肌病，又被称为结节性肌炎。结节性肌病常表现为四肢肌力下降，下肢触觉、振动觉和本体感觉减退。确定诊断需肌肉活检，由于散在的细小肉芽肿很难发现，多部位的肌肉活检和标本的连续切片是必要的。

2.4 干燥综合征相关性血管炎（Sjögren's syndrome associated vasculitis）

干燥综合征是一种以侵犯泪腺、唾液腺等外分泌腺体，具有淋巴细胞浸润和特异性自身抗体（抗SSA/SSB）为特征的弥漫性结缔组织病。临床上除有外分泌腺如唾液腺受损引起口干、眼干外，还可累及多脏器、多个系统。中枢神经系统受损表现为多发性硬化、缓慢进展的认知障碍和共济障碍、脑损害、脊髓损害。周围神经受损表现为对称性感觉运动性周围神经病、多发性单神经病、感觉性周围神经病、颅神经损伤。

2.5　复发性多软骨炎（relapsing polychondritis，RP）

RP 为罕见的自身免疫性疾病，以软骨组织及富含黏多糖组织的反复炎症为特征，导致进行性解剖结构变形和严重功能损害。1923 年 Jaksch Wartenhorst 首次报道了该病，后由 Pearson 等人将其定义为 RP，其发病机制尚不完全明确。临床表现为反复发作和缓解的进展性炎性破坏性病变，累及软骨和其他全身结缔组织，包括耳、鼻、眼、关节、呼吸道和心血管系统等，神经系统可为脑膜炎或脑炎的表现，也有卒中样发作。

2.6　中枢神经系统 Eales 病

Eales 病是一种病因不明的双眼周边部视网膜小血管炎症性疾病，以中青年男性多见，患者可逐渐出现中枢神经系统症状，如脑白质损伤、脑卒中等。近些年免疫学、分子生物学和生物化学等多方面的研究表明该病是由多种因素共同作用的结果。1998 年，Biswas 等人首次发现人类白细胞抗原 HLA-B51、DR1、DR4 与 Eales 病相关联，但此研究尚停留在血清学分型水平，而基因水平的研究目前在国内外报道较少。

3　结缔组织病累及周围神经系统（connective tissue disease involving the peripheral nervous system）

3.1　系统性红斑狼疮相关的周围神经病（peripheral neuropathy associated with systemic lupus erythematosus）

颅神经病与周围神经病均出现在系统性红斑狼疮的晚期，以周围神经首发的十分罕见，系统性红斑狼疮患者中 10%~16% 可有周围神经病。急性或亚急性起病，是以双下肢无力为突出症状的感觉运动性多发性神经病。数天或数周后病情迅速加重、下肢瘫痪和累及双上肢，深感觉也可受累，脑脊液无异常，疾病累及神经根时脑脊液蛋白可增高。多根单神经病也可见，如正中神经、面神经、腓神经等损害，也有慢性复发性炎性脱髓鞘性多发性神经炎和自主神经功能衰竭的表现。

3.2　类风湿性关节炎相关的周围神经病（peripheral neuropathy associated with rheumatoid arthritis）

风湿性疾病如类风湿性关节炎可出现神经系统损害，以周围神经病最常见。据统计，类风湿性关节炎出现神经系统损害时，其病程多为 3~10 年，平均 7~8 年，发病率约为 1%。周围神经病分为多发性周围神经病和嵌压性周围神经病两大类：前者多为急性起病，临床症状为受损神经感觉分布区或肢体远端感觉异常、疼痛等，肌电图检查可见远端运动潜伏期延长，感觉传导速度减慢；后者以腕管综合征、颈椎病或胸廓出口综合征等最常见。类风湿性关节炎还可出现自主神经病变和中枢神经系统病变，表现为血管舒缩障碍、缺血性脑血管病、脑膜炎等。类风湿性关节炎出现神经系统损害的早期症状并不明显，尤其是周围神经损害常被忽略，因此及早进行电生理检查对于周围神经损害的早期诊断、治疗及改善预后有重要作用。

3.3　其他累及周围神经系统的结缔组织病

本病包括白塞病相关的周围神经病、硬皮病相关的周围神经病、韦格纳肉芽肿、变应性肉芽肿性血管炎、冷球蛋白血症等疾病。

4 高 IgE 综合征（high IgE syndrome，HIES）/Job 综合征/常染色体隐性遗传性原发免疫缺陷综合征

HIES 是一种临床少见的原发性免疫缺陷病，也是常染色体隐性遗传性原发免疫缺陷综合征。本征以皮肤、肺等多器官复发性感染、嗜中性粒细胞趋化障碍、血清 IgE 升高为特征。1966 年，Davis 等人首先报告了 2 例以复发性金黄色葡萄球菌的寒性脓肿为主要表现的红发少女，并借用圣经中那位全身长脓疮的人物 Job 的名字，将这种疾病称为 Job 综合征，少数患者因感染或因血管病变发生严重的中枢神经系统病变，如脑梗死或脑出血等。

第 8 节　理化因素中毒导致神经系统并发症

1 酒精中毒（alcoholic intoxication）

1.1 威尔尼克脑病（Wernicke encephalopathy）

Wernicke 脑病最早在 1881 年由 Carl Wernicke 描述一组因慢性酒精中毒所致综合征中报道，是慢性酒精中毒常见的代谢性脑病，是硫胺缺乏导致的急症。主要临床特征为眼外肌麻痹、共济失调和精神障碍三联征，另外非酒精性 Wernicke 脑病最常见的病因是胃肠道手术后，但国内研究结果中妊娠呕吐的因素普遍要比国外报道的高。妊娠期对维生素 B_1 需求量约为平时的 1.36 倍，频繁呕吐会导致维生素 B_1 的摄入不足，如果频繁呕吐超过 3 周，Wernicke 脑病的发生率会显著升高。

1.2 科萨科夫精神病（Korsakoff psychosis）/遗忘虚构综合征（Korsakoff Syndrome）

本病大多见于慢性酒精中毒及维生素 B_1 缺乏的病人，临床上以严重的近事记忆障碍、遗忘、错构、虚构、定向力障碍、自知力丧失为基本症状，常伴有时间和空间定向障碍。临床表现为顺行性遗忘、逆行性遗忘、视知觉与解决问题能力缺陷的认知综合障碍。顺行性遗忘主要表现近事记忆障碍，不能学习新的语言及非语言信息。视知觉及解决问题能力缺陷表现为数学与符号替换作业以及在图中找物或其他概念形成测验的成绩明显下降。患者意识清晰，虽然有明显的记忆障碍，但在日常生活中十分欣快。病理变化主要位于基底节、中央灰质和乳头体附近。严重者可合并 Wernicke 脑病，表现为急性谵妄、恶心、眼肌麻痹、抽搐等，主要是由于第三、第四脑室，中脑导水管周围和乳头体有点状出血所致。治疗可给予大量 B 族维生素等，戒酒是当务之急。

1.3 酒精中毒性小脑变性（alcoholic cerebellar degeneration）

本病是嗜酒者常见的小脑变性，发病率为威尔尼克脑病的 2 倍，临床特点为下肢和躯干共济失调、行走不稳或动作笨拙、醉酒步态、步基宽、直线行走困难。

1.4 渗透性脱髓鞘综合征（osmotic demyelination syndrome，ODS）

详见第 5 章第 3 节 2。

1.5 酒精性痴呆（alcoholic dementia）

本病是酒精对脑组织的慢性直接作用所致的原发性、特征性痴呆，是长期大量饮酒引起的脑器质性损害，是慢性酒精中毒最严重的状态。初期可有倦怠感、注意力不集中、淡漠、失眠等，继而出现人格障碍，逐渐发展为智力障碍、定向力和判断力损害。

1.6 酒精中毒性视神经病变（alcoholic amblyopia）

本病主要表现为视力进行性下降或视物模糊，伴两侧对称性中心暗点，周边视野不受影响，晚期可见视神经萎缩，伴共济失调和震颤等。

1.7　酒精性周围神经病（alcoholic peripheral neuropathy）

本病表现为四肢末梢感觉和运动障碍，常由下肢远端向近端对称性进展。累及自主神经时可出现头晕、失眠、多梦、心慌、直立性低血压和大小便障碍，称为酒精中毒性自主神经病；累及颅神经时可出现相应颅神经损害表现。

1.8　酒精性中毒性肌病（alcoholic myopathy）/酒精性肌病

本病是指由酒精中毒引起的发病机制不明的一种肌肉病变，又称酒精性肌病，临床上分为急性型和慢性型，严重程度与饮酒量有关。

1.8.1　急性肌病（acute myopathy）

本病是一种病情严重且危及生命的疾病，发生在长期饮酒的慢性酒精中毒患者，多在一次超量饮酒后急性发病，表现为双下肢突然出现痉挛和疼痛、乏力、水肿和压痛，可为全身性或局限于一个肢体，伴腱反射减弱或消失。

1.8.2　慢性肌病（chronic myopathy）

本病是一种因长期饮酒引起的近端肌肉无力和肌肉萎缩性疾病。表现为慢性、无痛性的肌肉病变。两侧对称性肌无力和肌肉萎缩，可轻可重。常累及骨盆带和股部肌肉，肩胛带肌无力少见。本病常与酒精性周围神经病同时存在。

1.8.3　肌肉减少症

本病是指因持续骨骼肌肌量流失、强度和功能下降而引起的综合征。在人体从成熟到衰老过程中，神经肌肉系统的机能和表现显著下降，其特征就是即使是健康的老年人也会不可避免地发生骨骼肌质量下降及肌力减退。最常见的诱因为老化、肿瘤、营养不良，其中以老化最为重要。老化过程及体力活动减少导致肌肉块丢失。

1.9　自动酿酒综合征（auto-brewery syndrome，ABS）/肠道发酵综合征

ABS 也称肠道发酵综合征，是一种消化系统内源性发酵产生乙醇，使人致醉的疾病。此类患者肠道内可以"酿酒"，产生内源性酒精，导致醉酒症状的出现，常在大量进食、饮用果汁等含有高碳水化合物的食物之后出现。临床上较少见，易被漏诊，多数患者是因被交警指控"酒驾"就诊。

正常情况下机体会产生少量的内源性酒精，但可以被肝脏正常代谢为二氧化碳和水。ABS 所描述的是栖居于胃肠道内的产酒精的微生物占主导地位，或摄入富含碳水化合物的食物后引起正常菌群被破坏，使得乙醇含量升高，导致酒精中毒。

如果经调节饮食（减少碳水化合物摄入，减少果汁等高糖摄入）、增加益生菌（补充双歧杆菌及嗜酸乳杆菌等），患者的醉酒症状将有所缓解。

2　重金属中毒（heavy metal poisoning）

本病是指相对原子质量大于 65 的重金属元素或其化合物引起的中毒，如汞中毒、铅中毒等。因为重金属能够使蛋白质的结构发生不可逆的改变，从而影响组织细胞功能，进而影响人体健康。

2.1　铅中毒（lead poisoning）

慢性铅中毒占职业性慢性中毒的首位，铅是一种亲神经性毒物，体内蓄积到一定水平可引起神经组织损害，其周围神经损害的病理改变主要以脱髓鞘、轴索损害为主，神经肌电图检查示部分肌肉可出现神经源性损害，最为显著的是神经传导速度（NCV）的改变，表现为 NCV 明显减慢、波幅下降。临床上以运动功能受累显著，主要表现为伸肌无力，重症病例导致"铅麻痹"，出现"垂腕""垂足"。随着劳动条件改善，现今"铅麻痹"已很难见到，常见的临床症状多表现为乏力、四肢麻木、四肢末梢手套袜套型浅感觉障碍等。

2.2 汞中毒（mercury poisoning）/水俣病

急性汞中毒患者可出现头痛、头晕、恶心呕吐、情绪激动、烦躁不安、失眠，甚至抽搐、昏迷或精神失常。慢性汞中毒有失眠多梦、健忘乏力、食欲缺乏等精神衰弱表现，经常心悸多汗、皮肤划痕试验阳性、注意力不集中。首选药物为二巯基丁二酸钠、二硫丙磺酸钠、二硫丙醇等，肌肉注射。口服汞及其化合物中毒者立即用碳酸氢钠或温水洗胃催吐，然后口服生蛋清、牛奶或豆浆吸附毒物，再用硫酸镁导泻。吸入汞中毒者，应立即撤离现场，更换衣物。

2.3 铜中毒（copper poisoning）

急性铜中毒患者的临床表现为头痛、头晕、全身乏力、口腔黏膜蓝染、口内有金属味，严重者可出现昏迷痉挛。慢性铜中毒临床表现有记忆力减退、注意力不集中、易激动，还可出现多发性神经炎、神经衰弱综合征等表现。解毒治疗使用二巯丁二钠 1g，加生理盐水 10mL，静脉注射，每日 1 次，连用 3 天，间隔 4 天，为 1 疗程。吸入中毒者应立即脱离有毒环境，给氧气吸入；溅入眼内者应立即冲洗，再滴可的松眼药水和消炎眼药水；口服中毒者要立即用清水、硫代硫酸钠或 1%亚铁氰化钾溶液 20mL 内服，或用 0.1%亚铁氰化钾溶液 600mL 加入洗胃液，洗胃后给予蛋清、牛乳等保护胃黏膜，无腹泻病例可给予盐类泻剂导泻。

2.4 砷中毒（arsenic poisoning）

本病主要由砷化合物引起，三价砷化合物的毒性较五价砷强，其中以毒性较大的三氧化二砷中毒多见。急性砷中毒可有头痛、头昏、乏力、口周围麻木、全身酸痛。重症患者烦躁不安、谵妄、妄想、四肢肌肉痉挛，意识模糊以至昏迷、呼吸中枢麻痹死亡，重症患者有垂足、垂腕，伴肌肉萎缩，跟腱反射消失等症状。慢性砷中毒患者除神经衰弱症状外，突出表现为多样性皮肤损害和多发性神经炎。急性砷中毒有特效解毒药：二巯丙磺钠 5mg/kg，肌注或静注；二巯基丁二钠首次剂量 2g，溶于生理盐水 10~20mL 静注，疗程 3~5 天。

2.5 铊中毒（thallium poisoning）

铊是一种有毒的重金属，是由英国物理学家威廉·克鲁克斯（William Crookes）于 1861 年偶然发现的。胃肠道症状、周围神经病及脱发是铊中毒的典型三联征，但神经损伤程度与血铊、尿铊的高低不平行。口服普鲁蓝、静脉点滴氯化钾及血液透析等是目前用于急慢性铊中毒治疗的主要手段。

3 一氧化碳中毒（carbon monoxide poisoning）

本病是含碳物质燃烧不完全时的产物经呼吸道吸入引起的中毒。中毒机理是一氧化碳与血红蛋白的亲合力比氧与血红蛋白的亲合力高 200~300 倍，所以一氧化碳极易与血红蛋白结合，形成碳氧血红蛋白，使血红蛋白丧失携氧的能力和作用。一氧化碳对全身的组织细胞均有毒性作用，尤其对大脑皮质的影响最为严重。

3.1 急性一氧化碳中毒（acute carbon monoxide poisoning）

本病影像学颅脑 MRI 上出现双侧大脑皮质下白质对称性 T_1WI 低信号，T_2WI 高信号以及双侧苍白球对称性 T_1WI 低信号，T_2WI 高信号，呈"猫眼征"。

3.1.1 轻型

轻型出现头痛眩晕、心悸、恶心、呕吐、四肢无力，甚至出现短暂的晕厥，一般神志尚清醒，吸入新鲜空气，脱离中毒环境后，症状迅速消失，一般不留后遗症。

3.1.2 中型

中型出现虚脱或昏迷。皮肤和黏膜呈现煤气中毒特有的樱桃红色。如抢救及时，可迅速清醒，数天内完全恢复，一般无后遗症。

3.1.3　重型

重型出现深度昏迷，各种反射消失，大小便失禁，四肢厥冷，血压下降，呼吸急促，会很快死亡。一般昏迷时间越长，预后越严重，常留有痴呆、记忆力和理解力减退、肢体瘫痪等后遗症。

3.2　一氧化碳中毒后迟发性脑病（Delayed encephalopathy after carbon monoxide poisoning）

一氧化碳中毒后迟发性脑病是指一氧化碳中毒患者经抢救在急性中毒症状恢复后经过数天或数周表现正常或接近正常的"假愈期"后再次出现以急性痴呆为主的一组神经精神症状，或者部分急性一氧化碳中毒患者在急性期意识障碍恢复正常后，经过一段时间的假愈期，突然出现以痴呆、精神和锥体外系症状为主的脑功能障碍。

4　放射性损伤（radioactive damage）

4.1　急性放射性损伤（acute radioactive damage）

本病见于短时间内遭受大剂量放射后，出现大脑、胃肠道与造血系统三方面的症状，通常首先出现恶心呕吐，继而出现烦躁不安与昏沉，最后出现震颤、共济失调、惊厥，甚至死亡。

4.2　慢性放射损伤（chronic radiation damage）

本病是在长时间内反复受到治疗或诊断量的体外照射或由于放射性物质因意外污染进入人体内所发生的体内照射后出现的损伤。

4.2.1　放射性脑病（radiation encephalopathy）

本病是对颅内肿瘤、脑膜白血病等进行放射治疗时所引起的大脑的损害。临床上可表现为：①大脑型，记忆力减退，个别患者出现视听幻觉，有些患者完全痴呆，还可以因高颅压出现头痛呕吐、发作型昏迷抽搐等；②脑干型，出现头晕、复视、眼球运动障碍、舌肌萎缩、咽反射消失及共济失调等症状。

放射性脑病通常分为急性反应（照射后 1~6 周）、早期迟发性反应（照射后 3 周~数月）和晚期迟发性反应（照射后数月~数年）3 种。放射性脑病中以迟发性最多见。临床可有类脑瘤样症状和体征及弥漫性脑损害的表现。前者颅脑 CT 检查和 MRI 检查上表现为占位病变，类似原发性肿瘤，可有增强效应；后者颅脑 CT 检查和 MRI 检查为弥漫性脑白质病变，MRI 检查较 CT 检查更敏感，可见大脑白质长 T_1 和长 T_2 信号。病理上表现为白质坏死、囊腔形成、胶质细胞增生及脱髓鞘等。血管改变主要是内皮细胞增生、纤维样变性、血管周围淋巴细胞浸润、毛细血管闭塞及中小动脉血栓形成等。该病的诊断主要依据病史、临床表现和影像学的检查，部分病人与肿瘤复发难以鉴别，PET 检查可能有助于诊断。本病预后较差，目前尚无特效治疗，肾上腺皮质激素可能使弥漫性脑损害症状稳定。如有明显的占位效应，手术治疗有助于神经系统的功能恢复和挽救生命。

4.2.2　放射性脊髓病（radiation myelopathy）

详见第 3 章第 8 节。

4.2.3　放射性周围神经病（radiation peripheral neuropathy）

例如，乳腺癌放射治疗后可引起臂丛神经损害，表现为缓慢的、进行性加重的感觉障碍、肌肉萎缩、肢体无力、腱反射减低、疼痛、肢体水肿等。

5　工业毒物中毒

5.1　氯丙烯（allyl chloride）

长期低浓度接触氯丙烯可引起神经衰弱综合征和对称性轴突变性型周围神经病。

5.2　正己烷（N-hexane）

慢性正己烷中毒临床主要表现为多发性周围神经病，特点为远端感觉运动功能障碍，继续接触则病变向近端发展。

5.3　丙烯酰胺（acrylamide，ACR）

ACR 是生产工业黏合剂的主要原料，可以通过呼吸道、消化道、皮肤接触吸收，具有神经毒性、生殖毒性和致癌性。丙烯酰胺对有髓神经纤维和小直径感觉神经纤维均可造成损害，主要以远端轴索损害为主。

5.4　甲醇（methanol）/工业酒精/"假酒"

工业酒精即甲醇，俗称"假酒"，可经呼吸道、胃肠道、皮肤吸收。甲醇对人体的损害主要是代谢性酸中毒，中枢神经系统损害及特异性的视神经、视网膜损害。许多国内外的研究及动物实验研究已证实，甲醇中毒的毒性物质主要是甲醛或甲酸盐，甲醛的毒性比甲醇大约 33 倍，甲醇在体内的代谢和排泄都十分缓慢，90%以上都在肝内醇脱氢酶作用下氧化为甲醛，再经甲醛脱氢酶作用转化为甲酸，进而抑制了氧化磷酸化过程，细胞出现变性坏死，导致组织缺氧，发生一系列病理改变。目前，甲醇中毒机制的研究主要是甲醇氧化代谢过程中形成的甲醛、甲酸及大量自由基对组织细胞造成直接或间接缺氧，使其组织结构及生物特性发生改变。甲醇同时也是一种强烈的神经和血管性毒物，可直接影响中枢神经系统。甲醇中毒可引起中枢神经系统不可逆损害，尤其以视神经受损为著。损害部位以双侧基底节区的外囊—壳核最多见，其次为额顶枕叶白质。颅脑 CT 检查可见双侧基底节区的外囊—壳核、额顶枕叶白质等受损部位呈低密度影，作者认为在颅脑 CT 检查上双侧基底节区的外囊—壳核的这种外部颜色深、内部颜色浅的影像学改变类似于"熊猫眼"。

5.5　六碳化合物（six carbon compounds）

正己烷是石油分馏与天然气分离过程中得到的六碳化合物，常态下为液体，主要用作溶剂，广泛应用在工业黏胶配制、制鞋、制球、印刷、家具制造及电器制造等领域。正己烷经呼吸道及皮肤进入人体，其代谢产物己二酮具有周围神经毒性，可引起以感觉运动型多发性周围神经病为主要临床表现的慢性中毒。

5.6　氯乙烯（vinyl chloride，VC）

VC 是一种具有麻醉作用、低毒的物质，长期接触 VC，可对人体健康有不同程度的影响，如出现神经衰弱综合征、雷诺综合征、周围性神经病、肢端溶骨症、肝脾肿大、肝功异常、血小板减少。我国 VC 引起的中毒病例数量大，起病急，易误诊。

5.7　苯中毒（benzene poisoning）

苯（benzene）是一种有机化合物，是最简单的芳烃，化学式是 C_6H_6，在常温下是甜味、可燃、有致癌毒性的无色透明液体，并带有强烈的芳香气味。它难溶于水，易溶于有机溶剂，本身也可作为有机溶剂。苯中毒是接触苯蒸气或液体所致的急性和慢性疾病。"信那水"是一种工业常用的有机溶剂，主要成分为苯的同系物，由苯、甲苯、二甲苯等多种有机溶剂按一定比例混合而成。慢性中毒由长期接触引起，为类苯样中毒表现。

5.7.1　甲苯中毒（toluene poisoning）

甲苯引起的急性中毒主要表现为中枢神经系统的麻醉作用和自主神经功能紊乱症状，以及黏膜刺激症状，重者甚至出现抽搐、神志不清，有的可出现癔病样症状。慢性中毒常出现神经衰弱综合征，也可致脑病及肝肾损害。

5.7.2　二甲苯中毒（xylene poisoning）

本病较轻症状为头痛、头晕、兴奋以及轻度呼吸道和眼结膜刺激；较重可引起恶心、呕吐、意识模糊、抽搐、昏迷等。

6　食物中毒（food poisoning）

6.1　毒蕈中毒

毒蕈（amanita virosa）又称毒蘑菇、毒菌、毒茸等，属真菌植物。各种有毒蘑菇均含有不同种类的毒素，常见的毒素类别主要包括神经精神类毒素、原浆毒素、胃肠毒素、血液毒素等。

6.2　河豚中毒（puffer fish poisoning）

本病是误食河豚中河豚毒素（tetrodotoxin，TTX）所引起，临床主要表现为神经中毒症状，如运动神经麻痹、脑干麻痹，可导致呼吸、循环衰竭而致死。

6.3　鱼肉毒素中毒

含鱼肉毒素的鱼类（fish of muscle toxin）主要分布于我国广东省和台湾地区等沿海地区，约30多种，分别属于海鳝科、舒科、鲔科、鲹科和鲷科等。肌肉毒鱼的外形与一般食用鱼类相似，其所含有毒成分为鱼肉毒素（ciguatoxin），也称为雪卡毒素。其临床表现可有口唇、舌尖、指端麻木、眼睑下垂、四肢无力，甚至瘫痪、腹痛腹泻、中枢麻痹、房室传导阻滞等致死症状。

6.4　亚硝酸盐中毒（nitrite poisoning）/肠源性发绀

本病常见于进食含亚硝酸盐过量的腌制海蔬、熟肉及其肉制品，或误将亚硝酸盐当作食盐食用导致中毒。临床主要表现为高铁血红蛋白血症及其引起的血液循环障碍和缺氧。

6.5　细菌或真菌毒素性食物中毒

6.5.1　肉毒中毒（botuism）

本病是厌氧革兰氏阳性肉毒梭状芽孢杆菌（clostridium botulinum）的肉毒毒素（又称肉毒杆菌毒素）引起的神经肌肉麻痹性疾病。

6.5.2　酵米面黄杆菌中毒

本病是酵米面黄杆菌（flavobacterium farinofermentans）外毒素引起的中枢神经系统及肝、肾损害疾病。

6.5.3　霉变甘蔗中毒（deteriorated sugarcane poisoning）

本病是食入霉变甘蔗后引起以中枢神经损害为主的中毒性疾病。

6.6　蚕蛹中毒（silkworms chrysalis poisoning）/蚕蛹性脑病

本病是进食未充分加热或变质的蚕蛹后，出现以中枢神经系统、消化系统损害为主要表现的疾病，也称蚕蛹性脑病。

6.7　山黧豆和木薯根中毒（lathyrus sativus and cassava root poisoning）

山黧豆中毒是长期食用山黧豆属的豆类，如野豌豆、鹰嘴豆和卡巴豆而引起的食物中毒现象。临床表现为肌肉无力、僵直。此病多见于年轻人，发病突然。食用未经妥善处理的或生的木薯即可引起中毒，致死量为 1000g。

6.8　中国餐馆综合征（Chinese restaurant syndrome）

本征是指食用中国菜或日本菜后引起颜面发热、头痛、背部和双上肢麻木、全身乏力并伴有心悸等发作性症状。发病是与菜中味精过多，摄入过量的谷氨酸钠有关。最早于进餐后 5min 即出现症状，但大多数病例在 20~30min 前后发病，并在 30min 至 2h 内恢复。症状严重者，可服镇痛剂、镇静剂或静脉注射葡萄糖溶液，并做其他对症治疗。

7 动物咬蜇伤中毒

7.1 毒蛇咬伤

各种毒蛇头部均有毒腺、排毒导管和毒牙，蛇毒毒素可概括为神经毒素、血液毒素、心肌毒素和酶类物质。

7.2 蜂蜇伤（bee sting）

蜂蜇伤很常见，蜂类主要有蜜蜂、黄蜂、胡蜂等，其中黄蜂、胡蜂的毒力更强，由蜂蜇伤导致缺血性脑卒中则罕见，目前在全球范围内公开报道的约有 20 余例，主要见于美国和印度。2015 年，中国大陆报道了首例蜂蜇伤并发缺血性脑卒中的典型个案。蜂蜇伤并发缺血性脑卒中的时间间隔不一，最短 0.5 h，最长 15 天，年龄 3~71 岁。早期临床表现较一般缺血性脑卒中严重，尤其是意识水平，如表现为昏睡或昏迷。

7.3 蝎蜇伤（scorpion sting）

本病可导致人体蝎毒中毒，可有局部疼痛，伴寒热、呕吐、抽搐等全身中毒症状。全世界有几百种蝎子，我国毒蝎主要有两种，其一是问荆蝎（也叫全蝎），另一种是钳蝎（也叫东北蝎）。

7.4 黑寡妇蜘蛛毒液中毒

黑寡妇蜘蛛是一种中型蜘蛛，学名间斑寇蛛（Iatrodectustredecimguttatus Rossi），属球腹蛛科（Theridiidae）寇蛛属（Latrodectus Walckenaer），其毒液具有剧烈毒性，是闻名世界的剧毒昆虫之一。黑寡妇蜘蛛在国外主要分布在地中海沿岸欧洲各国，其使人畜致伤、致死的报道在国际上屡见不鲜；在国内黑寡妇蜘蛛主要分布于新疆和云南等地，近年来随着人类生活范围的逐渐扩大，人畜被黑寡妇蜘蛛咬伤、咬死的报道在国内也多次发生。

7.5 蜱咬性麻痹（tick paralysis）

本病是由于被妊娠蜱虫叮咬后，蜱唾液腺分泌的毒素导致的麻痹，是一种非感染性神经综合征，通常为啮齿类动物发病，在人类中少见。

8 感染性细菌毒素中毒

8.1 破伤风（tetanus）

破伤风是破伤风梭状芽孢杆菌（clostridium tetanus）经人体破损处进入人体，感染、繁殖产生破伤风毒素而导致的急性疾病，临床表现为牙关紧闭、肌肉强直性痉挛、呼吸麻痹，主要累及的肌群包括咬肌、背肌、腹肌和四肢肌等。

8.2 白喉（diphtheria）

白喉是白喉杆菌感染导致的急性呼吸道传染病，临床特征是咽、喉和鼻部黏膜充血、水肿伴灰白色假膜形成，可伴发热、乏力等全身性中毒症状，心肌炎及中毒性神经损害。

8.3 猩红热（scarlet fever）

猩红热可能出现脑血管病变、脑脊髓炎、中毒性脑病、多发性神经病、猩红热继发中耳炎等。

8.4 布鲁菌脑膜炎（Brucella meningitis）

详见第 4 章第 2 节 1.9。

8.5 流行性出血热（epidemic hemorrhagic fever，EHF）

EHF 主要致病源是汉坦病毒（hantaan virus，HTV），临床以短暂发热，继之低血压休克、出血及急性肾衰竭为特征。EHF 并发的神经系统损害是 HTV 直接侵犯或机体免疫反应所致。

9　药物中毒（drug poisoning）

许多药物可以诱发血管炎，药物性血管炎的临床表现与原发性血管炎相似，但症状较轻。尚无统一的诊断标准，治疗上首先停用可疑药物，评估受累器官的严重程度和疾病活动性，再行其他对症治疗。

9.1　抗精神病药

9.1.1　吩噻嗪类（phenothiazines）

一次大量服用吩噻嗪类药物可抑制中枢神经系统，出现过度镇静、嗜睡、共济失调、自主性低血压、瞳孔缩小、口干、视力模糊、尿潴留等自主神经症状。重度中毒出现意识障碍、言语含糊不清、抽搐、低体温、低血压、心动过速和心律失常等症状。

9.1.2　丁酰苯类（butyrophenones）

本病中毒的表现为严重的中枢神经系统抑制、木僵状态、痉挛性斜颈、言语不清、嗜睡和低血压等。

9.1.3　血清素综合征

本征一般是由于两种或多种增加 5-羟色胺能活性或浓度的药物联合使用所致。临床表现为不自主异常运动，尤其是肌阵挛和震颤，可伴有眼震、易激惹或出汗、肌张力增高、体温升高等。但在血清素综合征中，发热、肌酸激酶升高和感觉系统改变不明显，而肌阵挛、胃肠道症状、寒战样震颤、反射亢进和瞳孔扩大更为明显。起病急、反射亢进伴不明原因的肌阵挛是诊断血清素综合征的有效依据。

9.2　碳酸锂

一次服用过量锂剂可引起胃肠症状，如恶心、呕吐和腹泻。慢性中毒者可出现头晕、无力、震颤、嗜睡，可发生意识障碍、抽搐，也可出现帕金森综合征、记忆力缺陷和人格改变。

9.3　中枢兴奋剂

9.3.1　苯丙胺类（amphetamines）

本病急性中毒者可出现幻视、焦虑、发抖、心动过速、血压升高、出汗、瞳孔散大、激动不安、肌肉抽动及代谢性酸中毒症状，严重中毒者可出现癫痫样发作。慢性中毒可出现精神抑郁、头晕、震颤、失眠、疲劳、紧张、易激动、多语和反射亢进、口干、多汗、恶心、呕吐、腹泻、腹痛、焦虑、谵妄、幻觉、惊慌和精神异常，可有自杀或杀人举动。

9.3.2　哌甲酯（methylphenidate）

少量服用哌甲酯患者一般仅有口干、食欲缺乏、恶心、失眠、头晕、心悸或血压升高等不良反应，大剂量时可引起中枢兴奋，导致舞蹈—手足徐动症，甚至惊厥。

9.4　抗肿瘤药和免疫调节药

9.4.1　奥沙利铂（oxaliphtin，L-OHP）

L-OHP 属于新的铂类抗癌药，L-OHP 的周围神经毒性是指在使用 L-OHP 后出现的周围神经感觉麻痹或缺损，乃至感觉共济失调及功能障碍等，可短暂出现或持续存在，依其临床特点的不同可分为两种类型：急性神经毒性和慢性累积性神经毒性。

9.4.2　免疫检查点抑制剂（immune checkpoint inhibitors，ICIs）

详见第 11 章第 1 节 9。

9.5　抗菌药物

9.5.1　甲硝唑（metronidazole）

甲硝唑是第一代硝基咪唑类抗菌药物，广泛用于治疗和预防厌氧菌感染，也是抗滴虫和阿米巴原虫的首选药物，甲硝唑耐受性良好。常见不良反应包括恶心、头痛和口腔中有金属味道，累积剂量达 21~146g 时易出现神经系统不良反应，多为轻至中度周围神经病变。

甲硝唑的神经毒性也包括前庭小脑系统功能损害、自主神经损害、视神经损害、周围神经损害及癫痫发作等。通常急性或亚急性起病，以眩晕、恶心、呕吐、步态不稳、构音障碍、癫痫发作、精神意识改变为主要临床症状。

9.5.2 呋喃类药物

呋喃类药物中毒后可出现双手发麻，双手指如针刺样麻痛，双足蚁行感，麻痛持续加重，可伴头痛、纳差，表现为中毒性多发性神经炎。

9.5.3 异烟肼 (isoniazid)

多发性神经病是异烟肼常见不良反应，患者主要临床表现为对称性肢体远端麻木及痛觉过敏，呈手套袜套样分布，由远端向近端进展，可伴随振动觉及位置觉减退，腱反射减弱或消失，严重者可出现共济失调、肌肉萎缩及肢体无力，症状进展迅速。

9.5.4 氯碘喹啉

氯碘喹啉中毒后可引起亚急性脊髓视神经病 (subacute myelo-optico-neuropathy, SMON)，本病于 1955 年开始首先在日本发现，主要由氯碘喹啉中毒引起，表现为脊髓、视神经、脊神经根和周围神经的症状。临床呈亚急性起病，先有腹痛、腹泻等消化道症状。神经系统症状表现为从双下肢远端开始的上升性感觉和运动障碍，可达胸腹部，伴有锥体束征和括约肌功能障碍；有时上肢远端可有周围性分布的感觉和运动障碍。过一段时间（往往 1 个月）才出现双眼视觉障碍，可致视神经变性和萎缩。本病在日本多见于中年以上的女性，病前有服用氯碘喹啉史，发病与日剂量和服用天数有关，且多在服药达 10~15g 或 10~14 天时出现神经症状。值得注意的是，该药类似物双碘喹啉、双溴喹啉等，也有相同神经毒性作用。此外，异烟肼和乙胺丁醇在动物试验中也有类似作用。本病治疗包括停药、早期应用皮质激素及大剂量应用多种 B 族维生素等措施。

9.6 氨苯砜 (dapsone)

氨苯砜是治疗麻风的首选药物，临床还用于治疗多种非感染性皮肤病，如各种皮肤大疱病、结节性红斑、皮肤型红斑狼疮等。氨苯砜主要不良反应有溶血性贫血、高铁血红蛋白血症、粒细胞减少症、药物皮炎、肝肾损害、胃肠道反应及周围神经病。

9.7 苯妥英 (phenytoin)

长期服用苯妥英的癫痫患者可出现周围神经病，多呈亚临床状态，严重者少见，主要表现为下肢反射减弱或消失，感觉障碍（以肢端振动觉减弱或消失为主），患者也可出现齿龈增生。

9.8 胺碘酮 (amiodarone)

胺碘酮属于Ⅲ类抗心律失常药，胺碘酮引起的神经毒性反应发生率为 3%~30%，但国内报道尚少。胺碘酮引起的周围神经病主要表现为感觉运动性神经病，以运动受损为主，自主神经也受累。肌电图损害以轴突变性为主，少数病例为单纯脱髓鞘改变或混合性改变。大多数患者经减量、停药和积极治疗均预后良好，但较为严重的患者可出现神经轴突变性，从而产生不可逆性周围神经损伤。

10 农药中毒 (pesticide poisoning)

农药中毒是指在接触农药过程中，农药进入机体的量超过了正常人的最大耐受量，使人的正常生理功能受到影响，引起机体生理失调和病理改变，表现出一系列的中毒症状。例如有机磷类农药中毒 (organophosphate pesticides poisoning)、氨基甲酸酯类 (carbamates) 农药中毒、拟除虫菊酯 (pyrethroids) 类农药中毒、有机汞类农药 (mercuric hydrocarbon pesticides) 中毒、有机氟类农药 (organofluorine pesticides) 中毒、有机氯类农药 (chloroinated hydrocarbon pesticides) 中毒等。

10.1 有机磷农药中毒后周围神经病变（organophosphosphate induced delayed polyneuropathy，OPIDP）

OPIDP 的病理变化主要为周围神经及脊髓长束的轴索变性，轴索内聚集管囊样物继发脱髓鞘改变，长而粗的轴索最易受损害，且以远端为重，符合中枢—周围远端型轴索病。多在重症急性有机磷中毒后 1~2 周起病，有的延迟到 3~5 周发病。可先感到腓肠肌酸痛及压痛，数日后出现下肢无力，呈迟缓性麻痹，以远端明显，继而影响上肢，跟腱反射消失，较重者出现远端肌肉萎缩。

11 其他化合物中毒

例如二硫化碳（carbon disulfide，CS_2）中毒，二硫化碳室温下易挥发，能与空气形成爆炸性混合物，微溶于水，能溶于醇和醚，具有很强的溶解能力，是典型的有机溶剂。我国是二硫化碳生产和使用大国，近些年职业性二硫化碳中毒已成为我国常见的职业性神经系统疾病之一。二硫化碳中毒患者主要临床表现为中枢神经受损，出现头晕、头痛、乏力、失眠、易兴奋、情绪激动等症状，另外，也可出现步态蹒跚、共济失调、意识障碍等症状和体征，同时部分患者有肢体麻木、疼痛等周围神经受损表现，神经电生理检查显示运动神经的传导速度减慢，病理以脱髓鞘改变为主。

12 其他物理性损伤

12.1 减压病（decompression sickness，DCS）/潜涵病（caisson disease）

DCS 是指由于高气压环境作业后减压不当，体内原已溶解的气体超过了过饱和极限，在血管内外及组织中形成气泡所致的全身性疾病，常见的有潜水减压病（DDS）和高空减压病（ADS）。

12.2 高原病（mountain sickness）

高原病可分为急性高原病和慢性高原病，通常指人体进入高原或由高原进入更高海拔地区的当时或数天内发生的因高原低氧环境引起的疾病。急性缺氧时，最初发生脑血管扩张、血流量增加、颅压升高，可出现大脑皮质兴奋性增强，有头痛、多言、失眠、步态不稳等症状。以后呼吸加快、加深、心跳加快，心输出量增加，后者是对缺氧的一种代偿性反应。缺氧持续或加重时，脑细胞无氧代谢加强，ATP 生成减少，使脑细胞膜钠泵发生障碍，细胞钠和水潴留，发生脑水肿，出现嗜睡、昏迷、惊厥，甚至呼吸中枢麻痹。

12.3 中暑（heat illness）/热损伤（heat-injury）/急性热致疾病（acute heat illness）

中暑是指人长时间待在高温环境中，由于体温调节中枢功能障碍、汗腺功能衰竭和水电解质丢失过多，而引起的以中枢神经系统和心血管功能障碍为主要表现的急性疾病。中暑患者临床表现为体温上升、心跳加速、大量出汗、脸色苍白、头痛、头晕、胸闷、恶心、呕吐、肌肉疼痛等症状，严重者会出现抽搐甚至昏迷。

12.4 手臂振动病（hand-arm vibration disease，HAVS）

HAVS 是长期从事手传振动作业而引起的手部末梢循环障碍和/或手臂神经功能障碍为主的疾病，并能引起手臂骨、关节—肌肉系统的损伤，其典型表现是"振动性白指"（vibration-induced white finger，VWF）。

12.5 烧伤后脑病（burn encephalopathy）

本病是严重皮肤烧伤患者出现以意识水平下降、精神错乱和震颤为主要临床特征的脑病，可有癫痫发作。约 30% 的严重烧伤患者出现中枢神经系统并发症，最常见的是烧伤后脑病，该病患者常常由于脑水肿致死。

第9节 神经系统营养障碍疾病

神经系统营养障碍疾病（nutritional deficiency disorders of the nervous system）是多种病因引起的营养缺乏、营养过剩或吸收障碍导致的慢性进行性神经疾病。通常是由必需的食品短缺、偏食、配膳不当、胃肠道疾病、代谢障碍、消耗过多，以及某些特殊治疗等因素所致。在营养素的缺乏中，最重要的是维生素，更确切地说是 B 族维生素，可使其临床症状变得更加复杂。

1 维生素缺乏所致神经病

1.1 维生素 B_1 缺乏症（vitamin B_1 deficiency）

本病是由人体内维生素 B_1 缺乏所引起的多发性周围神经病，其中维生素 B_1（硫胺素）严重缺乏可引起神经性脚气病，该病包括湿性脚气病和干性脚气病，若心血管系统受累称为湿性脚气病或脚气性心脏病，若末梢神经系统受累则称为干性脚气病。

1.2 烟酸缺乏性疾病

烟酸（niacin）（维生素 B_3）缺乏性疾病包括糙皮病、烟酸缺乏性脑病和疼痛足等。

1.2.1 糙皮病（pellagra）/蜀黍红斑

本病是烟酸缺乏所致的疾病的典型代表。早在 1900 年左右，糙皮病曾在美国南部及世界许多地区流行，多见于大城市中酗酒人群，自从 1940 年开始广泛食用富含烟酸的面包，发病率显著下降。本病在 1949 年前我国河南、山东等地亦不少见，这种地方性流行病通常与过多摄入玉米和高粱有关。

1.2.2 烟酸缺乏性脑病（nicotinic acid deficiency encephalopathy）

本病是由于烟酸缺乏导致的代谢性脑病，多见于过度食用玉米、酗酒、胃肠道疾病所致烟酸吸收不良等情况。

Jolliffe 于 1940 年描述了 1 例酒精中毒的急性脑病综合征患者，症状表现为意识模糊，肢体末端锥体外系肌强直及震颤，呈逐渐进展，出现抓握及吸吮反射，甚至昏迷。

1.2.3 疼痛足（painful foot）

疼痛足通常被认为是烟酸缺乏所致的综合征，可合并维生素 B_1 及泛酸缺乏等。本病临床表现是足部灼烧样疼痛，活动及夜晚加重，可影响睡眠，伴有双足痛觉过敏和不规则的痛觉敏感区，双足出汗过多，阴囊皮肤角化过度和瘙痒等。

1.2.4 高柏兰综合征（Gopalan syndrom）/灼热足综合征/电去足综合征/营养性肢痛综合征/足底灼痛综合征

本征主要是双手双足底，尤其是双足底或膝以下烧灼感及电击样痛或各种感觉异常。于 1946 年由 Gopalan 首先报道此征。由于疼痛和不适感引起步行困难，腱反射亢进，甚至有锥体束征。有的有视、听觉障碍，常伴有出汗过多。病因不明，有人认为是营养缺乏，有人认为是流行病。治疗可补充多种维生素，服用泛酸钙、核黄素、烟酸、酵母等，及时治疗，可完全治愈。

1.3 吡哆醇缺乏［pyridoxine（vitamine B_6）deficiency］

维生素 B_6 包括吡哆醇、吡哆胺及吡哆醛等相关复合物及其磷酸衍生物，当其缺乏时可导致周围神经病。

1.4 泛酸缺乏（pantothenic acid deficiency）

泛酸缺乏主要导致感觉性神经病，泛酸（维生素 B_5）是辅酶 A（coenzyme A）的成分，是脂肪、糖类及蛋白质相互代谢的中继站，以及合成类固醇、卟啉、乙酰胆碱等所必需。

1.5　核黄素缺乏（riboflavin deficiency）

核黄素缺乏能否引起神经系统症状仍有争议，核黄素（维生素 B_2）以黄素单核苷酸（5'-磷酸核黄素，FMN）和黄素腺苷二核苷酸（FAD）两种辅酶的形式参与机体一系列氧化还原反应。

1.6　维生素 E 缺乏（vitamine E deficiency）

维生素 E 缺乏可导致神经系统损害，维生素 E 包括 8 种结构相似的化合物，如生育酚、生育烯三醇，其中活性最强的是 α-生育酚。

1.7　维生素 A 缺乏（vitamine A dificiency）

维生素 A 是一种脂溶性维生素，可从食物中摄取，具有广泛而重要的生理功能，如维持暗视力、维持皮肤黏膜完整性、促进生长发育等。维生素 A 缺乏俗称蟾皮病，是一种因体内维生素 A 含量缺乏所致的营养障碍性疾病，可造成皮肤干燥脱屑、眼睛干涩、夜盲、生长发育不良等症状。本病多见于发展中国家，发病人群以婴幼儿为主。

1.8　维生素 D 缺乏（vitamine D deficiency）

维生素 D 缺乏常导致神经系统损害，婴儿和儿童尤易发生。

2　高营养支持综合征（hyperalimentation syndrome）

本征是指长期经静脉导管胃肠外营养的患者出现低磷酸盐血症、高血氨症及高渗性血症等，并可出现脑病、周围神经病及肌病等神经肌肉系统损害。

3　不确定病因的营养综合征

3.1　营养性脊肌痉挛及共济失调综合征（nutritional spinal spastic and ataxic syndrome）

本征偶见于营养不良的酗酒者，常与其他营养障碍性疾病，如周围神经病、视神经病及 Wernicke 脑病等有关。

3.2　营养缺乏性弱视（deficiency amblyopia）/营养障碍性视神经病（nutritional optic neuropathy）/烟—酒性弱视（tobacco-alcohol amblyopia）

本病是营养缺乏特别是维生素 B 族缺乏引起的特征性视觉障碍，并非角膜等屈光机制异常，是视神经（乳头黄斑束）损害所致。视觉障碍可能为酒精、烟草或两者共同毒性所致，故又称烟—酒性弱视。

3.3　弱视、痛性神经病和口生殖器皮炎综合征（syndrome of amblyopia, painful neuropathy, and orogenital dermatitis）/ Strachan 综合征（Strachan's syndrome）/ 核黄素缺乏综合征

本征最早由 Strachan 于 1897 年在牙买加甘蔗园工人中发现，也称 Strachan 综合征，慢性肝病患者也可产生。该征主要表现为弱视、口腔炎及手足麻木。可能为营养缺乏性疾病造成脊髓后索、脊神经节和感觉神经元的变性引发。

3.4　原发性胼胝体变性（primary degeneration of the corpus callosum）

本病是意大利病理学家 Marchiafava 和 Bignami 于 1903 年首先报道的 3 例嗜酒患者胼胝体的独特病变，本病病因不清，多见于长期嗜酒者，可能主要因营养缺乏，与酒精中毒有关。

3.4.1　非酒精性原发性胼胝体变性

既往文献中曾有报道的非酒精因素，如 2007 年 Tao 等 7 人报道了 1 名患有神经性厌食症的 16 岁女性在 15 个月的时间里体重减少了 40kg，伴发严重的肝肾功能损害，最终确诊为原发性胼胝体

变性。同年 Rusche Skolarus 等人报道了 1 例因慢性胰腺炎导致营养不良的原发性胼胝体变性患者，在给予叶酸、硫胺素及其他多种维生素治疗后，症状得到明显改善。除此之外，Celik 和 Suzuki 等人还报道了造成原发性胼胝体变性的其他非酒精因素，包括恶性肿瘤、糖尿病、高血压、抗精神药物滥用等。

4 蛋白质—卡路里营养障碍（protein-calorie malnutrition，PCM）

PCM 是蛋白质及热量摄取不足导致的营养障碍性疾病，有证据表明，大脑发育的关键阶段如严重缺乏营养可导致永久性大脑功能障碍及精神发育迟滞。

5 神经性厌食症（anorexia nervosa）

本病是以厌食、体重下降以及闭经为特征，此病多见于内分泌功能正常的年轻女性。尽管此综合征提示有下丘脑的功能障碍，但在大多数情况下并未发现下丘脑的形态学改变。

参考文献

［1］ Elan D. Louis. Merritt's Neurology（Fourteenth edition）［M］. Wolters Kluwer, Philadelphia, USA. June, 2000.

［2］ Garg R K, Paliwal VK, Gupta A. Encephalopathy in patients with COVID-19: A review［J］. J Med Virol, 2021, 93（1）: 206-222.

［3］ Weissenborn K. Hepatic Encephalopathy: Definition, Clinical Grading and Diagnostic Principles［J］. Drugs, 2019, 79（Suppl 1）: 5-9.

［4］ Seifter J L, Samuels M A. Uremic encephalopathy and other brain disorders associated with renal failure［J］. Semin Neurol, 2011, 31（2）: 139-43.

［5］ Nayak R. Bright Hippocampi: Diffusion MR Imaging of Hypoglycemic Encephalopathy［J］. J Assoc Physicians India, 2020, 68（3）: 76.

［6］ WHITSELL L J. Neurologic complications of diabetes［J］. Calif Med, 1962, 96（1）: 14-20.

［7］ Vaughn C, Zhang L, Schiff D. Reversible posterior leukoencephalopathy syndrome in cancer［J］. Curr Oncol Rep, 2008, 10（1）: 86-91.

［8］ Zhou J Y, Xu B, Lopes J, et al. Hashimoto encephalopathy: literature review［J］. Acta Neurol Scand. 2017, 135（3）: 285-290.

［9］ Chen G, Ma L, Xu M, et al. Meningeal carcinomatosis: three case-reports［J］. World J Surg Oncol. 2018, 13; 16（1）: 78.

［10］ Villani G R, Gallo G, Scolamiero E, et al. "Classical organic acidurias": diagnosis and pathogenesis ［J］. Clin Exp Med, 2017, 17（3）: 305-323.

［11］ Arany Z, Neinast M. Branched Chain Amino Acids in Metabolic Disease［J］. Curr Diab Rep, 2018, 18（10）: 76.

［12］ Platt F M, Boland B, van der Spoel A C. The cell biology of disease: lysosomal storage disorders: the cellular impact of lysosomal dysfunction［J］. J Cell Biol, 2012, 199（5）: 723-34.

［13］ Wraith J E, Jones S. Mucopolysaccharidosis type I［J］. Pediatr Endocrinol Rev, 2014, 12（Suppl 1）: 102-6.

［14］ Kylat R I. Mucolipidosis II［J］. J Pediatr, 2021, 229: 302-304.

［15］ Ceccarini M R, Codini M, Conte C, et al. Alpha-Mannosidosis: Therapeutic Strategies［J］. Int J Mol

Sci，2018，19（5）：1500.

［16］ Ozen H. Glycogen storage diseases：new perspectives［J］. World J Gastroenterol，2007，13（18）：2541-53.

［17］ Mole S E，Anderson G，Band H A，et al. Clinical challenges and future therapeutic approaches for neuronal ceroid lipofuscinosis［J］. Lancet Neurol，2019，18（1）：107-116.

［18］ Aubourg P，Wanders R. Peroxisomal disorders［J］. Handb Clin Neurol，2013，113：1593-609.

［19］ Clay A S，Hainline B E. Hyperammonemia in the ICU［J］. Chest，2007，132（4）：1368-78.

［20］ Merlini G，Dispenzieri A，Sanchorawala V，et al. Systemic immunoglobulin light chain amyloidosis［J］. Nat Rev Dis Primers，2018，4（1）：38.

［21］ 王维治. 神经病学 第三版［M］. 北京：人民卫生出版社，2021.

［22］ 张芳，刘文韬，喻标，等. 皮肤窦性组织细胞增生症一例并文献复习［J］. 中国麻风皮肤病杂志，2020，36（01）：35-37.

［23］ 孙雁，刘懿禾. 肝脏疾病与精神神经系统紊乱的研究进展［J］. 实用器官移植电子杂志，2018，6（01）：76-82.

［24］ 吴晓彤. 肾脏与神经系统症状［J］. 日本医学介绍，1991，（03）：133-135.

［25］ 张凌燕，温庆城，张志文. 神经系统与内分泌系统的相互影响与协同作用［J］. 生物学通报，2006，（07）：24-25.

［26］ 葛叶波，郭谊，章殷希，等. 以周围神经病为首发症状的意义未明的单克隆丙种球蛋白病临床特点及诊治分析［J］. 中国全科医学，2014，17（30）：3605-3608.

［27］ 王永生，朱虹，吴江. 骨硬化性骨髓瘤 1 例［J］. 医学影像学杂志，2017，27（06）：1207-1208.

［28］ 吴胜兰，别彩群. 以巨肝为主要表现的原发性淀粉样变性 1 例［J］. 中华全科医学，2019，17（09）：1612-1614.

［29］ 王姝琪，杨志仙，李慧. Williams-Beuren 综合征的临床及遗传学特点：2 例报道［J］. 北京大学学报（医学版），2017，49（05）：899-903.

［30］ 康虹阳，李琦，范凌，等. 真性红细胞增多症患者心脏超声特点及临床意义［J］. 中国老年学杂志，2021，41（19）：4281-4283.

［31］ 陈红兵，程冬，周正兴，等. 家族性嗜铬细胞瘤一家系诊疗及文献复习［J］. 现代泌尿生殖肿瘤杂志，2015，7（01）：31-34.

［32］ 余鹏，陈清，阮景明，等. 以高血压合并反复心肌损害为表现的 Von Hippel-Lindau 综合征 1 例［J］. 中华高血压杂志，2021，29（04）：395-397.

［33］ 王爱民. 什么是肩手综合征?［J］. 创伤外科杂志，2014，16（06）：495.

［34］ 卢琳，曾正陪. 库欣综合征专家共识（2011 年）［J］. 中华内分泌代谢杂志，2012，（02）：96-102.

［35］ Derle E，Kibaroğlu S，Öcal R，et al. Seizure as a neurologic complication after liver transplant［J］. Exp Clin Transplant，2015，Apr；13 Suppl 1：323-6.

［36］ Choi EJ，Kang JK，Lee SA，et al. New-onset seizures after liver transplantation：clinical implications and prognosis in survivors［J］. Eur Neurol. 2004，52（4）：230-6.

［37］ Morard I，Gasche Y，Kneteman M，et al. Identifying risk factors for central pontine and extrapontine myelinolysis after liver transplantation：a case-control study［J］. Neurocrit Care，2014，20（2）：287-295.

［38］ 卢芳燕，王华芬，卢婕楠，等. 肝移植术后脑病相关因素研究及护理进展［J］. 护士进修杂志，

2018, 33 (08): 709-712.

[39] Feltracco, Pcagnin, Acarollo C, et al. Neurological disoroders in liver transplant candidates: pathophysiology and clinical assessment [J]. Transplant Rev (Orlando), 2017, 31 (3): 193-206.

[40] 周浩, 杨林. 终末期肾脏病合并不宁腿综合征治疗研究 [J]. 医学信息, 2022, 35 (13): 74-77.

[41] 余定庸. 慢性肾功能不全继发颅内压增高误诊脑瘤一例 [J]. 南充医专学报, 1980, (01): 60-61.

[42] 陈清棠, 吴逊. 肾功能不全的神经系统表现 [J]. 临床神经病学杂志, 1994, (06): 328-329.

[43] 李光伟, 史轶蘩. 垂体卒中 [J]. 北京医学, 1986, 60-63.

[44] Stoffer SS. Addison's disease. How to improve patients' quality of life [J]. Postgrad Med, 1993, 93 (4): 265-6, 271-8.

[45] 黄韬, 陆前进. 狼疮性血管炎 [J]. 皮肤病与性病, 2016, 38 (06): 412-415.

[46] 乔清, 邢永红, 周官恩, 等. 原发性中枢神经系统血管炎研究进展 [J]. 中风与神经疾病杂志, 2022, 39 (08): 754-757.

[47] AlMehmadi BA, To FZ, Anderson MA, et al. Epidemiology and Treatment of Peripheral Neuropathy in Systemic Sclerosis [J]. J Rheumatol, 2021, 48 (12): 1839-1849.

[48] 程海涛, 张晓暄, 李银辉. 肾性骨病发病机制研究及进展 [J]. 中国骨质疏松杂志, 2020, 26 (10): 1550-1554.

[49] 张峻槐, 陈亚希. 席汉综合征并垂体危象1例诊治分析及文献复习 [J]. 现代医药卫生, 2020, 36 (20): 3353-3354.

[50] 刘宇恒, 尹子晗, 刘小备, 等. 继发性甲状旁腺功能减退症并发颅内钙化一例 [J]. 中国现代神经疾病杂志, 2020, 20 (06): 561-564.

[51] 李金兰, 刘群会, 李俊, 等. 工业酒精中毒性脑病一例并文献复习 [J]. 山西医药杂志, 2016, 45 (02): 191-194.

[52] 谢安木. 帕金森综合征 [M]. 北京: 人民卫生出版社, 2020.

[53] 马翠丽, 郝铁琳, 张国荣, 等. 非酒精因素导致的原发性胼胝体变性 [J]. 国际神经病学神经外科学杂志, 2022, 49 (5): 32-35.

[54] 陈淑婷, 殷晓红. 特发性系统性毛细血管渗漏综合征并发急性肾衰竭1例的观察与护理 [J]. 护理与康复, 2019, 18 (09): 95-97.

[55] 汪龙, 周宁宁, 王慕华, 等. 免疫检查点抑制剂致神经系统不良反应 [J]. 中国医院药学志, 2018, 38 (16): 1735-1738.

[56] 王少博, 张振平, 邹志才, 等. 非酒精性 Wernicke 脑病20例影像学特点及临床分析 [J]. 中华神经科杂志, 2015, 48 (2): 127-129.

[57] 于晓晓, 李保敏. Wiskott-Aldrich 综合征合并中枢神经系统脱髓鞘病变一例并文献复习 [J]. 中华神经科杂志, 2015, 48 (6): 514-520.

[58] Malik F, Wickremesinghe P, Saverimuttu J. Case report and literature review of auto-brewery syndrome: probably an underdiagnosed medical condition [J]. BMJ Open Gastroenterol, 2019, 6 (1): e000325.

[59] 张丽静, 徐岩, 孙利群, 等. 自动酿酒综合征1例报道并文献复习 [J]. 胃肠病学肝病学杂志, 2021, 30 (01): 119-120.

第 18 章 神经系统危重症

神经系统危重症是指包括意识障碍、精神障碍、颅内压增高和癫痫持续状态等威胁患者生命的疾病状态，其发病原因为脑血管病、中枢神经系统感染、神经肌肉接头疾病以及中毒等疾病，由于脑是具有特殊解剖结构和生理功能的器官，一旦脑损伤严重，常常并发心、肺、肝、肾、胃肠、代谢和免疫等其他器官系统损伤。随着社会和医学的进步，人们对于神经系统危重症越来越重视，希望通过快速、准确的治疗使其死亡率下降，减轻神经系统功能残疾程度。本章将对常见的神经系统危重症疾病的概念进行简单的阐述。

1 颅内压增高（intracranial hypertension，ICH）

颅内压（intracranial pressure，ICP）是指颅腔内容物对颅腔内壁的压力，颅腔内容物由脑组织、脑脊液和血液组成，其中任何部分容积的增加均会导致颅内压增高。当颅内压（脑室压力）持续大于 15mmHg（2.00kPa）时，称为 ICH，ICH 持续大于 40mmHg（5.33kPa）时，称为重度 ICH。

1.1 良性颅压增高（benign intracranial hypertension）

良性颅内压增高是指以颅内压增高为特征的一组综合征，临床表现为颅内压增高，伴头痛、呕吐及视力障碍，神经系统检查除视盘水肿、展神经麻痹外，无其他神经系统定位体征，腰穿压力 > 200mmH$_2$O（1.96kPa），颅脑 CT 或颅脑 MRI 显示无脑室扩大或颅内占位病变。需排除颅内占位性病变、梗阻性脑积水、颅内感染、高血压脑病及其他脑内器质性病变才可诊断。多数患者可自行缓解，预后良好。

主要病因包括：①内分泌和代谢紊乱，如肥胖、月经不调、妊娠或产后（除外静脉窦血栓）、肾上腺功能亢进、甲状旁腺功能减退等；②颅内静脉窦血栓形成；③摄入药物及毒物，如维生素 A、四环素等；④血液及结缔组织病；⑤脑脊液蛋白含量增高，如脊髓肿瘤和多发性神经炎；⑥其他疾病，如假性脑膜炎、空泡蝶鞍综合征及婴儿期的快速增长等；⑦原因不明。

2 昏迷（coma）

昏迷是完全意识丧失的一种类型，是临床上的危重症。昏迷的发生，提示患者的脑皮质功能发生了严重障碍。主要表现为完全意识丧失，随意运动消失，对外界刺激的反应迟钝或丧失，但患者还有呼吸和心跳。

3 重症脑损伤（severe brain injury）

本病是指因颅脑创伤、出血和缺血性卒中、缺血缺氧性脑病、颅内感染、脑肿瘤或其他疾病所引起的脑损伤，需要重症加强医疗监测和治疗。患者表现为较长时间的昏迷，此时，格拉斯哥昏迷评分（Glasgow coma scale，GCS）>8 分。

4 脑死亡（death of brain）

脑死亡是指包括脑干在内的全脑功能不可逆转地丧失，即死亡。

脑死亡判定先决条件：①昏迷原因明确，包括原发性和继发性脑损伤；②需排除各种原因的可逆性昏迷，例如急性中毒、低温（直肠温度≤32℃）、严重电解质紊乱及酸碱平衡失调、严重代谢及内分泌障碍等。

临床判定标准：①深昏迷；②脑干反射消失；③无自主呼吸，依赖呼吸机维持通气，自主呼吸激发试验证实无自主呼吸。以上3项临床判定标准必须全部符合。

确认试验标准：①EEG显示电静息；②正中神经SLSEP显示双侧N9和/或N13存在，P14、N18和N20消失；③经颅多普勒超声显示颅内前循环和后循环血流呈振荡波、尖小收缩波或血流信号消失。以上3项确认试验至少有2项符合。

5 脑疝 （brain herniation）

当颅腔内某一分腔有占位性病变时，该分腔的压力比邻近分腔的压力高，脑组织从高压区向低压区移位，导致脑组织、血管及神经等重要结构受压和移位，有时被挤入硬脑膜的间隙或孔道中，从而引起一系列严重的临床症状和体征时，称为脑疝。幕上的脑组织（颞叶的海马回、钩回）通过小脑幕切迹被挤向幕下，称为小脑幕切迹疝或颞叶钩回疝。幕下的小脑扁桃体及延髓经枕骨大孔被挤向椎管内，称为枕骨大孔疝或小脑扁桃体疝。一侧大脑半球的扣带回经镰下孔被挤入对侧分腔，称为大脑镰下疝或扣带回疝。

6 去大脑强直 （decerebrate rigidity）

去大脑强直是病灶位于中脑水平或上位脑桥时出现的一种伴有特殊姿势的意识障碍。临床表现为角弓反张、牙关紧闭、双上肢伸直旋内、双下肢伸直跖屈，病理征阳性，多有双侧瞳孔散大固定。随着病变损伤程度的加重，患者可表现为意识障碍的程度加深，本征较去皮层综合征更加凶险，根据其特殊姿势、呼吸节律、瞳孔改变等特点，可与去皮层综合征相鉴别。

7 去皮层综合征 （das appalische syndrerine）

去皮层综合征于1940年，由Kretchiner首先报道，临床表现为皮层功能大部分或完全丧失，但皮层下功能得以保存的特殊意识状态，多见于脑出血、脑梗死、急性脑缺氧或脑外伤等遗留症状。患者可表现为意识活动完全消失，睁眼凝视，四肢肌张力增高，双上肢屈曲内收，双下肢伸直内旋，患者反射始终存在，但处于无应答状态。

8 无动性缄默症 （akinetic mutism）/睁眼昏迷 （coma vigil）

无动性缄默症是由脑干上部和丘脑的网状激活系统受损引起，此时大脑半球及其传出通路无病变。患者能注视周围环境及人物，貌似清醒，但不能活动或言语，二便失禁。肌张力减低，无锥体束征。强烈刺激不能改变其意识状态，存在觉醒—睡眠周期，本症常见于脑干梗死。

9 植物状态 （vegetative state）

植物状态是指大脑半球严重受损而脑干功能相对保留的一种状态。患者对自身和外界的认知功能全部丧失，呼之不应，不能与外界交流，有自发或反射性睁眼，偶可发现视物追踪，可有无意义哭笑，存在吸吮、咀嚼和吞咽等原始反射，有觉醒—睡眠周期，大小便失禁。持续植物状态（persistent vegetative state）是指颅脑外伤后植物状态持续12个月以上，其他原因持续在3个月以上。

10 呼吸衰竭 （respiratory failure）

呼吸衰竭是指不能维持正常组织氧运输或二氧化碳排出的病理状态，常见于脑、脊髓受累的中枢神经系统疾病，或周围神经、神经—肌肉接头和肌肉受累的周围神经系统疾病。由于通气功能障碍，临床表现为呼吸困难、发绀、抽搐、精神异常甚至昏迷，动脉血气分析显示 $PaCO_2$ 增高和 PaO_2 降低，即急性高碳酸血症性呼吸衰竭（Ⅱ型呼吸衰竭）。

11 多器官功能障碍综合征（multiple organ dysfunction syndrome，MODS）

MODS 是指机体在遭受严重创伤、休克、感染及外科大手术等急性疾病过程中，有 2 个或 2 个以上的器官或系统同时或序贯发生功能障碍，以至于不能维持机体内环境稳定的临床综合征，此反应是可逆的。

①原发型 MODS（单相速发型，rapid single-phase）指由原始病因直接引起 2 个以上器官功能障碍的多系统器官功能衰竭（multiple systemic organ failure，MSOF）。例如，患者在休克复苏后 12h ～ 36h 内发生呼吸衰竭，继之发生肝、肾或凝血等器官或系统的功能障碍，病变的进程只有一个时相，故又称其为单相速发型 MODS。②继发型 MODS（双相迟发型，delayed two-phase）患者在原始病因作用后，经治疗病情得到缓解，并相对稳定，但在数天后继发严重感染，即遭受"第二次打击"（double hit），在此基础上发生的 MODS。发病过程有 2 个时相，故又称为双相迟发型 MODS，临床上典型的 MSOF 多属此型。

12 全身炎症反应综合征（systemic inflammatory response syndrome，SIRS）

SIRS 是因感染或非感染病因作用于机体而引起的机体失控的自我持续放大和自我破坏的全身性炎症反应，它是机体为修复和生存而出现过度应激反应的一种临床过程。当机体受到外源性损伤或感染毒性物质的打击时，可促发初期炎症反应，同时机体产生内源性免疫炎性因子而形成"瀑布效应"。危重病人因机体代偿性抗炎反应能力降低以及代谢功能紊乱，最易引发 SIRS，严重者可导致 MODS。

当机体受到严重打击后出现发热、白细胞增多、心率和呼吸加快等症状和体征时，临床多诊断为脓毒血症或败血症。20 世纪 80 年代以来，由于临床诊断技术的进步，发现这类病人共同的特征性变化是血浆中炎症介质增多，而细菌感染并非必要条件。基于上述原因，1991 年美国胸科医师学会和急救医学会（ACCP/SCCM）在芝加哥召开的联合会议上提出了全身炎症反应综合征的概念，并于次年在《Critical Care Medicine》杂志上发表。这个概念的提出得到了广泛关注和普遍认同，由此也推动了学科的发展。随着人们对炎症认识的扩展，近年来对一些疾病的认识发生了根本的变化，认识到创伤性休克的多器官功能障碍、皮肤移植的排异现象、心肌梗死后缺血再灌注损伤等的基本病理改变属于炎症损伤范畴。

12.1 败血症性脑病（septic encephalopathy）

败血症性脑病是败血症并发的急性脑功能障碍，主要表现为急性起病的可逆性嗜睡和精神混乱状态，严重者可导致昏迷，须排除颅内感染及其他导致脑功能障碍的情况（低血糖症及代谢性脑病等）。

13 神经系统疾病瞳孔异常改变的临床表现

①一侧瞳孔散大：动眼神经麻痹、眼挫伤、小脑幕切迹疝、埃迪瞳孔（Adie pupil）、眶尖综合征、海绵窦综合征。②双侧瞳孔散大：脑炎、脑膜炎、癫痫发作期间、肉毒素中毒、青光眼以及药物导致的，如全身应用阿托品、沙丁胺醇气雾剂、亚硝酸异戊酯、去甲肾上腺素、多巴胺等药物。③瞳孔形状不规则、大小不等、对光反射迟钝或消失：基底动脉尖综合征。④双侧瞳孔散大伴光反应正常：焦虑状态、剧烈疼痛。⑤双侧瞳孔散大、固定，对光反射消失：脑死亡。⑥一侧瞳孔缩小：颞叶钩回疝早期、Horner 综合征、一侧颈部交感神经损伤。⑦双侧瞳孔缩小（或针尖样瞳孔）：重度脑桥出血、小脑出血、脑室出血、阿—罗瞳孔（Argyll-Robertson pupil）、有机磷中毒、苯二氮卓类药物中毒、阿片类药物中毒等。

⑧瞳孔先缩小、后散大：颅脑外伤，常预示病情加重。⑨两侧瞳孔散大或不等大、光反应消失，但调节反射存在：背侧中脑综合征（Parinaud 综合征）。⑩椭圆形瞳孔（猫眼瞳孔）：急性脑血管病、脑外伤、脑肿瘤等疾病所导致的动眼神经核或动眼神经副交感神经纤维部分受累所致，该瞳孔是病情进展过程中的一过性表现。

参考文献

[1] 王维治. 神经病学 第三版 [M]. 北京：人民卫生出版社，2021.

[2] 安奕，赵磊，王天龙，等. 颅脑外伤致去皮层状态孕妇行急诊全麻剖宫产 1 例报告 [J]. 北京医学，2018，40（06）：604-605.

[3] 周建新. 重症脑损伤患者镇痛镇静治疗专家共识 [J]. 中国脑血管病杂志，2014，11（01）：48-55.

[4] 国家卫生健康委员会脑损伤质控评价中心，中华医学会神经病学分会神经重症协作组，中国医师协会神经内科医师分会神经重症专业委员会. 中国成人脑死亡判定标准与操作规范（第二版）[J]. 中华医学杂志，2019，99（17）：1288-1292.

[5] 王乃英，张璟义. 去皮层状态下两侧肢体肌痉挛程度的比较 [J]. 中西医结合心脑血管病杂志，2011，9（06）：764.

[6] 王维治，王化冰. 临床神经病学定位 [M]. 北京：人民卫生出版社，2018.

[7] 谭寿莱，陈绍兰. 椭圆瞳孔 [J]. 国外医学（神经病学神经外科学分册），1982，2：95-96.

[8] 陈循萍. 观察瞳孔变化的临床意义 [J]. 中国伤残医学，2014，22（05）：294.

附录：神经系统疾病常用量表评分标准

表1　短暂性脑缺血发作 ABCD2 评分

危险因素	指标	计分
年龄（A）	≥60 岁	1
血压（B）	收缩压≥140mmHg 或舒张压≥90mmHg	1
临床症状（C）	单侧无力	2
	不伴无力的言语障碍	1
症状持续时间（D）	≥60min	2
	10~59min	1
糖尿病（D）	有	1
总得分		0~7

【评分标准】短暂性脑缺血发作患者卒中风险高，一些临床特性如年龄、症状持续时间及糖尿病等与卒中风险密切相关。根据 ABCD2 评分对短暂性脑缺血发作患者进行分层：0~3 为低危组，4~5 为中危组，6~7 分为高危组。

表2　美国国家卫生院脑卒中量表
（National Institute of Health Stroke Scale，NIHSS）

1	a. 意识障碍程度	清醒	0
		嗜睡	1
		混沌（半昏迷）	2
		昏迷	3
	b. 意识障碍：回答问题 1. 你今年几岁？ 2. 现在是几月？	答对 2 个	0
		答对 1 个	1
		2 个都答错	2
	c. 意识障碍：照指令做动作 1. 眼睛睁眼或闭上 2. 左手（右手）握拳；放松	2 个都做对	0
		只做对 1 个	1
		2 个都做错	2
2	眼球运动	正常	0
		部分麻痹	1
		完全偏向一边	2
3	视力	无丧失	0
		部分偏盲	1
		完全偏盲	2
		两侧完全偏盲	3

续表

4	颜面麻痹	正常	0
		轻度麻痹	1
		部分麻痹	2
		半侧完全麻痹	3
5	左上肢运动	正常	0
		轻度无力	1
		无法抵抗加重力	2
		无法抵抗重力	3
		无法动弹	4
6	右上肢运动	正常	0
		轻度无力	1
		无法抵抗加重力	2
		无法抵抗重力	3
		无法动弹	4
7	左下肢运动	正常	0
		轻度无力	1
		无法抵抗加重力	2
		无法抵抗重力	3
		无法动弹	4
8	右下肢运动	正常	0
		轻度无力	1
		无法抵抗加重力	2
		无法抵抗重力	3
		无法动弹	4
9	肢体运动不协调	无（正常）	0
		仅有上肢或下肢	1
		上下肢或两侧均有	2
10	感觉障碍（痛觉、触觉或空间感觉）	无障碍	0
		部分障碍	1
		完全丧失感觉	2
11	言语障碍	正常	0
		轻至中度障碍	1
		严重障碍	2
		完全无法言语	3
12	构音障碍	正常	0
		轻度构音障碍	1
		完全无法构音	2
13	感觉性忽视（同时给双侧以同等的刺激时，患者对一侧的刺激感觉不到；但分别给左、右侧刺激时，患者都能感觉到）。	无障碍	0
		部分忽视	1
		完全忽视	2
总得分			

【评分标准】

NIHSS 评分范围为 0~42 分，分数越高，神经受损越严重，分级如下。

0~1 分：正常或近乎正常；1~4 分：轻度卒中/小卒中；5~15 分：中度卒中；15~20 分：中~重度卒中；21~42分：重度卒中。

表3　格拉斯哥昏迷量表（Glasgow Coma Scale，GCS）

一、睁眼 　1分：无法睁眼 　2分：痛刺激下可以睁眼 　3分：可听从指令睁眼 　4分：可自发性睁眼
二、语言 　1分：无法发出声音 　2分：能发出声音 　3分：可讲出字词 　4分：可讲出语句，但答非所问 　5分：有条理地问答
三、运动 　1分：没有任何动作 　2分：疼痛刺激时呈伸张姿势 　3分：疼痛刺激时呈屈曲姿势 　4分：疼痛刺激时有闪避动作 　5分：能定位疼痛刺激（尝试用手推开刺激） 　6分：可以依命令动作

【评分标准】GCS 量表总评分在 3~15 分，得分越高，表明意识状态越好。正常人：15 分；轻度意识障碍：12~14 分；中度意识障碍：9~11 分；昏迷：3~8 分。

表4　日常生活能力评定量表（Barthel 指数）

1. 进食	10＝独立，能应用任何必要的工具，能在合理时间进食 5＝需要帮助（例如切割） 0＝表现很差
2. 洗浴	5＝无帮助下可以进行 0＝表现很差
3. 个人卫生（修饰）	5＝洗脸、梳头、刷牙、剃须（如果是电动剃须刀可以用插座） 0＝表现很差
4. 着装	10＝独立，能系鞋带、扣扣件、应用支具 5＝需要帮助，但至少有一半的任务在合理时间做 0＝表现很差
5. 直肠功能	10＝无意外，如果需要可以应用灌肠或栓剂 5＝偶尔有意外，或需要帮助灌肠或栓剂 0＝表现很差

续表

6. 膀胱功能	10=无意外，如果应用器具可以自己护理收拾 5=偶尔意外，或需要帮助应用器具 0=表现很差
7. 卫生间转换	10=独立到卫生间或应用便盆 5=需要帮助平衡、处理衣服或手纸 0=表现很差
8. 椅子/床转换	15=独立，包括锁轮椅和升脚踏板 10=最小帮助或监管 5=能坐，但需要极大的帮助。 0=表现很差
9. 行走	15=可独立行走50码（45.72m）。也许应用辅助装置，除了滚动的行走器械 10=帮助可行走50码（45.72m） 5=如果不能行走，独立用轮椅行走50码（45.72m） 0=表现很差
10. 上楼	10=独立，也可应用辅助装置 5=需要帮助或监管 0=表现很差
总分	

【评分标准】

总分为100分。得分越高，独立性越好，依赖性越小。

<20分为极严重功能缺陷，生活完全需要依赖；20~40分为生活需要很大帮助，生活部分依赖；40~60分为生活部分自理，需要帮助才能完成日常生活；>60分为生活基本自理。

Barthel指数得分40分以上者康复治疗的收益最大。

表5　改良 Rankin 量表（Modified Rankin Scale，mRS）

0级	无神经功能障碍，日常生活正常
1级	极轻微神经功能障碍，但不影响患者的日常生活
2级	轻度神经功能障碍，影响患者生活，但能自理
3级	中度神经功能障碍，需一些帮助，但能自己行走
4级	中重度神经功能障碍，没有帮助不能行走和自理，靠轮椅行走
5级	卧床不起，失禁，完全不能自理，需长期护理
6级	死亡

【评级标准】建议依据 mRS 评分≤2级为脑卒中患者无残疾，mRS 评分>2级为残疾。

表6　Essen 卒中风险评分量表（Essen stroke risk score，ESRS）

危险因素	计分
年龄	
65~75 岁	1
>75 岁	2
高血压	1
糖尿病	1
既往心肌梗死	1
其他心血管疾病（除外心肌梗死和心房颤动）	1
周围动脉疾病	1
吸烟	1
既往短暂性脑缺血发作或缺血性卒中	1
总分	

【评分标准】Essen 卒中风险分层量表主要用于预测缺血性脑卒中后 1 年内脑卒中复发风险，指导二级预防。评分 0~2 分者为低度危险，年卒中复发风险<4%；评分 3~6 分者为中度危险，年卒中复发风险为 7%~9%；6 分以上者为高度危险，年卒中复发风险达 11%。因此，脑卒中患者评分在 3 分以上时，脑卒中复发的风险较高，要严格地控制危险因素，定期复查，规范二级预防。

表7　脑淀粉样变（cerebral amyloid angiopathy，CAA）改良波士顿诊断标准

确诊的 CAA	完整尸检证实 ·脑叶、皮质或皮质下脑出血 ·伴有血管病的严重 CAA ·排除其他诊断
病理支持的、很可能的 CAA	临床症状和病理组织或皮质活检证实 ·脑叶、皮质或皮质下脑出血 ·标本中存在一定程度的 CAA ·排除其他诊断
很可能的 CAA	临床资料和 MRI 或 CT 证实 ·局限于脑叶、皮质或皮质下的多发出血（包括小脑出血）或单个脑叶、皮质或皮质下的脑出血和局限性或扩散性脑表面铁沉积 ·年龄≥55 岁 ·排除其他诊断
可能的 CAA	临床资料和 MRI 或 CT 证实 ·局限于脑叶、皮质或皮质下的脑出血或局限性或扩散性脑表面铁沉积 ·年龄≥55 岁 ·排除其他诊断

脑淀粉样变是与年龄相关脑小血管病，影响皮质和软脑膜血管，其病理特征是 β 淀粉样蛋白在脑血管壁的进行性沉积，CAA 是脑叶出血的首要原因。

表 8　非瓣膜性房颤卒中危险因素 CHA2DS2-VASc 评分

危险因素	计分
充血性心力衰竭（C）	1
高血压（H）	1
年龄≥75 岁（A）	2
糖尿病（D）	1
卒中、TIA 或血栓栓塞病史（S_2）	2
血管性疾病（V）	1
年龄 65~74 岁（A）	1
女性（Sc）	1
总得分	0~9

【评分标准】非瓣膜性房颤 CHA2DS2-VASc 评分≥2 分者，需抗凝治疗；评分为 1 分者，根据获益与风险权衡，优选抗凝治疗；评分为 0 分者，无须抗凝治疗。

表 9　HAS-BLED 出血危险评分

危险因素	计分
高血压（H）	1 或 2
异常的肝肾功能各计 1 分（A）	1
卒中（S）	1
出血（B）	1
INR 值不稳定	1
老年>65 岁（E）	1
药物、饮酒各计 1 分（D）	1 或 2
	最高评分 9

【评分标准】房颤患者抗凝治疗前需要同时进行出血风险评估，临床上常用 HAS-BLED 出血危险评分。HAS-BLED 出血危险评分≥3 分为高出血风险。

表 10　汉密尔顿抑郁量表（HAMD）

活动	评分
低落情绪 感觉悲哀、绝望、无助、毫无价值 0＝没有 1＝悲观态度，悲观、绝望 2＝偶尔哭泣 3＝经常哭泣 4＝受访者在突发言谈之间（身体或语言上）表达上述感觉	

续表

活动	评分
内疚感 0＝没有 1＝自我责备，自觉让别人失望 2＝感觉有罪，或反思过去的错误或罪恶事迹 3＝疾病是对自己的一种处罚 4＝听见控诉或指责的声音，及曾经出现威胁性的影像幻觉。幻想有罪	
自杀 0＝未曾尝试 1＝觉得生存没有意思 2＝希望自己已死亡，或曾经思考死亡的办法 3＝有自杀意念或有一半的念头去尝试 4＝企图自杀（任何认真的尝试自杀行为，评分为4）	
入睡困难 0＝没有入睡困难 1＝主诉入睡困难，即上床半小时后仍不能入睡 2＝经常性晚上难以入睡	
睡眠不深 0＝没有睡眠不深的问题 1＝出现困扰及睡眠不安的问题 2＝半夜曾醒来及家中步行，有半夜起床的，评分为2（不包括上厕所）	
早醒 0＝没有早醒的问题 1＝有早醒，比平时早醒1h，但能重新入睡 2＝早醒后无法重新入睡	
工作和活动 0＝没有困难 1＝提问时才诉说工作和活动困难 2＝对活动失去兴趣（业余爱好或工作）——由病人直接表达或间接地观察得到（无精打采、判断或犹豫不决），觉得自己被强迫做事 3＝实际活动的时间减少，或生产力降低。如需要住院，受访者每天活动的时间少于3h，评分为3 4＝因为目前的病情而停止工作。如需要住院，受访者每天活动时间等于0，评分为4	
迟钝 指思维和语言缓慢，注意力难以集中，主动性减退 0＝讲话与思考正常 1＝精神检查中发现轻度迟缓 2＝精神检查中发现明显迟缓 3＝精神检查进行困难 4＝完全不能回答问题（木僵）	

续表

活动	评分
激越 0＝无 1＝检查时表现得有些心神不定 2＝明显心神不定或小动作多 3＝不能静坐，检查中曾站立 4＝搓手，咬手指，扯头发，咬嘴唇	
精神性焦虑 表现在： · 主观紧张和易怒，难以集中精力 · 担心小事 · 惶惑 · 表示出恐惧的疑惑 · 惊恐 · 提心吊胆的感觉 0＝无 1＝轻度 2＝中度 3＝严重 4＝无力控制	
躯体性焦虑 指焦虑的生理症状，例如： · 胃肠：口干、腹胀、消化不良、腹泻、痉挛及打嗝 · 心血管系统：心悸、头痛 · 呼吸系统：过度换气和叹息 · 尿频 · 出汗 · 眩晕，视力模糊 · 耳鸣 0＝无 1＝轻度 2＝中度 3＝严重 4＝无力控制	
胃肠道症状 0＝无 1＝食欲减退，但不需要他人鼓励便自行进食 2＝进食需要他人催促或请求，或需要应用泻药或助消化药	
全身症状 0＝无 1＝四肢、背部或颈部沉重感，背痛，头痛，肌肉疼痛 2＝上述症状明显（评分为2）	

续表

活动	评分
一般性症状 性症状：指性欲减退、月经紊乱等 0＝无 1＝轻度 2＝严重	
疑病症 0＝无 1＝对身体过分关注 2＝反复考虑健康问题 3＝有疑病妄想 4＝伴幻觉的疑病妄想	
体重下降 只需回答 A 或 B A. 过去的体重史 0＝没有体重下降 1＝或因此病而出现体重下降 2＝确因此病而出现体重下降 B. 实际的体重变化 0＝1 周内体重减轻少于 1 磅（0.5kg） 1＝1 周内体重减轻 1～2 磅（0.5～1.0kg） 2＝1 周内体重减轻 2 磅（1.0kg）以上 3＝没有评估	
自知力 0＝知道自己有病，表现为忧郁 1＝知道自己有病，但归于伙食太差、环境问题、工作过忙、病毒感染或需要休息等 2＝完全否认自己有病	

总分：＿＿＿＿＿＿＿

【评分标准】：HAMD 评分越高，病情越重，一般认为前 17 项总分达 20 分以上可诊为抑郁状态；健康人在 2～2.5 分。

表11　汉密尔顿焦虑量表（Hamilton anxiety Scale）

		评分				
焦虑心境	担心、担忧，感到有最坏的事情将要发生，容易激惹	0	1	2	3	4
紧张	有紧张感，易疲劳，不能放松，情绪反应为易哭、颤抖、感到不安	0	1	2	3	4
害怕	害怕黑暗、陌生人、一人独处、动物、乘车或旅行及人多的场合	0	1	2	3	4
失眠	难以入眠，易醒，睡得不深，多梦，梦魇，夜惊，醒后感疲倦	0	1	2	3	4
认知功能	或称记忆、注意障碍。注意力不能集中，记忆力差	0	1	2	3	4
抑郁心境	丧失兴趣，对以往爱好缺乏快感，忧郁，早醒，昼重夜轻	0	1	2	3	4
肌肉系统症状	肌肉酸痛，活动不灵活，肌肉抽动，肢体抽动，牙齿打战，声音发抖	0	1	2	3	4

续表

		评分				
感觉系统症状	视物模糊，发冷发热，软弱无力感，浑身刺痛	0	1	2	3	4
心血管系统症状	心动过速，心悸，胸痛，血管跳动感，昏倒感，心搏脱漏	0	1	2	3	4
呼吸系统症状	胸闷，窒息感，叹息，呼吸困难	0	1	2	3	4
胃肠道症状	吞咽困难，嗳气，消化不良（进食后腹痛、胃部烧灼感、腹胀、恶心、胃部饱感），肠鸣，腹泻，体重减轻，便秘	0	1	2	3	4
生殖泌尿系统症状	尿意数频，尿急，停经，性冷淡，过早射精，勃起不能，阳痿	0	1	2	3	4
自主神经系统症状	口干，潮红，苍白，易出汗，易起"鸡皮疙瘩"，紧张性头痛，毛发竖起	0	1	2	3	4
会谈时行为表现	（1）一般表现：紧张，不能松弛，忐忑不安，咬手指，紧紧握拳，摸弄手帕，面肌抽动，不停顿足，手发抖，皱眉，表情僵硬，肌张力高，叹息样呼吸，面色苍白 （2）生理表现：吞咽，打嗝，安静时心率快，呼吸快（20 次/min 以上），腱反射亢进，震颤，瞳孔放大，眼睑跳动，易出汗，眼球突出	0	1	2	3	4

总分_____

【评分标准】

总分超过 29 分，可能为严重焦虑；超过 21 分，肯定有明显焦虑；超过 14 分，肯定有焦虑；超过 7 分，可能有焦虑；如小于 6 分，病人没有焦虑症状。

表 12 蒙特利尔认知评估表（the Montreal cognitive assessment）

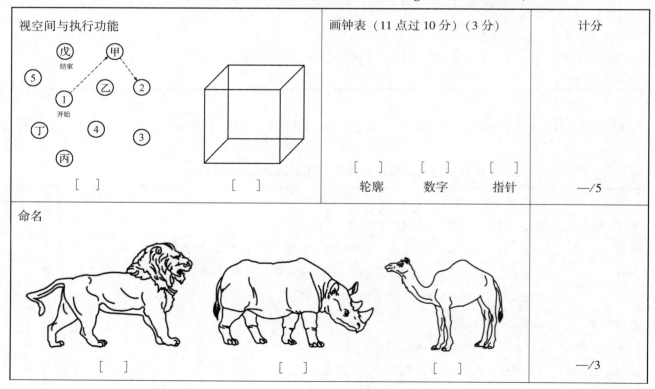

续表

记忆	读出下列词语，各由患者重复上述过程重复 2 次，5 分钟后回忆		面孔	天鹅绒	教堂	菊花	红色	不计分
		第一次						
		第二次						
注意	读出下列数字，请患者重复（每秒 1 个）		顺背 ［　］21854 倒背 ［　］742					—/2

读出下列数字，每当数字 1 出现时，患者必须用手敲打一下桌面，错误≥2 个不给分 　　　　［　］5213941180621519451114190 5112	—/1
100 连续减 7　　　　［　］93　　［　］86　　［　］79　　［　］72　　［　］65 　　　4~5 个正确给 3 分，2~3 个正确给 2 分，1 个正确给 1 分，全都错误给 0 分	—/3

语言	重复：我只知道今天张亮是来帮过忙的人　　　［　］ 　　　狗在房间的时候，猫总是躲在沙发下面　　［　］	—/2
	流畅性：在 1 分钟内尽可能多地说出动物的名字　［　］（N≥11 个名称）	—/1
抽象	词语相似性：如香蕉–橘子=水果 ［　］ 火车–自行车 ［　］ 手表–尺子 ［　］	—/2

延迟回忆	回忆时不能提示	面孔 ［　］	天鹅绒 ［　］	教堂 ［　］	菊花 ［　］	红色 ［　］	—/5
选项	分类提示						
	多选提示						
定向	［　］日期　　［　］月份　　［　］年代　　［　］星期几　　［　］地点　　［　］城市						—/6
总分							—/30

【评分标准】

满分 30 分。若受试者的受教育年限≤12 年，则在总分基础上加 1 分。分数在 16 分左右的为老年痴呆症患者；分数在 22 分左右的为轻度认知障碍人士；分数在 26 分以上可定义为正常；30 分为完美分数。

表 13　改良长谷川痴呆量表（HDS）

姓名_____　　　　性别_____　　　　年龄_____　　　　文化程度_____

项目内容	分数	分数
1. 今天是几月？几号？星期几？	（1）正确=1/2/3	（2）错误=0
2. 你现在在什么地方？	（1）正确=2.5	（2）错误=0
3. 您多大岁数（±3 年为正确）	（1）正确=2	（2）错误=0
4. 你在这里住了多久？	（1）正确=2.5	（2）错误=0
5. 你出生在哪里？	（1）正确=2	（2）错误=0
6. 中华人民共和国何时成立？（年、月、日）	（1）正确=1.5/2.5/3.5	（2）错误=0
7. 一年有多少天？	（1）正确=2.5	（2）错误=0
8. 国家现任总理是谁？主席是谁？	（1）正确=1.5/3	（2）错误=0
9. 计算 100-7	（1）正确=2	（2）错误=0

续表

项目内容	分数	分数
10. 计算 93−7	（1）正确＝2	（2）错误＝0
11. 请倒背下列数字：6-8-2	（1）正确＝2	（2）错误＝0
12. 请倒背下列数字：3-5-2-9	（1）正确＝2	（2）错误＝0
13. 先将纸烟、火柴、钥匙、表、钢笔 5 样东西摆在受试者面前，令其说一遍，然后把东西拿走，请受试者回忆		
完全正确＝3.5；（2）正确 4 项＝2.5；（3）正确 3 项＝1.5；（4）正确 2 项＝0.5；（5）正确 1 项或完全错误＝0		
总分：		

注：文化程度为必填项。

【评分标准】：总分为 32.5 分

≥30 分为智能正常；

29.5~20 分为轻度智力低下；

10~19.5 分为中度智力低下；

<10 分为重度智力低下；

<15 分可诊断为痴呆。

<h2 align="center">表 14　MMSE 简易智能精神状态检查量表</h2>

姓名_____　　　性别_____　　　年龄_____　　　文化程度_____　　　得分_____

序号	项目	评分	
		正确	错误
时间定向			
1. 现在是：			
	哪一年？	1	0
	哪一季节？	1	0
	几月份？	1	0
	几号？	1	0
	星期几？	1	0
地点定向			
2. 我们在：			
	哪个国家？	1	0
	哪个城市？	1	0
	什么地址？	1	0
	哪个医院？	1	0
	第几层楼？	1	0
表达			
3. 复述以下 3 个物体名称（由检查者先连续说出）			
	手表	1	0
	钢笔	1	0
	眼镜	1	0

续表

序号	项目	评分	
		正确	错误
注意力和计算能力			
4. 计算：			
	93−7＝？	1	0
	86−7＝？	1	0
	79−7＝？	1	0
	72−7＝？	1	0
记忆力			
5. 回忆刚才复述过的 3 个物体的名称			
	手表	1	0
	钢笔	1	0
	眼镜	1	0
语言			
6. 说出所示物体的名称			
	帽子	1	0
	毛巾	1	0
7. 复述"如果、并且、但是"		1	0
8. 诵读卡片上的句子			
	"闭上眼睛"	1	0
9. 按卡片所写的做：			
	用右手拿一张纸	1	0
	两手将它对折	1	0
	然后放在左腿上	1	0
10. 写一个完整的句子（要有主语、谓语，且有一定意义）		1	0
11. 模仿画出下图	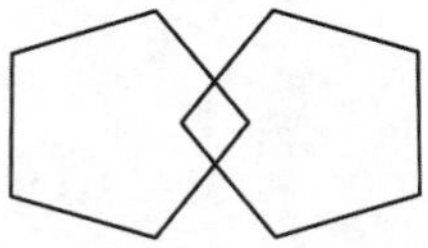	1	0

【评分标准】：满分 30 分，正确为 1 分。文盲≥17 分；小学≥20 分；初中及以上≥24 分。

13~23 分为轻度痴呆；

5~12 分为中度痴呆；

<5 分为重度痴呆。

表 15　Hachinski 缺血量表

症状	评分/分
突然发病	2
阶梯样加重	1
病程波动	2

续表

症状	评分/分
夜间谵妄	1
人格保持良好	1
抑郁	1
诉说躯体症状	1
情感失控	1
高血压史	2
脑卒中史	2
合并其他脏器动脉硬化	1
局灶性神经系统症状	2
局灶性神经系统体征	2

【评分标准】

Hachinski 缺血量表评定临床意义：>7 分视为血管性痴呆；<4 分视为阿尔茨海默病；4~7 分之间视为混合性痴呆。

表16　统一帕金森病评分量表
（unified Parkinson disease rating scale，UPDRS）

（一）精神、行为和情绪

1. 智力损害

0＝无

1＝轻度智力损害，持续遗忘，能部分回忆过去的事件，但无其他困难

2＝中等记忆损害，有定向障碍，解决复杂问题有中等程度的困难，在家中生活功能有轻度但肯定的损害，偶然需要提示

3＝严重记忆损害伴时间及地点定向障碍，解决问题有严重困难

4＝严重记忆损害，仅保留人物定向，不能做出判断或解决问题，生活需要帮助，不能独处

2. 思维障碍（由于痴呆或药物中毒）

0＝无

1＝有生动的梦境

2＝良性幻觉，但仍有自知力

3＝偶有或常有的幻觉或妄想，无自知力，可能影响日常活动

4＝持续的幻觉，妄想或明显的精神病，不能自我照顾

3. 抑郁

0＝无

1＝悲观和内疚时间比正常多，持续时间不超过数日或数周

2＝持续抑郁，一周或更长

3＝持续抑郁伴自主神经症状

4＝持续抑郁伴自主神经症状和自杀念头或意愿

4. 主动性

0＝正常

1＝缺乏自信，比较被动

2＝对选择性（非常规）活动无兴趣或动力

3＝对每天的（常规）活动无兴趣或动力

4＝退缩，完全无主动性

（二）日常生活活动（确定"开"或"关"）

5.　言语

0＝正常

1＝轻度受影响，仍能听懂

2＝中度受影响，有时重复后才能听懂

3＝严重受影响，经常重复后才听懂

4＝经常听不懂

6.　唾液分泌

0＝正常

1＝口腔内分泌物略多，可有夜间流涎

2＝中等程度的唾液分泌增多，可能有轻微流涎

3＝明显唾液增多伴流涎

4＝明显流涎，需持续用纸巾或手帕擦拭

7.　吞咽

0＝正常

1＝极少呛咳

2＝偶然呛咳

3＝需进软食

4＝需胃管或胃造瘘进食

8.　书写

0＝正常

1＝轻度缓慢或字体变小

2＝中度缓慢或字体变小，所有字迹均清楚

3＝严重受影响，部分字迹不清楚

4＝大多数字迹不清楚

9.　刀切食物和使用餐具

0＝正常

1＝稍慢笨拙，不需要帮助

2＝慢和笨拙，能切大多食物，需某种程度帮助

3＝需他人切食物，还能自己缓慢进食

4＝需要喂食

10.　穿衣

0＝正常

1＝略慢，不需要帮助

2＝偶然需要帮助扣扣及将手臂伸进衣袖里

3＝需要相当多的帮助，但还能独立做某些事情

4＝完全需要帮助

11.　个人卫生

0＝正常

1＝稍慢，不需要帮助

2=淋浴或盆浴需要帮助，做个人卫生很慢

3=洗脸、刷牙、梳头洗澡均需要帮助

4=留置导尿或其他机械帮助

12. 翻身和整理床单

0=正常

1=稍慢笨拙，不需要帮助

2=能独立翻身或整理床单，但很困难

3=能开始翻身或整理床单，不能独自完成

4=完全需要帮助

13. 跌跤

0=无

1=偶有

2=有时有，少于每日1次

3=平均每日1次

4=多于每日1次

14. 行走中冻结

0=无

1=少见，可有启动困难

2=有时有冻结

3=经常有，偶因冻结跌跤

4=经常因冻结跌跤

15. 行走

0=正常

1=轻度困难，上臂不摆或有拖步倾向

2=中度困难，稍微或需要帮助

3=严重行走困难，需要帮助

4=有帮助也不能行走

16. 震颤（身体任何一部分出现此现象或症状）

0=无

1=轻，不常有

2=中，令人烦恼

3=严重，许多活动受影响

4=更严重，多数活动受影响

17. 与帕金森病有关的感觉主诉

0=无

1=偶然有麻木，针刺感或轻微疼痛

2=经常有麻木，针刺感或轻微疼痛，并不难受

3=经常有疼痛

4=极度疼痛感

（三）运动检查

18. 语言（表达）

0=正常

1=轻度表达措辞困难和或语音减低

2=单音调含糊但能听懂

3=明显损害，难以听懂

4=无法听懂

19. 面部表情

0=正常

1=略呆板，可能是正常的面无表情

2=轻度，但有肯定的表情差

3=中度表情呆板，有时双唇张开

4=面具脸，几乎完全没有表情

20. 静止性震颤

0=无

1=轻度，不常有

2=小幅度而持续，或中等幅度间断存在

3=中幅度，多数时间存在

4=大幅度，多数时间存在

21. 手部动作性或姿势性震颤

0=无

1=轻度动作时出现

2=中等幅度，动作时出现

3=中等幅度，持物或动作时出现

4=大幅度，影响进食

22. 强直（测试患者在坐立或放松时的主关节活动情况，齿轮样强直不算）

0=无

1=轻度，在加强实验时出现

2=轻到中度

3=明显，活动范围不受限

4=严重活动范围受限

23. 手指拍打实验

0=正常（15 次/5s）

1=减慢（11~14 次/5s）

2=7~10 次/5s

3=3~6 次/5s

4=几乎不能执行

24. 手运动

0=正常

1=轻度减慢或幅度减小

2=有早期疲劳现象受限，运动中偶有停顿

3=严重障碍，起始犹豫或运动中有停顿

4=几乎不能执行

25. 手轮替运动

0=正常

1=轻度减慢或幅度减小

2=有早期疲劳现象受限，运动中偶有停顿

3=严重障碍，起始犹豫或运动中有停顿

4=几乎不能执行

26. 腿部灵活性

0 = 正常

1 = 轻度减慢或幅度减小

2 = 有早期疲劳现象受限，运动中偶有停顿

3 = 严重障碍，起始犹豫或运动中有停顿

4 = 几乎不能执行

27. 起立（双手交叉放胸前，从直背椅上站立起来）

0 = 正常

1 = 缓慢，试 1 次以上

2 = 需支撑扶手站起

3 = 向后倾倒，试几次才站起

4 = 没有帮助不能站起

28. 姿势

0 = 正常站立

1 = 不很直，稍前倾

2 = 中度前倾，可能有轻度一侧倾斜

3 = 严重前倾伴脊柱后凸

4 = 显著屈曲，姿势极度异常

29. 步态

0 = 正常

1 = 行走缓慢，无慌张步态或前倾

2 = 行走困难，不需要帮助，有小幅度慌张步态或前倾

3 = 严重异常步态，行走需要帮助

4 = 即使被帮助也不能行走

30. 姿势稳定性（睁眼及分腿站立，在有所准备时用力推或拉一下）

0 = 正常

1 = 后倾，无须帮助可恢复

2 = 无姿势反应，不扶可能摔倒

3 = 非常不稳，有自发失去平衡现象

4 = 不借助外界不能站立

31. 躯体少动（缓慢手摆荡及移动躯体）

0 = 无

1 = 略慢，幅度减小

2 = 运动轻度缓慢，肯定不正常

3 = 中度缓慢或运动缺乏，减少

4 = 明显缓慢，运动缺乏减少

（四）治疗的并发症（在过去数周）

甲：异动症

32. 持续时间

0 = 无

1 = 1% ~ 25%

2 = 26% ~ 50%

3 = 51% ~ 75%

4 = 76% ~ 100%

33. 致残

0 = 无致残

1 = 轻度致残

2 = 中度致残

3 = 严重致残

4 = 完全致残

34. 痛性异动症所致疼痛程度

0 = 无

1 = 轻微

2 = 中度

3 = 严重

4 = 极度

35. 清晨肌张力不全

0 = 无

1 = 有

乙：临床波动

36. "关"是否能根据时间预测

0 = 能

1 = 不能

37. "关"是否不能根据时间预测

0 = 不能

1 = 能

38. "关"是否会突然出现

0 = 不会

1 = 会

39. "关"占每天醒觉时间比例

0 = 无

1 = 1% ~ 25%

2 = 26% ~ 50%

3 = 51% ~ 75%

4 = 76% ~ 100%

丙：其他并发症

40. 病人有无食欲减退，恶心呕吐

0 = 无

1 = 有

41. 是否有睡眠障碍

0 = 无

1 = 有

42. 是否有症状性位置性障碍

0 = 无

1 = 有

【评分标准】统一帕金森病评分量表（unified Parkinson disease rating scale，uPDRS）系统，项目多，比较精细，

广泛应用于帕金森病临床研究和疗效评估中，包括精神、行为和情绪，日常生活，运动检查，治疗的并发症等四大项。评分越高说明功能障碍程度越重，反之较轻。

表 17 多发性硬化 Kurtzke 扩展残疾状态量表（expanded disability status scale，EDSS）

简 介

EDSS 是临床应用最普遍的多发性硬化（multiple sclerosis，MS）的评估量表，也是临床试验中广泛采用的评价指标。EDSS 评分以中枢神经系统 8 个功能系统的评价为基础，低级别的得分侧重于评价下列系统的功能障碍，如面部或手指的麻木、视力障碍等。高级别的得分则侧重评价运动系统的功能障碍，主要是行走困难。为避免对照的临床试验偏倚，应该由不知晓患者临床状况的医护人员进行评估；行动不受限的患者必需行走足够的距离，以便评估者做细致的观察。

神经功能状况

神经功能状况评估中，"仅有体征"是指检查发现神经系统阳性体征，而患者没有自己能觉察的神经功能缺陷。

功能系统评价

功能系统评价中 1 分代表患者没有自己能觉察的神经功能缺陷，或阳性体征不影响患者正常的日常活动（视神经、自主神经和大脑功能除外）。

EDSS

EDSS 评分不应该低于功能系统评价的最高分，与 MS 无关的症状在评估中不予考虑，但应记录备案。

视觉功能

[说明]

视敏度

视敏度的评价采用 Snellen 视力表，测试距离 5m，受试者出现 1 个以上的错误时，即应上移 1 行。

如存在近视、远视、散光等屈光问题，应该矫正达到最佳状态后进行视敏度测试，而且每次测试均应采用一致的矫正方法。

视野

0＝正常

1＝仅有体征，功能缺陷仅在正规的检查时出现

2＝中度损害，患者自己能觉察功能缺陷，检查时发现不完全性的偏盲

3＝重度损害，完全性同向偏盲

盲点

0＝无

1＝小，仅在正规的检查时出现

2＝大，患者自述

视盘苍白

0＝无

1＝有

视敏度：眼分辨两点之间最小距离的能力称为视敏

度或视力。

记录

视觉功能	右	左
视敏度（矫正）		
视野		
盲点		
视盘苍白		

功能系统评分

0＝正常
1＝视盘苍白，和/或小盲点，和/或最差眼视敏度 1.0 以下但在 0.67 以上
2＝大盲点，和/或最高视敏度 0.67~0.34
3＝大盲点或中度视野损害，和/或最高视敏度 0.33~0.2
4＝重度视野损害，和/或最高视敏度 0.1~0.2；3 分＋最高视敏度低于 0.3
5＝最高视敏度 0.1 以下；4 分＋较好眼的最高视敏度在 0.3 以下
6＝5 分＋较好眼的最高视敏度在 0.3 以下

脑干功能

[说明]

脑干缺陷和残疾状况评价

0＝正常

1＝仅有体征，临床上可以发现麻木、颜面肌肉无力或颅神经损害，但患者自己不能自觉

2＝轻度，临床上可以发现麻木，颜面肌肉无力，构音障碍或颅神经损害，患者能自觉

3＝中度，复视伴有不完全的眼球活动障碍，三叉神经第1、2支支配区域不能分辨锐/顿，三叉神经痛（最近的24h内至少有1次发作），闭目无力，听力减退，明显的构音障碍

4＝重度（显著）：在一个方向上完全性的眼球活动受限，单侧或双侧三叉神经支配区域不能分辨锐/顿或完全性感觉丧失，单侧或双侧面瘫伴舌瘫或吞咽困难，饮水呛咳，构音障碍

眼球震颤

0＝正常

1＝仅有体征

2＝注视诱发眼震，达不到中度眼震的标准（相当于功能系统评分1分）

3＝中度，30°水平或垂直注视出现持续眼震，但在原位时无眼震，患者伴或不伴有功能紊乱的症状（相当于功能系统评分1分）

4＝重度，原位时即可见持续眼震或向各方向均有的粗大眼震影响视力，完全性核间性眼肌麻痹伴有持续外展眼震，眼球摆动

记录

颅神经检查	右	左
EOM		
眼球震颤		
三叉神经		
面瘫		
听力减退		
构音障碍		
吞咽障碍		
其他		

功能系统评分

0＝正常
1＝仅有体征
2a＝中度眼震
2b＝其他轻度的颅神经损害
3a＝重度眼震
3b＝明显的眼球运动障碍
3c＝其他中度的颅神经损害
4a＝明显的构音障碍
4b＝其他重度的颅神经损害
5＝无法吞咽或讲话

锥体功能

[说明]　*表示可选项

反射

0＝消失，1＝弱，2＝正常，3＝亢进，4＝阵挛，5＝inexhaustible（阵挛持续存在）

跖反射

0＝屈，1＝中性，2＝伸

皮肤反射

0＝正常，1＝弱，2＝缺失

*掌下颌反射

0＝阴性，1＝阳性

肢体肌力

以一组肌肉中肌力最差的肌肉的肌力作为本组肌力的计分。

评价3~5度的肌力建议采用单足跳，脚尖脚跟行走等方式评估。

BMRC计分

0＝无运动，

1＝见肌肉收缩，无关节位置变化

2＝有水平运动，不能抗重力

3＝能抗重力，但不能抗阻力

4＝能抗阻力，但不完全

5＝正常肌力

功能性试验

*轻瘫试验

0=阴性，1=轻度，2=显著

* 脚尖脚跟行走

0=正常，1=不稳，2=不能

* 单足跳

0=正常，1=6~10 次，2=1~5 次，3=不能

肢体痉挛

0=正常，1=轻度，仅在快速活动肢体时出现肌张力增加，2=中度，3=严重，快速屈曲肢体时出现可克服的肌阵挛，4=持续肌肉收缩

步态僵硬

0=正常，1=仅能觉察，2＝显著，运动功能轻度受损，3=持久的剪刀步，严重运动功能受损

记录

腱反射	右	< >	左
二头肌			
三头肌			
桡骨膜			
膝			
踝			
跖反射			
皮肤反射			
掌颌反射			

肌力	右	左
肩		
肘（屈）		
肘（伸）		
腕（屈）		
腕（伸）		
指（屈）		
指（伸）		
屈髋		
膝（屈）		
膝（伸）		
足背屈		
足跖屈		
趾背屈		

续表

趾跖屈		
轻瘫试验（上肢）		
轻瘫试验（下肢）		
脚尖行走		
脚跟行走		
单足跳		

痉挛	右	左
上肢		
下肢		
步态		

功能系统评分

0=正常
1=仅有体征，无残疾
2=轻度运动功能受限，容易疲劳，和或 1 组或 2 组肌肉 BMRC 肌力 4 度
3a=轻到中度的截瘫或偏瘫（2 组以上肌肉 BMRC 肌力 4 度，或 1 组或 2 组肌肉 BMRC 肌力 3 度），能对抗重力 3b=严重单瘫，1 组肌肉 BMRC 肌力 2 度以下
4a=明显的截瘫或偏瘫（2 个肢体 BMRC 肌力 2 度） 4b=中度的四肢瘫（3 个以上肢体 BMRC 肌力 3 度） 4c=严重单瘫，1 个肢体 BMRC 肌力 0 或 1 度
5a=截瘫，下肢全部肌群 BMRC 肌力 0~1 度 5b=偏瘫 5c=明显的四肢瘫（3 个以上肢体 BMRC 肌力 2 度）
6=四肢瘫（四肢全部肌群 BMRC 肌力 0 度或 1 度）

小脑功能

[说明]

UE：上肢

LE：下肢

EO：睁眼

EC：闭眼

头部震颤和反跳

0＝正常

1＝轻度异常

2＝中度异常

3＝重度异常

躯干共济失调

0＝无

1＝仅有体征

2＝轻度，EC 时摇晃

3＝中度，EO 时摇晃

4＝重度，坐位需帮助

肢体共济失调

0＝无

1＝仅有体征

2＝轻度，震颤或活动笨拙易被发现，功能轻微受累

3＝中度，震颤或活动笨拙影响功能

4＝重度，多数功能严重受累

步态共济失调

0＝无

1＝仅有体征

2＝轻度，脚尖脚跟行走或直线行走时平衡异常

3＝中度，正常行走或坐位时平衡异常

4＝重度，因共济失调不能行走数步或需要搀扶

Romberg 试验

0＝正常

1＝轻度，EC 时轻微摇晃

2＝中度，EC 时不稳

3＝重度，EC 时不稳

直线行走

0＝无障碍

1＝不稳

2＝不能

[注意]

单独存在严重步态共济失调在小脑功能系统评分中可达 3。

如果肌力减退影响了共济运动的检查，记录患者实际表现的得分，并标记"X"，以示受肌力影响的可能。

记录

小脑检查	
头部震颤	
躯干共济失调 EO	
躯干共济失调 EC	

	左	右
震颤/辨距不良 UE		
震颤/辨距不良 LE		
快复动作受损 UE		
快复动作受损 LE		
步态共济失调 EO		
直线行走 EO		
其他，如反跳		
Romberg 试验		

功能系统评分

0＝正常
1＝仅有体征，无残疾
2＝轻度共济失调
3a＝中度躯干共济失调
3b＝中度肢体共济失调
4＝全部肢体和躯干严重的共济失调
5＝因共济失调无法完成共济运动
X＝肌无力，影响检查小脑功能

感觉功能

[说明]　　＊表示可选项

UE：上肢

LE：下肢

浅感觉（触/痛）

0＝正常

1＝仅有体征，患者对缺陷不自知，但有轻微的感觉减退（温度，手指书写）

2＝轻度，患者对触/痛觉缺陷能自知，但能分辨锐/钝

3＝中度，不能分辨锐/钝

4＝重度，不能分辨锐/钝，和/或轻触觉消失

5＝完全丧失

震动觉

0＝正常

1＝轻度

2＝中度

3＝重度，震动觉消失

位置觉

0＝正常

1＝轻度，仅有远端关节受累，检查时有 1~2 错误反应

2＝中度，不能判断任何手指和脚趾的运动，近端关节亦受累

3＝重度，对运动无感受

＊ Lhermitte 征

0＝阴性

1＝阳性

＊ 感觉异常

（不影响功能系统评分）

0＝无

1＝有

记录

感觉检查	右	左
浅感觉（触/痛）UE		
浅感觉（触/痛）躯干		
浅感觉（触/痛）LE		
震动觉 UE		
震动觉 LE		
位置觉 UE		
位置觉 LE		
＊ Lhermitte 征		
＊感觉异常 UE		
＊感觉异常 躯干		
＊感觉异常 LE		

功能系统评分

	0＝正常
	1＝仅 1 或 2 个肢体轻度震动觉或轻触觉减退（手指写字）
	2a＝轻度触痛或位置觉减退，和/或 1 或 2 个肢体中度震动觉减退 2b＝3 或 4 个肢体中度震动觉减退，轻度震动觉或轻触觉减退
	3a＝中度触痛或位置觉减退，和/或 1 或 2 个肢体震动觉消失 3b＝3 或 4 个肢体轻度触痛觉减退，和/或各种本体感觉中度减退
	4a＝重度触痛或位置觉减退或本体感觉消失，单独或联合的 1 或 2 个肢体 4b＝中度触痛减退，和/或 2 个肢体以上的重度本体感觉减退
	5a＝1 或 2 个肢体感觉丧失 5b＝中度触痛减退，和/或头以下身体大部分本体感觉丧失
	6＝头以下身体感觉丧失

膀胱/直肠功能

[说明]

膀胱功能

尿迟疑/尿潴留

0=无

1=轻度，不影响生活方式

2=中度，尿潴留，频繁 UTI

3=重度，需要导尿

4=功能丧失，充溢性尿失禁

尿失禁

0=无

1=轻度，不影响生活方式

2=中度，不频繁，每周不多于 1 次但需要穿尿垫

3=重度，频繁，每周数次甚至每天 1 次，需要穿尿垫

4=膀胱 功能丧失

导尿

0=无

1=间断性自行导尿

2=持续导尿

直肠功能

0=无障碍

1=轻度，无大便失禁，不影响生活方式，便秘

2=中度，必须用粪垫或改变生活方式便于排便

3=严重，需要间断应用开塞露等排便

4=直肠功能丧失

＊ 性功能

0=无障碍

1=轻度

2=中度

3=严重

4=功能丧失

记录

膀胱直肠功能	
尿迟疑/尿潴留	
尿急/尿失禁	
导尿	
直肠功能	
＊ 性功能	

功能系统评分

0=正常	
1=轻度尿迟疑，尿急，和/或便秘	
2=中度尿迟疑，和/或尿急，和/或偶尔尿失禁，和/或严重便秘	
3=频繁尿失禁或间断自行导尿；需要持续人工排空直肠	
4=需要持续导尿	
5=膀胱直肠功能丧失，导尿或膀胱直肠造瘘	
6=膀胱直肠功能丧失	

大脑功能

[说明]

单独存在抑郁或欣快，大脑功能系统评分为 1 分，但不影响 EDSS 评分。

抑郁/欣快

0=无

1=有

患者主诉抑郁或测试有抑郁表现或检查与其他人明显区别的欣快

精神迟滞

0=无

1=仅有体征，与其他人无显著差异

2=轻度，诱发或完成复杂任务时才表现出同其他人的差异

3=中度，确定的精神活动异常，但时间、空间及人

物的定向力无异常

4＝重度，时间、空间及人物定向有 1 或 2 项异常，明显影响生活方式

5＝痴呆，意识模糊和/或完全失定向

疲乏 *

0＝无

1＝轻度，不影响日常活动

2＝中度，影响日常活动不超过 50%

3＝重度，日常活动明显受限，超过 50%

　＊因为疲乏的评估缺乏客观性，一些研究中并不把疲乏作为影响功能系统评分或 EDSS 评分的项目。

记录

精神活动检查	
抑郁	
欣快	
精神迟滞	
疲乏	

功能系统评分

0＝正常	
1＝仅有情绪改变（不影响 EDSS）/轻度疲乏	
2＝轻度精神迟滞/中重度疲乏	
3＝中度精神迟滞	
4＝重度精神迟滞	
5＝痴呆	

行　　动

［说明］

　如条件允许的话，无需帮助的受试者实际行走应达到 500m。需要支持帮助的受试者行走达 150m。EDSS 评分 6.0 和 6.5 需要描述需要支持的形式和行进的距离。

　一般情况下区分双侧和单侧的支持需要受试者行走更加长的距离。

　但是以下情况例外：

　如果患者在双侧支持下能够行走超过 100m，EDSS 评分应该在 6.0；

　如果患者在双侧支持下能够行走超过 10m 但是少于 100m，EDSS 评分应该在 6.5；

　如果患者需要其他人帮助，而拒绝器具支持，和/或单侧支持不能行走超过 50m，EDSS 评分应该在 6.5。

记录

行走距离记录	无需支持和帮助
距离（m）	
时间（min）	

能够行走的距离	无需休息和帮助
≥ 100m，但<200m	
≥ 200m，但<300m	
≥ 300m，但<500m	
≥ 500m，但 仍有限制	
无限制	
实际行走的距离（m）	

无持续支持行走不足 100m 的受试者		
单侧支持行走距离		
	拐杖/支持器	
	其他支持	
双侧支持行走距离		
	拐杖/支持器	
	其他支持	
其他人帮助		

综合的功能系统评分表

视觉[1,3]	
脑干	
锥体束	
小脑	
感觉	
膀胱/直肠[2,3]	
精神活动	

　1. 计算 EDSS 评分时视觉系统评分应该做如下转换：6＝4；5＝3；4＝3；3＝2；2＝2；1＝1

　2. 膀胱/直肠功能评分转化如下：

6＝5，5＝4，4＝3，3＝3，2＝2，1＝1

　3. 记录时应记录原始得分和转化后得分。

多发性硬化 Kurtzke 扩展残疾状态量表
（expanded disability status scale，EDSS）

据功能障碍的程度来评定各系统分值。分级从正常（0 分）到最严重缺损（5~6 分）变化，此外，还有行动能力和日常生活限制的评定，共 20 个步骤。

评分的前几步中，症状的少量增加就可以导致 EDSS 评分步骤明显增加。这意味着病变累及了更多系统或某一系统的功能障碍比较严重。第 4 步之后，行走能力是决定 EDSS 分值的主要因素。评分这一部分中，其他功能异常对 EDSS 评分的影响不大，尽管这些功能（如上肢的运动、认知能力）对患者本人有一定影响。

0.0　神经检查正常（所有的功能系统正常，评分为 0）。

1.0　没有残疾，只有 1 个功能系统的轻度异常体征（1 个 FS1）。

1.5　没有残疾，有超过 1 个功能系统有轻度异常体征（>1 个 FS1）。

2.0　累及 1 个功能系统的轻度残疾（1 个 FS2，其他 FS0 或 1）。

2.5　累及 2 个功能系统的轻度残疾（2 个 FS2，其他 FS0 或 1）。

3.0　累及 1 个功能系统的中度残疾或累及 3~4 个功能系统的轻度残疾；行走不受限。

3.5　行走不受限，1 个功能系统的中度残疾（1 个 FS3，其他 FS0 或 1），合并有 1~2 个系统中度残疾的评分为 2；或 2 个功能系统的评分为 3；或 5 个功能系统的评分为 2（其他是 0 或 1）。

4.0　行走不受限；即使有累及 1 个功能系统的较为严重的残疾（评分 4 分，或超过前几步总和的分级），其他系统为 0~1 分，但生活自理，起床行走时间大于 12h；不休息独立行走超过 500m。

4.5　行走不受限；每天大多数可以站立，能完成正常工作，但活动部分受限并需要少许帮助；特点是累及 1 个功能系统的相对严重的残疾（评分 4 分，或超过前几步总和的分级），其他系统为 0~1 分；不休息独立行走超过 300m。

5.0　残疾严重，影响日常生活和工作；不休息独立行走 200m；1 个功能系统的评分为 5 分，或低于前几步总和分级，其他系统为 0~1 分。

5.5　不休息独立行走 100m；残疾严重，影响日常生活和工作；1 个功能系统的评分为 5 分，或低于前几步总和分级，其他系统为 0~1 分。

6.0　间歇行走，或一侧辅助下行走 100m，中间休息或不休息；2 个以上的神经功能系统评分大于 3+。

6.5　双侧辅助下可以行走 20m，中途不休息；2 个以上的神经功能系统评分大于 3+。

7.0　辅助下行走不超过 5m，活动限于轮椅上，可独立推动轮椅；轮椅上的时间超过 12h；1 个以上的功能系统评分为 4+，少数情况下锥体束评分为 5 分。

7.5　几乎不能行走，生活限于轮椅上，辅助下才能挪动，不能整天待在标准的轮椅上，需要自动轮椅；1 个以上的功能系统评分为 4+。

8.0　活动限于床、椅、轮椅，每天有一定时间在轮椅上活动；生活可以部分自理，上肢功能正常；几个功能系统的评分为 4+。

8.5　每天大多数时间卧床；生活部分自理，上肢保留部分功能；几个功能系统评分为 4+。

9.0　卧床不起，可以交流，吃饭；大多数功能系统评分为 4+。

9.5　完全卧床不起，不能正常交流，吃饭；大多功能系统评分为 4+。

10.0　死于多发性硬化，直接死因为呼吸麻痹、昏迷或反复痫性发作。

EDSS 得分＿＿＿＿＿＿

【评分标准】EDSS 评分是临床普遍应用于评价多发性硬化的评估量表。EDSS 评分主要评价患者神经功能障碍和疾病的严重程度，评分范围为 0~10 分，得分越高表明神经功能缺损程度越严重，EDSS 评分≤2.5 分为低分组，3~6 分为中分组，EDSS 评分≥6.5 分为高分组。

参考文献

［1］ Hedlund JL, Viewing BW. The Hamilton rating scale for depression：a comprehensive review ［J］. J Oper Psychiatr, 1979, 10：149-165.

［2］ Edelstein, Barry. Comprehensive Clinical Psychology Volume 7：Clinical Geropsychology ［M］. Amsterdam：Elsevier, 1998.

［3］ Maruish, Mark R. The use of Psychological Testing for Treatment Planning and Outcomes Assessment ［M］. Mahwah, NJ：Lawrence Erlbaum Associates, 1999.

［4］ Ollendick, Thomas. Comprehensive Clinical Psychology Volume 5：Children and Adolescents：Clinical Formulation and Treatment ［M］. Amsterdam：Elsevier, 1998.

［5］ Schutte, Nicola S, and John M. Malouff. Sourcebook of Adult Assessment Strategies ［M］. New York：Plenum Press, 1995.

［6］ Naserddine ZS, et al. The Montreal Cognitive Assessment, MoCA：a brief screening tool for mild cognitive impairment ［J］. J Am Geriatr Soc, 2005, 53 （4）：695-9.

［7］ 长谷川和夫（日）. 老年心理学 ［M］. 哈尔滨：黑龙江人民出版社, 1985.

［8］ Folstein MF, Folstein SE, Mchugh PR. "Mini-mental state". A practical methodr grading the cognitive.

［9］ 王新高, 张在强. 神经内科医嘱速查手册 ［M］. 2 版. 北京：化学工业出版社, 2018.

［10］ Lawton, M. p. and Brody, E. m. Assessment of older people：Self-maintaining and instrumental activities of daily living ［J］. Gerontologist, 1969, 9：179-186.

［11］ Mahoney F. Barthel D. Functional evaluation：the Barthel Index ［J］. Md Med J, 1965, 14：61-5.

［12］ 贾建平, 陈海波. 神经疾病分级评分量表 ［M］. 2 版. 北京：化学工业出版社, 2010.

［13］ Kelly Hayes M. The American Heart Association Stroke Outcome Classification ［J］. Stroke, 1998, 29：1274-1280.

［14］ Teasdale G, Jennett B. Assessment of coma and impaired consciousness. A practical scale ［J］. Lancet, 1974, 2：81-84.

［15］ 吴江, 贾建平. 神经病学 ［M］. 3 版. 北京：人民卫生出版社, 2020.

［16］ Kurtzke JF. Rating neurologic impairment in multiple sclerosis：an expanded disability status scale （EDSS） ［J］. Neurology, 1983, 33 （11）：1444-1452.

中英文对照

中文	英文
12p 三体	trisomy 12p
15q13.3 微缺失综合征	15q13.3 microdeletion syndrome
18q 缺失综合征	18q deletion syndrome
1 型人类免疫缺陷病毒性多发性肌炎	HIV-1 myositis
2019 新型冠状病毒肺炎	coronavirus disease-19（COVID-19）
4-羟丁酸尿症	4-hydroxybutyric aciduria
5'-磷酸吡哆醇缺陷性（PNPO）发育性癫痫性脑病	pyridox（am）ine 5'-phosphate deficiency（PNPO）DEE，P5P-DEE
Ⅰ型发作性睡病	narcolepsy type 1
Ⅱ型发作性睡病	narcolepsy type 2
Ⅸ型黏多糖累积病	mucopolysaccharidosis type Ⅸ
ACh 再合成或包装障碍	defect in ACh resynthesis or packaging
AChR 亚单位隐性突变所致的 AChR 缺乏	AChR deficiency caused by recessive mutations AChR subunits
Adams-Oliver 综合征	Adams-Oliver syndrome，AOS
Aicardi-Goutières 综合征	Aicardi-Goutières syndrome，AGS
AIDS 痴呆综合征	AIDS dementia syndrome
Becker 型肌营养不良症	Becker muscular dystrophy，BMD
Bickerstaff 脑炎	Bickerstaff encephalitis
C9ORF72 基因病	C9ORF72 disease
CAPOS 综合征/小脑共济失调—腱反射消失—高弓足—视神经萎缩感音性神经性听力损失综合征	cerebellar ataxia，areflexia，pes cavus，optic atrophy，and sensorineural hearing loss，CAPOS
Castleman 病	Castleman disease，CD
CDKL5-发育性癫痫性脑病	CDKL5-DEE
CEC 综合征	celiac disease，epilepsy and cerebralcalcification syndrome
Celiac 病伴发共济失调	Celiac disease associated with ataxia
Charlevoix-Saguenay 常染色体隐性遗传痉挛性共济失调	autosomal recessive spastic ataxia of Charlevoix-Saguenay，ARSACS
Charlevoix-Saguenay 综合征	autosomal recessive spastic ataxia of Charlevoix-Saguenay，ARSACS
Cogan 综合征	cogan syndrome，CS
D-2-羟戊二酸尿症	D-2-hydroxyglutaric aciduria，D-2-HGA
Dandy-Walker 畸形	Dandy-Walker malformation
desmin 相关肌病	desmin-related myopathy，DRM
Dravet 综合征	Dravet syndrome，DS
Dravet 综合征/婴儿严重肌阵挛癫痫	severe myoclonic epilepsy in infancy
Duchenne 型肌营养不良症	Duchenne muscular dystrophy，DMD
DWI 阴性脑梗死	DWI-negative stroke
EB 病毒	Epstein-Barr virus，EBV
GAD 抗体阳性小脑性共济失调	anti GAD antibody positive cerebellar ataxia
Galen 静脉瘤样畸形	vein of Galen Aneurysmal Malformations，VGAM
Galen 静脉瘤样扩张	vein of Galen Aneurysmal Dilatation，VGAD
Hallervorden-Spatz 综合征	Hallervorden-Spatz Syndrome，HSS

Henoch-Schonlein 紫癜 — Henoch-Schonlein purpura, HSP

HIV 急性原发性神经系统感染 — HIV acute primary neurological infection

HIV 继发性神经系统感染 — HIV secondary neurological infection

HIV 慢性原发性神经系统感染 — HIV chronic primary neurological infection

HIV 相关脑卒中 — HIV-associated stroke

HIV 原发性神经系统感染 — HIV primary neurological infection

Holmes 震颤 — Holmes tremor, HT

Homer-3 抗体阳性小脑性共济失调 — autoimmune cerebellar ataxia, ACA/Homer-3 antibody positive cerebellar ataxia

Hutchinson-Gilford 早老综合征 — Hutchinson-Gilford Progeria Syndrome, HGPS

ICU 获得性无力 — ICU-acquired weakness, ICU-AW

IgG4 相关特发性肥厚性硬脑膜炎 — IgG4-associated idiopathic hypertrophic dural meningitis

Ⅰ型 Chiari 畸形的头痛 — Chiari malformation type Ⅰ, CM Ⅰ

Ⅰ型和Ⅱ型唾液酸病 — sialidosis type Ⅰ、sialidosis type Ⅱ

JC 病毒 — John Cunningham virus, JCV

Kaposi 肉瘤 — Kaposi's sarcoma, KS

KCNQ2-发育性癫痫性脑病 — KCNQ2-DEE/KCNQ2-Developmental epileptic encephalopathy

K-F 环 — Kayser-Fleischer ring

Krabbe 病 — Krabbe disease, KD

Kufor-Rakeb 病 — Kufor-Rakeb disease, KRD

L-2-羟戊二酸尿症 — L-2-hydroxyglutaric aciduria, L-2-HGA

Laing 远端肌病 — Laing distal myopathy

Lambert-Eaton 肌无力综合征 — Lambert-Eaton Syndrome, LES

Landau-Kleffner 综合征（LKS）/获得性癫痫性失语 — acquired epileptic aphasia

Latham-Munro 综合征 — Latham-Munro syndrome

Leber 遗传性视神经病 — Leber's hereditary optic neuropathy, LHON

Lemierre 综合征 — Lemierre syndrome, LS

Leseh-Nyhan 综合征 — Leseh-Nyhan syndrome, LND

Loeys-Dietz 综合征 — Loeys-Dietz syndrome, LDS

Madras 运动神经元病 — Madras type motor neuron disease, MMND

Markesbery 远端肌病 — Markesbery distal myopathy

MillerFisher 综合征 — Miller Fisher syndrome, MFS

Miyoshi 远端肌病 — Miyoshi distal muscular dystrophy, MDMD

myotilin 相关肌纤维病 — myotilin-related myofibrillar myopathy

M 蛋白 — M-protein

Nonaka 远端肌病 — Nonaka distal myopathy, NM

Norrie 病 — Norrie disease, oculo-acoustico-cerebral degeneration

N-乙酰天冬氨酸尿症 — N-acetylaspartic aciduria

P2RY12 — Purinergic Receptor P2Y12

Panayiotopoulos 综合征/早发性儿童良性枕叶癫痫 — Panayiotopoulos syndrome/early-onset benign occipital epilepsy in children

PLA2G6 相关性肌张力障碍—帕金森综合征 — PLA2G6-associated dystonia-parkinsonism, PLAN-DP

PLA2G7 — phospholipase A2 group Ⅶ

PLAU — plasminogen activator, urokinase

PMH 伴 Broca 失语 — PMH with Broca aphasia

PMH 伴动眼神经交叉瘫 — PMH with crossed third-nerve palsy

PMH 伴水平凝视麻痹	PMH with horizontal gaze palsy
PMH 伴外展神经交叉瘫	PMH with crossed sixth-nerve palsy
PMH 伴意识模糊	PMH with confusion
PMH 不累及面部	PMH sparing the face
ROSS 综合征	Ross syndrome，RS
Roth-Bielschowsky 综合征	Roth-Bielschowsky syndrome
Salla 病	Salla Disease，SD
Sanfilippo 综合征/多营养不良性智力发育不全	Sanfilippo syndrome/polydystrophy intellectual dysplasia
Shy-Drager 综合征	Shy-Drager syndrome，SDS
Sjögren-Larsson 综合征	Sjögren-Larsson Syndrome，SLS
Sneddon 综合征	Sneddon syndrome，SS
Sturge-Weber 综合征	Sturge-Weber syndrome，SWS
Susac 综合征	Susac syndrome，SS
Sydenham 舞蹈病	Sydenham chorea，SC
Tay-Sachs 综合征/黑蒙性家族性白痴	amaurotic familial idiocy
Todd 瘫痪/癫痫后运动性瘫痪/癫痫后瘫痪综合征	Todd's paralysis
Tumarkin 耳石灾祸	Tumarkin otolithic catastrophe
Waldenstrom 巨球蛋白血症	Waldenstrom macroglobulinemia，WM
Walker-Warburg 综合征	Walker-Warburg syndrome，WWS
Wallerian 变性	Wallerian degeneration，WD
Wegener 肉芽肿	Wegener's granulomatosis，WG
Welander 远端肌病	Welander distal myopathy，WDM
Wernekink 连合综合征	Wernekink's commissure syndrome
Werner 综合征	Werner Syndrome，WS
West 综合征/婴儿痉挛症/敬礼样痉挛	Infantile spasms/Salaam-Convulsion
Wilson 病	Wilson disease，WD
Woodhouse-Sakati 综合征	Woodhouse-Sakati syndrome，WSS
Xia-Gibbs 综合征	Xia-Gibbs syndrome，XGS
X 连锁肌张力障碍—耳聋综合征	X-linked dystonia-deafness syndrome
X 连锁肌张力障碍锁帕金森综合征	X-linked dystonia-parkinsonism syndrome，XDP
X 连锁脑积水伴中脑导水管狭窄	X-linked hydrocephalus with stenosis of aqueduct of Sylvius，HSAS
X 连锁肾上腺脑白质营养不良	X-linked adrenoleukodystrophy，X-ALD
X 连锁无脑回畸形	X-linked lissencephaly
X 连锁小脑性共济失调	X-linked cerebellar ataxia
ZASP 肌纤维肌病	ZASP myofibrillar myopathy
α-B-crystallin 相关肌纤维肌病	α-B-crystallin-related myofibrillar myopathy
α-甘露糖苷累积病	α-mannosidosis
α-甲基-β-羟基丁酸尿症	α-methyl-β-hyclroxybutyric aciduria
α-甲基乙酰乙酸尿症	α-methyl-acetoacetic aciduria
α-神经氨酸酶	α-Neuraminidases
α-生育酚转运蛋白	alpha-tocopherol transfer protein，α-TTP
α-酮基己二酸尿症	α-ketoaclipic acicluria
α-原肌球蛋白	α-tropomyosin
β-D-半乳糖苷酶	β-D-galactosidase
β-甘露糖苷累积病	β-mannosidosis

β-螺旋蛋白相关性神经变性病　　　　β-propeller protein associated neurodegeneration，BPAN

β-羟基异戊酸/β-甲基丁烯酰甘氨酸尿　　β-hydroxyisovaleric/β-melhylcrotonyl glycinuria

β 受体抗体　　　　　　　　　　　　β-receptor-antibody，βR-Ab

β-脂蛋白缺乏症　　　　　　　　　　β-lipoproteinemia，ABL

γ-氨基丁酸代谢障碍　　　　　　　　γ-aminobutyric acid metabolism disorder

A

阿尔伯—斯舍恩伯格病　　　　　　　Albers-Schonberg diease

阿尔珀斯综合征　　　　　　　　　　Alpers syndrome

阿尔茨海默病　　　　　　　　　　　Alzheimer's disease，AD

阿尔斯特伦—海尔格伦综合征　　　　Alström-Hallgren syndrome

阿尔茨海默病，非典型或混合型　　　Alzheimer's disease atypical or mixed type

阿尔茨海默病，老年前期型　　　　　Alzheimer's disease with early onset

阿尔茨海默病，老年型　　　　　　　Alzheimer's disease with late onset

阿—罗瞳孔　　　　　　　　　　　　Argyll-Robertson pupil

阿米巴原虫感染　　　　　　　　　　Amoeba infection

阿诺德神经源性咳嗽综合征　　　　　Arnold neurogenic cough syndrome

阿片类戒断性头痛　　　　　　　　　opioid-withdrawal headache

阿片类物质所致精神障碍　　　　　　mental disorders due to use of opioids

阿片类药物过量性头痛　　　　　　　opioid-overuse headache

埃博拉病毒　　　　　　　　　　　　Ebola virus

埃柯病毒脑膜炎　　　　　　　　　　ECHO virus meningitis

埃默里—德赖弗斯型肌营养不良症　　Emery-Dreifuss muscular dystrophy，EDMD

癌性肌病　　　　　　　　　　　　　carcinomatous myopathy

癌性脊髓病　　　　　　　　　　　　carcinomatous myelopathy

癌性脑膜炎/脑膜癌病　　　　　　　 meningeal carinomatosis，MC

癌性脑膜炎的头痛　　　　　　　　　headache attributed to carcinomatous meningitis

癌症相关性视网膜病变　　　　　　　cancer-associated retinopathy，CAR

艾利斯仙境综合征　　　　　　　　　Alice in wondor land syndrome

艾萨克斯—默滕斯综合征　　　　　　Isaacs-Mertens syndrome

艾萨克综合征　　　　　　　　　　　Isaacs syndrome

艾滋病性多发性神经病　　　　　　　HIV-associated polyneuropathy

安东—巴宾斯基综合征　　　　　　　Anton-Babinski syndrome

安东盲目症　　　　　　　　　　　　Anton's blindness

氨苯砜　　　　　　　　　　　　　　dapsone

氨基甲酸酯类　　　　　　　　　　　carbamates

氨甲酰磷酸酰合成缺乏症　　　　　　carbamylphosphatesynlhelase deficiency，CPS-I

氨酰基脯氨酸二肽酶　　　　　　　　amjnoacyl-proline dipeptidase

胺碘酮　　　　　　　　　　　　　　amiodarone

奥沙利铂　　　　　　　　　　　　　oxaliphtin，L-OHP

B

八个半综合征　　　　　　　　　　　eight-and-a-half syndrome

巴尔通体脑炎　　　　　　　　　　　Bartonella encephalitis

巴林特综合征　　　　　　　　　　　Bálint syndrome

白痴天才　　　　　　　　　　　　　idiot savant

白喉	diphtheria
白喉性神经病	Diphtheria neuropathy
白塞氏病	Behcet's disease, BD
白血病	leukemia
白质消融性白质脑病	leukoencephalopathy with vanishing white matter, VWM
败血症性脑病	septic encephalopathy
斑马体肌病	zebra body myopathy
斑痣性错构瘤病	phakomatoses
半侧抽搐—半侧瘫—癫痫	hemiconvulsion-hemiplegia-epilepsy syndrome, HHES
半侧巨脑回	hemimegalencephaly
半侧帕金森—半侧萎缩综合征	hemi-Parkinsonian-hemi-atrophic syndrome, HP-HA
半和半综合征	half and half syndrome
半乳糖激酶缺乏症	galactokinase deficiency
半乳糖唾液酸贮积病	galactosialidosis
半乳糖血症	galactosemia
伴钙化与囊变的脑白质病	Leukoencephalopathy with brain calcifications and cysts, LCC
伴关节弯曲的先天性肌营养不良症	congenital muscular dystrophy of producing arthrogryposis
伴海马硬化的内侧颞叶癫痫	mesial temporal lobe epilepsy with hippocampus sclerosis, MTLE-HS
伴可变起源的家族性局灶性癫痫	family focal epilepsy with variable foci, FFEVF
伴脑干和脊髓受累及乳酸升高的脑白质病变	leukoencephalopathy with brainstem and spinal cord involvement and lactate elevation, LBSL
伴皮层下梗死和白质脑病的常染色体显性遗传脑动脉病	cerebral autosomal dominant arteriopathy with subcortical infarcts and leukoencephalopathy, CADASIL
伴强直和肌阵挛的进行性脑脊髓炎	progressive encephalomyelitis with rigidity and myoclonus, PERM
伴乳酸酸中毒及铁粒幼红细胞贫血肌病	mitochondrial myopathy, lactic acidosis and sideroblastic anemia, MLASA
伴听觉特征的癫痫	epilepsy with auditory features, EAF
伴下丘脑错构瘤的痴笑性发作	gelastic-hypothalamic hamartoma, GS-HH
伴小脑萎缩先天性肌营养不良症	congenital muscular dystrophy with cerebellar antrophy
伴有 M 蛋白的慢性感觉运动神经病	chronic sensorimotor neuropathy with M-proteins
伴有白质脑病和全身表现的视网膜血管病的头痛	Retinal vascular with leukoencephalopathy and systemic manifestations, RVCLSM
伴有肌强直和肌阵挛的进展性脑脊髓炎	progressive encephalomyelitis with rigidity and myoclonus, PERM
伴有明显昼间波动的遗传性进行性肌张力障碍	hereditary progressive dystonia with marked diurnal fluctuation, HPD
伴有皮质下梗死及白质脑病的常染色体隐性遗传性脑动脉病	cerebral autosomal recessive arteriopathy with subcortical infarcts and leukoencephalopathy, CARASIL
伴有视网膜病—肾病—卒中的遗传性内皮细胞病	hereditary endotheliopathy with retinopathy, nephropathy and stroke, HERNS
伴有听觉特点的常染色体显性遗传癫痫	autosomal dominant epilepsy with auditory features, ADEAF
伴整联蛋白 α-7 突变型先天性肌营养不良症	congenital muscular dystrophy with integrin α-7 mutation, ITGA7CMD
伴中央颞区棘波的儿童癫痫/良性 Rolandic 癫痫	childhood epilepsy with centrotemporal spikes
伴中央颞区棘波的儿童良性癫痫	benign childhood epilepsy with centro-temporal spikes, BECT
膀胱功能障碍	bladder dysfunction
包涵体肌病	inclusion body myopathy 2, IBM2
包涵体肌炎	inclusion body myositis, IBM
爆炸头综合征	exploding head syndrome

贝勒库兴综合征	Bailey-Cushing syudrome
贝图劳蒂综合征	Bertolotti syndrome
背侧指神经损伤	dorsal digital neuropathies
苯	benzene
苯丙胺类	amphetamines
苯丙酮尿症	phenylketonuria, PKU
苯妥英	phenytoin
苯中毒	benzene poisoning
鼻或鼻窦疾病的头痛	headache attributed to nose or paranasal sinuses
鼻—眶—脑米根霉菌病	rhino-orbital-cerebral mycosis, ROCM
比—路—科三氏综合征	Bielschowsky-Lutz-Cogan syndrome
吡哆醇缺乏	pyridoxine (vitamine B6) deficiency
吡哆醇依赖性（ALDH7A1）发育性癫痫性脑病	pyridoxine-dependent (ALDH7A1) developmental epileptic encephalopathy, PDDEE
吡哆醇依赖症	pyridoxine dependency
闭孔神经损害	obturator nerve damage
闭锁综合征	locked-in syndrome
臂丛神经痛	branchial neuralgia
边缘叶脑炎	limbic encephalitis, LE
扁平颅底	platybasia
变质甘蔗中毒	deteriorated sugarcane poisoning
变应性肉芽肿血管炎	allergic granulomatous angiitis
表皮样囊肿	epidermoid cyst
表皮痣综合征	epidermal nevus syndrome
宾斯万格病	Binswanger disease
丙酸血症	propionic acidemia
丙烯酰胺	acrylamide, ACR
病毒感染	viral infections
病毒性脑膜炎的头痛	headache attributed to Viral meningitis
病毒性脑膜炎或脑炎的头痛	headache attributed to Viral meningitis or encephalitis
病毒性脑炎的头痛	headache attributed to Viral encephalitis
病理性肌阵挛	pathological myoclonus
病理性震颤	pathological tremor
波罗的海肌阵挛	Baltic myoclonus
玻利维亚出血热	Bolivian hemorrhagic fever, BHF
玻瓦桑病毒	Powassan virus, POWV
伯基特淋巴瘤	Burkitt lymphoma
伯克夫综合征	Perkoff syndrome
不明原因脑梗死	undetermined cause cerebralinfarction, UDC
不明原因型	undetermined cause, UND 型
不宁腿综合征	restless legs syndrome, RLS
布朗塞卡尔氏综合征	Brown-Sequad's syndrome
布里斯托综合征	Bristowe syndrome
布里索西卡尔综合征	Brissaud-Sicard syndrome
布鲁菌脑膜炎	Brucella meningitis
布鲁氏菌病	brucellosis

布伦斯征	bruns sign

C

残端痛	limb stump neuralgia
蚕蛹中毒	silkworms chrysalis poisoning
苍白球纹状体变性综合征	pallidostriatal degeneration syndrome
糙皮病	pellagra
糙皮病性多发性神经病	pellagra polyneuropathy
层粘连蛋白缺陷型先天性肌营养不良	merosin deficient congenital muscular dystrophy，MDC1A
颤搐	moyokymia
肠道病毒	enteroviral encephalitis
肠杆菌脑膜炎	enterobacter meningitis
常染色体显性/隐性遗传性进行性眼外肌瘫痪	autosomal dominant/autosomal recessive progressive external ophthalmoplegia
常染色体显性肌张力障碍叠加大脑钙化	autosomal dominant dystonia-plus with cerebral calcifications
常染色体显性遗传的夜间额叶癫痫	autosomal dominant nocturnal frontal lobe epilepsy，ADNFLE
常染色体显性遗传路易小体病	dementia with Lewy body，DLB
常染色体显性遗传性共济失调	autosomal dominant cerebellar ataxia，ADCA
常染色体隐性遗传性共济失调	autosomal recessive cerebellar ataxia，ARCA
超难治性 SE	super refractory status epilepticus
成人 II 型瓜氨酸血症	adult-onset type II citrullinemia，CTLN2
成人 Still 病	adult onset Still's disease，AOSD
成人型脊髓性肌萎缩	adult spinal muscular atrophy
成人型葡聚糖小体病	adult polyglucosan body disease，APBD
成人早老症	adult progeria
成人早衰老化综合征	adult premature aging syndrome
成人阻塞性睡眠呼吸暂停综合征	adult obstructive sleep apnea syndromes
痴呆	dementia
痴笑性发作	gelastic seizure
迟发性外伤性颅内血肿	delayed Traumatic Intracerebral Hematoma，DTIC
迟发性小脑皮质萎缩	late cortical cerebellar atrophy
迟发性运动障碍综合征	tardive dyskinesia，TD
迟发性中枢性肺泡低通气伴下丘脑功能障碍	late-onset hypoventilation with hypothalamic dysfunction
持续偏侧头痛	hemicrania continua
持续性躯体形式疼痛障碍	persistent somatoform pain disorder
持续性特发性面痛	persistent idiopathic facial pain，PIFP
持续性姿势—知觉性头晕	persistent postural-perceptual dizziness，PPPD
持续植物状态	persistent vegetative state
尺神经麻痹	ulnar palsy
齿状核红核苍白球路易体萎缩	dentatorubral-pallidoluysian atrophy
齿状核—红核—苍白球—路易体萎缩	dentatorubral-pallidoluysian atrophy，DRPLA
充血性心力衰竭	congestive heart failure，CHF
虫媒病毒	arbovirus
抽动秽语综合征	multiple tics-coprolalia syndrome，Gilles De La Tourette syndrome（GTS）
出血性脊髓血管病	hemorrhagic spinal vascular disease
出血性脑梗死	hemorrhagic infarction

出血造成的脊髓压迫症　　　　　　　　　compression of the spinal cord due to hemorrhage

川崎病　　　　　　　　　　　　　　　　Kawasaki disease，KD

传播性海绵状脑病　　　　　　　　　　　transmissible spongiform encephalopathy，TSE

传染性单核细胞增多症　　　　　　　　　infectious mononucleosis

传染性的朊蛋白　　　　　　　　　　　　prion protein，PrP

传入性瞳孔反应障碍　　　　　　　　　　afferent pupillary response disorder

传统的癫痫持续状态　　　　　　　　　　status epilepticus，SE

创伤性脑损伤　　　　　　　　　　　　　traumatic brain injury，TBI

创伤性神经瘤　　　　　　　　　　　　　traumatic neuroma

吹哨样面容综合征　　　　　　　　　　　freeman－sheldon syndrome

垂体促肾上腺皮质激素　　　　　　　　　adrenocorticotropic Hormone，ACTH

垂体卒中　　　　　　　　　　　　　　　Pituitary－stroke

垂体卒中的头痛　　　　　　　　　　　　pituitary apoplexy

垂体肌病　　　　　　　　　　　　　　　muscle weakness due to the disease of pituitary gland

垂体脓肿　　　　　　　　　　　　　　　pituitary abscess

垂体腺瘤　　　　　　　　　　　　　　　pituitary adenoma

垂头综合征　　　　　　　　　　　　　　dropped head syndrome，DHS

垂直性一个半综合征　　　　　　　　　　vertical one－and－a－half syndrome

纯感觉性卒中　　　　　　　　　　　　　pure sensory stroke，PSS

纯构音障碍　　　　　　　　　　　　　　pure dysarthria，PD

纯运动性轻偏瘫　　　　　　　　　　　　pure motor hemiparesis，PMH

纯自主神经功能衰竭　　　　　　　　　　pure autonomic failure，PAF

雌激素戒断性头痛　　　　　　　　　　　oestrogen－withdrawal headache

丛集性头痛　　　　　　　　　　　　　　cluster headache

脆性 X 染色体相关震颤　　　　　　　　　fragile X－associated tremor

脆性 X 智力低下 1　　　　　　　　　　　fragile X mental retardation 1，FMR1

长节段横贯性脊髓炎　　　　　　　　　　longitudinally extensive transverse myelitis，LETM

长睡眠者　　　　　　　　　　　　　　　long sleeper

D

大动脉粥样硬化型　　　　　　　　　　　large artery atherosclerosis，LAA 型

大麻类物质所致精神障碍　　　　　　　　mental disorders due to use of cannabinoids

大脑大静脉畸形　　　　　　　　　　　　vein of Galen malformation，VOGM

大脑发育障碍　　　　　　　　　　　　　cerebral dysgenesis

大脑后动脉　　　　　　　　　　　　　　posterior Cerebral Artery，PCA

大脑胶质瘤病/弥漫性星形细胞瘤/胚细胞瘤型弥漫性硬化
/中枢性弥漫性神经鞘瘤/弥漫性星形细胞瘤/肥大性神经　　gliomatosis cerebri，GC
胶质瘤

大脑淋巴瘤病　　　　　　　　　　　　　cerebral lymphoma

大脑前动脉　　　　　　　　　　　　　　anterior cerebral artery，ACA

大脑前动脉缺血综合征　　　　　　　　　anterior cerebral artery ischemia syndrome

大脑视网膜血管病　　　　　　　　　　　cerebral retinavascular disease，CRV

大脑中动脉　　　　　　　　　　　　　　middle cerebral artery，MCA

大脑中动脉缺血综合征　　　　　　　　　middle cerebral artery ischemia syndrome

大田原综合征/婴儿早期癫痫性脑病　　　Ohtahara syndrome/early infantile epileptic encephalopathy

呆小症/克汀病　　　　　　　　　　　　cretinism

代热林—克隆普克综合征	Dejerine-Klumpke syndrome
代谢、中毒或激素所致颅内压增高的头痛	headache attributed to intracranial hypertension secondary to metabolic, toxic or hormonal causes
代谢性或中毒性脑病所致的痴呆	dementia caused by metabolic or toxic encephalopathy
代谢性帕金森综合征	metabolic Parkinson's Syndrome
带状疱疹性耳炎	herpes zoster oticus
带状疱疹性脊髓炎	herpes zoster myelitis
带状疱疹性神经丛炎、神经炎和神经节炎	herpes zoster plexitis, neuritis and ganglitis
丹尼马弗安综合征	Dennie-Marfan syndrome
单纯部分性发作癫痫持续状态	simple partial status epilepticus
单纯的线粒体肌病或孤立的线粒体肌病	isolated mitochondrial myopathy
单纯肌病型中性脂肪沉积症	neutral lipid storage disease with myopathy, NLSDM
单纯疱疹病毒1/2	herpes simplex virus types 1 and 2, HSV1/2
单纯疱疹病毒性脊髓炎	herpes simplex myelitis, HSM
单纯皮质静脉血栓形成	isolated cortical vein thrombosis, ICoVT
单纯性大疱性表皮松解性肌营养不良症	epidermolysis bullosa simplex with muscular dystrophy, EBSMD
单发脑神经炎	solitary cerebral neuritis
单根动眼神经、滑车神经或展神经损害	damage to a single oculomotor nerve, trochlear nerve, or abducens nerve
单根动眼神经损害/动眼神经麻痹	single oculomotor nerve paralysis
单克隆丙种球蛋白病	monoclonal gammopathies
单神经病	mononeuropathy
胆红素脑病	kernicterus
蛋白质—卡路里营养障碍	protein-calorie malnutrition, PCM
刀砍状硬皮病	scleroderma encoup desabre
岛盖综合征	Foix-Chavany-Marie syndrome, FCMS
倒班工作障碍	shift work disorder
低级别星形细胞瘤	low graded astrocytomas
低钾型周期性瘫痪	hypokalemic periodic paralysis
低密度脂蛋白受体相关蛋白4抗体	low-density lipoprotein receptor-related protein 4- antibody, LRP4-Ab
低亲和力快通道突变	low-affinity fast-channel mutation
低位胃肠道功能紊乱	lower gastrointestinal tract dysfunction
低血钾型周期性瘫痪	hypokalemic periodic paralysis, HoPP
低血糖性脑病	hypoglycemic encephalopathy
低血糖性头痛	hypoglycemic headache
低氧血症和/或高碳酸血症的头痛	headache attributed to hypoxia and/or hypercapnia
低氧血症后的肌阵挛	Lance-Adams syndrome
第二次打击	double hit
第三脑室胶样囊肿的头痛	headache attributed to colloid cyst of the third ventricle
第一肋骨综合征	first thoracic rib syndrome
癫痫	epilepsy
癫痫伴肌阵挛失张力/Doose综合征/肌阵挛—站立不能性癫痫	epilepsy with myoclonic-atonic seizures, EMAS/epilepsy with myoclonic astatic seizures
癫痫猝死	sudden unexpected death in epilepsy, SUDEP
癫痫发作的头痛	headache attributed to epileptic seizure
癫痫发作后头痛	headaches after epileptic seizures

癫痫发作期头痛	headache during epileptic seizures
癫痫所致精神障碍	mental disorders due to epilepsy
癫痫性电持续状态	electrical status epilepticus，ESE
癫痫性痉挛	epileptic spasms
癫痫性脑病	epileptic encephalopathy，EE
癫痫性脑病伴慢波睡眠期持续棘慢波	epileptic encephalopathy with continuous spike-and-wave during sleep，CSWS
癫痫综合征	epileptic syndrome
典型失神发作	typical absence seizure
点状骨骺发育不良	dysplasia epiphysialis punctata
点状肢根软骨发育不良	rhizomelic chondrodysplasia punclata
电压门控式钾离子通道蛋白 Kv1.4 抗体	voltage-gated potassium channel protein Kv1.4 -antibody，Kv1.4 -Ab
淀粉样变神经病	amyloidotic neuropathy
淀粉样变性多发性神经炎	amyloidosis polynearitis
淀粉样脑血管病	cerebral amyloid angiopathy，CAA）
淀粉样前体蛋白	amyloid precursor protein，APP
蝶腭节神经痛	sphenopalatine ganglion neuralgia
丁酰苯类	butyrophenones
东方马脑炎病毒	eastern equine encephalitis virus，EEEV
动脉内膜剥脱术后头痛	post-endarterectomy headache
动脉硬化性闭塞	arteriselerosis obliterans
动脉迂曲综合征	arterial tortuous syndrome，ATS
动脉源性栓塞	arteryrogenic embolism
动脉粥样硬化性动脉瘤	arsclerotic aneurysm
动物恐怖症	zoophobia
动眼神经麻痹—小脑共济失调综合征	ophthalmoplegia-cerebellar ataxia syndrome
动眼危象	oculomotor crises
动作性肌阵挛—肾衰竭综合征	action myoclonus- renal failure syndrome，AMRF
窦性组织细胞增生伴巨大淋巴结病	sinus histiocytosis with massive lymphadenopathy，SHML
毒蕈	amanita virosa
杜安氏综合征	Duane's syndrome
杜—欧二氏综合征	Duchene-Erb syndrome
杜普雷综合征	Dupre syndrome/meningeal carcinomatosis，MC
短期失眠障碍	acute insomnia disorder
短睡眠者	short sleeper
短头畸形	brachycephaly
短暂单侧神经痛样头痛发作	short-lasting unilateral neuralgiform headache attacks
短暂脑缺血发作	transient ischemic attack，TIA
短暂头痛、神经功能缺损伴脑脊液淋巴细胞增多综合征	syndrome of transient headache and neurological deficits with cerebrospinal fluid lymphocytosis，HaNDL
短暂性局灶性神经系统发作	transient focal neurological episodes，TFNE
短暂性脑缺血发作（TIA）的头痛	headache attribute to transient ischaemic attack
短暂性全面遗忘症	transient global amnesia，TGA
多巴胺失调综合征	dopamine dysregulation syndrome，DDS
多巴反应性肌张力障碍	dopa-responsive dystonia

多处小脑回畸形	polymicrogyria
多导睡眠监测	polysomnography，PSG
多导睡眠检测	multiple sleep latency test，MSLT
多动脉炎	polyarteritis
多发片段肌阵挛	excessive fragmentary myoclonus，EFM
多发性骨髓瘤	multiple myeloma，MM
多发性骨髓瘤周围神经病	multiple myeloma peripheral neuropathy，MMPN
多发性肌炎	polymyositis，PM
多发性脑梗死	multiple cerebral infarction
多发性神经纤维瘤病	mulitiple neurofibromatosis
多发性硬化	multiple sclerosis，MS
多发性周围神经病变	polyneuropathy，P
多发性周围神经病—眼外肌麻痹—白质脑病—假性肠梗阻综合征	polyneuropathy, ophthalmoplegia, leukoencephalopathy, and intestinal pseudo-obstruction：POLIP syndrome
多基因病因的全面伴局灶性癫痫综合征/阅读诱发的癫痫	epilepsy with read induced seizure，EwRIS
多颅神经损害	multiple cranial nerve damage
多囊性脂膜样骨发育不良并硬化性白质脑病/Nasu-Hakola 病	polycystic lipomembranous osteodysplasia with sclerosing leukoencephalopathy, PLOSL/Nasu-Hakola disease, NHD
多器官功能障碍综合征	multiple organ dysfunction syndrome. MODS
多数性单神经病	mononeuropathy multiplex
多数眼运动神经麻痹	major ocular motor nerve palsy
多微轴空病	multi-microaxial hollow disease
多系统器官功能衰竭	multiple systemic organ failure，MSOF
多系统萎缩症	multiple system atrophy，MSA
多形性黄色星形细胞瘤	pleomorphic xanthoastrocytoma，PXA
多形性胶质母细胞瘤	glioblastoma multiforme，GBM
多灶性获得性脱髓鞘性感觉运动神经病	multifocal acquired demyelinating sensory and motor neuropathy，MADSAM
多灶性运动神经病	multifocal motor neuropathy，MMN

E

额颞叶痴呆	frontotemporal dementia，FTD
恶性大脑中动脉梗死综合征	malignant middle cerebral artery infarction，mMCAI
恶性淋巴瘤	malignant lymphoma
恶性神经鞘瘤	malignant neurinoma
恶性萎缩性丘疹病	malignant atrophic papulosis
恶性型 MS/爆发型 MS/Marburg 变异型 MS	malignant MS/ fulminant MS/ marburg variant MS
恶性组织细胞增生症	malignant histiocytosis，MH
腭肌阵挛	palatal myoclonus
儿茶酚胺	catecholamine，CA
儿童多发性硬化	multiple sclerosis in children
儿童和青年卒中	stroke in children and youth
儿童急性小脑性共济失调综合征	acute cerebellar ataxia of childhood
儿童期共济失调伴中枢神经髓鞘发育不良	childhood ataxia with CNS hypomyelination，CAC H
儿童失神癫痫	childhood absence epilepsy，CAE
儿童枕叶癫痫（Gastaut 型）	childhood occipital epilepsy, gastaut type
儿童枕叶视觉癫痫	childhood occipital visual epilepsy，COVE

儿童阻塞性睡眠呼吸暂停综合征   children obstructive sleep apnea syndromes

耳带状疱疹   herpes zoster oticus

耳颞综合征   frey syndrome

耳石危象   otolithic crisis

耳蜗性梅尼埃病   cochlear Ménière

耳源性眩晕   aural vertigo

二甲苯中毒   xylene poisoning

二碱基氨酸尿症   dibasic aminoaciduria

二硫化碳   carbon disulfide, CS2

二氢吡啶受体抗体   dihydropyridine receptor- antibody, DHPR-Ab

F

发笑发作伴下丘脑错构瘤   gelastic seizures with hypothalamic hamartoma

发性对称性脂肪瘤病   multiple symmetric lipomatosis, MSL

发育性癫痫性脑病   developmental and/or epileptic encephalopathy, DEE

发育性静脉异常   developmental venous anomaly

发育性脑病   development encephalopathy, DE

发作性半侧颅痛   paroxysmal hemicranial pain

发作性丛集性头痛   episodic cluster headache

发作性非运动诱发性运动障碍   paroxysmal non-kinesigenic dyskinesia, PNKD

发作性共济失调   episodic ataxia, EA

发作性共济失调 1 型   episodicataxia, EA1

发作性共济失调 2 型   episodicataxia, EA2

发作性过度运动性运动障碍   poraxysmal exercise-induced dyskinesia, PED

发作性肌张力障碍性舞蹈手足徐动症   paroxysmal dystonic choreoathetosis, PDC

发作性睡病   narcolepsy

发作性睡眠诱发性运动障碍   paroxysmal hypnogenic dyskinesia, PHD

发作性醒样状态   paroxysmal arousals

发作性运动诱发性运动障碍   paroxysmal kinesigenic dyskinesia, PKD

发作性运动障碍   paroxysmal dyskinesia, PD

法国—加拿大型 Leigh 综合征   Leigh syndrome, French-Canadian type, LSFC

法洛四联症   tetralogy of Fallot

反复受累的皮神经疾病   recurrent cutaneous nerve disease

反复胃肠功能障碍   recurrent gastrointestinal dysfunction

反射性癫痫   reflex epilepsies

反射性颜面部疼痛   reflex craniofacia pain

泛发性硬斑病   generalized morphea

泛酸缺乏   pantothenic acid deficiency

泛酸盐激酶相关性神经变性   pantothenate kinase associated neurodegeneration, PKAN

房间隔瘤   atrial Septal Aneurysm, ASA

放射性脊髓病   radiation myelopathy

放射性脊髓病疼痛   post radiation myelopathy pain

放射性脑病   radiation encephalopathy

放射性损伤   radioactive damage

放射性周围神经病   radiation peripheral neuropathy

放射学孤立综合征   radiologicallyisolatedsyndrome, RIS

非 24h 睡眠—清醒节律障碍	non-24-hour sleep-wake disorder，N24SWD
非阿片类止痛药过量性头痛	simple analgesic-overuse headache
非病毒性无菌性脑膜炎	non-viral aseptic meningitis
非成瘾物质所致精神障碍	mental disorders due to non-addictive substances
非创伤性急性硬膜下出血	headache attributed to non-traumatic acute subdural haemorrhage，ASDH
非创伤性颅内出血的头痛	headache attribute to non-traumatic intracranial haemorrhage
非创伤性脑出血的急性头痛	headache attribute to non-traumatic hemorrhage
非创伤性蛛网膜下腔出血（SAH）的急性头痛	headache attributed to non-traumatic subarachnoid haemorrhage
非典型失神发作	atypical absence seizure
非典型性面痛	atypical facial pain
非恶性贫血型联合系统变性	combined system disease of non-pernicious anemia type
非钙依赖型磷脂酶 A2 相关性神经变性病	phospholipase A2 associated neurodegeneration，PLAN
非感染性炎症性脊髓炎	non-infectious inflammatory myelitis
非感染因素的无菌性脑膜炎	aseptic meningitis of non-infectious origin
非霍奇金淋巴瘤	non-Hodgkin lymphoma，NHL
非交通性脊髓空洞症	noncommunicative syringomyelia
非进行性家族性舞蹈手足徐动症	nonprogressive familial choreoathetosis
非惊厥性 SE	non-convulsive SE，NCSE
非快速眼动期相关异态睡眠	NREM-related parasomnias
非快速眼动相	non-rapid eye movement，NREM
非疼痛性多数眼运动神经麻痹综合征	non-painful majority ocular motor nerve palsy syndrome
非酮性高血糖性高渗性综合征	hyperosmolar hyperglycemic nonketotic syndrome
非酮症性高甘氨酸血症	nonketotic hyperglycemia，NKH
非系统性眩晕	unsystematic vertigo
非细菌性血栓性心内膜炎所致脑栓塞	non-bacterial thrombotic endocarditis，NBTE
非遗忘型 MCI	non-amnestic MCI，NAMCI
非运动性（失神）	Non-motor / absence seizure
非致残性缺血性脑血管事件	Non-Disabling Ischemic Cerebrovascular Events，NICE
肥大性下橄榄核变性	hypertrophic olivary degeneration，HOD
肥大性心脏病	Hypertrophic heart disease，HHD
肥胖低通气综合征	obesity hypoventilation syndrome，OHS
腓骨肌萎缩症	Peroneal Muscular Atrophy
腓浅神经综合征	superficial peroneal nerve syndrome
腓总神经麻痹	common Peroneal Nerve Palsy
肺动静脉瘘	pulmonary arteriovenous fistula，PAVF
肺静脉血栓栓塞	pulmonary venous thromboembolism）
肺梅毒性树胶样肿	pulmonary syphilitic dendritic swelling
肺性脑病	pulmonary encephalopathy
肺炎球菌脑膜炎	pneumococcal meningitis，PM
肺炎支原体感染致中枢神经系统损害	mycoplasma pneumoniae infection causing central nervous system damage
分离性障碍	dissociative disorders
分泌单克隆	secrecon monoclonal
分水岭梗死	watershed infarction
吩噻嗪类	phenothiazines

风车式投掷手桡神经病　windmill pitcher radial neuropathy

风湿性多发性肌痛　polymyalgia rheumatica

风疹病毒　Rubella virus

枫糖尿症　maple syrup urine disease，MSUD

蜂蜇伤　bee sting

否认视觉—否认偏瘫综合征　denial visual-denial hemiparalysis syndrome

弗里德赖希共济失调　Friedreich ataxia，FRDA

伏格特—小柳—原田综合征　Vogt-Koyanagi-Harada syndrome，VKHS

福瑟吉尔病　Fothergill disease

福山型先天性肌营养不良症　Fukuyama congenital muscular dystrophy，FCMD

福斯特肯尼迪氏综合征　Foster-Kennedy's syndrome

脯氨肽酶　prolidase

辅酶 A　coenzyme A

辅酶 A 合成酶相关性神经变性病　COASY protein-associated neurodegeneration，CoPAN

辅酶 Q 缺乏性线粒体肌病　mitochondrial myopathy with coenzyme Q deficiency

复发孤立性失眠瘫痪　recurrent isolated sleep paralysis

复发缓解型 MS　relapsing remitting multiple sclerosis，RRMS

复发性多软骨炎　relapsing polychondritis，RP

复发性多软骨炎相关的血管炎　recurrent polychondritis associated vasculitis

复发性或慢性脑膜炎　recurrent or chronic meningitis

复发性痛性眼肌麻痹神经病　recurrent painful ophthalmoplegic neuropathy

复方止痛药物过量性头痛　combination-analgesic-overuse headache

复合动作电位　compound muscle action potential，CMAP

复合区域性疼痛综合征　complex regional pain syndrome

复合体 I 缺乏性线粒体肌病　mitochondrial myopathy with complex Ⅰ deficiency

复杂性区域疼痛综合征Ⅱ型　complex regional pain syndrome type Ⅱ，CRPS-Ⅱ

复杂性区域疼痛综合征Ⅰ型　complex regional pain syndrome type Ⅰ，CRPS-Ⅰ

副交感传出性瞳孔反应障碍　parasympathetic efferent pupillary response disorder

副黏病毒　paramyxoviridae

副神经节瘤　paraganglioma，PGL

副神经损害　accessory nerve damage

副肿瘤小脑变性　paraneoplastic cerebellar degenerations，PCD

副肿瘤性边缘叶性脑炎　paraneoplastic limbic encephalitis

副肿瘤性感觉神经病　paraneoplastic sensory neuropathy，PSN

副肿瘤性脊髓炎　paraneoplastic myelitis

副肿瘤性脑干炎　paraneoplastic brainstem encephalitis

副肿瘤性脑脊髓炎　paraneoplastic encephalomyelitis，PEM

副肿瘤性视觉障碍综合征　paraneoplastic visual syndromes

副肿瘤性视神经病　paraneoplastic optic neuropathy，PON

副肿瘤性视神经病/视神经炎　paraneoplastic optic neuropathy/neuritis，PON

副肿瘤性天疱疮　paraneoplastic pemphigus，PNP

副肿瘤性小脑变性　paraneoplastic cerebellar degeneration，PCD

副肿瘤性血管炎性周围神经病　paraneoplastic vasculitic peripheral neuropathy

副肿瘤性肢端角化病　acrokeratosis paraneoplastica

副肿瘤综合征　paraneoplastic syndromes，PNS

腹型偏头痛	abdominal migraine

G

盖伦氏静脉瘤	Galen's phlebangioma
盖斯匹尼综合征	Gasperini syndrome
甘塞尔综合征	Ganser's syndrome
甘油三酯累积病伴长链脂肪酸氧化障碍	triacylglycerol accumulation disease accompanied by oxidation disorder of long-chain fatty acids
杆状体肌病	nemaline myopathy，NM
肝豆状核变性	hepatolenticular degeneration，HLD
肝豆状核变性所致精神障碍	mental disorders due to hepatolenticular degeneration
肝性脊髓病	hepatic myelopathy
肝性脑病	hepatic encephalopathy，HE
肝移植	liver transplantation
感觉减退—共济失调轻偏瘫	feeling sensory sensation-ataxia paresis
感觉性共济失调神经病伴随眼外肌瘫痪	sensory ataxic neuropathy with ophthalmoparesis，SANDO
感觉性神经束膜炎	sensory perineuritis
感觉异常性手痛	paresthetic painful hand
感觉异常性肢痛	meralgia paraesthetica
感觉运动性卒中	sensorimotor stroke，SMS
感染	infection
感染后脑脊髓炎	postinfectious encephalomyelitis
感染性肌炎	infectious myositis
感染性疾病	infectious diseases
感染性疾病所致的痴呆	dementia caused by infectious diseases
感染性心内膜炎	infective endocarditis
橄榄脑桥小脑萎缩	olivoponlocerebellar atrophy，OPCA
干骺端发育不良	metaphyseal dysplasia
干蛇麻尿症	oasthouse urine disease
干性脚气病	atrophic beriberi
干燥综合征	Sjögren syndrome
干燥综合征相关性血管炎	Sjögren's syndrome associated vasculitis
高 IgE 复发感染综合征	high IgE recurrent infection syndrome
高 β-丙氨酸血症	hyper-β-alaninem
高柏兰综合征	Gopalan syndrom
高苯丙氨酸血症	hyperphenylalaninemia，HPA
高丙氨酸血症	hyperalaninemia
高传导快关闭综合征	high conductance & fast closure of AChRs
高尔斯综合征	Gower's syndrome
高脯氨酸血症	hyperprolinemia
高钙性脑病	hypercalcemic encephalopathy
高海拔性头痛	headache attributed to High-altitude
高海拔周期性呼吸所致中枢性睡眠呼吸暂停	central sleep apnea caused by periodic breathing at high altitude
高肌氨酸血症	hypersarcosinemia
高钾型周期性瘫痪	hyperkalemic periodic paralysis
高精氨酸血症	argininemia

高赖氨酸血症	hyperlysinemia
高泌乳素血症	hyperprolactinemia
高黏滞综合征	hyperviscosity syndrome，HS
高鸟氨酸血症	hyperornithinemia
高鸟氨酸血症—高氨血症—同型瓜氨酸尿症	hyperornithinaemia-hyperammonaemia-homocitrullinuria syndrome，HHHS
高哌啶酸血症	hyperpipecolemia
高乳酸血症	hyperlactacidemia
高同型半胱氨酸血症	hyperhomocysteinaemia
高危非致残缺血性脑血管事件	high-risk nondisabling ischemic cerebrovascular events，HR-NICE
高位胃肠道功能紊乱	upper gastrointestinal tract dysfunction
高血钾型周期性瘫痪	hyperkalemic periodic paralysis，HyPP
高血缬氨酸血症	hypervalinemia
高血压的头痛	headache attributed to Arterial hypertension
高血压脑病	hypertensive encephalopathy
高血压脑病的头痛	headache attributed to Hypertensive encephalopathy
高血压危象而无高血压脑病的头痛	headache attributed to Hypertensive crisis without hypertensive encephalopathy
高血压性脑出血	hypertensive intracerebral hemorrhage
高营养支持综合征	hyperalimentation syndrome
高原病	mountain sickness
高脂蛋白血症Ⅲ型	hyperlipoproteinemia type Ⅲ
戈谢病	Gaucher's disease，GD
戈谢病伴发肌阵挛	Gaucher's disease with polymyoclonia
歌舞伎综合征/新川—黑木综合征	Kabuki syndrome，KS
格拉代尼果氏综合征	Gradenigo's syndrome
格斯特曼综合征	Gerstmann-Straussler-Scheinker syndrome，GSS
各尔森综合征	Garcin syndrome
弓形虫病	Toxoplasmosis
汞中毒	mercury poisoning
共济失调白内障综合征	ataxia cataract syndrome
共济失调毛细血管扩张症	ataxia telangiectasia，AT
共济失调性轻偏瘫	ataxic-hemiparesis，AH
共济失调综合征	ataxia syndrome
构音障碍—面轻瘫综合征	dysarthric-facial paresis syndrome，DFPS
构音障碍—手笨拙综合征	dysarthric-clumsy hand syndrome，DCHS
孤立的局灶性震颤	isolated focal tremor
孤立的无脑回畸形	lissencephaly
孤立性任务或位置特异性震颤	isolated task and position specific tremor
古巴神经病	Cuban neuropathy
谷氨酸脱羧酶	glutamic acid decarboxylase，GAD
谷氨酸脱羧酶抗体相关性小脑性共济失调	GAD-65 antibody-related cerebellar ataixa
谷蛋白共济失调	gluten ataxia，GA
股神经痛	femoral neuralgia
股四头肌萎缩综合征	quadriceps muscular atrophy syndrome
股外侧皮神经炎	lateral femoral cutaneous neuropathy

骨化性肌炎	myositis ossificans
骨化性纤维发育不良	fibrodysplasia ossificans
骨软化	osteomalacia
骨髓瘤所致脊髓损害	spinal cord damage due to myeloma
鼓膜张肌肌阵挛	tensor tympani myoclonus
鼓室丛神经痛	tympanic plexus neuralgia
固醇 27-羟化酶	sterol 27-hydroxylase，CYP27A1
瓜氨酸血症	citrullinemia
寡糖苷贮积病	oligosaccharidosis
关岛病	Gumn Island Disease
关岛帕金森综合征—痴呆—肌萎缩性侧索硬化复合征	amyotrophic lateral sclerosis parkinsonism dementia complex，ALS-PDC
冠状病毒	coronavirus
光敏性枕叶癫痫	photosensitive occipital lobe epilepsy，POLE
胱硫醚合成酶	cystathionine-beta-synthase
胱硫醚尿症	ystathioninuria
广场恐惧症	agoraphobia
广州管圆线虫脑病	angiostrongylus cantonensis
国际骨髓瘤协作组	the international myeloma working group
国际抗癫痫联盟	International League Against Epilepsy，ILAE
果糖-1，6-二磷酸酶缺乏症	fructose-1，6-bisphosphatase deficiency
过度外展综合征	hyperabduction syndrome
过度运动	hyperkinetic
过敏性紫癜	anaphylactoid purpura
过氧化体病	peroxisomal disorder

H

海勃氏病	Heller's disease
海德—瑞杜克综合征	Head-Riddoch syndrome
海登海因氏综合征	Heidenhain's syndrome
海绵窦血栓形成	cavernous sinus thrombosis，CST
海绵窦综合征	cavernous sinus syndrome
海绵状血管瘤的头痛	headache attributed to cavernous angioma
鼾症	snoring
含铁血黄素沉积	cortical superficial siderosis，，cSS
罕见类型的炎性肌病	rare type of inflammatory myopathy
汉坦病毒	Hantaan virus，HTV
河豚毒素	tetrodotoxin，TTX
河豚中毒	puffer poisoning
核黄素缺乏	riboflavin deficiency
核间性眼肌麻痹	internuclear ophthalmoplegia
核内杆状肌病	intranuclear rod myopathy
核上性眼肌麻痹	supranuclear ophthalmoplegia
核性眼肌麻痹	nuclear ocular muscle palsy
颌动—瞬目综合征	winking-jaw syndrome
赫—马氏综合征	Hertwig-Magendie syndrome

黑耳维西—拉森综合征　　　　　　　　　　Helweg-Larsen syndrome

黑棘皮病　　　　　　　　　　　　　　　　acanthosis nigricans

黑蒙性痴呆　　　　　　　　　　　　　　　amaurotic idiocy

黑姆霍耳茨—哈林顿综合征　　　　　　　　Helmholtz-Harrington syndrome

黑色素瘤相关的视网膜病变　　　　　　　　melanoma-associated retinopathy，MAR

亨德拉尼帕病毒　　　　　　　　　　　　　Henipaviruses

亨特综合征　　　　　　　　　　　　　　　Hunt syndrome

亨廷顿病　　　　　　　　　　　　　　　　Huntington's disease，HD

亨廷顿病所致精神障碍　　　　　　　　　　mental disorders due to Huntington's disease

横窦／乙状窦血栓形成　　　　　　　　　　transverse sinus/sigmoid sinus thrombosis

红斑性肢痛病　　　　　　　　　　　　　　erythromelagia

红耳综合征　　　　　　　　　　　　　　　red ear syndrome

红核幻觉症　　　　　　　　　　　　　　　hallucinosis-red nucleus

红核丘脑综合征／红核上部综合征　　　　　Marie-Guillain upper syndrome/rubrothalamic syndrome

红细胞生成素受体　　　　　　　　　　　　erythropoietin receptor

后部视交叉综合征　　　　　　　　　　　　posterior chiasm syndrome

后骨间神经　　　　　　　　　　　　　　　posterior interosseous nerve

后核间性眼肌麻痹　　　　　　　　　　　　postnuclear intramuscular ocular muscle palsy

后天性婴儿偏瘫　　　　　　　　　　　　　acquired infantile hemiplegia

后循环梗死　　　　　　　　　　　　　　　posterior-circulation infarction

后组颅神经损害　　　　　　　　　　　　　posterior cranial nerve damage

呼吸道病毒　　　　　　　　　　　　　　　respiratory virus

呼吸系统功能紊乱　　　　　　　　　　　　respiratory system dysfunction

呼吸性肌阵挛　　　　　　　　　　　　　　respiratorymyoclonus

呼吸衰竭　　　　　　　　　　　　　　　　respiratory failure

胡宁病毒　　　　　　　　　　　　　　　　Junin virus

琥珀酰半醛脱氢酶缺乏症　　　　　　　　　succinic semialdehyde dehydrogenase

花斑眼镜蛇综合征　　　　　　　　　　　　harlequin syndrome

滑车头痛　　　　　　　　　　　　　　　　headache attributed to trochleitis

化脓性肌炎　　　　　　　　　　　　　　　pyogenic myositis

化脓性脑膜炎　　　　　　　　　　　　　　purulent meningitis

坏疽性脓皮病　　　　　　　　　　　　　　pyoderma gangrenosum

坏死松解游走性红斑　　　　　　　　　　　necrolytic migratory eythema，NME

坏死性黄色肉芽肿　　　　　　　　　　　　necrobiotic xanthogranuloma

还原体肌病　　　　　　　　　　　　　　　reducing body myopathy

寰枢椎脱位　　　　　　　　　　　　　　　atlantoaxial dislocation

寰椎枕化　　　　　　　　　　　　　　　　atlas occipitalization

幻肢痛　　　　　　　　　　　　　　　　　phantom limb pain

黄斑回避　　　　　　　　　　　　　　　　macular sparing

挥鞭伤　　　　　　　　　　　　　　　　　whiplash

挥发性溶剂所致精神障碍　　　　　　　　　mental disorders due to use of volative solvents

蛔虫病　　　　　　　　　　　　　　　　　roundworms

昏迷　　　　　　　　　　　　　　　　　　coma

昏睡病　　　　　　　　　　　　　　　　　kifussa

昏睡性脑炎　　　　　　　　　　　　　　　encephalitis lethargica

混合性结缔组织病	mixed connective tissue disease
混合型镰状细胞综合征	mixed sickle cell syndrome
混合型硬斑病	mixed morphea
获得性肝脑变性	acquired hepatocerebral degeneration，AHCD
获得性鱼鳞病	acquiredic ithyosis
霍顿氏综合征	Horton's syndrome
霍门综合征	Homen syndrome
霍姆斯 I 型综合征	Holmes I syndrome
霍姆斯 II 型综合征	Holmes II syndrome
霍姆斯 III 型综合征	Holmes III syndrome
霍诺凡—德鲁胡索瓦综合征	Hornova-Dluhosova syndrome
霍普金斯综合征	Hopkins' syndrome
霍奇金病	Hodgkin disease，HD

J

肌病	myopathy
肌红蛋白尿	myoglobinuria
肌皮神经损伤	musculocutaneous nerve injury
肌强直性肌病	myotonic myopathy
肌球蛋白贮积性肌病	myosin storage myopathy
肌肉特异性酪氨酸激酶抗体	muscle-specific kinase-antibody，MuSK-Ab
肌肽血症	carnosinemia
肌萎缩侧索硬化	amyotrophic lateral sclerosis，ALS
肌纤维发育不良	fibromuscular dysplasia，FMD
肌纤维肌病	myofibromyopathy
肌—眼—脑病	muscle-eye-brain disease，MEB
肌原纤维肌病	myofibrillar myopathies，MFMs
肌原纤维节	sarcomere
肌张力障碍	dystonia
肌张力障碍—帕金森叠加征群	dysonia-Parkinsonism complex
肌阵挛	myoclonic
肌阵挛癫痫	myoclonic epilepsy，ME
肌阵挛癫痫、肌病、感觉性共济失调综合征	myoclonic epilepsy，myopathy，sensory ataxia，MEMSA
肌阵挛癫痫和破碎红纤维病	myoclonic epilepsy associated with ragged-red fibres，MERRF
肌阵挛发作	myoclonic seizures，MS
肌阵挛—强直—阵挛	myoclonic-tonic-clonic
肌阵挛失神癫痫	epilepsy with myoclonic absences，EMA
肌阵挛失神发作	myoclonic absence seizures
肌阵挛—失张力	myoclonic-atonic
肌阵挛性癫痫伴破碎红纤维综合征	myoclonic epilepsy with ragged red fibers，MERRF
肌阵挛性小脑协调障碍	dyssynergia cerebellaris myoclonica，DCM
肌质管性疾病	sarcoplasmic tube disease
基底动脉尖综合征	top of the basilar artery syndrome，TOBS
基底动脉下部分支综合征	lower basilar branch syndrome
基底节生殖细胞瘤	basal ganglia germinoma

基底细胞母斑综合征/多发性基底细胞痣综合征	multiple basal cell nevus syndrome
基底细胞痣综合征	basal cell nevus syndrome
基底型偏头痛	basilar migraine
基孔肯亚病毒	Chikungunya virus，CHIKV
畸形性肌张力障碍	dystonia musculorum deformans
激素—失神经支配相关肌病	steroid-denervation myopathy，SDM
激素性肌病	steroid myopathy
吉兰—巴雷综合征	Guillain-Barres syndrome，GBS
极后区综合征	area postrema syndrome，APS
急性鼻窦炎的头痛	headache attributed to rhinosinusitis
急性闭角型青光眼的头痛	headache attributed to Acute glaucoma
急性病毒性脑炎所致精神障碍	mental disorders due to acute virus Encephalitis
急性播散性脑脊髓炎	acute disseminated encephalomyelitis，ADEM
急性出血性白质脑炎/急性坏死性出血性脑脊髓炎	acute hemorrhagic leukoencephalitis/acute necrotizing hemorrhagic encephalomyelitis，AHLE
急性低血糖症	acute hypoglycemia
急性多发性神经病	acute multiple neuropathy
急性发热性嗜中性皮病	acute febrile neutrophilic dermatosis
急性泛自主神经病	acute panautonomic neuropathy，APN
急性放射型	acute radiation type
急性放射性损伤	acute radioactive damage
急性肝性脑病	acute hepatic encephalopathy
急性感觉神经病	acute sensory neuropathy，ASN
急性冠脉综合征	acute coronary syndrome，ACS
急性和亚急性视神经炎与球后视神经炎	acute and subacute optic neuritis and retrobulbar optic neuritis
急性横贯性脊髓炎	acute transverse myelitis
急性后部多灶性鳞状色素上皮病变	acute multifocal posterior placoid pigment epitheliopathy，AMPPPE
急性化脓性脑膜炎	acute pyogenic meningitis
急性坏死性脑病	acute necrotizingencephalopathy，ANE
急性或亚急性脑积水	acute/subacute hydrocephalus
急性肌病	acute myopathy
急性肌张力障碍	acute dystonia
急性肌张力障碍—帕金森综合征	rapid-onset dystonia-parkinsonism
急性脊髓外伤	acute spinal cord trauma
急性脊髓压迫症	acute spinal cord compression
急性可逆性脑病	acute reversible encephalopathy
急性眶肌炎	acute orbital myositis
急性淋巴细胞性白血病伴发脊髓炎	acute lymphoblastic leukemia with myelitis
急性流感后肌炎	acute myositis of influenza
急性麻疹脑炎	acute measles encephalitis，AME
急性梅毒性脑膜炎	acute syphilitic meningitis
急性脑血管病所致精神障碍	mental disorders due to acute cortical vascular disease
急性前庭综合征	acute vestibular syndrome，AVS
急性热致疾病	acute heat illness
急性上升性或横贯性脊髓炎	acute ascending or transverse myelitis
急性神经血管性水肿	acute angioneurotic edema

急性视网膜坏死综合征　　　　　　　　　acute retinal necrosis syndrome

急性小脑炎　　　　　　　　　　　　　　acute cerebellitis

急性心源性脑缺血综合征　　　　　　　　acute cardiogenic anencephalemia syndrome

急性型　　　　　　　　　　　　　　　　acute type

急性炎性脱髓鞘性多发神经根神经病　　　acute inflammatory demelinating polyneuropathies，AIDP

急性一氧化碳中毒　　　　　　　　　　　acute carbon monoxide poisoning

急性胰腺炎　　　　　　　　　　　　　　acute pancreatitis

急性运动感觉轴索性神经病　　　　　　　acute motor-sensory axonal neuropathy，AMSAN

急性运动轴索性神经病　　　　　　　　　acute motor axonal neuropathy，AMAN

急性症状性　　　　　　　　　　　　　　acute symptomatic

急性自主神经危象　　　　　　　　　　　acute crisis of autonomic nervous system

疾病引起的过度睡眠　　　　　　　　　　hypersomnia caused by disease

疾病引起的睡眠相关运动障碍　　　　　　exercise related sleep disorders caused by medical diseases

棘状细胞病　　　　　　　　　　　　　　acanthocytosis

挤压性眶尖综合征　　　　　　　　　　　crush orbital apex syndrome

脊膜瘤　　　　　　　　　　　　　　　　meningioma

脊髓胆固醇沉着综合征　　　　　　　　　spinal cholesterosis syndrome

脊髓电击伤　　　　　　　　　　　　　　myelopathy caused by lightning stroke

脊髓短暂缺血发作　　　　　　　　　　　transient spinal ischemic attack

脊髓梗死　　　　　　　　　　　　　　　spinal cord infarction

脊髓后部损伤综合征　　　　　　　　　　posterior spinal cord injury syndrome

脊髓灰质炎　　　　　　　　　　　　　　poliomyelitis

脊髓灰质炎后综合征　　　　　　　　　　post poliomyelitis syndrome，PPS

脊髓静脉高压综合征　　　　　　　　　　venous hypertensive myelopathy，VHM

脊髓空洞症　　　　　　　　　　　　　　syringomyelia

脊髓空洞症疼痛　　　　　　　　　　　　syringomyelia pain

脊髓痨　　　　　　　　　　　　　　　　tabes dorsalis

脊髓梅毒　　　　　　　　　　　　　　　spinal syphilis

脊髓梅毒性树胶样肿　　　　　　　　　　syphilitic dendritic swelling of the spinal cord

脊髓脓肿　　　　　　　　　　　　　　　spinal abscess

脊髓前动脉综合征　　　　　　　　　　　anterior spinal artery syndrome

脊髓实质空洞　　　　　　　　　　　　　spinal parenchymal cavity

脊髓室管膜瘤　　　　　　　　　　　　　ependymoma

脊髓受累的可逆性后部脑病综合征　　　　posterior reversible encephalopathy syndrome with spinal cord involvement，PRES-SCI

脊髓栓系　　　　　　　　　　　　　　　tethered cord

脊髓损伤性疼痛　　　　　　　　　　　　spinal cord injury pain

脊髓先天性肿瘤　　　　　　　　　　　　spinal congenital tumours

脊髓小脑共济失调　　　　　　　　　　　spinocerebellar ataxia，SCA

脊髓小脑共济失调伴癫痫　　　　　　　　spinocerebellar ataxia with epilepsy，SCAE

脊髓小脑共济失调伴癫痫发作综合征　　　mitochondrial spinocerebellar ataxia and epilepsy syndrome，MSCAPS

脊髓小脑性共济失调伴慢眼动　　　　　　spinocerebellar ataxia with slow eye movement

脊髓小脑性共济失调伴周围神经病　　　　spinal cerebellar ataxia with peripheral neuropathy

脊髓星形细胞瘤　　　　　　　　　　　　astrocytoma

脊髓型　　　　　　　　　　　　　　　　spinal cord type

脊髓性肌萎缩　　　　　　　　　　　　　spinal muscular atrophy，SMA

脊髓性肌萎缩 I 型　　　　　　　　　spinal muscular atrophy type 1
脊髓性肌萎缩 II 型　　　　　　　　　spinal muscular atrophy type 2
脊髓性肌萎缩 III 型　　　　　　　　　spinal muscular atrophy type 3
脊髓性肌萎缩 IV 型　　　　　　　　　spinal muscular atrophy type 4
脊髓血管畸形　　　　　　　　　　　spinal vascular malformation
脊髓血管畸形和血管瘤　　　　　　　spinal malformation and angioma
脊髓血管母细胞瘤　　　　　　　　　spinal cord hemangioblastoma
脊髓血管栓塞　　　　　　　　　　　spinal vascular embolism
脊髓亚急性联合变性　　　　　　　　subacute combined degeneration of the spinal cord, SCD
脊髓延髓肌萎缩症　　　　　　　　　spinal and bulbar muscular atrophy, SBMA
脊髓炎　　　　　　　　　　　　　　myelitis
脊髓炎疼痛　　　　　　　　　　　　myelitis pain
脊髓硬膜外囊肿　　　　　　　　　　epidural cyst
脊髓硬膜外脓肿　　　　　　　　　　spinal epidural abscess, SEA
脊髓圆锥病变　　　　　　　　　　　conus medullaris syndrome
脊髓真菌病　　　　　　　　　　　　spinal mycosis
脊髓脂肪瘤　　　　　　　　　　　　spinal lipoma
脊髓肿瘤　　　　　　　　　　　　　tumor of spinal cord
脊髓蛛网膜炎　　　　　　　　　　　spinal arachnoiditis
脊髓转移瘤　　　　　　　　　　　　spinal metastatic neoplasm
脊柱结核　　　　　　　　　　　　　tuberculosis of spine
脊柱裂　　　　　　　　　　　　　　spina bifida
脊柱淋巴瘤　　　　　　　　　　　　spinal lymphoma
脊柱退行性变　　　　　　　　　　　degeneration of joint disease
既往非创伤性颅内出血的持续性头痛　persistent headache attributed to previous non-traumatic intracranial hemorrhage
继发进展型 MS　　　　　　　　　　secondary progressive multiple sclerosis, SPMS
继发型 MODS　　　　　　　　　　　delayed two-phase, MOF
继发性肥厚性硬膜炎　　　　　　　　secondary hypertrophic duralgia
继发性肌张力障碍　　　　　　　　　secondary dystonia
继发性颅内低压　　　　　　　　　　secondary intracranial hypotension
继发性帕金森综合征　　　　　　　　Parkinsonian syndrome, PDS
继发性三叉神经痛　　　　　　　　　secondary trigeminal neuralgia
继发性遗尿症　　　　　　　　　　　secondary enuresi
继发性中枢神经系统血管炎的头痛　　SACNS
继发性中枢神经系统肿瘤　　　　　　secondary central nervous system tumors
继发于染色体异常导致的颅内压增高的头痛　headache with higher intracranial pressure secondary to chromosomal abnormalities
寄生虫感染　　　　　　　　　　　　parasitic infections
寄生虫栓塞　　　　　　　　　　　　parasite embolism
寄生虫性肌炎　　　　　　　　　　　parasitic myositis
夹层动脉病　　　　　　　　　　　　interinated arterial disease, IAD
家族性阿尔茨海默病　　　　　　　　familial Alzheimer's disease
家族性红细胞增多症 1 型　　　　　　familial polycythemia type 1
家族性灰质营养不良　　　　　　　　familial polio dystrophy
家族性肌萎缩侧索硬化症　　　　　　familial amyotrophic lateral sclerosis, FALS

家族性肌阵挛—小脑共济失调—耳聋综合征	familial myoclonus – cerebellar ataxia – deafness syndrome
家族性颅内多发性海绵状血管瘤	familial intracranial cavernous angioma, FICA
家族性毛细血管扩张小脑共济失调症	familial cerebellar ataxia with telangiectasia
家族性内侧颞叶癫痫	family mesial temporal lobe epilepsy, FMTLE
家族性皮质肌阵挛震颤癫痫/良性成人家族性肌阵挛性癫痫	familial cortical myoclonic tremor with epilepsy, FCMTE/benign a-dult familial myoclonic epilepsy, BAFME
家族性前庭病	familial vestibulopathy
家族性特发性基底节钙化	familial idiopathic basal ganglia calcification, FIBGC
家族性新生儿癫痫	self-limited familial neonatal epilepsy, SeLNE
家族性异常 β 脂蛋白血症	familial dysbetalipoproteinemia, FD
家族性婴儿癫痫	self-limited familial infantile epilepsy, SeLIE
家族性婴儿肌无力	familial infantile myasthenia
家族性早期小脑变性综合征	jervis syndrome
家族性自主神经功能失调症	familial dysautonomia
家族遗传性淀粉样变性周围神经病	familial amyloidotic peripheral neuropathy
荚膜组织胞浆菌病	histoplasmosis capsulati
颊部麻木综合征	numb cheek syndrome
甲苯中毒	toluene poisoning
甲醇	methanol
甲基丙二酸尿症	methylmalonic aciduria
甲基四氢叶酸还原酶	methylenetetrahydrofolate reductase
甲羟戊酸尿症	mevalonic aciduria
甲硝唑	metronidazole
甲型血友病	hemophilia A
甲状旁腺病伴发的肌病	myopathy caused by the disease of parathyroid glands
甲状旁腺功能减退性肌病	hypoparathyroidism myopathy
甲状旁腺功能亢进性肌病	hyperparathyroidism myopathy
甲状旁腺疾病	parathyroid diseases
甲状腺病伴发的肌病	myopathy with thyroid disease
甲状腺毒性肌病	thyrotoxic myopathy
甲状腺毒性脑病	thyrotoxic encephalopathy
甲状腺毒症周期性瘫痪	thyrotoxicosis with periodic paralysis, TPP
甲状腺功能减低的头痛	headache attributed to Hypothyroidism
甲状腺功能减退	hypothyroidism
甲状腺功能减退性肌病	hypothyroidism myopathy
甲状腺功能减退性周围神经病	hypothyroid peripheral neuropathy
甲状腺功能亢进性肌病	hyperthyroid myopathy
甲状腺功能亢进性周期性麻痹	hyperthyroid periodic paralysis
甲状腺功能障碍的眼肌病	ophthalmopathy with thyroid dysfunction
甲状腺疾病	thyroid disease
甲状腺突眼性麻痹	thyroid exophthalmic paralysis
甲状腺危象	thyroid storn
甲状腺肿—耳聋综合征	goiter-deafness syndrome
钾加重性肌强直	potassium aggravated myotonia
假肥大型肌营养不良症	pseudohypertrophy muscular dystrophy
假性眼肌麻痹综合征	pseudo-ophthalmoplegia syndrome

尖头畸形	oxycephaly
间斑寇蛛	latrodectustredecimguttatus Rossi
间变型星形细胞瘤	anaplastic astrocytoma
间脑癫痫	diencephalic epilepsy
间脑性自发性癫痫综合征/迪摩斯尔 I 型综合征	posterior diencephalic autonomic epilepsy syndrome/De Morsier I syndrome
间质性肥大性神经炎	interstitial hypertrophic neuritis
肩腓型肌营养不良	scapuloperoneal muscular dystrophy
肩腓型脊髓性肌萎缩	scapuloperoneal spinal muscular atrophy
肩胛肋骨综合征	scapulocostal syndrome
肩胛上神经损害	suprascapular nerve damage
肩手综合征	shoulder-hand syndrome
肩下垂综合征	droopyshoulder syndrome
减压病	decompression sickness, DCS
睑下垂伴眼外肌麻痹	ptosis and concomitant ophthalmoplegia externa
渐进性坏死性黄色肉芽肿	necrobiotic xanthogranulome
浆细胞白血病所致的脑梗死	cerebral infarction caused by plasma cell leukemia
僵人综合征	stiff person syndrome, SPS
僵肢综合征	stiff limb syndrome, SLS
降钙素基因相关肽诱发的头痛	calcitonin gene-related peptide (CGRP)-induced headache
交叉性麻痹综合征	intersectional paralysis syndrome
交感传出性瞳孔反应障碍	sympathetic efferent pupillary response disorder
交感神经链综合征	sympathetic chain syndrome
交替性 Horner 综合征	alternating Horner syndrome
交替性腿部肌肉活动	alternating leg muscle activity
交通性脊髓空洞症	communicative syringomyelia
交通性脑积水	communicating hydrocephalus
胶原反应调节蛋白	collapsin response-mediating proteins, CRMPs
胶原性血管病中的炎性肌病	inflammatory myopathy in collagen vascular disease
焦虑状态	anxiety state
角膜色素环	Kayser-Fleischer ring
酵米面黄杆菌	flavobacterium farinofermentans
酵母丙氨酸尿症	saccharopinuria
节细胞胶质瘤	ganglioglioma
结缔组织病累及周围神经系统	connective tissue disease involving the peripheral nervous system
结缔组织病相关性血管炎累及中枢神经系统	connective tissue disease associated vasculitis involving the central nervous system
结核性脊膜脊髓炎	tuberculous meningomyelitis
结核性脊髓病	tuberculous myelopathy
结核性脊髓蛛网膜炎	tuberculous spinal arachnoiditis
结核性脑膜炎	tuberculous meningitis, TBM
结核性脑脓肿	tuberculous brain abscess
结节病	sarcoidosis
结节性动脉周围炎	periarteritis nodosa
结节性多动脉炎	polyarteritis nodosa, PAN

结节性硬化	tuberous sclerosis complex，TSC
睫状神经痛	eiliary neuralgia
截瘫	paralegal，paraplegia
金黄色葡萄球菌脑膜炎	Staphylococcus aureus meningitis
仅有全面强直阵挛发作的癫痫	GTCA
仅有全面强直—阵挛发作的癫痫	epilepsy with generalized tonic-clonic seizure alone，GTCA
紧张型头痛	tension-type headache，TTH
进行性耳蜗和前庭萎缩	progressive cochleovestibular atrophies
进行性非流利性失语	progressive non-fluent aphasia，PNFA
进行性共济失调和腭震颤综合征	progressive ataxia and palatal tremor，PAPT
进行性核上性麻痹	progressive supranuclear paralysis，PSP
进行性肌痉挛—脱毛—腹泻综合征	progressive muscular spasm，alopecia and diarrhea syndrome
进行性肌萎缩	progressive muscular atrophy，PMA
进行性肌营养不良	progressive muscular dystrophy
进行性肌阵挛癫痫	progressive myoclonus epilepsy，PME
进行性脊肌萎缩症	progressive spinal muscular atrophy，PSMA
进行性脑病	progressive encephalopathy
进行性上行性瘫痪综合征	progressive ascending paralytic syndrome
进行性延髓麻痹	progressive bulbar palsy，PBP
进行性眼外肌麻痹综合征	progressive extraocular muscle palsy syndrome
进行性脂肪营养不良	progressive lipodystrophy
进展性卒中	progressive stroke，PS
近端脊髓性肌萎缩	proximal spinal muscular atrophy
禁食的头痛	headache attributed to fasting
茎突舌骨韧带炎的头面痛	headache attributed to Inflammation of the stylohyoid ligament
惊厥性 SE	convulsive SE，CSE
精氨酸加压素	arginine vasopressin，AVP
精神病性障碍的头痛	headache attributed to psychotic disorder
精神疾病相关的过度睡眠	hypersomnia related to mental illness
精神性帕金森综合征	psychic Parkinson's syndrome
精神性头痛	psychogenic headache
精神性震颤	psychotic tremor
精神抑制剂恶性综合征	neuroleptic malignant syndrome，NMS
精神运动性癫痫持续状态	psycho-motor status epilepticus
精神障碍的头痛	headache attributed to psychiatric disorder
精酰琥珀酸尿症	argininosuccinic aciduria
颈臂综合征	cervical brachial syndrome
颈部肌张力障碍	neck dystonia
颈部疾病的头痛	headache attributed to Neck diseases
颈部外伤综合征	traumatic cervical syndrome
颈部综合征	cervical syndrome
颈动脉残端综合征	carotid stump syndrome，CSS
颈动脉窦综合征	carotid sinu syndrome
颈动脉过长综合征	dolichocarotid syndrome
颈动脉海绵窦瘤	carotid cavernous sinus tumor

颈动脉海绵窦瘘　　　　　　　　　　　　　carotid cavernous fistulas，CCF

颈动脉或椎动脉血管成形术或支架术的头痛　　headache attributed to carotid or vertebral angioplasty

颈动脉痛综合征　　　　　　　　　　　　　carotidynia syndrome

颈动脉周围综合征　　　　　　　　　　　　percarotid syndrome

颈段颈动脉或椎动脉疾病的头痛　　　　　　headache attributed to Cervical carotid or vertebral artery disorder

颈后交感神经综合征　　　　　　　　　　　posterior cervial sympathetic nerve syndrome

颈静脉孔综合征　　　　　　　　　　　　　jugular foramen syndrome

颈肋综合征　　　　　　　　　　　　　　　cervical rib syndrome

颈内动脉肌纤维发育不良　　　　　　　　　fibromuscular dysplasia of internal carotid artery

颈内动脉系统 TIA　　　　　　　　　　　　internal carotid artery system transient ischemic attack

颈—舌综合征　　　　　　　　　　　　　　cervicolingual syndrome

颈胸神经根炎　　　　　　　　　　　　　　cervical and thoracic radiculitis

颈源性头痛　　　　　　　　　　　　　　　cervicogenic headache

颈源性眩晕　　　　　　　　　　　　　　　cervical vertigo

颈枕神经痛综合征　　　　　　　　　　　　cervico-occipital neuralgia syndrome

颈椎病　　　　　　　　　　　　　　　　　cervical spondylosis

颈椎后纵韧带骨化症　　　　　　　　　　　cervicul ossification of posterior longitu- dinal ligament

颈椎间盘突出　　　　　　　　　　　　　　cervical disc herniation

颈椎融合　　　　　　　　　　　　　　　　Klippel-Feil，cervical spine Fusion

胫骨远端肌营养不良　　　　　　　　　　　tibial muscular dystrophy，TMD

胫前神经综合征　　　　　　　　　　　　　anterior tibial nerve syndrome

胫神经损伤　　　　　　　　　　　　　　　tibial nerve injury

痉挛性构音障碍　　　　　　　　　　　　　laryngeal dystonia，spasmodic dysphonia

痉挛性截瘫致病基因　　　　　　　　　　　spastic paraplegia gene，SPG

痉挛性斜颈　　　　　　　　　　　　　　　spasmodic torticollis

痉笑综合征　　　　　　　　　　　　　　　spasmodic laughter syndrome

静脉胶原病　　　　　　　　　　　　　　　venous collagenosis，VC

静脉血管瘤　　　　　　　　　　　　　　　cerebral venous angioma

静脉炎后综合征　　　　　　　　　　　　　post-phlebitic syndrome

静止性震颤　　　　　　　　　　　　　　　static tremor，ST

静坐不能　　　　　　　　　　　　　　　　akathisia

镜像书写　　　　　　　　　　　　　　　　mirror writing

九个综合征　　　　　　　　　　　　　　　nine syndrome

酒精戒断震颤　　　　　　　　　　　　　　alcohol withdrawal tremor

酒精所致精神障碍　　　　　　　　　　　　mental disorders due to use of alcohol

酒精性痴呆　　　　　　　　　　　　　　　alcoholic dementia

酒精性中毒性肌病　　　　　　　　　　　　alcoholic myopathy

酒精性周围神经病　　　　　　　　　　　　alcoholic peripheral neuropathy

酒精诱发的头痛　　　　　　　　　　　　　alcohol-induced headache

酒精中毒　　　　　　　　　　　　　　　　alcoholic intoxication

酒精中毒性视神经病变　　　　　　　　　　alcoholic amblyopia

酒精中毒性小脑变性　　　　　　　　　　　alcoholic cerebellar degeneration

局限型硬斑病　　　　　　　　　　　　　　limited morphea

局限性先天性肌营养不良综合征　　　　　　localized congenital muscular dystrophy

局灶进展到双侧的强直—阵挛发作　　　　　focal to bilateral tonic-clonic

局灶性灰质异位	subcortical nodular heterotopia
局灶性皮质发育不良	focal cortical dysplasia
局灶性起源	focal onset
局灶性凸性蛛网膜下腔出血	convexity subarachnoid hemorrhage，cSAH
巨脑白质脑病伴皮质下囊肿	megalencephalic leukoencephalopathy with subcortical cysts，MLC
巨脑畸形	megaencephaly
巨头—假性视盘水肿—多发性血管瘤综合征	macrocephaly-pseudopapilledema-multiple hemangioma syndrome
巨细胞病毒	cytomegalovirus，CMV
巨细胞动脉炎	giant cell arteritis，GCA
巨细胞动脉炎的头痛	headache attributed to Giant cell arteritis
巨血小板综合征/Bernard-Soulier 综合征 A2 型	megaplatelet syndrome/bernard soulier syndrome type A2
巨幼细胞性贫血	megaloblastic anemia，MA
巨轴索神经病	giant axonal neuropathy，GAN
具有发育性脑病	development encephalopathy，DE
觉醒障碍	disoders ofarousal
军团菌性脑炎	legionnaire's encephalitis

K

咖啡因戒断性头痛	caffeine-withdrawal headache
卡恩斯—赛尔综合征	Kearns-Sayre syndrome，KSS
卡辛—贝克病	Kaschin-Beck Disease，KBD
卡压综合征	entrapment syndrome
开曼共济失调	Cayman ataxia，CA
康拉迪病	Conradi's disease
抗 AMPAR 抗体	anti-AMPAR antibody
抗 Amphiphysin 抗体	anti-Amphiphysin antibody
抗 AQP4 抗体	anti-AQP4 antibody
抗 Caspr2 抗体	anti-Caspr2 antibody
抗 CV2/CRMP-5 抗体	anti-CV2／CRMP-5 antibody
抗 Dopamine2R 抗体	anti-Dopamine2R antibody
抗 DPPX（二肽基肽酶样蛋白-6）抗体	anti-DPPX antibody
抗 GABAR 抗体	anti-GABAR antibody
抗 GAD65 抗体	anti-GAD65 antibody
抗 GFAP 抗体	anti-GFAP antibody
抗 GlyR 抗体	anti-Glycine Receptor antibody
抗 GQ1b 抗体	anti-GQ1b antibody
抗 Hu（ANNA-1）抗体	anti-Hu（ANNA-1）antibody
抗 igLon5 抗体	anti-igLon5 antibody
抗 KLHL11 抗体	anti-KLHL11 antibody
抗 LGI1 抗体	anti-LGI1 antibody
抗 Ma2（PMNA-2）抗体	anti-Ma2（PMNA-2）antibody
抗 mGlu-R5 抗体	anti-mGlu-R5 antibody
抗 MOG 抗体	anti-MOG antibody
抗 NCDN 抗体	anti-NCDN antibody
抗 NMDAR 抗体	anti-NMDAR antibody

抗 Ri（ANNA-2）抗体	anti-Ri（ANNA-2）antibody
抗 SRP 抗体阳性肌病	anti-SRP antibody positive myopathy
抗 Yo（PCA-1）抗体	anti-Yo（PCA-1）antibody
抗谷氨酸脱羧酶抗体	antibody to glutamic acid decarboxylase，GAD 抗体
抗谷氨酸脱羧酶抗体伴小脑共济失调综合征	anti-glutamate decarboxylase antibody with cerebellar ataxia syndrome
抗兰尼碱受体抗体	ryanodine receptor- antibody，RyR-Ab
抗利尿激素	antidiuretic hormone，ADH
抗利尿激素分泌失调综合征	syndrome of inappropriate antidiuretic hormone secretion，SIADH
抗磷脂抗体综合征	antiphospholip antibody syndrome，APS
抗髓鞘少突胶质细胞糖蛋白免疫球蛋白 G 抗体相关疾病/MOG 抗体阳性的炎性脱髓鞘疾病	anti-myelin oligodendrocyte glycoprotein-IgG associated disorders，MOGAD/inflammatory demyelinating disease with positive MOG antibody
抗细胞表面抗原抗体	anti-cell surface antigen antibodies
抗细胞内相关抗原抗体	antibodies against intracellular-associated antigens
抗信号识别颗粒抗体肌病	myopathy with antibody to the signal recognition particle
柯斯顿氏综合征	Costen syndrome
科凯恩综合征 A 型、B 型/小头、纹状体小脑钙化和白质营养不良综合征/侏儒症、视网膜萎缩和耳聋综合征/Neill-Dingwall 综合征/染色体 20—三体综合征	Cockayne syndrome type A，B/microcephaly，striatoccerebellar calcification and leukodystrophy syndrome/dwarfism retinal atrophy and deafness syndrome
科萨科夫精神病	Korsakoff psychosis
科萨努尔森林病毒	Kyasanur Forest Disease Virus，KFDV
颗粒细胞瘤	granular cell tumour
可卡因诱发的头痛	cocaine-induced headache
可能与偏头痛相关的周期综合征	episodic syndromes that may be associated with migraine
可逆性后部白质脑病	reversible posterior leukoencephalopathy syndrome，RPLS
可逆性后部白质脑病综合征	reversible posterior leukoencephalopathy syndrome，RPLS
可逆性脑血管收缩综合征	reversible cerebral vasoconstriction syndrome，RCVS
可逆性脑血管收缩综合征的头痛	headache attributed to Reversible cerebral vasoconstriction syndrome
可逆性帕金森综合征	reversible parkinsonism，RP
可逆性胼胝体压部病变综合征	reversible splenial lesion syndrome，RESLES
可逆性缺血性神经功能缺损	reversible ischemic neurology deficit，RIND
克莱恩—莱文综合征	Kleine-Levin syndrome
克兰费尔特综合征	Klinefelter syndrome
克劳德综合征	Claude syndrome
克—雅病	Creutzfeldt-Jakob disease，CJD
克—雅病所致精神障碍	mental disorders due to Creutzfeldt-Jacob disease
肯尼迪病	Kennedy's Disease，KD
空泡蝶鞍综合征	empty sella syndrome，ESS
空泡性脊髓病	vacuolar myelopathy，VM
口服避孕药、雌激素与脑梗死	oral contraceptives，estrogen and cerebral infarction
口面异常运动综合征	idiopathic blepharospasm-oromandibular dystonia syndrome
口舌震颤	orolingual tremor
口张大—眼睑上提综合征	jaw-winking elevator palpebrae synkinesis syndrome
扣带回癫痫	cingulate epilepsy
扣带回综合征	cingulate gyri Syndrome
寇蛛属	Latrodectus Walckenaer

库格尔贝格—韦兰德病	Kugelberg-Welander disease
库鲁病	Kuru disease
库姆贝特氏综合征	Combettes syndrome
库欣病	Cushing disease
库欣综合征	Cushing syndrome
快发病性肌张力障碍—帕金森综合征	rapid-onset dystonia-parkinsonism, RDP
快速起病的肥胖、通气不足、下丘脑功能障碍和自主神经功能障碍组成的综合征	rapid-onset obesity, hypove intilation, hypothalamic andautonomic dysfuncti on, ROHHAD
快速眼动期睡眠行为障碍	rapid eye movement sleep behavior disoder, RBD
快速眼动期相关异态睡眠	REM-related parasomnias
快速眼动相	rapid eye movement, REM
快通道综合征	fast channel syndrome due to gating abnormality
狂犬病毒	Rabies virus
狂犬病毒脊髓炎	rabies virus myelitis
眶尖综合征	rollet syndrome
眶上裂综合征	superior orbital fissure syndrome
眶综合征	orbital apex syndrome
魁北克血小板异常症	Quebec platelet disorder, OPD

L

拉克罗斯病毒	La Crosse virus, LCV
拉沙热病毒	Lassa fever
赖氨酸尿性蛋白不耐症	lysinuric protein intolerance
狼疮性血管炎	lupus vasculitis
老年人的头痛	headache of the aged
老年性舞蹈病	senile chorea
老年性眼睑下垂	senile ptosis
老年原发性进行性肌阵挛	primary progres-sive myoclonus of aging, PPMA
酪氨酸氨基转移酶	tyrosine aminotransferase
酪氨酸激酶受体	tropomyosin receptor kinase, TrkA
酪氨酸血症	tyrosinemia
勒夫特病	Luft disease
雷—库—里三氏综合征	Rebeitz-Kolodny-Richardson's syndrome
雷诺病	Raynaud's disease
雷诺综合征	Raynaud syndrome
累及神经系统的血管内淋巴瘤	intravascular lymphoma involving the nervous system
肋间神经痛	intercostal neuralgia
肋锁综合征	Costo-clavicular syndrome
类癌综合征	carcinoid syndrome, CS
类风湿关节炎	rheumatoid arthritis, RA
类风湿性关节炎相关的周围神经病	peripheral neuropathy associated with rheumatoid arthritis
类风湿性血管炎	rheumatic vasculitis
类固醇激素反应慢性淋巴细胞性炎症伴脑桥、小脑血管周围活化症	chronic lymphocytic inflammation with pontine perivascular enhancement responsive to steroids, CLIPPERS
类亨廷顿病 1 型	Huntington's disease-like 1
类亨廷顿病 2 型	Huntington's disease-like 2
类亨廷顿病 3 型	Huntington's disease-like 3

类亨廷顿病 4 型	Huntington's disease-like 4
类肉瘤肌病	sarcoid myopathy
类三叉神经痛综合征	raeder syndrome
类脂蛋白沉积症	lipoid proteinosis，LP
类脂质肉芽肿病	lipoid granulomatosis
冷刺激性头痛	cold-stimulus headache
冷球蛋白血症	cryoglobulinaemia
梨状肌综合征	piriformis syndrome
李斯特菌脑膜炎	Listeria monocytogenes meningitis
里多克氏综合征	Riddoch's syndrome
里—斯二氏综合征	Riley-Smith's syndrome
立克次体感染	rickettsiosis
利伯氏病	Leber's disease
连枷臂综合征	flail arm syndrome
连接素抗体	titin-Ab
连锁于 17 号染色体伴帕金森病的额颞叶痴呆	frontotemporal dementia with parkinsonism linked to chromosome 17，FTDP-17
莲花垂足	lotus foot drop
镰状细胞病	sickle cell disease，SCD
镰状细胞特征	sickle cell trait
镰状细胞性贫血	sickle cell anemia
镰状血红蛋白	sickle hemoglobin，HbS
链球菌感染相关的小儿自身免疫性神经精神障碍/PANDAS 综合征	pediatic autoimmune neuropsychiatric disorders associated with streptococcal infections，PANDAS
链球菌脑膜炎	Streptococcal meningitis
良性锻炼性头痛	benign exercising headache
良性复发性无菌性脑膜炎	benign recurrent aseptic meningitis
良性家族性新生儿癫痫	benign familial neonatal epilepsy，BFNE
良性家族性婴儿癫痫	benign familial infantile epilepsy
良性局限性肌萎缩	benign focal amyotrophy disorders
良性颅压增高	benign intracranial hypertension
良性先天性肌弛缓综合征	benign amyotonia congenita syndrome
良性新生儿惊厥	benign familial neonatal convulsions，BNS
良性型 MS	benign MS
良性遗传性舞蹈病	benign hereditary chorea，BHC
良性婴儿癫痫	benign infantile epilepsy
良性婴儿睡眠肌阵挛	benign sleep myoclonus of infancy，BSMI
良性阵发性位置性眩晕	benign paroxysmal positional vertigo，BPPV
良性阵发性斜颈	benign paroxysmal torticollis
良性阵发性眩晕	benign paroxysmal vertigo
列许—尼汉综合征	Lesch-Nyhan syndrome
猎人弓综合征	bow hunter's syndrome，BHS
裂脑畸形	schizencephaly
临床孤立综合征	clinically isolated syndrome，CIS
临床确诊 MS	clinically definite MS，CDMS
淋巴瘤性脊髓病	lymphoma myelopathy

淋巴瘤样肉芽肿	lymphomatoid granuloma
淋巴瘤样肉芽肿病	lymphomatoid granulomatosis，LG/LYG
淋巴细胞脉络丛脑膜炎	lymphocytic choroid plexus meningitis
淋巴细胞性垂体炎的头痛	headache attributed to lymphocytic hypophysitis
磷酸二酯酶抑制剂诱发的头痛	phosphodiesterase（PDE）inhibitor-induced headache
流感病毒	Influenza virus
流感杆菌脑膜炎	Meningitis of influenza bacilli
流行性出血热	epidemic hemorrhagic fever，EHF
流行性脑脊髓膜炎（简称流脑）	epidemic encephalomyelitis
琉球型脊髓性肌萎缩	Ryukyuan spinal muscular atrophy
瘤样脱髓鞘病变/瘤样炎性脱髓鞘病	tumefactive demyelinating lesions，TDLs/ tumor-like inflammatory demyelinating disease，TIDD
瘤样炎性脱髓鞘病	tumor-like inflammatory demyelinating disease，TIDD
六碳化合物	six carbon compounds
颅底凹陷症	basilar invagination
颅骨疾病的头痛	headache attributed to disorder of cranial bone
颅骨结核	Tuberculosis of skull
颅骨裂	cranium bifidum
颅颈区交界畸形	craniovertebral junction abnormalities
颅面肌张力障碍	craniofacial dystonia
颅脑结核瘤	craniocerebral tuberculoma
颅内出血	intracranial hemorrhage
颅内动静脉畸形的头痛	headache attributed to arteriovenous malformation
颅内动脉夹层	intracranial aortic dissection
颅内动脉夹层的头痛	headache attributed to Intracranial arterial dissection
颅内动脉瘤	intracranial aneurysm
颅内动脉延长扩张症	intracranial arterial dolichoectasia，IADE
颅内非感染性炎性疾病的头痛	headache of intracranial non infectious inflammatory disease
颅内感染所致精神障碍	mental disorders due to intracranialInfection
颅内静脉血栓形成	cerebral venous thrombosis，CVT
颅内梅毒性树胶样肿	intracranial syphilitic dendritic swelling
颅内血管内治疗的头痛	headache attributed to intracranial endovascular procedure
颅内压	intracranial pressure，ICP
颅内压增高	intracranial hypertension，ICH
颅内隐匿性血管畸形	angiographically occult vascular malformations，AOVM
颅内真菌或其他寄生虫感染的头痛	headache attributed to Intracranial fungal or other parasitic infection
颅内肿瘤的头痛	headache attributed to Intracranial neoplasia
颅咽管瘤	craniopharyngioma
鲁斯特综合征	Rust syndrome
鲁—泰二氏综合征	Rubinstein-Taybi syndrome
路易体痴呆	dementia with Lewy bodies，DLB
卵巢脑白质营养不良综合征	ovarian leukodystrophy syndrome
卵圆孔未闭	patent foramen ovale，PFO
罗兰—佩恩综合征	Rowland-Payne syndrome
罗思蒙德综合征	Rothmund syndrome
罗特氏综合征	Roth's syndrome

螺旋体性脑膜炎	Spirochete meningitis
绿脓杆菌脑膜炎	Pseudomonas aeruginosa meningitis
氯丙烯	allyl chloride
氯乙烯	vinyl chloride，VC

M

麻痹性痴呆	paralytic dementia
麻痹性神经梅毒	paralytic neurosyphilis
麻痹性眩晕	gerlier syndrome
麻风性周围神经病	leprosy peripheral neuropathy
麻疹包涵体脑炎	measles inclusion-body encephalitis，MIBE
麻疹病毒	Measles Virus，MeV
马查多—约瑟夫病	Machado-Joseph disease，MJD
马德龙病	Madelung's disease
马方综合征	Marfan syndrome，MFS
马里内斯科—舍格伦综合征	Marinesco-Gren syndrome，MSS
马秋博病毒	Machupo virus
马桶坐垫圈坐骨神经病	toilet seat sciatic neuropathy
麦角胺过量性头痛	ergotamine-overuse headache
脉络膜裂囊肿	choroid fissure cyst
脉络膜前动脉（AChA）缺血综合征	anteriorchoroidalarteryischemia syndrome
慢通道先天性肌无力综合征	slow-channel congenital myasthenic syndrome，SCCMS
慢通道综合征	slow-channel syndrome，SCS
慢性白血病的脊髓损害	spinal cord damage in chronic leukemia
慢性丛集性头痛	chronic cluster headache
慢性多发性肌炎	chronic polymyositis
慢性多发性神经病	chronic polyneuropathy
慢性放射损伤	chronic radiation damage
慢性肝性脑病	chronic hepatic encephalopathy
慢性骨髓增殖性肿瘤	chronic myeloproliferative neoplasms，MPN
慢性或复发性鼻窦炎的头痛	headache attributed to rhinosinusitis
慢性肌病	chronic myopathy
慢性脊髓压迫症	chronic spinal cord compression
慢性紧张型头痛	chronic tension-type headache
慢性进行性舞蹈病	chronic progressive chorea
慢性进行性眼外肌瘫痪	chronic progressive external ophthalmoplegia，CPEO
慢性进展型	chronic progressive type
慢性进展性脊髓病	chronic progressive myelopathy
慢性扩展性脑内血肿	chronic expanding intracerebral hematoma，CEICH
慢性淋巴细胞白血病	chronic lymphocytic leukemia，CLL
慢性梅毒性脑膜炎	chronic syphilitic meningitis
慢性免疫性感觉性多发性神经根病	chronic immune sensory polyradiculopathy，CISP
慢性疲劳综合征	chronic fatigue syndrome，CFS
慢性偏头痛	chronic migraine
慢性前庭综合征	chronic vestibular syndrome，CVS
慢性失眠障碍	chronic insomnia disorder

慢性型	chronic type
慢性炎性脱髓鞘性多发性神经病	chronic inflammatory demyelinating polyneuropathy，CIDP
慢性炎性脱髓鞘性多发性神经根神经病	chronic inflammatory demyelinating polyradiculoneuropathy，CIDP
慢性颜面疼痛	chronic facial pain
猫抓病	cat-scratch disease
毛细胞型星形细胞瘤	pilocytic astrocytoma，PA
毛细血管—动静脉畸形综合征	capillary malformation - arteriovenous malformation syndrome，CM -AVM
毛细血管扩张症	telangiectasis
帽病	cap myopathy
梅毒性肌萎缩	Syphilitic myasthenia gravis
梅毒性视神经萎缩	Syphilitic optic nerve atrophy
梅毒性树胶样肿	Syphilitic dendritic swelling
梅毒性血管炎	Syphilitic vasculitis
梅罗综合征	Melkersson-Rosenthal syndrome
梅尼埃病	Ménière's Disease
梦魇症	nightmare disorder
梦游症	somnambulism
咪唑丙烯酸酶缺乏症	imidazole-acrylase deficiency
咪唑类驱虫药性白质脑病	imidazole deworming leukoencephalopathy
弥漫大 B 细胞淋巴瘤	diffuse large B-celllymphoma，DLBCL
弥漫性甲状腺肿伴功能亢进症	graves disease
弥漫性进行性脑灰质变性综合征	diffuse progressive degeneration of cerebral gray metter syndrome
弥漫性脑病	diffuse encephalopathy
弥漫性葡萄膜黑素细胞增生症	bilateral diffuse uveal melanocytic proliferation，BDUMP
弥漫性体表血管角质瘤病	angiokeratoma corporis diffusum
弥漫性轴周脑炎	encephalitis pcriaxalisdiffusa
弥散性血管内凝血	disseminated intravascular coagulation，DIC
迷走—副—舌下神经综合征	Jackson syndrome
迷走—舌下神经综合征/疑核—舌下神经综合征	nucleus ambiguus-hypoglossal syndrome
迷走神经损害	vagus nervedamage
迷走神经痛	vagus neuralgia
米尔斯综合征	Mills syndrome
泌尿生殖系统功能紊乱	genitourinary system dysfunction
免疫检查点抑制剂	immune check point blockades，ICBs
免疫介导的副肿瘤性自主神经病	immune-mediated paraneoplastic autonomic neuropathies
免疫介导的坏死性肌炎	immune mediated necrotizing myositis，IMNM
免疫介导坏死性肌病	immune-mediated necrotizing myopathy，IMNM
面部起病的感觉运动神经元综合征	facial-onset sensory and motor neuronopathy syndrome，FOSMN syndrome
面肌痉挛	facial spasm
面肩肱型肌营养不良症	facioscapulohumeral muscular dystrophy，FSHD
面肩肱型脊髓性肌萎缩	facio-scapulo-humeral spinal muscular atrophy
面麻木性疼痛	facial anesthesia dolorosa
面舌综合征	face-Tongue Syndrome
面神经损害	facial nerve damage

面神经炎　　　　　　　　　　　　　　　　facial neuritis

面下部头痛　　　　　　　　　　　　　　　lower half headache

膜性增生性肾小球肾炎　　　　　　　　　　Membranoproliferative glomerulonephritis, MPGN

摩顿神经瘤　　　　　　　　　　　　　　　Morton neuroma

莫纳科夫氏综合征　　　　　　　　　　　　Monakow's syndrome

墨累谷脑炎病毒　　　　　　　　　　　　　Mumy Valley encephalitis virus, MVEV

拇短屈肌痉挛综合征　　　　　　　　　　　flexor hallucis brevis spasm syndrome

钼辅因子缺乏症　　　　　　　　　　　　　molybdneum-cofactor deficiency

N

难治性 SE　　　　　　　　　　　　　　　refractory SE, RSE

脑半球切除后舞蹈样综合征　　　　　　　　Dow-Van bogaert syndrome

脑变性病所致精神障碍　　　　　　　　　　mental disorders due to brain degeneration

脑病的瞳孔异常　　　　　　　　　　　　　abnormal pupils in encephalopathy

脑卒中　　　　　　　　　　　　　　　　　cerebral stroke

脑卒中后抑郁　　　　　　　　　　　　　　post stroke depression, PSD

脑出血　　　　　　　　　　　　　　　　　intracerebral hemorrhage, ICH

脑穿通畸形　　　　　　　　　　　　　　　cerebral perforating malformation

脑创伤性痴呆　　　　　　　　　　　　　　Brain traumatic dementia

脑挫裂伤后综合征　　　　　　　　　　　　mental disorders due to brain contusion

脑电—临床分离　　　　　　　　　　　　　electroclinical dissociation

脑淀粉样血管病的偏头痛样先兆　　　　　　migraine like aura of cerebral amyloid angiopathy

脑淀粉样血管病相关炎症　　　　　　　　　cerebral amyloid angiopathy-related inlammation, CAA-ri

脑动静脉畸形　　　　　　　　　　　　　　cerebral arteriovenous malformation

脑动静脉瘘　　　　　　　　　　　　　　　cerebral artenovenous fistula

脑动脉盗血综合征　　　　　　　　　　　　cerebral steal syndrome

脑动脉肌纤维发育不良　　　　　　　　　　fibromuscular dysplasia of cerebral artery

脑动脉硬化症　　　　　　　　　　　　　　cerebral arteriosclerosis

脑肝肾综合征　　　　　　　　　　　　　　cerebrohepatorenal syndrome

脑干周围高信号　　　　　　　　　　　　　high signal around the brainstem

脑梗死　　　　　　　　　　　　　　　　　cerebral infarction, CI

脑梗死 TOAST 分型　　　　　　　　　　　the trial of rrg 10172 in Acute Stroke Treatment, TOAST

脑弓形体病　　　　　　　　　　　　　　　toxoplasmosis cerebri

脑过度灌注综合征　　　　　　　　　　　　cerebral hyperperfusion syndrome, CHS

脑海绵状血管畸形　　　　　　　　　　　　cerebral cavernous malformation, CCM

脑积水　　　　　　　　　　　　　　　　　hydrocephalus

脑积水所致颅内压增高的头痛　　　　　　　headache attributed to Intracranial hypertension secondary to hydro-cephalus

脑积水性无脑畸形　　　　　　　　　　　　hydranencephaly

脑棘球蚴病　　　　　　　　　　　　　　　cerebral echinococcosis

脑脊髓胆固醇沉积综合征　　　　　　　　　cerebrospinal cholesterosis syndrome

脑脊液漏的头痛　　　　　　　　　　　　　headache attributed to CSF fistula

脑脊液压力减低的头痛　　　　　　　　　　headache attributed to Low cerebrospinal fluid pressure

脑脊液压力增高的头痛　　　　　　　　　　headache attributed to increased cerebrospinal fluid pressure

脑腱黄瘤病　　　　　　　　　　　　　　　cerebrotendinous xanthomatosis, CTX

脑静脉系统血栓形成的头痛　　　　　　　　headache attributed to Cerebral venous thrombosis

脑静脉性血管畸形	cerebral venous malformation，CVM
脑裂头蚴病	Sparganosis
脑瘤所致精神障碍	mental disorders due to brain tumor
脑面血管瘤病	encephalotrigeminal angiomatosis
脑膜、脊髓膜血管梅毒	Meningeal and spinal membrane vascular syphilis
脑膜瘤	meningeoma
脑膜神经梅毒	meningeal neurosyphilis
脑膜转移瘤	meningeal metastasis
脑囊虫病	cerebral cysticercosis
脑皮质层状坏死	cortical laminar necrosis，CLN
脑皮质发育不良	cortical dysplasia，CD
脑桥常染色体显性遗传性微血管病和白质脑病	pontine autosomal dominant microangiopathy and leukoencephalopathy，PADMAL
脑桥外髓鞘溶解症	extrapontine Myelinolysis，EPM
脑桥下部外侧综合征	lateral inferior pontine syndrome
脑桥小脑脚综合征	cerebellopontine peduncle syndrome
脑桥预警综合征	pontine warning syndrome，PWS
脑桥中部外侧综合征	lateral midpontine syndrome
脑桥中央髓鞘溶解症	central pons myelinolysis，CPM
脑缺血事件的头痛	headache attribute to ischaemic attack
脑三叉神经或软脑膜血管瘤病的头痛	headache attributed to encephalotrigeminal or leptomeningeal angiomatosis
脑三叉神经血管瘤病，脑面血管瘤病	Sturge-Weber syndrome，SWS/encephalotrigeminal angiomatosis
脑疝	brain herniation
脑实质型	brain parenchymal type
脑视网膜微血管病伴钙化、囊变	cerebroretinal microangiopathy with calcifications and cysts，CRMCC
脑室型	ventricular type
脑室周围结节样灰质异位	bilateral periventricular nodular heterotopia
脑栓塞	brain embolization
脑死亡	death of brain
脑外伤所致精神障碍	mental disorders due to brain damage
脑外伤引起的帕金森综合征	Parkinson's syndrome caused by braintrauma
脑微出血	cerebral microbleeds，CMB
脑微梗死	cerebral microinfarct，CMI
脑小血管病	cerebral small-vessel disease，CSVD
脑心综合征	cerebral-cardiac syndrome
脑型肺吸虫病	cerebral paragonimiasis
脑型疟疾	cerebral Malaria
脑型血吸虫病	cerebral schistosomiasis
脑性痉挛性双侧瘫	little dieases/cerebral spastic diplegia
脑性瘫痪	cerebral palsy
脑血管病所致精神障碍	mental disorders due to vascular disease
脑血管痉挛	cerebrovascular spasm，CVS
脑炎后帕金森综合征	postencephalitis Parkinson's syndrome
脑炎后综合征	postencephalitic syndrome
脑—眼—面部骨骼综合征	cerebro-oculo-facial skeletal syndrome，COFS
脑叶出血	intracerebral hemorrhage，ICH

脑增生性血管畸形　　　　　　　　　　cerebral proliferative angiopathy，CPA

脑震荡后综合征　　　　　　　　　　　mental disorders due to brain concussion

脑肿瘤或占位病变所致的痴呆　　　　　dementia caused by brain tumor or occupying lesion

脑蛛网膜炎　　　　　　　　　　　　　cerebral arachnoiditis

脑转移瘤　　　　　　　　　　　　　　brain metastases.

脑组织铁沉积神经变性病　　　　　　　neurodegeneration with brain iron accumulation，NBIA

内侧纵束综合征/核间性眼肌麻痹　　　internuclear ophthalmoplegia，INO

内分泌病变　　　　　　　　　　　　　endocriopathy，E

内分泌性肌病　　　　　　　　　　　　endocrine myopathy

内环境紊乱的头痛　　　　　　　　　　disorder of homoeostasis

内科疾病导致的睡眠相关肺泡低通气　　sleep related hypoventilation caused by medical diseases

内科疾病导致的异态睡眠　　　　　　　parasomnias caused by medical diseases

内科疾病所致中枢性睡眠呼吸暂停不伴陈—施呼吸　central sleep apnea caused by medical diseases without cheyne - strokes breathing

内囊预警综合征　　　　　　　　　　　capsular warning syndrome，CWS

内脏器官疾病所致精神障碍　　　　　　mental disorders due to visceral organ disease

拟除虫菊酯　　　　　　　　　　　　　pyrethroids

黏多糖病　　　　　　　　　　　　　　mucopolysaccharidosis，MPS

黏多糖贮积病　　　　　　　　　　　　mucopolysaccharidosis，MPS

黏膜相关淋巴组织淋巴瘤　　　　　　　mucosa-associated lymphoid tissue lymphoma

黏脂贮积病　　　　　　　　　　　　　mucolipidosis，ML

鸟氨酸氨甲酰基转移酶缺乏症　　　　　omithine carmoyltransferase deficiency，OTC

尿崩症　　　　　　　　　　　　　　　diabetes insipidus，DI

尿毒症性周围神经病　　　　　　　　　uraemic peripheral neuropathy

尿素循环障碍　　　　　　　　　　　　urea cycle disorders，UCDs

颞动脉炎　　　　　　　　　　　　　　temporal arteritis

颞下颌关节紊乱的头痛　　　　　　　　headache attributed to Temporomandibular disorder

颞叶内侧癫痫伴海马硬化　　　　　　　mesial temporal lobe epilepsy with hippocampal sclerosis，mTLE-HS

颞叶切除后行为综合征　　　　　　　　klüver-bucy syndrome

凝视诱发性眼震　　　　　　　　　　　gaze-evoked nystagmus

凝血酶原的基因 F2　　　　　　　　　coagulation factor Ⅱ，thrombin

凝血酶原缺乏症　　　　　　　　　　　prothrombin deficiency

凝血因子 V 缺乏症　　　　　　　　　coagulation factor Ⅴ deficiency

凝血因子 Ⅶ 缺乏症　　　　　　　　　coagulation factor Ⅶ deficiency

凝血因子 Ⅹ 缺乏症　　　　　　　　　coagulation factor Ⅹ deficiency

凝血因子 Ⅹ Ⅲ A 缺乏症　　　　　　　coagulation factor Ⅹ Ⅲ A deficiency

凝血因子 Ⅹ Ⅲ B 缺乏症　　　　　　　coagulation factor Ⅹ Ⅲ Bdeficiency

凝血因子缺乏　　　　　　　　　　　　coagulation factor deficiency

农药中毒　　　　　　　　　　　　　　pesticide poisoning

脓毒症相关肌病　　　　　　　　　　　sepsis-induced myopathy，SIM

O

偶发性紧张型头痛　　　　　　　　　　Infrequent episodic tension-type headache

P

帕金森病　　　　　　　　　　　　　　Parkinson's disease，PD

帕金森病痴呆　　　　　　　　　　　　Parkinson disease with dementia，PDD

帕金森病所致精神障碍	mental disorders due to Parkinson's disease
帕金森病性疼痛	Parkinson's pain
帕金森叠加综合征	Parkinsonism-plus syndrome, PPS
帕金森综合征	Parkinsonism
帕利斯特—基利安综合征	Pallister-Killian syndrome
哌甲酯	methylphenidate
疱疹病毒	herpes virus, HSV
胚胎发育不良性神经上皮瘤	dysembryoplastic neuroepithelial tumor, DNT
胚胎型大脑后动脉	fetal-type posterior cerebral artery, fPCA
佩—梅病	Pelizaeus-Merzbacher disease, PMD
蓬佩病	Pompe disease
皮层发育畸形	malformations of cortical development
皮层和皮层下血管所致精神障碍	mental disorders due to mixed cortical and subcortical vascular disease
皮层下分水岭梗死	Subcortical Underwatershed Terrier, SUT
皮层下血管所致精神障碍	mental disorders due to subcortical lascular disease
皮层性血管所致精神障碍	mental disorders due to cortical vascular disease
皮尔森综合征	Pearson syndrome
皮肤白细胞破碎性血管炎	primary cryoglobulinemia vasculitis
皮肤淀粉样变性	cutaneous amyloidosis
皮肤改变	skin changes
皮肤—脊膜—脊椎血管瘤病	cutaneomeningospinal angiomatosis
皮肌炎	dermatomyositis, DM
皮炎外瓶霉致中枢神经系统暗色丝孢霉病	dermatitis ex vase mold causing central nervous system dark filamentous mycosi
皮样囊肿	dermoid cyst
皮质表面含铁血黄素沉积	cortical superficial siderosis, cSS
皮质基底核变性症	corticpbasal disease, CBD
皮质微出血	cerebral microbleeds, CMBs
皮质下带状灰质异位	subcortical band hetcrotopias
皮质下动脉硬化性病	subcortical arterioselerotic encephalopathy, SAE
皮质蛛网膜下腔出血	convexal subarachnoid hemorrhage, cSAH
蜱传黄病毒	tick-borne flaviviruses
蜱传脑炎病毒	tick-borne encephalitis virus, TBEV
蜱咬性麻痹	tick paralysis
匹克病所致精神障碍	mental disorders due to Pick's disease
偏侧肌张力障碍—偏侧萎缩综合征	hemidystonia-hemiatrophy syndrome
偏侧投掷症	hemiballismus
偏身颤搐—舞蹈症	hemiballism-hemichorea
偏身颤搐症	hemiballism
偏身舞蹈病	hemichorea
偏瘫型偏头痛	Hemiplegic migraine
偏头痛	migraine
偏头痛并发症	complications of migraine
偏头痛持续状态	status migrainosus
偏头痛先兆诱发的痫样发作	migraine aura-triggered seizure

偏头痛性脑梗死　　　　　　　　　　　　　migrainous infarction

偏头痛与脑缺血　　　　　　　　　　　　　migraine and cerebral ischemia

胼胝体发育不全　　　　　　　　　　　　　dysgenesis of corpus callosum

胼胝体离断综合征　　　　　　　　　　　　callosal disconnection syndrome，CDS

胼胝体预警综合征　　　　　　　　　　　　callosal warning syndrome

频发性紧张型头痛　　　　　　　　　　　　frequent episodic tension-type headache

破裂孔综合征　　　　　　　　　　　　　　foramen lacerum syndrome

破伤风　　　　　　　　　　　　　　　　　tetanus

破伤风梭状芽孢杆菌　　　　　　　　　　　clostridium tetanus

扑热息痛（对乙酰氨基酚）过量性头痛　　　paracetamol（acetaminophen）-overuse headache

扑翼样震颤　　　　　　　　　　　　　　　Pterygoid tremor

葡萄糖调节蛋白 94 抗体　　　　　　　　　glucose-regulated protein 94-antibody，GRP94-Ab

葡萄糖脑苷脂贮积病　　　　　　　　　　　glucocerebrosidosis

葡萄糖转运蛋白-1 型缺乏综合征　　　　　glucose transporter type-l deficiency syndrome，GLUT-Ⅰ

葡萄糖转运体 1 缺陷综合征　　　　　　　glucose transporter 1 deficiency syndrome，GLUT1DS

浦肯野细胞胞质抗体 1 型　　　　　　　　Purkinje cell cytoplasmic antibody type 1，PCA-1

Q

其他病毒感染　　　　　　　　　　　　　　other virus infections

其他多发性神经病　　　　　　　　　　　　other polyneuropathy

其他或待分类血管病所致精神障碍　　　　　mental disorders due to other vascular disease or unspecified

其他家族性颞叶癫痫　　　　　　　　　　　other familial temporal lobe epilepsies

其他颅内出血　　　　　　　　　　　　　　other intracranial hemorrhage

其他明确的复杂性区域疼痛综合征　　　　　other specified complex regional pain syndrome，CRPS-os

其他内环境紊乱的头痛　　　　　　　　　　headache attributed to Other internal environmental disorders

其他失眠障碍　　　　　　　　　　　　　　other insomnia disorder

其他小血管病　　　　　　　　　　　　　　other small vessel diseases

其他炎症性肌病　　　　　　　　　　　　　other inflammatory myopathies

其他异态睡眠　　　　　　　　　　　　　　other parasomnias

其他原发性头痛　　　　　　　　　　　　　other primary headache disorders

其他原因型　　　　　　　　　　　　　　　other determined cause，ODC 型

其他自身免疫疾病相关脑炎　　　　　　　　encephalitis associated with other autoimmune diseases

气性栓塞　　　　　　　　　　　　　　　　gas embolism

器质性精神障碍　　　　　　　　　　　　　organic mental disorders

髂腹股沟综合征　　　　　　　　　　　　　ilioinguinal syndrome

铅中毒　　　　　　　　　　　　　　　　　lead poisoning

前部缺血性视神经病变　　　　　　　　　　anterior ischemic optic neuropathy

前部视交叉或接合部综合征　　　　　　　　anterior chiasm orjunctional syndrome

前部视神经炎（视乳头炎、视盘炎）　　　　anterior optic neuritis（papillitis，optic discitis）

前岛盖综合征　　　　　　　　　　　　　　anterior opercular syndrome

前跗管综合征　　　　　　　　　　　　　　anterior tarsal tunnel syndrome

前核间性眼肌麻痹　　　　　　　　　　　　anterior internudear ophthalmoplegia

前脑无裂畸形　　　　　　　　　　　　　　forehead without cracking deformity

前庭神经损伤的疾病　　　　　　　　　　　diseases of vestibular nerve damage

前庭神经元炎　　　　　　　　　　　　　　vestibular neuronitis

前庭蜗神经损害　　　　　　　　　　　　　vestibulocochlear nerve damage

前庭性发作	vestibular paroxysmia
前庭性梅尼埃病	vestibular Ménière
前庭性偏头痛	vestibular migraine, VM
前庭阵发症	vastibular paroxysmia, VP
前庭中枢性眼震和其他眼震	central vestibular nystagmus and other nystagmus
前循环梗死	precyclic infarctions
潜水病	caisson disease
嵌压性神经病	entrapment neuropathy
腔隙性脑梗死	lacunar infarction, LI
腔隙状态	lacunar State
强笑症	forced laughter
强直	tonic
强直性肌营养不良	Myotonic muscular dystrophy
强直性脊柱炎	ankylosing spondylitis
强直性瞳孔—节段性少汗综合征	stiff pupil-segmental hypobidrosis
强直—阵挛	tonic-clonic
羟基犬尿氨酸尿症	hydroxykynureninuria
羟赖氨酸尿症	hydroxlysinuria
羟脯氨酸血症	oxoprolinuria
桥本脑病	Hashimoto's encephalopathy, HE
鞘磷脂贮积病	sphingomyelinosis
鞘内注射的头痛	headache attributed to Intrathecal injection
鞘脂代谢病	neurosphingolipidosis
青霉胺导致的肌无力	myasthenic weakness due to penicillamine
青年上肢远端肌萎缩症/平山病	juvenile myoatrophy of distal upper extremity/Hirayama disease
青年型帕金森病	young-onset Parkinson disease, YOPD
青少年肌萎缩侧索硬化	juvenile amyotrophic lateral sclerosis, JALS
青少年肌阵挛性癫痫	juvenile myoclonic epilepsy, JME
青少年脊髓性肌萎缩	juvenile spinal muscular atrophy, JSMA
青少年失神性癫痫	juvenile absence epilepsy, JAE
青少年运动神经元病	juvenile motor neuron disease, JMND
轻度认知障碍	mild cognitive impairment, MCI
情绪性	emotional
丘脑后部梗死	posterior thalamic infarction
丘脑旁正中动脉梗死	parathalamic median artery infarction
丘脑下十字路综合征	Guillain-Alajouanine syndrome
丘脑性痴呆	thalamic dementia, TD
丘脑性遗忘	thalamic amnesia
球孢子菌病	Coccidioidomycosis
球腹蛛科	Theridiidae
球形细胞脑白质营养不良/Krabbe病	globoid cell leukodystrophy, GLD/Krabbe disease, KD
曲坦类过量性头痛	triptan-overuse headache
屈光不正的头痛	headache attributed to Ametropia
躯干肌张力障碍	trunk dysonia
躯体感染所致精神障碍	mental disorders due to physical infection

躯体化障碍	somatization disorder
躯体化障碍的头痛	headache attributed to Somatization disorder
躯体疾病所致精神障碍	mental disorders due to physical diseases
躯体形式障碍	somatoform disorders
躯体形式自主神经紊乱	somatoform autonomic dysfunction
去大脑综合征	decerebrate syndrome
去皮层综合征	das appalische syndrerine
全老症	pangeria
全面强直阵挛发作	generalized tonic-clonic seizures, GTCS
全面性惊厥性癫痫持续状态	generalized convulsive status epilepticus, GCSE
全面性强直—阵挛性癫痫持续状态	generalized tonic-clonic status epilepticus, GTCSE
全身型肉碱缺乏症	systemic carnitine deficiency, SCD
全身性病毒感染引起的头痛	headache attributed to systemic viral infection
全身性细菌感染引起的头痛	headache attributed to systemic bacterial infection
全身炎症反应综合征	systemic inflammatory response syndrome, SIRS
全身自主神经功能不全	pandysautonumia
全羧化酶合成酶缺乏症	holocarboxylase synthetase deficiency
缺铁性贫血	iron-deficiency anemia, IDA
缺血性卒中（脑梗死）的头痛	headache attribute to ischaemic stroke
缺血性脊髓病疼痛	ischemic myelopathy pain
缺血性脊髓血管病	ischemic spinal angiopathy
缺血性眼动神经麻痹的头痛	ischaemic ocular motor nerve palsy
缺血性周围神经病	ischemic peripheral neuropathy
缺氧性脑病	hypoxic encephalopahy
确定性 SE	established SE

R

染色体异常	chromosome abnormalities
桡管综合征	radial duct syndrome
桡神经损害	radial paralysis
热带痉挛性轻截瘫	tropical spastic paraparesis
热损伤	heat-injury
热性感染相关癫痫综合征	febrile infection-related epilepsy syndrome, FIRES
热性惊厥	febrile seizures, FS
热休克蛋白 70 抗体	heat shock proteins 70-antibody, HSP70-Ab
人呼吸道合胞病毒	Human respiratory syncytial virus, hRSV
人类 T 淋巴细胞 1 型病毒的多发性肌炎	human T-lymphotrophic virus type 1
人类免疫缺陷病毒	human immunodeficiency virus, HIV
人类免疫缺陷病毒-1	human immunodeficiency virus type 1, HIV-l
人类免疫缺陷病毒所致精神障碍	mental disorders due to hunman immunodeficiency virus
人类免疫缺陷病毒相关脊髓病	HIV-associated myelopathy
人类嗜 T 淋巴细胞白血病病毒 2 型	human T-lymphotropic virus type 2, HTLV-2
人疱疹病毒 6	human herpesvirus 6, HHV6
人疱疹病毒 7	human herpesvirus 7, HHV7
人疱疹病毒 8	human herpesvirus 8, HHV
人偏肺病毒	human metapneumovirus, hPMV

认知性	cognitive
妊娠及产后相关卒中	pregnancy and postpartum related stroke
妊娠性舞蹈病	choreagravidarum
日本脑炎病毒	Japanese encephalitis virus，JEV
溶酶体病	lysosomal disease
溶酶体贮积病	lysosomal storage disease
溶血性尿毒症综合征	hemolyticuremicsyndrome，HUS
溶组织阿米巴	entamoeba histolytica
肉毒杆菌中毒	botulismus
肉毒梭状芽孢杆菌	clostridium botulinum
肉毒中毒	botuism
肉碱缺乏症	carnitine deficiency
肉碱软脂酰转移酶缺乏症	carnitine palmitoyl-transferase deficiency
肉碱酰基转位酶缺乏症	carnitine acyl-translocase deficiency
肉碱—脂酰肉碱转位酶缺乏病	carnitine-acyl carnitine translocase deficiency disease
肉碱棕榈酰转移酶缺乏病	carnitine palmitoyltransferase deficiency disease
肉芽肿性多血管炎	granulomatosis with polyangiitis，GPA
肉芽肿性肌炎	granulomatous myositis
乳糖基鞘氨醇增多症	lactosyl sphingosinosis
软腭—咽—喉麻痹	palatopharyngeal laryngeal paralysis
软骨发育不全	achondroplasia
软骨营养不良性肌强直	chondrodystrophic myotonia
朊蛋白病	prion disease
弱视、痛性神经病和口生殖器皮炎综合征	syndrome of amblyopia，painful neuropathy，and orogenital dermatitis

S

腮腺炎病毒脑膜炎	Mumps virus meningitis，MuVM
三层肌病	trilaminar myopathy
三叉神经—动眼神经连带运动	trigemino-oculomotor synkinesis
三叉神经节旁综合征	raeder syndrome
三叉神经鞘瘤	trigeminal schwannoma
三叉神经痛	trigeminal neuralgia，TN
三叉神经自主神经性头痛	trigeminal autonomic cephalalgias，TACs
三好肌病	Miyoshi myopathy，MM
三好型远端肌营养不良症	miyoshi distal muscular dystrophy，MDMD
散发型 Creutzfeldt-Jakob 病	sporadic CJD，sCJD
散发性进行性眼外肌麻痹伴破碎红纤维病	sporadic progressive external ophthalmoplegia with ragged-red fibers disease
色氨酸尿症	tryptophanuria
色素层炎	chromatophoresis
色素失禁症	incontinentia pigmenti，IP
色素性干皮病	xeroderma pigmenlosum，XP
沙粒病毒	Arenaviruses
山黧豆和木薯根中毒	lathyrus sativus and cassava root poisoning
上半规管裂综合征	superior canal dehiscence syndrome，SCDS
上睑退缩	retraction ocularis

上矢状窦血栓形成　　　　　　　　　　　superior sagittal sinus thrombosis，SSST

上斜肌腱鞘综合征　　　　　　　　　　　superior oblique tendon sheath syndrome

上行疝综合征　　　　　　　　　　　　　upward herniation syndrome

烧伤后脑病　　　　　　　　　　　　　　burn encephalopathy

烧灼嘴综合征　　　　　　　　　　　　　burning mouth syndrome，BMS

少词性进行性失语　　　　　　　　　　　logopenic progressive aphasia，LPA

少年肌阵挛癫痫　　　　　　　　　　　　juvenile myoclonic epilepse

少年失神癫痫　　　　　　　　　　　　　juvenile absence epilepse

少年型脊髓性肌萎缩　　　　　　　　　　juvenile spinal muscular atrophy

少年型家族性黑蒙性痴呆　　　　　　　　juvenile familial amaurotic idiocy

少突胶质细胞瘤　　　　　　　　　　　　oligodendroglioma

舌下神经损害　　　　　　　　　　　　　hypoglossal nerve damage

舌下神经—椎动脉嵌压综合征　　　　　　hypoglos salvertebral entrapment syndrome

舌咽神经损害　　　　　　　　　　　　　glossopharyngeal nerve damage

舌咽神经痛　　　　　　　　　　　　　　glosspharyngeal neuralgia

舌咽神经痛　　　　　　　　　　　　　　nervus intermedius（facial nerve）neuralgia

伸指无力和下视性眼球震颤—运动神经元病综合征　　finger extension weakness and downbeat nystagmus motor neurone disease syndrome，FEWDON-MND syndrome

砷中毒　　　　　　　　　　　　　　　　arsenic poisoning

深部硬斑病　　　　　　　　　　　　　　deep morphea

神经 Sweet 病　　　　　　　　　　　　　neuro Sweet disease，NSD

神经白塞氏病　　　　　　　　　　　　　neuro-Behçet's disease，NBD

神经丛病　　　　　　　　　　　　　　　plexus disease

神经淀粉样变性Ⅰ型综合征　　　　　　　amyloidosis neuropathic type I syndrome

神经毒性　　　　　　　　　　　　　　　contrast-induced neurotoxicity，CIN

神经管闭合缺陷　　　　　　　　　　　　neural tube closure defects

神经棘红细胞增多症　　　　　　　　　　neuroacanthocytosis，NA

神经节瘤　　　　　　　　　　　　　　　ganglionneuroma

神经精神性狼疮　　　　　　　　　　　　neuropsychiatric systemic lupus erythematosus，NPSLE

神经卡压综合征　　　　　　　　　　　　nerve entrapment syndrome

神经莱姆病　　　　　　　　　　　　　　Lyme neuroborreliosis

神经淋巴瘤病　　　　　　　　　　　　　neurolymphomatosis

神经梅毒　　　　　　　　　　　　　　　neurosyphilis

神经母细胞瘤　　　　　　　　　　　　　neuroblastoma

神经皮肤黑变病　　　　　　　　　　　　neuro cutaneous melanosis，NCM

神经皮肤综合征　　　　　　　　　　　　neurocutaneous syndrome

神经鞘瘤　　　　　　　　　　　　　　　neurinoma

神经生长因子　　　　　　　　　　　　　nerve growth factor，NGF

神经铁蛋白病　　　　　　　　　　　　　neuroferritinopathy，NFT

神经痛性肌萎缩　　　　　　　　　　　　neuralgic amyotrophy，NA

神经系统变性疾病　　　　　　　　　　　neurodegenerative diseases

神经系统不良反应　　　　　　　　　　　neurological adverse effects，nAEs

神经系统发育异常性疾病　　　　　　　　developmental diseases of the nervous system

神经系统副肿瘤综合征　　　　　　　　　paraneoplastic neurological syndromes，PNS

神经系统钩端螺旋体病　　　　　　　　　leptospirosis of the nervous system

神经系统结节病的头痛　　　　　　　　　headache attributed to Neurosarcoidosis

神经系统肉芽肿	neurological sarcoidosis
神经系统营养障碍疾病	nutritional deficiency disorders of the nervous system
神经纤维瘤	neurofibroma
神经纤维瘤病	neurofibromatosis, NF
神经酰胺三己糖苷脂	ceramide trihexosidosis
神经性肌强直	neuromyotonia
神经性脚气病	neuropathic beriberi
神经性贪食症	bulimia nervosa
神经性厌食症	anorexia nervosa
神经血管性水肿	angioneurotic edema
神经元核内包涵体病	neuronal intranuclear inclusion disease, NIID
神经元蜡样脂褐质沉积症	neuronal ceroid lipofuscinoses, NCL
神经源性肌萎缩—共济失调—色素视网膜病变综合征	neurogenic weakness, ataxia and retinitis pigmentosa syndrome, NARP
神经源性疼痛	neuropathic pain
神经源性眩晕	neuarogenous vertigo
肾上腺肌病	adrenal myopathy
肾上腺疾病	adrenal diseases
肾上腺脊髓神经病	adrenomyeloneuropathy, AMN
肾上腺脊髓周围神经病	adrenomyeloneuropathy
肾上腺脑白质营养不良	adrenoleukodystrophy, ALD
肾性骨病	renal osteopathy
肾性脑病	renal encephalopathy
肾移植	kidney transplants
渗透性脱髓鞘综合征	osmotic demyelination syndrome, ODS
生理性肌阵挛	physiological myoclonus
生理性震颤	physiologcall tremor, PT
生物素反应性基底节病变	biotin responsive basal ganglia disease, BBGD
生物素酸酐酶缺乏症	biotin anhydrase deficiency
生殖股神经损害	genital femoral nerve damage
生殖细胞瘤	germinoma
圣路易斯脑炎病毒	St. Louis encephalitis virus, SLEV
失眠	insomnia
失神发作	absence seizures, AS
失神发作持续状态	absence status epilepticus, ASE
失张力	atonic
失张力癫痫持续状态	atonic status epilepticus
施瓦茨—杨佩尔综合征	Schwartz-Jampel syndrome
施万细胞瘤	schwannoma
湿疹、血小板减少伴免疫缺陷综合征	Wiskott-Aldrich syndrome, WAS
十六个半综合征	sixteen-and-a-half syndrome
十六个综合征	sixteen syndrome
十五个半综合征	fifteen-and-a-half syndrome
时差障碍	jet lag disorder
实验性自身免疫性脑脊髓炎	experimental autoimmune encephalomyelitis, EAE
食物所致精神障碍	mental disorders due to foods

食物中毒　　　　　　　　　　　　　　　food poisoning

史蒂文斯—约翰逊综合征　　　　　　　　Stevens-Johnson syndrome

视交叉体综合征　　　　　　　　　　　　body of the chiasm syndrome

视觉失认综合征　　　　　　　　　　　　Charcot-Wilbrand syndrome

视神经病　　　　　　　　　　　　　　　optic neuropathy

视神经脊髓炎　　　　　　　　　　　　　neuromyelitis optica, NMO

视神经脊髓炎谱系疾病　　　　　　　　　neuromyelitis optica spectrum disorders, NMOSD

视神经盘水肿　　　　　　　　　　　　　papilledema

视神经萎缩　　　　　　　　　　　　　　optic nerve atrophy

视神经炎　　　　　　　　　　　　　　　optic neuritis, ON

视网膜病和眼底血管病　　　　　　　　　retinopathy and fundus vascular disease

视网膜病—肾病—卒中的遗传性内皮细胞病　hereditary endotheliopathy with retinopathy, nephropathy and stroke, HERNS

视网膜疾病造成的眼震　　　　　　　　　nystagmus caused by retinal disease

视网膜小脑血管瘤病/VonHippel-Lindau 综合征　Von Hippel-Lindau disease, VHL

视网膜型偏头痛　　　　　　　　　　　　retinal migraine

视网膜血管病变伴有大脑白质脑病　　　　retinal vasculopathy with cerebralleukodystrophy, RVCL

视雪综合征　　　　　　　　　　　　　　visual snow syndrome, VSS

室管膜瘤　　　　　　　　　　　　　　　ependymoma

室管膜下巨细胞星形细胞瘤　　　　　　　subependymal giant cell astrocytoma

室管膜下瘤　　　　　　　　　　　　　　subependymoma

嗜铬细胞瘤　　　　　　　　　　　　　　pheochromocytoma, PHEO

嗜铬细胞瘤的头痛　　　　　　　　　　　headache attributed to phaeochromocytoma

嗜人 1 型 T 淋巴细胞病毒感染　　　　　human type 1 T-lymphotropic virus infection

嗜苏丹红型白质营养不良　　　　　　　　sudanophilic leucodystrophy, SLD

嗜酸细胞性单肌炎　　　　　　　　　　　eosinophilic monomyositis

嗜酸细胞性多肌炎　　　　　　　　　　　eosinophilic polymyositis

嗜酸细胞性肌痛综合征　　　　　　　　　eosinophilic-myalgia syndrome, EM

嗜酸细胞性筋膜炎　　　　　　　　　　　eosinophilic fasciitis

嗜酸性过度综合征　　　　　　　　　　　hypereosinophilic syndrome

嗜酸性粒细胞增多症　　　　　　　　　　eosinophinophilia

嗜酸性肉芽肿性血管炎　　　　　　　　　eosinophilic granulomatosis with polyangiities, EGPA

嗜银颗粒病　　　　　　　　　　　　　　argyrophilic grain disease

嗜银细胞瘤　　　　　　　　　　　　　　argeon-taffinoma

噬酸细胞性肌炎　　　　　　　　　　　　eosinophilic myositis

噬血细胞综合征　　　　　　　　　　　　hemophagocytic syndrome, HPS

收银员麻痹　　　　　　　　　　　　　　pricer palsy

手臂振动病　　　　　　　　　　　　　　hand-arm vibration disease, HAVS

手铐神经病　　　　　　　　　　　　　　handcuff neuropathy

手口综合征　　　　　　　　　　　　　　cheiro-oral syndrome, COS

手足徐动症　　　　　　　　　　　　　　athetosis

书写痉挛　　　　　　　　　　　　　　　writer's cramp

蜀黍红斑　　　　　　　　　　　　　　　pellagra

甩鞭伤　　　　　　　　　　　　　　　　whiplash injury

双侧大脑脚梗死　　　　　　　　　　　　bilateral cerebral peduncle infarction, BCPI

双侧大脑外侧裂周围综合征　　　　　　　congenital bilateral perisylvian syndrome, CBPS

双侧喉内收肌麻痹	Gerhardt syndrome
双侧前庭病	bilateral vestibulopathy，BVP
双相迟发型	delayed two-phase
水痘—带状疱疹病毒	varicella-zoster virus，VZV
水通道蛋白 4	aquaporin 4，AQP4
睡惊症	sleep terrors
睡眠不足综合征	insufficient sleep syndrome
睡眠呼吸暂停的头痛	headache attributed to sleep apnea
睡眠急跳	hypnagogic jerks
睡眠惊跳	sleep starts
睡眠麻痹	sleep paralysis
睡眠起始脊髓固有束肌阵挛	propriospinal myoclonus at sleep onset，PAM
睡眠—清醒时相前移障碍	advanced sleep-wake phase disorder，ASWPD
睡眠—清醒时相延迟障碍	delayed sleep-wake phase disorder，DSWPD
睡眠始发快速眼动睡眠	sleep-onset REM periods，SOREMP
睡眠相关低氧血症	sleep related hypoxemia
睡眠相关癫痫	sleep related epilepsy
睡眠相关过度运动性癫痫	sleep related hypermotor/hyperkinetic epilepsy，SHE
睡眠相关喉痉挛	sleep related laryngopasm
睡眠相关呼吸障碍	sleep related breathing disorder
睡眠相关幻觉	sleep related hallucinations
睡眠相关节律性运动障碍	rhythmic movement disorder，RMD
睡眠相关进食障碍	sleep related eating disorder，SRED
睡眠相关磨牙症	sleep related bruxism
睡眠相关头痛	sleep related headaches
睡眠相关腿部肌肉痉挛	sleep related leg cramps
睡眠相关性肺泡低通气障碍	sleep related hypoventilation
睡眠相关性胃食管反流	sleep related gastroesophageal reflux
睡眠相关性心肌缺血	sleep related myocardial ischemia
睡眠性头痛	hypnic headache
睡眠遗尿	sleep enuresi，SE
睡眠呓语	somniloquy
睡眠障碍	sleep disorders
睡前足震颤	hypnagogic foot tremor，HFT
睡行症	sleep walking
瞬时受体电位通道 C 亚族 3 亚型抗体	transient receptor potential cation channel subfamily C member 3-antibody，TRPC3-Ab
丝虫病	Filaria
四边孔综合征	foramen quadrilaterum syndrome
四氢生物蝶呤缺乏症	tetrahydrobiopterin deficiency，THBD
四肢瘫	tetraplegia
四肢瘫	quadriplegia
松果体—神经病—眼病综合征	Frankl - Hochwart syndrome
宿醉性头痛	headache due to hangover
酸性 α-葡糖苷酶	acid alpha-glucosidase，GAA
酸性 α-葡糖苷酶缺乏症	acid-α-glucosidase deficiency

髓母细胞瘤 medulloblastoma

髓内动静脉畸形 intramedullary arteriovenous malformation

髓鞘发育不良性脑白质病 myelinodysplasic leucoencephalopathy

髓周动静脉瘘 perimedullary arteriovenous fistula

锁骨下动脉盗血综合征 subclavian steal syndrome, SSS

T

铊中毒 thallium poisoning

塔皮阿氏综合征 Tapia's syndrome

坦桑尼亚神经病 Tanzanian neuropathy

唐氏综合征 Down syndrome

糖尿病 diabetes

糖尿病多发性脑梗死 diabetic multiple cerebral infarction

糖尿病合并急性神经系统并发症 acute neurological complications of diabetes

糖尿病合并慢性神经系统并发症 chronic neurological complications of diabetes

糖尿病脑病 diabetic encephalopathy, DE

糖尿病腔隙性脑梗死 diabetic cerebra lacunar infarction

糖尿病酮症酸中毒 diabetic ketoacidosis

糖尿病痛性神经病变 diabetic painful neuropathy

糖尿病纹状体病 diabetic striatopathy, DS

糖尿病性单神经病变 diabetic mononeuropathy

糖尿病性多神经根病变 diabetic polyradiculopathy

糖尿病性肌病 diabetic myopathy

糖尿病性脊髓病 diabetic myelopathy

糖尿病性假性脊髓痨 diabetic pseudomyelanalosis

糖尿病性脑血管病 diabetic cerebrovascular disease

糖尿病性周围神经病 diabetic peripheral neuropathy

糖尿病性自主神经病 diabetic autonomic neuropathy

糖原贮积病 II 型 glycogen storage disease type II, GSD II

糖原贮积症 glycogen storage disease

特发性低促性腺激素性性功能减退症 idiopathic hypogonadotropic hypogonadism, IHH

特发性肥厚性硬膜炎 idiopathic hypertrophic duralgia

特发性过度睡眠 idiopathic hypersomnia, IH

特发性和遗传性淀粉样脑血管病 sporadic and hereditary cerebral amyloid angiopathy

特发性基底节钙化 idiopathic basal ganglia calcification, IBGC

特发性冷球蛋白血症 idiopathic cryoglobulinaemia

特发性颅内压增高的头痛 headache attributed to idiopathic intracranial pressure

特发性面神经麻痹 idiopathic facial palsy

特发性全面性癫痫 idiopathic generalized epilepsies, IGEs

特发性系统性毛细血管渗漏综合征 idiopathic systemic capillary leak syndrome, ISCLS

特发性炎性脱髓鞘疾病 idiopathic inflammatory demyelinating diseases, IIDDs

特发性眼眶内炎症 idiopathic intraorbital inflammation

特发性直立性低血压 idiopathic orthostatic hypotension

特发性中枢性肺泡低通气 idiopathic central alveolar hypoventilation

特鲁索综合征 Trousseau syndrome

特殊类型自身免疫性脑炎 special type of autoimmune encephalitis

特殊任务性肌张力障碍	task specific dysonia
特殊型—猪濑病	Inose-type hepatic encephalopathy
疼痛性多数眼神经麻痹	painful majority ocular nerve palsy
疼痛性周围神经病	painful neuropathies
疼痛足	painful foot
体节性椎管血管瘤病	metameric spinal arteriovenous malformation
体位性震颤	ortho- static tremor
天冬酰胺基葡萄糖胺尿症	aspartylglucosaminuria
天使人综合征/安格曼综合征	angelman syndrome
听神经瘤	acoustic neurinoma
听神经鞘瘤	acoustic neurinoma
同心圆性硬化	concentric sclerosis
同型胱氨酸尿症	homocystinuria
同型甲硫氨酸血症	homomethioninemia
铜缺乏相关脊髓亚急性联合变性	copper deficiency related subacute combined degeneration of the spinal cord
铜中毒	copper poisoning
童样痴呆	puerilism
酮症性高甘氨酸血症	ketotic hyperglycinemia
瞳孔的功能障碍	pupil dysfunction
桶人综合征	man-in-the-barrel syndrome，MIBS
痛觉相关性神经病	pain-related neuropathy
痛性肥胖症	adiposis dolorosa
痛性肌束震颤综合征	muscular pain - fasciculation syndrome
痛性视神经炎	optic neuritis
痛性腿和活动趾综合征	painful legs and moving toes syndrome
头部创伤的持续性头痛	persistent headache attributed to traumatic injury to the head
头部创伤的急性头痛	acute headache attributed to traumatic injury to the head
头颈部创伤	head and neck injury，HANI
头颈肌张力障碍的头痛	headache attributed to craniocervical dystonia
透明体肌病	hyaline body myopathy
透析的头痛	headache attributed to dialysis
透析失衡综合征	dialysis disequilibrium syndrome，DDS
透析性痴呆	dialysis dementia
凸面蛛网膜下腔出血	convexal subarachnoid hemorrhage，cSAH
突触前膜抗体	presynaptic membrane-antibody，PsM-Ab
突发性耳聋	sudden hearing loss，SHL
图雷特综合征	Tourette syndrome，TS
兔子综合征	rabbit syndrome
臀上皮神经卡压综合征	Gluteal epithelial nerve entrapment syndrome
脱色素性色素失禁症	incontinentia pigmenti achromjans，IPA
脱髓鞘假瘤	demyelinating pseudotumor，DPT
脱髓鞘脑病所致精神障碍	mental disorders due to demyelinating encephalopathy
脱髓鞘性脊髓炎	demyelinating myelitis
唾液酸酶	sialidases
唾液酸贮积症	sialidosis

弹性纤维假黄瘤　　　　　　　　　　　　pseudoxanthoma elasticum, PXE

W

瓦登伯格综合征　　　　　　　　　　　　Waardenburg syndrome

瓦滕伯格游走性感觉性神经炎　　　　　　migrant sensory neuritis of Wartenberg

外部压力性头痛　　　　　　　　　　　　external-pressure headache

外科开颅术　　　　　　　　　　　　　　craniotomy

外淋巴瘘　　　　　　　　　　　　　　　perilymphatic fistula

外伤性动脉瘤　　　　　　　　　　　　　traumatic aneurysm

外伤性脑出血　　　　　　　　　　　　　traumatic hemorrhage

外伤性抑制扩散综合征　　　　　　　　　traumatic spreading depression syndrome

外斜性双侧核间性眼肌麻痹综合征　　　　wall-eyed bilateral internuclear ophthalmoplegia syndrome, WEBI-NO syndrome

外源性毒物造成的小脑变性　　　　　　　cerebellar degeneration due to exogenous toxins

外源性急性升压药物的头痛　　　　　　　headache attributed to exogenous acute pressor agent

完全性卒中　　　　　　　　　　　　　　complete stroke, CS

晚发型帕金森病　　　　　　　　　　　　late-onset Parkinson's disease. LOpD

晚发性单纯性睑下垂　　　　　　　　　　late onset simple ptosis

腕尺管综合征　　　　　　　　　　　　　carpal tunnel syndrome

腕管综合征　　　　　　　　　　　　　　carpal tunnel syndrome

网状青斑　　　　　　　　　　　　　　　livedo reticularis

危重病多发性神经病　　　　　　　　　　critical illness polyneuropathy, CIP

危重病肌病　　　　　　　　　　　　　　critical illness myopathy, CIM

危重病性神经肌肉异常　　　　　　　　　critical illness polyneuromyopathy, CIPNM

威尔尼克脑病　　　　　　　　　　　　　Wernicke encephalopathy

微孢子虫脑炎　　　　　　　　　　　　　microsporidia

微小发作持续状态　　　　　　　　　　　subtle status epilepticus, SSE

韦尔德尼希—霍夫曼病　　　　　　　　　Werdnig-Hoffman disease

维杜斯神经综合征　　　　　　　　　　　Vidian nerve syndrome

维拉雷氏综合征　　　　　　　　　　　　Villaret syndrome

维生素 A 缺乏　　　　　　　　　　　　vitamine A dificiency

维生素 B_1 缺乏症　　　　　　　　　　vitamin B_1 deficiency

维生素 B_{12} 正常性脊髓亚急性联合变性　　subacute combined degeneration of the spinal cord with normal vitamin B_{12}

维生素 D 缺乏　　　　　　　　　　　　vitamine D deficiency

维生素 E 缺乏　　　　　　　　　　　　vitamine E deficiency

维生素 K 依赖性凝血因子联合缺陷　　　　vitamin K-dependent coagulation factor combined deficiency

维生素反应性氨基酸病　　　　　　　　　vitamin-responsive aminoacidopathies

伪狂犬病毒　　　　　　　　　　　　　　pseudorabies virus, PRV

委内瑞拉马脑炎病毒　　　　　　　　　　Venezuelan equine encephalitis virus, VEEV

萎缩性肌强直　　　　　　　　　　　　　myotonic dystrophy

萎缩性脊髓空洞症　　　　　　　　　　　syringomyelia atrophica

未分化躯体形式障碍　　　　　　　　　　undifferetiated somatoform disorders

未分类的睡眠—清醒昼夜节律障碍　　　　uncategorized circadian rhythm sleep-wake disorder

未分类的睡眠相关运动障碍　　　　　　　uncategorized exercise related sleep disorders

未分类的异态睡眠　　　　　　　　　　　uncategorized parasomnias

未明确的复杂性区域疼痛综合征　　　　　complex regional pain syndrome, unspecified, CRPS-us

未破裂颅内囊状动脉瘤的头痛	headache attributed to unruptured saccular aneurysm
未破裂颅内血管畸形的头痛	headache attributed to unruptured vascular malformation
未知起源	unknown onset
纹状体黑质变性	striatonigral degeneration, SND
蚊传黄病毒	mosquito-borne flaviviruses
沃尔夫—希尔斯霍恩综合征	Wolf-Hirschhorn syndrome
卧床时间过多	excessive time in bed
乌尔里希型先天性肌营养不良症	Ullrich congenital muscular dystrophy, UCMD
无动性缄默症	akinetic mutism
无规律型睡眠—清醒节律紊乱	irregular sleep-wake rhythm disorder, ISWRD
无肌病性皮肌炎	amyopathic dermatomyositis, ADM
无菌性（非感染性）脑膜炎的头痛	headache attributed to aseptic (non-infectious) meningitis
无菌性脑膜炎综合征	aseptic meningitis syndrome
无脑畸形	anencephaly
无先兆偏头痛	migraine without aura
无症状脑梗死	asymptomatic cerebral infarction, ACI
无症状腔隙梗死	silent lacunar infarction, SLI
无症状型神经梅毒	asymptomatic neurosyphilis
无症状性颈内动脉狭窄	asymptomatic internal carotid stenosis
无症状性脑卒中	asymptomatic cerebral stroke
舞蹈—棘状红细胞增多综合征	levine-critchley syndrome
戊二酸尿症	glutaric aciduria, GA
物质戒断性头痛	substance withdrawal headache

X

西方马脑炎病毒	western equine encephalitis virus, WEEV
西尼罗病毒	west Nile virus, WNV
希特林缺乏所致的新生儿肝内胆汁淤积症	neonatal intrahepatic cholestasis caused by Citrin deficiency, NICCD
稀毛症—淋巴水肿—毛细血管扩张综合征	hypotrichosis-lymphedema-telangiectasia syndrome, HLTS
膝状神经节综合征	gangllion geniculatum syndrome
习惯性痉挛综合征/BrissaudI型综合征	habit spasm syndrome/Brissaud I syndrome
席汉综合征	Sheehan syndrome
系统性红斑狼疮	systemic lupus erythematosus, SLE
系统性红斑狼疮相关的周围神经病	peripheral neuropathy associated with systemic lupus erythematosus
系统性眩晕	systemic vertigo
系统性硬化症	systemic sclerosis, SSc
细胞色素 C 氧化酶缺乏性线粒体肌病	mitochondrial myopathy with cytochrome c oxidase deficiency
细菌感染	bacterial infections
细菌性动脉瘤	bacterial aneurysm
细菌性肌炎	bacterial infections of muscle
细菌性脑膜炎或脑膜脑炎的头痛	headache attributed to bacterial meningitis or meningoencephalitis
细菌性心内膜/感染性心内膜炎	infective endocarditis, IE
狭颅症	cranial stenosis
下丘脑或垂体分泌过多或不足的头痛	headache attributed to Hypothalamic or pituitary hyper- or hyposecretion
下运动神经元损伤型	lower motor neuron injury type

下肢疼痛伴足趾徐动症　　　　　　　　　　　　painful legs and monving toes syndrome，PLMT

夏科—若夫鲁瓦综合征　　　　　　　　　　　　Charcot-Joffroy syndrome

先天性迟缓性瘫痪　　　　　　　　　　　　　　congenital brady paralysis

先天性单纯性睑下垂　　　　　　　　　　　　　congenital simple ptosis

先天性点状软骨发育不良　　　　　　　　　　　chondrodystrophia congenita punletata

先天性动脉瘤　　　　　　　　　　　　　　　　congential aneurysm

先天性多发关节挛缩　　　　　　　　　　　　　guerin - stern syndrome

先天性多关节强直　　　　　　　　　　　　　　multiple congenital articular rigidities

先天性副肌强直　　　　　　　　　　　　　　　paramyotonia congenital

先天性共济失调　　　　　　　　　　　　　　　congenital ataxia

先天性肌强直　　　　　　　　　　　　　　　　congenital myotonia

先天性肌肉阙如综合征　　　　　　　　　　　　congenital absence of muscles

先天性肌无力综合征　　　　　　　　　　　　　congenital myasthenic syndrome，CMS

先天性肌纤维类型失调性疾病　　　　　　　　　congenital dysregulated muscle fiber type disease

先天性肌纤维挛缩和关节畸形　　　　　　　　　congenital muscle fiber contracture and joint deformity

先天性肌营养不良 1C 型　　　　　　　　　　　congenital muscular dystrophy type 1C，CMD1C

先天性肌营养不良 1D 型　　　　　　　　　　　congenital muscular dystrophy type 1D，CMD1D

先天性肌营养不良伴早期脊柱强直 1 型　　　　congenital muscular dystrophy 1 with early rigid spine，RSMD1

先天性肌营养不良—抗肌萎缩相关糖蛋白病伴脑眼异常　congenital muscular dystrophy amyotrophic associated glycoprotein
A4 型　　　　　　　　　　　　　　　　　　　disease with brain eye abnormality type A4

先天性肌营养不良症　　　　　　　　　　　　　congenital muscular dystrophy，CMD

先天性肌营养不良症 1B 型　　　　　　　　　　congenital muscular dystrophy 1B，MDC1B

先天性肌张力不全综合征　　　　　　　　　　　congenital muscular hypotention syndrome

先天性疾病　　　　　　　　　　　　　　　　　congenital diseases

先天性睑下垂伴有眼裂狭小和倒向内眦赘皮　　　blepharophimosis-ptosis-epicanthus inversus syndrome，BPES

先天性类 Lambert-Eaton 综合征　　　　　　　　congenital Lambert-Eaton-like syndrome

先天性颅骨缺损　　　　　　　　　　　　　　　congenital cranial defect

先天性梅毒性麻痹综合征　　　　　　　　　　　congenital paralysis syphilitic syndrome

先天性面肌双瘫　　　　　　　　　　　　　　　congenital facial diplegia

先天性溶酶体病　　　　　　　　　　　　　　　congenital lysosomal disease

先天性乳酸中毒　　　　　　　　　　　　　　　congenital lactic acidosis

先天性神经梅毒　　　　　　　　　　　　　　　congenital neurosyphilis

先天性双侧手足徐动症　　　　　　　　　　　　congenital double athetosis

先天性糖基化病　　　　　　　　　　　　　　　congenital disorder of glycolation，CDG

先天性痛觉丧失综合征　　　　　　　　　　　　congenital indifference to pain syndrome

先天性突触囊泡缺乏和量子释放减少　　　　　　congenital paucity of synaptic vesicles and reduced quantal release

先天性外展神经和面神经麻痹　　　　　　　　　congenital abducens and facial nerves paralysis

先天性无痛无汗症　　　　　　　　　　　　　　congenital insensitivity to pain with anhidrosis，CIPA

先天性纤维蛋白原缺乏血症　　　　　　　　　　congenital fibrinogen deficiency

先天性心血管病　　　　　　　　　　　　　　　congenital cardiovascular diseases

先天性新生儿肌强直　　　　　　　　　　　　　congenital neonatal rigidity

先天性延髓麻痹　　　　　　　　　　　　　　　congenital bulbar palsy

先天性眼睑下垂和眼外肌病　　　　　　　　　　congenital ptosis and extraocular myopathy

先天性婴儿偏瘫　　　　　　　　　　　　　　　congenital infantile hemiplegia

先天性中枢性肺泡低通气综合征　　　　　　　　congenital central alveolar hypoventilation syndrome，CCHS

先天性终板乙酰胆碱酯酶缺乏症　　　　　　　　congenital end-plate AChE deficiency

先天性重症肌无力伴有阵发性窒息　　　　　　congenital MG with episodic apnea

纤维肌肉发育不良　　　　　　　　　　　　　fibromuscular dysplasia，FMD

纤维肌痛综合征　　　　　　　　　　　　　　fibramyalgia syndrome，FMS

纤维软骨性栓塞　　　　　　　　　　　　　　fibrocartilaginous embolism

涎石病　　　　　　　　　　　　　　　　　　sialolithiasis

显微镜下多血管炎　　　　　　　　　　　　　microscopic polyangiitis，MPA

显性遗传低频性神经性耳聋　　　　　　　　　dominant low-frequency hearing loss

显性遗传进行性神经性耳聋　　　　　　　　　dominant progressive nerve deafness

显性遗传中频性神经性耳聋　　　　　　　　　dominant mid-frequency hearing loss

线粒体 DNA　　　　　　　　　　　　　　　mitochondrial DNA，mtDNA

线粒体 DNA 耗竭综合征　　　　　　　　　　mitochondrial DNA depletion syndrome

线粒体病　　　　　　　　　　　　　　　　　mitochondrial disease

线粒体复合物 Ⅱ 缺乏症　　　　　　　　　　mitochondrial complex Ⅱ deficiency

线粒体肌病　　　　　　　　　　　　　　　　mitochondrial myopathy

线粒体膜蛋白相关性神经变性病　　　　　　　mitoehondrial membrane protein associated neuro-degeneration，MPAN

线粒体脑病　　　　　　　　　　　　　　　　mitochondrial encephalopathy，ME

线粒体脑病伴乳酸酸中毒和卒中样发作的头痛　mitochondrial encephalopathy associated with lactic acidosis and stroke-like attacks，MELAS

线粒体脑肌病　　　　　　　　　　　　　　　mitochondrial encephalopathy，ME

线粒体脑肌病伴乳酸血症和卒中样发作综合征　mitochondrial encephalomyopathy with lactic acidosis and stroke-like episode，MELAS

线粒体神经胃肠脑肌病　　　　　　　　　　　mitochondrial neurogastrointestinal encephalomyopathy，MNGIE

线粒体细胞病　　　　　　　　　　　　　　　mitochondrial cytopathy，MC

线粒体遗传小脑性共济失调　　　　　　　　　hereditary cerebellar ataxia

线粒体增大型先天肌营养不良症　　　　　　　congenital muscular dystrophy- megaconial type

线粒体肢带型肌病　　　　　　　　　　　　　mitochondrial limb girdle myopathy，MLGM

线性脂肪痣　　　　　　　　　　　　　　　　linear sebaceous nevus

线状皮脂腺痣综合征　　　　　　　　　　　　linear sebaceous nevus syndrome

线状硬斑病　　　　　　　　　　　　　　　　linear morphea

腺苷琥珀酸裂解酶　　　　　　　　　　　　　adenylosuccinate lyase，ADSL

相邻基因综合征　　　　　　　　　　　　　　contiguous gene syndrome

小动脉闭塞型　　　　　　　　　　　　　　　small artery occlusion，SAO

小儿的头痛　　　　　　　　　　　　　　　　headache of children

小脑扁桃体下疝　　　　　　　　　　　　　　Arnold-Chiari malformation

小脑变性相关蛋白 2　　　　　　　　　　　　cerebellar degeneration-related 2，CDR2

小脑发育不全综合征　　　　　　　　　　　　corebellum agenesis syndrome

小脑分水岭梗死　　　　　　　　　　　　　　cerebellum watershed infarction，CWI

小脑后下动脉　　　　　　　　　　　　　　　posterior inferior cerebellar artery，PICA

小脑前下动脉　　　　　　　　　　　　　　　anterior inferior cerebellar artery，AICA

小脑认知情感综合征　　　　　　　　　　　　cerebellar cognitive affective syndrome，CCAS

小脑上动脉　　　　　　　　　　　　　　　　superior cerebellar artery，SCA

小脑上动脉综合征　　　　　　　　　　　　　superior cerebellar artery syndrome

小脑性共济失调　　　　　　　　　　　　　　cerebellar ataxia

小脑中、下脚综合征　　　　　　　　　　　　Guillain-Alajouanine-Bertraud-Garcin syndrome

小脑中线综合征　　　　　　　　　　　　　　midlinecerebellar syndrome

小头和骨发育不良的先天性矮小症　microcephalic osteodysplastic primordial dwarfism, MOPD

小头畸形　microcephaly

小舞蹈病　chorea minor, syndenham's chorea, rheumatic choreast, vitus's dance

小细胞肺癌　small-cell lung cancer, SCLC

小纤维病　small fibrosis

小纤维神经病　small fiber neuropathies, SFN

哮喘性肌萎缩　hopkins syndrome

蝎蜇伤　scorpion sting

斜视　squint

斜视性眼阵挛　opsoclonus

斜视性眼阵挛—肌阵挛—共济失调综合征　opsoclonus-myoclonus-ataxia syndrome, OMAS

斜视眼阵挛—肌阵挛综合征　opsoclonus-myoclonus syndrome

斜头畸形　plagiocephaly

心房颤动　atrial fibrillation, AF

心肌梗死　myocardial infarction

心律失常　arrhythmia

心—面—皮肤综合征　(cardio-facio-cutaneous, CFC)

心脑综合征　cardiac-cerebral syndrome

心内膜下纤维弹性增生症　endocardial fibroelastosis, EFE

心血管系统功能紊乱　heart and cardiovascular system dysfunction

心因性非癫痫性发作　psychogenic nonepileptic seizures, PNES

心因性头晕　psychogenic dizziness

心源性栓塞型　cardioembolism, CE

心源性栓塞性脑梗死　cardio-embolic cerebral infarction, CECI

心脏黏液瘤　heart diac omyoma, HDO

心脏源性头痛　headache attributed to cardiogenic cephalalgia

新发每日持续头痛　new daily persistent headache, NDPH

新生儿家族性肌无力　familial infantile myasthenia, FIM

新生儿期　neonatal period

新型变异型克—雅病　new variant Creutzfeldt-Jakob disease, nvCJD

信用卡皮夹坐骨神经痛　credit-card-wallet sciatica

星状神经节综合征　stellate ganglion syndrome

猩红热　scarlet fever

行为异常型额颞叶痴呆　behavioral variant FTD, bvFTD

行为中断　behavior arrest

兴奋剂所致精神障碍　mental disorders due to use of stimulants

性功能障碍　sex disorders

性连锁遗传早发性神经性耳聋　sex-linked early-onset hearing deafness

胸长神经损害　long thoracic nerve damage

胸廓出口综合征　thoracic outlet syndrome

胸前神经损伤综合征　anterior thoracic nerve injury syndrome

胸椎间盘突出　thoracic disc herniation

熊猫脸征　face of the giant panda sign

嗅觉正常的特发性促性腺激素性性腺功能减退　normosmic isolated hypogonadotropic hypogonadism, n IHH

嗅神经病　olfactory nerve disease

悬吊腿综合征	hanging leg syndrome
旋后肌管综合征	supinator channel syndrome
旋毛虫病	trichinelliasis
旋毛虫病心肌损害	mytritriinjury tritriinjury，MT
旋前圆肌综合征	musculus pronator teres syndrome
旋转性椎动脉闭塞综合征	rotational vertebral artery occlusion syndrome
旋风癫痫	tornado epilepsy
眩晕	vertigo
学者症候群	Savant-Syndrome
血卟啉病	hematoporphyria
血管扩张性肢体肥大症	klippel-trenaunay-weber syndrome
血管内淋巴瘤病	intravascular lymphomatosis
血管外皮细胞瘤	hemangiopericytoma
血管网状细胞瘤	hemangioblastoma
血管性痴呆	vascular dementia，VaD
血管性帕金森综合征	vascular parkinsonism，VP
血管性血友病	von Willebrand disease，vWD
血管炎的头痛	headache attributed to Angiitis
血管源性的脑白质高信号	white matter hyperintensity，WMH
血管造影术的头痛	headache attributed to Angiography
血管周围间隙	perivascular space，PVS
血浆铜蓝蛋白缺乏症	aceruloplasminemia，ACP
血清学阳性的类风湿关节炎	rheumatoid arthritis，RA
血栓闭塞性脉管炎	buerber disease
血栓闭塞性血管炎	thromboangiitis obliterans
血栓性静脉炎	thrombophlebitis
血栓性血小板减少性紫癜	thrombotic thrombocytopenic purpura，TTP
血吸虫性脊髓病	schistosomiasis myelopathy
血小板激活因子乙酰水解酶缺乏症	platelet-activating factor acetylhydrolase deficiency，PAFAD
血小板减少症 5 型	thrombocytopenia type 5
血小板无力症	thromboasthenia
血小板异常型出血性疾病	platelet abnormal hemorrhagic disease
血小板异常型出血性疾病 11 型	platelet abnormal hemorrhagic disease type 11
血小板异常型出血性疾病 13 型	platelet abnormal hemorrhagic disease type 13
血小板异常型出血性疾病 8 型	platelet abnormal hemorrhagic disease type 8
血小板异常型出血性疾病 9 型	platelet abnormal hemorrhagic disease type 9
血小板异常型出血性疾病 16 型	platelet abnormal hemorrhagic disease type 16
血小板增多症	thrombocythemia

Y

压脉带麻痹	tourniquet paralysis
压迫性脊髓病疼痛	compression myelopathy pain
芽生菌病	bacteriophage
雅各综合征	Jacod syndrome
亚氨基甘氨酸尿症	iminogJycinuria
亚胺甲基转移酶缺乏症	formiminotransferase deficiency

亚急性感觉神经病　　　　　　　　　　　subacute sensory neuronopathy

亚急性坏死性脊髓病　　　　　　　　　　subacute necrotizing myelopathy，SNM

亚急性坏死性脊髓炎　　　　　　　　　　subacute necrotic myelitis

亚急性坏死性脑脊髓病　　　　　　　　　subacute necrotizing encephalomyelopathy，SNE

亚急性脊髓视神经　　　　　　　　　　　subacute myelo-optico-neuropathy，SMON

亚急性脊髓压迫症　　　　　　　　　　　subacute spinal cord compression

亚急性小脑变性　　　　　　　　　　　　subacute cerebellar degeneration，SCD

亚急性硬化性全脑炎　　　　　　　　　　subacute sclerosing panencephalitis，SSPE

亚急性运动神经元病　　　　　　　　　　subacute motor neuronopathy，SMN

亚历山大病/巨脑性婴儿白质营养不良　　Alexander syndrome，AxD

亚硫酸脑苷脂氧化酶缺乏症　　　　　　　cerebroside sulfite oxidase deficiency

亚硫酸盐氧化酶缺乏症　　　　　　　　　sulfite oxidase deficiency

亚硝酸盐中毒　　　　　　　　　　　　　nitrite poisoning

烟草所致精神障碍　　　　　　　　　　　mental disorders due to use of tobacco

烟—酒性弱视　　　　　　　　　　　　　tobacco-alcohol amblyopia

烟酸　　　　　　　　　　　　　　　　　niacin

烟酸缺乏性脑病　　　　　　　　　　　　nicotinic acid deficiency encephalopathy

咽后肌腱炎的头痛　　　　　　　　　　　headache attributed to retropharyngeal tendonitis

岩尖综合征　　　　　　　　　　　　　　gradenigo syndrome

岩藻糖苷贮积症　　　　　　　　　　　　fucosidosis

炎性损害所致脊髓压迫症　　　　　　　　compression of the spinal cord due to the inflammatory damage

炎症和免疫介导性小血管病　　　　　　　inflammatory and immunologically mediated small vessel diseases

炎症性神经病　　　　　　　　　　　　　inflammatory neuropathy

眼—脑—肾综合征　　　　　　　　　　　oculo-cerebro-renal syndrome

眼部炎性疾病的头痛　　　　　　　　　　headache attributed to ocular inflammatory disorder

眼腭肌阵挛　　　　　　　　　　　　　　oculopalatal myoclonus

眼肌型肌营养不良症　　　　　　　　　　ocular muscular dystrophy

眼睑肌阵挛发作　　　　　　　　　　　　absence seizures eyelid myoclonia

眼睑痉挛　　　　　　　　　　　　　　　blepharospasm

眼睑下垂　　　　　　　　　　　　　　　blepharoptosis

眼交感神经残支灼痛综合征　　　　　　　causalgia from ocular sympathetic stump syndrome

眼眶肌炎　　　　　　　　　　　　　　　orbital myositis

眼眶内感染　　　　　　　　　　　　　　orbital infection

眼眶内血管病　　　　　　　　　　　　　intraorbital vascular disease

眼眶肿瘤和眶颅沟通瘤　　　　　　　　　orbital tumor and orbital cranial communication tumor

眼球后缩综合征　　　　　　　　　　　　eye retraction syndrome

眼球内陷　　　　　　　　　　　　　　　enophthalmos

眼球凸出　　　　　　　　　　　　　　　protopsis

眼球运动障碍和瞳孔功能障碍　　　　　　eye movement disorders and pupil dysfunction

眼球震颤和其他自发性运动　　　　　　　nystagmus and other spontaneous movements

眼缺血综合征　　　　　　　　　　　　　ocular ischemia syndrome，OIS

眼咽型肌营养不良症　　　　　　　　　　oculopharyngeal muscular dystrophy

眼运动的核性或核下性损害　　　　　　　nuclear or subnuclear damage to eye movement

眼阵挛肌阵挛综合征　　　　　　　　　　opsoclonus-myoclonus syndrome，OMS

羊水栓塞　　　　　　　　　　　　　　　amniotic fluid embolism，AFE

羊跳跃病病毒	louping ill virus，LIV
腰骶丛神经病	lumbosacral plexopathy
腰椎骨关节肥大性马尾病变	lumbar osteoarticular hypertrophic cauda equina lesion
腰椎间盘突出	lumbar disc herniation
摇摆腿综合征	shakylegs syndrome
药物或物质导致的睡眠相关肺泡低通气	sleep related hypoventilation caused by drugs or substances
药物或物质导致的异态睡眠	parasomnias caused by drugs or substances
药物或物质导致的中枢性睡眠呼吸暂停	central sleep apnea caused by drugs or substances
药物或物质引起的过度睡眠	hypersomnia caused by drugs or substabces
药物或物质引起的睡眠相关运动障碍	exercise related sleep disorders caused by drugs or substances
药物难治性癫痫/耐药性性癫痫	medically intractable epilepsy/drug-resistant epilepsy，DRE
药物相关性脊髓蛛网膜炎	drug related spinal arachnoiditis
药物性帕金森综合征	drug-induced Parkinsonism
药物性无菌性脑膜炎	drug-induced aseptic meningitis
药物引起的代谢性脑病	drug-induce metaolic encephalopathies
药物中毒	drug poisoning
药源性肌强直	drug-induced myotonia
夜间发作性肌张力障碍	nocturnal paroxysmal dystonia
夜间呻吟	catathrenia
腋神经损伤	axillary nerve injury
一侧颅底综合征	halbbasis syndrome
一侧性非典型面痛	atynical facial neuralgia
一个半综合征	one and a half syndrome
一过性抽动障碍	transient tic disorder
一氧化氮供体诱发的头痛	nitric oxide（NO）donor-induced headache
一氧化二氮相关脊髓亚急性联合变性	nitrous oxide related subacute combined degeneration of the spinal cord
一氧化碳所致精神障碍	mental disorders due to carbon monoxide
一氧化碳诱发的头痛	carbon monoxide（CO）-induced headache
一氧化碳中毒	carbon monoxide poisoning
一氧化碳中毒后迟发性脑病	delayed encephalopathy after carbon monoxide poisoning
伊藤黑色素减少症	hypomelanosis of Ito，HI
胰性脑病	pancreatic encephalopathy，PE
移行性感觉性神经炎	migrating sensory neuritis
移植物抗宿主病相关性脱髓鞘疾病	graft-versus-host disease，GvHD
遗传型 Creutzfeldt-Jakob 病	genetic CJD，gCJD
遗传性出血性毛细血管扩张症	hereditary hemorrhagic telangiectasia，HHT
遗传性代谢性疾病	inherited metabolic diseases
遗传性蛋白 S 缺乏症	hereditary protein S deficiency
遗传性癫痫伴热性惊厥附加症	febrile seizures plus，genetic epilepsy with febrile seizures plus
遗传性耳聋伴癫痫	hereditary hearing loss with epilepsy
遗传性耳聋伴色素性视网膜炎（或）视网膜病	hereditary hearing loss with retinitis pigmentosa/or retinal disease
遗传性耳聋伴周围神经病	hereditary hearing loss and nerve disease
遗传性发作性无力症	adynamia episodica hereditaria
遗传性非淀粉样变性脑小血管病	inherited or genetic small vessel diseases distinct from cerebral amyloid angiopathy

遗传性非进行性舞蹈病	hereditary nonprogressive chorea
遗传性感觉和自主神经病	hereditary sensory and autonomic neuropathies, HSAN
遗传性感觉神经根神经病	hereditary radicular sensory neuropathy, HSN
遗传性感觉性神经病	hereditary sensory neuropathy
遗传性高尿酸血症	hereditary hyperuricemia
遗传性共济失调	hereditary ataxia, HA
遗传性共济失调肌萎缩综合征	congenital ataxia-myoatrophy syndrome
遗传性果糖不耐症	hereditary fructose intolerance
遗传性过度惊跳综合征	hyperekplexia, hereditary exaggerated startle reaction syndrome, HESS
遗传性肌阵挛—肌张力障碍	inheritary myoclonus-dystonia
遗传性睑下垂	hereditary ptosis
遗传性胶原蛋白病	hereditary collagen disease, HCD
遗传性进行性耳蜗和前庭萎缩	hereditary progressive cochleovestibular atrophies
遗传性痉挛性截瘫	hereditary spastic paraplegia, HSP
遗传性痉挛性截瘫伴慢性多发性神经病	hereditary spastic paraplegia with chronic polyneuropathy
遗传性抗凝血酶Ⅲ缺乏症	hereditary antithrombin III deficiency
遗传性梅尼埃病	hereditary Meniere's disease
遗传性弥漫性脑白质病变合并球状轴索	hereditary diffuse leukoencephalopathy with neuroaxonal spheroids, HDLS
遗传性脑出血性淀粉样病	hereditary cerebral hemorrhage with amyloidosis
遗传性舞蹈病	hereditary chorea
遗传性系统性脑血管病	hereditary systemic angiopathy, HSA
遗传性血管病、肾病、动脉瘤和肌肉痉挛综合征	hereditary angiopathy, nephropathy, aneurysms and muscle cramps syndrome, HANAC syndrome
遗传性血管性视网膜病	hereditary vascular retinal disease, HVR
遗传性压力敏感性周围神经病	hereditary pressure-sensitive peripheral neuropathy
遗传性压迫易感性神经病	hereditary neuropathy with liability to pressure palsies, HNPP
遗传性运动感觉性周围神经病	hereditary motor and sensory neuropathy, HMSN
遗传性运动神经元病	hereditary motor neuron disease
遗传性运动神经元病	hereditary motor neuropathy, HMN
遗传性周围神经病	hereditary peripheral neuropathy
遗忘型 MCI	amnestic MCI, aMCI
遗忘虚构综合征	Korsakoff syndrome
疑病症	hypochondriasis
乙酰胆碱受体抗体	acetylcholine receptor- antibody, AChR-Ab
乙酰水杨酸过量性头痛	acetylsalicylic acid-overuse headache
乙状窦血栓性静脉炎	thrombophlebitis of sigmoid sinus
异己手综合征	alien hand syndrome, AHS
异染性脑白质营养不良/异染性白质脑病/硫脂沉积病/格林费尔德综合征	metachromatic leukodystrophy/Greenfield syndrome
异态睡眠	parasomnia
异戊酸血症	isovaleric acidemia
异烟肼	isoniazid
异烟肼多发性神经病	isoniazid polyneuropathy
抑郁状态	depression state
易变性痉挛	mobile spasm

易栓症	antithrombopathy
疫苗接种后脑脊髓炎	postvaccinal encephalomyelitis
意识模糊性觉醒	confusional arousals
意义未明的单克隆丙种球蛋白病	monoclonal gammopathy of undetermined significance, MGUS
翼腭窝综合征	fossa pterygopalatina syndrome
翼管神经痛	vidian neuralgia
癔病性假性痴呆	hysterical pseudo dementia
音乐钟综合征	des spieluhr syndrome
引起通道开关模式动力学改变的突变	mutations causing mode-switching kinetics
蚓部综合征	vermis syndrome
隐匿性脑梗死	silent brain infarction, SBI
隐球菌脑膜炎相关脊髓蛛网膜炎	cryptococcal meningitis related spinal arachnoiditis
隐球菌性脑膜炎	cryptococcosis meningitis
隐神经损害	saphenous nerve damage
隐神经痛综合征	saphenous neuralgia syndrome
隐性遗传性肾性酸中毒和神经性耳聋	recessive renal acidosis and neural hearing loss
隐性遗传早发性神经性耳聋	recessive early-onset neural deafness
隐源性栓塞	cryptogenic embolism
婴儿癫痫伴游走性局灶性发作	epilepsy of infancy with migrating focal seizures, EIMFS
婴儿癫痫性痉挛综合征/IESSDravet 综合征	infantile epileptic spasm syndrome/Dravet syndrome, DS
婴儿肌阵挛癫痫	myoclonic epilepsy infancy, MEI
婴儿间脑综合征	diencephalic syndrome of early infancy
婴儿僵人综合征	stiff baby syndrome
婴儿进行性脑灰质营养不良综合征	poliody strophia cerebri progressive infentilism
婴儿神经轴索营养不良	infantile neuroaxonal dystrophy, INAD
婴儿型脊髓小脑共济失调	infantile-onset spinocerebellar ataxia, IOSCA
婴儿型脊髓性肌萎缩	infantile spinal muscular atrophy
婴儿型唾液酸贮积症	infantile sialicacid storage disease, ISSD
婴儿原发性中枢性睡眠呼吸暂停	primary central sleep apnea of infancy
樱桃红斑肌阵挛综合征	cherry-red spot myoclonus syndrome
营养缺乏性多发性神经病	nutritional deficiency polyneuropathy
营养缺乏性弱视	deficiency amblyopia
营养性脊肌痉挛及共济失调综合征	nutritional spinal spastic and ataxic syndrome
营养障碍性视神经病	nutritional optic neuropathy
硬斑病	morphea
硬化黏液性水肿	scleromyxedema
硬脊膜穿刺术后头痛	post-dural puncture headache
硬脊膜动静脉畸形	spinal dural arteriovenous fistulae
硬脊膜动静脉瘘	dural arteriovenous fistula
硬脊膜外脓肿	spinal epidural abscess
硬脊膜下脓肿和脊髓内脓肿	subdural and intraspinal abscesses
硬膜病	dural disease
硬膜外血肿	epidural hematoma
硬膜外脂肪增多症	spinal epidural lipomatosis, SEL
硬膜下血肿	subdural hematoma, SDH

硬脑膜动静脉瘘   dural arteriovenous fistulas, DAVF

硬脑膜动静脉瘘的头痛   headache attributed to dural arteriovenous fistula

硬皮病   scleroderma

幽闭恐惧症   claustrophobia

有典型先兆偏头痛   migraine with typial aura

有机氟类农药   organofluorine pesticides

有机汞类农药   mercuric hydrocarbon pesticides

有机化合物所致精神障碍   mental disorders due to organic compound

有机磷类农药中毒   organophosphate pesticides poisoning

有机磷农药中毒后周围神经病变   organophosphate induced delayed polyneuropathy, OPIDP

有机磷酸酯中毒   organophosphate poisoning

有机氯类农药   chloroinated hydrocarbon pesticides

有脑干先兆偏头痛   migraine with brainstem aura

有先兆偏头痛   migraine with aura

幼年黏液性水肿   juvenile myxedema

幼年型脊髓性肌萎缩   intermediate spinal muscular atrophy

幼年性息肉病和遗传性毛细血管扩张症综合征   juvenile polyposis and hereditary haemorrhagic telangiectasia, JPHT

鱼鳞癣—癫痫—智能发育障碍综合征   ichthyosis-epilepsy-oligophrenia syndrome

鱼鳞癣样红皮症—痉挛性截瘫—智力发育不全综合征   ichthyosis-spastic diplegia-oligophrenia syndrome

鱼肉毒素   ciguatoxin

鱼肉毒素鱼类   fish of muscle toxin

语义性痴呆   semantic dementia, SD

原虫及蠕虫脑膜炎   protozoan and helminthic meningitis

原发淀粉样变性   primary amyloidosis, PA

原发进展型 MS   primary progressive multiple sclerosis, PPMS

原发型 MODS   rapid single-phase MOF

原发性侧索硬化   primary lateral sclerosis, PLS

原发性干燥综合征   primary Sjögren's syndrome, pSS

原发性高草酸尿症   primary hyperoxaluria, PH

原发性肌张力障碍   primary dystonia

原发性进行性失语   primary progressive aphasia, PPA

原发性咳嗽性头痛   primary cough headache

原发性劳力性头痛   primary exercise headache

原发性扭转痉挛   idiopathic torsion dystonia, ITD

原发性帕金森病   idiopathic Parkinson's disease

原发性霹雳样头痛   primary thunderclap headache

原发性胼胝体变性   primary degeneration of the corpus callosum

原发性轻链型淀粉样变   primary systemic amyloidosis

原发性醛固酮增多性低钾性无力   hypokalemic weakness in primary aldosteronism

原发性醛固酮增多症   primary aldosteronism, PA

原发性肉碱缺乏性肌病   primary carnitine deficiency myopathy

原发性肾上腺皮质功能减退症   adrenocortical hypofunction

原发性视网膜色素变性   retinitis pigmentosa, RP

原发性性活动相关性头痛   primary headache associated with sexual activity

原发性遗尿症   primary enuresi

原发性针刺样头痛	primary stabbing headache, PSH
原发性震颤	essential tremor, ET
原发性中枢神经系统淋巴瘤	primary central nervous system lymphoma, PCNSL
原发性中枢神经系统血管炎	primary angiitis of the central nervous system, PACNS
原发性中枢神经系统血管炎的头痛	headache attributed to primary angiitis of the central nervous system, PACNS
原发性中枢性睡眠呼吸暂停	idiopathic central sleep apnea
原发性自身免疫性小脑性共济失调	primary autoimmune cerebellar ataxia, PACA
原钙黏附蛋白 19 簇集性癫痫	PCDH19 clustering epilepsy
原因不明脑脊髓炎	encephalomyelitis of unknown origin
圆形头痛	nummular headache
圆锥马尾综合征	conus and cauda equina syndrome
远端对称性感觉和运动神经病变	distal symmetric sensory and motor neuropathy
远端获得性脱髓鞘性对称性神经病	distal acquired demyelinating symmetric neuropathy, DADS
远端型脊髓性肌萎缩	distal spinal muscular atrophy
远端性肌营养不良症	distal muscular dystrophy
远期症状性	remote symptomatic
月经性癫痫	catamenial epilepsy
阅读诱发的癫痫	epilepsy with read induced seizure, EwRIS
晕动症	motion sickness
晕厥	syncope
运动神经元病	motor neuron disease, MND
运动相关睡眠障碍	exercise related sleep disorders
运动易化试验	post exercise facilitation, PEF

Z

再出血	recurrence of hemorrhage
再生障碍性贫血	aplastic ania, AA
脏器肿大	organomegaly
早产儿基质（室管膜下）出血	matrix（subependymal）hemorrhage in premature infants
早产儿原发性中枢性睡眠呼吸暂停	primary central sleep apnea in premature infancy
早发型帕金森病	early-onset Parkinson disease, EOPD
早发性伴眼球运动失用性共济失调	ataxia with oculomotor apraxia, AOA
早发性帕金森综合征—肌张力障碍	early-onset parkinsonism with dystonia
早发性婴儿发育性癫痫性脑病	early infantile DEE, EIDEE
早老素 1	presenilin 1, PS1
早老素 2	presenilin 2, PS2
早老症	progenia
早期 SE	early SE/impending SE
早期短暂型	early transient type
早期呼吸衰竭型远端肌病	distal myopathy with early respiratory failure
早期肌阵挛脑病	early myoclonic encephalopathy, EME
早期视交叉前视神经压迫综合征	incipient prechiasmal optic nerve compression
造影/手术相关栓塞	shadow / surgical - related embolization
掌短肌痉挛综合征	palmaris brevis spasm syndrome
真菌感染	fungal infections

真性红细胞增多症　　　　　　　　　　　　polycythemia vera，PV

枕骨大孔综合征　　　　　　　　　　　　　foramen magnum syndrome

枕髁—颈静脉孔综合征　　　　　　　　　　collet-sicard syndrome

枕神经痛　　　　　　　　　　　　　　　　occipital neuralgia

阵发性偏侧头痛　　　　　　　　　　　　　paroxysmal hemicranias

阵发性睡眠性血红蛋白尿　　　　　　　　　paroxysmal nocturnal hemoglobinuria，PNH

阵挛　　　　　　　　　　　　　　　　　　clonic

振动性白指　　　　　　　　　　　　　　　vibration-induced white finger，VWF

震颤　　　　　　　　　　　　　　　　　　tremor

震颤麻痹　　　　　　　　　　　　　　　　paralysis agitans

震颤麻痹—痴呆综合征　　　　　　　　　　Parkinson-dementia syndrome

镇静催眠药或抗焦虑药所致精神障碍　　　　mental disorders due to use of sedatives or hypnotics

睁眼昏迷　　　　　　　　　　　　　　　　coma vigil

正常血钾型周期性瘫痪　　　　　　　　　　normal kalemic periodic paralysis

正常压力脑积水　　　　　　　　　　　　　normal pressure hydrocephalus，NPH

正己烷　　　　　　　　　　　　　　　　　N-hexane

正染色型白质营养不良　　　　　　　　　　orthochro matic leucodystrophy

正染性脑白质营养不良　　　　　　　　　　actinic leukodystrophy

正中神经损害　　　　　　　　　　　　　　median paralysis

症状型偏头痛　　　　　　　　　　　　　　symptomatic migraine

支链氨基酸病　　　　　　　　　　　　　　branched chain aminoacidopathies

肢带型肌营养不良症　　　　　　　　　　　limb girdle muscular dystrophy，LGMD

肢端肥大症　　　　　　　　　　　　　　　acromegaly

肢端感觉异常　　　　　　　　　　　　　　acroparesthesia syndrome

肢端早老症　　　　　　　　　　　　　　　acrogeria

肢体抖动型 TIA　　　　　　　　　　　　　limb-shaking transcient ischemic attack LS-TIA

脂肪沉积性肌病　　　　　　　　　　　　　lipid storage myopathy

脂肪肉芽肿病　　　　　　　　　　　　　　lipogranulomatosis

脂肪栓塞　　　　　　　　　　　　　　　　fat embolism

脂肪栓塞综合征　　　　　　　　　　　　　fat embolism syndrome，FES

脂肪酸羟化酶相关性神经变性病　　　　　　fatty acid hydroxylase-associated neurodegeneration，FAHN

脂质沉积性肌病　　　　　　　　　　　　　lipid storage myopathy，LSM

直窦血栓形成　　　　　　　　　　　　　　straight sinus thrombosis

直立性肌阵挛　　　　　　　　　　　　　　orthostatic myoclonus

直立性震颤　　　　　　　　　　　　　　　orthostatic tremor，OT

植物状态　　　　　　　　　　　　　　　　vegetative state

指纹体肌病　　　　　　　　　　　　　　　fingerprint body myopathy

治疗后中枢性睡眠呼吸暂停　　　　　　　　central sleep apnea after treatment

致残性位置性眩晕　　　　　　　　　　　　disabling positional vertigo

致幻剂所致精神障碍　　　　　　　　　　　mental disorders due to use of hallucinogens

致死性家族性失眠症　　　　　　　　　　　fatal familial insomnia，FFI

致死性皮肤和胃肠道细动脉血栓形成　　　　lethal cutaneous and gastrointestinal arteriolar thrombosis

痣样基底细胞癌综合征　　　　　　　　　　nevoid basal cell carcinoma syndrome

痣样基底细胞瘤综合征　　　　　　　　　　nevoid basalioma syndrome

中东呼吸综合征　　　　　　　　　　　　　middle east respiratory syndrome，MERS

中毒性帕金森综合征	toxic Parkinson's syndrome
中毒性视神经病变	toxic optic neuropathy
中国餐馆综合征	Chinese restaurant syndrome
中间神经痛	nervous intermedius neuropathy
中脑导水管狭窄畸形	midbrain aqueduct stenosis deformity
中脑导水管综合征	sylvian aqlleduct syndrome
中脑动脉综合征	mesencephalic artery syndrome
中脑丘脑综合征	mesencephalothalamic syndrome
中脑中央及下丘脑综合征	midbrain central and hythalamic syndrome
中脑周围非动脉瘤性 SAH	perimesencephalic nonaneurysmal subarachnoid hemorrhage, PNSAH
中枢神经系统	central nervous system, CNS
中枢神经系统白血病	central nervous system leukemia, CNSL
中枢神经系统表面铁沉积症	superficial siderosis of the central nervous system, SSCNS
中枢神经系统结核瘤	tuberculoma of the central nervous system
中枢神经系统类鼻疽病	central nervous system melioidosis
中枢神经系统毛霉菌病	trichomoniasis of the central nervous system
中枢神经系统念珠菌病	candidiasis of the central nervous system
中枢神经系统曲霉菌病	aspergillosis of the central nervous system
中枢神经系统脱髓鞘疾病	central nervous system demyelinating diseases
中枢神经细胞瘤	central neurocytoma
中枢性神经病理性疼痛	central neuropathological pain
中枢性睡眠呼吸暂停伴陈—施呼吸	central sleep apnea with cheyne-strokes breathing, CSA-CSB
中枢性睡眠呼吸暂停综合征	central sleep apnea syndromed, CSAS
中枢性睡眠增多	central narcolepsy
中枢性疼痛	central pain
中枢性阵发性位置性眩晕	central paroxysmal positional vertigo, CPPV
中枢和周围神经系统脱髓鞘疾病	combined central and peripheral demyelination, CCPD
中暑	heat illness
中央变异型 PRES	posterior reversible encephalopathy syndrome, PRES
中央动脉综合征	central artery syndrome
中央核肌病	centronuclear or myotubular myopathy
中央轴空病	central core disease
肿瘤细胞栓塞	tumor cell embolism
肿瘤相关的视网膜病	cancer-associated retinopathy
肿瘤性脊髓空洞症	neoplastic syringomyelia
肿瘤引起的帕金森综合征	Parkinson's syndrome caused by tumor
重叠性肌炎	overlapping myositis
重复神经电刺激	repetitive nerve stimulation, RNS
重金属所致精神障碍	mental disorders due to heavy metals
重金属中毒	heavy metal poisoning
重症肌无力	myasthenia gravis, MG
重症肌无力 Lambert-Eaton 叠加综合征	myasthenia gravis Lambert- Eaton overlap syndrome, MLOS
重症脑损伤	severe brain injury
舟状头畸形	scaphocephaly
周末夜间麻痹	Saturday night palsy

周期性动眼神经痉挛与瘫痪	cyclic oculomotor spasm and paralysis
周期性动眼神经麻痹综合征	axenfeld Schürenberg syndrome
周期性呕吐综合征	cyclic vomiting syndrome
周期性偏侧舌麻木	periodic hemilingual numb ness
周期性瘫痪	periodic paralysis
周期性肢体运动障碍	periodic limb movements disorder, PLMD
周围神经病	peripheral neuropathy, PN
周围神经病起病的抗 CV2/CRMP5 抗体阳性副肿瘤综合征	anti-CV2 / CRMP5 antibody positive on the onset of peripheral neuropathy paraneoplastic syndrome
周围神经肿瘤	tumors of peripheral nerves
周围性眼肌麻痹	peripheralophthalmoplegia
轴性肌病	axial myopathy
肘管综合征	cubital tunnel syndrome
昼夜节律睡眠觉醒障碍	circadian rhythm sleepwake disorder, CRSWD
侏儒症	dwarfism
猪链球菌病	swine streptococcsis
蛛网膜囊肿	arachnoid cyst
蛛网膜下腔出血	subarachnoid hemorrhage, SAH
蛛网膜型	arachnoid type
主动脉狭窄	aortic stenosis, aorta angusta
转甲状腺素相关遗传性淀粉样变性	transthyretin-associated hereditary amyloidosis
椎管内寄生虫病	intraspinal parasitosis
椎管内结核瘤	intravertebral tuberculoma
椎管狭窄症	spinal canal stenosis disease
椎—基底动脉盗血综合征	vertebrobasilar steal syndrome
椎—基底动脉缺血综合征	vertebral-basal artery ischemia syndrome
椎—基底动脉系统 TIA	vertebrobasilar artery system transient ischemic attack
椎—基底动脉延长扩张症	vertebrobasilar dolichoectasia, VBD
椎间盘突出症	protrusion of intervertebral disc
椎体疾病	vertebral disease
锥体虫病	trypanosomiasis
锥体束—锥体外束联合变性	lhermitte-cornil-quesnel syndrome
着色性干皮病	xeroderma pigmentosum, XP
子痫前期或子痫的头痛	headache attributed to pre-eclampsia or eclampsia
自闭学者	autistic savant
自动酿酒综合征	auto-brewery syndrome, ABS
自动症	automatism
自发性低颅压的头痛	headache attributed to spontaneous intracranial hypotension
自身免疫性胶质纤维酸性蛋白星型胶质细胞病	autoimmune glial fibrillary acidic protein astrocytopathy, GFAP-A
自身免疫性郎飞结病	autoimmuneNodopathy, AN
自身免疫性脑炎	autoimmune encephalitis, AE
自身免疫性自主神经节病	autoimmune auto-nomic ganglionopathy, AAG
自限性家族性新生儿—婴儿癫痫	self-limited familial neonatal-infantile epilepsy, SeLNIE
自由生活阿米巴	free-living amoebae
自主神经反射障碍的头痛	headache attributed to autonomic dysreflexia
自主神经功能障碍	autonomic dysfunction

足冻伤	trench foot
足灼烧综合征	burning feet syndrome
卒中后中枢性痛	central post-stroke pain，CPSP
卒中预警综合征	stroke warning syndrome，SWS
阻塞性脑积水	obstructive hydrocephalus
阻塞性睡眠呼吸暂停低通气综合征	obstructive sleep apnea hypopnea syndrome，OSAHS
阻塞性睡眠呼吸暂停综合征	obstructive sleep apnea syndromes，OSAS
组氨酸血症	histidinemia
组胺诱发的头痛	histamine-induced headache
组织蛋白酶 A	cathepsin A
组织细胞坏死性淋巴结炎	histiocytic necrotic lymphadenitis，HNL
坐骨神经痛	sciatica

1 脑血管疾病

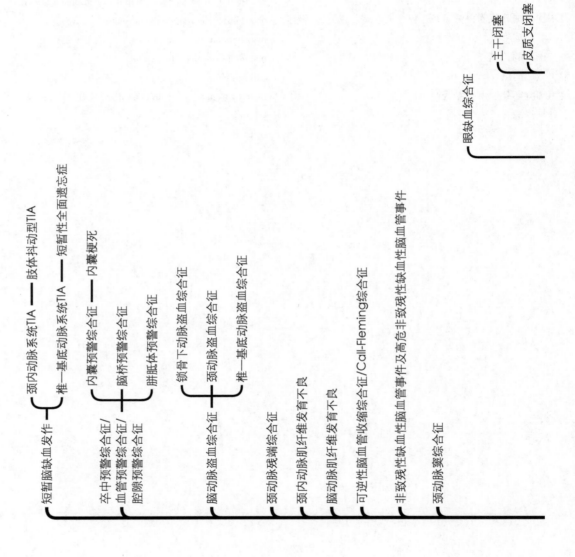

1 脑血管疾病

短暂脑缺血发作 ┬ 颈内动脉系统TIA ── 肢体抖动型TIA
　　　　　　　 └ 椎—基底动脉系统TIA ── 短暂性全面遗忘症

卒中预警综合征/
血管预警综合征/ ┬ 内囊预警综合征 ── 内囊梗死
腔隙预警综合征 ┼ 脑桥预警综合征
　　　　　　　 └ 胼胝体预警综合征

脑动脉盗血综合征 ┬ 锁骨下动脉盗血综合征
　　　　　　　　 ┼ 颈动脉盗血综合征
　　　　　　　　 └ 椎—基底动脉盗血综合征

颈动脉残端综合征

颈内动脉肌纤维发育不良

脑动脉肌纤维发育不良

可逆性脑血管收缩综合征/Call-Fleming综合征

非致残性缺血性脑血管事件及高危非致残性缺血性脑血管事件

颈动脉窦综合征

眼缺血综合征 ┬ 主干闭塞
　　　　　　 └ 皮质支闭塞

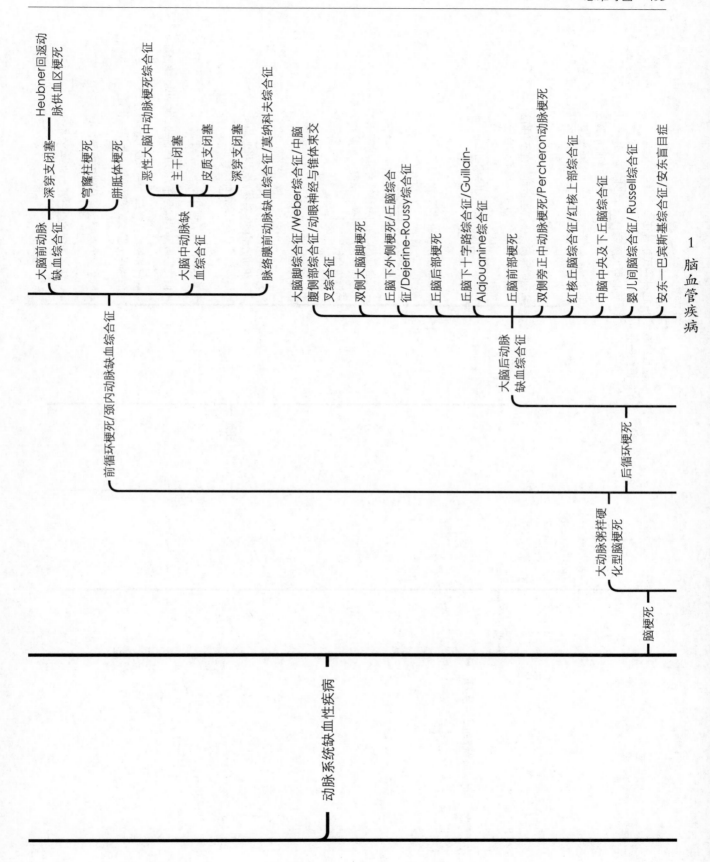

1 脑血管疾病

动脉系统缺血性疾病
├─ 脑梗死
    └─ 大动脉粥样硬化型脑梗死
        ├─ 前循环梗死/颈内动脉缺血综合征
        │   ├─ 大脑前动脉缺血综合征
        │   │   ├─ 深穿支闭塞 ── Heubner回返动脉供血区梗死
        │   │   ├─ 穹窿柱梗死
        │   │   └─ 胼胝体梗死
        │   ├─ 大脑中动脉缺血综合征
        │   │   ├─ 恶性大脑中动脉梗死综合征
        │   │   ├─ 主干闭塞
        │   │   ├─ 皮质支闭塞
        │   │   └─ 深穿支闭塞
        │   └─ 脉络膜前动脉缺血综合征/莫纳科夫综合征
        └─ 后循环梗死
            └─ 大脑后动脉缺血综合征
                ├─ 大脑脚综合征/Weber综合征/中脑腹侧部综合征/动眼神经与锥体束交叉综合征
                ├─ 双侧大脑脚梗死
                ├─ 丘脑下外侧梗死/丘脑综合征/Dejerine-Roussy综合征
                ├─ 丘脑后部梗死
                ├─ 丘脑下十字路综合征/Guillain-Alajouanine综合征
                ├─ 丘脑前部梗死
                ├─ 双侧旁正中动脉梗死/Percheron动脉梗死
                ├─ 红核丘脑综合征/红核上部综合征
                ├─ 中脑中央及下丘脑综合征
                ├─ 婴儿间脑综合征/Russell综合征
                └─ 安东—巴宾斯基综合征/安东盲症

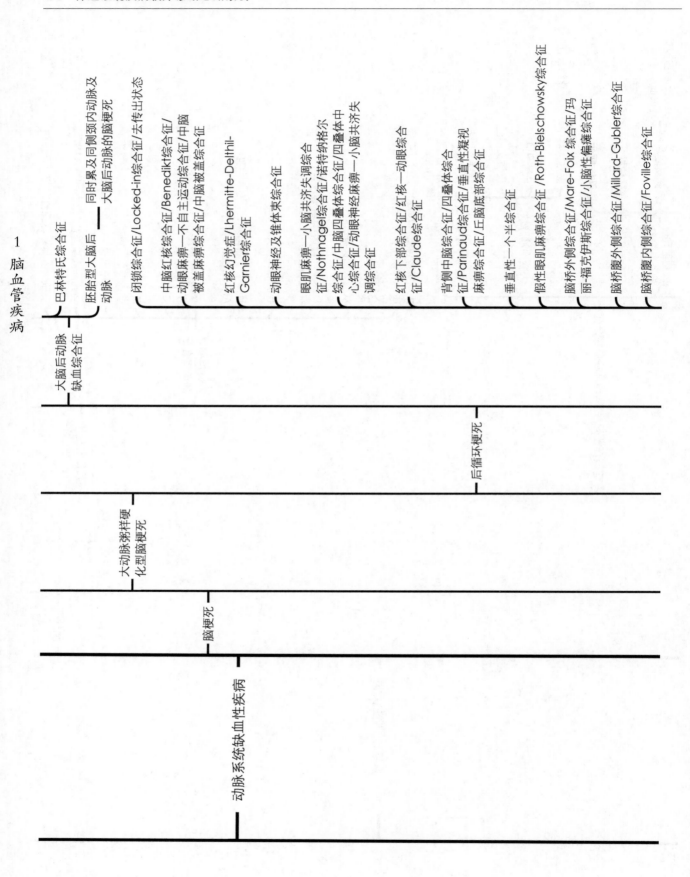

1　脑血管疾病

动脉系统缺血性疾病
脑梗死
大动脉粥样硬化型脑梗死
后循环梗死

大脑后动脉缺血综合征

巴林特氏综合征

胚胎型大脑后动脉
同时累及同侧颈内动脉及大脑后动脉的脑梗死

闭锁综合征/Locked-in综合征/去传出状态
中脑红核综合征/Benedikt综合征/动眼麻痹—不自主运动综合征/中脑被盖麻痹综合征/中脑被盖综合征
红核幻觉症/Lhermitte-Deithil-Garnier综合征
动眼神经及锥体束综合征
眼肌麻痹—小脑共济失调综合征/Nothnagel综合征/诺特纳格尔综合征/中脑四叠体综合征/四叠体中心综合征/中脑四叠体麻痹—小脑共济失调综合征
红核下部综合征/红核—动眼综合征/Claude综合征
背侧中脑综合征/四叠体综合征/Parinaud综合征/垂直性凝视麻痹综合征/丘脑底部综合征
垂直性一个半综合征
假性眼肌麻痹综合征/Roth-Bielschowsky综合征
脑桥外侧综合征/Mare-Foix综合征/玛丽-福克斯伊斯综合征/小脑性偏瘫综合征
脑桥腹外侧综合征/Millard-Gubler综合征
脑桥腹内侧综合征/Foville综合征

1　脑血管疾病

椎－基底动脉缺血综合征

- 脑桥上部外侧综合征/脑桥综合征/Raymond-Cestan综合征/脑桥上型综合征/脑桥被盖下部综合征/小脑上动脉综合征 —— 急性对称性小脑中脚梗死
- 分离综合征/Foville上型综合征/侧向注视
- 脑桥中部外侧综合征
- 脑桥下部外侧综合征
- 双侧脑桥梗死
- 内侧丘系、锥体束和内侧纵束综合征
- 基底动脉尖综合征
- 上行疝综合征
- 中脑动脉综合征
- 交叉性麻痹综合征/贝尔交叉麻痹综合征
- Wallenberg综合征/延髓背外侧综合征
- 小脑前下动脉闭塞综合征/小脑后下动脉闭塞综合征
- 小脑中、下脚综合征/Guillain-Alajouanine-Bertraud-Garcin综合征
- 延髓外侧部综合征/Cestan-Chenais综合征
- Opalski综合征
- Wernekink联合综合征/中脑联合综合征
- 核性眼肌麻痹

1　脑血管疾病

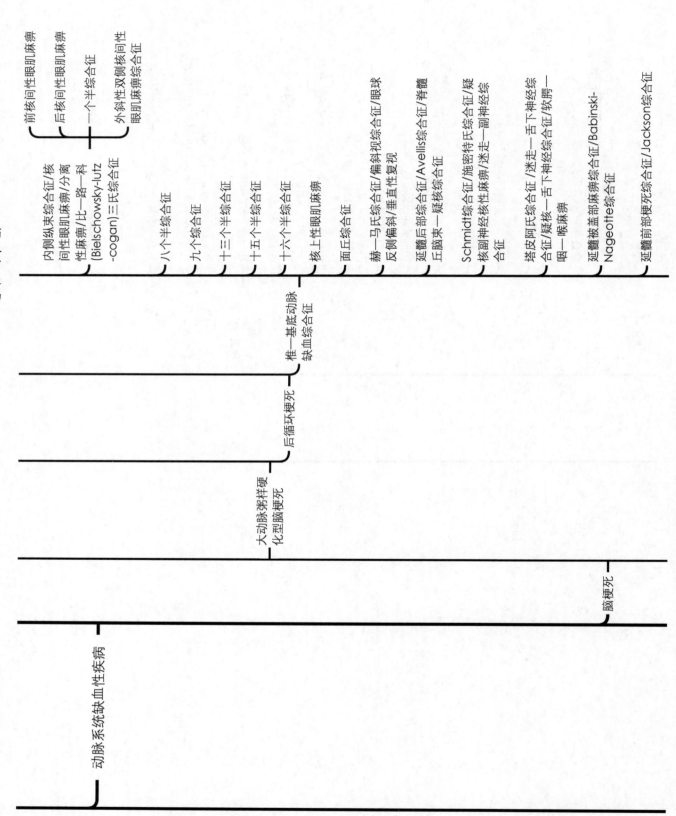

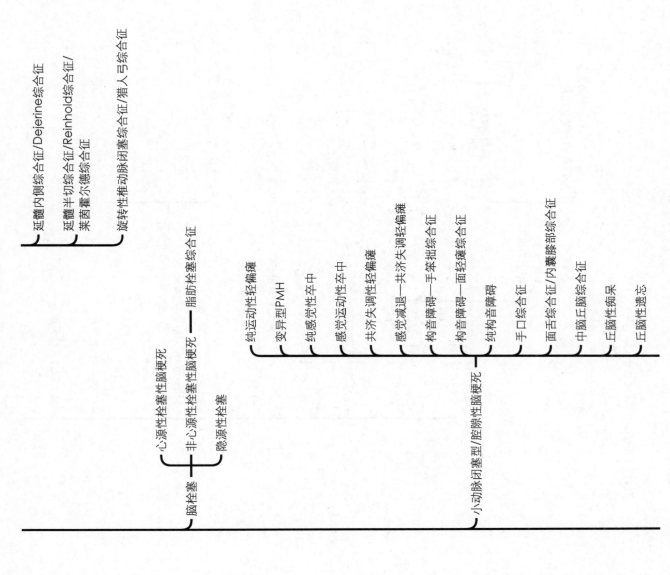

1 脑血管疾病

延髓内侧综合征/Dejerine综合征
延髓半切综合征/Reinhold综合征/
莱茵霍尔德综合征
旋转性椎动脉闭塞综合征/猎人弓综合征

脑栓塞
心源性栓塞性脑梗死
非心源性栓塞性脑梗死 —— 脂肪栓塞综合征
隐源性栓塞

小动脉闭塞型/腔隙性脑梗死
纯运动性轻偏瘫
变异型PMH
纯感觉性卒中
感觉运动性卒中
共济失调性轻偏瘫
感觉减退—共济失调性偏瘫
构音障碍—手笨拙综合征
构音障碍—面轻瘫综合征
纯构音障碍
手口综合征
面舌综合征/内囊膝部综合征
中脑丘脑综合征
丘脑性痴呆
丘脑性遗忘

1 脑血管疾病

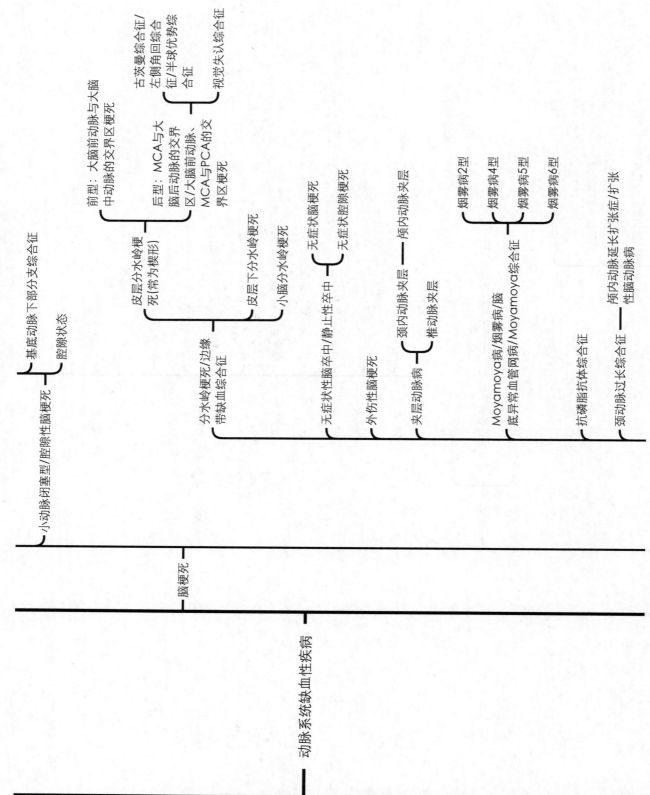

动脉系统缺血性疾病

脑梗死

小动脉闭塞型/腔隙性脑梗死
　基底动脉下部分支综合征
　腔隙状态

分水岭梗死/边缘带缺血综合征
　皮层分水岭梗死（常为楔形）
　　前型：大脑前动脉与大脑中动脉的交界区梗死
　　后型：MCA与大脑后动脉的交界区/大脑前动脉、MCA与PCA的交界区梗死
　　　古茨曼综合征/左侧角回综合征/半球优势综合征
　　　视觉失认综合征
　皮层下分水岭梗死
　小脑分水岭梗死

无症状性脑卒中
　无症状脑梗死
　无症状腔隙梗死

外伤性脑梗死

夹层动脉病
　颈内动脉夹层 —— 颅内动脉夹层
　椎动脉夹层

Moyamoya病/烟雾病/脑底异常血管网病/Moyamoya综合征
　烟雾病2型
　烟雾病4型
　烟雾病5型
　烟雾病6型

抗磷脂抗体综合征

颈动脉过长综合征
　颅内动脉延长扩张症/扩张性脑动脉病

1 脑血管疾病

其他原因脑梗死
— 椎—基底动脉延长扩张症/椎—基底动脉迂曲扩张症
— 血液疾病
— 颈动脉瘘
— 高同型半胱氨酸血症
— 出血性脑梗死
— 多发性脑梗死
— 完全性卒中
— 进展性卒中
— 可逆性缺血性神经功能缺损/小卒中
— DWI阴性脑梗死
— 脑梗死所致失语症的各种类型
  — 运动性失语/Broca失语
  — 感觉性失语/Wernicke失语
  — 传导性失语/中央型失语
  — 经皮质失语
  — 命名性失语
  — 完全性失语
— 子宫腺肌症引起的脑梗死
— 垂体卒中

不明原因脑梗死

血管周围间隙/Virchow-Robin间隙
脑微梗死

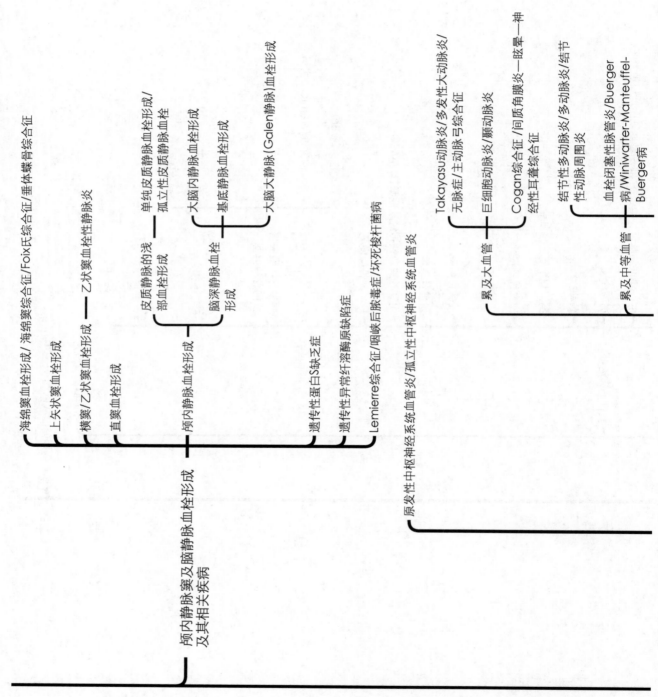

1 脑血管疾病

颅内静脉窦及脑静脉血栓形成及其相关疾病

海绵窦血栓形成/海绵窦综合征/Foix氏综合征/垂体蝶骨综合征

上矢状窦血栓形成

横窦/乙状窦血栓形成 —— 乙状窦血栓性静脉炎

直窦血栓形成

皮质静脉的浅部血栓形成
　单纯皮质静脉血栓形成/孤立性皮质静脉血栓

脑深静脉血栓形成
　大脑内静脉血栓形成
　基底静脉血栓形成
　大脑大静脉(Galen静脉)血栓形成

遗传性蛋白S缺乏症

遗传性异常纤溶酶原缺陷症

Lemierre综合征/咽峡后脓毒症/坏死梭杆菌病

原发性中枢神经系统血管炎/孤立性中枢神经系统血管炎

累及大血管
　Takayasu动脉炎/多发性大动脉炎/无脉症/主动脉弓综合征
　巨细胞动脉炎/颞动脉炎
　Cogan综合征/间质角膜炎—眩晕—神经性耳聋综合征

累及中等血管
　结节性多动脉炎/多动脉炎/结节性动脉周围炎
　血栓闭塞性脉管炎/Buerger病/Winiwarter-Manteuffel-Buerger病

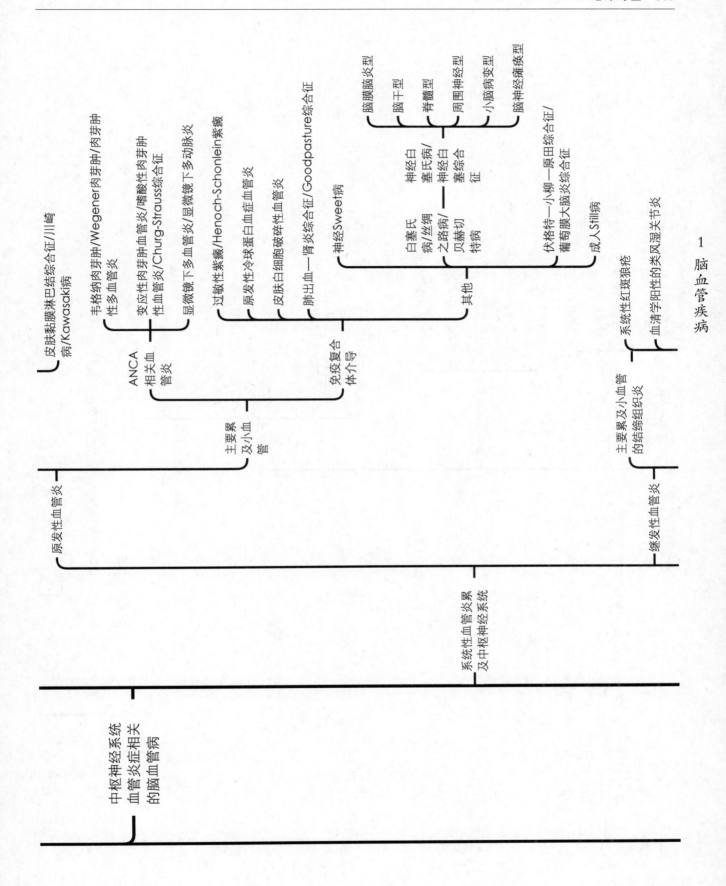

1 脑血管疾病

中枢神经系统血管炎症相关的脑血管病

系统性血管炎累及中枢神经系统

原发性血管炎

主要累及小血管

ANCA相关血管炎

- 皮肤黏膜淋巴结综合征/川崎病/Kawasaki病
- 韦格纳肉芽肿/Wegener肉芽肿/肉芽肿性多血管炎
- 变应性肉芽肿血管炎/嗜酸性肉芽肿性血管炎/Churg-Strauss综合征
- 显微镜下多血管炎/显微镜下多动脉炎

免疫复合体介导

- 过敏性紫癜/Henoch-Schonlein紫癜
- 原发性冷球蛋白血症血管炎
- 皮肤白细胞破碎性血管炎
- 肺出血—肾炎综合征/Goodpasture综合征

其他

- 神经Sweet病
- 白塞氏病/丝绸之路病/贝赫切特病——神经白塞病/神经白塞综合征
  - 脑膜脑炎型
  - 脑干型
  - 脊髓型
  - 周围神经型
  - 小脑病变型
  - 脑神经瘫痪型
- 伏格特—小柳—原田综合征/葡萄膜大脑炎综合征
- 成人Still病

继发性血管炎

主要累及小血管的结缔组织炎

- 系统性红斑狼疮
- 血清学阳性的类风湿关节炎

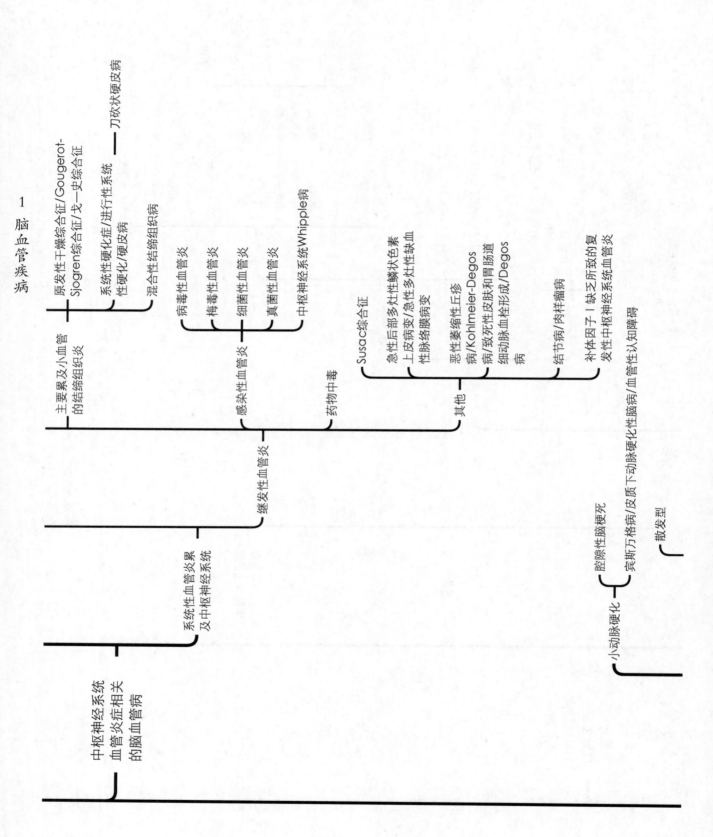

1 脑血管疾病

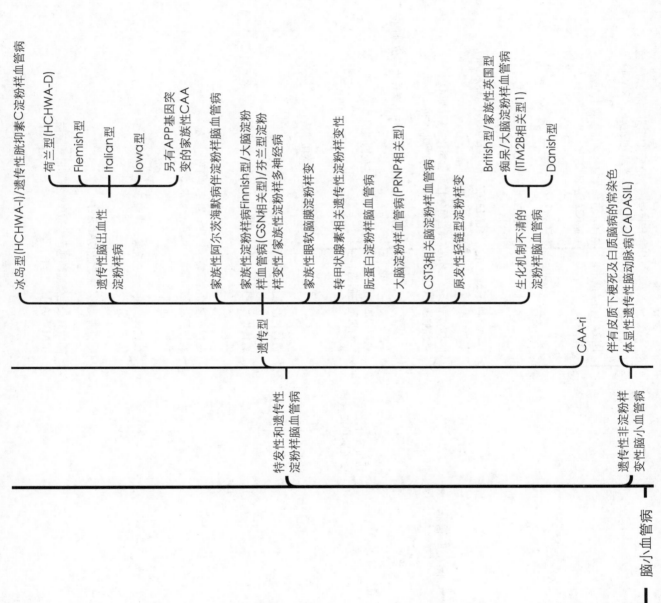

脑小血管病
├─ 特发性和遗传性脑血管淀粉样病
│ ├─ 遗传型
│ │ ├─ 遗传性脑出血性淀粉样病
│ │ │ ├─ 冰岛型(HCHWA-I)/遗传性胱抑素C淀粉样血管病
│ │ │ └─ 荷兰型(HCHWA-D)
│ │ │   ├─ Flemish型
│ │ │   ├─ Italian型
│ │ │   ├─ Iowa型
│ │ │   └─ 另有APP基因突变的家族性CAA
│ │ ├─ 家族性阿尔茨海默病伴淀粉样脑血管病
│ │ ├─ 家族性淀粉样脑血管病Finnish型/大脑淀粉样变性家族型(GSN相关型)/芬兰型淀粉样多神经病
│ │ ├─ 家族性眼脑软脑膜淀粉样变
│ │ ├─ 转甲状腺素相关遗传性淀粉样变性
│ │ ├─ 朊蛋白淀粉样脑血管病
│ │ ├─ 大脑淀粉样脑血管病(PRNP相关型)
│ │ ├─ CST3相关脑淀粉样血管病
│ │ ├─ 原发性轻链型淀粉样变
│ │ └─ 生化机制不清的淀粉样脑血管病
│ │   ├─ British型/家族性英国型痴呆/大脑淀粉样脑血管病(ITM2B相关型1)
│ │   └─ Danish型
│ └─ CAA-ri
└─ 遗传性非淀粉样变性脑小血管病
   └─ 伴有皮质下梗死及白质脑病的常染色体显性遗传性脑动脉病(CADASIL)

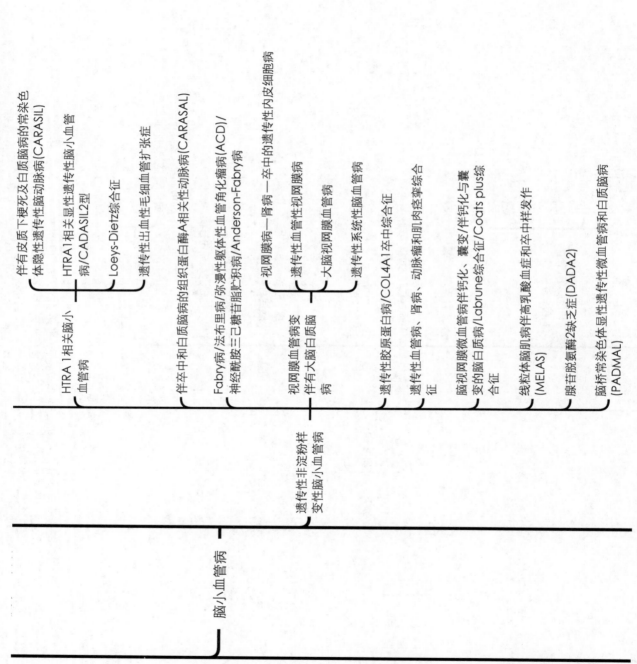

1 脑血管疾病

脑小血管病

遗传性非淀粉样变性脑小血管病

HTRA 1相关脑小血管病

伴有皮质下梗死及白质脑病的常染色体隐性遗传性脑动脉病(CARASIL)

HTRA1相关显性遗传性脑小血管病/CADASIL2型

Loeys-Dietz综合征

遗传性出血性毛细血管扩张症

伴卒中和白质病的组织蛋白酶A相关性动脉病(CARASAL)

Fabry病/法布里病/弥漫性躯体性血管角化瘤病(ACD)/神经酰胺三己糖苷脂贮积病/Anderson-Fabry病

视网膜血管病变伴有大脑白质脑病

视网膜病—肾病—卒中的遗传性内皮细胞病

遗传性血管性视网膜病

大脑视网膜血管病

遗传性系统性脑血管病

遗传性胶原蛋白病/COL4A1卒中综合征

遗传性血管病、肾病、动脉瘤和肌肉痉挛综合征

脑视网膜微血管病伴钙化、囊变/伴钙化与囊变的脑白质脑病/Labrune综合征/Coats plus综合征

线粒体脑肌病伴高乳酸血症和卒中样发作(MELAS)

腺苷脱氨酶2缺乏症(DADA2)

脑桥常染色体显性遗传性微血管病和白质脑病(PADMAL)

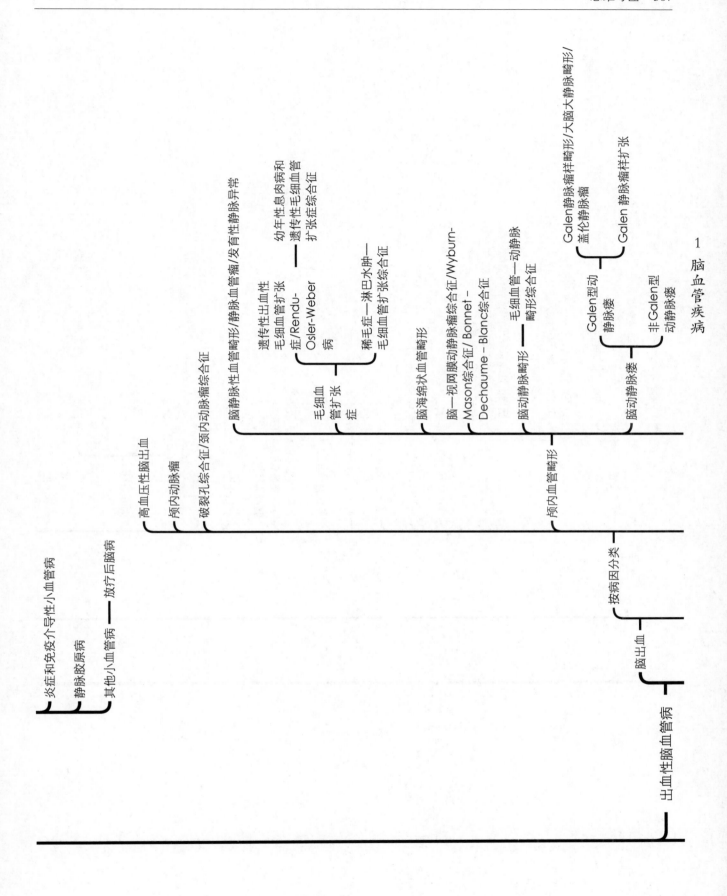

1 脑血管疾病

出血性脑血管病
├─ 脑出血
│   └─ 按病因分类
│   ├─ 炎症和免疫介导性小血管病
│   ├─ 静脉胶原病
│   ├─ 其他小血管病 —— 放疗后脑病
│   ├─ 高血压性脑出血
│   ├─ 颅内动脉瘤
│   └─ 破裂孔综合征/颈内动脉瘤综合征
└─ 颅内血管畸形
    ├─ 脑静脉性血管畸形/静脉血管瘤/发育性静脉异常
    ├─ 毛细血管扩张症
    │   ├─ 遗传性出血性毛细血管扩张症/Rendu-Osler-Weber病
    │   │   └─ 幼年性息肉病和遗传性毛细血管扩张症综合征
    │   └─ 稀毛症—淋巴水肿—毛细血管扩张综合征
    ├─ 脑海绵状血管畸形
    ├─ 脑动静脉畸形
    │   ├─ 脑—视网膜动静脉瘤综合征/Wyburn-Mason综合征/Bonnet-Dechaume-Blanc综合征
    │   └─ 毛细血管—静脉畸形综合征
    └─ 脑动静脉瘘
        ├─ Galen型动静脉瘘
        │   ├─ Galen静脉瘤样畸形/大脑大静脉畸形/盖伦静脉瘤
        │   └─ Galen静脉瘤样扩张
        └─ 非Galen型动静脉瘘

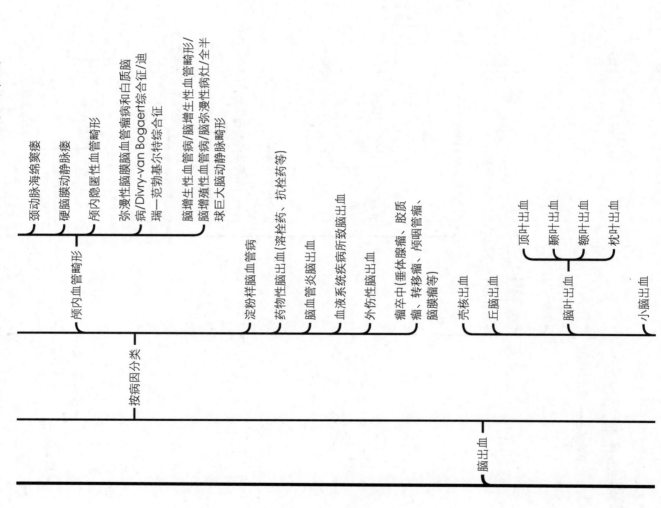

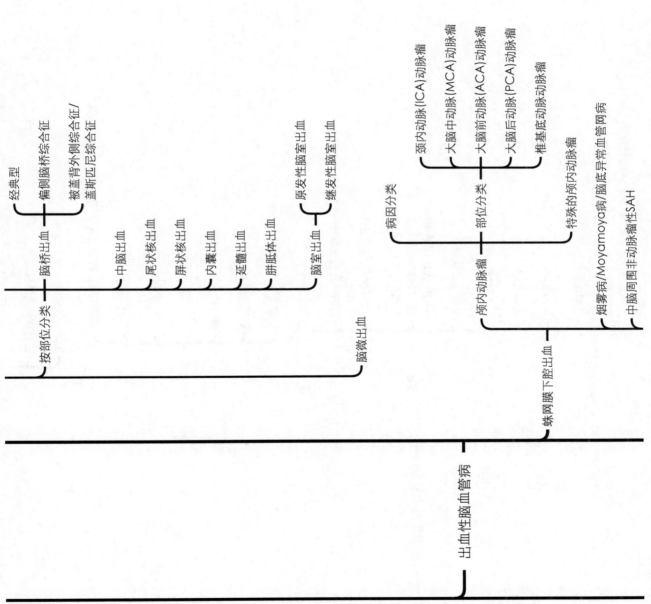

1　脑血管疾病

出血性脑血管病

脑出血

按部位分类
├─ 脑桥出血
│　　├─ 经典型
│　　├─ 偏侧脑桥综合征
│　　└─ 被盖背外侧综合征 /
│　　　　 盖斯匹尼综合征
├─ 中脑出血
├─ 尾状核出血
├─ 屏状核出血
├─ 内囊出血
├─ 延髓出血
├─ 胼胝体出血
└─ 脑室出血
　　　├─ 原发性脑室出血
　　　└─ 继发性脑室出血

脑微出血

蛛网膜下腔出血
├─ 颅内动脉瘤
│　　├─ 病因分类
│　　├─ 部位分类
│　　│　　├─ 颈内动脉(ICA)动脉瘤
│　　│　　├─ 大脑中动脉(MCA)动脉瘤
│　　│　　├─ 大脑前动脉(ACA)动脉瘤
│　　│　　├─ 大脑后动脉(PCA)动脉瘤
│　　│　　└─ 椎基底动脉动脉瘤
│　　└─ 特殊的颅内动脉瘤
├─ 烟雾病/Moyamoya病/脑底异常血管网病
└─ 中脑周围非动脉瘤性SAH

1 脑血管疾病

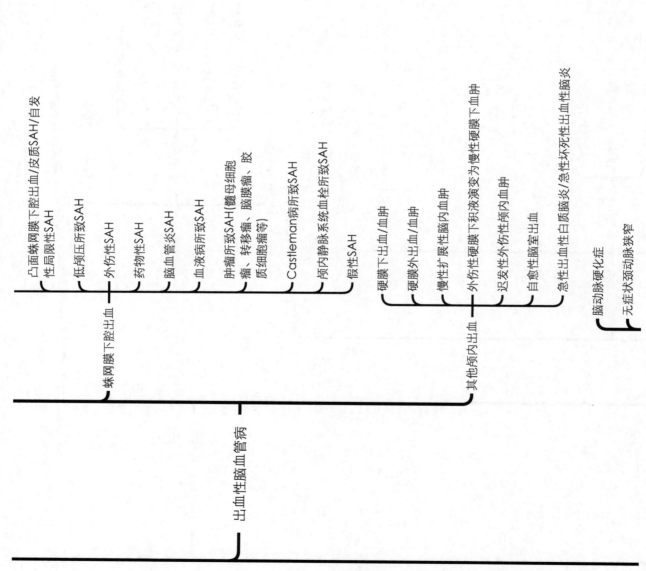

出血性脑血管病

蛛网膜下腔出血
- 凸面蛛网膜下腔出血/皮质SAH/自发性局限性SAH
- 低颅压所致SAH
- 外伤性SAH
- 药物性SAH
- 脑血管炎SAH
- 血液病所致SAH
- 肿瘤所致SAH(髓母细胞瘤、转移瘤、脑膜瘤、胶质细胞瘤等)
- Castleman病所致SAH
- 颅内静脉系统血栓所致SAH
- 假性SAH

其他颅内出血
- 硬膜下出血/血肿
- 硬膜外出血/血肿
- 慢性扩展性脑内血肿
- 外伤性硬膜下积液演变为慢性硬膜下血肿
- 迟发性外伤性颅内血肿
- 自愈性脑室出血
- 急性出血性白质脑炎/急性坏死性出血性脑炎

- 脑动脉硬化症
- 无症状颈动脉狭窄

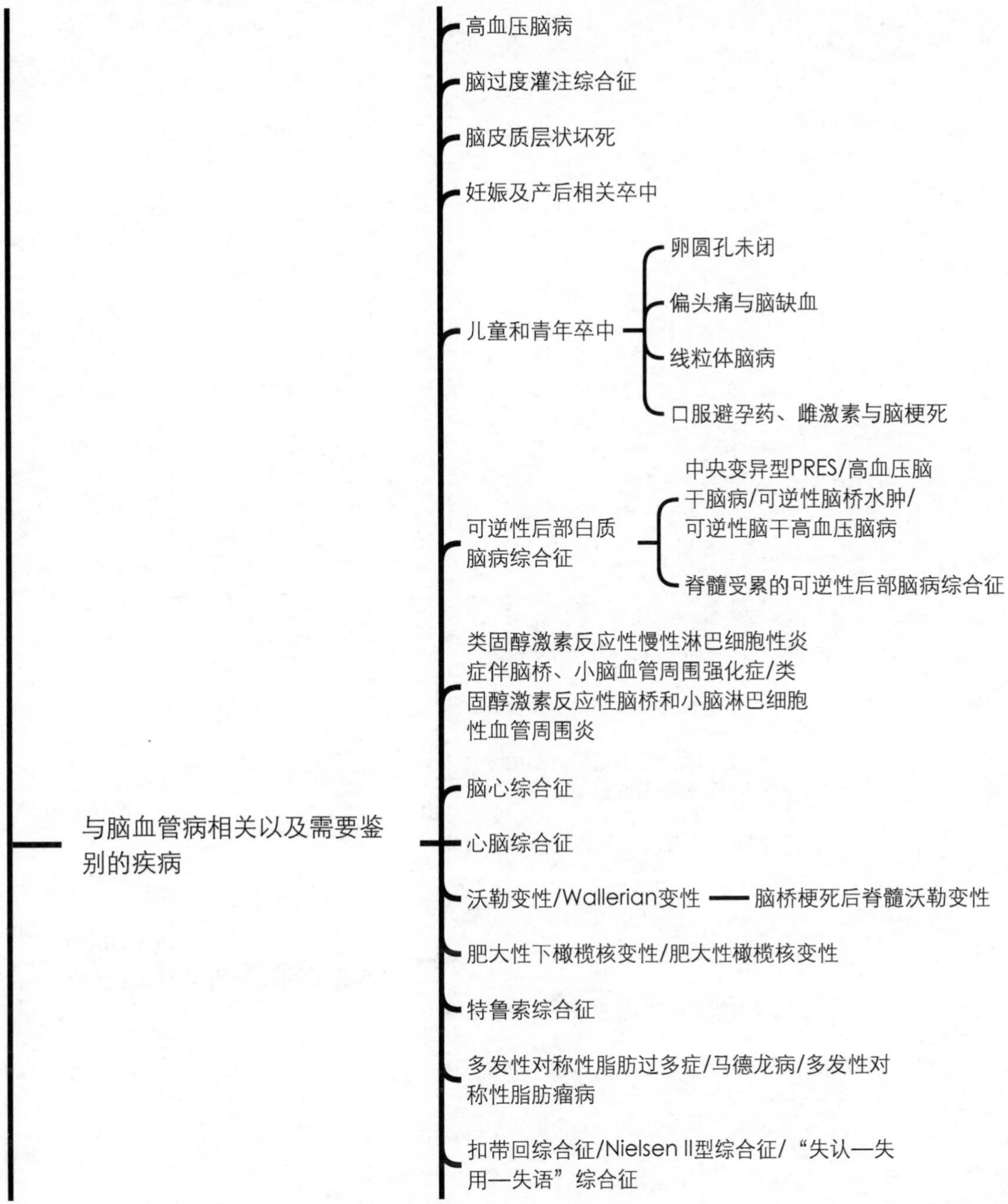

1 脑血管疾病

与脑血管病相关以及需要鉴别的疾病

- 高血压脑病
- 脑过度灌注综合征
- 脑皮质层状坏死
- 妊娠及产后相关卒中
- 儿童和青年卒中
  - 卵圆孔未闭
  - 偏头痛与脑缺血
  - 线粒体脑病
  - 口服避孕药、雌激素与脑梗死
  - 中央变异型PRES/高血压脑病/可逆性脑桥水肿/可逆性脑干高血压脑病
- 可逆性后部脑病综合征
  - 脊髓受累的可逆性后部脑病综合征
- 类固醇激素反应性慢性淋巴细胞性炎症伴脑桥、小脑血管周围强化症征类
  - 固醇激素反应性脑桥和小脑淋巴细胞性血管周围炎
- 脑心综合征
- 心脑综合征
- 沃勒变性/Wallerian变性——脑桥梗死后脊髓沃勒变性
- 肥大性下橄榄核变性/肥大性橄榄核变性
- 特鲁索综合征
- 多发性对称性脂肪过多症/马德龙病/多发性对称性脂肪瘤病
- 扣带回综合征/Nielsen II型综合征/ "失认—失用—失语" 综合征

1 脑血管疾病

与脑血管病相关以及需要鉴别的疾病

里多克氏综合征/视觉定向障碍 I 型综合征/视定向力障碍综合征/视觉失定向型综合征

贝勒库兴综合征/小脑中线综合征/蚓部综合征

布里斯托综合征/胼胝体肿瘤综合征

Ehlers-Danlos综合征/埃勒斯—当洛斯综合征

颅内肿瘤与肿瘤样病变

肺动静脉瘘相关性脑梗死

表现为脑干周围对称性颅脑MRI检查的FLAIR/DWI高信号的一类疾病

中枢神经系统表面铁沉积症

岛盖综合征/Foix-Chavany-Marie综合征

2
周围神经疾病

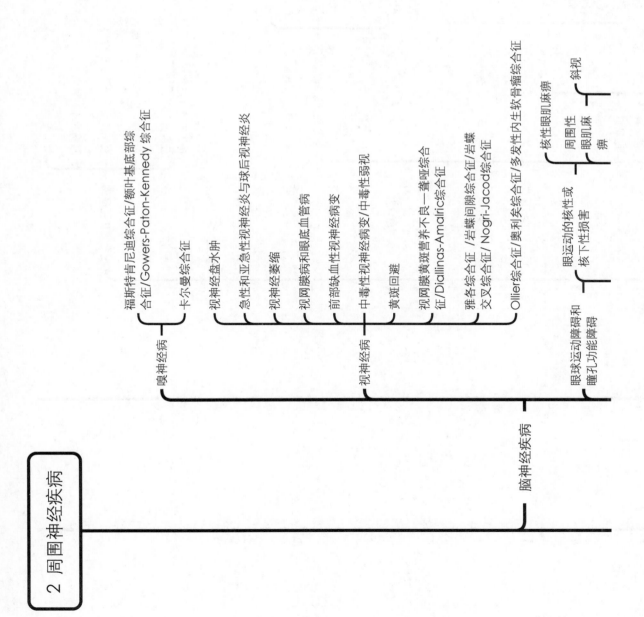

2　周围神经疾病

脑神经疾病

嗅神经病
福斯特肯尼迪综合征/额叶基底部综合征/Gowers-Paton-Kennedy 综合征
卡尔曼综合征

视神经病
视神经盘水肿
急性和亚急性视神经炎与球后视神经炎
视神经萎缩
视网膜病和眼底血管病
前部缺血性视神经病变
中毒性视神经病变/中毒性弱视
黄斑回避
视网膜黄斑营养不良—聋哑综合征/Diallinas-Amalric综合征
雅各综合征/岩蝶综合征/岩蝶交叉综合征/ Nogri-Jacod综合征
Ollier综合征/奥利关综合征/多发性内生软骨瘤综合征

眼球运动障碍和瞳孔功能障碍
眼运动的核性或核下性损害
核性眼肌麻痹
周围性眼肌麻痹
斜视

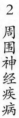

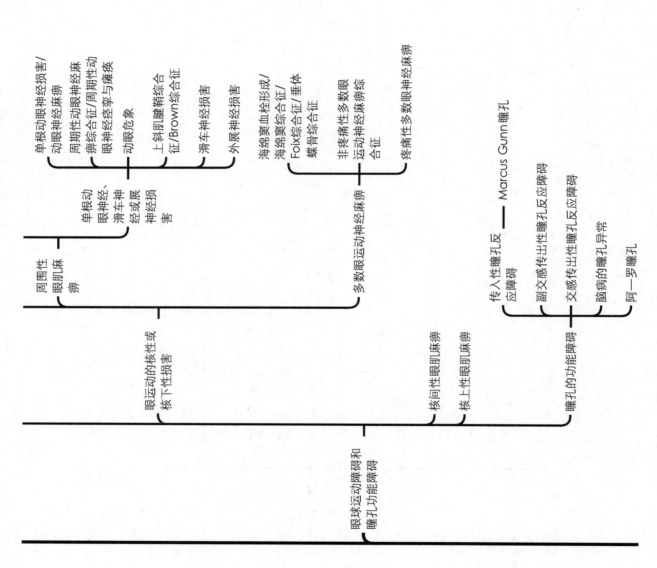

2 周围神经疾病

眼球运动障碍和瞳孔功能障碍

眼运动的核性或核下性损害

周围性眼肌麻痹

单根动眼神经损害/动眼神经麻痹

单根动眼神经、滑车神经或展神经损害

单根动眼神经麻痹

周期性动眼神经麻痹综合征/周期性动眼神经轮与瘫痪

动眼危象

上斜肌腱鞘综合征/Brown综合征

滑车神经损害

外展神经损害

多数眼运动神经麻痹

海绵窦血栓形成/海绵窦综合征

Foix综合征/蝶骨综合征

垂体综合征

非疼痛性多数眼运动神经麻痹综合征

疼痛性多数眼神经麻痹

核间性眼肌麻痹

核上性眼肌麻痹

瞳孔的功能障碍

传入性瞳孔反应障碍 —— Marcus Gunn 瞳孔

副交感传出性瞳孔反应障碍

交感传出性瞳孔反应障碍

脑病的瞳孔异常

阿—罗瞳孔

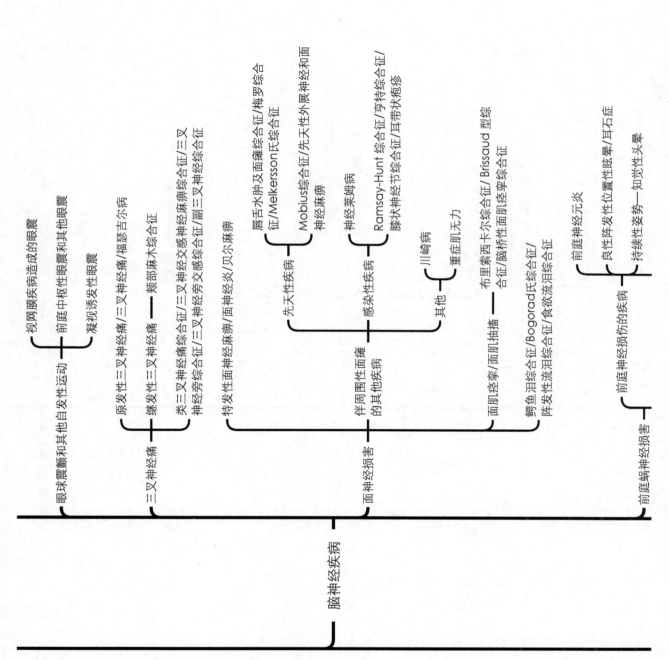

2　周围神经疾病

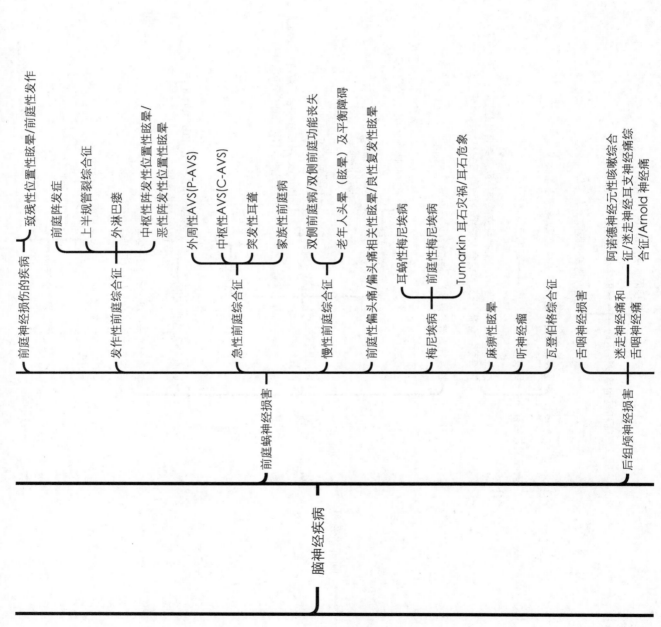

2 周围神经疾病

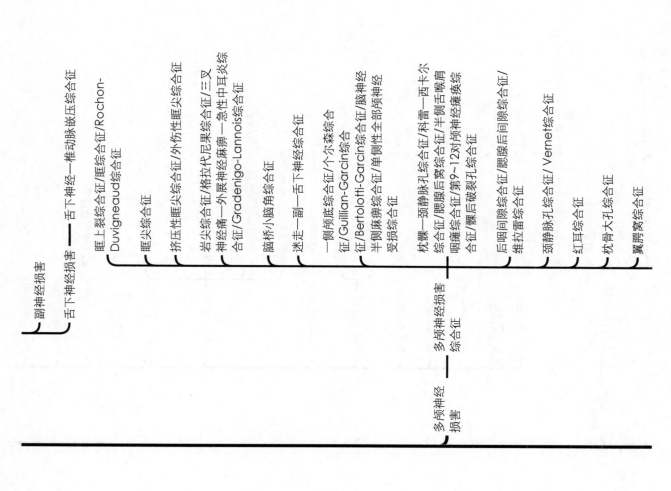

- 副神经损害
- 舌下神经损害——舌下神经—椎动脉嵌压综合征
- 眶上裂综合征/眶综合征/Rochon-Duvigneaud综合征
- 眶尖综合征
- 挤压性眶尖综合征/外伤性眶尖综合征
- 岩尖综合征/格拉代尼果综合征/三叉神经痛—外展神经麻痹—急性中耳炎综合征/Gradenigo-Lannois综合征
- 脑桥小脑角综合征
- 迷走—副—舌下神经综合征
- 一侧颅底综合征/个尔森综合征/Guillian-Garcin综合征/Bertolotti-Garcin综合征/脑神经半侧麻痹综合征/单侧性全部颅神经受损综合征
- 枕髁—颈静脉孔综合征/科雷—西卡尔综合征/腮腺后窝综合征/半侧舌喉肩综合征/第9~12对颅神经瘫换综合征/髁后破裂孔综合征
- 后咽间隙综合征/腮腺后间隙综合征/维拉雷综合征
- 颈静脉孔综合征/Vernet综合征
- 红耳综合征
- 枕骨大孔综合征
- 翼腭窝综合征

多颅神经损害——多颅神经综合征

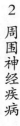

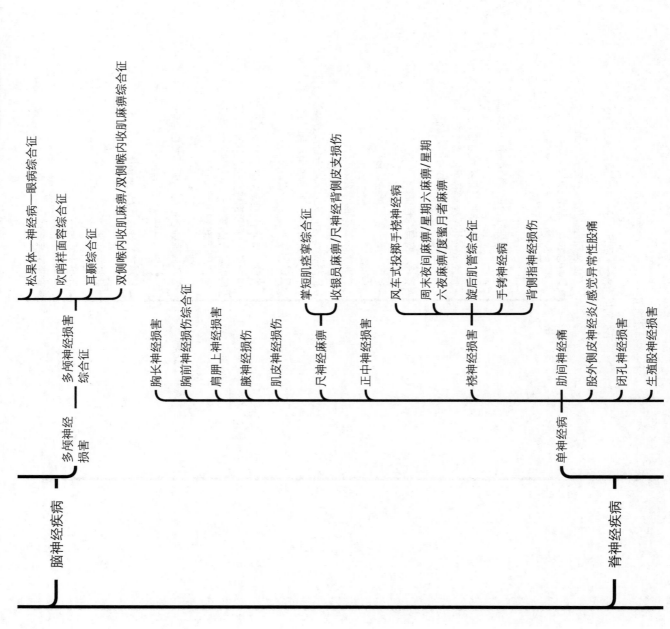

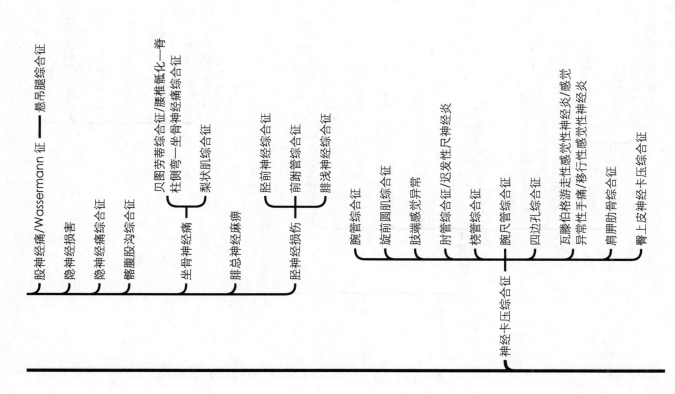

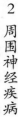

2 周围神经疾病

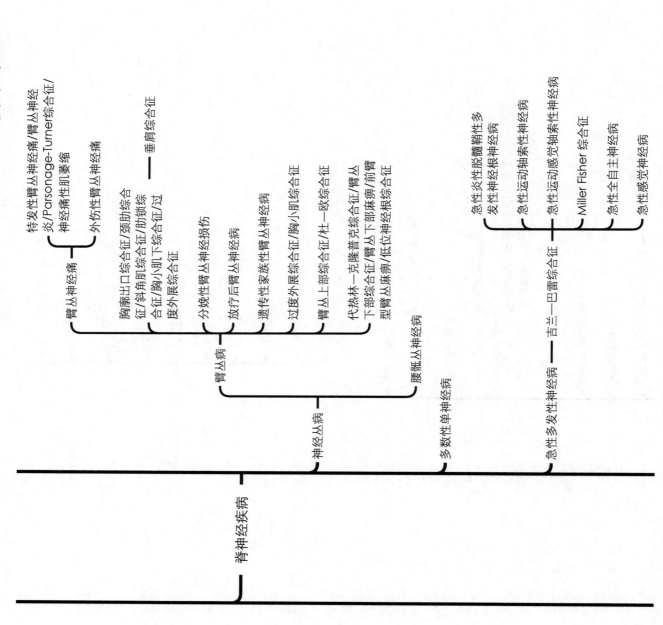

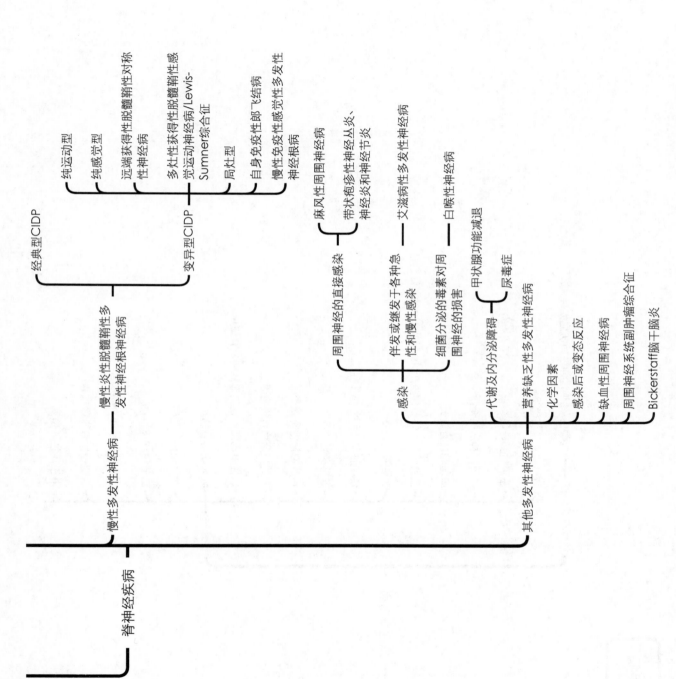

2　周围神经疾病

脊神经疾病
├─ 慢性多发性神经病 ── 慢性炎性脱髓鞘多发性神经根神经病
│   ├─ 经典型CIDP
│   │   ├─ 纯运动型
│   │   ├─ 纯感觉型
│   │   ├─ 远端获得性脱髓鞘性对称性神经病
│   │   └─ 多灶性获得性脱髓鞘性感觉运动神经病/Lewis-Sumner综合征
│   └─ 变异型CIDP
│   ├─ 局灶型
│   ├─ 自身免疫性郎飞结病
│   └─ 慢性免疫性多发性感觉脱髓鞘觉性神经根病
│
└─ 其他多发性神经病
    ├─ 感染
    │   ├─ 周围神经的直接感染
    │   │   ├─ 麻风性周围神经病
    │   │   └─ 带状疱疹性神经丛炎、神经炎和神经节炎
    │   ├─ 伴发或继发于各种急性和慢性感染 ── 艾滋病性多发性神经病
    │   └─ 细菌分泌的毒素对周围神经的损害 ── 白喉性神经病
    ├─ 代谢及内分泌障碍
    │   ├─ 甲状腺功能减退
    │   └─ 尿毒症
    ├─ 营养缺乏性多发性神经病
    ├─ 化学因素
    ├─ 感染后或变态反应
    ├─ 缺血性周围神经病
    ├─ 周围神经系统副肿瘤综合征
    └─ Bickerstaff脑干脑炎

3
脊
髓
疾
病

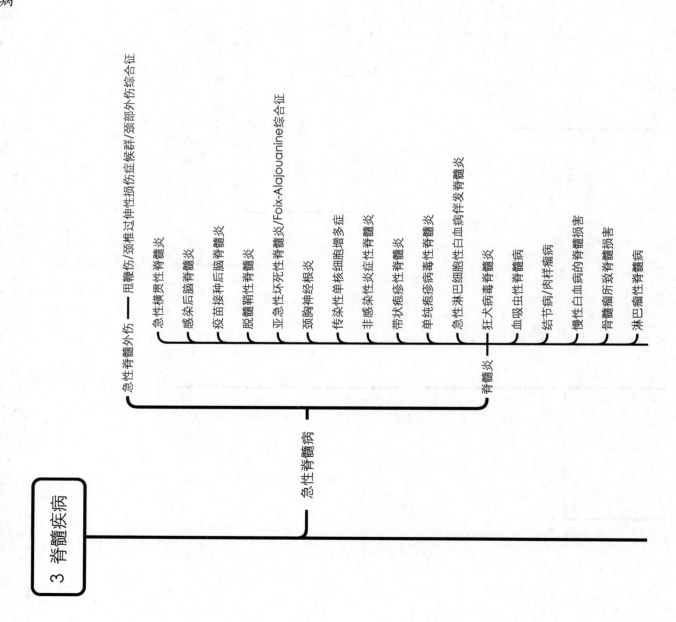

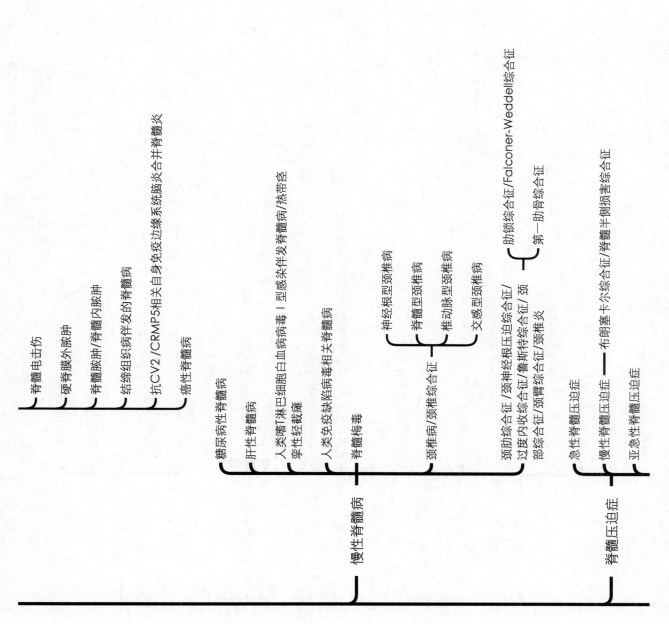

3
脊髓疾病

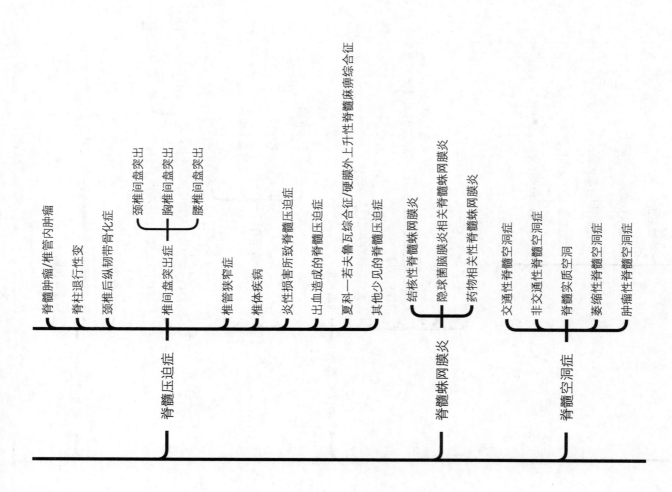

脊髓压迫症
- 脊髓肿瘤/椎管内肿瘤
- 脊柱退行性变
- 颈椎后纵韧带骨化症
- 椎间盘突出症
  - 颈椎间盘突出
  - 胸椎间盘突出
  - 腰椎间盘突出
- 椎管狭窄症
- 椎体疾病
- 炎性损害所致脊髓压迫症
- 出血造成的脊髓压迫症
- 夏科—若夫鲁氏综合征/硬膜外上升性脊髓瘫痪综合征
- 其他少见的脊髓压迫症

脊髓蛛网膜炎
- 结核性脊髓蛛网膜炎
- 隐球菌脑膜炎相关脊髓蛛网膜炎
- 药物相关性脊髓蛛网膜炎

脊髓空洞症
- 交通性脊髓空洞症
- 非交通性脊髓空洞症
- 脊髓实质空洞
- 萎缩性脊髓空洞症
- 肿瘤性脊髓空洞症

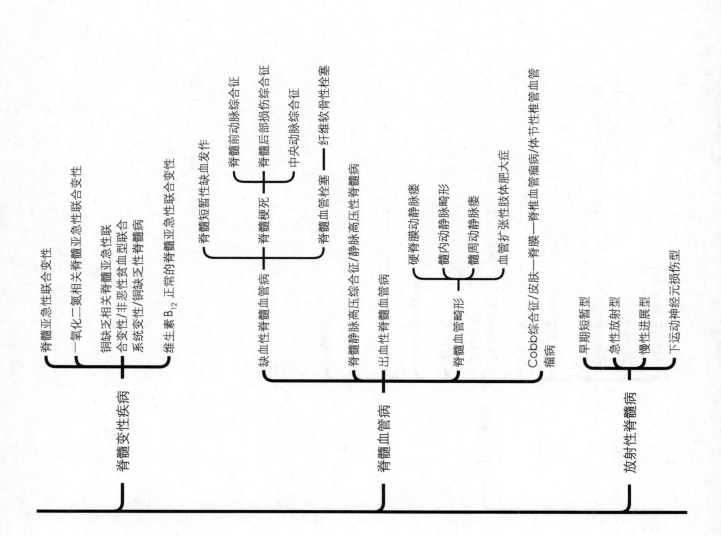

3 脊髓疾病

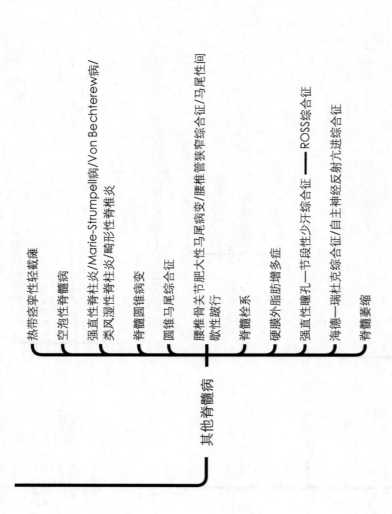

热带痉挛性轻截瘫
空泡性脊髓病
强直性脊柱炎/Marie-Strumpell病/Von Bechterew病/类风湿性脊柱炎/畸形性脊椎炎
脊髓圆锥病变
圆锥马尾综合征
腰椎骨关节肥大性马尾病变/腰椎管狭窄综合征/马尾性间歇性跛行
脊髓栓系
硬膜外脂肪增多症
强直性瞳孔—节段性少汗综合征——ROSS综合征
海德—瑞杜克综合征/自主神经反射亢进综合征
脊髓萎缩

其他脊髓病

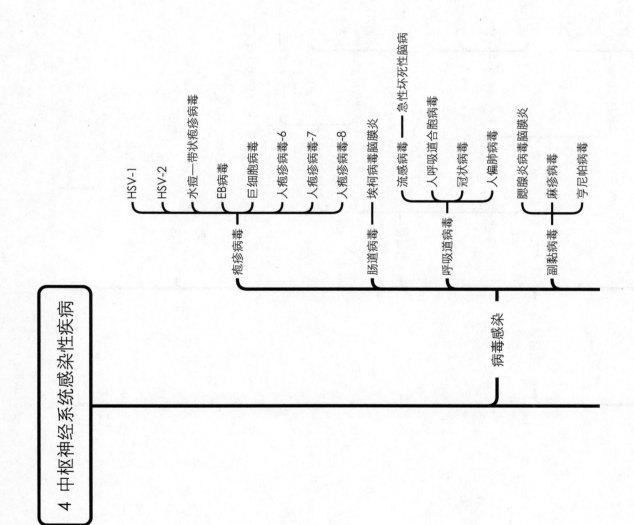

4　中枢神经系统感染性疾病

病毒感染

疱疹病毒
- HSV-1
- HSV-2
- 水痘—带状疱疹病毒
- EB病毒
- 巨细胞病毒
- 人疱疹病毒-6
- 人疱疹病毒-7
- 人疱疹病毒-8

肠道病毒——埃柯病毒脑膜炎

呼吸道病毒
- 流感病毒——急性坏死性脑病
- 人呼吸道合胞病毒
- 冠状病毒
- 人偏肺病毒

副黏病毒
- 腮腺炎病毒脑膜炎
- 麻疹病毒
- 亨尼帕病毒

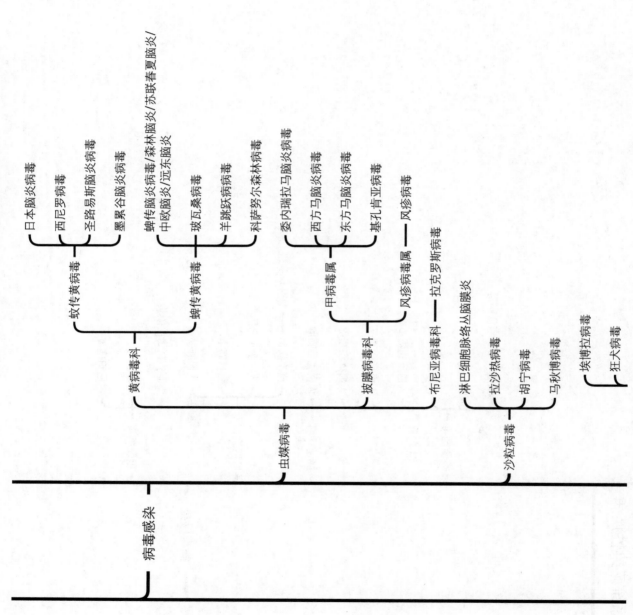

4 中枢神经系统感染性疾病

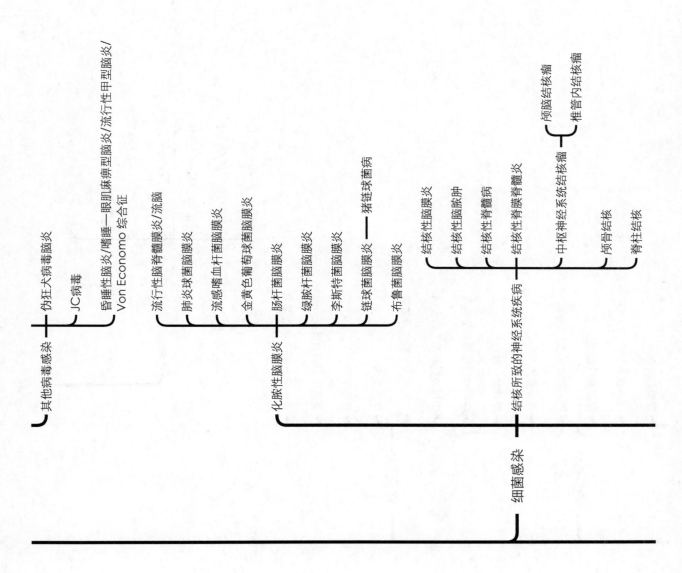

其他病毒感染
├─ 伪狂犬病毒脑炎
├─ JC病毒
└─ 昏睡性脑炎/嗜睡—眼肌麻痹型脑炎/流行性甲型脑炎/
　　Von Economo 综合征

化脓性脑膜炎
├─ 流行性脑脊髓膜炎/流脑
├─ 肺炎球菌脑膜炎
├─ 流感嗜血杆菌脑膜炎
├─ 金黄色葡萄球菌脑膜炎
├─ 肠杆菌脑膜炎
├─ 绿脓杆菌脑膜炎
├─ 李斯特菌脑膜炎
├─ 链球菌脑膜炎 —— 猪链球菌病
└─ 布鲁菌脑膜炎

结核所致的神经系统疾病
├─ 结核性脑膜炎
├─ 结核性脑脓肿
├─ 结核性脊髓病
├─ 结核性脊膜脊髓炎
└─ 中枢神经系统结核瘤 ┬─ 颅脑结核瘤
　　　　　　　　　　　　└─ 椎管内结核瘤
├─ 颅骨结核
└─ 脊柱结核

细菌感染

4　中枢神经系统感染性疾病

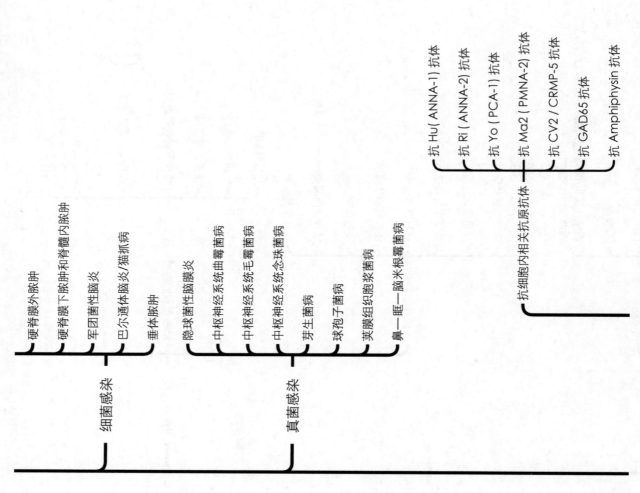

细菌感染
- 硬脊膜外脓肿
- 硬脊膜下脓肿和脊髓内脓肿
- 军团菌性脑炎
- 巴尔通体脑炎/猫抓病
- 垂体脓肿

真菌感染
- 隐球菌性脑膜炎
- 中枢神经系统曲霉菌病
- 中枢神经系统毛霉菌病
- 中枢神经系统念珠菌病
- 芽生菌病
- 球孢子菌病
- 荚膜组织胞浆菌病
- 鼻—眶—脑米根霉菌病

抗细胞内相关抗原抗体
- 抗 Hu（ANNA-1）抗体
- 抗 Ri（ANNA-2）抗体
- 抗 Yo（PCA-1）抗体
- 抗 Ma2（PMNA-2）抗体
- 抗 CV2 / CRMP-5 抗体
- 抗 GAD65 抗体
- 抗 Amphiphysin 抗体

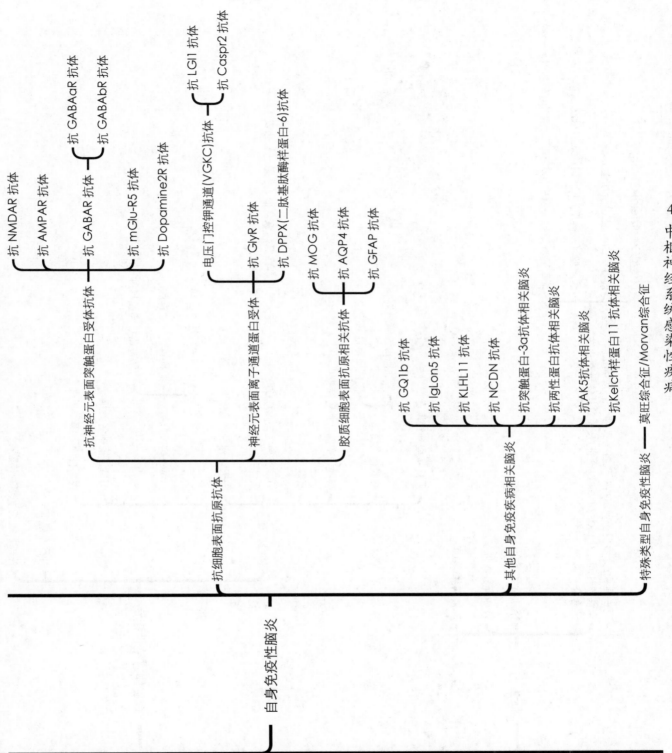

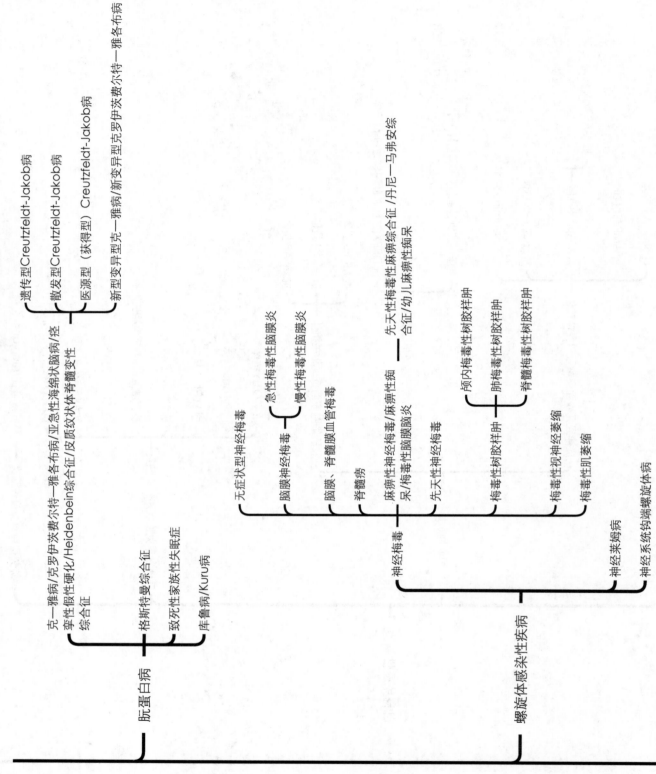

4 中枢神经系统感染性疾病

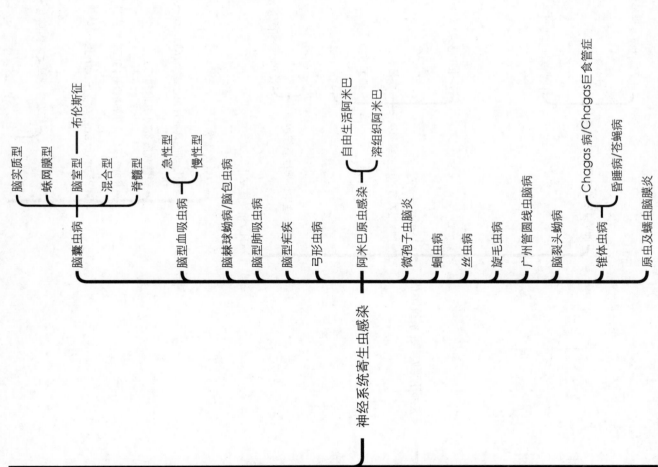

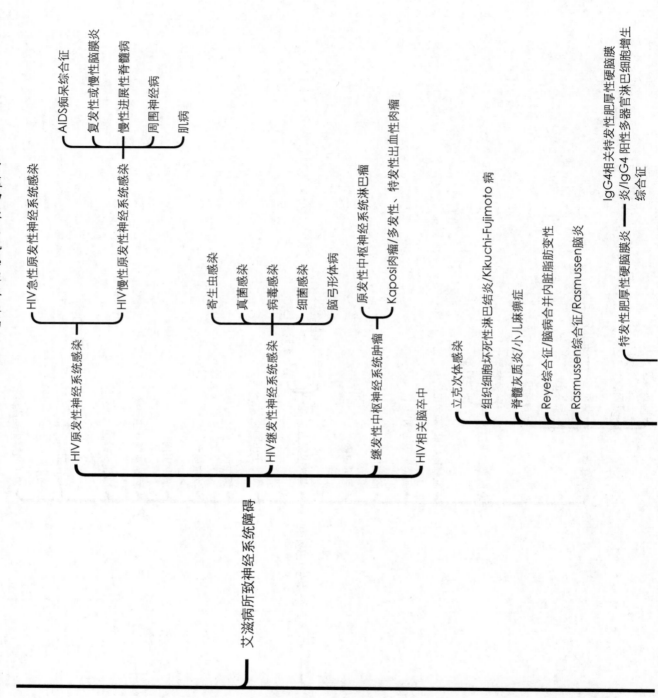

4 中枢神经系统感染性疾病

4 中枢神经系统感染性疾病

其他特殊感染及其需要鉴别的疾病
├─ 硬膜病
│   ├─ 继发性肥厚性硬脑膜炎
│   └─ MOG抗体相关的肥厚性硬脑膜病
├─ 脑蛛网膜炎/浆液性脑膜炎/局灶性黏连性蛛网膜炎
├─ 色素层炎
│   ├─ 急性视网膜坏死综合征
│   └─ 嗜人T型淋巴细胞病毒感染
├─ 无菌性脑膜炎综合征/良性淋巴细胞脑膜炎
│   ├─ 非病毒性无菌性脑膜炎
│   └─ 非感染因素的无菌性脑膜炎
├─ 神经系统肉芽肿
├─ 肺炎支原体感染致中枢神经系统损害
├─ 皮炎外瓶霉致中枢神经系统暗色丝孢霉病
├─ 中枢神经系统类鼻疽病
├─ 可逆性肥胖体压部病变综合征
├─ 儿童急性小脑共济失调综合征/Zappert综合征
├─ 杜普雷综合征/虚性（或假性）脑膜炎
└─ 癌性脑膜炎/脑膜癌病

5 中枢神经系统脱髓鞘疾病

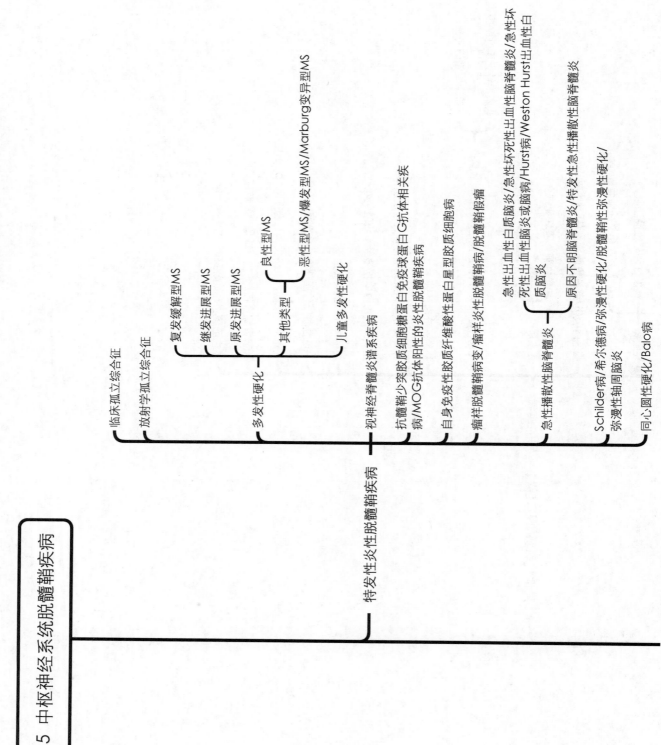

中枢神经系统脱髓鞘疾病 —— 特发性炎性脱髓鞘疾病

临床孤立综合征
放射学孤立综合征
多发性硬化 —— 复发缓解型MS
继发进展型MS
原发进展型MS
其他类型 —— 良性型MS
恶性型MS/爆发型MS/Marburg变异型MS
儿童多发性硬化
视神经脊髓炎谱系疾病
抗髓鞘少突胶质细胞糖蛋白免疫球蛋白G抗体相关疾病/MOG抗体阳性的炎性脱髓鞘疾病
自身免疫性胶质纤维酸性蛋白星型胶质细胞病
瘤样脱髓鞘病变/瘤样炎性脱髓鞘病/脱髓鞘假瘤
急性播散性脑脊髓炎 —— 急性出血性白质脑炎/急性坏死出血性脑脊髓炎/急性坏死性出血性脑脊髓炎或脑病/Hurst病/Weston Hurst出血性白质脑炎
原因不明脑脊髓炎/特发性急性播散性脑脊髓炎
Schilder病/希尔德病/弥漫性硬化/脱髓鞘弥漫性硬化/弥漫性轴周脑炎
同心圆性硬化/Balo病

遗传性脱髓鞘病

- X连锁肾上腺脑白质营养不良
- 佩—梅病
- 球形细胞脑白质营养不良/Krabbe病/克拉伯病/婴儿家族性弥漫性硬化
- 异染性脑白质营养不良/异染性白质脑病/硫脂沉积病/格林费尔德综合征
- 正染性脑白质营养不良
- 小儿脑白质海绵状变性综合征（Canavan病）/卡纳万氏综合征—贝二氏综合征/神经系统海绵状退行性变性
- 科凯恩综合征/小头、纹状体小脑钙化和白质营养不良综合征、视网膜萎缩和耳聋综合征/Neill-Ding-wall综合征/染色体20-三体综合征
- Aicardi-Goutières综合征
- 亚历山大病/巨脑性婴儿白质营养不良/髓鞘发育不良性脑白质病
- 白质消融性白质脑病/儿童共济失调伴中枢神经系统髓鞘化低下
- 伴皮质下囊肿的巨脑性脑白质病/Van der Knaap病
- 遗传性弥漫性脑白质病变合并球状轴索
- 多囊性脂膜样骨发育不良并硬化性白质脑病/Nasu-Hakola病
- 常染色体显性遗传成人型脑白质营养不良
- 卵巢性脑白质营养不良
- 成人起病的脑白质病伴轴索样球变和色素胶质细胞

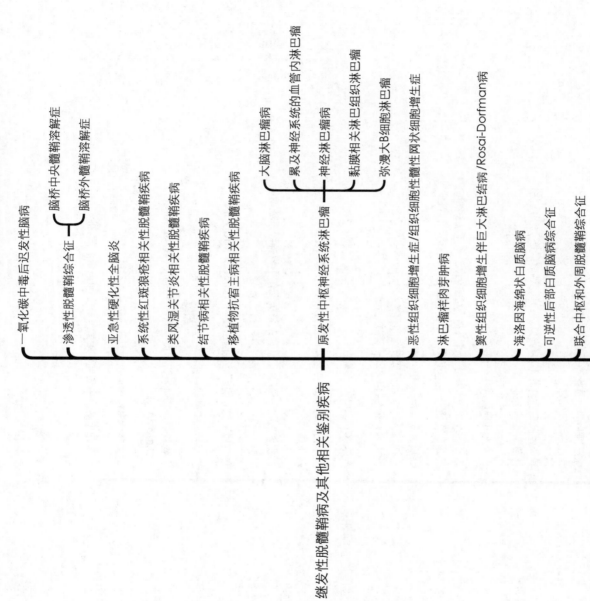

5 中枢神经系统脱髓鞘疾病

继发性脱髓鞘病及其他相关鉴别疾病

一氧化碳中毒后迟发性脑病

渗透性脱髓鞘综合征
- 脑桥中央髓鞘溶解症
- 脑桥外髓鞘溶解症

亚急性硬化性全脑炎

系统性红斑狼疮相关性脱髓鞘疾病

类风湿关节炎相关性脱髓鞘疾病

结节病相关性脱髓鞘疾病

移植物抗宿主病相关性脱髓鞘疾病

原发性中枢神经系统淋巴瘤
- 大脑淋巴瘤病
- 累及神经系统的血管内淋巴瘤
- 神经淋巴瘤病
- 黏膜相关淋巴组织淋巴瘤
- 弥漫大B细胞淋巴瘤

恶性组织细胞增生症/组织细胞肉瘤状细胞增生症

淋巴瘤样肉芽肿病

窦性组织细胞增生伴巨大淋巴结病/Rosai-Dorfman病

海洛因海绵状白质脑病

可逆性后部白质脑病综合征

联合中枢和外周脱髓鞘综合征

咪唑类驱由药性白质脑病

大脑胶质瘤病/弥漫性星形细胞瘤/胚细胞瘤型弥漫性硬化/中枢性弥漫神经胶质瘤/肥大性神经胶质瘤

6 癫痫

癫痫发作分类 ── 局灶性起源 ── 运动性

- 自动症
- 失张力
- 阵挛
- 癫痫性痉挛
- 过度运动
- 肌阵挛
  - 老年原发性进行性肌阵挛
  - 动作性肌阵挛—肾衰竭综合征
  - 斜视眼肌阵挛—肌阵挛综合征
  - 呼吸性肌阵挛/膈肌扑动/膈肌肌阵挛/列文虎克病
  - 直立性肌阵挛
  - 进行性共济失调和腭震颤综合征
  - 眼肌肌阵挛
  - 鼓膜张肌肌阵挛
- 强直

6
癫痫

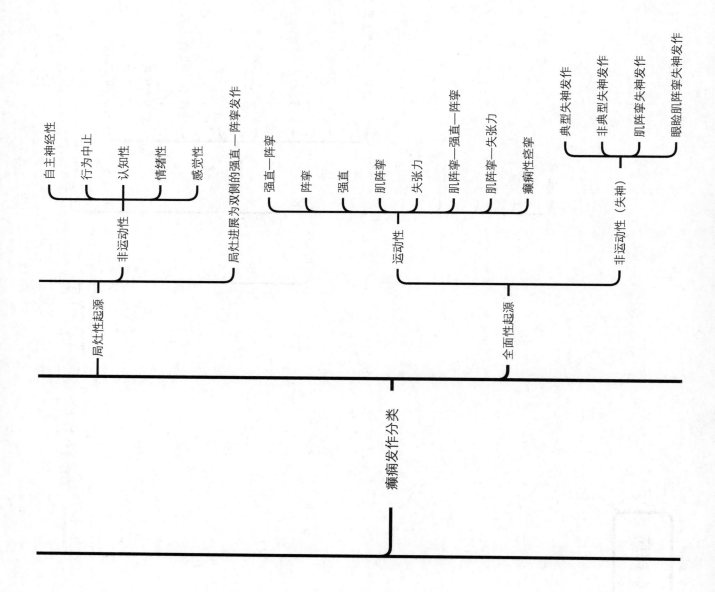

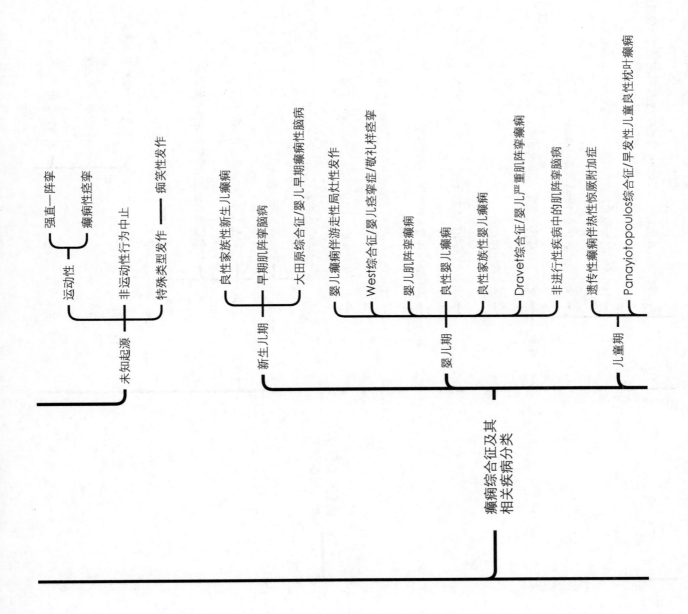

6

癫痫

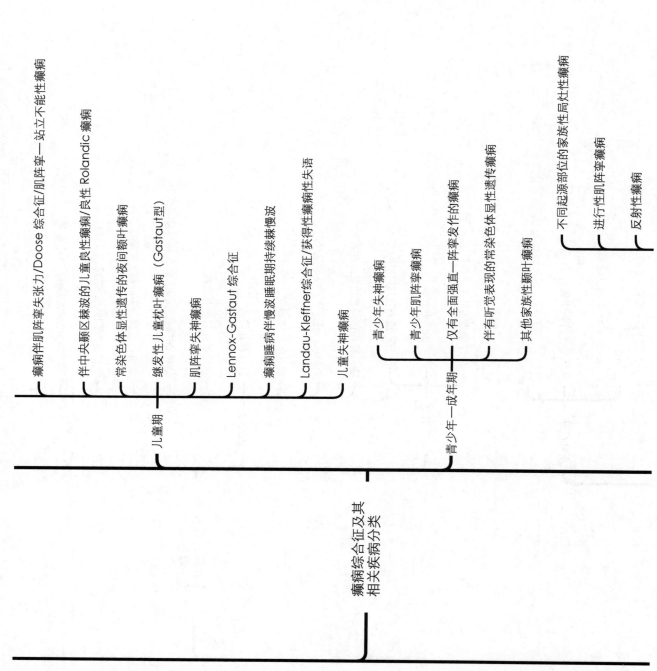

癫痫伴肌阵挛失张力/Doose综合征/肌阵挛—站立不能性癫痫

伴中央颞区棘波的儿童良性癫痫/良性Rolandic癫痫

常染色体显性遗传的夜间额叶癫痫

继发性儿童枕叶癫痫（Gastaut型）

肌阵挛失神癫痫

Lennox-Gastaut综合征

癫痫睡病伴慢波睡眠期持续棘慢波

Landau-Kleffner综合征/获得性癫痫性失语

儿童失神癫痫

儿童期

青少年失神癫痫

青少年肌阵挛癫痫

仅有全面强直—阵挛发作的癫痫

伴有听觉表现的常染色体显性遗传癫痫

其他家族性颞叶癫痫

青少年—成年期

不同起源部位的家族性局灶性癫痫

进行性肌阵挛癫痫

反射性癫痫

癫痫综合征及其相关疾病分类

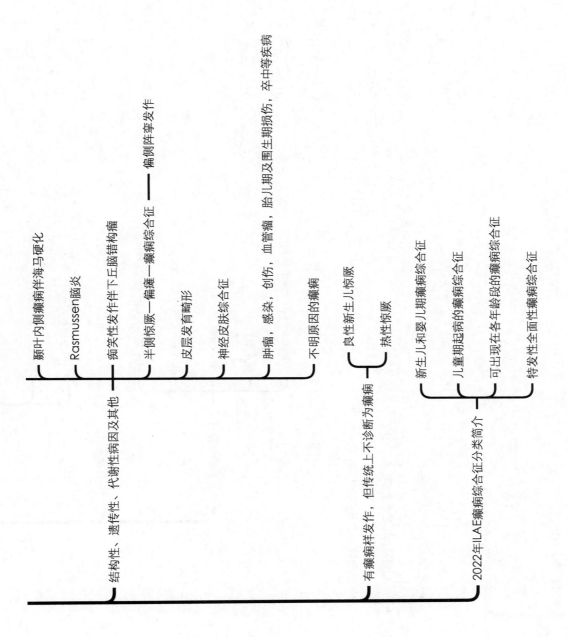

结构性、遗传性、代谢性病因及其他
- 颞叶内侧癫痫伴海马硬化
- Rasmussen脑炎
- 痫笑性发作伴伴下丘脑错构瘤
- 半侧惊厥—偏瘫—癫痫综合征 —— 偏侧阵挛发作
- 皮层发育畸形
- 神经皮肤综合征
- 肿瘤，感染，创伤，血管瘤，胎儿期及围生期损伤，卒中等疾病
- 不明原因的癫痫

有癫痫样发作，但传统上不诊断为癫痫
- 良性新生儿惊厥
- 热性惊厥

2022年ILAE癫痫综合征分类简介
- 新生儿和婴儿期癫痫综合征
- 儿童期起病的癫痫综合征
- 可出现在各年龄段的癫痫综合征
- 特发性全面性癫痫综合征

6
癫痫

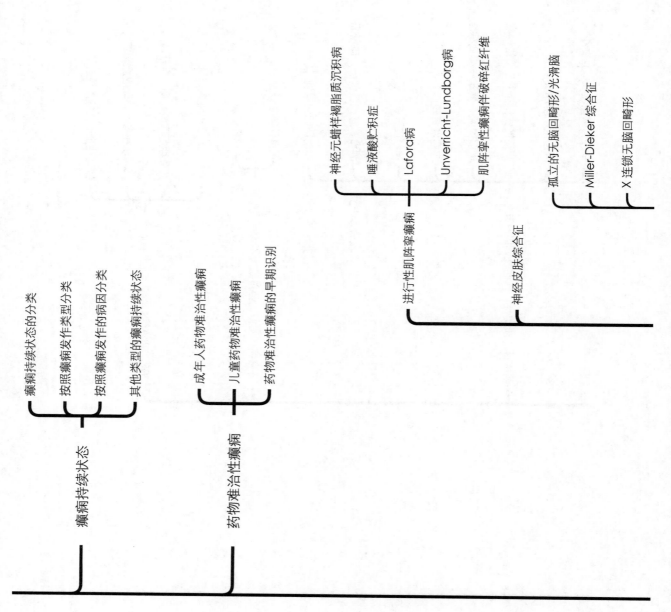

癫痫持续状态
　癫痫持续状态的分类
　按照癫痫发作类型分类
　按照癫痫发作的病因分类
　其他类型的癫痫持续状态

药物难治性癫痫
　成年人药物难治性癫痫
　儿童药物难治性癫痫
　药物难治性癫痫的早期识别

进行性肌阵挛癫痫
　神经元蜡样褐脂质沉积病
　唾液酸贮积症
　Lafora病
　Unverricht-Lundborg病
　肌阵挛性癫痫伴破碎红纤维

神经皮肤综合征
　孤立的无脑回畸形/光滑脑
　Miller-Dieker综合征
　X连锁无脑回畸形

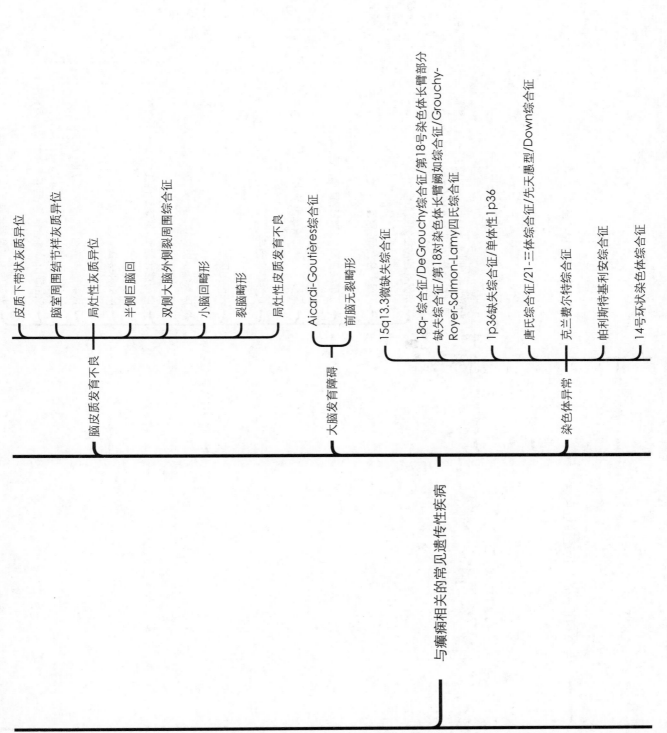

与癫痫相关的常见遗传性疾病

脑皮质发育不良
- 皮质下带状灰质异位
- 脑室周围结节样灰质异位
- 局灶性灰质异位
- 半侧巨脑回
- 双侧大脑外侧裂周围综合征
- 小脑回畸形
- 裂脑畸形
- 局灶性皮质发育不良

大脑发育障碍
- Aicardi-Goutières综合征
- 前脑无裂畸形

染色体异常
- 15q13.3微缺失综合征
- 18q-综合征/DeGrouchy综合征/第18号染色体长臂部分缺失综合征/第18对染色体长臂嗣如综合征/Grouchy-Royer-Salmon-Lamy四氏综合征
- 1p36缺失综合征/单体性1p36
- 唐氏综合征/21-三体综合征/先天愚型/Down综合征
- 克兰费尔特综合征
- 帕利斯特基利安综合征
- 14号环状染色体综合征

6
癫
痫

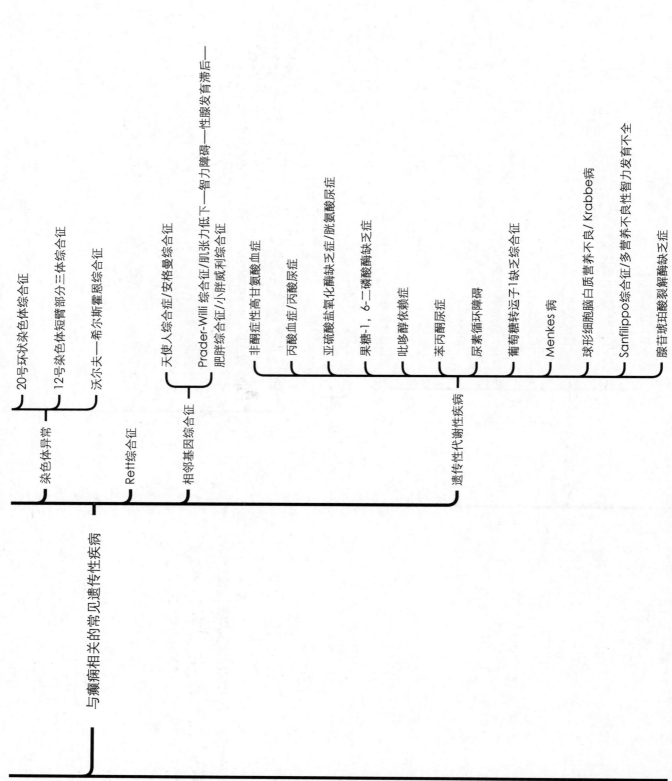

6
癫痫

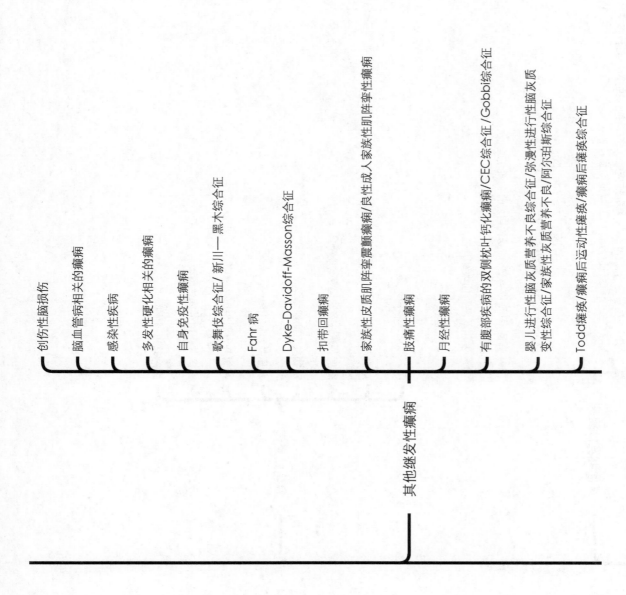

其他继发性癫痫

创伤性脑损伤

脑血管病相关的癫痫

感染性疾病

多发性硬化相关的癫痫

自身免疫性癫痫

歌舞伎综合征/新川—黑木综合征

Fahr 病

Dyke-Davidoff-Masson综合征

扣带回癫痫

家族性皮质肌阵挛震颤癫痫/良性成人家族性肌阵挛性癫痫

肢痛性癫痫

月经性癫痫

有腹部疾病的双侧枕叶钙化癫痫/CEC综合征/Gobbi综合征

婴儿进行性脑灰质营养不良综合征/弥漫性进行性脑灰质变性综合征/家族性脑灰质营养不良/阿尔泊斯综合征

Todd瘫痪/癫痫后运动性瘫痪/癫痫后瘫痪综合征

6
癫痫

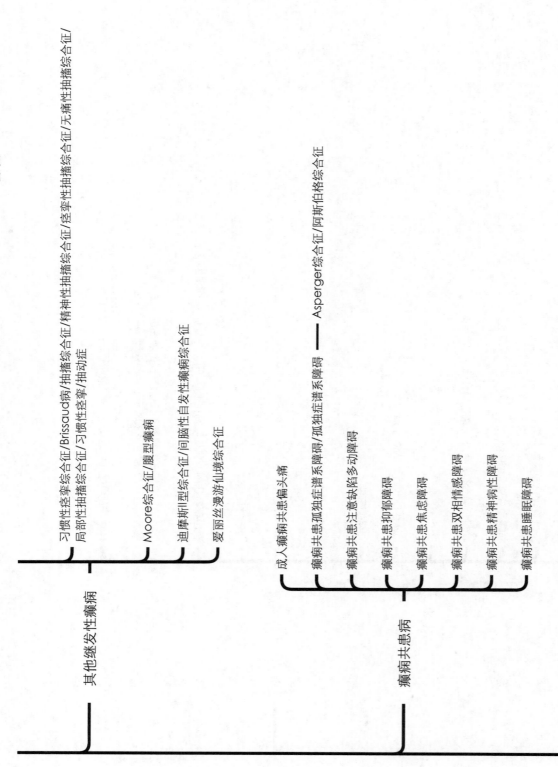

其他继发性癫痫

习惯性痉挛综合征/Brissaud病/抽搐综合征/精神性抽搐综合征/痉挛性抽搐综合征/无痛性抽搐综合征/局部性抽搐综合征/习惯性痉挛/抽动症

Moore综合征/腹型癫痫

迪摩斯Ⅲ型综合征/间脑性自发性癫痫综合征

爱丽丝漫游仙境综合征

癫痫共患病

成人癫痫共患偏头痛

癫痫共患孤独症谱系障碍/孤独症谱系障碍 —— Asperger综合征/阿斯伯格综合征

癫痫共患注意缺陷多动障碍

癫痫共患抑郁障碍

癫痫共患焦虑障碍

癫痫共患双相情感障碍

癫痫共患精神病性障碍

癫痫共患睡眠障碍

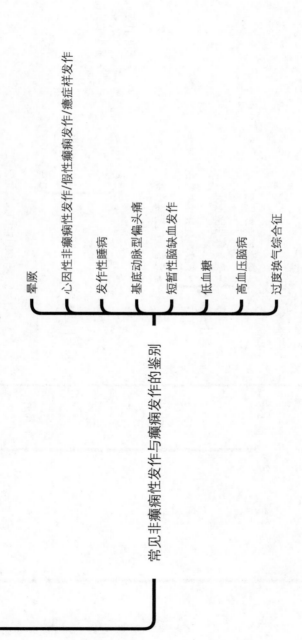

常见非癫痫性发作与癫痫发作的鉴别

晕厥

心因性非癫痫性发作/假性癫痫发作/癔症样发作

发作性睡病

基底动脉型偏头痛

短暂性脑缺血发作

低血糖

高血压脑病

过度换气综合征

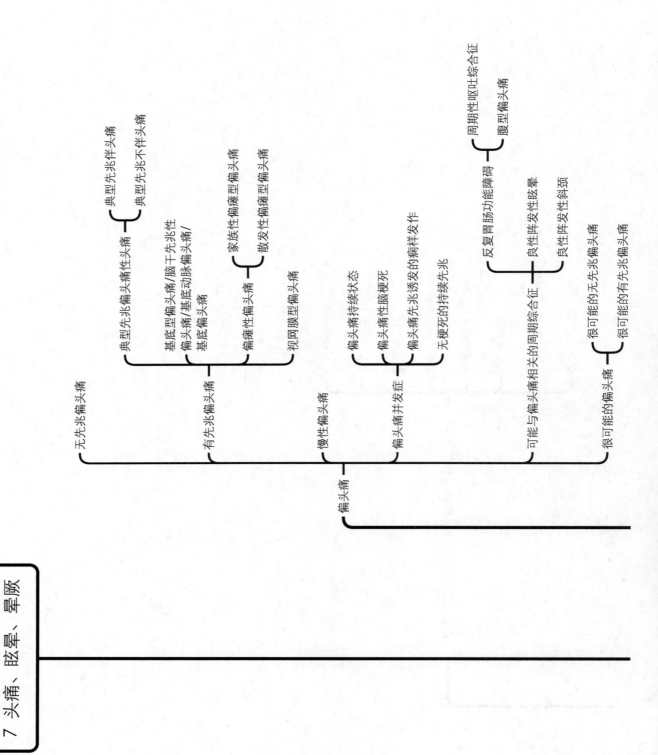

7 头痛、眩晕、晕厥

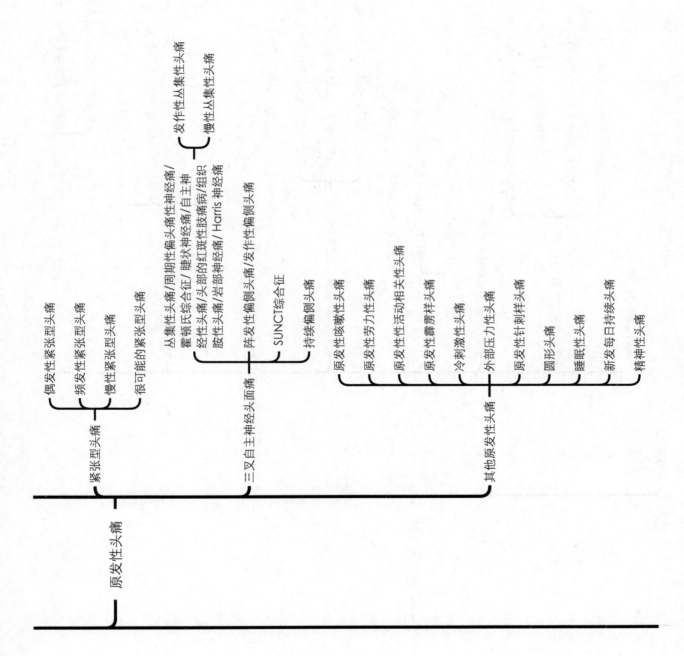

原发性头痛
├ 紧张型头痛
│ ├ 偶发性紧张型头痛
│ ├ 频发性紧张型头痛
│ ├ 慢性紧张型头痛
│ └ 很可能的紧张型头痛
├ 三叉自主神经性面痛
│ ├ 丛集性头痛/周期性偏头痛性神经痛/霍顿氏综合征/睫状神经痛/自主神经性头痛/头部的红斑性肢痛病/组织胺性头痛/岩部神经痛/Harris神经痛
│ │ ├ 发作性丛集性头痛
│ │ └ 慢性丛集性头痛
│ ├ 阵发性偏侧头痛/发作性偏侧头痛
│ ├ SUNCT综合征
│ └ 持续偏侧头痛
└ 其他原发性头痛
   ├ 原发性咳嗽性头痛
   ├ 原发性劳力性头痛
   ├ 原发性活动相关性头痛
   ├ 原发性霹雳样头痛
   ├ 冷刺激性头痛
   ├ 外部压力性头痛
   ├ 原发性针刺样头痛
   ├ 圆形头痛
   ├ 睡眠性头痛
   ├ 新发每日持续性头痛
   └ 精神性头痛

7 头痛、眩晕、晕厥

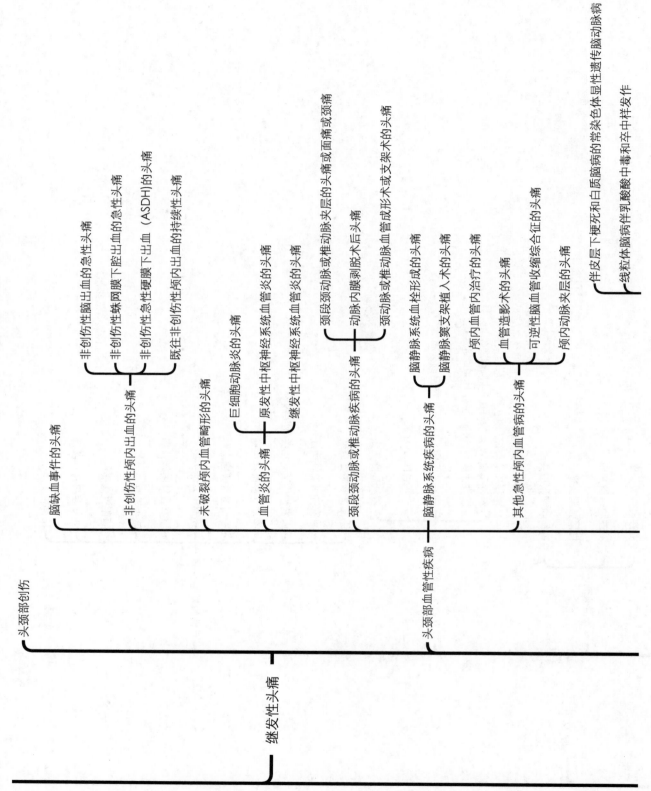

继发性头痛

头颈部创伤
- 脑缺血事件的头痛
- 非创伤性颅内出血的头痛
  - 非创伤性脑出血的急性头痛
  - 非创伤性蛛网膜下腔出血的急性头痛
  - 非创伤性急性硬膜下出血(ASDH)的头痛
  - 既往非创伤性颅内出血的持续性头痛
- 未破裂颅内血管畸形的头痛
- 血管炎的头痛
  - 巨细胞动脉炎的头痛
  - 原发性中枢神经系统血管炎的头痛
  - 继发性中枢神经系统血管炎的头痛

头颈部血管性疾病
- 颈段颈动脉或椎动脉疾病的头痛
  - 颈段颈动脉或椎动脉夹层的头痛或面痛或颈痛
  - 动脉内膜剥脱术后头痛
  - 颈动脉或椎动脉血管成形术或支架术的头痛
- 脑静脉系统疾病的头痛
  - 脑静脉系统血栓形成的头痛
  - 脑静脉窦支架植入术的头痛
- 其他急性颅内血管病的头痛
  - 颅内血管内治疗的头痛
  - 血管造影术的头痛
  - 可逆性脑血管收缩综合征的头痛
  - 颅内动脉夹层的头痛
- 伴皮层下梗死和白质脑病的常染色体显性遗传性脑动脉病
- 线粒体脑病伴乳酸中毒和卒中样发作

7 头痛、眩晕、晕厥

颅内非血管性疾病

慢性颅内血管病的头痛和/或偏头痛样先兆
└ 烟雾病
  脑淀粉样血管病的头痛/淀粉聚集性头痛
  伴有白质脑病和全身表现的视网膜血管病
  其他慢性颅内血管病的头痛

垂体卒中的头痛

脑脊液压力增高的头痛
├ 特发性颅内压增高的头痛
  代谢、中毒或激素所致颅内压增高的头痛
  继发于染色体异常导致的颅内压增高的头痛
  脑积水所致颅内压增高的头痛

脑脊液压力减低的头痛
├ 硬脊膜穿刺术后头痛
  脑脊液漏的头痛
  自发性低颅压的头痛
  继发性颅内低压

颅内非感染性炎性疾病
├ 神经系统结节病的头痛
  无菌性(非感染性)脑膜炎的头痛
  其他非感染性炎性颅内疾病的头痛
  淋巴细胞性垂体炎的头痛
  短暂头痛、神经功能缺损
  伴脑脊液淋巴细胞增多综
  合征/伴脑脊液淋巴细胞增多的
  偏头痛综合征/伴短暂性神
  经系统症状和脑脊液淋巴
  细胞增多的假性偏性头痛

7 头痛、眩晕、晕厥

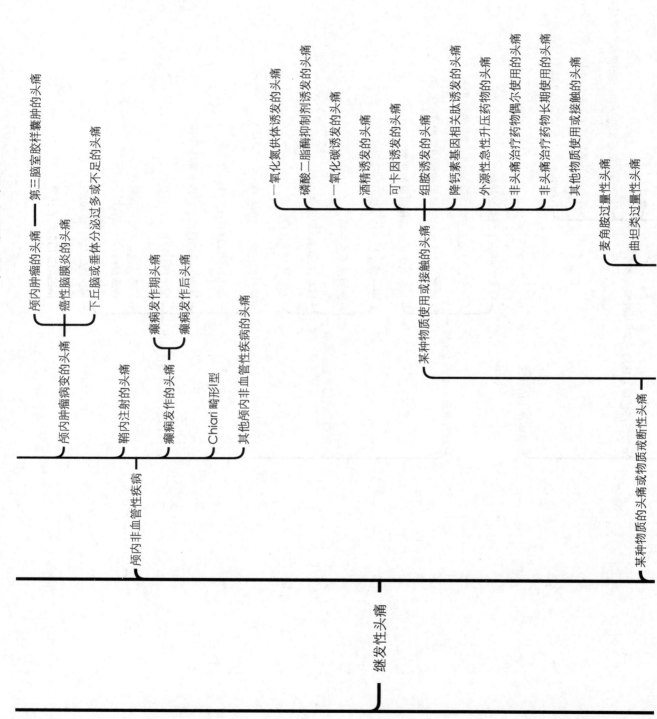

7　头痛、眩晕、晕厥

- 药物过量性头痛
  - 非阿片类止痛药过量性头痛
    - 扑热息痛(对乙酰氨基酚)过量性头痛
    - 乙酰水杨酸过量性头痛
    - 其他非阿片类止痛药过量性头痛
  - 阿片类药物过量性头痛
  - 复方止痛药物过量性头痛
- 物质戒断性头痛
  - 咖啡因戒断性头痛
  - 阿片类戒断性头痛
  - 雌激素戒断性头痛
  - 其他物质长期使用后戒断性头痛

- 感染
  - 颅内感染的头痛
    - 细菌性脑膜炎或脑膜脑炎的头痛
      - 细菌性脑膜炎或脑膜脑炎的急性头痛
      - 细菌性脑膜炎或脑膜脑炎的慢性头痛
      - 既往细菌性脑膜炎或脑膜脑炎的持续性头痛
    - 病毒性脑膜炎或脑炎的头痛
      - 病毒性脑膜炎的头痛
      - 病毒性脑炎的头痛
    - 颅内真菌或其他寄生虫感染的头痛
      - 颅内真菌或其他寄生虫感染引起的急性头痛
      - 颅内真菌或其他寄生虫感染引起的慢性头痛
    - 局部脑组织感染的头痛
  - 全身性感染的头痛
    - 全身性细菌感染引起的头痛
      - 全身性细菌感染引起的急性头痛
      - 全身性细菌感染引起的慢性头痛
    - 全身性病毒感染引起的头痛
      - 全身性病毒感染引起的急性头痛
      - 全身性病毒感染引起的慢性头痛

7 头痛、眩晕、晕厥

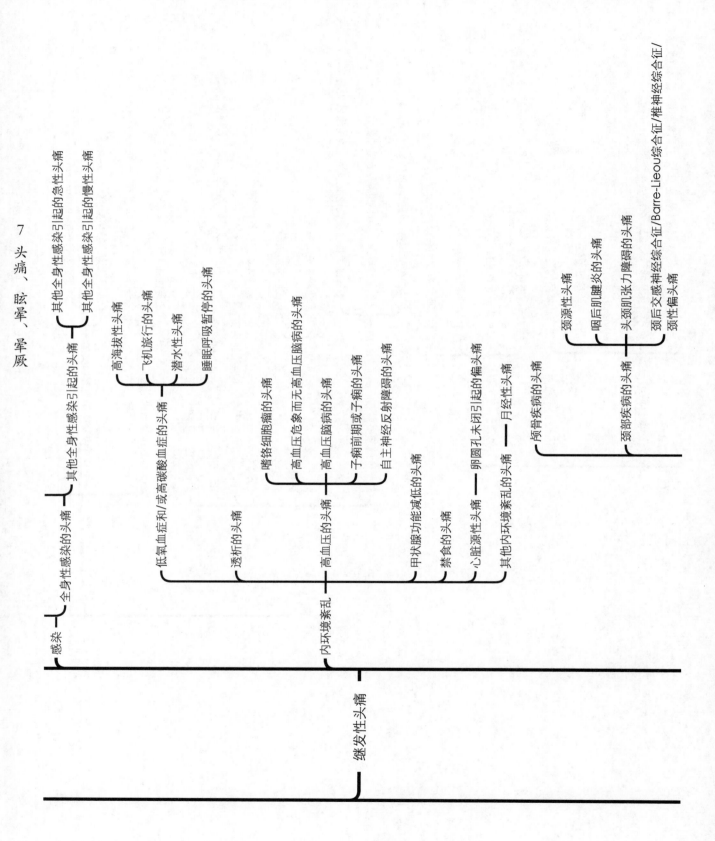

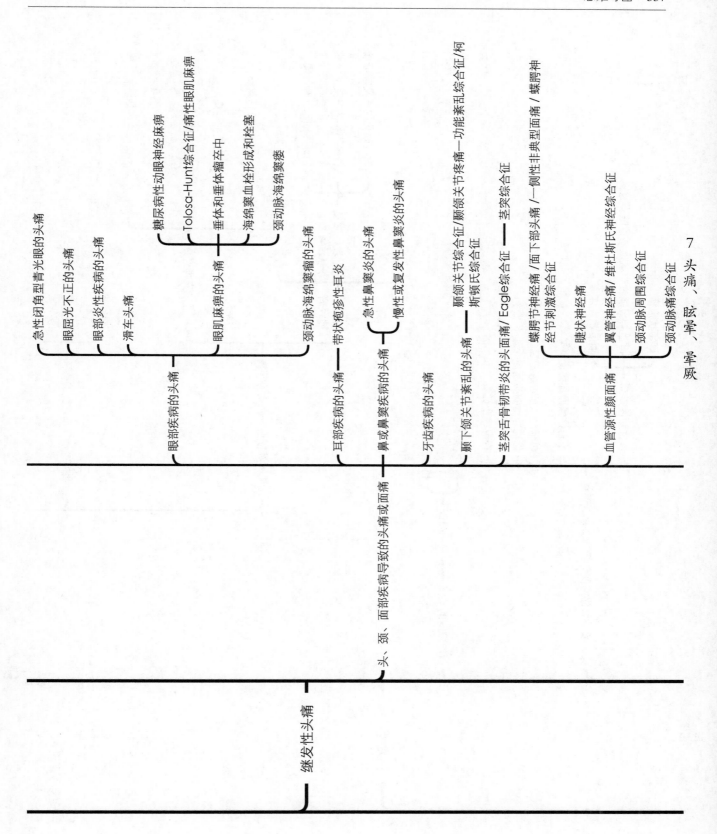

继发性头痛 ── 头、颈、面部疾病导致的头痛或面痛

- 眼部疾病的头痛
  - 急性闭角型青光眼的头痛
  - 眼屈光不正的头痛
  - 眼部炎性疾病的头痛
  - 滑车头痛
  - 眼肌麻痹的头痛
    - 糖尿病性动眼神经麻痹
    - Tolosa-Hunt综合征/痛性眼肌麻痹
    - 垂体和垂体瘤卒中
    - 海绵窦血栓形成和栓塞
    - 颈动脉海绵窦瘘
  - 颈动脉海绵窦瘘的头痛
- 耳部疾病的头痛 ── 带状疱疹性耳炎
- 鼻或鼻窦疾病的头痛
  - 急性鼻窦炎的头痛
  - 慢性或复发性鼻窦炎的头痛
- 牙齿疾病的头痛
- 颞下颌关节紊乱的头痛 ── 颞颌关节综合征/颞颌关节疼痛—功能紊乱综合征/柯斯顿氏综合征
- 茎突舌骨韧带炎的头面痛/Eagle综合征 ── 茎突综合征
- 血管源性颜面痛
  - 蝶腭节神经痛/面下部头痛/一侧性非典型面痛/蝶腭神经节刺激综合征
  - 睫状神经痛
  - 翼管神经痛/维杜斯神经综合征
  - 颈动脉周围综合征
  - 颈动脉痛综合征

7　头痛、眩、晕厥

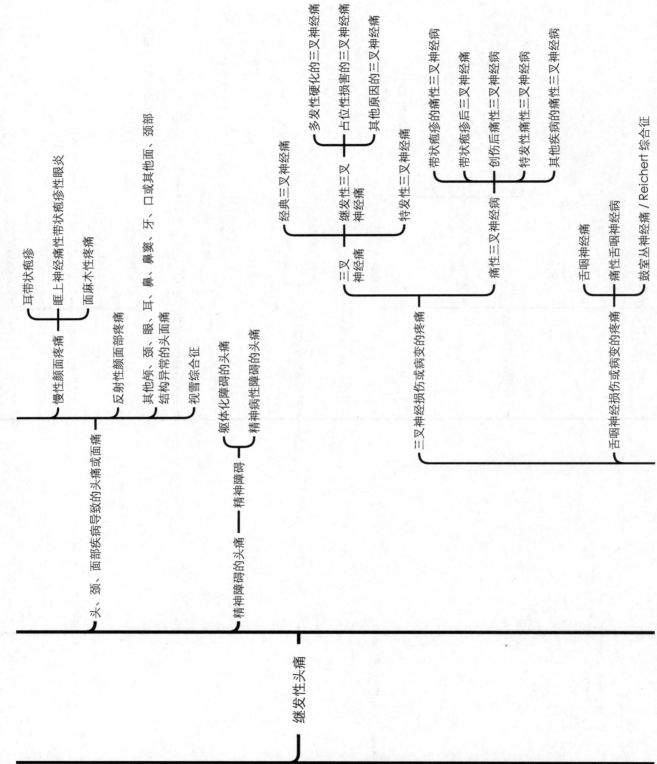

7 头痛、眩晕、晕厥

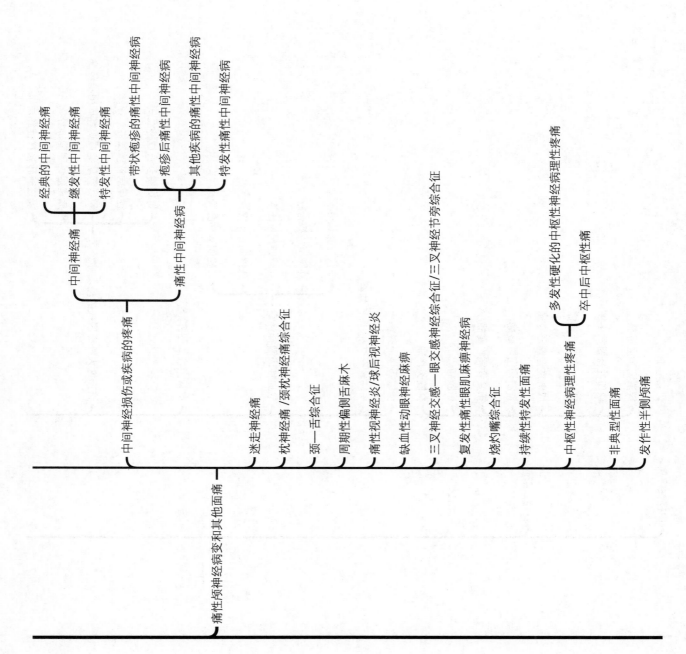

7　头痛、眩晕、晕厥

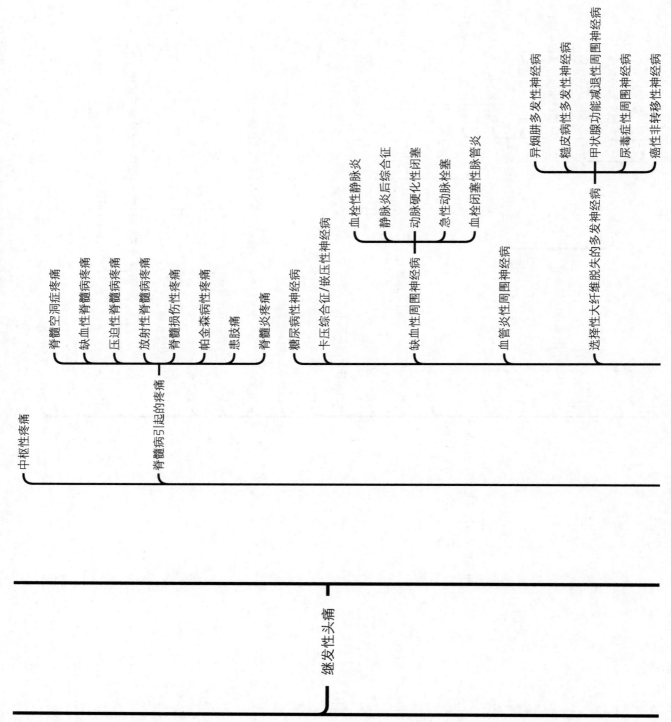

中枢性疼痛

脊髓病引起的疼痛
- 脊髓空洞症疼痛
- 缺血性脊髓病疼痛
- 压迫性脊髓病疼痛
- 放射性脊髓病疼痛
- 脊髓损伤性疼痛
- 帕金森病性疼痛
- 患肢痛
- 脊髓炎疼痛

糖尿病性神经病

卡压综合征/嵌压性神经病

缺血性周围神经病
- 血栓性静脉炎
- 静脉炎后综合征
- 动脉硬化性闭塞
- 急性动脉栓塞
- 血栓闭塞性脉管炎

血管炎性周围神经病

选择性大纤维脱失的多发神经病
- 异烟肼多发性神经病
- 糖皮病性多发性神经病
- 甲状腺功能减退性周围神经病
- 尿毒症性周围神经病
- 癌性非转移性神经病

继发性头痛

7 头痛、眩晕、晕厥

神经源性疼痛
└─ 疼痛性周围神经病
    ├─ 选择性小纤维脱失多发性神经病
    │   ├─ 淀粉样变神经病
    │   ├─ Fabry病
    │   ├─ 遗传性感觉性神经病 ── 小纤维神经病
    │   ├─ 痛性糖尿病性多发性神经病
    │   └─ 口腔灼痛综合征
    └─ 混杂和非选择神经纤维脱
        失的疼痛多发性神经病
        ├─ 酒精性多发性神经病
        ├─ 古巴神经病
        ├─ 坦桑尼亚神经病
        ├─ Strachan综合征
        ├─ 足灼烧综合征
        ├─ 维生素B1缺乏性周围神经病
        ├─ 多发性骨髓瘤周围神经病
        ├─ 砷中毒多发性神经病
        ├─ 雷诺病
        ├─ 红斑性肢痛症
        ├─ 足冻伤
        ├─ 残端痛
        ├─ 幻肢痛
        ├─ 罗特氏综合征/ Bernbarat-
        │   Roth综合征/感觉异常性肢痛
        └─ 眼交感神经残支灼痛综合
            征/Monbrum - Benisty 综合征

7 头痛、眩晕、晕厥

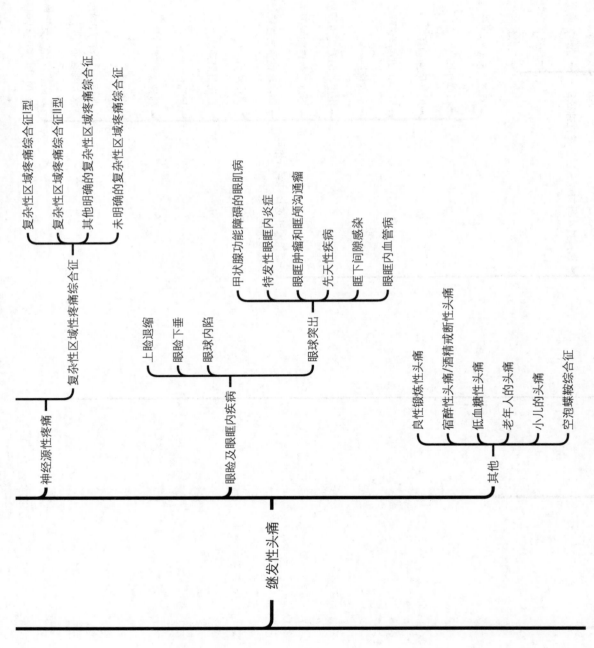

继发性头痛

神经源性疼痛
　复杂性区域性疼痛综合征
　　复杂性区域疼痛综合征I型
　　复杂性区域疼痛综合征II型
　　其他明确的复杂性区域疼痛综合征
　　未明确的复杂性区域疼痛综合征

眼睑及眼眶内疾病
　上睑退缩
　眼睑下垂
　眼球内陷
　眼球突出
　　甲状腺功能障碍的眼肌病
　　特发性眼眶内炎症
　　眼眶肿瘤和眶颅沟通瘤
　　先天性疾病
　　眶下间隙感染
　　眼眶内血管病

其他
　良性锻炼性头痛
　宿醉性头痛/酒精戒断性头痛
　低血糖性头痛
　老年人的头痛
　小儿的头痛
　空泡蝶鞍综合征

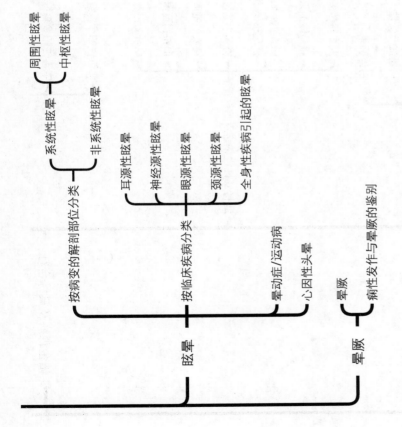

8 运动障碍性疾病

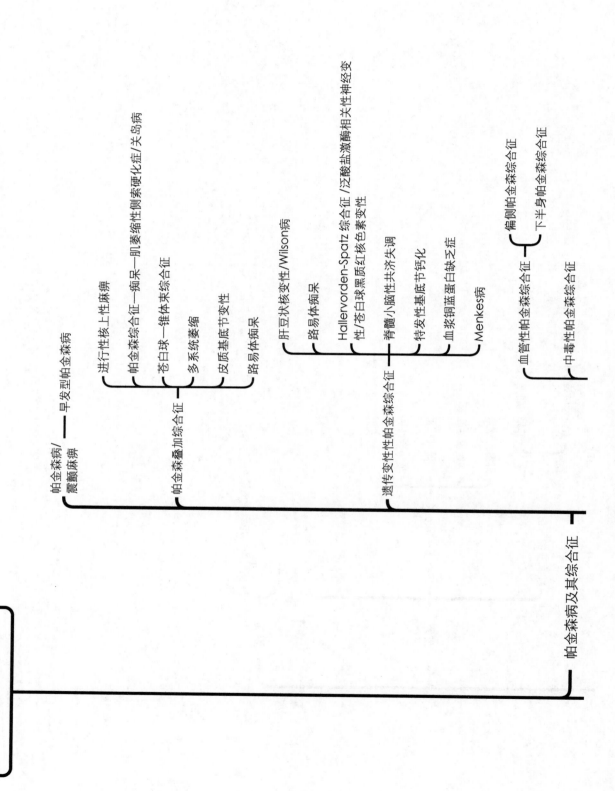

8 运动障碍性疾病

帕金森病及其综合征

帕金森病/震颤麻痹
　早发型帕金森病

帕金森叠加综合征
　进行性核上性麻痹
　帕金森综合征—痴呆—肌萎缩性侧索硬化症/关岛病
　苍白球—锥体束综合征
　多系统萎缩
　皮质基底节变性
　路易体痴呆

遗传变性性帕金森综合征
　肝豆状核变性/Wilson病
　路易体痴呆
　Hallervorden-Spatz综合征/泛酸盐激酶相关性神经变性/苍白球黑质红核色素变性
　脊髓小脑共济失调
　特发性基底节钙化
　血浆铜蓝蛋白缺乏症
　Menkes病

偏侧帕金森综合征
　下半身帕金森综合征

血管性帕金森综合征
　中毒性帕金森综合征

8 运动障碍性疾病

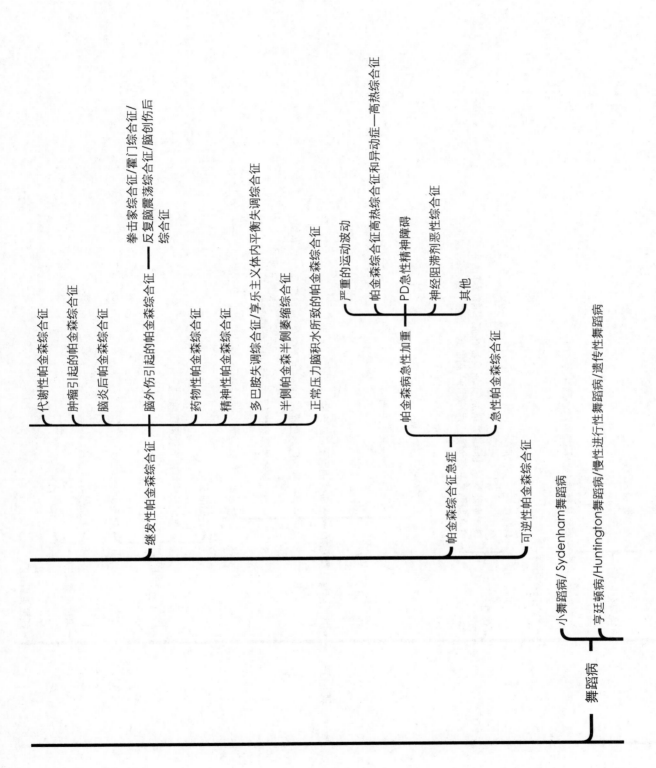

继发性帕金森综合征
- 代谢性帕金森综合征
- 肿瘤引起的帕金森综合征
- 脑炎后帕金森综合征
- 脑外伤引起的帕金森综合征 —— 拳击家综合征/霍门综合征/反复脑震荡综合征/脑创伤后综合征
- 药物性帕金森综合征
- 精神性帕金森综合征
- 多巴胺失调综合征/享乐主义体内平衡失调综合征
- 半侧帕金森半侧萎缩综合征
- 正常压力脑积水所致的帕金森综合征

帕金森综合征急症
- 严重的运动波动
- 帕金森综合征高热综合征和异动症 —— 高热综合征
- 帕金森病恶性加重
- PD急性精神障碍
- 神经阻滞剂恶性综合征
- 其他
- 急性帕金森综合征

可逆性帕金森综合征

舞蹈病
- 小舞蹈病/Sydenham舞蹈病
- 亨廷顿病/Huntington舞蹈病/慢性进行性舞蹈病/遗传性舞蹈病

8 运动障碍性疾病

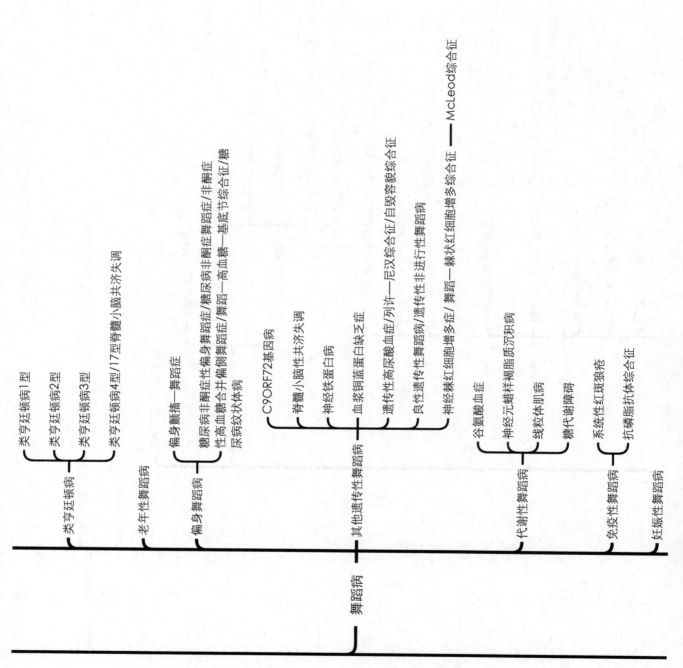

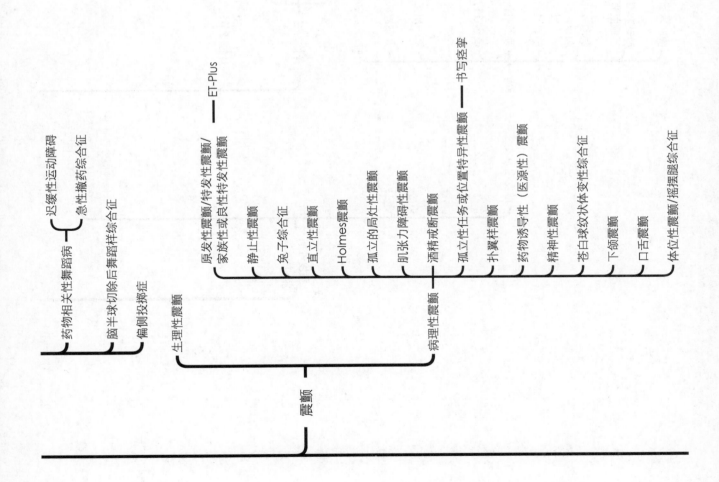

震颤

生理性震颤

病理性震颤

药物相关性舞蹈病
　　迟缓性运动障碍
　　急性撤药综合征

脑半球切除后舞蹈样综合征

偏侧投掷症

原发性震颤/特发性震颤/
家族性或良性特发性震颤 —— ET-Plus

静止性震颤

兔子综合征

直立性震颤

Holmes震颤

孤立的局灶性震颤

肌张力障碍性震颤

酒精戒断震颤

药物性震颤

孤立性任务或位置特异性震颤 —— 书写痉挛

扑翼样震颤

药物诱导性（医源性）震颤

精神性震颤

苍白球纹状体变性综合征

下颌震颤

口舌震颤

体位性震颤/摇摆腿综合征

8 运动障碍性疾病

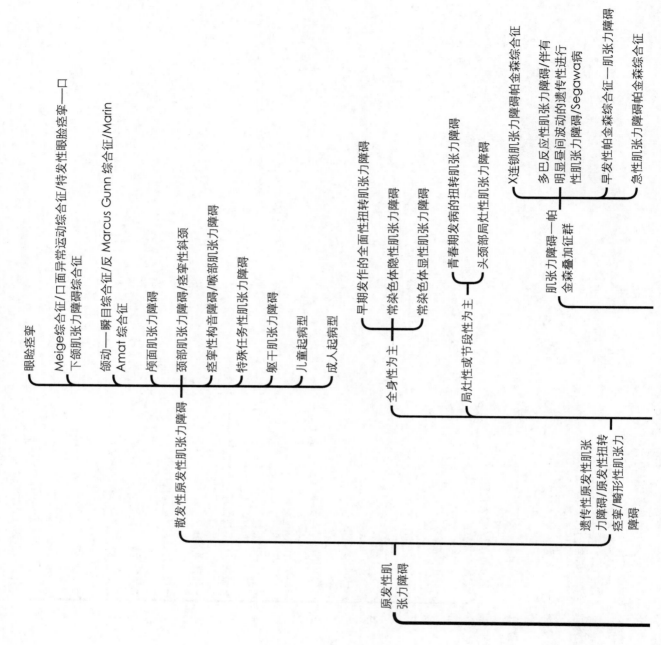

原发性肌张力障碍

散发性原发性肌张力障碍
- 眼睑痉挛
- Meige综合征/口面异常运动综合征/特发性眼睑痉挛—口下颌肌张力障碍综合征
- 颌动—瞬目综合征/反Marcus Gunn综合征/Marin Amat综合征
- 颅面肌张力障碍
- 颈部肌张力障碍/痉挛性斜颈
- 痉挛性构音障碍/喉部肌张力障碍
- 特殊任务性肌张力障碍
- 躯干肌张力障碍
- 儿童起病型
- 成人起病型

遗传性原发性肌张力障碍/原发性扭转痉挛/畸形性肌张力障碍
- 全身性为主
  - 早期发作的全面性扭转肌张力障碍
  - 常染色体隐性肌张力障碍
  - 常染色体显性肌张力障碍
- 局灶性或节段性为主
  - 青春期发病的扭转肌张力障碍
  - 头颈部局灶性肌张力障碍
- 肌张力障碍—帕金森叠加征群
  - X连锁肌张力障碍帕金森综合征
  - 多巴反应性肌张力障碍/伴有明显昼间波动的遗传性进行性肌张力障碍/Segawa病
  - 早发帕金森综合征—肌张力障碍
  - 急性肌张力障碍帕金森综合征

8　运动障碍性疾病

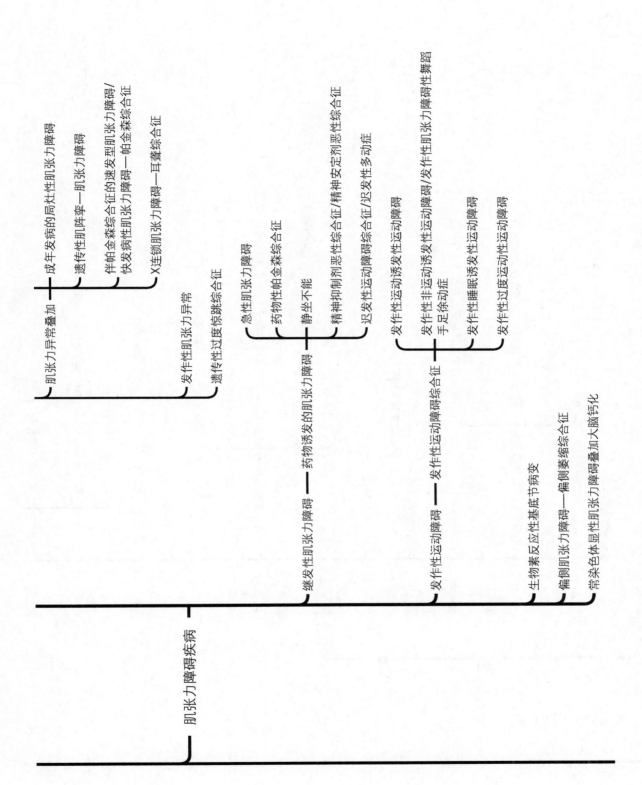

肌张力障碍疾病
- 肌张力异常叠加
  - 成年发病的局灶性肌张力障碍
  - 遗传性肌阵挛—肌张力障碍
  - 伴帕金森综合征的速发型肌张力障碍/快发病性肌张力障碍—帕金森综合征
  - X连锁肌张力障碍—耳聋综合征
- 发作性肌张力异常
  - 遗传性过度惊跳综合征
- 继发性肌张力障碍—药物诱发的肌张力障碍
  - 急性肌张力障碍
  - 药物性帕金森综合征
  - 静坐不能
  - 精神抑制剂恶性综合征/精神安定剂恶性综合征
  - 迟发性运动障碍综合征/迟发性多动症
- 发作性运动障碍—发作性运动障碍综合征
  - 发作性运动诱发性运动障碍
  - 发作性非运动诱发性运动障碍发作性肌张力障碍性舞蹈手足徐动症
  - 发作性睡眠诱发性运动障碍
  - 发作性过度运动性运动障碍
- 生物素反应性基底节病变
- 偏侧肌张力障碍—偏侧萎缩综合征
- 常染色体显性肌张力障碍叠加大脑钙化

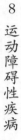

8
运
动
障
碍
性
疾
病

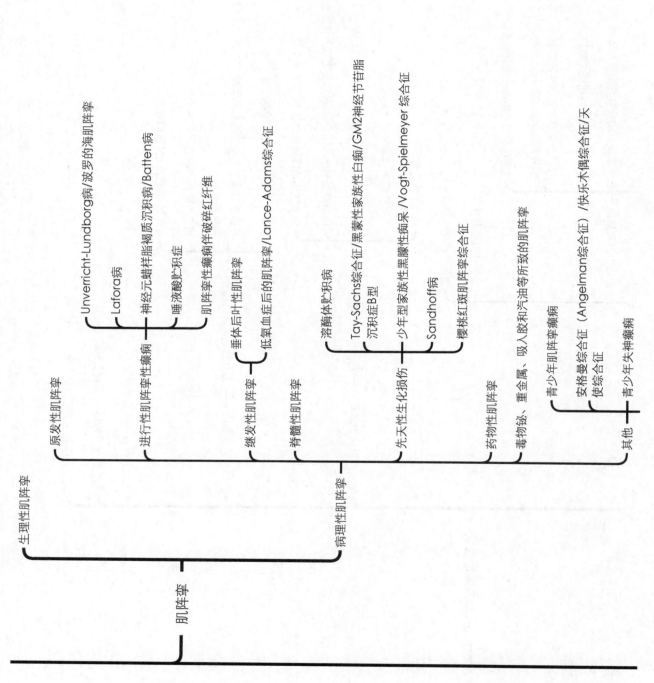

8 运动障碍性疾病

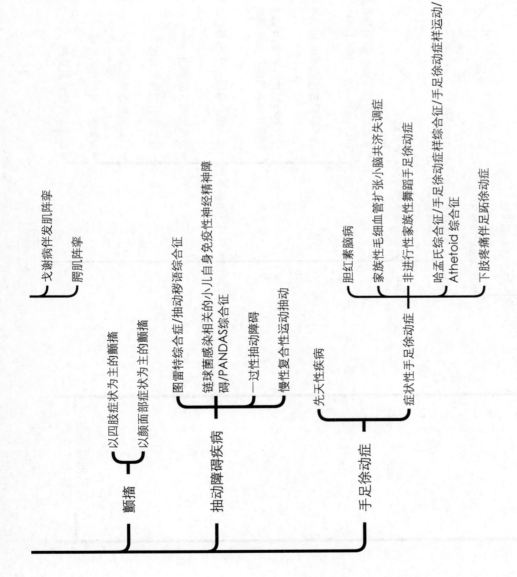

颤搐
- 以四肢症状为主的颤搐
  - 戈谢病伴发肌阵挛
  - 腭肌阵挛
- 以颜面部症状为主的颤搐

抽动障碍疾病
- 图雷特综合征/抽动秽语综合征
- 链球菌感染相关的小儿自身免疫性神经精神障碍/PANDAS综合征
- 一过性抽动障碍
- 慢性复合性运动抽动

手足徐动症
- 先天性疾病
  - 胆红素脑病
  - 家族性毛细血管扩张小脑共济失调症
- 症状性手足徐动症
  - 非进行性家族性舞蹈手足徐动症
  - 哈孟氏综合征/手足徐动症样综合征/手足徐动症样运动/
  - Athetoid 综合征
  - 下肢疼痛伴足趾徐动症

9　神经系统变性疾病

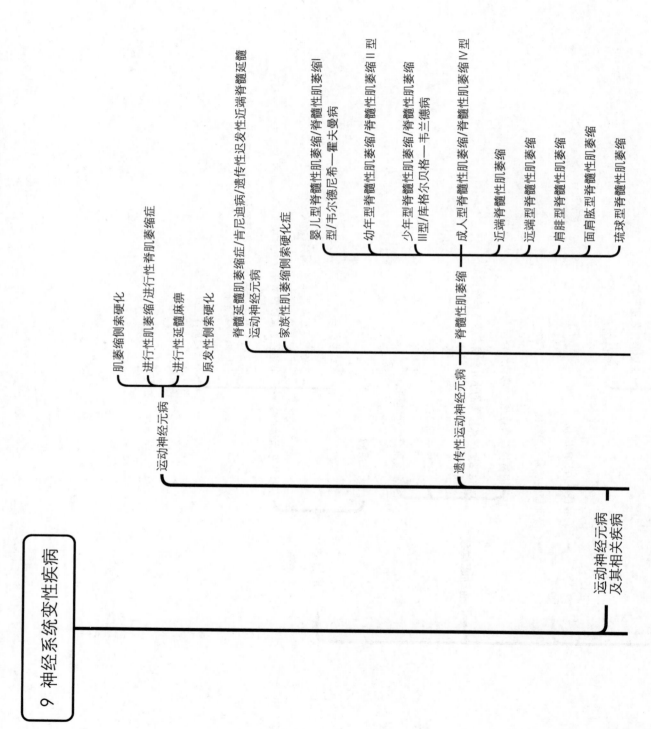

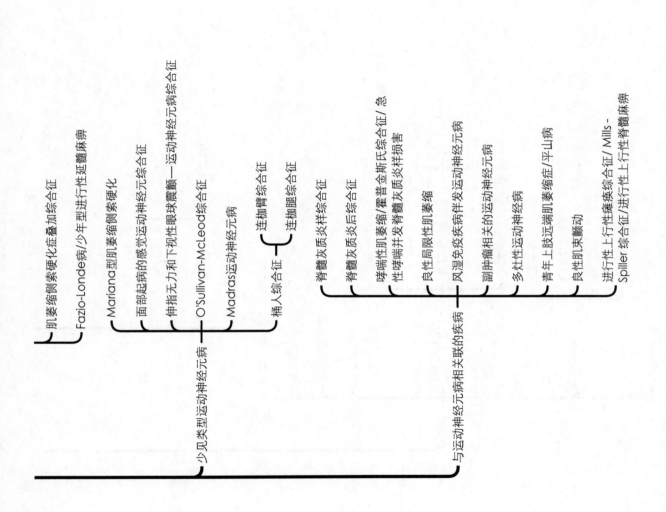

9 神经系统变性疾病

9
神经系统变性疾病

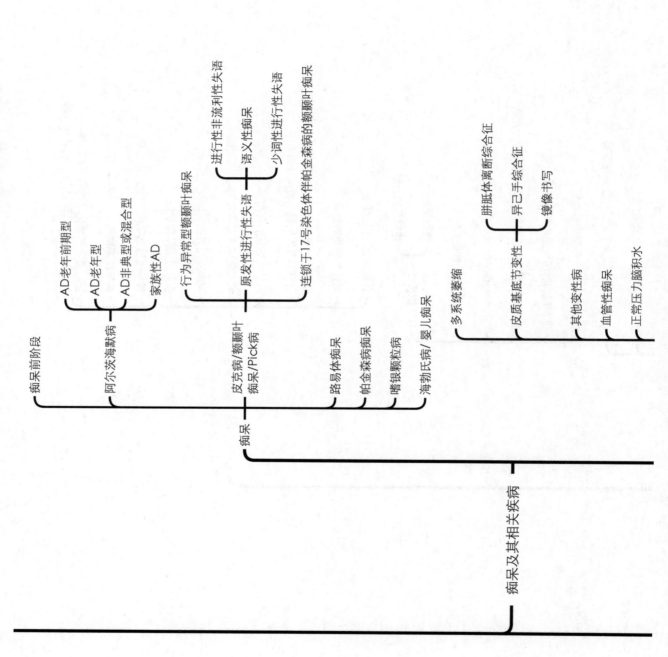

痴呆前阶段

痴呆

痴呆及其相关疾病

阿尔茨海默病
　AD老年前期型
　AD老年型
　AD非典型或混合型
　家族性AD

皮克病/额颞叶
痴呆/Pick病
　行为异常型额颞叶痴呆
　原发性进行性失语
　　进行性非流利性失语
　　语义性痴呆
　　少词性进行性失语
　连锁于17号染色体伴帕金森病的额颞叶痴呆

路易体痴呆
帕金森病痴呆
嗜银颗粒病
海勃氏病/婴儿痴呆

多系统萎缩

皮质基底节变性
　胼胝体离断综合征
　异己手综合征
　镜像书写

其他变性病
血管性痴呆
正常压力脑积水

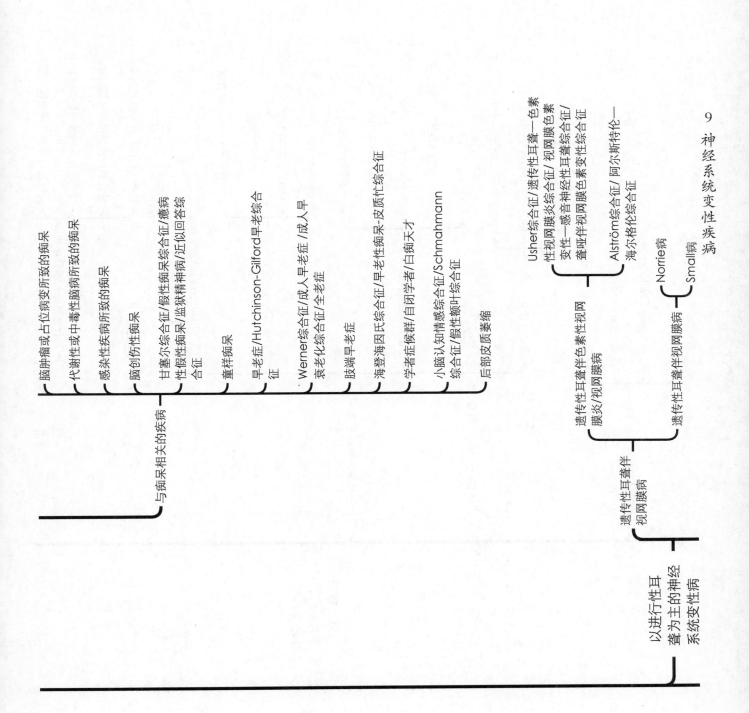

9　神经系统变性疾病

以进行性耳聋为主的神经系统变性病

与痴呆相关的疾病
- 脑肿瘤或占位病变所致的痴呆
- 代谢性或中毒性脑病所致的痴呆
- 感染性疾病所致的痴呆
- 脑创伤性痴呆
- 甘塞尔综合征/假性痴呆综合征/癔病性假性痴呆/监狱精神病近似回答综合征
- 童样痴呆
- 早老症/Hutchinson-Gilford早老综合征
- Werner综合征/成人早老症/成人早衰老化综合征/全老症
- 肢端早老症
- 海登海因氏综合征/早老性痴呆-皮质纹忙综合征
- 学者症候群/自闭学者/白痴天才
- 小脑认知情感综合征/Schmahmann综合征/假性额叶综合征
- 后部皮质萎缩

遗传性耳聋伴视网膜病
- 遗传性耳聋伴色素性视网膜炎/视网膜病
  - Usher综合征/遗传性耳聋—色素性视网膜炎综合征/视网膜色素变性—感音神经性耳聋综合征
  - Alström综合征/阿尔斯特伦—海尔格伦综合征
- 遗传性耳聋伴视网膜病
  - Norrie病
  - Small病

9 神经系统变性疾病

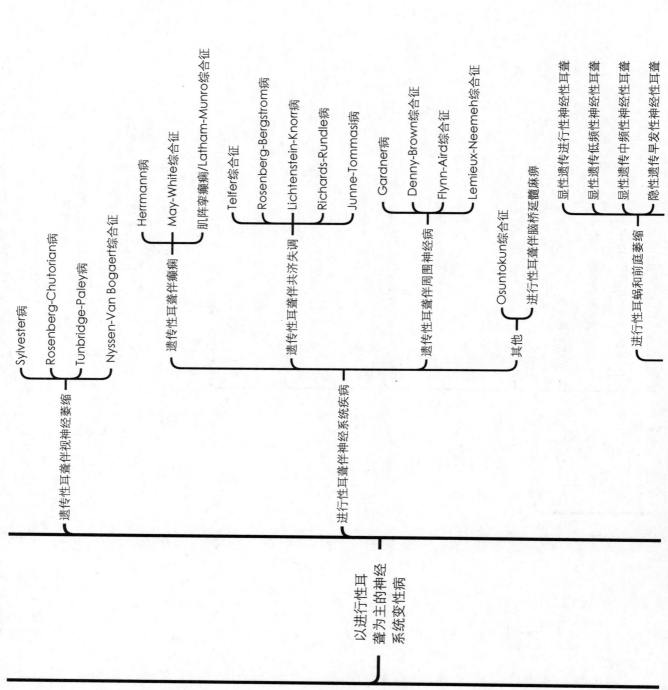

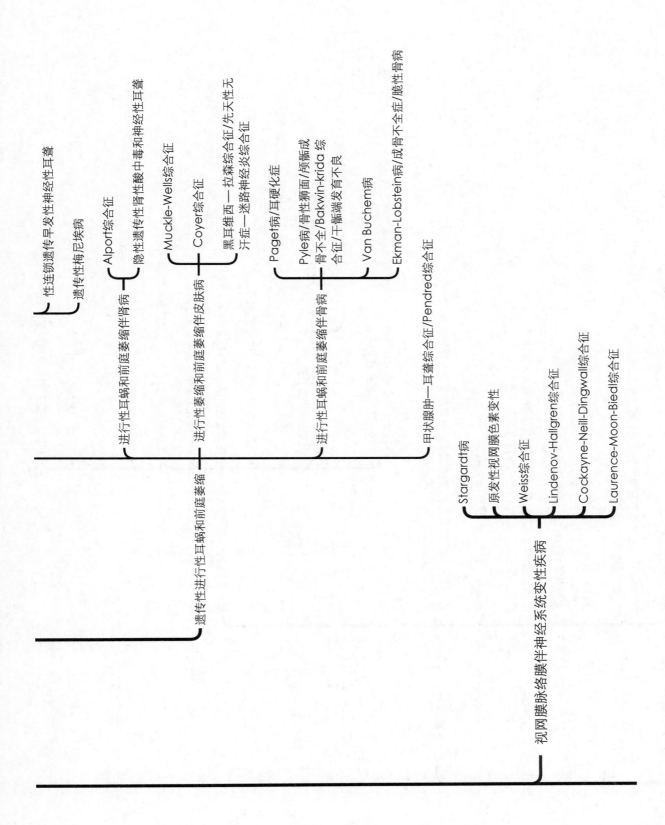

9 神经系统变性疾病

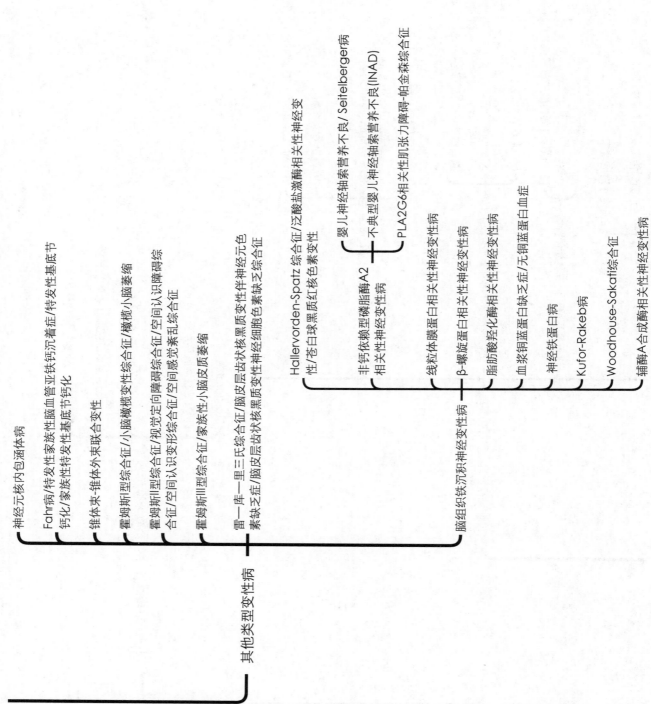

神经元核内包涵体病

Fahr病/特发性家族性脑血管亚硬化脑钙沉着症/特发性基底节钙化/家族性特发性基底节钙化

锥体束-锥体外束联合变性

霍姆斯型综合征/小脑橄榄变性综合征/橄榄小脑萎缩

霍姆斯Ⅱ型综合征/视觉定向障碍综合征/空间认识障碍综合征/空间认识定向障碍综合征/空间感觉紊乱综合征

霍姆斯Ⅲ型综合征/家族性小脑皮质萎缩

雷一库一里三氏综合征/脑皮层齿状核黑质变性伴神经元色素缺乏症/脑皮层齿状核黑质核神经细胞色素缺乏综合征

脑组织铁沉积神经变性病
- Hallervorden-Spatz综合征/泛酸盐激酶相关性神经变性/苍白球黑质红核色素变性
- 非钙依赖型磷脂酶A2相关性神经变性病
  - 婴儿神经轴索营养不良/Seitelberger病
  - 不典型婴儿神经轴索营养不良(INAD)
  - PLA2G6相关性肌张力障碍得帕金森综合征
- β-螺旋蛋白相关性神经变性病
- 脂肪酸羟化酶相关性神经变性病
- 血浆铜蓝蛋白缺乏症/无铜蓝蛋白血症
- 神经铁蛋白病
- Kufor-Rakeb病
- Woodhouse-Sakati综合征
- 辅酶A合成酶相关性神经变性病

其他类型变性病

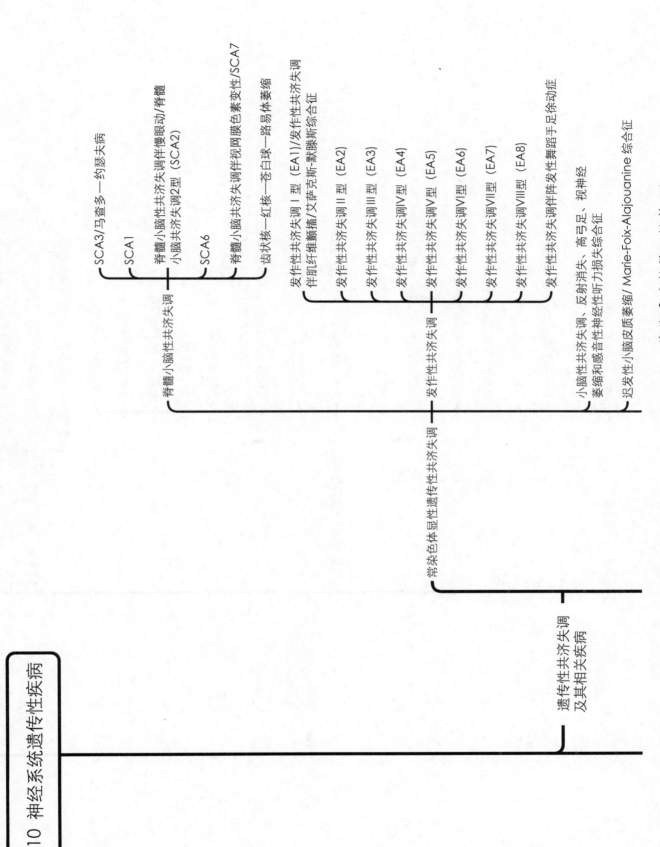

10 神经系统遗传性疾病

10 神经系统遗传性疾病

遗传性共济失调及其相关疾病

常染色体显性遗传性共济失调

脊髓小脑性共济失调
SCA3/马查多—约瑟夫病
SCA1
脊髓小脑性共济失调伴慢眼动/脊髓小脑共济失调2型 (SCA2)
SCA6
脊髓小脑共济失调伴视网膜色素变性/SCA7
齿状核—红核—苍白球—路易体萎缩

发作性共济失调
发作性共济失调 I 型 (EA1)/发作性共济失调伴肌纤维颤搐艾萨克斯-默勒斯综合征
发作性共济失调 II 型 (EA2)
发作性共济失调 III 型 (EA3)
发作性共济失调 IV 型 (EA4)
发作性共济失调 V 型 (EA5)
发作性共济失调 VI 型 (EA6)
发作性共济失调 VII 型 (EA7)
发作性共济失调 VIII 型 (EA8)
发作性共济失调伴发性舞蹈手足徐动症

小脑性共济失调、反射消失、高弓足、视神经萎缩和感音性神经性听力损失综合征
迟发性小脑皮质萎缩/Marie-Foix-Alajouanine综合征

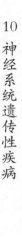

10 神经系统遗传性疾病

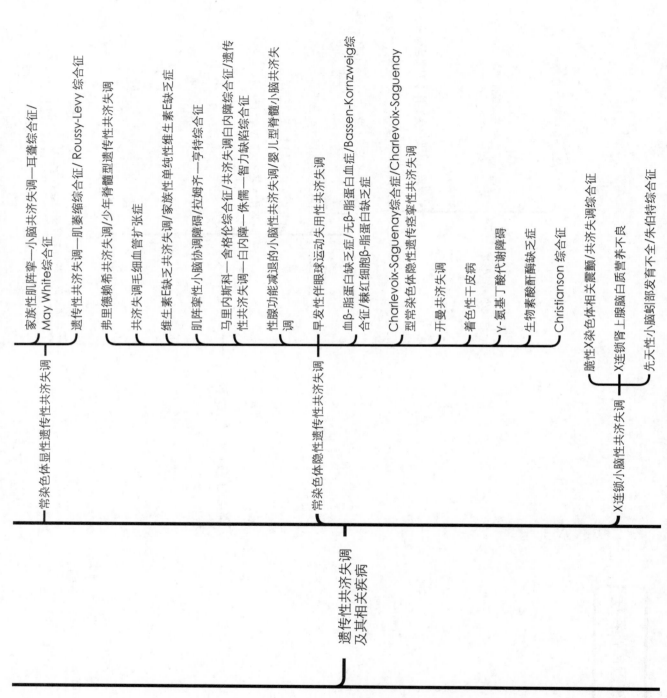

遗传性共济失调及其相关疾病

常染色体显性遗传性共济失调
- 家族性肌阵挛—小脑共济失调—耳聋综合征/May White综合征
- 遗传性共济失调—肌萎缩综合征/Roussy-Levy综合征

常染色体隐性遗传性共济失调
- 弗里德赖希共济失调/少年脊髓型遗传性共济失调
- 共济失调毛细血管扩张症
- 维生素E缺乏共济失调/家族性单纯性维生素E缺乏症
- 肌阵挛性小脑协调障碍—拉姆齐—亨特综合征
- 马里内斯科—舍格伦综合征/共济失调白内障综合征/遗传性共济失调—白内障—侏儒—智力缺陷综合征
- 性腺功能减退的小脑性共济失调/婴儿型脊髓小脑共济失调
- 早发性伴眼球运动失用性共济失调
- 血β-脂蛋白缺乏症/无β-脂蛋白血症/Bassen-Kornzweig综合征/棘红细胞β-脂蛋白缺乏症
- Charlevoix-Saguenay综合症/Charlevoix-Saguenay型常染色体隐性遗传痉挛性共济失调
- 开曼共济失调
- 着色性干皮病
- γ-氨基丁酸代谢障碍
- 生物素酐酶乏症
- Christianson综合征

X连锁小脑性共济失调
- 脆性X染色体相关震颤/共济失调综合征
- X连锁肾上腺脑白质营养不良
- 先天性小脑蚓部发育不全/朱伯特综合征

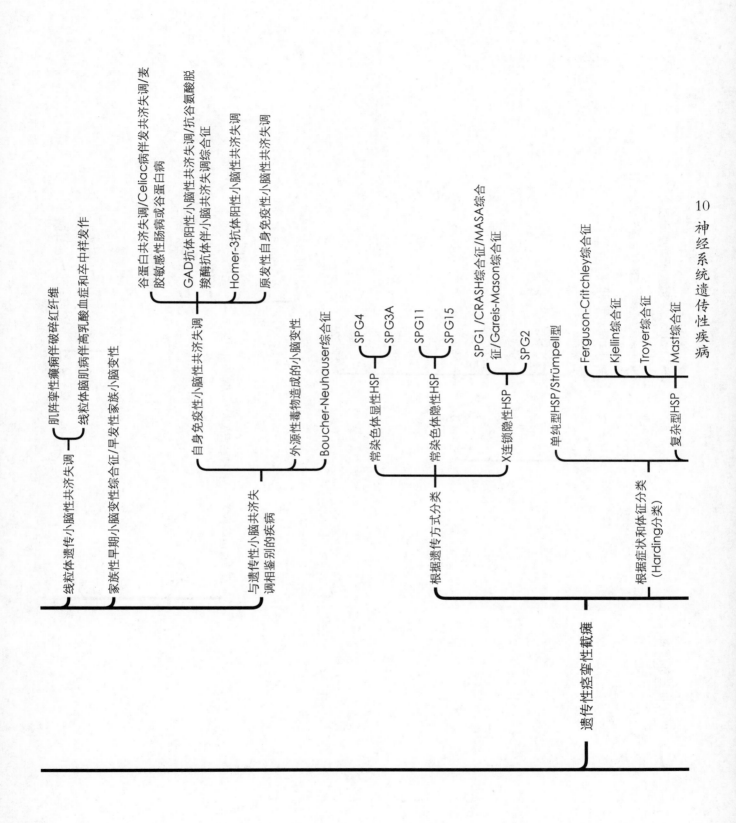

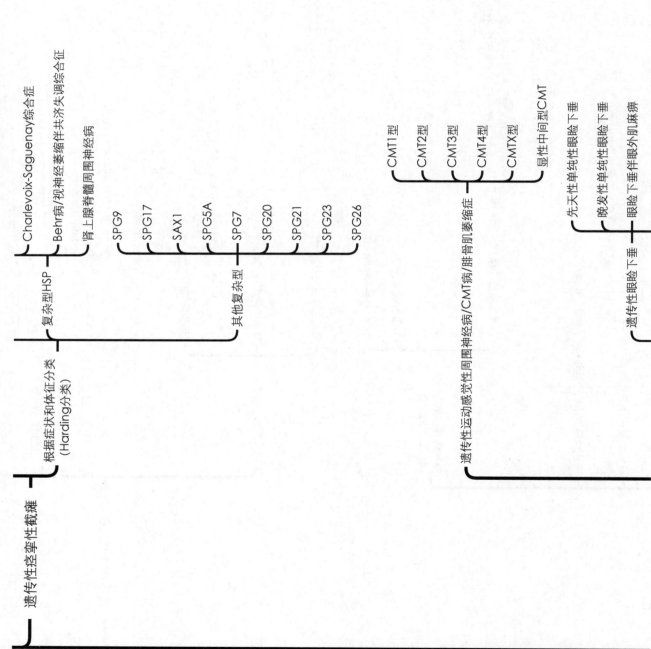

10 神经系统遗传性疾病

遗传性痉挛性截瘫

根据症状和体征分类（Harding分类）

复杂型HSP
- Charlevoix-Saguenay综合症
- Behr病/视神经萎缩伴共济失调综合征
- 肾上腺脊髓周围神经病

其他复杂型
- SPG9
- SPG17
- SAX1
- SPG5A
- SPG7
- SPG20
- SPG21
- SPG23
- SPG26

遗传性运动感觉性周围神经病/CMT病/腓骨肌萎缩症
- CMT1型
- CMT2型
- CMT3型
- CMT4型
- CMTX型
- 显性中间型CMT

遗传性眼睑下垂
- 先天性单纯性眼睑下垂
- 晚发性单纯性眼睑下垂
- 眼睑下垂伴眼外肌麻痹

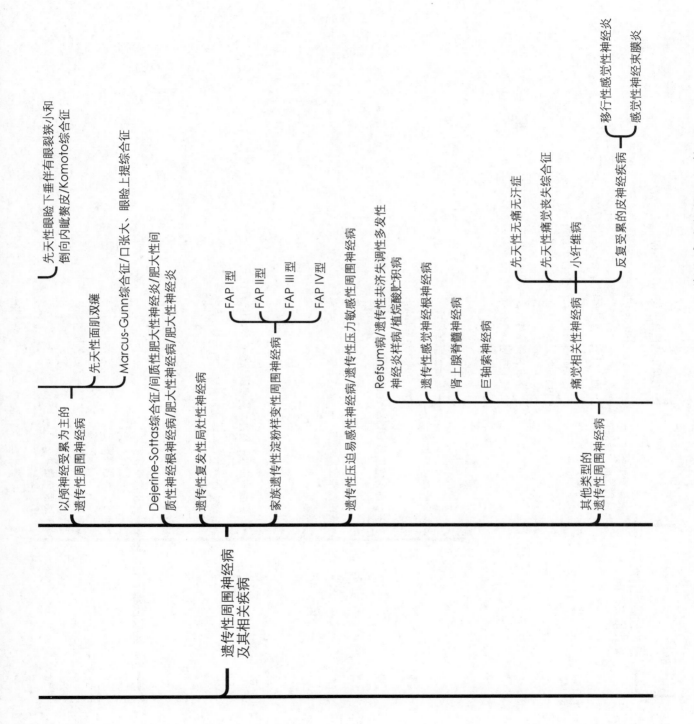

10 神经系统遗传性疾病

遗传性周围神经病及其相关疾病

以颅神经受累为主的遗传性周围神经病
先天性眼睑下垂伴有眼裂狭小和倒向内眦赘皮/Komoto综合征
先天性面肌双瘫
Marcus-Gunn综合征/口张大、眼睑上提综合征

Dejerine-Sottas综合征/间质性肥大性神经炎/肥大性间质性神经根神经病/肥大性神经病/肥大性神经炎

遗传性复发性局灶性神经病

家族遗传性淀粉样变性周围神经病
FAP I型
FAP II型
FAP III型
FAP IV型

遗传性压迫易感性神经病/遗传性压力敏感性周围神经病

其他类型的遗传性周围神经病
Refsum病/遗传性共济失调性多发性神经炎样病/植烷酸贮积病
遗传性感觉神经根神经病
肾上腺脊髓神经病
巨轴索神经病
痛觉相关性神经病
先天性无痛无汗症
先天性痛觉丧失综合征
小纤维病
反复受累的皮神经疾病
移行性感觉性神经炎
感觉性神经束膜炎

10

神经系统遗传性疾病

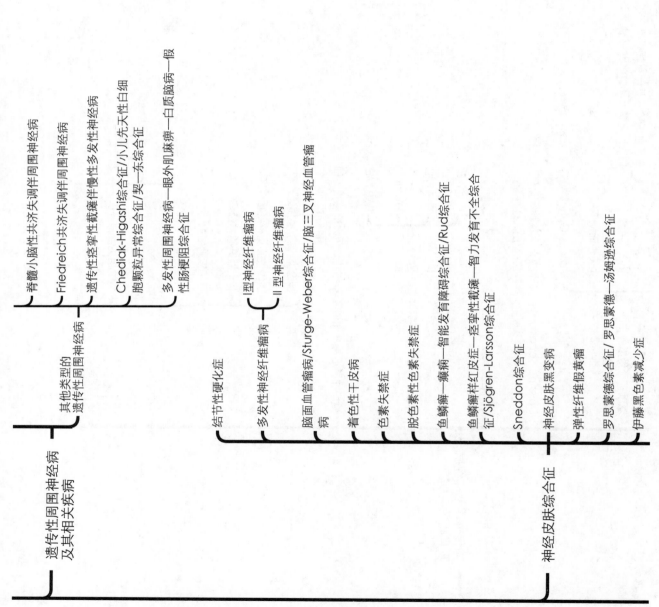

遗传性周围神经病及其相关疾病

其他类型的遗传性周围神经病

脊髓小脑性共济失调伴周围神经病

Friedreich共济失调伴周围神经病

遗传性痉挛性截瘫伴慢性多发性神经病

Chediak-Higashi综合征/小儿先天性白细胞颗粒异常综合征/契一东综合征

多发性周围神经病—眼外肌麻痹—白质脑病—假性肠梗阻综合征

神经皮肤综合征

结节性硬化症

多发性神经纤维瘤病

Ⅰ型神经纤维瘤病

Ⅱ型神经纤维瘤病

脑面血管瘤病/Sturge-Weber综合征/脑三叉神经血管瘤病

着色性干皮病

色素失禁症

脱色素性色素失禁症

鱼鳞癣—癫痫—智能发育障碍综合征/Rud综合征

鱼鳞癣样红皮症—痉挛性截瘫—智力发育不全综合征/Sjögren-Larsson综合征

Sneddon综合征

神经皮肤黑变病

弹性纤维假黄瘤

罗恩蒙德综合征/罗思蒙德—汤姆逊综合征

伊藤黑色素减少症

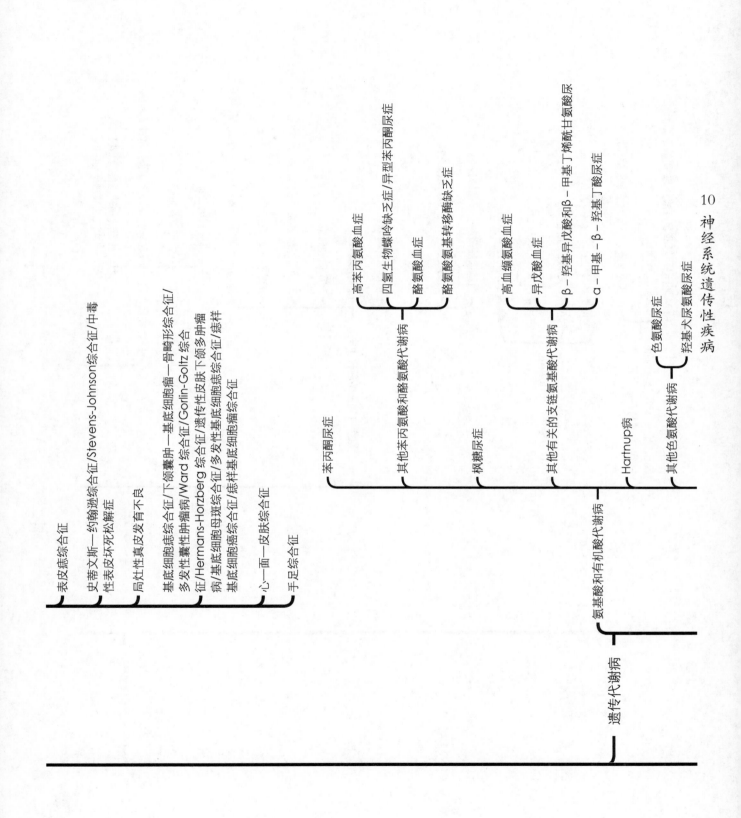

10 神经系统遗传性疾病

遗传代谢病

氨基酸和有机酸代谢病

苯丙酮尿症
- 高苯丙氨酸血症
- 四氢生物蝶呤缺乏症 异型苯丙酮尿症

其他苯丙氨酸和酪氨酸代谢病
- 酪氨酸血症
- 酪氨酸氨基转移酶缺乏症

枫糖酸尿症
- 高血缬氨酸血症

其他有关的支链氨基酸代谢病
- 异戊酸血症
- β-羟基异戊酸和β-甲基丁烯酰甘氨酸尿
- α-甲基-β-羟基丁酸尿症

Hartnup病

其他色氨酸代谢病
- 色氨酸尿症
- 羟基犬尿氨酸尿症

表皮痣综合征
- 史蒂文斯—约翰逊综合征/Stevens-Johnson综合征/中毒性表皮坏死松解症

局灶性真皮发育不良

基底细胞痣综合征/下颌囊肿—基底细胞瘤—骨畸形综合征/多发性肿瘤病/Ward综合征/Gorlin-Goltz综合征/Hermans-Horzberg综合征/遗传性皮肤下颌多肿瘤病/基底细胞母斑综合征/多发性基底细胞痣综合征/痣样基底细胞癌综合征/痣样基底细胞瘤综合征

心—面—皮综合征

手足综合征

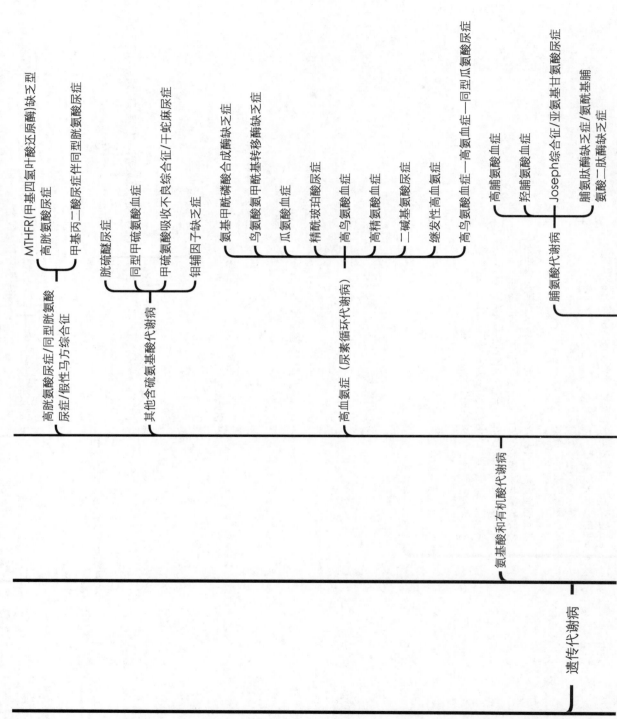

10 神经系统遗传性疾病

氨基酸和有机酸代谢病

遗传代谢病

高胱氨酸尿症/同型胱氨酸尿症/假性马方综合征
- MTHFR(甲基四氢叶酸还原酶)缺乏型高胱氨酸尿症
- 甲基丙二酸尿症伴同型胱氨酸尿症

其他含硫氨基酸代谢病
- 胱硫醚尿症
- 同型甲硫氨酸血症
- 甲硫氨酸吸收不良综合征/干蛇麻尿症
- 钼辅因子缺乏症

高血氨症（尿素循环代谢病）
- 氨基甲酰磷酸合成酶缺乏症
- 鸟氨酸氨甲酰基转移酶缺乏症
- 瓜氨酸血症
- 精氨琥珀酸尿症
- 高鸟氨酸血症
- 高精氨酸血症
- 二碱基氨基酸尿症
- 继发性高血氨症
- 高鸟氨酸血症—高氨血症—同型瓜氨酸尿症

脯氨酸代谢病
- 高脯氨酸血症
- 羟脯氨酸血症
- Joseph综合征/亚氨基甘氨酸尿症
- 脯氨肽酶缺乏症/氨酰基脯氨酸二肽酶缺乏症

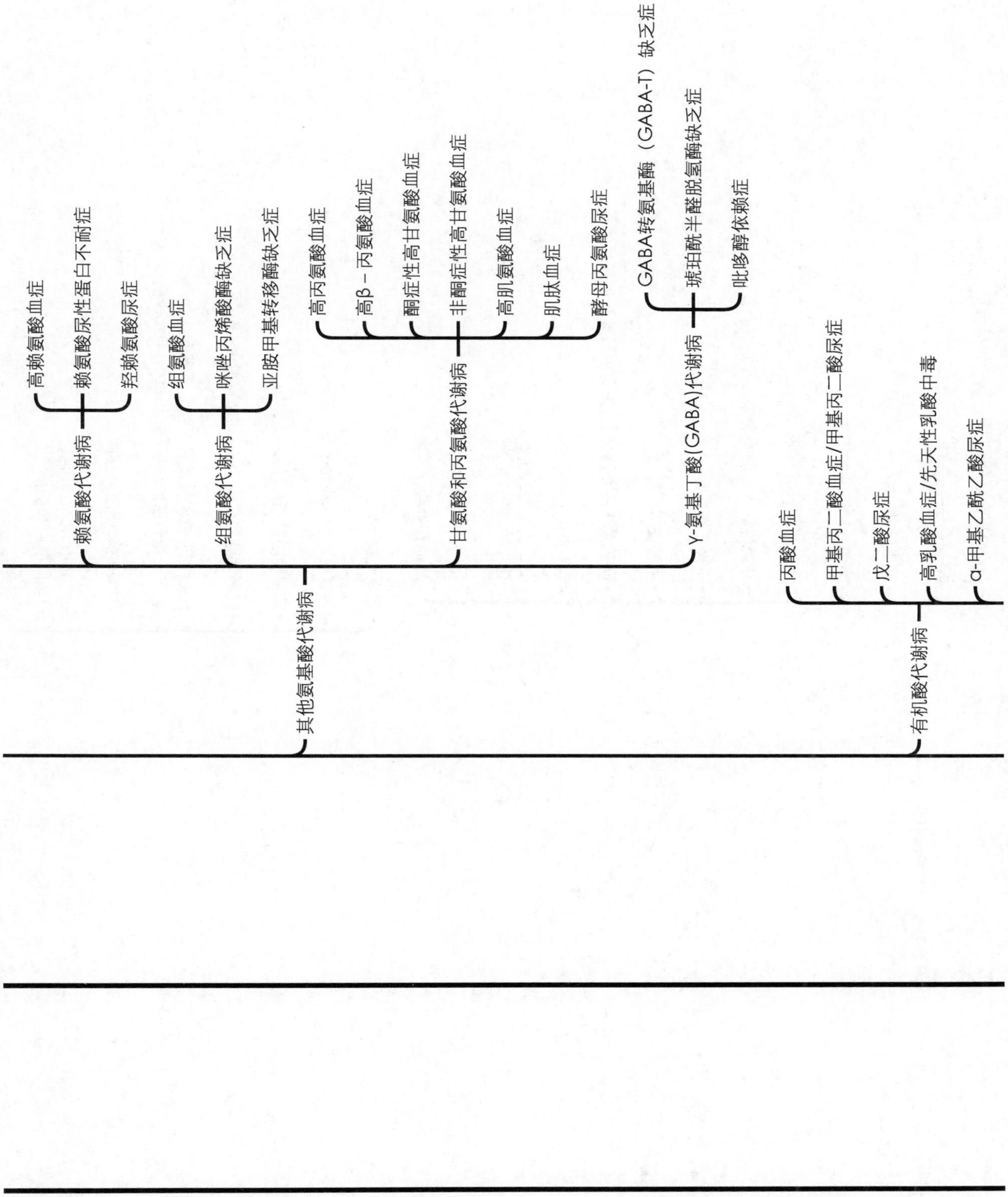

10　神经系统遗传性疾病

其他氨基酸代谢病

赖氨酸代谢病
- 高赖氨酸血症
- 赖氨酸尿性蛋白不耐症
- 羟赖氨酸尿症

组氨酸代谢病
- 组氨酸血症
- 咪唑丙烯酸酶缺乏症
- 亚胺甲基转移酶缺乏症

甘氨酸和丙氨酸代谢病
- 高丙氨酸血症
- 高β-丙氨酸血症
- 酮症性高甘氨酸血症
- 非酮症性高甘氨酸血症
- 高肌氨酸血症
- 肌肽血症
- 酵母丙氨酸尿症

γ-氨基丁酸(GABA)代谢病
- GABA转氨酶（GABA-T）缺乏症
- 琥珀酸半醛脱氢酶缺乏症
- 吡哆醇依赖症

有机酸代谢病
- 丙酸血症
- 甲基丙二酸血症/甲基丙二酸尿症
- 戊二酸尿症
- 高乳酸血症/先天性乳酸中毒
- α-甲基乙酰乙酸尿症

10 神经系统遗传性疾病

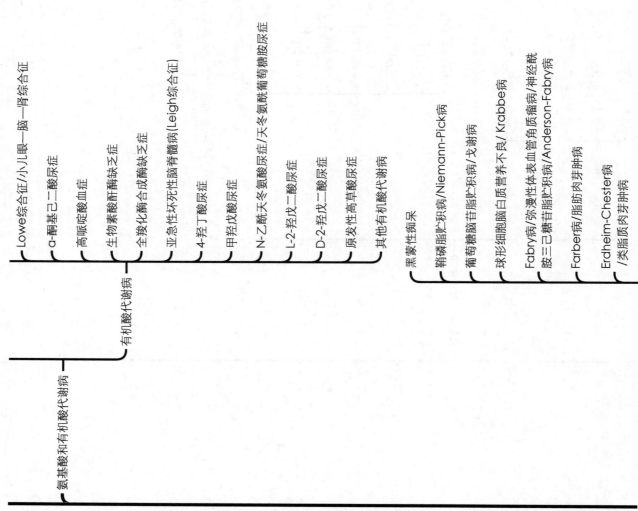

氨基酸和有机酸代谢病

有机酸代谢病

Lowe综合征/小儿眼—脑—肾综合征

α-酮基己二酸尿症

高哌啶酸血症

生物素酸酐酶缺乏症

全羧化酶合成酶缺乏症

亚急性坏死性脑脊髓病(Leigh综合征)

4-羟丁酸尿症

甲羟戊酸尿症

N-乙酰天冬氨酸尿症/天冬氨酰葡萄糖胺尿症

L-2-羟戊二酸尿症

D-2-羟戊二酸尿症

原发性高草酸尿症

其他有机酸代谢病

黑蒙性痴呆

鞘磷脂贮积病/Niemann-Pick病

葡萄糖脑苷脂贮积病/戈谢病

球形细胞脑白质营养不良/Krabbe病

Fabry病/弥漫性体表血管角质瘤病/神经酰胺三己糖苷脂贮积病/Anderson-Fabry病

Farber病/脂肪肉芽肿病

Erdheim-Chester病/类脂质肉芽肿病

10 神经系统遗传性疾病

遗传代谢病
├─ 溶酶体病/溶酶体贮积病/先天性溶酶体病
│   ├─ 鞘脂代谢病
│   │   ├─ Wolman病
│   │   ├─ 神经元蜡样褐脂质沉积病
│   │   ├─ GM 1 神经节苷脂贮积病型
│   │   ├─ GM2 神经节苷脂贮积病II型
│   │   ├─ GM3 神经节苷脂贮积病III型
│   │   ├─ 乳糖基神经酰胺贮积病/乳糖基鞘氨醇增多症
│   │   ├─ 唾液酸贮积症
│   │   └─ 嗜苏丹红型白质营养不良/正染色型白质营养不良
│   ├─ 黏多糖病
│   │   ├─ Hurler病/黏多糖病 I-H型
│   │   ├─ Scheie病/黏多糖病 I-S型
│   │   ├─ Hunter病/黏多糖病 II 型
│   │   ├─ Sanfilippo综合征
│   │   ├─ Morquio综合征/黏多糖病IV型综合征
│   │   ├─ Maroteaux-Lamy病/黏多糖病VI型综合征
│   │   ├─ Sly病/黏多糖病VII型综合征
│   │   └─ IX型黏多糖累积病
│   ├─ 黏多糖贮积病
│   └─ 黏脂贮积病
│   ├─ 黏脂贮积病I型/ML-I/唾液酸苷脂贮积病/sialidosis-I/Spranger病/樱红斑点—肌阵挛综合征
│   ├─ 黏脂贮积病II/III型
│   └─ 黏脂贮积病IV型/ML-IV/Berman病/磷脂—唾液酸苷脂贮积病

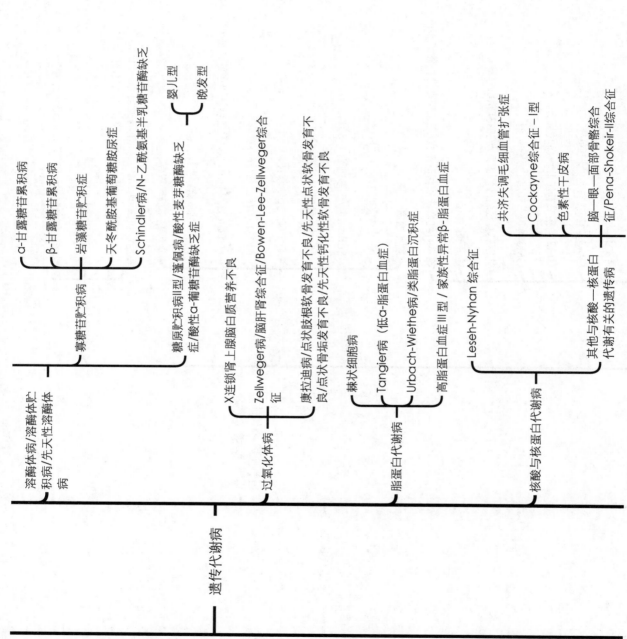

10 神经系统遗传性疾病

遗传代谢病

溶酶体病/溶酶体贮积病/先天性溶酶体病
- 寡糖苷贮积病
  - α-甘露糖苷累积病
  - β-甘露糖苷累积病
  - 岩藻糖苷贮积症
  - 天冬酰胺基葡萄糖胺尿症
  - Schindler病/N-乙酰氨基半乳糖苷酶缺乏
- 糖原贮积病II型/蓬佩病/酸性麦芽糖酶缺乏症/酸性α-葡糖苷酶缺乏症

过氧化体病
- X连锁肾上腺脑白质营养不良
- Zellweger病/脑肝肾综合征/Bowen-Lee-Zellweger综合征
- 康拉迪油病/点状肢根软骨发育不良/先天性点状软骨发育不良/点状骨垢发育不良/先天性钙化性软骨发育不良

脂蛋白代谢病
- 棘状细胞病
- Tangier病（低α-脂蛋白血症）
- Urbach-Wiethe病/类脂蛋白沉积症
- 高脂蛋白血症III型/家族性异常β-脂蛋白血症

核酸与核蛋白代谢病
- Leseh-Nyhan综合征
- 其他与核酸—核蛋白代谢有关的遗传病
  - 共济失调毛细血管扩张症
  - Cockayne综合征－I型
  - 色素性干皮病
  - 脑—眼—面部骨骼综合征/Pena-Shokeir-II综合征

10 神经系统遗传性疾病

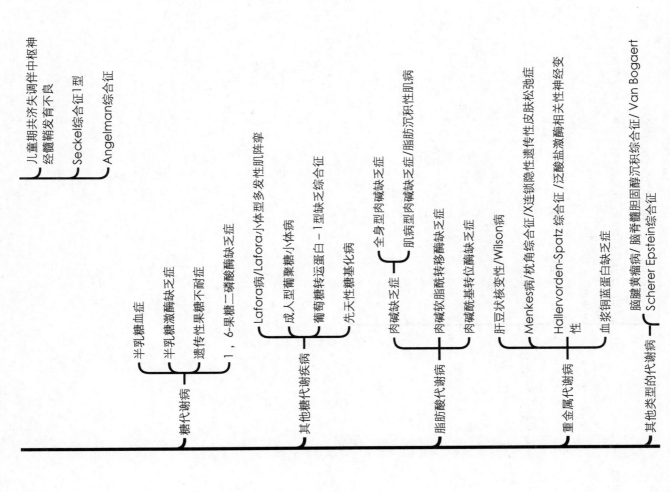

糖代谢病
- 半乳糖血症
- 半乳糖激酶缺乏症
- 遗传性果糖不耐症
- 1, 6-果糖二磷酸酶缺乏症

其他糖代谢疾病
- Lafora病/Laforaʌ小体型多发性肌阵挛
- 成人型葡聚糖小体病
- 葡萄糖转运蛋白－1型缺乏综合征
- 先天性糖基化病

脂肪酸代谢病
- 全身型肉碱缺乏症
- 肌病型肉碱缺乏症/脂肪沉积性肌病
- 肉碱软脂酰转移酶缺乏症
- 肉碱酰基转位酶缺乏症

重金属代谢病
- 肝豆状核变性/Wilson病
- Menkes病/枕角综合征/X连锁隐性遗传性皮肤松弛症
- Hallervorden-Spatz综合征/泛酸盐激酶相关性神经变性
- 血浆铜蓝蛋白缺乏症

其他类型的代谢病
- 脑腱黄瘤病/脑脊髓胆固醇沉积综合征/Van Bogaert
- Scherer Epstein综合征

儿童期共济失调伴中枢神经髓鞘发育不良

Seckel综合征1型

Angelman综合征

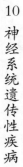

10 神经系统遗传性疾病

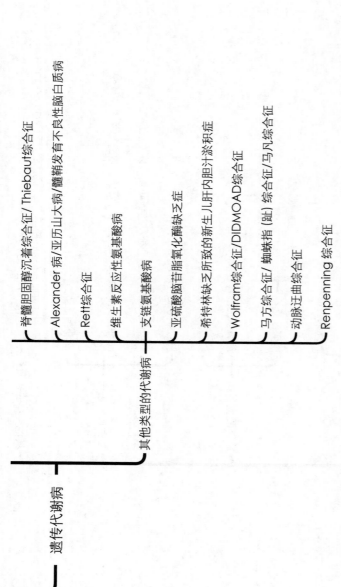

遗传代谢病

其他类型的代谢病

脊髓胆固醇沉着综合征/Thiebaut综合征

Alexander病/亚历山大病/髓鞘发育不良性脑白质病

Rett综合征

维生素反应性氨基酸病

支链氨基酸病

亚硫酸脑苷脂氧化酶缺乏症

希特林缺乏所致的新生儿肝内胆汁淤积症

Wolfram综合征/DIDMOAD综合征

马方综合征/蜘蛛指（趾）综合征/马凡综合征

动脉迂曲综合征

Renpenning综合征

11　神经—肌肉接头疾病和肌肉疾病

- 神经—肌肉接头疾病和肌肉疾病
  - 重症肌无力和其他类型的肌肉无力综合征
    - 重症肌无力
      - 按临床分型
        - Osserman分型
          - 成年型
            - 眼肌型
            - 轻度全身型
            - 中度全身型
            - 急性重症型
            - 迟发重症型
            - 肌萎缩型
          - 儿童型
          - 少年型
        - MGFA分型
          - I型：单纯眼肌型
          - II型：轻度的眼外肌以外肌肉受累，可同时伴有眼肌受累
            - IIa轻度四肢或躯干部肌肉受累
            - IIb轻度咽喉肌呼吸肌受累
          - III型：中等程度的眼外肌以外肌肉受累
            - IIIa中度四肢或躯干部肌肉受累
            - IIIb中度咽喉肌呼吸肌受累
          - IV型：严重程度的眼外肌以外肌肉受累
            - IVa严重四肢或躯干部肌肉受累
            - IVb严重咽喉肌呼吸肌受累
          - V型：气管插管用或不用呼吸机

11　神经—肌肉接头疾病和肌肉疾病

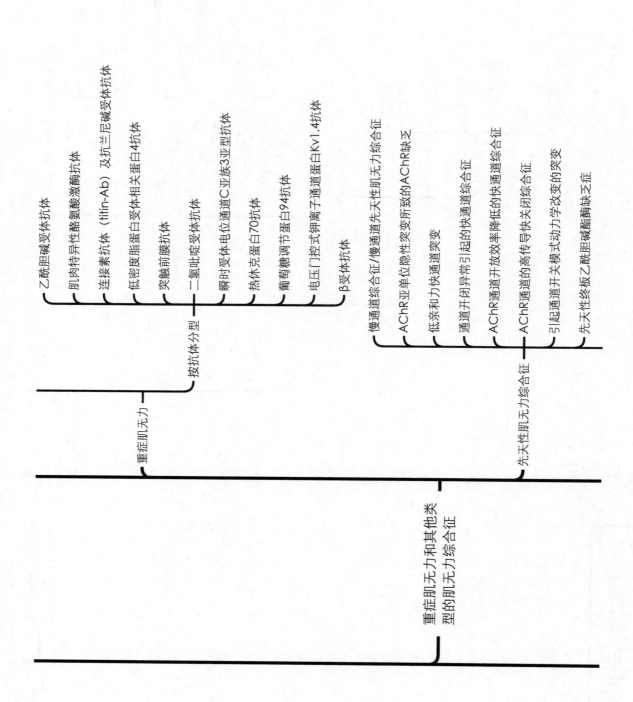

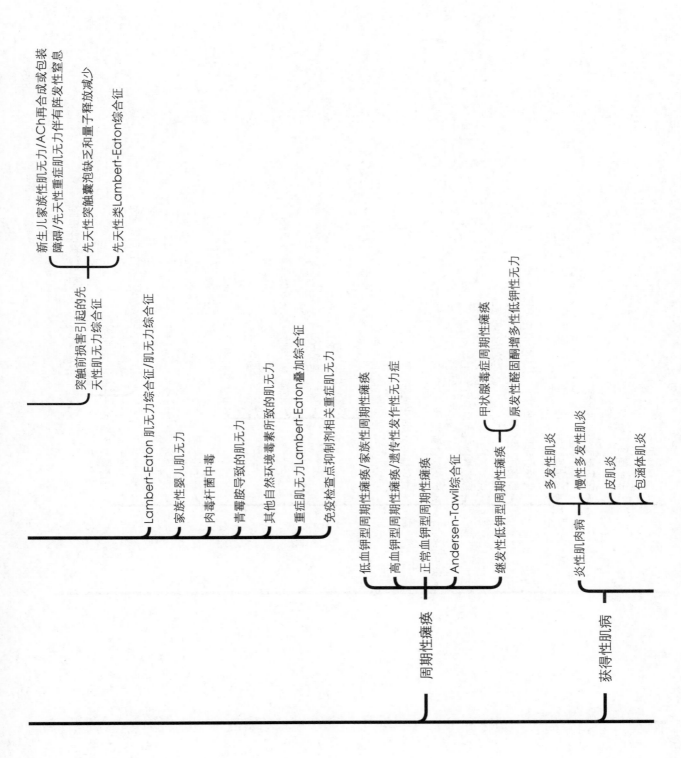

11 神经—肌肉接头疾病和肌肉疾病

突触前损害引起的先天性肌无力综合征
- 新生儿家族性肌无力/ACh再合成或包装障碍/先天性重症肌无力伴有阵发性窒息
- 先天性突触囊泡缺乏和量子释放减少
- 先天性类Lambert-Eaton综合征

- Lambert-Eaton肌无力综合征/肌无力综合征
- 家族性婴儿肌无力
- 肉毒杆菌中毒
- 青霉胺导致的肌无力
- 其他自然环境毒素所致的肌无力
- 重症肌无力Lambert-Eaton叠加综合征
- 免疫检查点抑制剂相关重症肌无力

周期性瘫痪
- 低血钾型周期性瘫痪/家族性周期性瘫痪
- 高血钾型周期性瘫痪/遗传性发作性无力症
- 正常血钾型周期性瘫痪
- Andersen-Tawil综合征
- 继发性低钾型周期性瘫痪
  - 甲状腺毒症周期性瘫痪
  - 原发性醛固酮增多性低钾性无力

获得性肌病
- 炎性肌肉病
  - 多发性肌炎
  - 慢性多发性肌炎
  - 皮肌炎
  - 包涵体肌炎

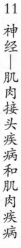

11 神经—肌肉接头疾病和肌肉疾病

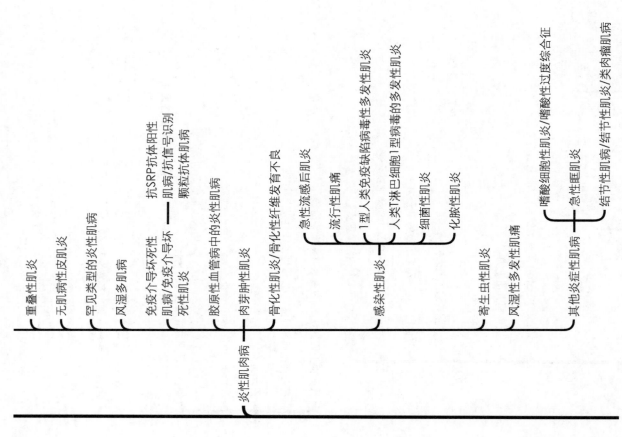

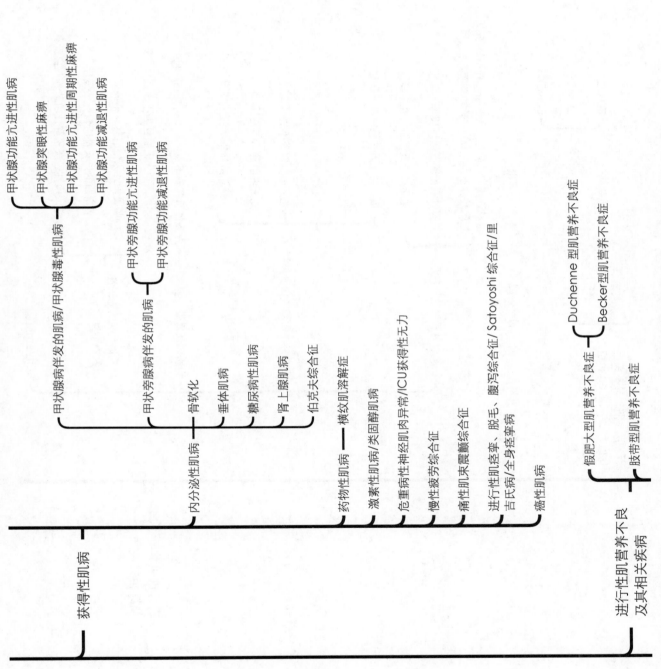

11 神经—肌肉接头疾病和肌肉疾病

获得性肌病
├─ 内分泌性肌病
│ ├─ 甲状腺病伴发的肌病/甲状腺毒性肌病
│ │ ├─ 甲状腺功能亢进性肌病
│ │ ├─ 甲状腺突眼性麻痹
│ │ ├─ 甲状腺功能亢进性周期性麻痹
│ │ └─ 甲状腺功能减退性肌病
│ ├─ 甲状旁腺病伴发的肌病
│ │ ├─ 甲状旁腺功能亢进性肌病
│ │ └─ 甲状旁腺功能减退性肌病
│ ├─ 骨软化
│ ├─ 垂体肌病
│ ├─ 糖尿病性肌病
│ ├─ 肾上腺肌病
│ └─ 伯克夫综合征
├─ 药物性肌病 —— 横纹肌溶解症
├─ 激素性肌病/类固醇肌病
├─ 危重病性神经肌肉异常/ICU获得无力
├─ 慢性疲劳综合征
├─ 痛性肌束震颤综合征
├─ 进行性肌痉挛、脱毛、腹泻综合征/ Satoyoshi 综合征/里吉氏病/全身痉挛病
└─ 癌性肌病

进行性肌营养不良及其相关疾病
├─ Duchenne 型肌营养不良症
├─ Becker 型肌营养不良症
├─ 假肥大型肌营养不良症
└─ 肢带型肌营养不良症

11　神经—肌肉接头疾病和肌肉疾病

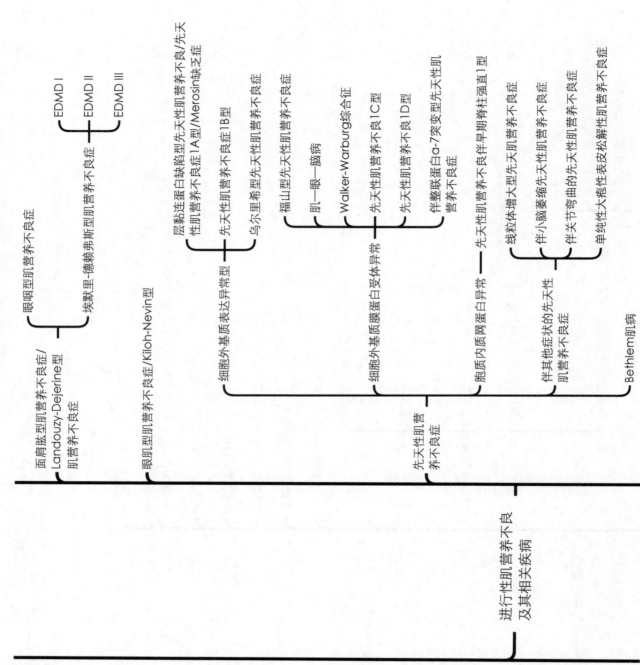

进行性肌营养不良及其相关疾病

面肩肱型肌营养不良症/Landouzy-Dejerine型肌营养不良症
　眼咽型肌营养不良症
　埃默里-德赖弗斯型肌营养不良症
　　EDMD I
　　EDMD II
　　EDMD III

眼肌型肌营养不良症/Kiloh-Nevin型

先天性肌营养不良症
　细胞外基质表达异常型
　　层黏连蛋白缺陷型先天性肌营养不良/先天性肌营养不良症1A型/Merosin缺乏症
　　先天性肌营养不良症1B型
　　乌尔里希型先天性肌营养不良症
　细胞外基质膜蛋白受体异常
　　福山型先天性肌营养不良症
　　肌—眼—脑病
　　Walker-Warburg综合征
　　先天性肌营养不良1C型
　　先天性肌营养不良1D型
　　伴整联蛋白α-7突变型先天性肌营养不良症
　胞质内质网蛋白异常
　　先天性肌营养不良伴早期脊柱强直1型
　伴其他症状的先天性肌营养不良症
　　线粒体增大型先天性肌营养不良症
　　伴小脑萎缩先天性肌营养不良症
　　伴关节弯曲的先天性肌营养不良症
　　单纯性大疱性表皮松解性肌营养不良症
　Bethlem肌病

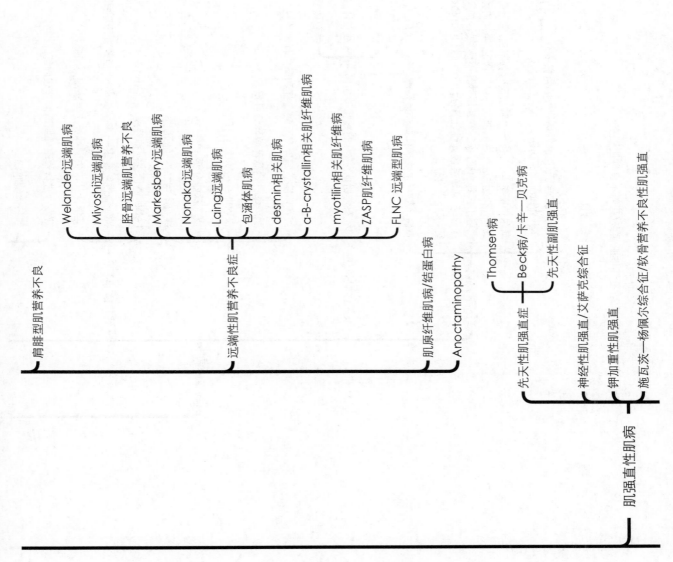

11 神经—肌肉接头疾病和肌肉疾病

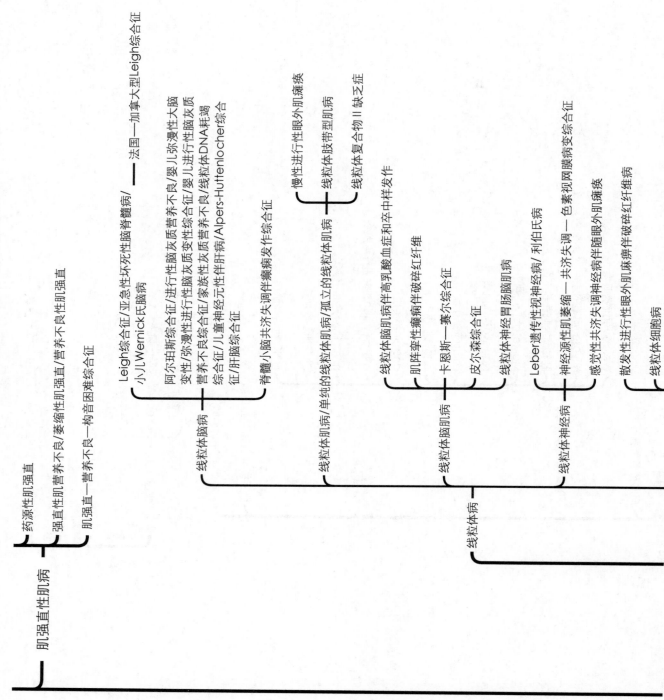

11 神经——肌肉接头疾病和肌肉疾病

肌强直性肌病
├ 药源性肌强直
├ 强直性肌营养不良/萎缩性肌强直/营养不良性肌强直
└ 肌强直——营养不良——构音困难综合征

线粒体脑病
├ Leigh综合征/亚急性坏死性脑脊髓病/小儿Wernick氏脑病
├ 法国—加拿大型Leigh综合征
├ 阿尔珀斯综合征/进行性脑灰质营养不良/婴儿弥漫性大脑变性/弥漫性进行性脑灰质变性综合征/婴儿进行性脑灰质营养不良综合征/家族性脑灰质营养不良/线粒体DNA耗竭综合征/儿童神经元性肝病/Alpers-Huttenlocher综合征/肝脑综合征
└ 脊髓小脑共济失调伴癫痫发作综合征

线粒体肌病/单纯的线粒体肌病/孤立的线粒体肌病
├ 慢性进行性眼外肌瘫痪
├ 线粒体肢带型肌病
└ 线粒体复合物II缺乏症

线粒体脑肌病
├ 线粒体脑肌病伴高乳酸血症和卒中样发作
├ 肌阵挛性癫痫伴破碎红纤维
├ 卡恩斯——赛尔综合征
├ 皮尔森综合征
└ 线粒体胃肠脑肌病

线粒体神经病
├ Leber遗传性视神经病/利伯氏病
├ 神经源性肌萎缩——共济失调——色素视网膜病变综合征
├ 感觉性共济失调神经病伴随眼外肌瘫痪
├ 散发性进行性眼外肌麻痹伴破碎红纤维病
└ 线粒体细胞病

线粒体病

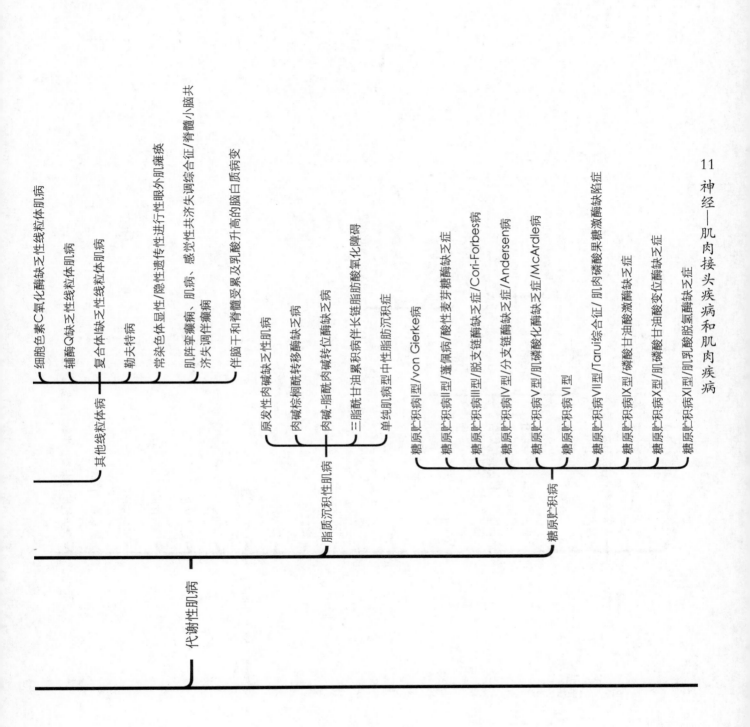

11 神经—肌肉接头疾病和肌肉疾病

代谢性肌病

其他线粒体病
- 细胞色素C氧化酶缺乏性线粒体肌病
- 辅酶Q缺乏性线粒体肌病
- 复合体I缺乏性线粒体肌病
- 勒夫特病
- 常染色体显性/隐性遗传性进行性眼外肌瘫痪
- 肌阵挛癫痫、肌病、感觉性共济失调综合征/脊髓小脑共济失调伴癫痫
- 伴脑干和脊髓受累及乳酸升高的脑白质病变

脂质沉积性肌病
- 原发性肉碱缺乏性肌病
- 肉碱棕榈酰转移酶缺乏病
- 肉碱-脂酰肉碱转位酶缺乏病
- 三脂酰甘油累积病伴长链脂肪酸氧化障碍
- 单纯肌病型中性脂肪沉积症

糖原贮积病
- 糖原贮积病I型/von Gierke病
- 糖原贮积病II型/蓬佩病/酸性麦芽糖酶缺乏症
- 糖原贮积病III型/脱支链酶缺乏症/Cori-Forbes病
- 糖原贮积病IV型/分支酶缺乏症/Andersen病
- 糖原贮积病V型/肌磷酸化酶缺乏症/McArdle病
- 糖原贮积病VI型
- 糖原贮积病VII型/Tarui综合征/肌肉磷酸果糖激酶缺陷症
- 糖原贮积病VIII型/磷酸甘油激酶缺乏症
- 糖原贮积病IX型/磷酸甘油激酶缺乏症
- 糖原贮积病X型/肌磷酸甘油变位酶缺乏症
- 糖原贮积病XI型/肌乳酸脱氢酶缺乏症

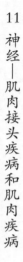

11 神经—肌肉接头疾病和肌肉疾病

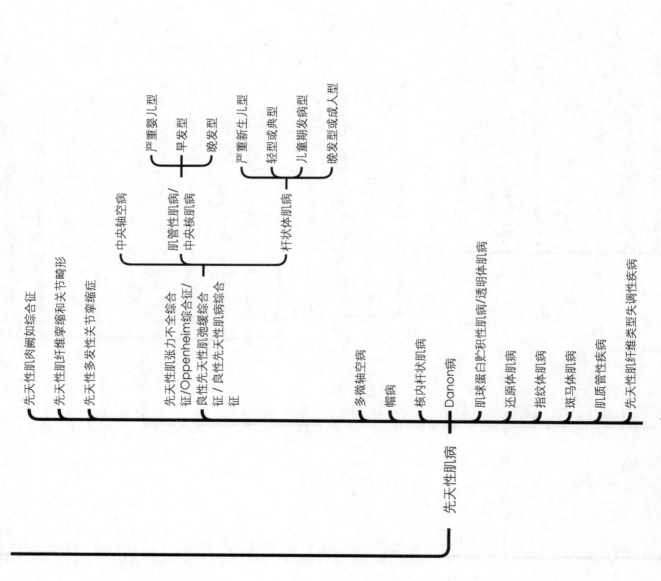

11　神经—肌肉接头疾病和肌肉疾病

- 三层肌病
- 肌纤维肌病
- 股四头肌萎缩综合征
- 进行性眼外肌麻痹综合征
- 轴性肌病 —— 垂头综合征/点头综合征
- 先天性肌营养不良—抗肌萎缩相关糖蛋白病伴脑眼异常A4型
- 伴乳酸酸中毒及铁粒幼红细胞贫血肌病
- 局限性先天性肌营养不良综合征

12 神经系统副肿瘤综合征

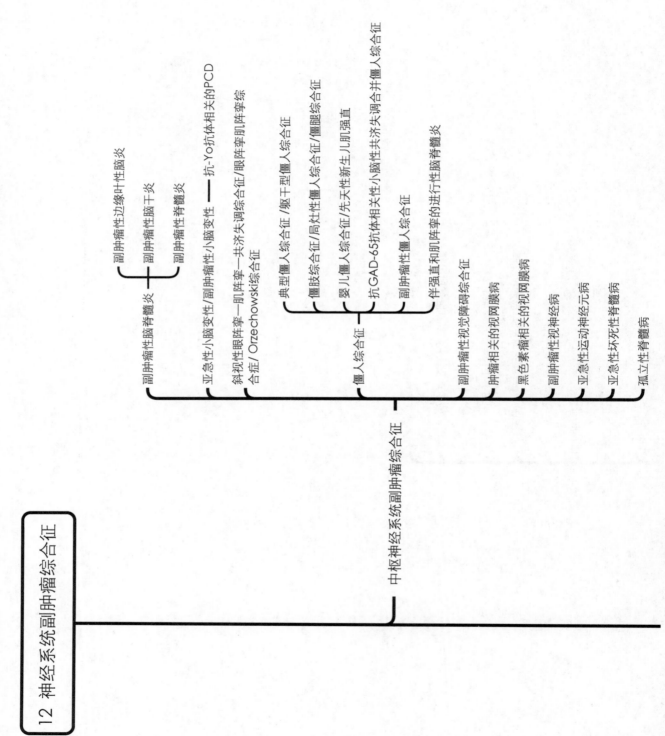

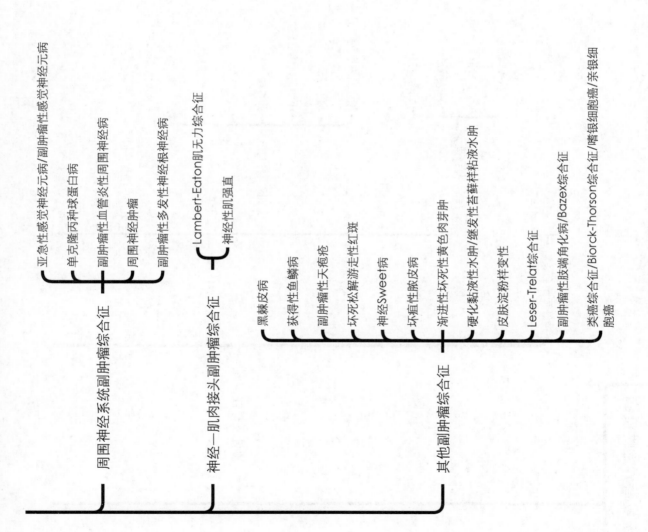

12　神经系统副肿瘤综合征

周围神经系统副肿瘤综合征
- 亚急性感觉神经元病/副肿瘤性感觉神经元病
- 单克隆丙种球蛋白病
- 副肿瘤性血管炎性周围神经病
- 周围神经肿瘤
- 副肿瘤性多发性神经根神经病

神经—肌肉接头副肿瘤综合征
- Lambert-Eaton肌无力综合征
- 神经性肌强直

其他副肿瘤综合征
- 黑棘皮病
- 获得性鱼鳞病
- 副肿瘤性天疱疮
- 坏死松解游走性红斑
- 神经Sweet病
- 坏疽性脓皮病
- 渐进性坏死性黄色肉芽肿
- 硬化黏液性水肿/继发性苔藓样粘液性水肿
- 皮肤淀粉样变性
- Leser-Trelat综合征
- 副肿瘤性肢端角化病/Bazex综合征
- 类癌综合征/Biorck-Thorson综合征/嗜银细胞癌/亲银细胞癌

13 神经系统发育异常性疾病

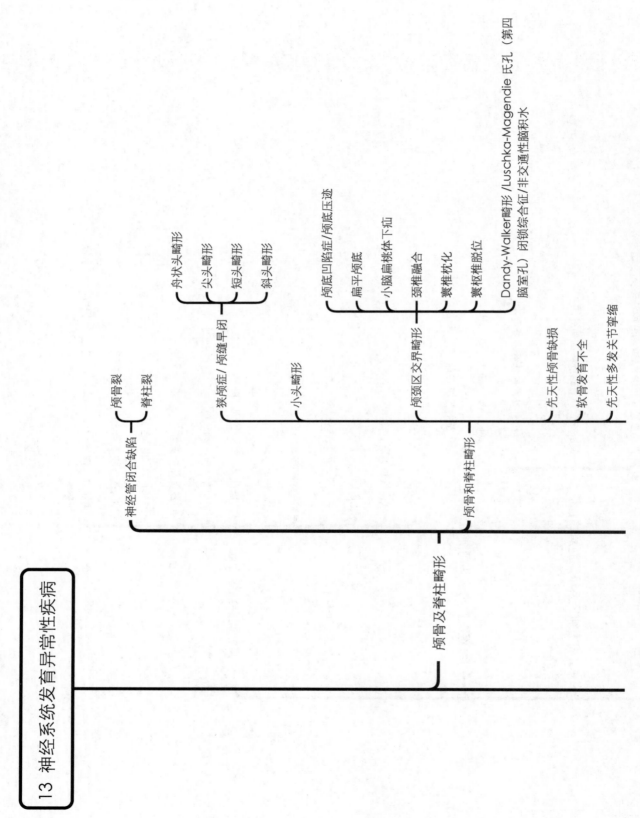

神经系统发育异常性疾病

├─ 神经管闭合缺陷
│   ├─ 颅骨裂
│   └─ 脊柱裂
│
└─ 颅骨及脊柱畸形
    ├─ 狭颅症/颅缝早闭
    │   ├─ 舟状头畸形
    │   ├─ 尖头畸形
    │   ├─ 短头畸形
    │   └─ 斜头畸形
    ├─ 小头畸形
    ├─ 颅颈区交界畸形
    │   ├─ 颅底凹陷症/颅底压迹
    │   ├─ 扁平颅底
    │   ├─ 小脑扁桃体下疝
    │   ├─ 颈椎融合
    │   ├─ 寰椎枕化
    │   ├─ 寰枢椎脱位
    │   └─ Dandy-Walker畸形/Luschka-Magendie 氏孔（第四脑室孔）闭锁综合征/非交通性脑积水
    ├─ 先天性颅骨缺损
    ├─ 软骨发育不全
    └─ 先天性多发关节挛缩

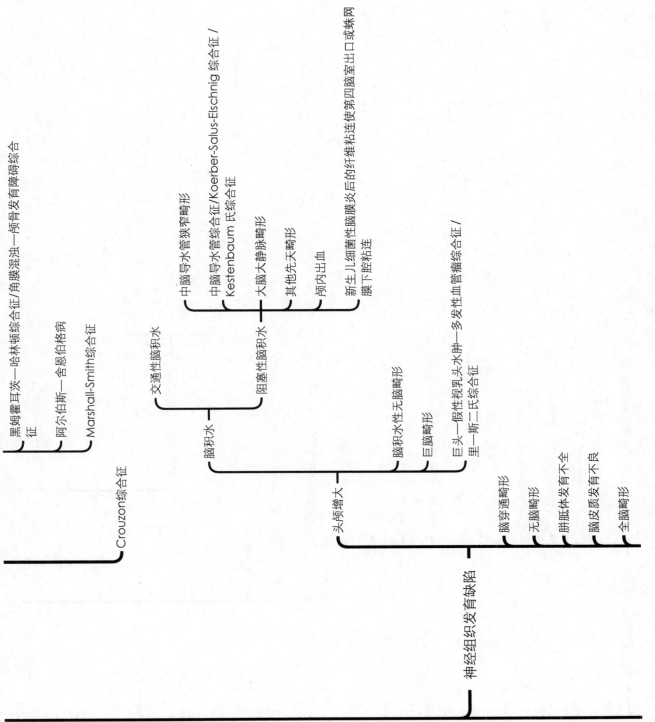

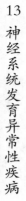

13
神经系统发育异常性疾病

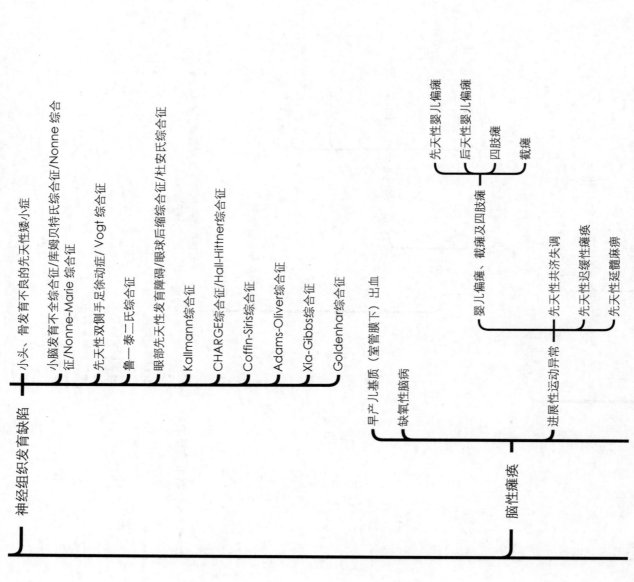

神经组织发育缺陷

- 小头、骨发育不良的先天性矮小症
- 小脑发育不全综合征/库姆贝特氏综合征/Nonne 综合征/Nonne-Marie 综合征
- 先天性双侧手足徐动症/Vogt 综合征
- 鲁一泰二氏综合征
- 眼部先天性发育障碍/眼球后缩综合征/杜安氏综合征
- Kallmann综合征
- CHARGE综合征/Hall-Hittner综合征
- Coffin-Siris综合征
- Adams-Oliver综合征
- Xia-Gibbs综合征
- Goldenhar综合征

脑性瘫痪

- 早产儿基质（室管膜下）出血
- 缺氧性脑病
- 进展性运动异常
  - 婴儿偏瘫、截瘫及四肢瘫
    - 先天性婴儿偏瘫
    - 后天性婴儿偏瘫
    - 四肢瘫
    - 截瘫
  - 先天性共济失调
  - 先天性迟缓性瘫痪
  - 先天性延髓麻痹

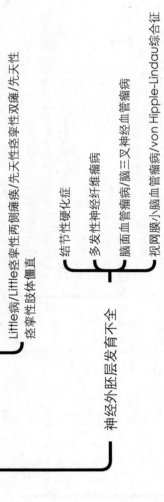

13　神经系统发育异常性疾病

神经外胚层发育不全

Little病/Little痉挛性两侧瘫痪/先天性痉挛性双瘫/先天性痉挛性肢体僵直

结节性硬化症

多发性神经纤维瘤病

脑面血管瘤病/脑三叉神经血管瘤病

视网膜小脑血管瘤病/von Hipple-Lindau综合征

14 自主神经系统疾病

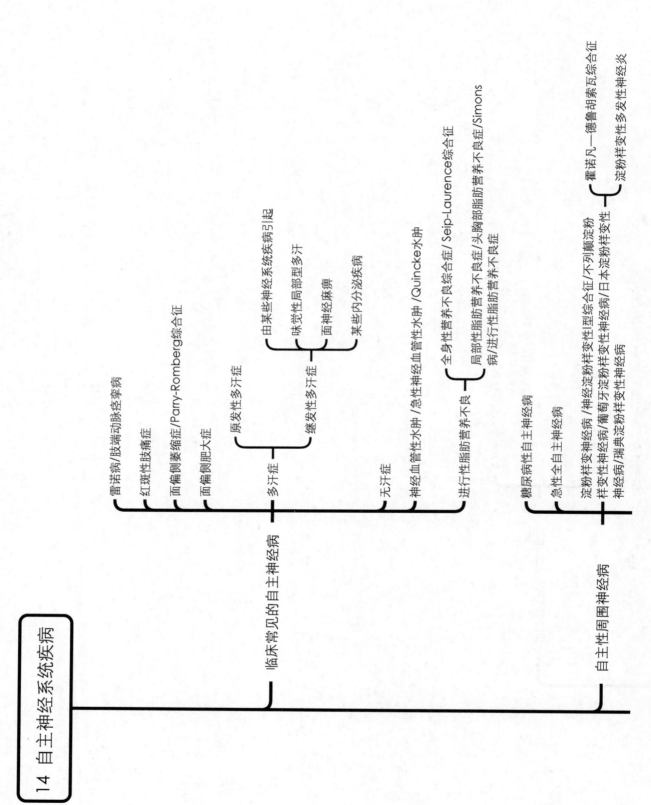

14 自主神经系统疾病

自主神经系统疾病
├─ 临床常见的自主神经病
│   ├─ 雷诺疾病/肢端动脉痉挛病
│   ├─ 红斑性肢痛症
│   ├─ 面偏侧萎缩症/Parry-Romberg综合征
│   ├─ 面偏侧肥大症
│   ├─ 多汗症
│   │   ├─ 原发性多汗症
│   │   └─ 继发性多汗症
│   │   ├─ 由某些神经系统疾病引起
│   │   ├─ 味觉性局部型多汗
│   │   ├─ 面神经麻痹
│   │   └─ 某些内分泌疾病
│   ├─ 无汗症
│   ├─ 神经血管性水肿/急性神经血管性水肿/Quincke水肿
│   └─ 进行性脂肪营养不良
│   ├─ 全身性营养不良综合症/Seip-Laurence综合征
│   └─ 局部性脂肪营养不良症 头胸部脂肪营养不良症/Simons病/进行性脂肪营养不良症
└─ 自主性周围神经病
    ├─ 糖尿病性自主神经病
    ├─ 急性全自主神经病
    └─ 淀粉样变性神经病/神经淀粉样变性型综合征/不列颠淀粉样变性神经病/葡萄牙淀粉样变性神经病/日本淀粉样变性神经病/瑞典淀粉样变性神经病
        ├─ 霍诺凡—德鲁胡索瓦综合征
        └─ 淀粉样变性多发性神经炎

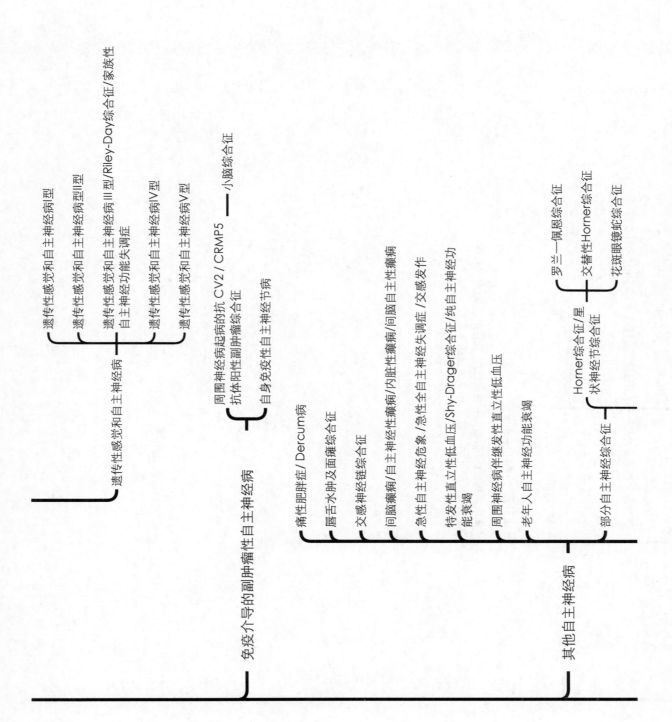

遗传性感觉和自主神经病
- 遗传性感觉和自主神经病 I 型
- 遗传性感觉和自主神经病 II 型
- 遗传性感觉和自主神经病 III 型 /Riley-Day综合征/家族性自主神经功能失调症
- 遗传性感觉和自主神经病 IV 型
- 遗传性感觉和自主神经病 V 型

免疫介导的副肿瘤性自主神经病
- 周围神经病起病的抗 CV2 / CRMP5 — 小脑综合征
- 抗体阳性副肿瘤综合征
- 自身免疫性自主神经节病

其他自主神经病
- 痛性肥胖症 / Dercum病
- 唇舌水肿及面瘫综合征
- 交感神经链综合征
- 间脑癫痫 /自主神经性癫痫 /内脏性癫痫 /间脑自主性癫痫
- 急性自主神经危象 /急性全自主神经失调症 /交感发作
- 特发性直立性低血压 /Shy-Drager综合征 /纯自主神经功能衰竭
- 周围神经病伴继发性直立性低血压
- 老年人自主神经功能衰竭
- 部分自主神综合征
  - Horner综合征 /星状神经节综合征
    - 罗兰—佩恩综合征
    - 交替性Horner综合征
    - 花斑眼镜蛇综合征

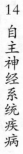

14 自主神经系统疾病

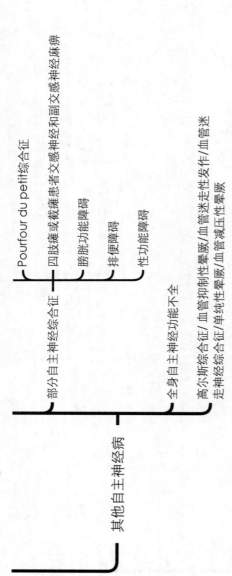

其他自主神经病

部分自主神经综合征
- Pourfour du petit综合征
- 四肢瘫或截瘫患者交感神经和副交感神经麻痹
- 膀胱功能障碍
- 排便障碍
- 性功能障碍

全身自主神经功能不全
- 高尔斯综合征/血管抑制性晕厥/血管迷走性发作/血管迷走神经综合征/单纯性晕厥/血管减压性晕厥

15 睡眠障碍

睡眠障碍
- 失眠
  - 慢性失眠障碍
  - 短期失眠障碍
  - 其他失眠障碍 —— 矛盾性失眠
- 睡眠相关呼吸障碍
  - 阻塞性睡眠呼吸暂停综合征
    - 成人阻塞性睡眠呼吸暂停综合征
    - 儿童阻塞性睡眠呼吸暂停综合征
  - 中枢性睡眠呼吸暂停综合征
    - 中枢性睡眠呼吸暂停伴陈—施呼吸
    - 内科疾病所致中枢性睡眠呼吸暂停不伴陈—施呼吸
    - 高海拔周期呼吸所致中枢性睡眠呼吸暂停
    - 药物或物质导致的中枢性睡眠呼吸暂停
    - 原发性中枢性睡眠呼吸暂停
    - 婴儿原发性中枢性睡眠呼吸暂停
    - 早产儿原发性中枢性睡眠呼吸暂停
    - 治疗后中枢性睡眠呼吸暂停
  - 睡眠相关性肺泡低通气障碍
    - 肥胖低通气综合征
    - 先天性中枢性肺泡低通气综合征/Ondine's curse综合征
    - 迟发性中枢性肺泡低通气伴下丘脑功能障碍
    - 特发性中枢性肺泡低通气
    - 药物或物质导致的睡眠相关肺泡低通气
    - 内科疾病导致的睡眠相关肺泡低通气

15 睡眠障碍

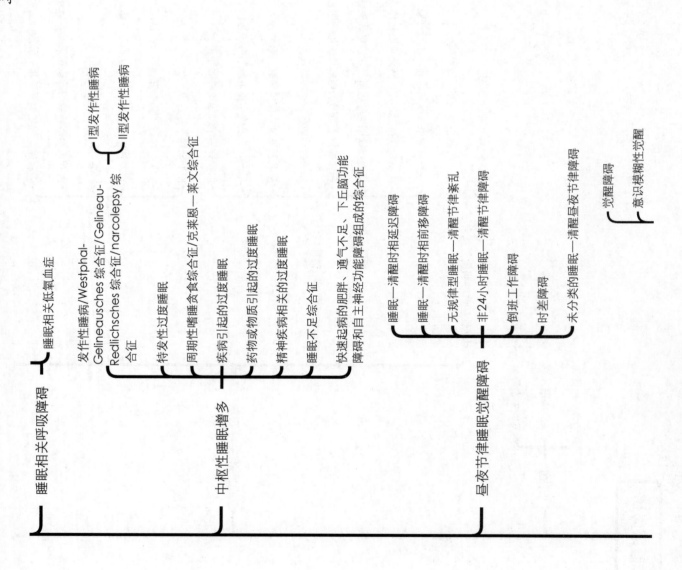

睡眠相关呼吸障碍 ┬ 睡眠相关低氧血症

中枢性睡眠增多 ┬ 发作性睡病/Westphal-Gelineausches 综合征/Gelineau-Redlichsches 综合征/narcolepsy 综合征 ┬ Ⅰ型发作性睡病 ／ Ⅱ型发作性睡病
├ 特发性过度睡眠
├ 周期性嗜睡贪食综合征/克莱恩—莱文综合征
├ 疾病引起的过度睡眠
├ 药物或物质引起的过度睡眠
├ 精神疾病相关的过度睡眠
├ 睡眠不足综合征
└ 快速起病的肥胖、通气不足、下丘脑功能障碍和自主神经功能障碍组成的综合征

昼夜节律睡眠觉醒障碍 ┬ 睡眠—清醒时相延迟障碍
├ 睡眠—清醒时相前移障碍
├ 无规律型睡眠—清醒节律紊乱
├ 非24小时睡眠—清醒节律障碍
├ 倒班工作障碍
├ 时差障碍
└ 未分类的睡眠—清醒昼夜节律障碍

觉醒障碍 ┬ 意识模糊性觉醒

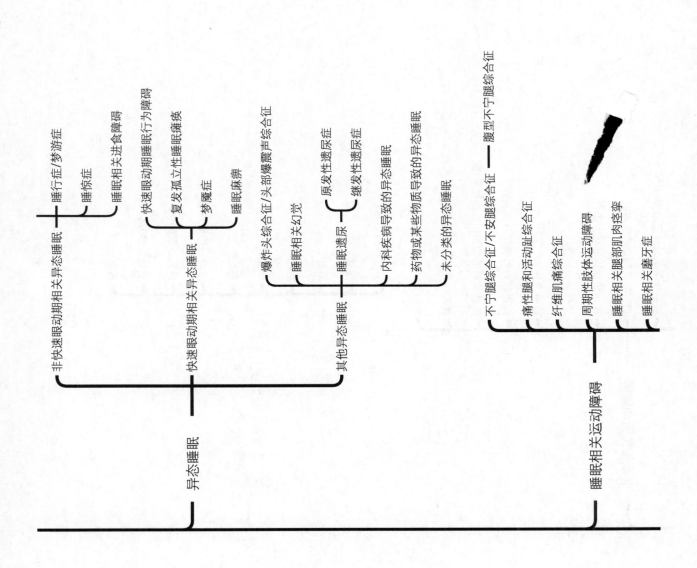

15 睡眠障碍

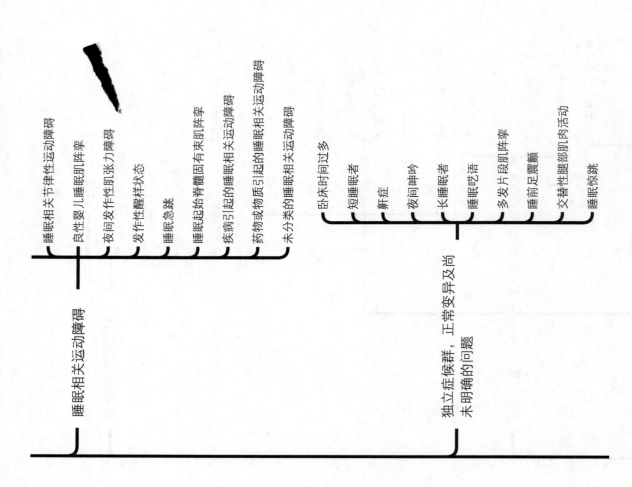

睡眠相关运动障碍
- 睡眠相关节律性运动障碍
- 良性婴儿睡眠肌阵挛
- 夜间发作性肌张力障碍
- 发作性醒样状态
- 睡眠急跳
- 睡眠起始脊髓固有束肌阵挛
- 疾病引起的睡眠相关运动障碍
- 药物或物质引起的睡眠相关运动障碍
- 未分类的睡眠相关运动障碍

独立症候群，正常变异及尚未明确的问题
- 卧床时间过多
- 短睡眠者
- 鼾症
- 夜间呻吟
- 长睡眠者
- 睡眠呓语
- 多发片段肌阵挛
- 睡前足震颤
- 交替性腿部肌肉活动
- 睡眠惊跳

15 睡眠障碍

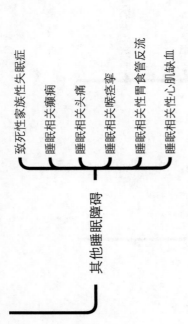

其他睡眠障碍
- 致死性家族性失眠症
- 睡眠相关癫痫
- 睡眠相关头痛
- 睡眠相关喉痉挛
- 睡眠相关性胃食管反流
- 睡眠相关性心肌缺血

16 神经系统疾病相关精神障碍

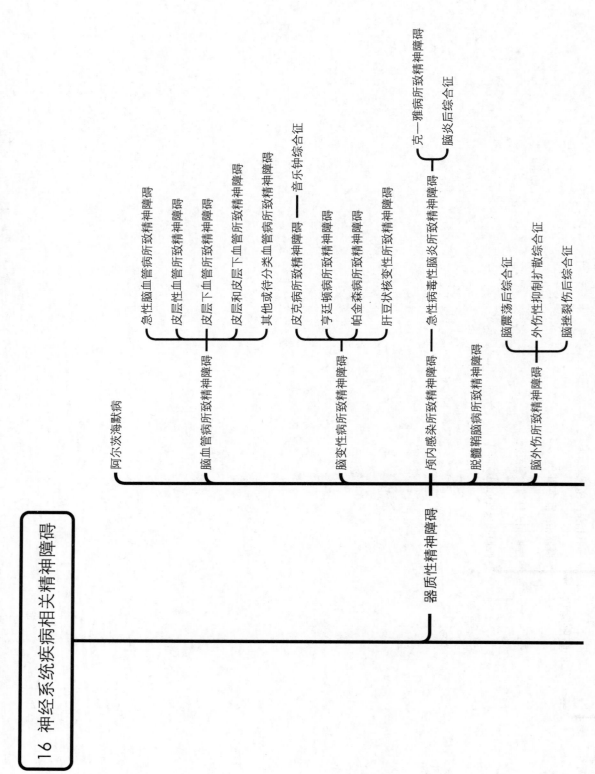

神经系统疾病相关精神障碍

器质性精神障碍

阿尔茨海默病

脑血管病所致精神障碍
- 急性脑血管病所致精神障碍
- 皮层性血管所致精神障碍
- 皮层下血管所致精神障碍
- 皮层和皮层下血管所致精神障碍
- 其他或待分类血管病所致精神障碍

脑变性病所致精神障碍
- 皮克病所致精神障碍 —— 音乐钟综合征
- 亨廷顿病所致精神障碍
- 帕金森病所致精神障碍
- 肝豆状核变性所致精神障碍

颅内感染所致精神障碍
- 急性病毒性脑炎所致精神障碍 —— 克一雅病所致精神障碍
- 脑炎后综合征

脱髓鞘脑病所致精神障碍

脑外伤所致精神障碍
- 脑震荡后综合征
- 外伤性抑制扩散综合征
- 脑挫裂伤后综合征

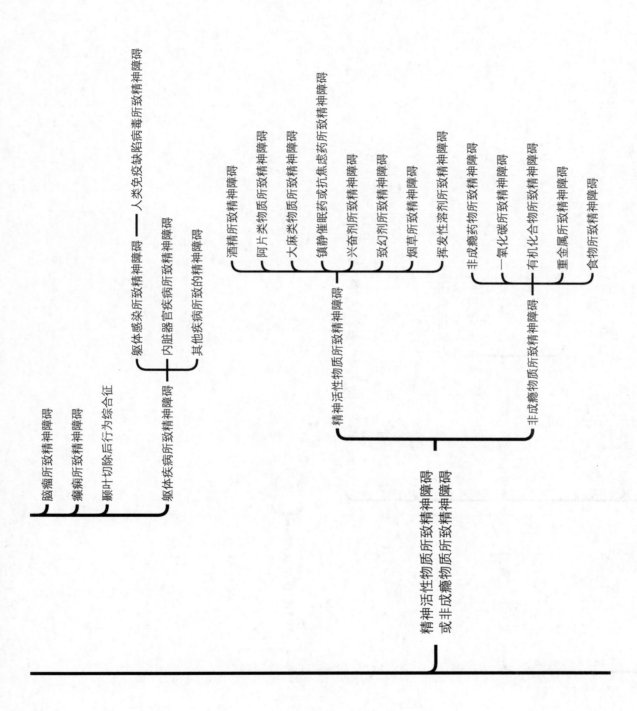

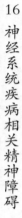

16 神经系统疾病相关精神障碍

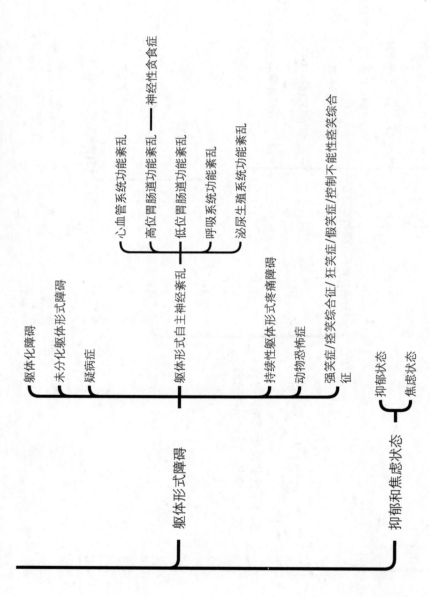

17 内科系统疾病相关的神经系统并发症

肺性脑病
- 兴奋型
- 抑制型
- 不定型

心脏与血管疾病的神经系统并发症
- 先天性心血管疾病
- 主动脉狭窄 —— Williams-Beuren综合征
- 感染性心内膜炎
- 心肌梗死 —— 肩手综合征
- 阿—斯综合征/Morgagni-Adams-Stokes(MAS)综合征/Adams-Stokes病/Adams-Stokes发作/急性心源性脑缺血综合征
- 充血性心力衰竭
- 血栓闭塞性脉管炎
- 心血管病手术

肝脏疾病的神经系统并发症
- 肝性脑病/肝性昏迷
  - 急性肝性脑病
  - 慢性肝性脑病
  - 获得性肝脑变性 —— 特殊型 —— 猪瘫病
- 肝性脊髓病/门—腔分流性脊髓病
- 肝移植相关的脑病
  - 可逆性后部白质脑病综合征

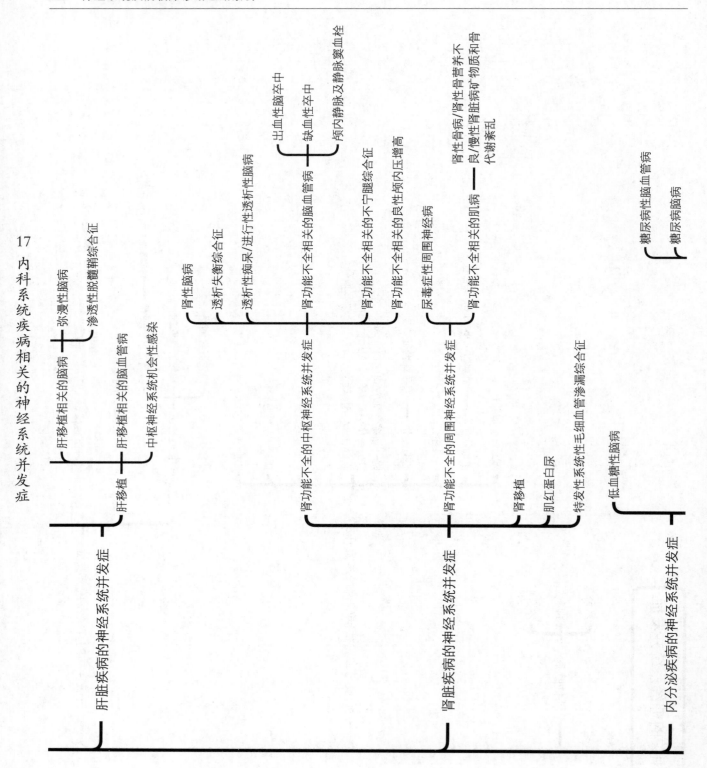

17 内科系统疾病相关的神经系统并发症

肝脏疾病的神经系统并发症
- 肝移植相关的脑病
  - 弥漫性脑病
  - 渗透性脱髓鞘综合征
- 肝移植相关的脑血管病
- 中枢神经系统机会性感染

肾脏疾病的神经系统并发症
- 肾功能不全的中枢神经系统并发症
  - 肾性脑病
  - 透析失衡综合征
  - 透析性痴呆/进行性透析性脑病
  - 肾功能不全相关的脑血管病
    - 出血性脑卒中
    - 缺血性脑卒中
    - 颅内静脉及静脉窦血栓
  - 肾功能不全相关的不宁腿综合征
  - 肾功能不全相关的良性颅内压增高
- 肾功能不全的周围神经系统并发症
  - 尿毒症性周围神经病
  - 肾功能不全相关的肌病
    - 肾性骨病/肾性骨营养不良/慢性肾脏病矿物质和骨代谢紊乱
- 肾移植
- 肌红蛋白尿
- 特发性系统性毛细血管渗漏综合征

内分泌疾病的神经系统并发症
- 低血糖性脑病
- 糖尿病性脑血管病
- 糖尿病脑病

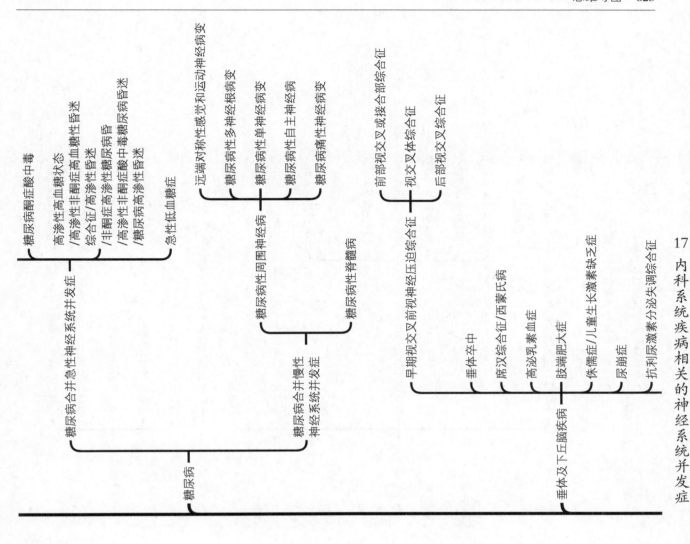

17 内科系统疾病相关的神经系统并发症

糖尿病

糖尿病合并急性神经系统并发症
- 糖尿病合并慢性神经系统并发症

糖尿病合并急性神经系统并发症
- 糖尿病酮症酸中毒
- 高渗性高血糖状态/高渗性非酮症高血糖性昏迷/高渗性综合征/高渗性昏迷/非酮症高渗性糖尿病昏/高渗性非酮症糖尿病中毒糖尿病昏迷/糖尿病高渗性昏迷
- 急性低血糖症

糖尿病合并慢性神经系统并发症
- 糖尿病性周围神经病
  - 远端对称性感觉和运动神经病变
  - 糖尿病性多神经根病变
  - 糖尿病性单神经病变
  - 糖尿病性自主神经病
  - 糖尿病痛性神经病变
- 糖尿病性脊髓病

垂体及下丘脑疾病
- 视交叉或接合部综合征
  - 前部视交叉综合征
  - 后部视交叉综合征
- 早期视交叉前视神经压迫综合征
- 垂体卒中
- 席汉综合征/西蒙氏病
- 高泌乳素血症
- 肢端肥大症
- 侏儒症/儿童生长激素缺乏症
- 尿崩症
- 抗利尿激素分泌失调综合征

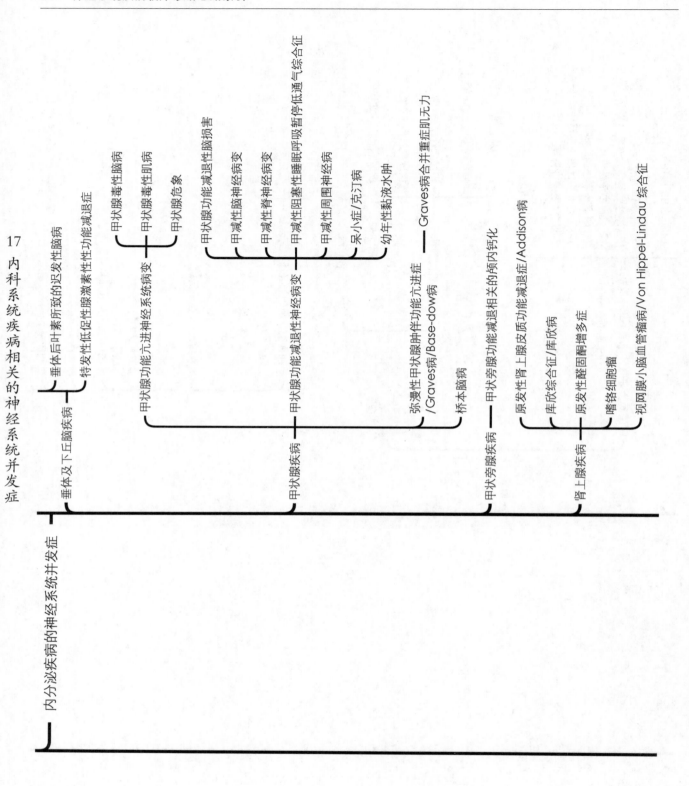

17 内科系统疾病相关的神经系统并发症

内分泌疾病的神经系统并发症
- 垂体及下丘脑疾病
  - 垂体后叶素所致的迟发性脑病
  - 特发性低促性腺激素性性功能减退症
- 甲状腺疾病
  - 甲状腺功能亢进神经系统病变
    - 甲状腺毒性脑病
    - 甲状腺毒性肌病
    - 甲状腺危象
  - 甲状腺功能减退性神经系统病变
    - 甲状腺功能减退性脑损害
    - 甲减性脑神经病变
    - 甲减性脊神经病变
    - 甲减阻塞性睡眠呼吸暂停低通气综合征
    - 甲减性周围神经病
    - 呆小症/克汀病
    - 幼年性黏液水肿
  - 弥漫性甲状腺肿伴功能亢进症/Graves病/Base-dow病——Graves病合并重症肌无力
  - 桥本脑病
- 甲状旁腺疾病——甲状旁腺功能减退相关的颅内钙化
- 肾上腺疾病
  - 原发性肾上腺皮质功能减退症/Addison病
  - 库欣综合征/库欣病
  - 原发性醛固酮增多症
  - 嗜铬细胞瘤
  - 视网膜小脑血管瘤病/Von Hippel-Lindau综合征

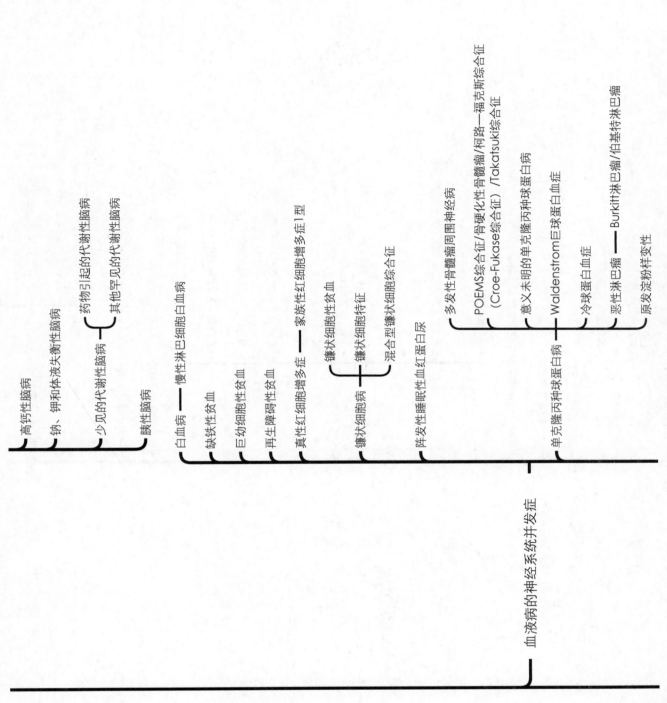

17　内科系统疾病相关的神经系统并发症

血液病的神经系统并发症

高钙性脑病

钠、钾和体液失衡性脑病

少见的代谢性脑病 ——— 药物引起的代谢性脑病
                      其他罕见的代谢性脑病

胰性脑病

白血病 ——— 慢性淋巴细胞白血病

缺铁性贫血

巨幼细胞性贫血

再生障碍性贫血

真性红细胞增多症 ——— 家族性红细胞增多症1型

镰状细胞病 —— 镰状细胞性贫血
               镰状细胞特征
               混合型镰状细胞综合征

阵发性睡眠性血红蛋白尿

多发性骨髓瘤周围神经病

单克隆丙种球蛋白病 —— POEMS综合征/骨硬化性骨髓瘤/柯路—福克斯综合征
                      （Croe-Fukase综合征）/Takatsuki综合征
                      意义未明的单克隆丙种球蛋白病
                      Waldenstrom巨球蛋白血症
                      冷球蛋白血症
                      恶性淋巴瘤 —— Burkitt淋巴瘤/伯基特淋巴瘤
                      原发淀粉样变性

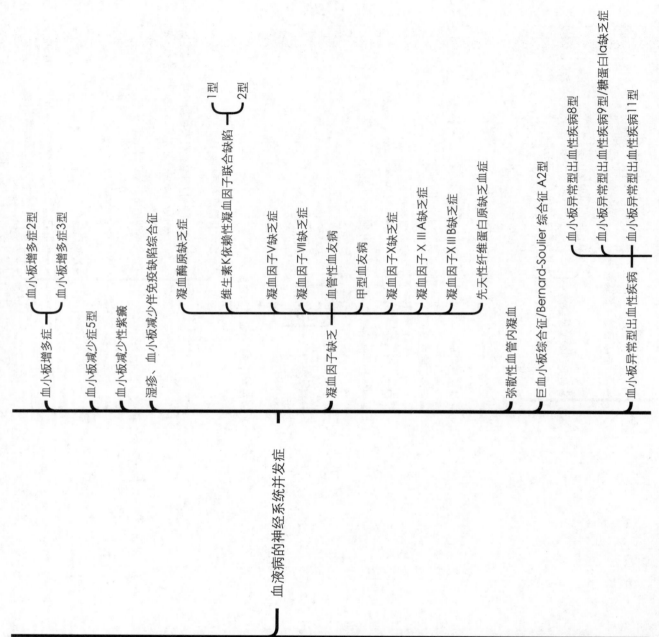

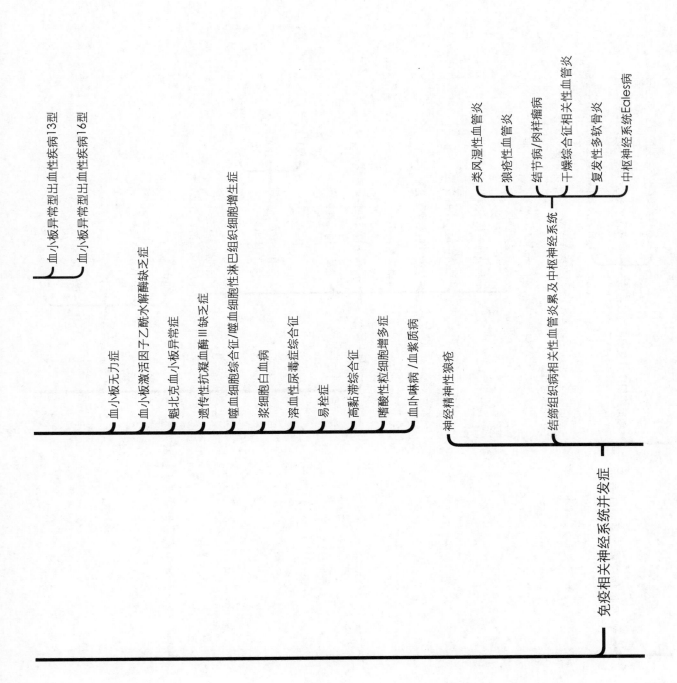

17 内科系统疾病相关的神经系统并发症

免疫相关神经系统并发症

神经精神性狼疮

结缔组织病相关性血管炎累及中枢神经系统
- 类风湿性血管炎
- 狼疮性血管炎
- 结节病/肉样瘤病
- 干燥综合征相关性血管炎
- 复发性多软骨炎
- 中枢神经系统Eales病

血小板无力症
血小板激活因子乙酰水解酶缺乏症
魁北克血小板异常症
遗传性抗凝血酶III缺乏症
噬血细胞综合征/噬血细胞性淋巴组织细胞增生症
浆细胞白血病
溶血性尿毒症综合征
易栓症
高黏滞综合征
嗜酸性粒细胞增多症
血卟啉病/血紫质病

血小板异常型出血性疾病13型
血小板异常型出血性病16型

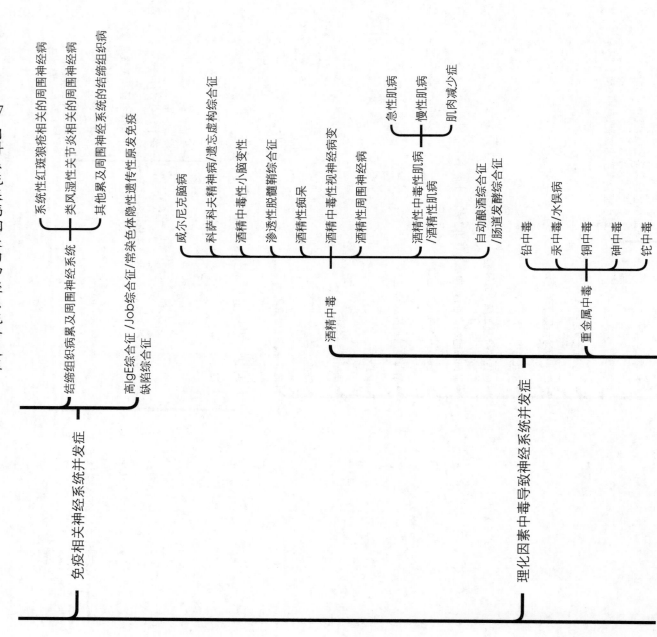

17　内科系统疾病相关的神经系统并发症

免疫相关神经系统并发症
- 结缔组织病累及周围神经系统
  - 系统性红斑狼疮相关的周围神经病
  - 类风湿性关节炎相关的周围神经病
  - 其他累及周围神经系统的结缔组织病
- 高IgE综合征/Job综合征/常染色体隐性遗传性原发免疫缺陷综合征

理化因素中毒导致神经系统并发症
- 酒精中毒
  - 威尔尼克脑病
  - 科萨科夫精神病/遗忘虚构综合征
  - 酒精中毒性小脑变性
  - 渗透性脱髓鞘综合征
  - 酒精性痴呆
  - 酒精中毒性视神经病变
  - 酒精性周围神经病
  - 酒精性中毒性肌病/酒精性肌病
    - 急性肌病
    - 慢性肌病
    - 肌肉减少症
  - 自动酿酒综合征/肠道发酵综合征
- 重金属中毒
  - 铅中毒
  - 汞中毒/水俣病
  - 铜中毒
  - 砷中毒
  - 铊中毒

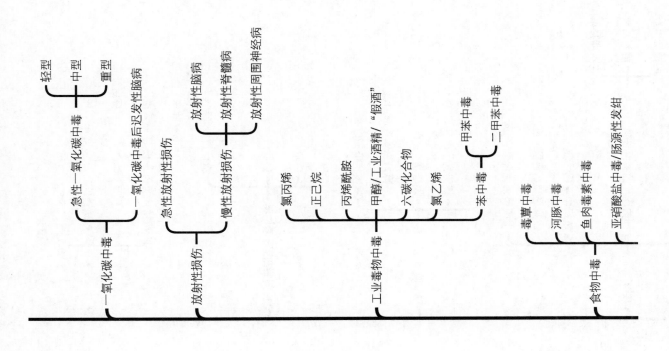

17 内科系统疾病相关的神经系统并发症

一氧化碳中毒
  急性一氧化碳中毒
    轻型
    中型
    重型
  一氧化碳中毒后迟发性脑病

放射性损伤
  急性放射性损伤
  慢性放射损伤
    放射性脑病
    放射性脊髓病
    放射性周围神经病

工业毒物中毒
  氯丙烯
  正己烷
  丙烯酰胺
  甲醇/工业酒精/"假酒"
  六碳化合物
  氯乙烯
  苯中毒
    甲苯中毒
    二甲苯中毒

食物中毒
  毒蕈中毒
  河豚中毒
  鱼肉毒素中毒
  亚硝酸盐中毒/肠源性发绀

17 内科系统疾病相关的神经系统并发症

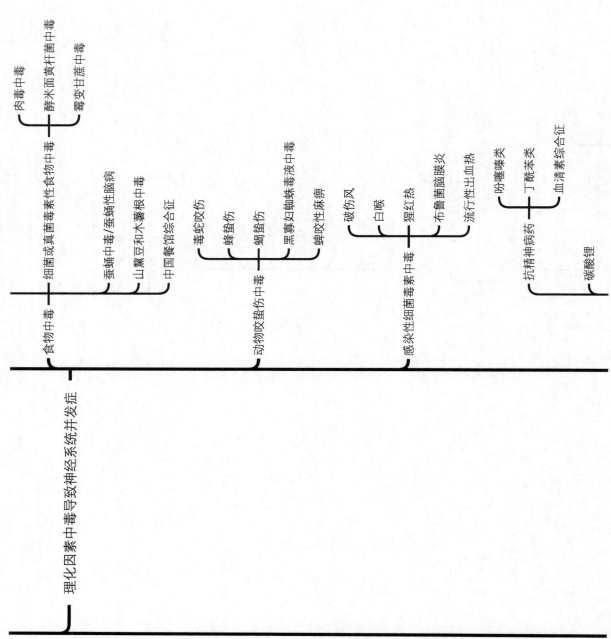

理化因素中毒导致神经系统并发症

食物中毒
- 细菌或真菌毒素性食物中毒
  - 肉毒中毒
  - 酵米面黄杆菌中毒
  - 霉变甘蔗中毒
- 蚕蛹中毒/蚕蛹性脑病
- 山黧豆和木薯根中毒
- 中国餐馆综合征

动物咬蛰伤中毒
- 毒蛇咬伤
- 蜂蛰伤
- 蝎蛰伤
- 黑寡妇蜘蛛毒液中毒
- 蜱咬性麻痹

感染性细菌毒素中毒
- 破伤风
- 白喉
- 猩红热
- 布鲁菌脑膜炎
- 流行性出血热

抗精神病药
- 吩噻嗪类
- 丁酰苯类
- 血清素综合征

碳酸锂

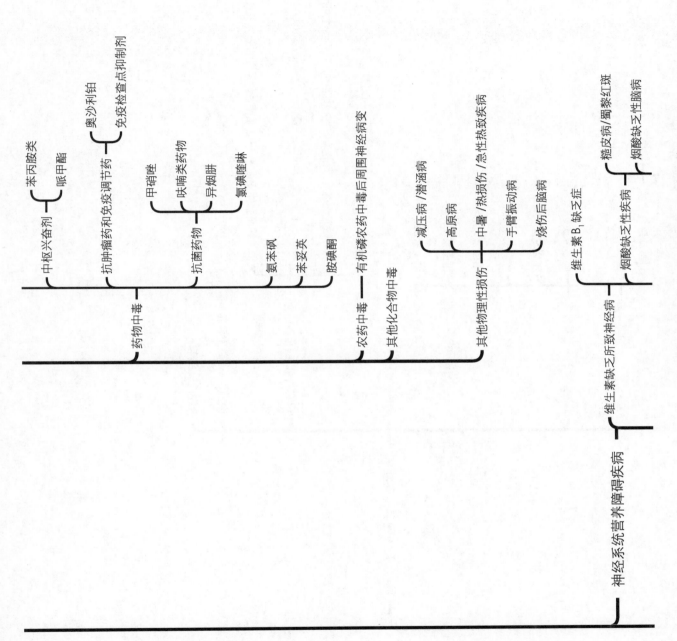

17 内科系统疾病相关的神经系统并发症

药物中毒
- 中枢兴奋剂
  - 苯丙胺类
  - 哌甲酯
- 抗肿瘤药和免疫调节药
  - 奥沙利铂
  - 免疫检查点抑制剂
- 抗菌药物
  - 甲硝唑
  - 呋喃类药物
  - 异烟肼
  - 氯碘羟喹
- 氨苯砜
- 苯妥英
- 胺碘酮

农药中毒 —— 有机磷农药中毒后周围神经病变

其他化合物中毒

其他物理性损伤
- 减压病/潜涵病
- 高原病
- 中暑/热损伤/急性热致疾病
- 手臂振动病
- 烧伤后脑病

维生素缺乏所致神经病
- 维生素 B₁ 缺乏症
- 烟酸缺乏性疾病
  - 糙皮病/蜀黍红斑
  - 烟酸缺乏性脑病

神经系统营养障碍疾病

17　内科系统疾病相关的神经系统并发症

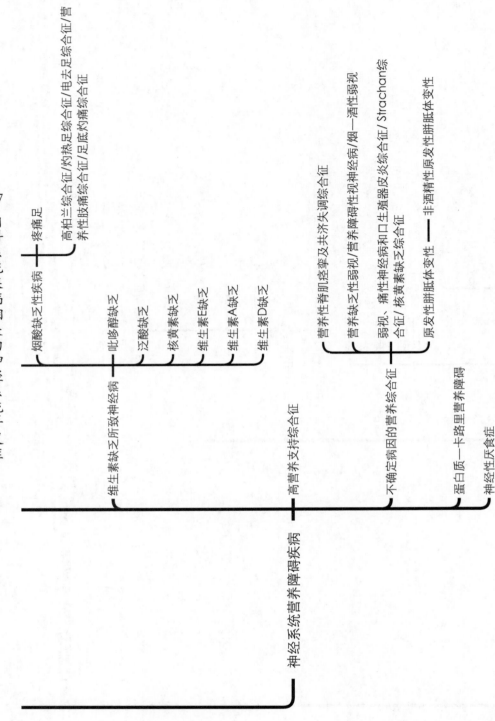

神经系统营养障得疾病

维生素缺乏所致神经病
　烟酸缺乏性疾病
　　疼痛足
　　　高柏兰综合征/灼热足综合征/电去足综合征/营养性肢痛综合征/足底灼痛综合征
　吡哆醇缺乏
　泛酸缺乏
　核黄素缺乏
　维生素E缺乏
　维生素A缺乏
　维生素D缺乏

高营养支持综合征
　营养性脊肌痉挛及共济失调综合征
　营养缺乏性弱视/营养障碍性视神经病/烟—酒性弱视
　弱视、痛性神经病和口生殖器皮炎综合征/Strachan综合征/核黄素缺乏综合征

不确定病因的营养综合征
　原发性胼胝体变性——非酒精性原发性胼胝体变性

蛋白质—卡路里营养障碍

神经性厌食征

18
神经系统危重症

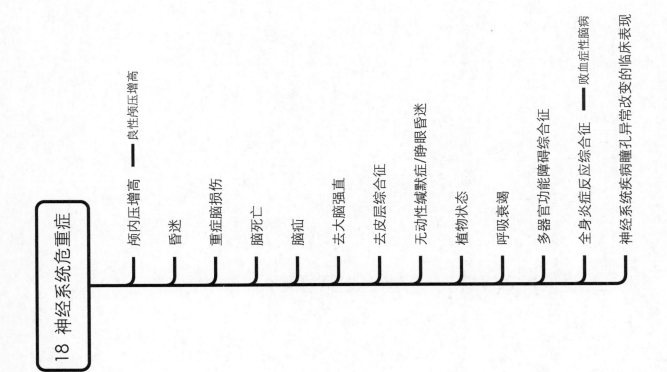

18　神经系统危重症
├─ 颅内压增高 ── 良性颅压增高
├─ 昏迷
├─ 重症脑损伤
├─ 脑死亡
├─ 脑疝
├─ 去大脑强直
├─ 去皮层综合征
├─ 无动性缄默症/睁眼昏迷
├─ 植物状态
├─ 呼吸衰竭
├─ 多器官功能障碍综合征
├─ 全身炎症反应综合征 ── 败血症性脑病
└─ 神经系统疾病瞳孔异常改变的临床表现